现代消化病学

（上）

张艳梅等◎主编

吉林科学技术出版社

图书在版编目（CIP）数据

现代消化病学/ 张艳梅等主编. -- 长春 : 吉林科学技术出版社, 2016.9
ISBN 978-7-5578-1096-2

Ⅰ. ①现… Ⅱ. ①张… Ⅲ. ①消化系统疾病—诊疗
Ⅳ. ①R57

中国版本图书馆CIP数据核字(2016) 第168035号

现代消化病学
Xiandai xiaohuabing xue

主　　编　张艳梅　王忠琼　刘　勇　杨　辉　王会丽　金学洙
副 主 编　雷宗良　张　博　牛国超　杨　洁
　　　　　陈文霞　肖菊梅　张亚琳　邹文爽
出 版 人　李　梁
责任编辑　张　凌　张　卓
封面设计　长春创意广告图文制作有限责任公司
制　　版　长春创意广告图文制作有限责任公司
开　　本　787mm×1092mm　1/16
字　　数　919千字
印　　张　42
版　　次　2016年9月第1版
印　　次　2017年6月第1版第2次印刷

出　　版　吉林科学技术出版社
发　　行　吉林科学技术出版社
地　　址　长春市人民大街4646号
邮　　编　130021
发行部电话/传真　0431-85635177　85651759　85651628
　　　　　　　　85652585　85635176
储运部电话　0431-86059116
编辑部电话　0431-86037565
网　　址　www.jlstp.net
印　　刷　虎彩印艺股份有限公司

书　　号　ISBN 978-7-5578-1096-2
定　　价　165.00元
如有印装质量问题　可寄出版社调换
因本书作者较多，联系未果，如作者看到此声明，请尽快来电或来函与编辑部联系，以便商洽相应稿酬支付事宜。

主编简介

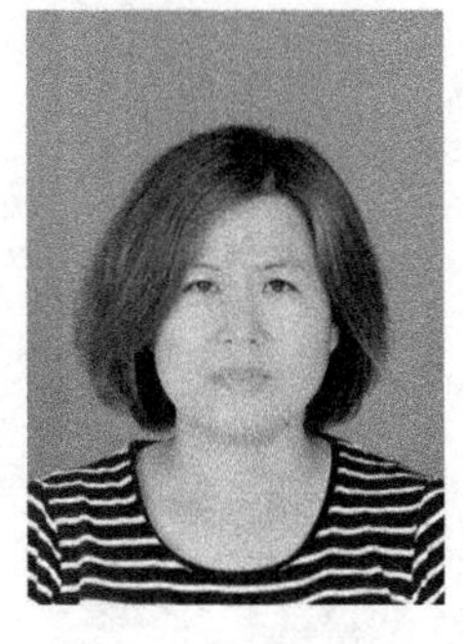

张艳梅

1976年出生，河北省衡水市第四人民医院急诊科主治医师，毕业于河北医科大学，本科学历，工作十余年，在业务技术水平和专业能力上达到了较高水平，主要擅长各项消化系统疾病及疑难内科疾病的诊断及治疗，现完成省级科研1项，市级科研1项，发表论文3篇。

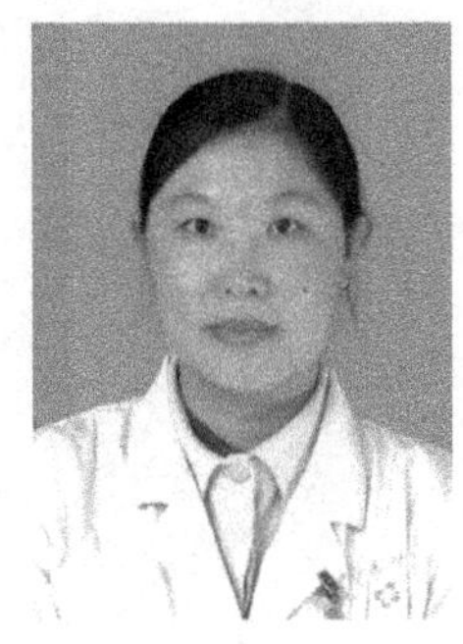

王忠琼

1975年出生，医学硕士，西南医科大学附属医院消化内科副教授。长期致力于消化疾病的研究和临床工作，对胃肠、胰腺、肝脏等重症疾病的治疗有较丰富经验；熟练掌握胃镜、肠镜、超声胃镜等检查技术及各种内镜下治疗技术。已公开发表论文近20篇，主持市厅级课题2项，院级课题3项，参与国家级及市厅级课题多项。

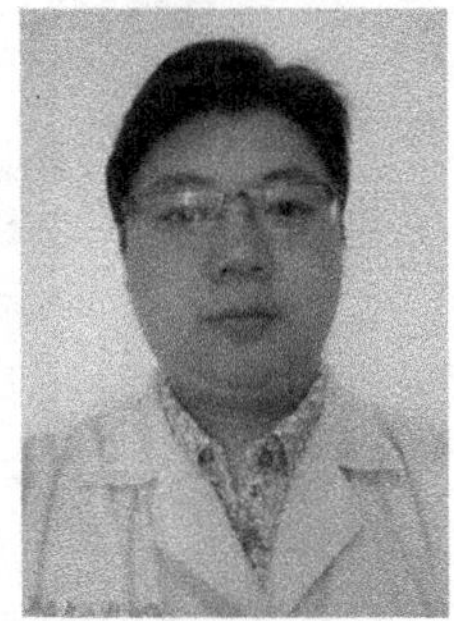

刘　勇

1981年出生，武汉大学医学硕士，主治医师，现为湖北医药学院附属人民医院消化重症监护室主任，擅长食管胃静脉曲张破裂出血内镜下治疗、消化道早癌内镜下诊治、消化道良性肿瘤内镜下切除。对消化疑难危重疾病救治、疑难杂症诊治经验丰富。

编 委 会

主　编　张艳梅　王忠琼　刘　勇
杨　辉　王会丽　金学洙

副主编　雷宗良　张　博　牛国超　杨　洁
陈文霞　肖菊梅　张亚琳　邹文爽

编　委　(按姓氏笔画排序)

王会丽　河南省中医药研究院附属医院
王忠琼　西南医科大学附属医院
牛国超　河北医科大学第二医院
刘　勇　湖北医药学院附属人民医院
孙欢娜　山东中医药大学附属医院
杨　洁　内蒙古医科大学第三附属医院
杨　辉　安徽中医药大学第一附属医院
肖菊梅　甘肃省妇幼保健院
邹文爽　长春中医药大学附属医院
张　博　北华大学附属医院
张亚琳　威海市立医院
张艳梅　衡水市第四人民医院
陈文霞　郑州大学附属郑州中心医院
金学洙　长春中医药大学附属医院
贺庆娟　青岛市第八人民医院
董敬蓉　长春中医药大学附属医院
雷宗良　甘肃省静宁县人民医院

前 言

消化系统是人体重要系统之一，消化系统疾病是临床常见病和多发病，严重危害人们健康。近年来，随着医学新技术的不断创新、新药物的不断问世和治疗方法的不断改进，消化系统疾病的诊断治疗技术也得到了突飞猛进的进展。众编委结合自身多年丰富的临床经验，并参考大量国内外相关文献，去粗取精、去伪存真，合力著以此书，愿与广大同仁共勉，以便于跟上时代的发展，更好的为患者服务。

本书重点讲述了胃肠动力的检测方法、胃肠道内镜检查、消化系统常见症状处理、食管疾病、胃部疾病、胰腺疾病、肠道疾病以及消化系统常见病的中医治疗等相关内容。论述详尽、资料新颖、科学实用，对消化疾病的诊断和治疗具有指导意义，适合我国各级临床医师阅读参考，以便于消化科医师了解和掌握消化科常见病的最新诊疗手段，使之在日常生活中给患者提供最佳的诊疗方案。

本书编委均是高学历、高年资、精干的专业医务工作者，对各位同道的辛勤笔耕和认真校对深表感谢！鉴于本书涉及诸多专业，编写人员多，在各章内容的深度与广度上可能不太一致，且限于时间有限，书中可能存在不妥之处，望读者不吝指正。以便再版时修正。

编 者

2016 年 9 月

目　录

第一章

消化系统疾病总论

消化系统疾病包括食管、胃、肠、肝、胆、胰等脏器的器质性和功能性疾病，临床上十分常见。据统计胃肠病和肝病引起的疾病负担占所有疾病的十分之一，在我国胃癌和肝癌分别是恶性肿瘤患者死亡的第二位和第三位原因。掌握消化系统的主要结构和功能特点以及与疾病的关系，对于疾病的诊断和为患者提供有效的防治手段是十分重要的。

第一节　消化系统结构功能特点与疾病的关系

胃肠道的主要生理功能是摄取、转运和消化食物，吸收营养和排泄废物。食物在胃肠道内经过一系列复杂的消化分解过程，成为小分子物质，被肠道吸收，肝加工，变为体内物质，供全身组织利用；其余未被吸收和无营养价值的残渣构成粪便，被排出体外。食物成分在胃肠道内的消化分解需要依靠胰腺、胃肠腺分泌的水解酶、肝分泌的胆汁以及肠菌酶等的酶促反应参与，而已消化的营养成分的吸收则必须要有结构和功能完整的肠黏膜上皮细胞。肠黏膜上皮吸收功能不全和平滑肌收缩功能异常是引起胃肠道疾病的主要病理过程。先天性和后天性酶缺乏、肠黏膜炎性和肿瘤性病变、小肠内细菌生长（盲袢综合征）使胆盐分解而失去消化脂肪的作用，肠段切除过多（短肠综合征）丧失大量黏膜吸收面积等是造成消化和吸收不良的主要原因。

消化道的活动受自主神经支配，交感兴奋可导致胃肠动力的变化。迷走神经受损可引起胃十二指肠对扩张的异常敏感性。丘脑下部是自主神经的皮质下中枢，也是联络大脑与低位中枢的重要环节。消化道并不只是一条有上皮内衬的肌肉管道，它具有肠神经系统（entericnervous system，ENS），可以不依赖中枢神经系统独立行使功能，被称为“肠之脑”。ENS可直接接受胃肠道腔内各种信号，被激活后分泌的神经递质为多肽分子，如P物质、阿片类多肽、生长抑素、肠血管活性肽（vasoactive intestinal peptides，VIP）等。ENS有许多反射经路，同时也受中枢神经的调节（脑-肠轴），它在调控胃肠道的运动、分泌、血液和水及电解质转运上都有重要作用。中枢神经系统、自主神经系统和ENS的完整性以及它们之间的协调对于胃肠道动力的调节起重要作用。

各种精神因素，尤其是长期高度紧张可以干扰高级神经的正常活动，造成脑-肠轴的紊乱，引起内脏感觉过敏，进而引起胃肠道功能的紊乱。

胃肠道激素（来源于胃肠道内分泌细胞和神经细胞的小分子活性物质和多肽，作为神经信息的传递物质，被称为脑肠肽）对于维持消化道正常生理功能是不可缺少的，胃肠激素相互之间、胃肠激素与胃肠各种细胞、组织、器官之间相互协调才能维持生理功能，一旦这种平衡被打破，就可以引起疾病。例如胃泌素分泌过多可产生卓－艾综合征；VIP分泌过多可造成“胰性霍乱”，胃动素能强烈刺激上消化道电活动和机械活动，主要影响消化间期的胃肠运动，可能与胃结肠反射的调节有关。因此胃肠道的神经分泌的失衡有可能是导致一些症状综合征，如肠易激综合征、功能性消化不良等功能性疾病的病因。此外，肠免疫系统可能在系统性自身免疫性疾病和免疫耐受的发展中起重要作用，胃肠道相关淋巴组织是常见的黏膜相关淋巴组织的一部分，可识别进入胃肠道的抗原，鉴别哪些抗原应忽视（如营养物质和共生菌落的蛋白），哪些会引起免疫反应（如致病菌的蛋白）。由于消化道直接开口于体外，接纳体外的各种物质，其黏膜接触病原体、致癌物质、毒性物质的机会较多，在免疫及其他防御功能减弱的情况下，容易发生感染、炎症、损伤。消化系统肿瘤的发病率较高也可能与此有关。胃癌、食管癌、肝癌、结肠癌、胰腺癌均是常见的恶性肿瘤，在全身恶性肿瘤中占很大的比例。胃肠道与肝含有大量单核巨噬细胞，构成消化道的免疫保护屏障，保护胃肠道不受外来致病因子的侵袭，当这种功能受损时即出现相应的疾病。胃肠道微生态环境的正常对维持人的健康状况、抵御外来微生物的侵害、防止疾病的发生具有重要的意义。

肝是体内碳水化合物、蛋白质、脂质、维生素合成代谢的重要器官，通过各种复杂的酶促反应而运转，一旦肝细胞受损停止工作或由于酶的缺乏均可引起疾病。例如肝通过糖原分解及异生供给葡萄糖，又通过糖酵解、糖原合成、贮藏摄取葡萄糖，在调节血糖浓度、维持其稳态中起重要作用，如其功能被干扰，例如酒精中毒，就可产生低血糖；肝细胞坏死或肝储备功能下降时，蛋白合成功能障碍，可出现凝血酶原时间延长以及低蛋白血症。中性脂肪的合成、释放，胆固醇的合成、磷脂脂蛋白合成以及脂肪运输，都在肝内进行。病理情况如肝缺少 α_1－抗胰蛋白酶时，可发生肺气肿和肝硬化；缺乏铜蓝蛋白时可出现肝豆状核变性。酒精性肝病、糖尿病患者脂质在肝内积聚形成脂肪肝均是影响肝脂质代谢的结果。

肝又是体内主要的解毒器官，肝摄取、结合、转运、分泌、排泄胆红素，任何一环的障碍均可引起黄疸。肝是胆汁生成的场所，各种原因引起胆汁酸合成、转运、分泌、排泄的障碍均可引起胆汁瘀积性肝病和脂溶性维生素缺乏。药物在肝内的代谢主要是通过肝细胞光面内质网上的微粒体内以细胞色素P450为主的一系列药酶作用。肝在药物药代动力学中起重要作用。反过来药物及其代谢产物也可引起肝损害，导致药物性肝病。

（王忠琼）

第二节　分类

按病变器官分类，常见病种及其主要临床表现有：

一、食管疾病

常见病种有胃食管反流病、食管癌、食管贲门失弛缓症。主要临床表现为咽下困难、胸骨后烧灼感、食管反流。

二、胃、十二指肠疾病

常见病种有胃炎、消化性溃疡、胃癌、十二指肠炎等。主要症状为上腹部不适、疼痛、厌食、恶心、呕吐、嗳气、反酸等。

三、小肠疾病

常见病种有急性肠炎（包括病毒性肠炎）、肠结核、急性出血性坏死性肠炎、克罗恩（Crohn）病、吸收不良综合征等。主要表现有脐周腹痛、腹胀和腹泻，粪便呈糊状或水样，当发生消化或吸收障碍时，则含消化不完全的食物成分，可伴有全身性营养缺乏的表现。

四、结肠疾病

常见病种有痢疾和各种结肠炎、肠易激综合征、溃疡性结肠炎、结肠癌、直肠癌等。主要症状有下腹部一侧或双侧疼痛，腹泻或便秘，黏液、脓血便，累及直肠时有里急后重。

五、肝疾病

常见病种有病毒性肝炎、非酒精性脂肪性肝病、酒精性肝病、自身免疫性肝病、遗传性肝病、药物性肝病、肝脓肿、各种病因引起的肝硬化、原发性和继发性肝癌等。主要临床表现为肝区不适或疼痛、乏力，体征为肝大、肝区压痛、黄疸、门静脉高压征和营养代谢障碍等。

六、胆道疾病

常见病种有胆石症、胆囊炎、胆管炎、胆道蛔虫症等。主要临床表现有右上腹疼痛（胆绞痛）和黄疸。

七、胰腺疾病

常见病种有急、慢性胰腺炎和胰腺癌。主要临床表现有上腹部疼痛（可向腰背部放射）和胰腺分泌障碍所引起的小肠吸收不良和代谢紊乱。

八、腹膜、肠系膜疾病

腹膜与消化器官有紧密的关系。脏腹膜形成一些消化器官的浆膜层。常见病种有各种急、慢性腹膜炎，肠系膜淋巴结结核，腹膜转移癌等。腹膜疾病的主要表现为腹痛与压痛、腹部抵抗感和腹水等。

（王忠琼）

第三节　诊断与鉴别诊断

任何诊断的确立都应包括以下四方面：①疾病的诊断（病名）。②估计疾病的严重度（轻、中、重）。③疾病的分期（早/晚期、急性/慢性）。④明确基础病变或病因。

消化系统疾病的主要临床表现是消化系统症状，但许多表现如恶心、呕吐、腹痛、腹块等也见于其他系统疾病。因此，正确的诊断必须建立在认真收集临床资料包括病史、体征、常规化验及其他特殊检查结果，并进行全面与综合分析的基础上，而医生须有较广博的临床基础知识，包括生化、免疫、内镜、影像诊断等方面的知识和技能。

一、病史

病史是诊断疾病的基本资料，在诊断消化系统疾病中往往是诊断的主要依据，例如消化性溃疡常能根据病史作出正确的诊断。完整病史的采集对于肝病的诊断尤为重要，包括家族史、用药史、饮酒史、毒品接触史、月经史、性接触史、职业环境因素、旅游史、过去手术史（包括麻醉记录）、输血史等。

二、症状

典型的消化系统疾病多有消化系统的症状但也有病变在消化系统，而症状却是全身性的或属于其他系统的。询问症状时应了解症状的演变情况。

1. 厌食或食欲缺乏　多见于消化系统疾病如胃癌、胰腺癌、慢性胃炎、病毒性肝炎等，但也常见于全身性感染和其他系统疾病如肺结核、尿毒症、精神神经障碍等。厌食与惧食必须分辨清楚：厌食是没有进食的欲望，患者往往对以前喜欢吃的食物都不想吃；惧食是害怕进食后产生不适，如疼痛、呕吐等而不敢进食，多见于胆囊炎、胰腺炎等疾病。

2. 恶心与呕吐　两者可单独发生，但在多数情况下相继出现，先恶心后呕吐。胃部器质性病变如胃癌、胃炎、幽门痉挛与梗阻，最易引起恶心与呕吐。其他消化器官包括肝、胆囊、胆管、胰腺、腹膜的急性炎症均可引起恶心与呕吐，而炎症合并梗阻的管腔疾病如胆总管炎、肠梗阻几乎无例外地发生呕吐。在其他系统疾病中，必须鉴别心因性呕吐、颅内压增高、迷路炎、尿毒症、酮症酸中毒、心力衰竭、早期妊娠等易致呕吐的情况。

3. 嗳气　是进入胃内的空气过多而自口腔溢出的现象。频繁嗳气多因精神因素、饮食习惯不良（如进食、饮水过急）、吞咽动作过多（如口涎过多或过少时）等引起，也可由于消化道特别是胃、十二指肠、胆道疾病所致。

4. 咽下困难　多见于咽、食管或食管周围的器质性疾病，如咽部脓肿、食管炎、食管癌、食管裂孔疝、纵隔肿瘤、主动脉瘤等，也可由于食管运动功能障碍所引起（如贲门失弛缓症）。

5. 灼热感或胃灼热（heartburn）　是一种胸骨和剑突后的烧灼感，主要由于炎症或化学刺激物作用于食管黏膜而引起，有时伴有酸性胃液反流至口腔。常见于胃食管反流病。

6. 腹胀　腹胀的原因有胃肠积气、积食或积粪、腹水、腹内肿物和胃肠运动功能失调等。

7. 腹痛　腹痛是胃肠道功能性疾病较常见的症状，可表现为不同性质的疼痛和不适感，由各种疾病所致，要深入了解腹痛的诱因、发作时间、持续性或阵发性、疼痛的部位、性质和程度、是否放射至其他部位、有无伴随症状以及加重或缓解因素等。

8. 腹块　要了解患者最初觉察腹块的日期，当时的感觉，腹块出现后发展情况，是经常还是偶尔存在，出现和消失的时间和条件和有无伴随症状。

9. 腹泻　腹泻是由于肠蠕动加速、肠分泌增多和吸收障碍所致，见于肠道疾病，亦可由精神因素和其他器官疾病所引起。腹泻伴水样或糊状粪便提示小肠病变。结肠有炎症、溃疡或肿瘤病变时，粪便可含脓、血和黏液。

10. 里急后重　里急后重是直肠激惹症状，多因炎症或直肠癌引起。

11. 便秘　多数反映结肠平滑肌、腹肌、膈肌及肛提肌张力减低、肠梗阻和直肠反射减弱或消失，也可由于结肠缺乏驱动性蠕动或出口梗阻所致。常见于全身性疾病、身体虚弱、不良排便习惯、功能性便秘等情况，以及结肠、直肠、肛门疾病。

12. 呕血、黑粪和便血　呕血和黑粪提示上消化道包括食管、胃、十二指肠和胆道系统出血。每日出血量超过60ml才会产生黑粪。上消化道出血量过大且胃肠排空加速时，也可排出鲜血，此时常伴有血容量不足的全身表现。便血来源于下消化道包括小肠、结肠等，往往呈暗红色，出血部位越近肛门，便出血液越新鲜。当下消化道出血量少、血液停留在肠道内时间较长时，也可表现为黑粪。

13. 黄疸　黄疸的鉴别很重要。肝细胞性黄疸和阻塞性黄疸主要见于消化系统疾病，如肝炎、肝硬化、胆道阻塞，亦可由于先天性胆红素代谢异常引起。溶血性黄疸见于各种原因引起的溶血，属于血液系统疾病。

三、体征

全面系统的体格检查对于消化系统疾病的诊断和鉴别诊断非常重要，肝大腹水的患者不一定由肝硬化引起，如有奇脉和颈静脉扩张，则提示腹水由缩窄性心包炎所致。观察面部表情常能测定疼痛是否存在及其严重性。慢性萎缩性胃炎、肠吸收不良等症常伴有舌炎。口腔小溃疡和大关节炎常提示炎症性肠病。皮肤表现是诊断肝病的重要线索，蜘蛛痣、肝掌、肝病面容、黄疸、腹壁静脉曲张都是存在慢性肝病的标志。腹部检查对消化系统疾病的诊断尤为重要。检查时应注意腹部的轮廓、蠕动波、腹壁静脉曲张及其分布与血流方向、压痛点（固定压痛点更有意义）、反跳痛、腹肌强直、移动性浊音、振水音、鼓音、肠鸣音、肝脾肿大等。急性腹痛时应判断有无外科情况，疝出口的检查可排除嵌顿疝，对于急腹症患者是必要的。当触到腹块时，应了解其部位、深浅、大小、形状和表面情况、硬度、有无移动性、压痛和搏动等，以判断病变的性质和所累及的器官。在有便秘、慢性腹泻、便血、下腹痛的病例，直肠指检是必要的常规检查，常可及时地诊断或排除直肠癌等重要病变，决不可省略。发现体征还应注意其动态变化。

四、实验室和辅助检查

1. 化验检查　粪便检查对胃肠道疾病是一种简便易行的诊断手段，对肠道感染、寄生虫病、腹泻、便秘和消化道出血尤其重要，必要时还须作细菌检查或培养。粪便的肉眼观察、隐血试验、镜检红白细胞、找脂肪滴及虫卵往往可提供有诊断性的第一手资料，不可忽视。血清胆红素、尿液胆红素和尿胆原、肝功能试验包括反映肝胆细胞损伤的血清酶学测定和反映肝细胞合成功能的指标，如血清白蛋白（A）、凝血酶原时间（PT）测定对于黄疸和肝胆疾病的诊断和病情严重程度的确定有价值。血清、胸腹水淀粉酶测定对急性胰腺炎有诊断价值，胰液泌素和胰酶泌素刺激，以及苯甲酰-酪氨酰-对氨苯甲酸（BT-PABA）试验、粪脂肪和粪糜蛋白酶量可反映胰腺外分泌功能；脂肪平衡试验、木糖试验、维生素 B_{12} 吸收试验、氢呼吸试验等可测定小肠吸收功能，对慢性胰腺炎和吸收不良综合征有诊断和鉴别诊断价值，后两种尚可用于测定小肠细菌过度生长。腹水检查对鉴别腹腔结核、癌瘤、肝硬化等有实用价值。乙型及丙型肝炎病毒抗原和抗体检测对乙型丙型肝炎、自身抗体测定对自身免疫性疾病、甲胎蛋白、癌胚抗原、CA19－9等肿瘤标志对于原发性肝癌、结肠癌和胰腺癌是辅助诊断、估计疗效和预后的有价值的方法。放射免疫测定（RIA）、酶联免疫测定（EIA）、聚合酶链反应（PCR）等已广泛应用于各种抗原、抗体、病毒等的检测。基因芯片的应用有助于对某些疾病的诊断。

2. 超声显像　是消化系统疾病诊断上首选的非创伤性检查。可显示肝、脾、胆囊的大小和轮廓，对肝病特别是肝癌、肝脓肿的诊断帮助较大，对梗阻性黄疸患者可以迅速鉴别是由于肝内还是肝外原因引起，并能测定梗阻部位（在肝门区、胰头还是胆总管）和梗阻性质（肿瘤或结石）。对腹水和腹腔内实质性肿块的诊断也有一定价值。实时灰阶B型超声显像，显著地提高了诊断胆囊结石、胆总管扩张、门静脉扩张、胰腺肿大、肝胰占位性病变的正确性，并能监视或导引各种经皮穿刺，例如穿刺肝脓肿抽脓，穿刺肝或胰腺肿瘤进行活组织检查等。

3. 影像学检查

（1）X线检查：腹部平片对于诊断胃肠穿孔、胃肠梗阻、不透X线的胆结石等有帮助。X线钡餐检查适应于怀疑有食管至回肠的消化道疾病或胰腺癌的病例，而可疑的结肠器质性病变则进行钡剂灌肠检查。消化道X线双重造影技术能更清楚地显示黏膜表面的细小结构，提高胃、肠溃疡或癌瘤的确诊率，对炎症性肠病的诊断也很有帮助。小肠插管注钡造影有助于小肠疾病的诊断。标准试餐加服固体小钡条可在X线下进行胃排空试验。数字减影血管造影术有助于评价血管的解剖和病变；选择性腹腔动脉、肠系膜动脉造影对于消化道出血的定位诊断很有帮助。经皮肝穿刺或经动脉、静脉导管门静脉造影术则有助于判断门静脉阻塞的部位、侧支开放的程度、外科门腔分流术和肝移植的术前评估。借助X线进行介入如血管成形术、支架成为治疗动、静脉和胆道阻塞的重要手段。

（2）X线计算机化断层显像（CT）和磁共振成像（MRI）检查：尤其是CT在消化系统疾病的诊断上越来越显重要。CT对腹内脏器病变，尤其是肝、胰、胆占位性病变如囊肿、脓肿、肿瘤、结石等的诊断有重要作用，也是诊断急性重型胰腺炎最可靠的方法。对弥漫性病变如脂肪肝、肝硬化、胰腺炎的诊断也有重要价值。CT和MRI能够显示消化系统肿瘤边缘及周围组织的病变，进行肿瘤术前TNM分期。应用螺旋CT导航三维腔内成像的图像后处理还能进行仿真式胃镜、小肠镜、结肠镜的检查。近期开展的磁共振胰胆管造影术（MRCP）是诊断胆道、胰腺疾病的一项很有前途的无创伤性检查。磁共振血管造影术（MRA）可以清楚地显示门静脉及其分支和腹腔内动脉血管情况，在诊断上可取代上述创伤性血管造影。

4. 内镜检查　消化内镜包括食管镜、胃镜、十二指肠镜、胆道镜、小肠镜、结肠镜、腹腔镜。应用内镜可以直接观察消化道腔内病变和拍照录像记录，急诊胃镜检查对急性上消化道出血原因及部位的诊断起确诊作用。通过十二指肠镜镜身的活检道将导管插入十二指肠乳头，进行逆行胆管和胰管X线造影（endoscopic retrogradecholangio－pancreatography，ERCP）已成为诊断胰腺、胆道疾病的重要手段。结肠镜可插过回盲部，观察回肠末端和整个结肠。双气囊推进式小肠镜可到达小肠任何部位，是大多数小肠疾病最理想的诊断手段。胶囊内镜可以无创展现小肠全貌，对于小肠出血有较高诊断价值。某些困难病例还可作术中内镜检查。

超声内镜对于胃肠道隆起性病变的性质与起源，尤其是黏膜下病变诊断有很大帮助，还可了解病变侵犯管壁深度。配合经超声内镜细针穿刺，行病变部位活组织检查有确诊作用。可用于诊断食管癌、胃癌、壶腹癌（定位和分期）。对胰腺癌的诊断和能否切除的评价以及胰腺内分泌肿瘤的术前定位很有帮助。

微型腹腔镜检查创伤小，安全性高，对了解腹腔块物的性质，确定腹水的病因，尤其是对肝胆疾病、结核性腹膜炎及腹膜间皮瘤的诊断与鉴别诊断有一定帮助。超声腹腔镜（laparoscopic ultrasonography）的应用，可以更清楚地观察腹膜、肝及血管结构，对于消化系统恶性肿瘤的分级起到重要作用。带有多普勒超声的腹腔镜可以看到肿瘤对于血管的浸润程度。

5. 活组织检查　肝穿刺活组织检查是确诊慢性肝病最有价值的方法之一。用于建立肝病的临床诊断；确定已知肝病的活动性、严重性或目前状况；评价肝病治疗的效果；对异常的肝功能进行评价；对不明原因发热、黄疸、肝大进行鉴别。凝血功能障碍者可行经颈静脉肝活检。此外，在内镜直视下，可用活检针、钳或刷，采取食管、胃、或结直肠黏膜病变组织做病理检查；在超声或 CT 导引下，用细针经皮穿刺实质性肿块，取活组织做细胞学检查；经腹腔镜肝或腹膜活检；经口插入活检管取小肠黏膜检查；还可通过外科手术进行活组织检查。

6. 脱落细胞检查　冲洗或刷擦消化管腔黏膜（特别是在内镜直视下操作），收集脱落细胞做病理检查，有助于癌瘤的诊断，对食管癌和胃癌的确诊率较高。通过内镜胰腺插管收集胰腺脱落细胞对胰腺癌诊断的阳性率较高。

7. 胃肠动力学检查　测定食管腔 24 小时 pH 和食管下端括约肌水平的腔内压力，对诊断胃食管反流病很有价值，而了解食管各段的活动力，对诊断和鉴别食管运动障碍性疾病如食管痉挛、食管贲门失弛缓症等有帮助。胃 pH、胃排空时间、胃张力测定及胃电图等可了解胃的功能变化。结肠动力测定可用于诊断或随访肠易激惹综合征等。肛门直肠测压、直肠电和盆底肌电描记、排便流速测定等检查方法有助于诊断功能性排便异常。

8. 放射性核素检查　临床上应用静脉注射核素标记的红细胞对于不明原因的下消化道出血的诊断有一定的价值；经由直肠给予^{99m}Tc - MIBI 或$^{99m}TcO_4$ 进行直肠 - 门静脉显像，并以心肝放射比值（H/L）或分流指数（SI）来判断有无门静脉高压及其程度，有助于门脉高压的诊断和疗效考核；消化道动力学检测如食管通过、食管反流，胃排空、十二指肠 - 胃反流测定，胃黏膜异位显像，尿素呼气试验、脂肪酸呼气试验等等，也均是核医学在消化系统疾病中应用的重要方面。单克隆抗体在靶特异性影像方法的发展中起重要作用。如同位素标记的单克隆抗体 ^{111m}In CyT103 在临床上已用于结直肠癌的成像诊断。

9. 正电子射线断层检查（positron electron ray tomography，PET）　能反映生理功能而非解剖结构，有助于阐明体内器官正常功能及功能失调，将生理过程形象化和数量化，以及对肿瘤进行分级。由于其定位能力较差，因此现在将 CT 与其放在同一机架，增加其定位能力，形成 PET - CT。近年来 PET - CT 已广泛用于结直肠、肝、胰腺、神经内分泌系统的诊断和预后评估。

（王忠琼）

第四节　防治原则

消化系统疾病的发生往往与饮食有关，要贯彻预防为主的方针，强调有规律的饮食习惯，节制烟酒，注意饮水和食品的卫生质量。要指导慢性病患者掌握疾病的规律，并采取积极措施，预防复发，防止并发症和后遗症。消化系统疾病的治疗一般分为一般治疗、药物治疗、手术或介入治疗三大方面。消化系统疾病可源于其他系统，也可影响其他系统，因此治疗不宜只针对某一症状或局部病灶，而应进行整体和局部相结合的疗法。首先要使患者对本身疾病有正确的认识，树立治疗信心，消除紧张心理，与医务人员密切合作，才能收到最佳疗效。

（王忠琼）

第五节　进展和展望

1. 消化系统疾病谱的变化　随着我国经济发展，生活水平提高和生活方式的改变，一些原来在西方国家的常见病如胃食管反流病、功能性胃肠病、炎症性肠病、酒精性和非酒精性肝病在我国发病率逐年增高。消化系统恶性肿瘤如肝癌、胃癌发病率依然居高不下，结肠癌和胰腺癌又不断增加。随着检测技术的提高，早期肿瘤检出率虽然增加，但仍缺乏能进行早期诊断的特异性生物指标和有效的根治方法。这些都是应深入研究的新热点。

2. 消化道内镜的进展　内镜的诊断和治疗已经做到无腔不入，广泛应用于食管、胃肠、胆胰疾病的诊断和治疗。超声内镜、色素内镜、放大内镜和激光扫描内镜使消化系统疾病的诊断水平明显提高。黏膜微小病变的诊断以及在内镜下的治疗都达到了较高水平。内镜诊治在消化系统已没有盲区。而治疗内镜的开展又使得既往需外科治疗的疾病可改用创伤较小的内镜治疗。

3. 消化系统疾病的治疗进展　幽门螺杆菌的发现使不断复发的溃疡病成为可治愈的疾病，甚至对胃癌发病率的降低都有可期望的价值。随着乙肝疫苗的广泛应用，儿童中乙肝的感染率正明显下降。随着乙肝抗病毒治疗的开展，有望使下几个10年后乙肝所致的肝硬化、肝癌发病率和死亡率下降。肝移植的广泛开展，使肝硬化成为可以治愈的疾病。肝干细胞移植开始在肝衰竭治疗中展现了诱人的前景。单克隆抗体的应用改变了克罗恩病的自然病程。肿瘤的分子靶向治疗也具有广阔的前景。

（王忠琼）

第二章

胃肠道动力的检测方法

胃肠道动力障碍性疾病在临床上很常见，但以往有关这方面的检查手段却很有限。近年来，得益于多学科的发展及融合，包括测压、pH 监测、放射学和核医学等一大批胃肠动力检查项目已被广泛应用于研究和临床诊断中。

第一节　食管动力检测

食管动力障碍在临床上相当常见，有关的检测技术发展较快，诸如测压、pH 检测等方法早已在临床普遍开展，并对临床诊断和评估提供了重要的参考价值。

一、食管测压

食管测压检查是指通过压力传感器，将食管腔内压力变化的机械信号转变为电信号，经多导生理记录仪记录下来的一种技术。该检查已在临床应用 20 余年。

该检查用于评估有食管源性症状的患者，这些症状包括吞咽困难、吞咽疼痛、烧心以及难以解释的胸痛等。该检查也可用于评估反流，并应作为抗反流手术前的常规检查。此外，该检查还有助于明确系统性疾病如硬皮病和慢性特发性假性肠梗阻等是否累积食管。

检查设备包括一根含 3 ~ 8 个测压通道的水灌注式测压导管、液压毛细管灌注系统、压力换能器及记录装置。近年来研制带有固态微传感器的测压导管也可用于食管等消化道测压，特别适合于咽部测压或是长时间动态测压。当前有多家国内外厂商可以提供相应的产品及分析软件。

一般经鼻腔插入测压导管至胃内，设置基线。然后通过定点牵拉或快速牵拉使测压通道经过 LES 的。LES 测压指标包括：①LES 上端及末端位置；②LES 总长度；③腹段 LES 长度，即 LES 末端至 RIP 的距离（正常值 0. 8 ~ 5cm）；④LES 静息压（LESP），即测压通道位于 LES 处测到的相对于胃内压的压力；⑤LES 松弛率测定：将至少一个压力通道置于胃内用以显示胃内压力基线，另将一个压力通道置于 LES 高压区。嘱患者做数次湿咽（5 ~ 10ml 温水），检测吞咽后的 LES 残余压。则 LES 松弛率 = （静息压 - 残余压）/静息压 × 100% 。松弛率大于 90% 表示 LES 完全松弛。在对食管体部测压时，将测压导管继续向外牵拉后使远端测压通道置 LES 上端上方 3cm 处。嘱患者湿咽 7 ~ 15 次以检测食管体部压力，两次湿咽间至少停顿 20 ~ 30s。检测指标包括食管蠕动波（包括蠕动传播的方式及速度）、收缩幅度、收缩持续间期、每次收缩的波峰数、收缩波的传导性等。

如果需要检测咽部及食管上括约肌的压力，最好选用固态测压导管（如Castell导管）。主要检测指标包括UES静息压、UES松弛压、咽部收缩与UES松弛间的协调性等。

食管运动疾病的患者常主诉胸痛、烧心、反食、吞咽困难等，但这些症状的特异性不强，食管静态测压可以显示特异性运动功能异常；可以诊断原发性食管运动疾病；对于全身性疾病有食管症状的患者，也可以发现食管的异常运动。食管静态测压可以评价药，物治疗食管运动性疾病的疗效，指导手术方式并判断手术疗效。常见的食管动力障碍的测压特征归纳如表2-1。有些疾病，如弥漫性食管痉挛、胡桃夹食管、非特异性食管动力障碍、间歇性吞咽困难等进行静态食管测压，由于时间有限，容易漏诊，可以使用24h动态测压降低漏诊率。

表2-1　食管动力疾病的测压特征

	LES	食管体部
原发性疾病		
贲门失弛缓症	静息压增高（>45mmHg）	基础压增高
	松弛不完全（残余压>8mmHg）	蠕动缺乏
不协调动力（DES）	可能异常	同步收缩（≥20%湿咽）
		间断蠕动
		多峰收缩（≥3峰）
		持续时间延长（>6秒）
		逆行收缩
高收缩状态		
高压蠕动	可能增高	远段蠕动振幅增高
（胡桃夹）		（>180mmHg）
		远段蠕动持续时间延长（>6秒）
LES高压	LES静息压增高（>45mmHg）	收缩振幅增高
		可能不完全松弛（>8mmHg）
低收缩状态（可能继发于慢性GERD）		
无效动力（IEM）		≥30%远端收缩低振幅（<30mmHg）
LES低压	静息压<10mmHg	
继发性疾病		
系统性硬化	低压	平滑肌蠕动缺乏
		横纹肌蠕动正常
Chagas'病	表现同贲门失弛缓症	同贲门失弛缓症
特发性假性肠梗阻		远端动力缺乏
慢性GERD	LES低压	无效动力（IEM）

注：LES：食管下括约肌；DES：弥漫性食管痉挛；IEM：无效食管动力。

二、24 小时食管 pH 监测

pH 监测技术为胃食管反流病（GERD）的诊断提供了一种客观的方法，随着这项技术的发展，我们对反流性疾病的认识也越来越深入。Spencer 最早描述了用玻璃电极进行持续性食道内 pH 监测的技术。目前，24h 食管 pH 监测已日趋成熟，不仅可以发现反流，还可以了解反流程度，反流与体位、进餐、疼痛的关系，药物治疗疗效观察等。

该检查的适应症包括：①内镜检查无食管炎，但有典型胃食管反流症状者；②非典型症状患者（疑耳鼻喉科疾病、非心源性胸痛、肺部疾病）；③抗反流手术前、后评价。

检查的设备包括带有 pH 监测电极的导管、便携式数据记录仪以及相应的电脑分析软件。检测前一般先通过食管测压确定 LES 上缘距鼻孔的距离。校正 pH 导管，经鼻腔插入 pH 导管，使 pH 电极定位于 LES 上缘以上 5cm 处。在鼻部及颊部用胶带固定 pH 导管。如需使用外置参考电极，需涂上电极糊，将外置参考电极置于患者运动时最不易脱落的位置。调节记录仪开始记录数据，嘱患者检查期间的注意事项。次日反拔出导管，将记录仪中数据输入电脑并做有关分析报告。

24h pH 监测的分析指标及常用的参考正常范围见表 2-2。pH 监测的敏感性和特异性为 90%。选择 pH 值为 4 作为限制条件是基于下面的理由：蛋白溶解酶胃蛋白酶在 pH4 以上失活，有反流症状的患者只有在 pH<4 时才会出现烧心。pH<4 所占的时间叫反流时间或酸暴露时间，是应用最广泛的一个指标。

表 2-2　pH 监测的指标和正常值

指标	正常值
pH<4 的时间（%）	
总时间	<4.2
平卧时间	<1.2
直立时间	<6.3
最长发作时间（分钟）	<9.2
发作次数	
总次数	<50.0
长于 5 分钟的次数	<3.0

食管 pH 监测目的在于了解 GERD 患者的昼夜食管内酸反流的规律及其他生理活动如体位改变、进餐等对反流的影响，分析症状与反流的关系。pH 监测对 GERD 非典型症状患者，尤其是非心源性胸痛、难以控制的哮喘、睡眠呼吸暂停、咽喉炎的诊断很有意义。如和食管压力监测同步进行，能分析症状与反流及动力的相关性可以提供症状发生的病理生理基础，进一步指导治疗。

三、Bravo 胶囊食管 pH 检测

与传统的插管 pH 监测技术相比，近年来研制的 Bravo 胶囊食管 pH 监测技术具有多项优势，因此已普遍在临床开展。其基本原理是通过固定在食管下端的胶囊将其监测到的 pH 数据无线传输至体外的记录仪中。

首先在体外将胶囊分别置于中性和酸性缓冲液中进行校正。然后通过常规内镜检查测量齿状线距门齿的距离，同时观察有无糜烂性食管炎。退出内镜后，将带有胶囊的传送装置通过口腔出入食管，并定位于齿状线上 6cm 处。开启负压吸引系统，使负压达到 510mmHg 以上，此时食管黏膜被吸入胶囊的小孔中，推开手柄上的保险栓后按下按钮使胶囊孔处的小针扎入孔内的食管黏膜。通过旋转按钮释放胶囊，退出传送装置。嘱患者随身携带接收器，工作、生活如常，但需记录就餐、平卧、反酸烧心等事件的时间。48h 后，患者返回分析数据，5d 左右胶囊便自行脱落。

目前国外许多学者对疑为 GERD 的患者行 Bravo 食管 pH 检测，结果提示 Bravo 胶囊食管 pH 检测安全性好，患者易于接受，无明显不良反应，记录时间长于传统食管 pH 检测（多数患者检测时间可达到 48h），可作为诊断 GERD 有无酸反流的理想检测手段。国内上海瑞金医院也已开展这项检查并取得了较好的临床效果。

四、24h 食管胆汁反流监测

十二指肠胃食管反流在胃炎、胃溃疡、残胃癌、胃食管反流病及食管腺癌发病中的作用日益受到重视。1993 年 Bechi 等根据胆汁内胆红素在 450nm 处存在特异性吸收峰的特点，利用分光光度计原理，设计出胆红素的检测仪 Bilitec 2000，临床用于 24h 连续监测胆汁反流，目前在临床开展较为广泛。

检测前先确定 LES 位置。校正导管，经鼻腔插入导管。检测探头固定于 LES 上端上方 5cm 处一调节记录仪开始记录数据。24h 后将导管与记录仪分开并拔出导管。检测过程中禁食吸收光谱与胆红素近似的食物，否则会影响检查结果。

检测指标包括：①24h 胆红素暴露时间：包括 24h 检测样本吸收值≥0.14 总时间百分比、立位和卧位时检测样本吸收值≥0.14 总时间百分比；②胆红素暴露的频率：24h 检测样本吸收值≥0.14 的总次数；③连续胆红素暴露的持续时间：胆汁反流持续时间 >5min 的次数和最长反流持续时间。

应用胆汁反流与 pH 联合监测的方法，能发现胃食管反流病患者中除单纯酸反流之外的反流形式，如酸与胆汁混合反流、单纯胆汁反流等。有助于提高 GERD 的诊断率并指导治疗。但目前对胆汁反流的认识仍存在许多问题，需要进一步研究以明确其发病机制和病理意义。

五、多通道腔内阻抗（multichannel intraluminal impedance MII）

近来有研究报道利用监测食管腔内不同水平的多个记录电极间阻抗的变化评估胃食管反流。这是一项新兴的技术，目前国内尚未开展。

阻抗导管上排列着一组圆柱状金属电极，检查时将导管经鼻插入食管体部。两个相邻电极间的阻抗取决于电极周围物质的电传导性。当液体流经相邻电极时，由于液体的导电性高，因此阻抗下降。相反，当气体流经电极时，由于其导电性差，阻抗增大。液体、气体或气液混合物在导电性上的差异，有助于我们在阻抗变化曲线中辨认出不同的腔内流经物质。根据不同部位阻抗变化的依次顺序可以辨认出腔内流经物质的方向，反流向上而吞咽向下。

腔内阻抗技术的应用可明确反流物的性质（气体、液体或气体液体混合物），其与 24h 食管 pH 监测联合应用可以明确反流物为酸性或非酸性，同时明确反流物与反流症状的关系，可以监测出所有的反流事件，并可对抗反流屏障的功能，做出最合理的判断，比两者单独应用要有优势。如果电极放置位置合适，能检测出 90% 以上的反流事件。阻抗技术是能够检测出所有类型反流事件的最敏感方法。

六、放射性核素检查

食管测压、24h 食管 pH 监测等方法需要插管，为有创性检查。70 年代末 Malmud 等人首先建立了无创性、能反映生理及病理状态的放射性核素测定食管、胃运动功能的方法。这些方法包括：

（一）食管通过闪烁显像检查（esophageal transit scintigraphy，ETS）

患者禁食一夜，或检查前至少禁食 3h。以 ^{99m}Tc 标记药物进行 ETS 检查。固态、半固态和液态食团都可以用于完成和分析 ETS。测定食管动力最简单的方法是测定固态或液态食团通过整个食管的时间。检查前，患者首先做一次吞咽练习，吞咽 15ml 无标记水。然后用吸管吸入 15ml 含 ^{99m}Tc - SC 的水并含在口中，在发出吞咽命令的同时进行图像采集，患者完成一次吞咽动作后放松 30s，用口呼吸以避免出现另一次吞咽动作。计算机采集第 1 个吞咽动作设置为每帧 0.25s，共采集 30s。将食管图像分为上、中、下 3 个感兴趣区段，并分别绘制出各段的时间 - 放射性曲线，从中计算出各段的放射性峰值、峰时与半排出时间。下段峰时减去上段峰时即为食管通过时间，正常值 <10s，超过此值者为异常。食管上、中段半排出时间 <3s，下段半排出时间 <7s，大于此值为异常。

食管通过闪烁显像是评估食管动力功能的一项无创技术。并可对食管内残留的固体或液体做定量分析。贲门失弛缓症、硬皮病、食管裂孔疝患者食管通过时间及半排出时间明显延长。食管癌病灶所在食管段以上通过时间延长。

（二）放射性核素胃食管反流测定

患者禁食 4h 以上，口服 11.1mBq 的 ^{99m}Tc - 硫胶体或 ^{99m}Tc - DTPA 混以 150ml 橘子汁和 150ml 0.1mol/L 盐酸，嘱患者服下，15min 后开始检查。患者仰卧于检查台，γ 闪烁探头对位于上腹部，下段食管应位于视野中央。先于腹部加压前采集影像 30s，然后腹带充气加压，于 2.7kPa、5.3kPa、8.0kPa，10.7kPa、13.3kPa 时各摄影 30s。用计算机分别取食管下段及胃部感兴趣区，记录各自的放射性记数，按下列公式计算胃食管反流指数。

胃食管反流指数（%）＝（食管下段计数/腹部加压前胃计数）×100%

正常人贲门上方无放射性出现或胃食管反流指数 <4%，若胃食管反流指数 >4% 即提示有胃食管反流存在。

（张艳梅）

第二节　胃动力检测

胃是重要的消化器官，其主要的生理功能是容纳食物，然后进行充分的混合与研磨，最后将食物排空。一旦其复杂的神经肌肉功能出现紊乱，会导致各种不适症状。当前胃排空检查与胃电图检查已较广泛地用于临床诊断。

一、核素胃排空检查

正常的胃排空能力是保持良好消化功能的重要环节，无论胃排空速度过快或过慢都会影响消化功能，甚至导致一系列的症状。目前，核素检查是公认的测定胃排空的标准方法。

由于胃对固体和液体食物的排空存在差异，目前常用双重核素扫描技术，分别对试餐中固体成分和液体成分用不同核素进行标记，固体试餐常用^{99m}Tc（2 960μBq）与2个鸡蛋充分搅烂混匀烘制而成，液体试餐常用^{111}In－DTPA（555μBq）加水制成。患者至少禁食6h，于5min内吃完试餐，待食物全部入胃后，仰卧于γ照相机探头下，探头视野包括乳头到脐下，每隔5min采集一帧，每帧采集1min，连续观察90min，并同步或先后进行前、后体位的核素扫描，求其平均值，以纠正仅一面扫描造成的误差。用计算机框出每帧图像中为不感兴趣区，计算其时间一放射性活性曲线，分别求出液体和固体食物胃半排空时间。也有研究者认为最具临床价值的参数是餐后100min或2h和4h已排空的同位素标记固体食物所占的比例。

胃排空检查主要用于有上腹饱胀、早饱、恶心、呕吐等胃排空动力紊乱症状，经上消化道内镜、X线和/或腹部B超检查排除器质性病变，对短期促动力药物治疗无效，或观察其他疾病、某些药物或因子对胃排空功能的影响。该方法检测胃排空目前是评估胃排空的“金标准”，但该方法费用昂贵，不适用于孕妇及儿童。

二、其他胃排空检查方法

（一）X线钡条摄像法

嘱患者进食标准餐后立即含小钡条的胶囊，然后定时摄片观察钡条在胃内的残留及排出情况，可估计胃排空时间。该方法简单易行，结果较可靠。上海瑞金医院在1997年利用此方法进行的研究认为国人中若餐后6h胃内仍有小钡条则疑有胃排空障碍，7h仍有则肯定有胃排空障碍，同时发现70%的非溃疡性消化不良患者胃排空时间延长。

（二）超声胃排空检查

通过相应解剖标志如肠系膜上静脉和动脉水平，用超声方法可评价通过幽门的流量或远端胃的直径可估计胃排空速度。该技术无侵袭性，重复性较好，但其广泛应用受到如下因素的限制：检查操作及结果分析均需专业水平较高者完成，检查过程较短，以及目前尚缺乏足够的疾病状态下的研究结果等。

（三）$^{13}CO_2$呼吸试验

进食含用稳定同位素（如^{13}C）标记底物（如辛酸）的试验餐后，连续3～6h检测呼吸中$^{13}CO_2$的含量是推算胃排空速度的又一新颖的非侵袭性检查技术。该方法的优点是患者无需待在实验室，而只要将呼出的样品储存在密封的容器中，随后送至实验室即可。但该试验原理假设$^{13}CO_2$在最终转运至呼出气体的全过程中，胃排空速度是其限速步骤，故该方法不适合用于有胰腺、肝脏、肺部疾病和内脏血流动力改变的患者。

（四）磁共振影像（MRI）

MRI技术已被用于检测胃排空及观察食物在胃内的分布，目前该方法尚处于研究中，所需费用也很昂贵，仅见个别中心有该方面的经验的报道。

三、胃窦十二指肠测压

消化间期胃及小肠存在一种周期性运动即MMC，进餐后，原有规则的MMC时相消失，变为持续不规则的高振幅相位收缩。通常采用多通道水灌注式测压导管装置，包括一系列骑跨于幽门及胃窦、十二指肠相应位置的紧密排列的压力感受器。在透视下插管及定位后记录空腹和进食标准餐后各若干小时的压力。近来研制的固态测压导管使得测定24h动态压力成为可能，这样便可记录到较多的消化间期移行性运动复合波（MMC）周期和胃对多次进食的反应。

该检查适应症包括：①诊断或除外慢性假性小肠梗阻（CIP）；②研究影响胃肠动力的某些系统性疾病（如糖尿病、进行性系统硬化症），以确定小肠受累情况；③病毒感染后，胃轻瘫及动力异常综合征；④CIP患者小肠移植术前评价；⑤评价无器质性病变，但有严重的特发性消化不良症状（如疼痛、恶心、呕吐等）的患者；⑥预测药物疗效——促动力药（如：西沙必利、胃复安、吗丁啉及红霉素）的即时疗效；⑦确定肠道营养的最佳方法（经口、胃或空肠）。

术前空腹一夜，以防插管时误吸，同时保证能记录到空腹运动模式（MMC）。经鼻腔插管，然后以右侧屈膝卧位，以便测压导管能通过幽门进入十二指肠。在胃窦十二指肠测压时，通常将一个或两个感受器置于胃窦，将末端感受器置于十二指肠近屈氏韧带处。小肠测压时，通常将中间感受器置于屈氏韧带处。使用水灌注式导管静态测压时，患者应保持舒服的卧位。利用固态导管做动态测压时，患者可自由活动，次日按时返回医院拔管即可。进行动态测压时，患者应用记录仪上记事键或日记，记下进食、睡眠姿势变化、症状等起始时间。时间可从记录仪上读取。动态测压应维持24h以上，有助于了解白天空腹、食及消化期间动力改变，以及夜间空腹动力状态。静态测压检测时间应至少维持6h，常检测空腹4h及餐后2h。术中可静注红霉素或皮下注射奥曲肽以进行激发试验。

检测指标包括：①消化间期动力指标。记录MMC的总次数、各时相所占时间、平均MMC周期时间等；②消化期动力指标。胃窦测压可检测到收缩波，主要检测收缩次数、收缩幅度和动力指数。

24h胃窦、十二指肠压力测压现仍主要用于研究，临床可用于诊断或除外慢性假性小肠梗阻；研究某些系统性疾病累及小肠后动力的变化；病毒感染后胃轻瘫及动力异常综合征；慢性假性小肠梗阻患者小肠移植前评价；预测药物疗效等。

四、胃电图（EGG）

胃电图是用体表电极无创记录胃电活动的一种技术。1968年Nelsen和Kohatsu发表了第1篇将EGG与胃动力相联系的文章。与其他电生理测定如心电图、脑电图相比，由于EGG采集数据和分析数据均较困难故而研究进展较为缓慢。随着软硬件的商业化，EGG检查技术的应用越来越标准化，但是对最佳的导联位置以及对特殊频率和波幅参数的分析解释目前仍有争议。

EGG检查的适应症包括：①胃轻瘫；②评估提示有胃动力障碍症状的患者（恶心、呕吐、餐后饱胀、餐后腹痛等）；③检测改变胃肌电活动的药物疗效（止呕药、促胃肠动力药）；④检测有胃肠道其他部位症状的患者，是否也存在胃运动功能异常。

主要分析参数一般包括：①主频。它是指频率起源于胃，同时功率谱上具有峰值功率的频率，可精确地反映胃慢波的频率。无症状正常受试者 EGG 的主频为 2～4 周/min。节律紊乱分为增快（胃动过速，>4 周/min）、减慢（胃动过缓，<2 周/min）和混合方式。任何方式都可出现于特发性或糖尿病胃轻瘫、妊娠呕吐、晕动病；②正常慢波的百分比。该指标能定量评估 EGG 测量到的胃慢波的规律性。它是指在 EGG 上测到的正常胃慢波所占时间的百分比；③胃电节律紊乱的百分比。它是指 EGG 上观察到的胃节律紊乱所占时间的百分比。它反映了胃慢波的不规律性。如果需要，可将其进一步分为胃动过缓百分比、胃动过速百分比等；④功率。EGG 振幅代表潜在的胃肌电活动的加权总和。信号的绝对振幅（或称功率）可能受到体质和电极安置位置的影响。通常，餐后相对于空腹时的功率比 >1。如果功率比 <1，则可能提示胃对进食后运动反应减弱或进食后胃未扩张。EGG 的主频功率概括了胃动过缓、正常节律、胃动过速范围的绝对信号振幅。

EGG 可显示胃肌电频率，也可反映频率正常或异常时的 EGG 信号的振幅或功率，但是不能仅仅依靠 EGG 诊断特异性的疾病。对存在上消化道症状但诊断不明的患者，EGG 可作为胃排空检查和胃十二指肠测压检查的补充。在恶心、呕吐、早饱、厌食、胃轻瘫消化不良、非溃疡性消化不良、妊娠期等情况下都可能检测到异常的 EGG。发现餐后胃电节律紊乱和缺乏餐后 EGG 信号功率的增高时可认为胃排空延迟。异常 EGG 的阳性预测价值估计在 60%～90%。胃轻瘫患者中见到的 EGG 异常包括：①空腹或进食后均异常频率；②空腹或进食后高比例时间内的胃动过缓或胃动过速；③进食固体食物后功率比下降。也有人认为对呕吐、早饱等症状，胃节律紊乱是比胃排空速度更好的指标，而且与药物治疗反应更为相关。

EGG 检查具有非侵袭性和相对易操作性，而且当前国内外市场上新开发的越来越多的检查设备和相应的分析软件紧紧地吸引了临床医生的注意力。但是应当认识到目前任何软件都不能代替肉眼对原始 EGG 图谱的观察分析。同时应当认识到，EGG 是对胃肌电活动的检测，而不是对胃动力的直接测定，故不能简单地认为在 EGG 和胃动力两者间有完全的一对一的关系。

五、24h 胃内 pH 监测

检查方法同 24h 食管 pH 监测，但监测时 pH 探头置于 LES 下缘下方 5cm。其检测指标包括胃内平均 pH 值、pH 中位值、pH >3、pH >4、pH >5 及 pH >6 的时间百分比。该检查目前常用于观察各种致病因素对胃内 pH 的影响，评价胃泌酸功能、抑酸药物疗效及药物治疗无效的 GERD 患者。

六、24h 胃内胆汁监测

近年来研究显示，胆汁酸、胰酶和它们的作用产物溶血卵磷脂对胃黏膜会造成非特异性的组织损害。十二指肠胃反流在胃炎、胃溃疡、残胃癌的发病中起重要作用。24h 胃内胆汁监测有助于这方面的辅助诊断。其检查方法同 24h 食管 pH 监测，但监测时 pH 探头置于 LES 下缘下方 5cm。

（张艳梅）

第三节 小肠动力检测

一、呼气试验（HBT）与小肠转运

小肠不能分解吸收乳果糖，而大肠中的细菌可代谢乳果糖，并在这一过程中释放出氢气。产生的氢气可吸收入血并被呼出。HBT 的原理就是通过给予受试者含乳果糖的食物，然后测定呼出氢气的浓度，根据摄入乳果糖到呼气中出现持续氢浓度增高的时间推断小肠传输时间。HBT 是一个简便、无创、较可靠的方法，目前已被用于测定小肠吸收功能、小肠细菌过度生长和肠动力学的研究。

检查前 2 周起停用抗生素和肠道微生态制剂，前 1 周起停用胃肠道动力药物。检查前一日饮食控制（不吃奶及奶制品、豆类、麦面食及其他富含粗纤维的食物），检查前 12h 起禁食、禁水。做基础呼气氢水平测试（基线），随后口服乳果糖 10g，并饮水 50ml。采集 0、20、30、40、60、80、100、120 分钟数据，且自第 30min 起，每 10min 采样，直到氢气值比前一次采样上升 3ppm 并至少连续 3 次为止。

如果小肠通过时间减慢，例如小肠假性肠梗阻硬皮病、糖尿病肠病或胃肠道结构异常，小肠因运动障碍或结构异常而发生细菌过度滋生，氢呼气试验会提前出现一个 H_2 峰，称小肠峰。典型的小肠细菌过度滋生可出现双峰或 H_2 峰提前出现且持续升高而与结肠峰合并。

二、核素闪烁扫描与小肠转运

小肠核素闪烁显像测定与胃排空测定或结肠转运测定有很多相同之处。小肠转运的定量测定通常用于评价小肠对药物的反应。临床上小肠转运测定同样也用于评价包括腹部不适、腹胀、腹泻等在内的各种功能性胃肠道症状。

固体和液体通过小肠的时间相似。在测定小肠转运时，无论选用固体标记还是液体标记，都是一种合理的方法。为了减少胃排空对小肠转运时间的影响，核素通常以液体方式（如水）给予。除了胃排空延迟患者外，同位素标记的水一般快速通过胃。受试者口服 300ml 混有 125 $\mu Ci^{111}In-DTPA$ 的水。用带有中能准直器的大视野 γ 相机，即刻开始采集前位及后位图像，然后每隔 30 分钟采集 1 帧，共 12 帧。对于转运减慢的患者，需要采集至同位素在空肠和盲肠的末端积聚为止。可以利用图像中的髂嵴作为分隔图形的标志。图像用标准的感兴趣区计算机程序处理。空肠作为一个有潴留物的空腔在图像上可以见到的。感兴趣区沿着空肠远端勾画。根据前位和后位的计数得到一个几何均数，并且进行同位素衰减校正。以整个腹部的计数减去胃部的计数得到小肠的放射性活度。根据 6h 内到达空肠、盲肠末端至升结肠的放射性百分数可测定小肠转运时间。使用该技术，正常小肠转运时间内大约 40% 以上的放射性在该感兴趣区内聚集。不同的实验室之间小肠转运时间测定结果是不同的，因为感兴趣区的构成不同。

三、肠测压

小肠测压可以被看作前节所述胃窦十二指肠测压的延续。所用的技术包括静态水灌注导管系统进行短时及长时间（包括过夜）的观察，动态固态测压导管系统及最近应用的便携

式水灌注多通道微测压系统。对人体小肠运动模式的描述是不断进步的，迄今为止，可以对全小肠内不同位点进行24h监测，或对十二指肠及近段空肠的位点进行72h的记录，以及评估其他的食物类型及营养构成的反应。一般而言，小肠运动的记录可应用于反映整个肠神经肌肉功能，中枢神经系统对肠神经肌肉调节功能，及肠道对食物的运动反应。但迄今为止，小肠测压尚难以在临床常规开展。

（张艳梅）

第四节　结肠动力检测

在消化道的各个器官中，人们对结肠运动功能的认识还比较欠缺。由于结肠在解剖结构和功能上的特殊性，无论是应用测压、放射学还是核素等常用的动力检查手段在研究结肠时相对比较困难，有些检查项目至今仍然难以在临床中常规开展。

一、肠测压

结肠测压可以评估整个结肠或部分肠段的动力功能。测压导管可以是水灌注式的，也可以是固态微传感器导管。通常在结肠镜的引导下插入测压导管至所需的部位后记录长时间的压力变化，以检测结肠动力活动的各种变异。在记录的过程中，可以给受试者进食标准餐（比如两次含热量1 000kcal的午餐和晚餐，以及一次450kcal的固体早餐）以评估结肠对进食的生理性反应。

表2－3列出了人体结肠收缩模式，大体上可分为3种类型：①单个收缩；②多个部位集体时相性收缩；③推进性收缩。前2种属于节段性收缩，第3种属于推进性活动。

表2－3　人体结肠收缩模式

节段性活动
单个收缩
群体收缩
节律性
非节律性
推进性活动
低幅推进性收缩（LAPC）
高幅推进性收缩（HAPC）

节段性活动是人结肠日常动力活动最主要的模式，收缩幅度一般较大，在5～50mmHg，偶尔能见到单个的高幅收缩波。节段性活动是单个的孤立性收缩或几个小的收缩波的集合。收缩通常是无节律性的，但偶尔能记录到一些节律性的收缩（少于全部日常收缩活动的6%），特别是在乙状结肠，以3cpm的频率为主。在直肠乙状结肠连接处也经常能记录到频率为3cpm的规律性收缩。需着重指出的是，直肠乙状结肠处的节律性活动只占其收缩活动全部时间的50%。

虽然推进性活动在整个结肠动力中具有重要的作用，但这种收缩模式只占一小部分。按照其收缩幅度，可以人为地把推进波分为两类：低幅推进性收缩（low－amplitude propagated contractions，LAPCs）和高幅推进性收缩（high－amplitude propagated contractions，HAPCs）。

研究发现：④HAPCs 是一种少见的结肠运动形式，其频率平均为 6 次/天/人；②HAPCs 的平均幅度约为 100mmHg，测压记录时很容易与结肠的基础性收缩鉴别开来；③不同结肠节段记录到的 HPACs 参数相对恒定，静止或运动时记录到的 HAPCs 参数也比较恒定；④多数 HPACs 向结肠末端推进；在某些个体，可观察到约 25% 的 HPACs 是逆行推进的（尤其是在末端乙状结肠），并伴向前的推进运动；⑤HPACs 发生时，个体可能会感觉到，如出现肠鸣音和排便感，一般先于排便发生；⑥对同一个体重复性研究表明，HAPCs 是一种稳定的生理现象；⑦HAPCs 在白天和夜间的不同形式与生理事件有直接的关系。

结肠的运动受许多生理因素的影响。比如睡眠时结肠活动较弱，总体上常表现为静止状态，而在清晨醒来时以及餐后，节段性和推进性动力活动会出现显著的增强。食物成分及所含热量的不同可对餐后动力活动有所影响：脂肪和碳水化合物有刺激作用，氨基酸和蛋白质则抑制大肠运动。在排便排气前后，结肠运动也会出现相应的变化。

结肠测压可以帮助我们对结肠功能的生理学以及结肠功能障碍的病理生理学有所认识。比如，慢性便秘患者通常都表现出 HAPCs 数量的显著降低，提示结肠推进性活动受损。而且便秘患者结肠对进食后的结肠动力反应非常迟钝或是缺如，说明结肠总体上对生理性刺激的反应存在机能障碍。尽管在一些特殊情况下，结肠测压检查可以为我们选择治疗方法提供有用的帮助，但是它目前仍非一种可靠的临床诊断方法。

二、透 X 射线标志物与结肠转运时间

Hinton 于 1969 年首先报道了利用放射学技术检查结肠转运时间（colonic transit time，CTT）的方法，为客观评价与诊断便秘提供了一项重要手段。其基本原理是通过口服一定数量的不透 X 射线的标志物后对受试者连续摄片追踪标志物在肠道中的转运和分布情况以推算食物通过结肠所需要的时间。

不同的检查方法对受试者服用标志物的次数、每次服用的数量、摄片的次数、在平片下各节段结肠的划分等的具体要求也有不同。目前大多采用 Metcalf 的简化技术以减少受试者的放射线暴露时间。受试者在检查开始的第 1 天到第 3 天内，每天服用含不透 X 射线标志物的胶囊 1 粒，每粒胶囊含环形标志物 24 枚。在第 4 天与第 7 天各拍摄腹部平片一张，计算未排出的标志物在结肠中残留的数量及相应部位。根据腹部平片中的骨性标志可判断标志物在结肠中的位置。通常在脊柱的右侧，第 5 腰椎与骨盆出口连线以上部位的标志物定位于右半结肠；在脊柱的左侧，第 5 腰椎与左侧髂前上棘连线以上部位的标志物定位于左半结肠；上述两连线以下部位的标志物则定位于直肠乙状结肠。

该检查技术简便、安全、可靠，为临床医生客观评价便秘提供了有效的手段，可以作为便秘评价与诊断的常规方法。试验还可提示转运减慢的相应部位，如直肠乙状结肠转运显著减慢有助于诊断盆底功能紊乱。同时运用其他肛直肠功能试验有助于明确远端结肠转运减慢的原因究竟是盆底功能紊乱抑或故意延期大便等其他原因。

三、素显像与结肠转运时间

除了应用不透 X 射线的标志物外，核素同样可以被用以检测结肠转运时间。早期的核素显像检查需要通过口盲肠导管顺行性灌注放射^{111}In－DTPA 或是通过结肠镜逆行性灌注，但这些方法均具有一定的侵袭性，较少用于临床。目前比较常用的方法是将核素装入一种对

pH 敏感的胶囊内，胶囊口服后其外壳在回肠远端的碱性环境中分解，其内的核素释放并随其他肠内容物一起排空到盲肠。

患者在禁食一夜后口服含有^{111}In的 pH 敏感胶囊，同时给予标准早餐，4h 后进午餐，其后 4h 再进食晚餐。用大视野 γ 相机采集图像。临床检查时可在 4h 和 24h 采集前后位图像，60s/帧。若科研需要可以通过增加采集时间点而得到更详细的结果。使用标准的感兴趣区（ROI）分析图像，将结肠分成若干肠段。每一段用一个数字表示：盲肠和升结肠 =1，横结肠 =2，降结肠 =3，直肠和乙状结肠 =4，粪便 =5 通过不同部位内的核素量可以测得平均权重，这些平均权重称为几何中心。通过以下公式可以将测得的各段放射性百分数推算出几何中心：

（% 盲肠和升结肠 ×1 + % 横结肠 ×2 + % 降结肠 ×3 + % 直肠和乙状结肠 ×4 + 粪便 ×5）/100

几何中心值越低表示结肠转运越慢；相反，几何中心值越高则表示结肠转运越快。应用上述方法，国外研究报道在正常人群中，4h 时的几何中心值是 1.14 ×0.07，而 24h 时的几何中心值是 2.83 ±0.25。由于试验餐的成分不同以及划分肠段的方法不统一，因此不同研究者所得到的结果并没有直接的可比性。

虽然用^{99m}Tc代替^{111}In更经济、更方便，但因其半衰期短而不适合该检查。最近有研究应用^{67}Ga代替^{111}In取得了较好的结果。由于 pH 敏感的胶囊制备有一定难度，也有医院以双核素显像技术测定结肠转运时间，其中^{99m}Tc硫胶体能清晰显示结肠轮廓，准确判断 $Na^{131}I$ 胶囊在体内的位置。

（张艳梅）

第五节　肛直肠动力检测

肛门和直肠可以看作是结肠的延续，其重要的生理功能是抑便与排便。当肛门和直肠出现动力障碍时，可能导致大便失禁、排便困难等多种症状。排粪造影、测压、肛管超声是目前临床上常用的动力检测技术。

一、粪造影

排粪造影可显示造影剂在直肠内的影像和利用荧光技术观察排便的过程、速度。此项检查已被广泛应用于临床。对存在排便不尽，尤其是需要手指在直肠或阴道中帮助排便的患者，排粪造影有助于直肠凸出的诊断。排粪造影对便秘，特别是盆底肌功能紊乱或协同失调（dyssynergia）具有一定的诊断价值，如部分便秘患者可显示直肠排空功能差。

嘱患者取侧卧位，用注射器将大约 200ml 浓稠的钡剂注入直肠。一旦直肠得到充盈，在不停止注射的情况下逐渐抽出注射器的头端，使肛门也不能透过 X 射线。然后让患者坐在一塑料环状椅子上。在静息状态下和钡剂排出过程中分别摄取侧位片。在钡剂排出过程中，要求患者尽可能快、尽可能完全地进行。排便被记录在胶片上供以后评估。肛门直肠角被定义为肛门中轴线和直肠后壁线间的夹角，分别在静息状态、自主挤压和紧张时测量。直肠排空被定义为在特定时间内，通常为 60 ~120s，排出钡剂的百分比。200ml 钡剂的正常排空一般在 40% ~100% 之间。

虽然便秘患者的平均排出速度（百分比/秒）较对照组明显减慢，但是两组间的重叠度很大。此外应用球囊肛直肠造影可显示直肠排便时的直肠轮廓，通过不透 X 射线的球囊还可测量肛直肠角。

二、肛管超声

肛管超声具有精确描记括约肌影像的能力，可清晰地显示肛门内外括约肌的结构完整性是否异常。1986 年 Cammarota 首次尝试以低频探头的超声内镜来评价肛门和肛周形态。

目前，应用最广泛的是 Bruel&Kjaer 内探头和 Kretz 的多平面直肠换能器。两者的末端都包覆了透声硬质材料，从而获得直接的声耦合，避免肛管影像的失真。超声探头频率一般为 7MHz 或 10MHz。检查开始时，患者取左侧卧位，髋部和膝盖弯曲呈 90°角。首先将硬质探头插入远端直肠，然后逐步向外抽出，在这一过程中分别观察近端肛管、中段肛管以及末端肛管的超声影像。

超声检查能显示引起大便失禁不同症状的相应括约肌病变。被动大便失禁（passive fecal incontinence）即大便溢出时患者并无知觉，与肛门内括约肌（IAS）功能紊乱有关；急迫大便失禁（urge incontinence）即大便溢出时虽想控制却无法控制，与肛门外括约肌（EAS）功能紊乱有关。与探针肌电图所描记的肛门外括约肌的轮廓相比，肛管超声更精确，患者更易耐受。它也比肛直肠测压，包括辐射状测压（肛管各方向的压力图）的结果更可靠。因此，肛管超声检查对明确肛门内外括约肌的解剖缺损具有简单、可信、侵袭性小等特点。除此之外，肛管超声检查对肛周脓肿、肛门肿瘤和肛周囊肿等疾病也具有较大的临床意义。

三、直肠测压

肛管是静息压高于直肠静息压 5mmHg 以上的部分。顶端或侧面开口的水灌注式导管、固态微传感器及充气或水的球囊均可用于肛直肠的测压。

检查检查内容包括：①肛管静息压：该压力同时反映了 IAS 和 EAS 的张力性活动，其中 75% ~85% 来自 IAS。因为肛管压力在各个方向上并不对称，因此肛管静息压应通过各方向上的导管测压结果的平均值表示；②缩榨压：即受试者用力收缩肛管时的压力，同时也可测得最大收缩的持续时间；③直肠肛管抑制反射：正常情况下，无论是直肠扩张抑或当试图排便时都可引起 IAS 的张力受抑制，称直肠肛管抑制反射。向直肠内的球囊注入不同体积的气体或要求受试者模拟排便时均可诱发抑制该反射。注入气体的体积、速度以及直肠的容积、顺应性都能影响抑制反射；④辐射状测压：利用多达 8 个方向的测压导管进行辐射状测压可获得沿肛门括约肌的辐射状压力轮廓。部分学者认为其对肛直肠疾病诊断的敏感性与特异性不高，超声检查是更理想的选择手段。

Felt Bersma 等对 178 例有大便失禁史的患者及 80 名正常对照者进行了肛直肠测压，发现多项测压参数中，最大缩窄压的敏感性与特异性最高。如女性以 60mmHg 作为上限，敏感性为 60%，特异性为 78%；男性以 120mmHg 作为上限，敏感性为 67%，特异性也为 67%。肛管最大静息压的敏感性与特异性均不如最大缩窄压，但好于最大忍受容积。

对慢性便秘患者行测压检查的内容应包括直肠扩张时 IAS 是否存在抑制反射，模拟排便时的 EAS 压力变化等。如果便秘患者缺乏 IAS 的抑制反射，则提示先天性巨结肠，需进一步行组织活检以明确诊断。模拟排便时，若盆底肌协同失调（或称肛门痉挛，anismus）则测压可见 EAS 的压力上升，同时肌电图可发现 EAS 活动增加。因此，肛直肠测压对便秘患者盆底肌协同失调的诊断具有一定的价值。

四、肌电图（EMG）

肛门外括约肌和盆底肌的肌电图检查具有以下 3 项目的：①对括约肌的肌电图图形分析可明确括约肌受损部位；②检查肌肉是收缩或放松；③明确去神经 - 复神经电位以提示神经受损。使用探针电极、肛周皮肤表面电极或是肛栓（anal plug）均可检测肌电图。

肌电图可用作了解大便失禁患者支配 EAS 神经的破坏情况。大便失禁的患者相对于正常对照者存在较高的单纤维密度（single - fiber density）或更长的平均运动电位时间。同样用探针电极获得的多阶段运动单位电位（polyphasic motor unit potentials）也可发现阴部神经受损，但其结果的分析与解释需要专业的训练和实践。

探针肌电图可描绘围绕在 EAS 环浅层的横纹肌存在或消失，对于诊断由创伤造成的 EAS 受损以及肛直肠发育异常（如先天性肛门闭锁）具有临床价值。尽管在这方面由探针肌电图测定的括约肌影像与肛管超声的结果具有较好的一致性，但超声影像的敏感性更佳，而且患者痛苦更少，耐受性更好。

使用体表电极可非侵袭性地提供有关肌肉运动的定性信息，故而可用于检测便秘患者在模拟排便时 EAS 是否相应地松弛，因而还能用于生物反馈训练中提供视觉或听觉信号。

五、感觉试验

（一）直肠感觉

气囊扩张被用来检测 3 项感觉阈值，分别为初始感觉阈值、急迫排便感阈值、疼痛感阈值（或称直肠最大耐受容积）。

缺乏对直肠扩张的感知能力是大便失禁的充分而非必要的条件。研究发现对大便失禁患者生物反馈训练的最主要部分应是提高其对直肠扩张的感觉能力。慢性便秘的患者的急迫排便感阈值可缺失或增高，但尚不清楚这是先于便秘发生的病因还是对便秘的适应结果。直肠最大耐受容积在有些便秘患者中增高，但也不清楚这是便秘的原因还是结果。

许多研究发现在肠易激综合征患者中，直肠疼痛感阈值较正常人低，可能是由于该病患者的内脏痛觉过敏。因此，有学者提出可将由直肠扩张引起的痛觉阈值作为诊断肠易激综合征的指标之一。但肛直肠感觉敏感性改变的机制还未阐明，而且目前尚无统一的检测胃肠道感觉阈值的最佳方法。

（二）肛管感觉

以适当的电流通过肛管上两电极之间，用此方法记录的感觉阈值具有可重复性。有研究认为除了肛裂和直肠炎外，所有的肛直肠疾病中肛管的感觉总是减弱的。但目前其临床价值有限，只能作为辅助检查方法。

（张艳梅）

第六节 胆道动力检测

胆道系统具有胆汁储存、浓缩、排空和防止十二指肠液反流等生理功能。当胆囊或Oddi括约肌功能不协调时，即发生胆道运动功能障碍性疾病。目前临床上常用的检测技术包括胆囊运动功能检查和 Oddi 括约肌测压。

一、B 超胆囊运动功能检查

要测定胆囊动力尤其是胆囊的排空能力，首先必须刺激胆囊。内源性的胆囊收缩素（CCK）就是使胆囊收缩的主要刺激物。临床上，可通过进食一顿标准脂肪餐后使内源性 CCK 水平升高或者静脉内注入低剂量的 CCK 八肽（CCK－8）而使胆囊收缩。然而，胃排空能力的减弱或营养吸收障碍却会使胆囊对脂肪餐产生错误的“异常”的反应；因此，应用外源性的 CCK－8 作为胆囊动力刺激物可使检查结果更为可靠。有研究证明，以 20ng/kg·h 的速度持续静脉内注入 CCK－8 时胆囊排空最佳，因此临床检查中大多采用这一速度。

实时 B 超可用于连续地测定刺激反应后的胆囊容积变化。如 Dodds 等人描述，胆囊容积可以按圆柱体或椭球体的方法来进行计算。前一种方法由于操作耗时繁琐，在临床实践中已少用。后一种方法不但容易计算，而且与前一种方法及胆道闪烁显像术有良好的相关性。在禁食期间评定胆囊绝对容积与排空后评定胆囊剩余容积和再充盈容积是一样的。

检查前一晚患者先禁食。胆囊容积按椭球体的方法来计算：

胆囊容积＝胆囊最大长径（L）×胆囊最大短径（W）×胆囊最大横径（H）＝0.52×（L×W×H）

用静注 CCK－8 或脂肪餐（如脂肪乳剂）来刺激胆囊使胆囊排空。然后间隔 5～10min 重新计算胆囊容积，共测定 45～60min：

胆囊排空指数（GBEF）%＝刺激后的胆囊容积/刺激前的胆囊容积×100%

二、核素胆囊运动功能检查

与 B 超胆囊运动功能检查的方法类似，以闪烁显像术代替 B 超可使检查结果更为精确。二氨基乙酰乙酸（DIDA）在肝脏内完全经胆汁排泄，因此用放射性核素^{99m}锝（^{99m}Tc）标记后，经 γ 照相机显影后就可以显示胆囊的充盈与排空，通过计算机产生的时间－活性曲线测量胆囊受刺激而引起的排空能力。

检查前一晚禁食，次日上午静脉内注射 1.0mCi 的^{99m}Tc－DIDA。让患者采取仰卧位，将带有多目标分辨率平行光管的 γ 照相机置于胆囊兴趣区，进行第 1 次扫描，约 60～90min 几乎全部^{99m}Tc－DIDA 经肝脏排泄，胆囊放射性活性达峰值。在不改变患者体位的情况下，以 20 ng/（kg·h）的速度持续静注 CCK－8 共 45min。从开始静注 CCK－8 前 5min 起再次扫描，每 5min 一次进行 γ 显像计数直至注射完 CCK－8 后 20min（总扫描时间为 70 分钟）。胆囊排空指数（GBEF）用下列公式计算：

胆囊排空指数（GBEF）%＝胆囊容积变化/空腹胆囊容积×100%

三、Oddi 括约肌（sphincter of Oddi，SO）测压

Oddi 括约肌纤维排列组合较复杂，它是由胆总管括约肌、胰管括约肌及壶腹括约肌（或乳头括约肌）三部分组成。Vondrasek 等于 1974 年首先报道内镜下十二指肠乳头插管 Oddi 括约肌测压，其后该技术经过不断改进已变得日趋成熟。目前 Oddi 括约肌测压临床上主要用于证实患者是否存在 Oddi 括约肌运动功能障碍（sphincter of Oddi dysfunction，SOD）。

以常用的低顺应性毛细管液体灌注系统为例，测压导管通常为 1.7mm 外径 200cm 长的三腔聚乙烯导管，每个腔的侧面各有一个 0.5mm 的开口。最远端开口距导管末端 5mm，3 个开口相距 2mm。导管末端从最远端开口开始，其上标有圆形黑标志，相距 2mm 的距离可使操作者在内镜下观察导管在 Oddi 括约肌中的深度。导管的尾部附有一个套管可插入导引钢丝。导管随导引钢丝而从十二指肠镜的活检通道中通过并且插入到十二指肠乳头和胆管中。此外，近来也有采用带吸引通道的测压导管以减少检查引起的并发症，或是采用固态微传感器测压以延长记录时间。

通常在完成常规 ERCP 检查后内镜直视下经 Oddi 括约肌插入测压导管，观察导管头端的刻度直至所有刻度均进入 Oddi 括约肌。静止 2～3min 待图像稳定。然后以每 2mm 的间隔定点牵拉。在每个刻度停留点，记录至少 60～90s 的压力，直至导管完全退出 Oddi 括约肌。测压结果的内容包括十二指肠内压、胆管或胰管内压、Oddi 括约肌基础压、Oddi 括约肌时相性收缩幅度、收缩频率、收缩时限以及收缩传播方式等（如图 2－1）。

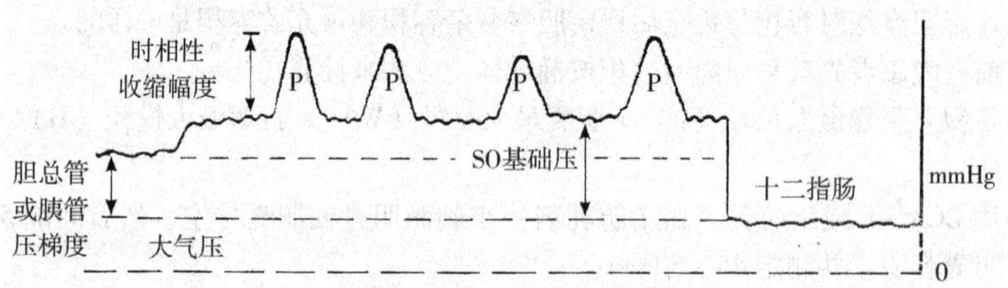

图 2－1　Oddi 括约肌测压中各指标的示意

（张艳梅）

第三章

胃肠道内镜检查

第一节　概述

早在1795年德国Bozzine设想利用烛光作光源，给患者肛门插入一根硬管来观察直肠病变。以今日的标准来衡量，其获得的诊断资料有限，患者感到很痛苦，而且由于器械很硬，引起穿孔的危险性很大。尽管有这些缺点，内镜检查一直在继续应用与发展，使内镜得到了不断改进，光源、导光材料、注水、注气、吸引、活检设计、照相摄影技术及微电子等高新技术的进步，使内镜检查范围和分辨能力有了显著提高，在临床上几乎达到了“无孔不入，无腔不进”的境界，因而广泛使用于消化系统、呼吸系统疾病的诊治及耳鼻喉科、泌尿科、妇产科及骨科等领域。近年来内镜技术主要有以下几方面发展。

（1）电子内镜是20世纪70年代开发的一种新型内镜，在微型CCD用于内镜后，电子内镜使图像更加逼真地显示在电视屏幕上，为开展教学、会诊、电子计算机管理及内镜下手术创造了条件。电子内镜的问世和发展，开拓了一系列替代传统剖腹手术的新天地。

（2）内镜超声（EUS）的出现使探头与靶器官间的距离缩短，避免了腹壁脂肪、腹腔气体及骨骼对超声波的影响和干扰，可使用较高频率的超声探头，显著地提高了分辨率，能清楚地显示消化道管壁各层次组织及周围脏器（如胆总管和胰头）超声影像，提高了内镜和超声的诊断水平，即EUS不仅具备了内镜和超声的双重功能，而且弥补了两者的不足之处。

（3）放大内镜和色素内镜检查，放大内镜作为一种诊断内镜常用于观察发生于胃肠道黏膜的陷窝及绒毛的各种改变。色素内镜检查有助于判断病变的良、恶性，能显示普通内镜检查不易发现的病灶。放大内镜和色素内镜检查目前已广泛应用于临床，对早期食管、胃癌以及癌前病变的诊断发挥了重要的作用。

（4）内镜除作为诊断手段外，治疗内镜亦在快速发展，除取异物、息肉切除及静脉曲张硬化治疗外，各种止血法（结扎法、高频电、激光、热探头等）、内镜切除术、逆行胰胆管造影术（ERCP）及乳头肌切开术、胆总管结石取石术、胆汁内外引流术、食管贲门狭窄扩张、支架置放术、腹腔镜下摘除胆囊、切除阑尾及腹腔粘连松解术，内镜超声引导下胰腺假性囊肿的穿刺和引流等相继开展，使过去需在手术室剖腹手术的一些疾病经内镜得以治疗。

下面就上胃肠道内镜检查和内镜超声（EUS）检查作一简要叙述。

（张亚琳）

第二节　电子胃镜检查术

一、术前准备

检查前的准备工作很重要。准备不好可以使检查失败。

（1）做好必要的解释工作，解除患者对内镜检查的疑虑和恐惧感，争取患者配合。

（2）检查当日需禁食至少5小时，在空腹进行检查。如患者有胃排空延迟或幽门梗阻等影响排空的病变，则应停止进食2~3天，必要时洗胃后进行检查。

（3）术前15分钟行咽部麻醉，以减少咽部反应，顺利插镜。有2种方法：①咽部喷雾法，用2%利多卡因或普鲁卡因喷雾；②麻醉胶浆吞服法：手术前吞服麻醉胶浆约10ml，成分有利多卡因和二甲基硅油（去泡剂）。

（4）嘱患者松开领扣及腰带，左侧卧位，头枕于枕上，口侧垫消毒巾或卫生纸，以免唾液沾污衣服，消毒巾上放置弯盘，以承接口腔流出的唾液或呕出物，再嘱患者含上口垫，轻轻咬住。

（5）术者于检查前需先了解内镜各项功能，如角度旋钮，吸引，注气管皆无故障。

（6）必要时于检查前肌内注射654－2或解痉灵减少胃肠蠕动。

二、上胃肠道内镜检查适应症与禁忌症

通过内镜能顺序地检查食管、胃、十二指肠球部直至降部；加之内镜检查绝大多数患者都能接受，而且在肉眼观察的同时可进行活体病理学和细胞学检查，故适应症相当广泛。

（一）适应症

（1）上腹不适，疑有上消化道病变，临床和X线检查不能确诊者。尤其是年龄在35岁以上，有难以解释的上消化道症状，疑有恶性病变者。

（2）原因不明的上消化道出血患者，可行急诊胃镜检查以明确诊断。

（3）已确诊的各类食管、胃、十二指肠病变，需随访复查者，以及上消化道各种手术后患者的复查。

（4）有上消化道疾病需内镜进行治疗者，包括上消化道异物的取出。

（二）禁忌症

（1）绝对禁忌症：①食管、胃、十二指肠穿孔的急性期；②急性重症咽喉部疾患内镜不能插入者；③腐蚀性食管损伤的急性期；④蜂窝织炎性胃炎；⑤精神失常不能合作者。

（2）相对禁忌症：①高度脊柱弯曲畸形者；②有心脏、肺等重要脏器功能不全者；③高血压未被控制者。

三、内镜检查并发症及其防治

内镜检查经多年临床实践和广泛应用，已被证明有很高的安全性，并发症是很低的，但

也会发生一些并发症，严重者甚至死亡。严重并发症有心肺意外、严重出血及穿孔等，一般并发症有下颌关节脱位、喉头痉挛、癔症、咽喉部感染或咽后脓肿及全身感染等。

（1）心脏意外：内镜检查发生心脏意外主要指心绞痛、心肌梗死、心律紊乱和心脏骤停。因为绝大多数内镜检查是安全的，故一般不需心电监护及药物预防，但在特殊情况下有必要进行心电监护，一旦发生严重并发症，应立即停止检查并给予必要的治疗，因此内镜室应备有急救药物和抢救设施。

（2）肺部并发症：内镜检查时会出现低氧血症，一般多为轻度，原因为检查时内镜部分压迫呼吸道，引起通气障碍，或患者紧张憋气。

（3）穿孔：穿孔是内镜检查的严重并发症之一。胃镜检查时食管出现穿孔，最主要的症状是剧烈的胸背上部疼痛，纵隔气肿和颈部皮下气肿，以后出现胸膜渗液和纵隔炎，X 线检查可以确诊。胃和十二指肠、结肠发生穿孔会出现腹痛、腹胀、发热等继发气腹和腹膜炎表现。

预防穿孔应注意以下几点：操作者要熟练掌握技术，检查中动作应轻柔，下镜时应注意咽喉部结构，顺腔进镜，注气要适当，退镜时不要锁住操作钮等。一旦出现穿孔宜行手术治疗。

（4）出血：内镜检查包括一般活检，多数不会引起大量出血，下列情况有可能引起出血：擦伤消化道黏膜，尤其是患者有出血性疾病者；检查过程中患者出现剧烈呕吐动作；未松开转角钮的固定装置进镜、退镜或快速旋转内镜；活检钳伸出活检孔张开后滑动造成黏膜血管损伤或食管贲门黏膜撕裂等。少量出血一般可以自愈，镜下观察数分钟不见有活动性出血即可。出血量较大时可经内镜给药，亦可采用镜下激光、微波、注射药物治疗；口服云南白药，静脉滴注减少胃酸分泌药物如甲氰咪胍、洛赛克等，如仍出血不止可采用更加积极的方法如三腔管压迫，甚至手术。预防要注意严格掌握适应症，检查时动作轻柔，活检钳不能对准血淤处活检等。

（5）感染：有关内镜检查后出现与内镜检查有关的感染报道甚少，但清洁消毒不彻底，可能引起艾滋病、病毒性肝炎等的传播。因为内镜检查难免要造成黏膜轻度损伤而导致少量出血，而活检和内镜治疗（如硬化治疗、息肉电切、十二指肠乳头切开等）肯定会造成出血并使血液污染活检管道，如果经过清水和消毒液清洁消毒后未能彻底消灭病原体活性，则存在传播这类疾病的潜在危险。

内镜检查前应常规进行艾滋病、病毒性肝炎方面的检查，对患有艾滋病、病毒性肝炎者应使用专镜检查，术后彻底消毒内镜。

（张亚琳）

第三节　正常上胃肠道内镜表现

一、食管

食管正常黏膜：为粉白色，表面光滑，有数条纵行皱襞。整个食管黏膜较薄，接近透明。在食管充气扩张时可见到黏膜血管网，上段呈纵行，中段呈树枝状，下段呈纵行。约有 25% 的正常人食管黏膜有白色结节或小斑，直径由数毫米至 1cm，有时可融合成片，是上皮的棘细胞层增厚，细胞内充满糖原，称糖原棘皮症（qlycogenic acanthosis），是一种正常状态。也有人认为是胃食管反流所致。其表现类似念珠菌病，黏膜白斑病或早期食管癌，应予鉴别。有时在食管黏膜上可见到岛状橘红色黏膜，是胃黏膜异位（heterotopia）。在食管－胃连接处，粉白色的食管黏膜与橘红色的胃黏膜界限分明，形成不甚规则的犬牙交错齿状线。正常时此黏膜分界就在膈肌裂孔处或其水平下。

食管的蠕动在各段均可发生，收缩时可见到几条纵行走向的黏膜纹理，在中段以下还可见到环状收缩轮。

二、胃

（1）贲门部距门齿约 40～45cm，平时贲门闭合如梅花状或呈卵圆形，内镜检查注气后贲门开放，胃镜通过无阻力。在贲门上方可见齿状线，呈犬齿状交错环形，其上方为被覆鳞状上皮的食管黏膜，呈白色，其下方为被覆柱状上皮的胃黏膜，呈橘红色。

（2）胃底部黏膜皱襞排列杂乱，形态略类似脑回状，位于贲门下右后方，向下与胃体大弯侧黏膜皱襞相连，在大量充气的情况下，胃底部皱襞消失，这时胃底呈光滑屋顶状。胃黏液池，液体量一般 30ml，多为半透明状，是黏液细胞分泌的可溶性液体。

（3）胃体小弯侧有数条纵行细而直的黏膜皱纹，容易因充气而消失，故在胃镜下胃体小弯侧黏膜一般是平滑的。而胃体大弯侧黏膜皱襞较粗而多，常蜿蜒曲折呈脑回状，一般不至于因充气而完全消失。

（4）胃角（即角切迹）是胃镜检查中很容易找到的重要的定位标志，侧面观为光滑的弧形缘，充气量少时可以见到纵行黏膜皱襞跨过，继续充气则皱襞消失。正面观呈一嵴状缘，其右后方为胃窦腔，左前方为胃体腔。镜在体部时胃角呈拱门形，镜在窦部行 J 形弯曲时胃角呈四面向上的月牙形，表面光滑整齐。

（5）胃窦部黏膜皱襞呈纵行走向，容易因充气而消失，故胃镜检查充气后胃窦部一般看不到黏膜皱襞。胃窦部强烈蠕动时的蠕动收缩环在幽门前区可使窦腔几乎完全闭锁形成所谓假幽门，有时亦被误认为幽门，但只要稍等片刻，如系假幽门，则随蠕动的消失而消失。

三、幽门

是内镜检查定位的重要标志，正常时幽门开放及关闭状态交替出现，当开放时幽门呈圆形或椭圆形空洞，边缘整齐光滑，少数情况下幽门环大开，此时可见到十二指肠球部黏膜。

四、十二指肠

十二指肠可分为球部、降部、水平部及升部 4 个部分，球部向十二指肠降部移行的部分称十二指肠上曲，降部向十二指肠水平部移行的部分称十二指肠下曲。十二指肠球部在内镜检查注气时扩张良好，呈无角的袋状或球形，黏膜光整无皱襞，黏膜色泽比胃黏膜略淡或暗红，有时被胆汁染色而略发黄。球部黏膜由高柱状微绒毛组成，镜下呈天鹅绒样，有时可见几个散在的小颗粒状隆起，有时可透见毛细血管，正常球部无血液及食物残渣。球部远端的后壁近大弯处有一类似胃角状的屈曲即十二指肠上角，内镜越过十二指肠上角即进入十二指肠降部。十二指肠降部呈管状，有环行皱襞，色泽与球部相同，黏膜接近观察亦呈天鹅绒状。在降部中段内侧壁偏后处可见到十二指肠乳头，呈半球形、乳头形或扁平形突起，乳头开口可呈圆形、裂隙形或糜烂样，其下有2~3条纵形皱襞，是重要标志，有时可见开口处有胆汁涌出。在乳头近端约3cm处常可见一小隆起即副乳头，呈半球形隆起，光滑，有时可见细小的开口，如糜烂样。

（张亚琳）

第四节　上胃肠道疾病的内镜表现

一、胃－食管反流病

胃－食管反流病（gastro－esophagral reflux disease，GDRD）是指酸性的或酸性和碱性的胃内容物非生理性逆流至食管等处，造成食管以及食管外组织化学性炎症性改变，并引起烧心、反酸、胸痛等症状的疾病。近年，GERD又被分为糜烂性和非糜烂性两类。糜烂性GERD是指患者食管黏膜有组织病理学损伤改变者，即反流性食管炎（reflux esophagitis，RE）；非糜烂性GERD则指内镜下不能发现食管黏膜破损，但相关检查证实存在病理性胃－食管反流者，又称非糜烂性反流病（non－erosive reflux disease，NERD）。

由于食管下端括约肌（LES）功能低下，膈食管韧带松弛，食管与胃底交界处（His角）等反流作用减弱等因素致胃、十二指肠内容物反流入食管引起反流性食管炎。

RE的内镜下表现：轻者呈点状或条状发红、糜烂，重者有条状发红、糜烂，并有融合现象，甚至病变广泛，发红、糜烂融合呈全周性，或溃疡形成。

内镜检查主要用于了解食管黏膜病损情况，在RE患者不仅可以对炎症严重程度进行分级，而且还可通过病理活检排除其他器质性疾病。然而部分GERD患者并无内镜下食管炎的表现、还需其他诊断方法，如食管腔内24小时pH监测和胆汁监测。

二、Barrett食管

Barrett食管（Barret's esophagus，BE）是指齿状线以上至少2cm处的食管下段复层鳞状上皮被单层柱状上皮所取代的一种病理现象。认识这种食管上皮化生的重要性，在于其特殊型柱状上皮化生恶变率高。Barrett食管本身并无症状，但发生Barrett食管炎、溃疡、狭窄、癌变时就会出现相应临床症状，如其主要表现为烧心、吞咽困难、吞咽时胸骨后或剑突下疼痛感。

内镜检查为确诊BE的手段，并可通过活检确定其病理类型、是否伴异型性增生或癌变。

BE内镜诊断主要是根据上皮的结构和颜色改变来确定。镜下可见分红色的鳞状上皮和橙红色柱状上皮形成一个明显的分界线。BE上皮表现为天鹅绒粉红色版，黏膜充血水肿，也可显示食管炎、浅糜烂、坏死假膜、溃疡和狭窄等。内镜下BE可分为三型：①全周型：红色黏膜自食管－胃交界处向食管延伸，累及全周，与胃黏膜无明显界限，但其游离缘距食管下端括约肌（齿状线上2cm处）3cm以上；②岛型：齿状线1cm处以上出现斑片状红色黏膜；③舌型：与齿状线相连，伸向食管成半岛状。

BE的最后诊断要靠组织学检查，因此内镜检查时取材部位甚为重要。若取材部位无法确定时，可向可疑病变区喷洒卢戈碘液，其结果为：鳞状上皮着棕色，而柱状上皮不着色，在不着色区取材有助于诊断。

三、食管-贲门失弛缓症

食管-贲门失弛缓症（achalasia）病因不明，以食管下端括约肌（lower esophageal sphincter，LES）肌间神经丛去神经病变所致的平滑肌松弛障碍、贲门狭窄、食管体部缺乏推进性蠕动为主要的食管运动功能障碍性疾病，是最早认知和肯定的食管动力性疾病。由于LES松弛障碍，食管出现功能性梗阻。临床上有进食固体和液体食物时出现吞咽困难、潴留物反流、胸部不适或胸痛，可伴有体重减轻及呼吸道感染等表现，偶尔也会因伴发食管炎和食管溃疡导致食管出血。

内镜下检查可见食管体部扩张或弯曲变形，可伴憩室样膨出；食管内有时可见潴留的食物和体液；长病程患者的食管黏膜可伴有炎症，容易合并白色念珠菌感染。LES区持续关闭，进镜时虽有阻力，但容易进入胃内。内镜检查对确定有无恶性肿瘤有意义，如内镜进入胃内有困难或不能进入，要警惕LES区有狭窄或肿瘤。

四、食管癌

食管癌是我国最常见的恶性肿瘤之一，男性较多见，男女之比约为2 ∶ 1，年龄分布多在40岁以上，以65～69岁为最多。进行性吞咽困难是食管癌的典型症状，但这一症状的出现即意味着疾病已达中晚期。因此，对于40岁以上患者出现吞咽不适、异物感、咽部发紧、吞咽痛、胸骨后疼痛及进食发噎等症状，即应进行检查。

（一）早期食管癌

早期食管癌指病变侵及黏膜或黏膜下层。

1. 早期食管癌大体分型

（1）平坦型：病变处食管局部黏膜光泽较差，可有小片状不规则充血，或伴细颗粒状，碘染标本可清晰地显示边界清楚的病灶，此型多为原位癌。

（2）糜烂型：在充血病变基础上出现局部糜烂，其边界清楚但不整齐，呈不规则地图样，糜烂面色红，有细颗粒状，病变切面黏膜明显变薄。此型多为原位癌、黏膜内癌和少数黏膜下浸润癌。

（3）斑块型：黏膜有色泽灰白的局部扁平隆起，呈橘皮样、颗粒样，表面不平，可伴有浅糜烂，病变切面黏膜明显变厚。此型多为黏膜内癌、少数黏膜下浸润癌和部分原位癌。

（4）乳头型：病变呈乳头样或结节息肉样，大小约1cm，多数小于3cm，突向管腔内，同时向管壁内呈浸润性生长，通常浸润到黏膜下层。此型多为黏膜下浸润癌和黏膜内癌，偶有原位癌。

2. 内镜观察早期食管癌黏膜改变有3种特征性表现

（1）黏膜局部颜色改变：有红区和白区之分。红区：食管黏膜呈局限性边界清楚的红色区域，也有少数边界不清楚的大片红区，红区底部多呈光滑平坦、稍显粗糙混浊状，一般见不到黏膜下血管网。黏膜红区不一定全是癌灶，其中5%～10%左右经碘染和活检证实为癌前病变或早期食管癌。白区亦为白斑：形态表现比较复杂，白斑是内镜检查食管黏膜常见的改变。需碘染和组织学检查来确定病变性质。

（2）黏膜增厚、混浊和血管结构紊乱：食管癌源于食管黏膜上皮层，经上皮细胞增生、癌变，使上皮增厚。食管黏膜失去透明变成混浊，遮盖血管网。内镜下食管黏膜呈白色片状斑块，黏膜混浊增厚，周边可见正常血管网或进入病灶的血管中断现象，碘染色时不着色，呈边界清楚的黄色区。这种病灶属很早期表现，是食管癌发生发展过程中，始发时期的一个过渡阶段。

（3）黏膜形态改变：鳞状上皮癌变病灶发展则出现黏膜形态改变，形成不同形态改变的早期癌灶，如糜烂、斑块、结节和黏膜粗糙等。

（二）中晚期食管癌

中晚期食管癌即进展期食管癌，是指癌肿已侵及固有肌层或超过固有肌层者。

（1）大体可分为5型：①髓质型：亦称肿块型：瘤体向食管腔内生长，呈息肉样突起，管壁明显增厚。表面充血、糜烂，边界清楚，肿块周围黏膜多正常；②伞型：癌灶呈卵圆形突向管腔内，类似蘑菇状。癌灶边缘隆起、外翻，界限明显，表现充血、糜烂，溃疡底不平，有出血，常覆污苔。常累及食管的一部或大部；③溃疡型：溃疡范围较广，已越过食管周径的一半以上底部穿过肌层或周围组织；④缩窄型：病变处呈管状狭窄和梗阻，癌组织累及全周，向食管壁及两端发展，表面无溃疡或只有糜烂，穿透肌层；⑤腔内型：呈圆形或卵圆形的肿物突向管腔内，无蒂或有蒂与食管壁相连，肿瘤表面常有糜烂或浅溃疡。

（2）内镜下表现，可观察到5种形态：①肿块型：肿块向食管腔内生长，与正常黏膜形成坡状，表面有浅或深溃疡，边界清楚，肿块周围黏膜多正常。管腔变窄；②伞型：肿块呈卵圆形突向管腔内，类似蘑菇状。癌灶边缘隆起、外翻，常累及食管的一侧；③溃疡型：病变呈深溃疡，范围较广，已越过食管周径的一半以上。除具有溃疡型特征外，肿瘤周边食管已受侵犯，管壁僵硬，蠕动差；④缩窄型：病变处呈管状狭窄和梗阻，癌组织累及全周，向食管壁及两端发展，有时内镜不能通过，扩张后见狭窄下方溃疡或糜烂；⑤息肉型：呈圆形或卵圆形的肿物突向管腔内，无蒂或有蒂与食管壁相连，肿瘤表面常有糜烂或浅溃疡。

食管癌以鳞状细胞癌最多见，在我国约占90%。少数为腺癌，起源于Barrett食管。另有少数为恶性程度很高的未分化癌。食管下段癌往往与贲门癌侵及食管不易鉴别，首先应注意观察贲门、胃底及胃体上部有无病变，通常食管癌侵及胃体、贲门较少，而贲门癌侵及食管下段则相当常见，约占40%。

五、食管静脉曲张

内镜下静脉曲张是指少量注气使食管松弛，消除正常黏膜皱襞后，仍见显著的静脉。

内镜下有5项判断因素：

（1）基本色调（C）：曲张静脉分蓝色（CB）和白色（CW）；与正常食管黏膜色泽一致者为CW，CB为青蓝色和浅蓝色。

（2）形态（F）：形状呈直线形或略有迂曲（F_1）、蛇形串珠状（F_2）或串珠状、结节状和瘤状（F_3）。

（3）部位（L）：从食管上段开始（Ls）、食管中段开始（Lm）或食管下段开始（Li）；胃底静脉曲张记录为Lg。

（4）红色征（RC）：曲张静脉表面可呈圆形或蚯蚓状发红，重者呈樱桃红色血泡样斑、弥漫性发红。

（5）食管炎（E）：曲张静脉之间的食管黏膜充血、糜烂或附有白苔。

我国一般把静脉曲张分轻、中、重 3 度。轻度：曲张的静脉呈直线形或有迂曲（血管 <3mm），无 RC；中度：曲张的静脉呈蛇形迂曲隆起或串珠状（血管 3～6mm），无 RC；重度：曲张的静脉呈明显的串珠状、结节状或瘤状隆起（血管 >6mm），有 RC。

少数曲张静脉不呈串珠样隆起而呈孤立息肉样隆起，若青蓝色不明显，可被误诊为息肉或食管癌，此时应仔细鉴别，可用未张开的活检钳轻触隆起病变，若触之柔软，可能是曲张静脉，内镜超声有助于鉴别。切不能盲目进行活检。

六、慢性胃炎

慢性胃炎是常见的胃黏膜慢性损伤，一般将慢性胃炎分两类，即慢性浅表性胃炎和慢性萎缩性胃炎。其病因绝大多数由幽门螺杆菌感染所引起，其他少见病因有胆汁反流、非甾体消炎药物（NSAID）、吸烟和酒精等。慢性胃炎的临床症状缺乏特异性表现，常见有上腹不适、腹胀、食欲不振、消化不良等。往往时轻时重，反复发作而长期迁延不愈。与饮食关系密切。慢性胃炎的病理改变主要在黏膜层，病变逐渐由浅层向深层发展，以至腺体受损、萎缩，形成萎缩性胃炎，并常伴有肠上皮化生，异型增生，极少数患者甚至可发生癌变，所以受到重视。

（一）慢性浅表性胃炎

慢性浅表性胃炎是指炎症限于胃小凹和胃黏膜固有层，无腺体萎缩，病变主要见于胃窦，也见于胃体。胃镜下黏膜可有以下各种表现的一种或数种。

（1）水肿：颜色发白，反光增强，胃小区结构显著。

（2）花斑：在橙黄色黏膜上出现充血区，呈红色片状或条状，或较弥漫发红，即所谓花斑状或红白相间现象，根据发红区与背景区的分布情况，又可进一步描述为红白相间以红为主等。

（3）黏膜下出血点及黏膜出血：是由黏膜下小血管出血引起，呈斑点状，类似麻疹患者的皮疹，也可呈条状或片状，有时溢出黏膜，在黏膜表现有点、片状出血，甚至向腔内渗血。

（4）糜烂：糜烂指黏膜上皮受损，可大可小，大者成片可达 1cm 左右，小者如针尖大小，常附有白苔，苔周围有红晕。糜烂可分为两型：平坦型、糜烂面与黏膜基本一样高，多见于胃窦和幽门前区；隆起型，指黏膜上出现丘状隆起，顶部出现火山口样黏膜损伤，上附白苔或仅为红色糜烂面，也称痘疹样糜烂或疣状糜烂。糜烂与溃疡的区别是溃疡较糜烂的损伤更深，糜烂深度一般在 1mm 以内，病理检查损伤不超过黏膜肌层，而溃疡则深达黏膜下层或更深。

（5）渗出：指黏膜上有病理性渗出，常紧紧漂浮在黏膜上，用水冲洗不易将其冲掉，用力将其冲掉后常见其下面有发红的黏膜或糜烂。

（6）黏膜不平及皱襞增生：黏膜可呈细颗粒状、粗颗粒状或铺路石状。皱襞粗大，隆起且注气后不能展平。

（7）肠上皮化生（简称肠化）：慢性浅表性胃炎有小部分可伴有肠化，多为小肠型。平坦型肠化呈灰白色鳞片状或点状，隆起型肠化呈局灶性扁平隆起，灰白色，近看表面粗糙呈绒毛状。肠化为炎症修复引起，肠化细胞具有肠黏膜某些性质。用 0.1%～0.5% 美蓝液直视下喷洒，2 分钟后用水清洗肠化上皮有吸收功能，染为蓝色，可有助于诊断。

（二）慢性萎缩性胃炎

慢性萎缩性胃炎在胃镜下，除可有浅表性胃炎的各种表现外，常有以下表现：

（1）血管显露：正常胃黏膜仅在胃底及胃体上部可以看到血管，其他部位看不到血管。萎缩性胃炎因黏膜萎缩变薄，故而其他部位血管易被看到。但是大量注气黏膜扩展变薄时，也能看到血管，因此只有在少量注气时，看到黏膜下血管才有诊断价值。但是萎缩性胃炎在萎缩的同时伴有黏膜代偿性增生，增生的黏膜较厚，则黏膜下血管也不易看到。

（2）黏膜粗糙不平：由于萎缩增生，且常发生肠上皮化生，其黏膜常明显粗糙不平而呈结节状或鳞片状凹凸不平。

（3）黏膜皱襞萎缩：主要表现在胃体部，根据萎缩程度可分为 3 度：皱襞变细为轻度，皱襞消失为重度，介于两者之间为中度。

萎缩性胃炎的诊断主要依靠病理检查，病理组织有腺体萎缩才能确诊，肉眼与病理符合率较低，约为 30% ~60%，所以不能单靠肉眼诊断，萎缩性胃炎的萎缩多为灶性分布，多从窦小弯起沿小弯向上逐渐发展，因此要详细了解必须多点活检，以防漏诊。对萎缩性胃炎进行药物疗效观察有一定难度，一次活检黏膜病理检查有腺体萎缩，再次胃镜检查时，若未发现腺体萎缩，单凭活检病理结果即下结论认为萎缩已治愈，并不一定可靠。

慢性萎缩性胃炎目前认为有癌变的可能，但百分比很小，故不少人主张对萎缩性胃炎进行定期胃镜检查，若病理检查发现有中度或重度异型增生，更应注意复查。若异型增生范围较明确，可行内镜下病灶切除。为帮助确定异型增生范围，可在镜下喷洒 0.1% ~0.5% 美蓝进行染色。

（三）特殊类型的胃炎

（1）Menetrier 病：又称巨大胃黏膜肥厚症，为少见病，病因未明。多发生于中老年患者，症状有消瘦、腹痛、恶心、呕吐、肢体水肿及腹泻等。镜下见胃底，胃体黏膜皱襞明显粗大肥厚，以大弯侧最明显，注气不能展平，黏膜发红，黏液增多，隆起的皱襞可呈息肉样。皱襞嵴上可有多发的糜烂和溃疡。病理改变为肥厚的胃黏膜因小凹上皮增生，致使小凹延长、弯曲与固有腺的比例成 1 ∶ 1 甚至 2 ∶ 1，胃体腺体分散，减少或变形，主细胞及壁细胞减少，出现扁平的分泌黏液的类幽门腺细胞或具有肠上皮形态的分泌酸性黏液的肠上皮细胞。一般活检标本不易取到足够的组织，致使诊断发生困难，大活检可取到全层黏膜，便于确诊。Menetrier 病为良性疾病，有逆转可能，但也有极少数癌变的报道，因此应注意定期随访，多点活检，以免漏诊。

（2）嗜酸细胞性胃炎：病变常在胃窦，同时侵犯小肠时称嗜酸细胞性胃肠炎。胃镜下见胃窦部黏膜不规则隆起、结节、溃疡和胃窦腔狭窄。组织学见大量嗜酸性粒细胞浸润。需与胃肿瘤和肉芽肿性病变鉴别。

（3）胃吻合口炎：胃大部切除术后，特别是 Billroth Ⅱ 式术后，易发生残胃炎和胃吻合口炎。内镜下多数表现为充血、水肿和糜烂等。

七、胃溃疡

胃溃疡是上消化道常见疾病之一，约占整个消化道溃疡的 28%，对胃溃疡的诊断，胃镜检查与 X 线相比有其独特的优越性，可发现 X 线检查难以发现的浅小溃疡及愈合期溃疡，并可对溃疡的进程进行分期（活动期、愈合期及瘢痕期）。

胃镜检查应注意溃疡所在的部位、形态、数目、大小、深度、病期及溃疡基底、边缘和周围黏膜的情况，并注意常规做活组织检查。

（一）溃疡的部位

胃溃疡绝大部分位于小弯，特别是胃角或胃角附近的胃窦和胃体部，即胃体腺与幽门腺交界处，随年龄增长，幽门腺－胃体腺交界线逐渐上移，胃溃疡的发生部位亦上移，胃体高位溃疡逐渐增多。一般认为胃体腺黏膜屏障作用较幽门腺黏膜强，氢离子反渗入幽门可能性较胃体腺黏膜可能性大 15 倍，故幽门腺黏膜上容易形成溃疡。胆汁反流损伤黏膜屏障也是胃窦易发生溃疡的原因之一，此外，胃小弯侧黏膜的动脉多为终末型动脉，吻合支少，易发生缺血而使黏膜损伤。

（二）溃疡的数目

胃溃疡多为单个；胃内有 2 个或 2 个以上溃疡者称多发性胃溃疡；胃溃疡合并十二指肠溃疡者称复合性溃疡。多发性胃溃疡约占胃溃疡的 2% ~3%，其中不少是对吻溃疡（对称溃疡，Kissing ulcer），即胃前壁和胃后壁相对处各有一个溃疡，当胃空虚时，两个溃疡可互相贴近成对吻状。

（三）溃疡的大小及深度

胃溃疡大小多在 2.5cm 以内，溃疡直径大于 2.5cm（也有学者指 >2.0cm 或 3.0cm 者）称巨大溃疡，常有较大出血。

在胃镜下精确地估计溃疡大小常有一定困难，特别镜前端与溃疡的距离不同易造成判断误差。判断的方法有：①凭检查者的经验做出估计；②把活检钳靠近溃疡，将活检钳全部张开，以钳瓣开口部的大小（约为 5mm）与溃疡进行比较，此法较为可靠。

判断溃疡的深度也比较困难，需从不同角度来观察其深度，当溃疡表面有黏液等覆盖时，需注水冲去溃疡表面覆盖物后，再估计溃疡的深度，一般说，如溃疡深凹陷如凿或有明显的黏膜集中及胃角变形等，常表示溃疡已深达固有肌层，如溃疡浅表，上附薄苔而边界清楚，则表示溃疡较新鲜，浅且较易愈合。

（四）溃疡的形态

胃溃疡多呈圆形，少数亦可成不规则形或线状。溃疡基底平整，覆盖清洁白色或黄白色苔，在急性期，有时可见新鲜或陈旧性出血，使苔污秽。溃疡边缘清晰而整齐，较深的溃疡内缘如凿。溃疡周围黏膜除急性期因水肿而高起外，一般与周围正常黏膜一样高或略高，少数可由于炎症及纤维化引起溃疡周围隆起且皱襞肥厚。溃疡趋于愈合时，周边出现红晕，并有黏膜皱襞向溃疡集中。

（五）胃溃疡的分期

慢性胃溃疡自急性期至痊愈，内镜下的形态分活动期（A_1、A_2），愈合期（H_1、H_2）及瘢痕期（S_1、S_2）。

（1）活动期（active stage，A 期）：又称厚苔期，为发病的初起阶段，溃疡边缘炎症、水肿明显，组织修复尚未发生，此期良、恶性溃疡鉴别有一定困难。

A_1 期：溃疡苔厚而污秽，周围黏膜充血、肿胀、糜烂，呈明显炎症表现，无黏膜皱襞集中。

A_2 期：溃疡苔厚而清洁，周围黏膜炎症水肿明显减轻，溃疡周边开始出现再生上皮，即形成红晕，开始出现皱襞集中表现。

（2）愈合期（healing stage，H 期）：又称薄苔期，此期溃疡缩小，炎症消退，再发上皮及皱襞集中明显，为鉴别良恶性溃疡的重要因素。

H_1 期：溃疡缩小、变浅，白苔边缘光滑，周边水肿消失，而周边再生上皮明显，呈红色栅状，皱襞集中到溃疡边缘。

H_2 期：溃疡明显缩小，但尚存在，白苔变薄，再生上皮范围加宽。

（3）瘢痕期（scarring stage，S 期）：又称无苔期，此期溃疡已完全修复，为再生上皮覆盖。从 S_1 期到 S_2 期的变化，不同溃疡也各不相同，也有长期停留于 S_1 期的溃疡。在这一期可以认为溃疡已治愈。但 S_1 期复发率较高，到达 S_2 期才被认为是高质量的治愈。

S_1 期：又称红色瘢痕期。白苔消失，黏膜缺损已完全为再生上皮覆盖，再生上皮发红呈栅状，向心性呈放射状排列，中心可见小的褪色斑。

S_2 期：白色瘢痕期。再生上皮增厚，红色消失，与周围黏膜大体相同，可见黏膜集中，一般认为内镜下白色瘢痕与组织学上的瘢痕是一致的，故内镜下白色瘢痕期代表溃疡痊愈并稳定，而红色瘢痕仍不稳定，可以复发。

（六）一些特殊的胃溃疡

（1）难治性溃疡：一般溃疡在 3 个月内会瘢痕化，3 个月（有人指 4 个月）以上未发生瘢痕化的称难治性溃疡，自广泛使用质子泵抑滞剂及抗幽门螺杆菌治疗药物后，难治性溃疡已较前少见。

（2）幽门管溃疡：指胃的末端与十二指肠交界处近侧 2cm 范围内发生的溃疡。其临床特点是疼痛症状常缺乏典型的消化性溃疡的周期性和节律性。常在饭后迅速出现，内科治疗效果差，易发生呕吐、出血。镜下表现与一般溃疡相同，溃疡周边常有明显炎症水肿，并可因此致幽门狭窄，使镜身通过困难。虽复发和梗阻发生率较高，但却很少是恶性溃疡。

（3）吻合口溃疡：胃、十二指肠或胃空肠吻合术后，吻合口附近发生的溃疡称吻合口溃疡。吻合口溃疡发生的原因大部分是消化性溃疡，有的发生于手术后早期，也有发生于术后 10 年左右，其镜下表现同一般消化性溃疡分期，溃疡局部常呈堤状隆起，表面黏膜发红，有时于吻合口小弯侧或小弯缝合部可见露出的缝线。

（七）溃疡的活检

由于肉眼鉴别良、恶性溃疡并不可靠，故凡遇到胃内溃疡性病变，均应常规做活检，也可同时做刷检。活检应多取几块组织，以减少假阴性可能，一般主张对每个溃疡性病变取 3 ~6 块组织，溃疡四周及基底均应取材，其中取第 1 块组织颇重要，因取一块组织后局部会出血，影响观察，使以后取材准确性下降。

八、十二指肠溃疡

胃镜检查对十二指肠溃疡的诊断及疗效判断都有较大的价值，因为不仅可以确定溃疡的部位、数目、大小和形态等，而且还可以判定溃疡的病期。尤其是在球部畸形的情况下，判定有无活动性溃疡的可靠性明显优于X线。

（一）溃疡的部位及个数

十二指肠溃疡绝大多数发生在球部距幽门3cm以内，仅约5%发生在球部以下，称球后溃疡，球后溃疡大部分在十二指肠上曲及降部近段，在乳头远侧者极为罕见。球部溃疡在四壁的分布以前壁大弯侧最多，其次后壁，球小弯侧最少。溃疡多为一个，也可有多个。十二指肠溃疡直径一般不超过1cm。

（二）溃疡的分期和形态

十二指肠溃疡的分期与胃溃疡相同，内镜下的形态分活动期（A_1、A_2）、愈合期（H_1、H_2）及瘢痕期（S_1、S_2）。形态大致呈卵圆形、不规则形、线状和霜斑样，其中以卵圆形最多见，约占60%。一般讲较大的溃疡常较深而呈卵圆形，较小的溃疡常较浅而形态不规则，呈三角形、星形或纺锤形。短的条状溃疡多为溃疡愈合过程中的表现。霜斑样溃疡是在一片不均匀的充血的黏膜区内有多数散在的小溃疡，上附白苔，形如霜斑。

（三）球后溃疡

球后溃疡约占溃疡病的5%，常见于以下3个部位：①球后环行皱襞移行部；②降部；③乳头附近。其中大部分在十二指肠乳头以前，且常在后内侧壁。球后溃疡易发生出血，出血发生率为40%～70%，为一般球部溃疡的2～4倍，且较严重。有时可穿透黏膜进入胰腺，甚至形成炎症粘连肿块，严重者可导致总胆管周围的瘢痕形成阻塞性黄疸，有时形成环状狭窄导致十二指肠梗阻。

（四）十二指肠球部变形及幽门畸形

球部溃疡常引起幽门及球部畸形。当内镜在胃窦部发现幽门畸形而幽门前区及幽门管又无病变时，常提示有十二指肠球部溃疡，球部溃疡引起组织水肿、炎性浸润及痉挛可导致暂时的球部变形，而瘢痕收缩则引起永久畸形。内镜下表现为球部变形、球腔缩小、假息室形成、病变对侧黏膜相对冗长形成息肉样隆起、注气不扩张等。

（五）十二指肠伴随病变及其他

十二指肠溃疡常伴有不同程度的十二指肠炎，镜下表现为黏膜充血、触碰易出血、黏膜下出血或伴有糜烂。炎症可以局限在溃疡周围，也可广泛而明显。约5%～10%的十二指肠溃疡患者可并有胃溃疡即复合性溃疡。患者溃疡在胃内和十二指肠的表现无其他特殊。有人报道，胃癌手术者有约2.5%的患者同时有球部溃疡，故内镜检查发现十二指肠溃疡时，应仔细对胃的检查。由于球部的恶性肿瘤罕见，故对十二指肠溃疡未必常规做活检。但若溃疡巨大、周边不平整、苔色污秽等疑有恶性可能时，应做活检以排除恶性病变的可能。

九、胃癌

胃癌目前仍是全世界最常见的恶性肿瘤之一，在我国，胃癌是最常见的恶性肿瘤，其发病率及死亡率均居各种恶性肿瘤之首位。但发病率在不同国家之间，一个国家不同地区之间都有很大差别，而且在高发区有低发点，在低发区有高发点。本病男性多见，30岁以前男女发病率接近。近年来许多国家胃癌发病率有下降趋势。

根据癌组织在胃壁的浸润深度，将胃癌分为早期胃癌及进展期胃癌两大类。早期胃癌又称表在型癌，是指癌细胞浸润仅局限在胃壁的黏膜层和黏膜下层，而不管其浸润范围大小及是否有淋巴结转移。进展期胃癌多指癌细胞浸润已超过黏膜下层，此期胃癌大都伴有附属淋巴结转移，手术及化疗均不能达到根治，5 年存活率低，预后较差。

（一）早期胃癌

早期胃癌的肉眼分型分成三大型，即Ⅰ型隆起型、Ⅱ型表面型及Ⅲ型凹陷型。见表 3 - 1。

表 3 - 1　早期胃癌分型

0 - Ⅰ型隆起型	明显的肿瘤状隆起，表面呈颗粒状不平，隆起高度 >0.5cm
0 - Ⅱ型表面型	未见明显的隆起和凹陷
Ⅱa 型表面隆起型	低的隆起，扁平状，隆起高度 <0.5cm
Ⅱb 型表面平坦型	与周围正常黏膜仅有色泽粗糙的不同，无明显隆起或凹陷
Ⅱc 型表面凹陷型	黏膜示浅凹陷，深度 <0.5cm，与糜烂相似，形态不规则，边缘呈虫蚀状，中心不平坦，可见黏膜皱襞集中
0 - Ⅲ型凹陷型	明显的凹陷或溃疡形成，深度 >0.5cm

微小胃癌和小胃癌：直径小于 5mm 的癌称为微小胃癌，小于 10mm 的称小胃癌。胃镜最早的肉眼像是黏膜发红，其次是糜烂、颗粒状和变色。这些变化在慢性胃炎中很普遍，并无特异性。一般癌灶长到 0.5 ~1cm 以后，癌的特征性形态方才开始变得明显，而被内镜诊断。内镜下诊断微小胃癌和小胃癌的很少见，虽然内镜接近黏膜可详细观察黏膜，以此来发现小癌灶，但是实际上大多数是对可疑红色斑、白色斑、小糜烂或小息肉做活检，而后在组织学上确定为癌。

（二）进展期胃癌

癌组织已侵入固有肌层或浆膜层。目前仍采用 Borrmann 分型，将进展期胃癌分为 4 型：

（1）Borrmann Ⅰ型胃癌：又称隆起型或肿块型癌，表面高低不平呈菜花状或结节状，可有糜烂或溃疡，可伴有渗血、污秽苔。组织一般较脆，接触易出血。肿瘤与正常黏膜分界清楚。

（2）Borrmann Ⅱ型胃癌：又称限局溃疡型癌，病变为一深的不规则溃疡，溃疡周围有明显高起的堤样隆起，与四周正常黏膜分界清楚，周围黏膜无肉眼可见的癌浸润表现。溃疡底部结节状不平，可被污秽苔，边缘不整，质地僵硬、较脆，常有接触性出血。

（3）Borrmann Ⅲ型胃癌：又称浸润溃疡型癌，癌肿呈溃疡型，在癌性溃疡的四周或某一处有肉眼可见的癌浸润向外延伸，癌组织与正常黏膜分界不清。溃疡周围黏膜有结节隆起，表面常有出血和颜色改变。

（4）Borrmann Ⅳ型胃癌：又称弥漫浸润型癌，癌肿在胃壁内广泛浸润，可有深浅不等溃疡，但就病变整体而言，溃疡性病变不是主要的。浸润区与正常黏膜界限不清。黏膜表面高低不平，或有大小不等结节，胃壁增厚、僵硬，局部蠕动消失，充气不扩张，故胃腔狭小。

以上 4 型中以Ⅲ型胃癌最常见，Ⅰ型及Ⅳ型少见。手术效果以Ⅰ型及Ⅱ型较好，Ⅳ型最差。

十、胃息肉

胃息肉是由胃黏膜上皮增生所致，作为一个独立疾病其发病率比结肠低，对有症状患者做胃镜检查，国外息肉发现率约2%，国内约1%。

内镜检查看到的息肉是黏膜向腔内的局限性隆起，注气后不消失。胃息肉常为单个，也可为多个。形态上分为无蒂、亚蒂及有蒂息肉。山田将胃内隆起性病变分4型：

Ⅰ型为广基的隆起，又称隆起性息肉，是黏膜逐渐向上隆起，与周围黏膜界限不明。

Ⅱ型为半球形隆起，隆起与基底呈直角。

Ⅲ型为亚蒂息肉，基底较顶部缩小且与周围黏膜界限分明。

Ⅳ型为有蒂息肉，一般为短蒂。

胃息肉组织学分类亦不统一，一般分为3类：

（1）增生性息肉：是在慢性胃炎基础上发生的细胞过度增生、腺体再生所致，大小形态不一，常小于2cm，可为山田Ⅰ至山田Ⅳ型，息肉表面与周围黏膜相同，柔软，少有糜烂及溃疡，一般无恶变倾向。

（2）腺瘤性息肉：由异型程度不同的胃黏膜腺体形成的局限性隆起性病变。直径小于2cm，多位于胃窦部，大部分为山田Ⅰ和Ⅱ型，少数为Ⅲ型，山田Ⅳ型少见。表面光滑或有细颗粒感，多数息肉表面色泽较红，较大者可出现糜烂及溃疡。病理上可分为管状腺瘤、绒毛状腺瘤及混合性腺瘤，尤其是绒毛状腺瘤有恶变可能。

（3）错构瘤性息肉：息肉病患者除了结肠多发息肉外，胃内亦可发现息肉。

Cronkhite－Canada综合征：是非遗传性非先天性疾病，少见，主要发生在老年，多见于60～70岁，症状是脱发、皮肤色素沉着、指甲萎缩和弥漫性胃肠道息肉，胃窦常有直径0.5～1cm大小、密集分布的多个无蒂息肉，显微镜下病理改变为腺体囊性扩张，内含蛋白纤维液体，固有层有水肿和炎症细胞浸润，一般无恶变倾向。

Peutz－Jeder综合征：除结肠多发息肉外，胃内也可见到息肉，息肉大多有蒂，亦可呈分叶状，息肉表面光滑，颜色发红，有的顶端形成溃疡。病理为错构瘤性，一般无恶变倾向。此病患者唇、指（趾）端常有黑色素斑为其特点。

其他：如家族性息肉病（FAP）和Gardner综合征，也可发生胃内息肉，一般少见，内镜下多呈圆形，多发，无蒂，色泽较黄，直径多在2～7mm，有恶变倾向，故发现息肉需在内镜下行息肉切除治疗。

十一、消化道出血的紧急内镜检查

上消化道出血是临床上经常遇到的问题，要进行有效的治疗，需要及早确定出血的原因和部位。自胃镜检查在临床上广泛应用以来，本病病因诊断正确率有了显著提高，特别是在出血期做紧急胃镜检查，确诊率可达90%以上，而检查直接导致的并发症并无显著增加。

（一）检查时间的选择

大多数医生认为，检查的时间以距开始出血的时间越近越好，48小时以内进行检查，不但能见到引起出血的病灶，而且能看到出血的直接依据，出血病因诊断率也最高，但检查之前必须先纠正休克并准备一定量用血，对心肺功能及神志也应密切注意，以免引起严重并发症。

（二）术前准备

与一般胃镜检查相同，术前必须详细询问病史并进行体格检查，以便对出血原因做一临床估计。轻症患者可在内镜室或床边进行，重症需紧急手术治疗者应在手术室进行。

术前对呕血患者，特别是呕出血凝块的患者，则需洗胃，否则因血凝块充满视野，影响观察，洗胃时应选择较粗的头端多孔的胃管，以防血凝块堵塞。应视病情等具体情况而定，用冰水洗胃同时具有一定程度的止血作用（收缩血管）。但应注意的缺点是：①洗胃要花费较多时间，重症者难以忍受，有时反而延误了抢救的时间；②插入的胃管易损伤胃黏膜，影响对出血灶的判断，若胃内有大量凝血块，细小的胃管往往无济于事，因而应视具体情况而定。常用的清洗液有水、生理盐水、含有肾上腺素或凝血酶的生理盐水等，一般认为清洗液温度较低一些比常温要好。

（三）观察方法

应由操作技术熟练、经验丰富的医师来检查，观察顺序与常规检查不同，是边进镜边观察，直到发现病变为止。当胃镜达十二指肠降部仍未能发现病灶，应在退镜过程中按常规检查方法再仔细进行观察，必要时可重复观察，整个操作过程要轻巧迅速。内镜下诊断出血性病灶的依据有：①见到出血的直接证据，如病灶边缘渗血，病灶上有血凝块附着，白苔中有黑斑或溃疡底部血管显露等；②只见到一处活动性病灶，虽无出血的直接证据，一般也可认为是出血灶；③若见到一个以上的活动性病灶，判断出血灶的依据是：有直接出血证据的病灶是出血灶；若均无直接出血的证据，则应注意时相，愈处于活动期的病灶，出血的机会愈多；均无直接出血的证据，且时相相同，只能认为均可能是出血灶。

（四）出血原因

上消化道出血常见病因有消化性溃疡、出血糜烂性胃炎、肿瘤及食管静脉曲张破裂等。

（张亚琳）

第五节　上胃肠道内镜超声（EUS）检查

一、概论

超声内镜（endoscopic ultrasonography，EUS）是将微型高频超声显像探头装置在内窥镜的顶端。内镜插入消化道后，在观察腔内黏膜改变时，进行实时超声扫描显像，可详细观察黏膜和黏膜下的组织结构特征，以及周围邻近器官。超声内镜显像可避免皮肤和腔内气体的干扰，局部图像清晰，有助于消化道疾病的诊断。

微型超声显像探头可经内镜的活检孔道插入。实际使用时，需要在内镜前端装一个小水囊，充以无气体的水，以达到探头紧贴黏膜，中间无气体对超声的干扰。从20世纪80年代以来超声内镜的仪器和临床应用进展很快。探头的运动方式常用机械旋转式和线阵扫描式。常用的探头频率是7.5MHz和2MHz，探头频率愈高图像的轴向分辨率越好，但检查的深度减少。

通常EUS在普通的内镜检查后进行，对需要进一步检查的病变进行观察。EUS主要用于判断消化道肿瘤的侵犯深度，临近的淋巴结转移，黏膜下病变的组织起源和性质，探查十二指肠壶腹区和胰腺。

二、内镜超声检查的适应证、禁忌证及并发症

（一）适应证和禁忌证

（1）诊断明确的胃癌，进行侵犯深度及周围淋巴结转移情况的判断、TNM 分期和可切除性的判断。

（2）可疑胃溃疡的良、恶性鉴别。

（3）良性溃疡的分期。

（4）胃内隆起性病变的诊断和鉴别诊断。

（5）胃淋巴瘤的诊断和化疗疗效判断。

（6）对其他检查发现胃壁僵硬者，进行病因诊断。

（7）对于胃肠道穿孔者应避免进行 EUS 检查外，没有其他绝对并发症。

（二）并发症

（1）窒息，发生率低，主要是由于胃内注水过多时变动体位所致。

（2）吸入性肺炎。

（3）麻醉意外。

（4）器械损伤咽喉部、食管穿孔、胃穿孔、消化道管壁、出血擦伤等。

（5）心血管意外。

三、上胃肠道壁的超声表现

在 EUS 下，当超声的频率为 5～20MHz 时，消化道壁可显示出高回声→低回声→高回声→低回声→高回声 5 个层次，分别与组织学的对应关系如下：

第 1 层，高回声代表黏膜界面回声以及浅表的黏膜。

第 2 层，低回声代表其余的黏膜层。

第 3 层，高回声代表黏膜下层。

第 4 层，低回声代表固有肌层。

第 5 层，高回声代表浆膜层及浆膜下层。

在 EUS 显像上 5 层不同回声的厚度是相似的，但实际上其相应组织的厚度是不同的，消化道壁的固有平滑肌层比黏膜表层和浆膜层厚得多。这是因为超声波比较清楚显示各组织层的界面，而且各组织传导超声波的速度不同，所以图像上的厚度与传导速度和时间相关，不是真的组织厚度和距离的反映。

显示消化道管壁可以采取直接接触法、水充盈法和水囊法。最好的方法是水充盈法，这样探头和消化道管壁可以保持一定的距离，使目标接近于超声探头的焦距。而且探头和黏膜之间无太大的压力，所以得到的影像比较清晰。

（一）食道

EUS 测正常食管的厚度是 3～3.5mm。如将探头离开食管壁，探头和食管壁之间很难充水。注水机持续注水虽可使食管得到动态充盈，但患者痛苦大，且易造成误吸。如果将探头直接接触到食管壁上，那么探头不能聚焦在食管壁得到清晰的图像。如果将探头上的水囊充水，水囊对食管壁的压力很难控制，也将影响食管壁结构的显示。所以虽然正常的食管壁可

显示5层结构，一般只显示3层结构。第1层高回声，对应于水囊壁、黏膜、黏膜下层以及黏膜下层和固有肌层的界面回声。第2层低回声对应于固有肌层。第3层高回声代表固有肌层和食管周围组织之间的界面回声。

（二）胃

EUS测正常胃壁的厚度是3～4.5mm。充盈的胃很容易显示典型的5层结构。胃窦部胃壁与胃底、胃体部胃壁相比略厚。胃窦远端和幽门部第4层结构更明显。

（三）十二指肠

EUS测正常十二指肠壁的厚度是2～3mm。十二指肠的情况类似于食管也可显示为5层结构，但由于十二指肠腔小，探头很难聚焦在十二指肠壁上，另外十二指肠壁上黏膜深层有丰富的布氏腺组织与黏膜下层回声相近，使超声第1层和第3层结构趋于融合，所以在不大量注水的情况下也显示为3层结构。

四、食管癌和胃癌的诊断和分期

（一）食管癌

新的分期方案采用如下方法（表3－2）。T_0 无明显原发肿瘤；Tis 原位癌；T_1 肿瘤侵犯固有层或黏膜下层；T_2 肿瘤侵犯固有肌层；T_3 肿瘤侵犯外膜；T_4 肿瘤侵犯邻近结构。颈段食管癌局部淋巴结转移一般发生在颈部和锁骨下，而胸段食管癌的淋巴结转移一般在纵隔和胃周围。当肿瘤累及远处淋巴结如腹腔淋巴结时，认为其属于远处转移。

表3－2 AJCC/UICC食管癌分期方案

原发肿瘤（T）			
Tx	原发肿瘤不能确定		
T_0	无明显原发肿瘤		
Tis	原位癌		
T_1	肿瘤侵犯固有层或黏膜下层		
T_2	肿瘤侵犯固有肌层		
T_3	肿瘤侵犯外膜		
T_4	肿瘤侵犯邻近结构		
区域淋巴结（N）			
Nx	区域淋巴结转移不明确		
N_0	无区域淋巴结转移		
N_1	有区域淋巴结转移		
有远处转移（M）			
Mx	远处脏器转移不明确		
M_0	无远处脏器转移		
M_1	有远处脏器转移（包括肝、肺、胸膜、肾的转移和腹腔干旁淋巴结转移）		
分期	T	N	M
0	Tis	N_0	M_0
Ⅰ	T_1	N_0	M_0
ⅡA	T_2	N_0	M_0
	T_3	N_0	M_0

续 表

ⅡB	T_1	N_1	M_0
	T_2	N_1	M_0
Ⅲ	T_3	N_1	M_0
	T_4	任何N	M_0
Ⅳ	任何T	任何N	M_1

（二）胃癌

胃癌和食管癌的分期方案类似。根据肿瘤的侵犯深度和范围来判断肿瘤原发灶的进展程度。分期方案如表3-3：T_0 无明显原发肿瘤；Tis原位癌，未侵犯固有层的内皮癌；T_1 肿瘤侵犯固有层或黏膜下层；T_2 肿瘤侵犯固有肌层或浆膜下层；T_3 肿瘤累及浆膜（脏层腹膜），但未累及邻近结构；T_4 肿瘤累及邻近结构。区域淋巴结的分期为：N_1 指距原发灶边缘3mm以内的胃周围淋巴结；N_2 指距原发灶边缘3mm以外的胃周围淋巴结，包括胃左侧、肝、脾、腹腔干等处淋巴结。

表3-3 AJCC/UICC胃癌分期方案

原发肿瘤（T）			
Tx	原发肿瘤不能确定		
T_0	无明显原发肿瘤		
Tis	原位癌		
T_1	肿瘤侵犯固有层或黏膜下层		
T_2	肿瘤侵犯固有肌层		
T_3	肿瘤侵犯外膜		
T_4	肿瘤侵犯邻近结构		
区域淋巴结（N）			
Nx	区域淋巴结转移不明确		
N_0	无区域淋巴结转移		
N_1	距原发灶边缘3mm以内的胃周围淋巴结		
N_2	距原发灶边缘3mm以外的胃周围淋巴结，包括胃左侧、肝、脾、腹腔干等处淋巴结		
有远处转移（M）			
Mx	远处脏器转移不明确		
M_0	无远处脏器转移		
M_1	有远处脏器转移（包括肝、肺、胸膜、肾的转移和腹腔干旁淋巴结转移）		
分期	T	N	M
	Tis	N_0	M_0
Ⅰ	T_1	N_0	M_0
ⅡA	T_2	N_0	M_0
	T_3	N_0	M_0
ⅡB	T_1	N_1	M_0
	T_2	N	M_0
Ⅲ	T_3	N_1	M_0
	T4	任何N	M_0
Ⅳ	任何T	任何N	M_1

虽然肿瘤淋巴结转移具有某些声像学特征，但是单用 EUS 鉴别肿瘤转移性淋巴结和结节病以及炎症性肿大淋巴结有时仍很困难，需借助细针穿刺技术进一步提高淋巴结诊断的准确性。对于胃镜活检证实的胃癌，EUS 主要应用价值在于胃癌的 TNM 分期。而对于浸润性胃癌（皮革胃），尤其是胃镜结果多次阴性者，行 EUS 是首选的方法。在 EUS 下，浸润性胃癌与良性病变一般有明显的区别。而且还可以根据胃壁的厚度进行挖掘式活检、黏膜大活检、针吸活检等，诊断率更高。

五、黏膜下肿瘤的诊断

黏膜下肿瘤（submucosa tumer，SMT）是内镜检查的常见疾病，内镜发现病变容易，却很难确定肿瘤的来源和性质。不同的黏膜下肿瘤，无论其良恶性，内镜表现都极为相似，均为表面光滑的隆起性病变。病变也不一定是在黏膜下层或者黏膜层以下。有些黏膜层的病变，由于上皮层结构完整，内镜检查也表现表面光滑的隆起，与黏膜下肿瘤难于鉴别，所以，近年来许多内镜超声学者更倾向于统称其为上皮下病变（subepthelia lesion）。有时腔外正常组织和肿瘤对胃肠道的压迫，也表现为光滑的隆起，与黏膜下肿瘤也难于鉴别。普通胃镜的活检往往取材过小过浅不足以确定诊断，而在无 EUS 指导的情况下盲目地挖掘式取材或圈套活检都很不安全。而这些方法对腔外压迫既无价值又极危险。

迄今为止，EUS 是诊断黏膜下肿瘤的首选方法。首先，通过 EUS 我们可以轻易地除外腔外压迫的情况，进而显示病变来源于消化道壁的哪层结构，以及病变的大小、形状、边缘和回声等情况，根据这些信息，我们可以初步区分几种黏膜下肿瘤。然而仅从大小、形态、回声强度等方面区分肿瘤良恶性结果不能令人满意，尤其是早期恶性肿瘤和良性肿瘤的早期恶变几乎无法与良性病变鉴别，此外，黏膜下层的肿瘤种类多，超声影像学特点相似，因而检查黏膜下肿瘤需进行细针穿刺或圈套活检确诊。

（张亚琳）

第六节　常见上胃肠道疾病的内镜治疗

一、上消化道出血的内镜治疗

（一）非静脉曲张上消化道出血的内镜治疗

1. 直接喷洒止血剂　在胃镜检查中观察到出血病灶后，用一根塑料管直接将药液对准出血灶直接喷洒。常用的药液有：①凝血酶 2 万 U（加生理盐水 40ml）；②去甲肾上腺素液（4 ~ 8mg/100ml）；③复方五倍子液；④1% ~ 5% 孟氏液（碱式硫酸铁）；⑤胃 - 1 胶（a - 氰基丙烯酸高级烷基酯）。只要不是较大的血管向外喷血，据报道即刻疗效均在 85% ~ 95%，副作用少，并发症、禁忌症均少。

2. 经内镜注射止血法

（1）99.5% 纯酒精经内镜用注射针，在出血的血管周围 1 ~ 2mm 处注射 3 ~ 4 点，每点注入纯酒精 0.1 ~ 0.2ml，据报道疗效接近 100%，并发症有：穿孔发生率约 2%；溃疡面扩大，多由注射量过大引起。

（2）高渗盐水肾上腺素混合液，在出血灶血管及其周围黏膜下注射 3 ~ 4 点，每处 1 ~

2ml，于24小时及48小时后应重复注射，以防止再出血。机制为肾上腺素收缩血管，高渗盐水可延缓肾上腺素的吸收。疗效达93%～100%，几乎无并发症。

3. 压迫或钳夹法　最简单的是用活检钳瓣或特制球囊直接对准出血部位进行压迫30秒至1分钟，可反复施行。用止血夹对准出血部位可进行钳夹结扎，立即止血率高，复发出血率低，并发症极少，但操作技术较复杂。

4. 电凝止血　经活检钳道送入电凝电极，先将电极接触出血灶周围黏膜，再接通电源行电凝治疗，每次持续3～7秒，一般在出血灶周围电凝4个点，最后对出血中心部位电凝。单极电凝法止血效果好，但全层损伤发生率高，电极易与组织粘连，抽取电极时可因撕脱黏膜造成再出血。以后发展的双极以至四头双极、六头双极，止血效果好，组织损伤浅，凝固的同时可以注水防止粘连附着，并发症更少。

5. 微波止血　其原理是将高频率的电磁波在组织内转变为热能，从而使组织凝固、坏死，达到止血目的。所用微波辐射功率为30～50W，时间5～10秒，止血率达90%～100%。本方法优点为：仪器简单，搬动方便；操作简便，易对准目标；根据治疗时间长短、组织损伤深度，可自由控制；价格适中，便于推广。

6. 热凝探头止血　探头系黄铜制成，自活检孔插入，温度可达160℃，其尖端部有电子半导体控制，可自动停止升温。由于是通过热传导使局部凝固止血，所以损伤小，不易发生粘连，较安全，但价格昂贵。

7. 激光止血　原理是将光能在组织内转变为热能，从而使组织蛋白质凝固来止血。常用的有氩激光及Nd：YAG激光。氩激光止血成功率70%～96%，疗效确切，不良反应很少。Nd：YAG激光穿透较深，止血成功率80%～99%，但对组织损伤较大，并发症也较多，约为1%。目前激光止血方法已很少应用。

（二）食管静脉曲张的内镜治疗

1. 食管静脉曲张的硬化治疗　目前食管静脉曲张的硬化治疗已成为世界各国治疗和预防曲张静脉破裂出血的重要方法。

（1）适应证：①患者经内镜证实有食管静脉曲张；②现在有食管静脉出血（为止血）或过去有食管静脉出血史（为预防出血），尤其是那些外科手术后的患者；③患者一般情况尚可，无内镜诊治的禁忌证；④患者合作并同意者。

（2）硬化剂种类：①5%乙醇胺油酸酯；②5%鱼肝油酸钠；③氰基丙烯酸酯；④95%乙醇；⑤1%烃基硫酸钠（四癸基钠）；⑥消痔灵；⑦0.5%～1.0%乙氧硬化醇。

（3）注射方法：①注射部位：先将硬化剂注入血管旁黏膜内，以注射后能看到皮丘为宜，每次注射4～6点，每点注射药<1ml，4～7天后重复注射。后将硬化剂注入曲张静脉内（也可开始注入曲张静脉内），药量可适当加大，有报告每点注药1～2ml，个别达到5～6ml，视不同药物而定；②内镜外附带气囊法，可使静脉内血流减少，或用气囊充气后压迫穿刺局部以防止出血。最简单的是将三腔管之食管囊去掉来使用；③也有在注射前用降低门脉压力的药物，如垂体后叶素、生长抑素等，这样会使静脉内压力减低，减少操作时出血。

（4）止血效果：不同学者报道的结果不一，不同硬化剂疗效也不尽相同，而个人操作的经验和熟练程度也有很大影响。总的来说早期报道止血率在67%～95%，近年来报道多在90%以上。

（5）术后并发症：①胸痛：发生率颇高，几乎所有行血管旁注射的患者都有程度不等的胸痛，静脉内注射发生率较低。部位在胸骨后及剑突部位。轻者可以忍受，重者有时被疑为心绞痛、肺疾患或发生了穿孔。胸骨原因可能是食管痉挛所致，胸痛在若干小时后消失，一般可用654－2、硝酸甘油等药来缓解；②发热：发生率在20%～52%，多由局部炎性反应或药物反应引起；③食管溃疡：发生率在9%～40%，也是以血管旁注射后较易发生，大多因局部溃烂而形成；④其他有胸水、食管狭窄、食管糜烂、溃疡、出血、败血症及食管穿孔等。

2. 内镜下静脉曲张结扎术　内镜下静脉曲张结扎术（EVL）也称为套扎术，是最有价值的新方法。在内镜头上附一用于带形结扎的装置，在直视下用弹性“O”形结扎带结扎曲张静脉，被结扎的静脉继发形成血栓，然后腐烂脱落，最初结扎一次须退镜出来再安装一个新的“O”形结扎带，即单环结扎器，患者痛苦大，近来已有多环结扎器，包括5环结扎器、6环结扎器，甚至10环结扎器，这就大大方便了术者，也使患者痛苦明显减轻。已有不少报道比较了EVL与硬化治疗的疗效和并发症，发现EVL能较有效地控制活动性曲张静脉出血和消除静脉曲张，而且消除静脉曲张较快，并发症较少，也较轻。目前已经公认EVL是最好的预防食管静脉曲张再出血的内镜治疗方法。全国不少地方均已展开此项工作。

3. 内镜下静脉曲张其他结扎方法　最近日本Olympus制成内镜用止血金属钳夹，经活检孔将此钳夹送至欲结扎的静脉处进行结扎，钳夹即留在静脉上，待静脉形成血栓脱落后，钳夹即落入体内排出。有的单独使用此钳夹来治疗食管静脉曲张；也有的与硬化治疗结合起来应用，即在一条曲张静脉较粗处上下相距5～6cm点上各上一钳夹夹住静脉，两处结扎之间的曲张静脉内注入硬化剂行硬化治疗。静脉曲张消失率2种方法结合起来者为91.7%，单用钳夹者为33.3%。

尼龙绳结扎静脉曲张。先经活检口将尼龙绳送至曲张静脉处，待内镜将静脉吸引起来后套上尼龙绳，并收紧，则曲张静脉的局部呈球状，并阻断血流。尼龙绳不会放松，待形成血栓，血栓脱落后，尼龙绳随之排出体外。

静脉曲张硬化治疗和内镜下静脉曲张结扎术主要用于食管静脉曲张的治疗，两者有机结合应用，疗效更佳。

4. 栓塞治疗术　栓塞治疗术是指在内镜直视下直接将组织黏合剂（histoacryl）即N－丁基－2－腈基丙烯酸酯推入曲张静脉，产生快速固化，有效地闭塞血管和控制曲张静脉出血。自1981年Gotlib首次应用这一技术治疗上消化道出血获得成功，其应用日趋广泛，在国外已有10余年的经验，国内也在快速发展。目前有学者认为组织黏合剂注射疗法为治疗食管静脉曲张活动性出血的首选方法，也是胃底静脉曲张出血内镜治疗唯一可选的有效措施。

二、食管狭窄的内镜治疗

食管狭窄原因很多，如食管的炎症、食管癌及吻合术后引起，根据病因、狭窄程度及设备不同，有下列数种方法进行治疗。

（一）探条或气囊、水囊扩张术

目前公认的治疗狭窄较好的方法是用扩张器进行扩张，常用的扩张器有2种，即探条扩张器和气囊扩张器，下面分别进行介绍。

1. 探条扩张术　使用仪器为聚乙烯塑胶扩张器，也称Savary扩张器。外形为鼠尾状，中间有一细通道可通过导丝，外径分别为5、8、11、13、15、18mm。另外还有长300cm的导丝一根。具体操作如下：①按一般内镜检查准备，为松弛平滑肌可在术前肌内注射654－2等抗胆碱药；②原则上应在透视下进行扩张；③胃镜经咽部进入食管后，一边进镜一边观察，看到狭窄部位时，在体外进行标记；④经活检孔插入导丝，越过狭窄部，前端进入胃底部，此时要特别注意插时不能遇到阻力强行推进导丝，否则有穿孔的危险；⑤边退镜边向里送导丝，意即胃镜逐渐退出，而导丝位置基本不变，最少也保证导丝前端在狭窄部下面，透视可以看到导丝前端仍在胃内；⑥将导丝后端插入扩张器中央小管，扩张器沿导丝到达狭窄部，在透视下进行扩张，先用较细的扩张器，然后依次换较粗的扩张器，直到最粗的扩张器，即直径为18mm者，在狭窄处通过并放置数分钟，后将扩张器与导丝一起退出，即达扩张之目的。整个过程最好在透视下进行．使导丝和扩张器插入的方向和位置准确无误。扩张术后，不可立即进食，应观察有无胸痛、发热、咳嗽等不良反应，若未出现不良反应，2小时后可饮水，进少量流食。扩张6～8小时后如无不适，可以回家。

食管炎性狭窄，尤其是狭窄段≤1cm时，多数扩张1～2次可获得满意的疗效，即扩张后症状缓解、进食增多、营养改善。狭窄段≥2cm时，尤其是局部有明显的纤维增生时，则需要多次反复扩张。

扩张治疗中发生的并发症有穿孔、出血和感染，因此扩张的手法轻重需掌握恰当，扩张后要观察数小时。

2. 气囊扩张术　气囊扩张器分为食管用、幽门用、胆道用等数种，其外径和长度有所区别。食管常用气囊外径为20～30mm。具体操作方法与探条扩张术类似，在留置导丝把胃镜退出后，在透视下经导丝将气囊扩张器放在狭窄部，向囊内注气进行扩张，此时需与测压器连接以控制囊内压力，之后依次更换更粗的气囊进行扩张。

一般认为气囊扩张器扩张的外径较大，效果较好。其他如并发症及注意事项等，与探条扩张器相同。

3. 水囊扩张术　水囊扩张器由水囊、水囊导管、压力测定器和注射器等几部分组成。该水囊的特点是无弹性，充水到一定压力后只增加囊的硬度而不加入直径。水囊的直径包括0.8～2cm不等，水囊长度为8cm。先将水囊扩张器经内镜活检钳道插入，直视下将水囊置于狭窄部。加压充水扩张，不同直径水囊注水量及所需压力不同，保持一定压力的水囊维持扩张数分钟，使狭窄部逐渐得到扩张。水囊操作简便，不需要X线透视，患者痛苦小，但对部分大范围且严重狭窄者扩张效果不理想。

（二）其他方法

（1）微波治疗：近年来有不少报道采用微波切开术治疗食管狭窄，多数认为有效，且引起穿孔、出血的危险性较小，但费时间，且仍可再发生狭窄，故疗效短暂。

（2）高频电刀切开法：对较严重食管狭窄的患者，有人采用内镜直视下高频电刀切开术进行治疗。虽有报道用本法取得良好效果者，但多数会在短期内因水肿及再形成瘢痕而再出现食管狭窄。加之本法有导致穿孔和出血的危险，故目前多认为只有在特殊情况下才采用此法。

（3）近年来有不少采用激光对癌性狭窄进行治疗取得近期较好疗效的报道，但远期疗效不佳，其中激光血疗效稍好一些。良性梗阻行激光星形放射状切开能缓解狭窄，但远期疗效如何，能否再形成狭窄，尚有待进一步观察，操作中切开方向需严格掌握，否则有穿孔和出血可能，故要求技术必须熟练，激光器产生热量、切开时间等均需准确掌握。激光切开术因副作用较大，远期疗效不肯定，故难以普遍应用。

（三）食管放置支架

近年来记忆合金制成支架对消化道狭窄性病变进行扩张和支撑，起到了很好的治疗作用。

对食管癌造成狭窄、食管术后吻合口狭窄、反流性食管炎或化学烧伤后所致狭窄、肝癌压迫所致食管狭窄、放射性及霉菌性食管狭窄均可放置记忆合金支架治疗。其原理为用镍钛合金制成的支架可被压缩在支架推送器内，释放出来后膨胀开来，在狭窄处进行扩张和支撑，使狭窄处变通畅，患者进食无障碍。支架粗细长短有不同型号以备各种需要；支架结构有针织网孔型和菱形网孔型等；带膜和不带膜支架，前者用于治疗食管气管瘘和阻止癌组织向支架内生长。释放方式有拉线式自膨胀及回撤式自膨胀等。

具体操作步骤如下：①通过胃镜或 X 光造影确定狭窄部位及长度，以选定支架型号（支架两端应长出病区范围 2 ~ 3cm），同时在体表做标记；②对咽部及食管入口做喷雾麻醉；③患者取左侧卧位摘去义齿，口咬牙垫，经胃镜下导丝，退出胃镜后沿导丝下气囊扩张器扩张狭窄段，扩张直径以支架推进器能顺利通过为宜；④将消毒的内装压缩支架的支架推进器经口腔沿导丝导入，在近视下观察到推进器前端超过标记线；⑤推杆同定位置不动，后撤外鞘管则释放出支架，然后将推送器及导丝撤出口腔；⑥支架放置后，立即做食管钡餐透视观察食管开通情况，必要时可用球囊扩张一下。

三、贲门失弛缓症的内镜治疗

贲门失弛缓症是指下食管括约肌（LES）松弛障碍引起的贲门痉挛，临床并非罕见，其治疗除了应用平滑肌松弛剂、钙通道阻滞剂以外，常用的内镜下治疗方法如下。

（一）扩张治疗

气囊扩张术是最常用的技术。扩张治疗的成败在于病变的程度、选择扩张气囊的种类、直径和所加压力。该治疗方法的总有效率 60% ~ 90%，2 ~ 3 年的复发率为 5% ~ 15%，扩张治疗的并发症为食管穿孔，发生率为 2% ~ 6%。

（二）硬化剂治疗

硬化剂贲门口分点注射治疗贲门失弛缓症，其机制可能是硬化剂引起 LES 坏死和纤维化，减轻其痉挛，据报道，有效率可达 93.9%，但需重复注射。

（三）肉毒杆菌毒素治疗

肉毒杆菌毒素（BT）能使局部平滑肌松弛。用硬化剂注射针在贲门 4 个方向各注射 BT 20U（用 1ml 生理盐水稀释），可取得一定疗效，且无明显不良反应。

四、上胃肠道息肉的内镜切除

胃肠道息肉泛指起源于黏膜和黏膜下层，突出于管腔的黏膜局限性的隆起性病变。组织学类型包括肿瘤性息肉、错构瘤性息肉、增生性息肉、炎症性息肉。内镜下表现为单发或多发，多发于食管、胃及大肠；大小、形状不同，分类方法不同，多按日本山田分类方法分成 4 型，即山田Ⅰ（丘状广基隆起，边缘缓平）、Ⅱ（半球状广基隆起，边缘较Ⅰ型陡峭）、

Ⅲ（亚蒂）及Ⅳ（有蒂）型。

息肉切除的意义和目的：①摘除息肉；②全瘤活检明确息肉性质；③治疗其出血等症状；④作为癌前期病变切除，预防癌的发生。

（一）适应证

（1）各种大小的有蒂息肉和腺瘤；直径小于2cm无蒂息肉和腺瘤。

（2）多发性腺瘤和息肉，分布散在，数目较少。

（二）禁忌证

（1）有内镜检查禁忌者。

（2）直径大于2cm的无蒂息肉和腺瘤；多发性息肉和腺瘤，局限于某部位密集分布，数目较多者；家族性腺瘤病或内镜下形态已有明显恶变者。

（三）术前准备

（1）同一般胃镜及肠镜检查。

（2）测出凝血时间、凝血酶原时间和血型。

（3）向患者说明手术经过；精神紧张者术前肌注安定10mg。

（4）绑好电极板；检查高频电发生器，准备圈套器、热活检钳、电凝器及息肉回收器。

（四）切除方法

根据息肉性质、大小和形态选择镜下圈套器息肉摘除、热活检和电凝灼除等方法。

（五）术后处理

（1）术后禁食4小时，半流软食3天；术后1周内避免剧烈活动；大肠息肉摘除者，术后应保持大便通畅；上消化道息肉摘除者术后应按溃疡病治疗2周；若为较大的息肉切除需留院观察。

（2）注意观察有无剧烈腹痛及黑便。

（3）术后随访内镜检查时间按息肉性质、切除情况及部位而定。

五、上胃肠道异物取出术

消化道异物主要发生在上消化道，多见于儿童、老人和精神病患者，也有少数人是轻生者。进入上消化道的异物多数可自然排除，约10%～20%必须经内镜取出，约1%需手术，否则可引起穿孔和其他并发症。异物可以是患者进入口腔的任何物品。其长度超越5cm，宽超过2cm即为巨大异物，易滞留于食管或胃中，超过10cm长的异物即使通过幽门，也多滞留于十二指肠。

（一）异物分类

（1）按异物的来源分：①外源性异物：如硬币、别针、发夹、缝针、金戒指等金属性异物，以及骨头、牙刷、橡胶等非金属性异物；②内源性异物：胆道蛔虫团、胆道排出的结石，胃石等。

（2）根据异物滞留的部位分类：①食管异物：70%滞留于食管上段，环咽肌及下方，其次在食管中段或下段；②胃内异物：少数带针异物可钩挂在胃内任何部位，多数在黏液糊中；③十二指肠异物：超长异物可滞留在十二指肠降段。

（3）根据异物特性分类：①金属类异物：X线透视或X光片可发现异物的部位、性质和形状。如手表、刀剪、钥匙、义齿、金戒指、硬币、气管导管、食管或贲门支架、口腔科器材等。此类异物易损伤上消化道黏膜，甚至造成消化道穿孔；②非金属类异物：动物骨骼或肉块（如鱼骨等）。生活用品如牙刷、脆玻璃、果核等，X线较难发现，多数需内镜下直接检查确诊。

（二）处理原则

（1）术前应了解异物的性质、形状、大小、停滞时间和部位，尽可能以类似异物做体外模拟摘取、实验，以制定摘取方案，给予患者镇静剂和解痉剂，如安定、654－2、咽部充分麻醉。

（2）根据异物滞留部位，选用不同方法。

（三）适应证与禁忌证

（1）适应证：上消化道内任何异物，凡自然排出有困难均可在内镜下试取，尤其是对锐利异物及有毒性异物更应积极试取。

（2）禁忌证：对估计可能已全部或部分穿出消化道外的异物，不宜在内镜下试取，对一些胃内巨大异物（如胃石）估计不能通过贲门取出者不宜勉强用器械取，以免在食管和部分狭窄部位发生梗阻、嵌顿及黏膜损伤，对内镜检查有禁忌的患者，亦不能经内镜取异物。

（四）器械

活检钳、圈套器、网篮、鼠齿钳、异物钳、碎石器、内镜专用手术剪、拆线器、吻合钉取出器等。

（五）并发症

（1）消化道黏膜损伤及出血、穿孔。

（2）消化道化脓性炎症及溃疡。

（3）窒息及吸入性肺炎。

六、逆行胰胆管造影及乳头肌切开术

内镜下逆行胰胆管造影（endoscopic retrograde cholangiopancreatography，ERCP）及内镜下十二指肠乳头切开术（endoscopic papilotomy，EPT或sphincterotomy，EST）目前已成为胆系和胰腺疾病诊断和治疗的基本技术手段之一，为胰胆疾病的诊断和治疗开辟了一个新的领域。ERCP技术和其他内镜技术相比是一项复杂而难度较大的内镜技术，其适应症与外科手术非常相似，特别是治疗性ERCP几乎相当于外科手术。经ERCP证实具有胆、胰疾病，且具有内镜治疗适应证者，可同时进行EPT，并进行取石、扩张、置放引流管、黏合剂阻塞瘘等相应的内镜治疗。内镜治疗的基础技术是选择性胆、胰管插管及乳头选择性切开。

（一）适应证和禁忌证

1. 适应证

（1）胆总管结石：胆管手术后残留或再发，胆囊结石合并胆道结石，胆囊手术后胆道结石。

（2）无手术适应证的肝外胆道肿瘤。

（3）无手术适应证的胰头部肿瘤合并梗阻性黄疸。

（4）慢性胰腺炎：胰管狭窄，胰管结石，合并胆道梗阻，胰腺囊肿、假性囊肿或脓肿。

（5）急性化脓性胆管炎。

（6）急性胆源性梗阻性胰腺炎。

（7）胰腺管未合伴有复发性胰腺炎或胰管结石。

（8）肿瘤或炎症致十二指肠乳头狭窄。

（9）胆道或胰腺手术后，狭窄或瘘形成。

（10）胆囊手术后胆道高度扩张，乳头排出不畅伴有明显临床症状。

（11）其他：如乳头括约肌功能障碍。

2. 禁忌证

（1）严重的心、脑、肝、肾、肺功能衰竭，不能耐受内镜检查者。

（2）食管、幽门或十二指肠球部狭窄，十二指肠镜无法通过者。

（3）严重凝血机制障碍及出血性疾病患者应极为慎重。

（二）器械

X 线机及 X 线荧光屏、十二指肠镜及内镜荧光屏、内镜用高瓶电发生器、ERCP 导管、万用导管—光滑导线系统、乳头切开刀、气囊导管、取石网篮、机械性碎石器、鼻－胆引流管、内引流管、胆道扩张器等。

（张亚琳）

第七节　胆道镜检查

一、适应证和禁忌证

（一）术中胆道镜检查

术中经过胆囊管残端、胆管切口、胆管残端、原胆肠吻合切开处等进行。

1. 适应证

（1）术前明确存在胆管结石，术中切开取石后检查是否有结石残留。对复杂的肝内胆管结石，可以指导取石部位和方向。

（2）术前胆道病变性质和部位不明确，需要进一步了解肝内外胆管系统及其黏膜面是否存在病变。

（3）因胆道出血行手术探查时，明确胆道出血的部位。

（4）胆管内发现肿瘤或胆道狭窄需要术中取活检明确诊断。

（5）术中扪及胆总管下端或壶腹部肿块，经常规探查方法不能明确诊断时。

（6）术中胆道造影提示胆管内有充盈缺损时，可以进一步行术中胆道镜检查。

2. 禁忌证　由于胆道镜检查操作时胆道内压有一定增加，在胆道存在急性化脓性炎症时要慎用胆道镜检查，对急性梗阻性化脓性胆管炎病例禁用。

（二）术后胆道镜检查

通过 T 管或 U 管窦道、胆囊造口的窦道或空肠盲襻瘘道进行。需要在术后 5 周以上进行，如果高龄、营养情况差、肥胖或T管细长弯曲患者宜延迟1~2周检查，以便形成牢固窦道。

1. 适应证

（1）术中明确胆道结石残留者。

（2）术后行胆道造影，发现胆管内有异常阴影，疑存在残留结石、蛔虫或异物等。术后造影发现胆管狭窄、不规则的充盈缺损或胆总管下端梗阻需要明确病因。

（3）胆道出血需要明确诊断者。

（4）对无法切除或不能耐受根治性切除手术的部分胆总管下端肿瘤等壶腹周围肿瘤患者，在带有T管时，可经胆道镜放置金属胆道支架。

2. 禁忌证

（1）引流管窦道尚未形成或形成不完整者。

（2）胆道炎症或胆道以外的感染尚未控制者。

（3）有出血倾向尚未纠正者，有严重心律失常、房室传导阻滞等心脏疾病患者。

（4）因其他原因不能耐受或不能配合进行检查者。

（三）经皮经肝胆道镜检查

通过经皮经肝穿刺至肝内扩张胆管，用扩张导管逐级扩张穿刺窦道，至胆道镜可以插入，主要适用于肝内胆管扩张伴结石或肝内胆道狭窄等疾病的诊断和治疗。

1. 适应证

（1）肝内胆管扩张伴结石者。

（2）肝内胆管狭窄（包括外伤性狭窄），胆肠吻合口狭窄的扩张治疗者。

（3）胆管肿瘤无法切除，行金属胆道支架置入者等。

（4）肝内胆管蛔虫者。

2. 禁忌证

（1）肝内胆管不扩张者。

（2）有明显出、凝血时间异常者。

（3）有明显心肺功能不全者。

（4）有肝硬化、门静脉高压者。

二、检查方法

1. 设备准备　胆道镜检查室保持清洁，术前消毒。检查室内线路通畅，各设备提前通电检查。检查室内要有吸引设备，如果无中心吸引设备则需要准备电动吸引器。胆道镜检查室内应具备皮肤消毒、输液和注射的条件，应备有冲洗用生理盐水。胆道镜检查室应有术前准备消毒包，包内至少有剪刀、各种型号备用T管、缝合固定用的针、丝线、三角针及消毒敷料等。由于胆道镜检查取石时间可能会很长，要准备防水敷料或接水袋等以减少大量冲洗冷水给患者带来的不适。

胆道镜及附件（包括取石网篮）、活检钳等常规消毒。碱性戊二醛溶液浸泡是目前较常采用的内镜消毒方法。操作管道内及网篮的内鞘需用注射器注入戊二醛溶液，使其内、外均达到消毒效果。胆道镜及附件（包括管道内）使用前要用盐水冲洗，以减少消毒液对患者皮肤、黏膜的刺激。

2. 患者准备　术中准备行胆道镜检查的患者不需要特殊准备。术后行胆道镜检查的患者病情及检查目的变化很多，需要充分和全面的准备。术前要详细询问、收集病史资料，了解患者的手术情况，术后患者的恢复情况，是否有发热、腹痛、黄疸等。对于病史不详、手术细节不明等病例，术前需要进行胆道造影或磁共振胆道成像等影像学检查，以全面了解胆道情况。对于 T 管已经夹闭的患者，检查前最好开放引流 24h。

患者一般不需要禁食，检查前排空大、小便。估计取石时间长，或患者过度紧张，可以在术前肌内注射阿托品、安定等药物，以减轻患者的紧张和疼痛，松弛括约肌有利于取石。T 管窦道周围皮肤可用 0.5% 利多卡因局部浸润麻醉，也可以从 T 管窦道中滴入 1% 地卡因溶液 5 ~ 10ml 进行黏膜表面麻醉。

3. 操作技术

（1）术中纤维胆道镜的应用：①切除胆囊后，充分显露胆总管，必要时可分离十二指肠降部，以利窥视胆总管末段。于胆总管下段前壁做 1cm 长的直切口，两边各缝一牵引线。取尽结石后，在无菌操作下，插入胆道镜，同时从冲洗管口灌注生理盐水，持续滴注生理盐水使胆管轻度扩张，使用距地面 2m、距手术台 5.86 ~ 7.84kPa 水柱的压力灌注，可使观察视野清晰，并随时吸净。②一般先检视近段胆管，左右肝管，二、三级肝管，有时可达四级肝管，退镜时检查左右肝管汇合处、肝总管及胆囊管口。在窥镜下看清胆管内有结石后，再插入取石网篮取出结石；而后再检查胆总管远端，直至看清 Oddi 括约肌开口为止。由胆道镜看到的壶腹括约肌部，半数呈放射状，其他为鱼嘴状、三角形和无定形。放射状壶腹开口较干净，炎症较轻，纤维胆道镜容易通过。③插入胆道镜时，如遇阻力，不可硬插，以免发生并发症。在检查胆总管远端时，不必插入十二指肠。④胆道冲洗，以便冲净胆道中的胆汁、胆泥、血液等，有利于窥视病变，冲洗水压不宜过高，否则易引起胆道感染，一般以 $20cmH_2O$ 压力即可，或将输液瓶悬高于患者 1m。⑤胆道镜检查后，于胆总管内置粗 T 管引流（22 ~ 24 号乳胶管），长臂与胆总管垂直，经腹壁戳孔通出，使 T 管瘘道粗、直、短，有助于术后行胆道镜检查取石。⑥对复杂肝内胆管结石患者，应视具体情况决定是否行肝叶切除、胆肠吻合等术式，如术中胆道镜碎石取石仍无法取尽结石时，可将 T 管经空肠盲襻或胆管空肠吻合处穿出腹壁，为术后反复纤维胆道镜取石提供方便。

（2）术后经 T 管窦道纤维胆道镜检查和治疗：①用手术黏合薄膜，贴在窦道右侧，再将患者向右倾斜 5° ~ 10°，以防止向胆道灌注的生理盐水由窦道流出，浸湿患者衣褥。②拔 T 管，操作野消毒、铺巾。③在无菌条件下，将胆道镜慢慢插入窦道，能见到呈暗红色的肉芽创面，到达胆总管后，色呈淡红。先检查胆总管下段，再检查胆总管上段、肝总管和肝内胆管。检视肝内胆管时，应逐级分支按序检查，着重了解胆管腔有无扩张、狭窄、炎症、残石、虫体、纤维素、肉芽肿及肿瘤等病变，同时注意胆汁黏稠度及混浊度，估计瘘道、胆管内腔及结石直径、性质，分别采用异物篮网取、狭窄扩张、炎症引流等治疗方法。④操作过程中，向胆道持续滴注含庆大霉素 8 万 U 的生理盐水 500ml，以充盈胆管腔，保持视野清晰。⑤如结石未取净则应经瘘道重新放置大小相同的 T 管，并开放引流，以保留取石的通道。因重新放置的 T 管为直管，常易脱落，需妥善固定。置管时，可通过胆道镜测定窦道长度，而后置入并注意方向和长度，切忌暴力插入。结石取净后，应对比 X 线胆道造影摄片，以防止残石遗留，明确取净结石后无需重新放置 T 管。⑥对嵌顿性结石、肝胆管铸型结石和胆道残留大结石（从胆道造影片上测量结石直径大于 T 管窦道直径 2 倍以上）等难取性结石，应先行碎石治疗，再经胆道镜取出。

三、临床应用

胆道镜下常见病理改变如下。

（1）胆管炎：胆管黏膜充血水肿，血管网增加，肉芽组织形成，结石处黏膜可见溃疡，管腔中常有脓性纤维蛋白渗出物黏附于管壁或小胆管开口，胆管炎的病理改变呈节段性，远离结石部位的病变不明显或基本正常。病变常见于壶腹部及肝内胆管开口处。

（2）结石：为黑色或棕红色，常嵌顿于胆管开口和壶腹部。继发性胆管结石，常位于胆总管下段，漂浮或嵌顿于壶腹，呈乳黄色，多面形和桑葚状，坚韧。原发性胆管结石常多枚结石依次排列在胆总管或肝内胆管各分支中，呈黑褐色，易碎。

（3）蛔虫或异物：有时结石伴有黑色坏死的蛔虫尸体、完整尸体或活体，个别有食物残渣或线头。

（4）肿瘤：胆管黏膜隆起性病变多伴出血，有时呈小菜花状，必须做活检方可明确诊断。

（5）壶腹部狭窄或胆管狭窄：正常壶腹部有弹性，舒缩活动，其开口大小随舒缩改变，如有狭窄则其开口无舒缩。

（6）胆管先天性畸形：Carolis 病可见部分肝胆管开口的膜性狭窄及肝内胆管的多发性囊状改变。先天性胆总管囊肿其胆总管异常扩张，不对称。

四、并发症及其处理

（1）发热：最常见，是胆道感染或一过性菌血症引起，多经消炎利胆治疗后消退。术前、术后开放 T 管引流，必要时加用抗生素是预防和治疗的主要手段，术中的严格无菌操作也是预防术后发热的重要环节之一。

（2）导管脱出：取石后重新放入的引流导管由于没有横臂容易滑落。术后的妥善固定至关重要。一旦脱出应尽快重新置管，根据窦道粗细重新选择引流管。脱落 48h 以上者，窦道外口多自行闭合，不要勉强插管以免损伤腹腔脏器。

（3）胆道出血：多发生于病史长、合并胆管炎的病例，肝硬化门静脉高压症或巨大结石取出时损伤胆管壁及结石经过窦道擦伤肉芽面等都可能引起出血。一般为少量，可以迅速自行停止。如果出血不止，可以用加有肾上腺素的生理盐水滴入窦道，也可以用气囊导管压迫窦道止血。

（4）窦道穿孔：由于 T 管窦道壁没有完整形成，或不规则结石取出时牵拉使窦道破裂，胆道镜可经破裂处进入腹腔，看得到网膜组织或胃肠壁。此时应该立即停止操作，吸净窦道内液体，在胆道镜的指引下，自原窦道插入剪除横臂有侧孔的 T 管，外接低负压引流，保证胆汁的引流通畅。多数患者可通过保守治疗缓解。如果局部腹膜炎加重，出现发热；腹腔积液增多，远隔部位（如下腹部）穿刺吸出胆汁等，则需要行手术探查。

（5）取石网篮嵌顿或断裂：结石较大、较硬时，可能使取石网篮嵌顿于 T 管窦道胆管或腹壁开口处，此时应用镜头将结石推回胆道，松开取石网篮并抖动以使结石脱落，再改用其他方式取石或碎石。如取石网篮嵌顿无法退出，则只能于近手柄处剪断取石网篮退出胆道镜，再采取经胆道镜碎石后取出嵌顿的取石网篮。

(6) 头痛、腹泻：常因腹腔注入盐水过多所致，无需特殊处理。

(7) 休克：由于迷走神经亢进所致，用阿托品拮抗。

(8) 急性胰腺炎：经禁食、补液、抑酸、抑酶治疗多能缓解，必要时胃肠减压治疗。

（董敬蓉）

第八节　经口胆道镜检查

一、概述

常规胆道镜只能用于术中经胆总管或术后 T 管拔除后的窦道实施，应用有一定的局限性。经口胆道镜是最近几年发展起来的一种新型胆道内镜，它能像十二指肠镜一样，经口、食管、胃进入十二指肠，然后再经切开的十二指肠乳头插入到胆总管、肝总管、肝内胆管，甚至胆囊，对胆道疾病在直视下进行诊断、治疗，成为检查与治疗胆道疾病的手段之一。

经口胆道镜始于 1976 年，根据使用及操作方法可分为三种类型，即胆道子母镜（mother－baby scope）、滑动管型（slidingtube type）胆道镜和直接式（direct type）胆道镜。

(1) 胆道子母镜：先用母镜（十二指肠镜）行十二指肠乳头切开术，然后将子镜（直径为 0.2cm 的经口胆道镜）从母镜的器械通道插入胆总管进行检查和治疗。

(2) 滑动管型胆道镜：先用窥镜切开十二指肠乳头后，在滑动管的支撑下将胆道镜从切开的乳头处插入胆总管内进行检查和治疗。

(3) 直接式胆道镜：将细长的经口胆道镜从十二指肠乳头切开处插入胆管，可直接进行检查或取石治疗。

二、胆道子母镜

胆道子母镜是管径较细的子镜通过母镜（十二指肠镜）的活检管道进入胆管内进行各项诊疗操作。应用母镜行逆行胆胰管造影（ERCP），然后对十二指肠乳头应用高频电切刀进行乳头切开（EST），一般切开 0.5～1.0cm，或是对十二指肠乳头行水囊扩张，以便于子镜进入胆总管，可直接观察胆总管、1～2 级肝内胆管。可判断是否存在肝内外胆管结石或占位，对了解结石或占位的大小、部位、数量，肝内胆管是否有狭窄、扩张等，具有较大的诊断价值。

实现该技术的条件是必须具备两套内镜主机系统、子母镜系统和两位具备十二指肠镜治疗技术的内镜医师。

术前准备：先用普通十二指肠镜进镜至十二指肠降部，暴露十二指肠乳头，随后应用高频电切刀对乳头括约肌进行中一大的切开。

胆道子母镜的基本操作方法如下。

(1) 将母镜循腔插至十二指肠降部上段（方法同十二指肠镜）：将乳头调整在视野左上方，并拉直镜身呈倒“7”字形。

(2) 子镜插入母镜：根据子镜弯曲部上方的红色标记来决定插入方向，即子镜插入时该标记应与母镜向上方向一致、子镜插入母镜钳道应完全放松角度旋钮，当子镜远端插至母镜抬钳器时，应将抬钳器完全放松，再插入子镜至弯曲部完全伸出钳道。

（3）子镜胆管内插入法：调节子镜向上角度旋钮和母镜抬钳器，令子镜弧度向上弯曲、对准乳头开口，再调节母镜向上角度旋钮，使母镜弯曲部形成弧形弯曲，以利于子镜插入胆总管下端；也可拉直母镜镜身将子镜进一步深插，若子镜抵达乳头开口处插入困难，可用导丝经子镜钳道插入胆总管，再将子镜沿导丝滑入胆总管，然后将母镜抬钳器和子镜角度旋钮放松，在X线透视下，逐步向上插入。

（4）在X线透视下确认子镜进入胆总管，通过子镜不断注水或注气并吸引，逐步向胆总管近端、肝总管、左右肝管等部位进行观察，如进入肝管困难，可通过插入导丝选择性进入左右肝管。在治疗过程中，操作母镜的医师一定要注意保持母镜在十二指肠降部合适的位置，防止母镜滑脱入胃，从而折断子镜。

（5）子镜下治疗：胆管内在子镜直视下，可完成活组织刷检、活检、网篮取石等操作，还可进行液电、钬激光碎石等其他治疗手段无法完成的操作。

此技术的优点：可以经口途径，实现胆道内直接内镜探查和在内镜下完成一定的治疗，从而达到微创治疗的目的。缺点：技术操作复杂，对内镜医师的技术要求较高，操作过程中持母镜者和持子镜者需密切配合、相互协调。

经子母镜胆道碎石技术适用于治疗性ERCP直接网篮取石和胆管内机械碎石失败的巨大胆总管结石患者。子镜插入母镜前应先将碎石探头经子镜工作通道插入子镜前端；碎石时始终保持在子镜直视下碎石探头对着结石进行放电碎石，这是避免胆道出血和胆管穿孔等并发症发生的重要前提。子母镜还可在直视下取出肝内胆管结石，这是治疗性ERCP无法取石的部位。

传统的超声检查、CT、MRI、PTCD胆道造影及ERCP等均为影像学检查，对胆道非结石性占位性病变不能进行定性诊断，而胆道子母镜可在直视下观察胆道黏膜病变，对病灶可进行活检、刷检等操作，结合病理检查可对胆道内占位性病变做出定位、定性诊断。

胆道子母镜进行肝内胆管结石的取石治疗，开辟了一条治疗肝内胆管结石的新途径，对巨大结石可配合液电、钬激光碎石等；对高位胆管狭窄的患者，子母镜有助于诊断狭窄的原因，沈云志等报道了2例胆道术后胆管狭窄的患者接受胆道子母镜检查，在胆管内发现手术缝线，在子镜直视下拆除缝线后再进行内镜下气囊扩张术，明显改善了胆管狭窄症状。

Fujita等报道了将胆道子母镜的子镜经扩张的胆囊管插入胆囊，进行直视下的观察和诊断。沈云志等报道了对胆总管结石、疑似胆囊息肉的患者进行子母镜检查，子镜进入胆囊，诊断为胆囊结石。子母镜应用于胆囊的观察，受胆囊管直径的限制，无法广泛开展，仅限于少数胆囊管扩张的患者。

经过几十年的发展，胆道子母镜器材有了明显的改进，子镜的成像质量明显提高，子镜的活检钳道增大，可在胆道内进行更多的直视下操作。以Olympus公司最新研制的CHF-B260子母镜为例，该子母镜系统是目前最先进的子母镜系统，子镜直径3.4mm，可通过常规治疗型十二指肠镜的工作钳道（直径4.2mm），子镜自身的工作钳道为1.2mm，可进行一系列的直视下操作，如活检、细胞刷检、液电激光碎石、网篮取石等。该子镜成像的分辨率和清晰度较之前显著提高，而且支持Olympus公司的窄带成像技术，可进一步观察病灶的表面细微结构和黏膜血管形态，提高胆管肿瘤性病变的诊断率。

三、滑动管型胆道镜

滑动管型胆道镜是在胆道子母镜的基础上发展起来的，其操作原理与胆道子母镜类似。滑动管型胆道镜由一根特制的滑动管和胆道镜组成，在操作时将胆道镜装入滑动管中，两者同时插入至十二指肠降部，根据胆道镜确认十二指肠乳头部后，将胆道镜伸出滑动管，扭转两者前端弯曲部，以滑动管为支点，将胆道镜插入已切开的十二指肠乳头，进入胆总管进行检查与治疗。

滑动管型胆道镜需要两名医师协同配合，其中一名医师通过示教镜操作滑动管，另一名医师直接操作胆道镜。操作时需要与患者的呼吸运动相配合，操作复杂，成功率较低，且滑动管柔软性欠佳，操作过程中，患者较痛苦，目前已较少使用滑动管型胆道镜。

韩国学者 Hyun jong Choi 报道了一种气囊滑动管辅助式的经口胆道镜技术。这种技术使用的器材是双气囊小肠镜带气囊的外套管（TS - 13140，长度 1 450mm，外径 13. 2mm，内径 10. 8mm，Fujinon Corp Japan）、超细上消化道内镜（Olympus，GIF - N230 或 GIF - 260，外径 5. 2 ~ 6. 0mm）和普通胃镜。单使用外套管很难将外套管进入十二指肠，故先将外套管套于普通胃镜外，进镜至十二指肠后，使气囊充气，将外套管固定于十二指肠，退出普通胃镜，将超细胃镜循外套管腔插入十二指肠降部乳头部位，通过已切开的十二指肠乳头可进入胆道内进行一系列的诊疗操作。

四、直接式胆道镜

直接式胆道镜有多种型号，其进入胆道的原理和方法各不相同。

早期的直接式胆道镜都要求先行十二指肠乳头切开，从而使胆道镜可通过切开的乳头进入胆总管。这种类型的胆道镜前端部分可扭曲，但是操作上极为困难，目前已很少使用。

在早期直接式胆道镜的基础上，利用气囊导管作为辅助器械，可以大幅地提高胆道镜进入胆总管的成功率。这类有代表性的胆道镜是日本学者酒井等使用的 FDS - CP（fiber duodenoscope - cholangioscope peroral）型胆道镜。胆道镜整个镜身有两个可弯曲部，以适应十二指肠、胆道的自然弯曲。此类胆道镜在检查前，先使用十二指肠镜进入十二指肠降部，将气囊导管插入胆总管，注入造影剂使前端气囊膨胀，将气囊导管固定于胆总管内；然后拔除十二指肠镜，在气囊导管的引导下将胆道镜插入胆总管，排空气囊，退出气囊导管，胆道镜即可进行胆道内观察和各种治疗操作。这种类型的胆道镜，简便易行，检查成功率接近 100%，前端较细，有足够大的钳道，除可进行观察外，还可进行刷检、活检、碎石、网篮取石等各种操作。此类胆道镜也存在一些缺点：胆道镜先端细径部分较短，只能进入胆总管中部，无法进入左右肝管进行观察；胆道镜前端活动部位仅能向两个方向活动。限制了胆道镜的活动方向和观察范围。酒井等在 FDS - CP 型胆道镜的基础上，研制出了 FDS - CPL（fiber duodenoscope - cholangioscope peroral long）型胆道镜，先端细径部分加长至 100cm，前端活动部改为四方向，加大了胆道镜的活动方向和观察范围，其功能得到进一步改善，成功率也明显提高。

德国学者 Wolfram Bohle、Largi 和 Waxrnan 报道了一种简便、快速的直接胆道镜技术，这种技术的原理与 FDS - CP 型胆道镜类似。先应用十二指肠镜进入十二指肠降部，进行乳头切开后，在胆总管内留置一根直径 0. 035 英尺（1 英尺 = 0. 304 8m）的硬质导丝，经口引出，然后应用 Olympus XP 160 型超细胃镜（外部直径 5. 9mm）沿导丝引导方向插入胆总管进行观察和治疗。这种技术的优点是应用超细胃镜观察，图像质量好，镜身坚固耐用，不易损坏；超细胃镜的工作钳道约 2mm，大大超过了一般胆道镜的工作钳道，可更容易地进行更多的内镜下操作，如取石、碎石等。超细胃镜的先端活动部为四方向活动，操作更方便，观察范围更大。这种技术也有明显的局限性，Olympus XP 160 型超细胃镜外部直径 5. 9mm，因此只能对有扩张的胆道进行观察，在插入胆总管前需进行乳头切开，Olympus XP 160 型超细胃镜无法进入肝内胆管进行观察和治疗。目前，这种直接式胆道镜技术应用于临床的病例数较少，其操作成功率及临床疗效仍待进一步临床验证。

美国学者 Brian 报道了对一位胆管乳头状黏液性肿瘤伴有胆总管扩张的患者进行直接式胆道镜检查，进行了内镜下染色、窄波成像，并对肿瘤病灶进行了氩离子电凝手术，取得成功。该患者 86 岁高龄，胆总管增粗，直径达 25mm，胆道子母镜发现，胆管内充满黏液样物，证实为胆管乳头状黏液性肿瘤，患者有明显的梗阻性黄疸和反复发作的胆管炎，无法耐受手术。Brian 对该患者先进行 ERCP，应用球囊及 1% 乙酰半胱氨酸成功地清除了胆管内的黏液，然后应用 Olympus H－180 型标准电子胃镜（外径 9. 8mm，工作钳道 2. 8mm），在没有十二指肠镜及胆道内导丝的辅助下，直接进入扩张的胆总管，对胆管内病灶进行染色和窄波成像检查，明确病灶范围，并采用氩离子电凝对肿瘤组织进行电凝取得成功，减轻了患者的肿瘤负荷。

最近，美国 Boston 公司开发了一种新型的胆道直视设备——Spy Glass Direct Visualization System。这种新型设备不仅可以在直视下观察胆道系统，而且可以在直视下进行胆道内的各项操作，如活检、液电碎石、钬激光碎石等。该设备是目前为止最为先进的胆道直视设备。

Spy Glass Direct Visualization System 由以下部件组成。

1. SpyScope 胆道镜　SpyScope 胆道镜本身不能采集和传输光学图像，因此并不是真正意义上的内镜，只起到了输送导管的作用。SpyScope 胆道镜是一根长度为 230cm、直径为 10Fr 的导管，它能通过十二指肠镜的工作钳道进入胆道系统，导管内有 4 个管道：一个是光导纤维探头通道，探头通过这个通道进入胆管提供光照并采集图像；一个为操作通道，直径 1. 2mm，各种治疗设备（如活检钳、网篮、液电碎石探头等）可通过此通道进入胆道进行各项操作：另两个是独立的吸引、冲洗通道，可提供持续的吸引和冲洗，保持胆道良好的视野。SpyScope 胆道镜输送导管的末端有四方向的控制钮，可控制 SpyScope 胆道镜头端的四方向活动，使胆道镜在胆道内活动范围更大，光导纤维探头能获得更广的视野，使胆道内的操作更简便。

2. 光导纤维探头　光导纤维探头是由 6 000 根光导纤维束组成的，通过 SpyScope 的输送导管进入胆道，提供光源，照亮胆道系统，并可传输所获得的内镜图像。这种探头的长度为 231cm，能提供 70°的可视范围，可重复消毒使用。

3. 活检钳　Spy Glass Direct Visualization System 使用的是一种特制的一次性活检钳，操作医师可以在直视的条件下进行活检。这种活检钳长度为 286cm，可通过 1. 2mm 的工作钳道。

4. Spy Glass Direct Visualization System 主机系统　Spy Glass Direct Visualization System 主机与普通电子内镜系统的主机相类似，它包括显示设备、光源、图像处理设备、气泵、水泵等。

5. 其他配件 Spy Glass Direct Visualization System 可与 Northgate 公司生产的直径 1.9Fr 的胆道探头相兼容，也可与 Autolith 体内液电碎石发生器相兼容。Spy Glass Direct Visualization System 还可通过使用钬激光探头进入胆道进行激光碎石治疗。

传统的胆道子母镜需两位有经验的医师操作，而 Spy Glass Direct Visualization System 只需要一位医师独立操作，其操控性更为简便。普通的胆道镜头端为两方向活动，而胆道镜头端为四方向活动，视野更广，操作更为灵活，而且胆道镜有独立的吸引、冲洗钳道，能更好地保持操作视野的清晰度。SpyGlass 胆道镜的工作钳道更大，可方便地进行直视下的活检、液电碎石、钬激光碎石等一系列诊疗操作。

SpyGlass 系统将最易损坏的成像系统和操控系统分开，起光源和成像作用的光导纤维探头通过胆道镜的光导纤维探头通道进入胆道进行图像采集，清洗消毒后可反复使用，而胆道镜则是一次性使用，大大降低了维护胆道镜的成本。

（董敬蓉）

第四章

消化系统常见症状处理

第一节　消化吸收不良

食物中的营养物质必须首先在胃肠道内经过消化酶的水解，成为小分子的物质才能被人体吸收利用。小肠是糖、脂肪消化吸收的主要场所，小肠对营养物质吸收障碍会引起营养不良。营养物质在肠腔内和小肠黏膜上皮细胞刷状缘的消化过程受影响，则为消化不良（maldigestion）。吸收不良（malabsorption）则指营养物质的吸收过程受损。

生理状况下，食物淀粉经过淀粉酶水解成双糖后，在小肠内双糖酶的作用下，双糖被消化成单糖才能被小肠黏膜上皮吸收。小肠对单糖的吸收根据肠腔内单糖浓度而异。当肠腔内单糖浓度高于血液循环水平时，单糖由小肠上皮细胞 Na^+ – 依赖型葡萄糖转运体（Na^+ – dependent glucose transporter，SGLT – 1）顺浓度梯度被动转运入上皮细胞。当两侧浓度接近平衡时，肠腔内的单糖靠上皮细胞基底膜的 Na^+ – 非依赖型葡萄糖和果糖转运体（glucose transporter，GLUT – 2）逆浓度梯度主动转运入血液循环。

脂肪在胃内经蠕动后被乳化成分散在水相中的细小油滴。当其进入十二指肠后，胆盐和卵磷脂、溶血性卵磷脂、甘油一酯的混合物具有很强的乳化力。而乳化可以降低脂肪的表面张力，增加脂肪酶与脂肪作用的面积。经胆盐乳化、直径约 20nm 的脂性微团极性增大，被肠黏膜细胞吸收后，在其光面内质网脂酰 CoA 转移酶的催化下，由 ATP 供能再合成脂肪，后者与载脂蛋白 B48 等结合形成乳糜微粒，经淋巴进入血液循环。小肠上皮细胞的脂酰 CoA 转移酶及载脂蛋白 B48 功能状态决定了脂肪的吸收速率。

蛋白质在胃中的消化是很不完全的，小肠是消化蛋白质的主要部位。分泌入小肠的胰蛋白酶原在肠激酶的作用下被激活，从而迅速将胰液中的其他蛋白酶都转变成具有活性的酶。这些酶可水解蛋白质肽链内部的一些肽键，使之分解为氨基酸或 2 ~ 6 个氨基酸残基组成的寡肽。在小肠黏膜细胞的刷状缘及胞质中均含有寡肽酶，它能进一步水解寡肽，使之在小肠被吸收。

小肠上皮细胞膜转运系统的先天性缺陷及黏膜上皮吸收面积的获得性缺陷均可导致吸收不良，前者称为原发性吸收不良，后者称为继发性吸收不良。从病理生理的角度看，消化不良和吸收不良是两个不同的过程，但由于消化和吸收相互依赖，密不可分，消化不良也可以干扰营养物质的吸收。

一、病因

（一）上消化道疾病

如胃十二指肠溃疡、胃癌、慢性胃炎。

（二）肝胆胰疾病

如慢性肝炎、肝硬化、慢性胆囊炎、胆石症、慢性胰腺炎及肿瘤。

（三）小肠疾病

克罗恩病、肠结核、乳糜泻、热带口炎性腹泻、Whipple 病、肠淋巴管扩张症、盲袢综合征、短肠综合征、慢性假性肠梗阻、小肠肿瘤、放射性肠炎、肠道气囊肿综合征、肠瘘。

（四）全身性疾病

如糖尿病、甲状腺功能亢进（甲亢）、甲状腺功能减退（甲减）、慢性阻塞性肺炎、慢性右心衰竭等，亦可因胃肠道瘀血、代谢性紊乱或胃肠运动、分泌受累而引起上述症状。

二、临床表现

消化吸收不良的临床表现多样，取决于引起消化吸收不良的基础疾病及其严重程度。常见的临床表现包括腹泻、腹部不适、食欲下降、腹胀、肠鸣音多及营养不良。腹泻特点为大便量多、多油、有恶臭味。由于营养物质吸收减少，虽然患者进食量正常，但仍有体重下降。

三、诊断

（一）病史

1. 饮食与临床症状的关系　如饮用牛奶或进食奶制品可引起腹泻，提示乳糖不耐受症，进食含麦麸的食品，提示乳糜泻的可能。

2. 外科手术史　有无胃、小肠或胰腺切除手术史。如有，应仔细了解切除的部位、范围，是全部切除，还是部分切除。

3. 慢性胰腺炎病史　慢性胰腺炎是引起胰腺外分泌功能不全的主要原因。

4. 慢性胆汁淤积（黄疸）的病史　慢性胆汁淤积可引起胆汁酸不足，胆汁酸不足可引起脂肪吸收不良，导致脂肪泻。

5. 放射治疗史　腹部放射治疗可引起发射性肠炎，影响肠道的吸收功能。

6. 家族史　有些吸收不良患者有家族聚集倾向，如乳糜泻、克罗恩病、胰纤维囊肿病、囊性纤维化、双糖酶缺乏症（如乳糖酶缺乏）。

（二）实验室及其他检查

常规实验室检查可为吸收不良的病因诊断提供线索。如血常规可以提示贫血的类型，是小细胞低色素性贫血还是巨幼细胞贫血。大便常规可发现有无红白细胞、脂肪滴、寄生虫或虫卵存在，是否有隐性出血。腹泻患者应行大便致病菌培养。血清总蛋白、白蛋白、胆固醇、铁及铁蛋白、钙浓度、镁浓度、凝血酶原时间等检查均可提供是否有某些营养物质缺乏的证据。如果上述筛查有异常发现，可进行如下检查：

1. 氢呼气试验　对诊断双糖酶缺乏症有帮助。

2. 腹部超声　可探查肝、胆囊、胰腺、肠壁、腹腔内淋巴结情况。

3. 胃肠镜　根据情况在胃、十二指肠降段取黏膜活检，对慢性萎缩性胃体胃炎、乳糜泻及克罗恩病的诊断有帮助。结肠镜可观察回肠末段并取活检，对回肠末段病变所致的胆盐吸收障碍及维生素 B_{12} 吸收障碍的诊断有帮助。

通过以上检查，如怀疑以下情况，应进行进一步相关检查：

1. 怀疑消化吸收不良由胰腺外分泌功能不足引起　测定大便弹力蛋白酶及糜蛋白酶量。CT、磁共振或 ERCP 检查有无慢性胰腺炎或胰腺占位性病变。如果临床怀疑消化吸收不良由胰腺外分泌功能不全所致，也可考虑胰腺外分泌功能替代试验性治疗，即补充胰酶制剂，如病情有好转，可间接说明胰腺外分泌功能不足。

2. 怀疑消化吸收不良由小肠疾病所致　行右旋木糖吸收试验以检查近段小肠的吸收功能；行维生素 B_{12} 吸收试验检查末段回肠的吸收功能；行葡萄糖氢呼气试验检查有无小肠细菌过度生长；行抗胰蛋白酶清除试验检测有无肠蛋白丢失；行小肠 X 线钡灌检查有无瘘管、憩室、盲袢、短肠综合征等情况；CT 小肠成像可以观察有无小肠肠壁增厚、肠腔狭窄或扩张等病变，正逐渐成为小肠病变的重要检查手段；腹腔动脉造影或肠系膜动脉造影可以检测有无肠缺血性疾病；胶囊内镜与推进式小肠镜检查为小肠疾病的诊断提供了十分有用的手段。

四、治疗

包括原发病的治疗、对症治疗和营养支持治疗。原发病的治疗是根本的治疗方法，只有引起消化吸收不良的原发病得以控制或去除，才能从根本上纠正消化吸收不良。

（一）对症治疗

多数情况下消化吸收不良伴有腹泻。对于引起消化吸收不良的病因一时难以纠正而又伴有腹泻的患者来说，止泻是十分重要的治疗措施。常用的止泻药有洛哌丁胺和复方地芬诺酯（含地芬诺酯和阿托品）。首选洛哌丁胺，因为该药主要由肝脏首过代谢清除，不易透过血脑屏障，中枢神经系统不良反应少。

（二）饮食调节

如果消化吸收不良是由某种特定的食物成分引起，限制该食物成分的摄入可以使症状缓解，消化道黏膜功能恢复正常，营养不良状况得以纠正。例如乳糜泻患者的食谱应去除含麦胶的食物，原发性乳糖不耐受症的患者不应饮用牛奶或进食奶制品。如乳糖不耐受是由于广泛的小肠病变（如克罗恩病）所致，造成乳糖吸收不良的原因是肠道细菌负荷量过大，小肠转运时间短等因素，而非肠黏膜乳糖酶活性低，通过基础疾病的治疗，病情好转后乳糖吸收不良的状况可以得到改善，因此只需要在疾病活动期限制乳糖摄入。

（三）胰腺外分泌功能不全的治疗

低脂膳食和补充胰酶是胰腺外分泌功能不全所致消化吸收不良的主要治疗手段。采用微胶囊技术制造的胰酶可延缓胰酶的释放，避免胰酶在胃内被胃酸提前激活。每餐口服 30 000 国际单位的胰脂肪酶，可以减少脂肪泻和防止体重下降。如疗效欠佳，可试合用 H_2 受体阻滞剂或质子泵抑制剂以增加胰酶效果。

（四）营养支持治疗

一般认为在疾病状态下当体重下降超过10%，出现营养不良时死亡率升高。积极的营养支持治疗对提高基础疾病的治愈率与降低死亡率十分重要。如果消化吸收不良患者体重下降不明显，营养不良状况严重，且引起消化吸收不良的基础疾病可以在短期内得到控制，此类患者只需维持正常饮食或通过胃肠道补充营养即可。同时应注意补充维生素、矿物质及微量元素。病史长、病情复杂的病例常存在多种营养物质的缺乏与失衡，需要临床医师与营养师共同制订治疗方案。制订营养支持方案应考虑到营养物质的生理需要量、营养素缺乏程度、预计疗程、可利用的胃肠道功能，以及蛋白和热量的理想供给途径。必要时可行部分或全静脉内营养支持治疗。

严重脂肪泻的患者常存在脂溶性维生素缺乏，应注意补充脂溶性维生素，如维生素D及维生素A的补充。短肠综合征及其他各种存在严重脂肪吸收不良的患者肠腔内的脂肪酸与游离钙和镁结合，导致钙镁吸收障碍，维生素D缺乏进一步加重钙的缺乏，应注意补充钙和镁。值得注意的是，血镁浓度正常并不代表细胞内镁正常，这种类型的镁缺乏很可能是顽固性低钾血症及难以解释的低钙血症的原因。当出现难以解释的低钾血症和低钙血症时，应注意镁的补充。乳糜泻患者通常需补充铁和叶酸。

（王忠琼）

第二节　吞咽困难

吞咽困难（dysphagia）是指患者的正常吞咽功能发生障碍所导致的吞咽食物或饮水时有梗阻感觉或发噎感，它可由口咽部、食管或贲门的功能或器质性病变引起，它是常见的消化道症状之一。常见的原因有食管癌、贲门癌、食管狭窄和食管动力性疾病（如贲门失弛缓症）等。

一、病因

根据病变部位不同，吞咽困难分为口咽性和食管源性吞咽困难，根据梗阻原因不同分为机械性梗阻和动力障碍性梗阻。常见原因列于表4-1。

表4-1　常见吞咽困难病因

口咽性吞咽困难	食管源性吞咽困难
口炎、外伤、咽炎、咽后壁脓肿、咽喉结核、急性化脓性扁桃体炎、扁桃体周围脓肿、咽喉部肿瘤、中枢神经系统疾病（脑血管意外、帕金森病、肌萎缩性侧索硬化症、脑干肿瘤等）、周围神经系统疾病（脊髓灰质炎、周围神经病变等）、肌肉疾病（原发性肌病、代谢性肌病、重症肌无力、皮肌炎、多发性肌炎等）、全身感染中毒性疾病（破伤风、狂犬病等）、环咽肌失弛缓症	急慢性食管炎、食管憩室炎、食管结核、Barrett食管、食管黏膜下脓肿、食管癌、贲门癌、手术后吻合口狭窄、放疗后、酸碱烧伤瘢痕、食管先天性疾病（食管蹼、先天性食管闭锁、先天性食管狭窄）、食管良性肿瘤、食管内异物、食管裂孔疝、食管受压（纵隔疾病、心血管疾病、甲状腺肿大）、风湿免疫性疾病（皮肌炎、硬皮病等）、贲门失弛缓症、弥漫性食管痉挛

二、发病机制

正常吞咽过程是指食物在口腔内咀嚼后经过口咽部进入食管，再通过食管进入胃内的过程。包括口咽部吞咽、食管上括约肌（upper esophageal sphincter，UES）松弛、食管原发性蠕动和食管下括约肌（LES）松弛四个阶段，其中任何一个阶段发生障碍，均可引起吞咽困难。

（一）口咽性吞咽困难

是指食团不能或难以从咽部进入食管。主要影响的是吞咽的前两个阶段。当口咽部有炎症或创伤时，患者可因疼痛不敢吞咽。脑血管意外时，由于损伤了吞咽中枢或控制咽下部及食管上段横纹肌的运动神经节而引起吞咽困难。重症肌无力患者由于咽部肌肉、UES和食管横纹肌运动终板病变，反复吞咽引起横纹肌疲劳，进而导致吞咽困难。皮肌炎、多发性肌炎可累及咽肌和食管横纹肌，导致咽肌收缩减弱或无力，进而引起吞咽困难。

（二）食管源性吞咽困难

是指食团在食管内通过困难，不能顺利达到胃内。主要影响的是吞咽的后两个阶段。食管的梗阻性病变是其主要原因。当食管腔内机械性梗阻或闭塞，如食管癌、贲门癌、食管良性狭窄等；或食管壁外来性压迫，如纵隔肿瘤、主动脉瘤等；以及食管蠕动减弱、消失或异常，如弥漫性食管痉挛、皮肌炎、硬皮病等，均可引起吞咽困难。食管下括约肌（lowesophageal sphincter，LES）引起吞咽困难的主要机制是食管下括约肌松弛障碍，多见于贲门失弛缓症。

三、诊断

对吞咽困难的患者应仔细询问病史、查体并结合相关检查，首先确定病变部位，是口咽性吞咽困难还是食管源性吞咽困难；对后者应进一步确定其是梗阻性还是动力性；并确定病变性质是良性还是恶性。

（一）病史

1. 年龄　出生后或哺乳期即有频繁反食者，要考虑先天性食管疾病，如先天性食管狭窄、先天性食管闭锁；先天性食管过短等；儿童突然出现吞咽困难，多考虑食管异物可能；青壮年出现吞咽困难，要考虑动力障碍性疾病，如贲门失弛缓症；老年人出现吞咽困难，应考虑有无食管癌等恶性疾病。

2. 前驱病史　患者有反流、反食、胸骨后疼痛等病史应考虑反流性食管炎；既往有食管、胃手术史，应考虑食管胃吻合口狭窄；吞咽困难同情绪有关，应考虑弥漫性食管痉挛或贲门失弛缓症。

3. 与饮食的关系　进行性吞咽困难应考虑食管恶性肿瘤，进干食和流质均有梗阻感则应考虑动力障碍性疾病。

4. 吞咽疼痛　口咽部的炎症、溃疡或外伤，进食时吞咽疼痛；食管源性吞咽困难伴有轻重不一的疼痛，部位亦不确切，涉及胸骨后、剑突下、肩胛区、背部、肩部、颈部等处。如果进食酸性饮食或酒精，即刻引起疼痛，多见于食管炎症和溃疡；如进食过冷或过热饮食诱发疼痛，多为弥漫性食管痉挛。

5. 食物反流　进流质饮食立即反流至鼻腔及呛咳者，应考虑咽部神经肌肉病变；餐后较久才有反流，多为食管梗阻的近段有扩张或食管憩室内有潴留引起；贲门失弛缓反流物量常较多，常在夜间平卧位时出现，并引起呛咳。

6. 声音嘶哑　吞咽困难伴有声音嘶哑，应考虑食管癌引起的纵隔浸润侵及喉返神经；或主动脉瘤、纵隔肿瘤或纵隔淋巴结结核压迫喉返神经。

7. 呛咳　吞咽困难伴发呛咳，应考虑是否患有食管癌、贲门癌、贲门失弛缓症或食管憩室等疾病；呛咳较重者须考虑咽部神经肌肉病变或食管癌并发食管气管瘘。

（二）体格检查

体格检查时应注意患者的营养状况，有无消瘦、贫血，有无浅表淋巴结肿大、甲状腺肿大、颈部包块，有无口咽炎、溃疡或外伤，有无舌和软腭麻痹等，必要时做神经系统检查以确定与吞咽有关的脑神经（第Ⅸ、Ⅹ、Ⅻ对脑神经）功能有无障碍。

（三）辅助检查

1. X 线检查　胸部 X 线片可以了解有无肺部炎症、纵隔增大、主动脉瘤、左心房增大或心包积液。食管钡餐造影有助于鉴别机械性梗阻和动力性梗阻，腔内梗阻或食管外压迫。

2. 内镜检查　内镜检查可直接观察到病变部位、范围、形态，结合病理组织学检查可确定病变的良恶性，确定病变是黏膜内还是黏膜下，对食管癌、食管良性肿瘤、食管良性狭窄、食管异物、食管裂孔疝、食管结核、食管真菌感染等疾病具有鉴别诊断意义。

3. 超声内镜检查　可确定病变来自黏膜下还是食管外，并可确定恶性病变的浸润深度。

4. 食管测压检查　食管测压检查对判断食管的运动功能十分重要。对一些运动功能异常的疾病具有诊断价值。

5. CT 或 MRI 检查　有助于发现有无纵隔占位性病变，以及食管癌或贲门癌的浸润情况和淋巴结转移情况；头颈部 CT 或 MRI 还可发现颅内病变。

四、治疗

引起吞咽困难最常见的原因是各种食管疾病，其次是口咽部疾病、与吞咽有关的神经肌肉病变及某些全身性疾病，由于病因不同，因此治疗的措施也不尽相同，但总的原则是减轻或缓解症状，治疗原发病，预防并发症，提高生活质量。

（一）生活方式指导

有机械性梗阻的患者应进少渣食物或流质食物；有动力障碍性梗阻的患者应进食温热食物，避免不良刺激；有反流的患者应避免睡前进食，睡觉时抬高床头；口咽部吞咽困难，由于易引起气道吸入或鼻咽反流，患者宜进较稠食物，严重者需经胃管鼻饲。

（二）药物治疗

1. 动力药物　对反流性食管炎、系统性硬化病可应用多潘立酮、莫沙必利、伊托必利等促胃肠动力药物促进食管蠕动；对贲门失弛缓症、弥漫性食管痉挛等可选用硝酸异山梨酯（消心痛）10mg，每日 3 次，或硝苯地平（心痛定）10mg，每日 3 次，有助于改善症状；对重症肌无力可予以新斯的明 0.5mg，肌内注射，能迅速缓解症状。

2. 抑酸剂　对反流性食管炎及 Barrett 食管患者应用质子泵抑制剂（proton pumpinhibitor，PPI）或 H_2 受体拮抗剂，可降低反流物的酸度，有助于黏膜修复、症状缓解。

3. 其他　肿瘤患者应用化疗药物，可使部分患者肿瘤缩小，皮肌炎等风湿免疫性疾病应用糖皮质激素治疗可明显减轻吞咽困难等症状，严重贫血导致的吞咽困难应积极纠正贫血，贫血改善后，吞咽困难即可消除。

(三) 内镜治疗

1. 食管扩张治疗　分为探条扩张、水囊扩张和气囊扩张等方法。前两者适用于机械性梗阻（如各种炎性狭窄等），后者适用于动力障碍性狭窄（如贲门失弛缓症等）。

2. 肉毒杆菌毒素注射　内镜直视下 LES 注射肉毒杆菌毒素治疗贲门失弛缓，有较好的近期疗效。

3. 食管支架　对失去手术机会的食管贲门恶性病变，置入食管支架可缓解梗阻症状，改善生活质量。对食管炎性狭窄、术后吻合口狭窄反复扩张效果不佳、合并食管、胸腔或气管、支气管瘘的患者以及反复扩张效果不好的贲门失弛缓症患者，置入食管支架，有助于病变的修复及巩固内镜扩张治疗的效果。

4. 内镜下食管息肉、黏膜下良性包块切除术　在内镜下采用氩气刀、高频电刀及激光等器械切除包块，一般适用于 <3cm 的包块，但如果包块未侵及外膜层，内镜下切除的指征不严格限于包块的大小。

(四) 营养支持

鼻胃管适于短期（几周内）应用，根据患者的耐受程度，营养液可通过注射器注入，也可用泵持续滴注。经皮内镜下胃造瘘术能减少胃食管反流机会及鼻咽不适，可在家中管饲，操作简单、创伤小，临床应用甚广。

(五) 手术治疗

主要用于食管癌或侵及外膜的间质瘤切除，对内镜扩张效果不佳和（或）支架治疗效果不佳的贲门失弛缓症及炎性狭窄的患者以及严重的食管酸碱烧伤患者，也可考虑手术解除梗阻。

(王忠琼)

第三节　消化道出血

消化道出血（gastrointestinal bleeding）是指从食管到肛门之间消化道的出血，是消化系统常见的危急重症，严重者危及生命，死亡率高达5%～12%。轻症可无症状，仅在慢性贫血寻找病因时才得以发现。部分患者出血可以自行停止，但40%的患者可以反复出血，5%～10%的患者需要内镜下或手术治疗，随着消化内镜的发展，目前可将消化道出血部位大致分为上消化道出血、小肠出血和下消化道出血。

一、病因

引起消化道出血的病因众多，可由消化道本身的炎症、血管病变、机械损伤、肿瘤等因素引起，也可因邻近器官或全身疾病累及消化道所致。按消化道病变部位分述如下：

(一) 上消化道出血

消化性溃疡、食管胃底静脉曲张、出血糜烂性胃炎及食管、胃恶性肿瘤等是上消化道出血的最常见病因。其他常见原因有：贲门黏膜撕裂伤、食管炎、恒径动脉溃疡、胆道和胰腺出血、胸或腹主动脉瘤或纵隔肿瘤或脓肿破入消化道。全身疾病，如凝血机制障碍、尿毒症、结缔组织病等亦可引起出血。

（二）小肠出血

见于肠血管畸形、小肠炎症性疾病、小肠平滑肌瘤、缺血性肠病、肠系膜动脉栓塞、肠憩室、肠套叠、肠寄生虫病（血吸虫及钩虫病等）以及一些全身出血性疾病等。

（三）下消化道出血

痔、肛裂是最常见的原因，其他常见的病因有结肠癌、肠息肉、肠道炎症性病变（感染性肠炎、溃疡性结肠炎、缺血性肠病等）、肠道憩室、血管病变等。

二、临床表现

消化道出血的临床表现取决于失血量及速度、出血部位及性质，与患者的年龄、心肾功能等全身情况也有关。

（一）呕血、黑便、血便、隐血

呕血、黑便及血便是消化道出血的明确临床表现。如急性上消化道出血，出血量大且速度快，可呕鲜红色血；如出血后血液在胃内潴留时间较长，与胃酸作用生成酸化血红蛋白，呕血常呈咖啡色。黑便是血红蛋白经肠内硫化物作用形成硫化铁所致，典型者呈柏油样，见于上消化道、小肠或少量右半结肠出血。鲜红色或暗红色血便多来自下消化道或急性上消化道大量出血。消化道少量出血（<5ml）时，大便颜色无明显变化，隐血试验可呈阳性。

（二）贫血、体循环失代偿

贫血常表现为乏力、活动后心悸、头晕、耳鸣以及皮肤、甲床苍白。急性大出血导致的贫血症状容易识别，贫血严重时可导致器官功能障碍。慢性少量消化道出血所致贫血症状常不明显，易被忽略。当患者无明确黑便而以贫血就诊时，应进行大便隐血试验，协助其分析病因。

大量失血初期交感神经兴奋，患者有出冷汗、心悸、口渴等表现，随着失血量进一步增加，各器官灌注减少，可有头晕、晕厥，甚至休克。体循环失代偿的发生个体差异较大，老年、体弱患者发生较早，有些甚至可无呕血、黑便、血便等症状。

（三）氮质血症

消化道出血时血红蛋白的分解产物在肠道被吸收，致血中尿素氮升高，形成肠源性氮质血症，但一般不超过14.2mmol/L，持续3～4d可恢复正常。如果升高的BUN持续不降，提示活动性出血。

三、诊断

（一）判断是否为消化道出血

根据上述临床表现，对大多数患者诊断消化道出血并不困难。值得注意的是，对于呕血，应注意与口腔、鼻、咽喉出血以及咯血（表4－2）鉴别。对于黑便：①应注意患者描述是否正确，必要时请患者摄下照片或医师亲自观看；②注意有无进食动物血、服用铁剂或铋剂等经历；③大便隐血试验阴性，可排除消化道出血。当患者以体循环失代偿为突出表现时，应注意与感染性休克、过敏性休克、心源性休克、重症急性胰腺炎以及腹腔内实质脏器破裂等疾病相鉴别。

表 4-2 呕血与咯血的鉴别

	呕血	咯血
病因	消化性溃疡、肝硬化、急性胃黏膜出血、胃癌等	肺结核、支气管扩张、肺脓肿、肺癌、心脏病等
出血前症状	上腹不适、恶心、呕吐等	咳嗽、胸闷、喉头发痒
出血方式	呕出	咯出
血色	棕褐色、暗红色，有时呈鲜红色	鲜红色
血中混合物	食物残渣、胃液	痰、泡沫
pH	酸性	碱性
黑便	有，柏油样	少有
痰的性状	无痰	血痰数日

（二）评估失血量及严重度

当失血量 <400ml 时，由于轻度的血容量减少可很快被组织间液和脾脏贮血所补充，一般无症状。失血量 >500ml、失血速度快时，患者可有直立性低血压，即立位较卧位血压低 10mmHg 以上，伴有头晕、乏力、心动过速和血压下降等表现。表 4-3 总结了生命体征与失血量的大致关系。

表 4-3 根据休克指数判断失血量

心率（次/分）	收缩压（mmHg）	休克指数	失血量（%）
70	140	0.5	0
100	100	1	30
120	80	1.5	30~50
140	70	2	50~70

（三）判断出血是否停止

肠道积血一般需经 3d 才能排尽，故不能以黑便作为活动性出血的指标。下列表现应考虑活动性出血：①仍反复呕血、黑便，肠鸣音活跃；②周围循环不稳定：脉率快、收缩压低、中心静脉压低；③红细胞计数、血红蛋白测定持续下降；④补液与尿量足够的情况下，血尿素氮持续或再次升高。

（四）判断出血部位及病因

1. 病史和查体　在扑朔迷离的出血部位及众多病因中，如何尽早、准确获得结论，需要有正确的诊断思路，病史和查体对于诊断思路至关重要。基于此，借助各种检查方法获得客观证据，最后完成诊断。

常见的典型病史和阳性体征对诊断的提示如下：呕血、黑便，伴中上腹周期性、节律性、慢性疼痛，提示消化性溃疡；大量呕鲜血，有慢性肝病史，查体发现肝掌、蜘蛛痣、脾肿大、腹水等，多系肝硬化门脉高压导致食管胃底静脉曲张破裂出血；剧烈恶心、呕吐后呕出鲜血，提示食管贲门黏膜撕裂伤；慢性持续黑便或大便隐血阳性伴消瘦，要警惕胃癌；有服用损伤胃黏膜药物（如非甾体抗炎药、肾上腺皮质激素等）或严重创伤史，要考虑急性出血性胃炎；60 岁以上有肠梗阻和便血者，要考虑结肠肿瘤；60 岁以上有冠心病、心房颤动病史者出现腹痛及便血，应考虑缺血性肠病；黄疸、发热、腹痛伴消化道出血，应考虑胆道出血。

2. 提供客观证据的常用检查

（1）内镜检查：对于消化道大出血者，一般应在体循环稳定后24h内进行。经积极止血、补充血容量等措施后，仍有活动性大出血时，应创造保障体循环相对稳定的时机，进行内镜检查，根据病变特点行内镜下止血治疗，有利于及时逆转病情，减少输血量及缩短住院时间。

对内镜下出血病灶进行分型（表4－4）有助于评估上消化道病灶再出血的概率。

表4－4　上消化道出血 Forrest 分型

分型	特征	再出血率（%）	治疗策略
Ⅰa	活动性动脉出血	90	
Ⅰb	明显渗血	55	PPI＋内镜治疗＋PPI
Ⅱa	裸露血管	50	
Ⅱb	血凝块	25～30	PPI，必要时内镜治疗
Ⅱc	少量渗血	10	
Ⅲ	仅有溃疡，无血迹	3	PPI

当胃肠镜未能发现出血病灶时，首选胶囊内镜了解小肠情况。推进式小肠镜因通常难以观察完整小肠而不宜作为一线选择，多在胶囊内镜的基础上有针对性地进行深入观察、取活检或治疗时使用。

（2）选择性血管造影（DSA）：当内镜未能发现病灶，估计有消化道动脉性出血时，应行选择性血管造影及血管介入治疗。在动脉造影前半小时，若病情允许，应停用缩血管药物，以提高动脉造影的阳性率。

（3）CT：腹部CT对于有腹部包块、肠梗阻征象的患者有一定的诊断价值，特别是既往有腹部血管手术史（如腹主动脉瘤修补术）后便血，怀疑有主动脉小肠瘘的患者可安排此项检查。

（4）临时放置胃管：当消化道出血部位不明时，临时放置胃管有助于判断出血部位。

四、治疗

（一）监护

（1）患者宜平卧，保持呼吸道通畅，防止误吸。

（2）监测生命体征。

（3）暂禁食。

（4）观察活动性出血情况。

（二）液体复苏

输液开始宜快，可选用生理盐水、林格液等，补液量根据失血量而定，必要时输血，改善组织供氧和纠正出血倾向。一般年轻且没有持续活动性出血者，血红蛋白维持在70g/L以上即可，老年或有明确心血管病、活动性出血者，血红蛋白应维持在100g/L左右。当活动性大出血时，往往需要建立多个静脉通道，迅速稳定患者的生命体征。

（三）上消化道出血的治疗

1. 非曲张静脉出血的治疗

（1）药物

1）抑制胃酸：迅速将胃内 pH 提升至 6.0 以上，有助于促进血小板黏附、聚集而止血，同时也减少胃蛋白酶对血痂的“消化”作用，是止血的关键措施。首选质子泵抑制剂（protonpump inhibitors，PPI），如奥美拉唑 40mg，静脉滴注，每日 1～2 次；对于出血程度不重、再出血可能性小的患者可将 H_2 受体拮抗剂，如法莫替丁 20～40mg 加入葡萄糖或生理盐水中，静脉滴注，每日 1～2 次。

2）减少内脏血流：生长抑素（somatostatin）及其类似物奥曲肽（octreotide）可减少内脏血流及抑制胃酸分泌而常用于消化道出血治疗。生长抑素首次以 250μg 静脉注射，再以 250μg/h 静脉持续滴注；生长抑素类似物奥曲肽 0.1mg 静脉注射，然后以 25μg/h 的速度持续静脉滴注，必要时剂量可加倍。

3）收缩毛细血管：①卡络磺钠能增进毛细血管断裂端的回缩作用，有助于止血。将卡络磺钠 40mg 加入生理盐水 250ml 中，静脉滴注，每日 2 次。②去甲肾上腺素 8mg 加入生理盐水 100ml 中，分次口服，促使小血管收缩。

4）其他局部止血用药：①口服铝碳酸镁或硫糖铝凝胶，在出血创面上形成保护膜；②凝血酶 1 000～4 000U 加水稀释，分次口服；③云南白药 0.5g 加水溶解后口服，每日 3 次，亦有助于止血。

5）氨甲环酸：凝血块的溶解是上消化道病变持续出血或再出血的原因，一般使用 PPI 即可。因纤溶酶原抑制剂氨甲环酸等可引起心脑肺等多脏器的血栓形成，对于老年、糖尿病、血管炎等患者应慎用，一般不作为首选。

（2）内镜：对于上消化道 Forrest Ⅰ～Ⅱb 型出血病灶应在内镜下给予注射药物、电凝及使用止血夹等止血治疗。对Ⅱc～Ⅲ型出血病灶，可仅给予 PPI 治疗。

（3）手术：大部分患者经过药物及微创治疗后，可避免手术治疗。手术治疗的目的在于明确出血部位，确切止血，消除出血病灶，防止再出血。

（四）下消化道出血的治疗

1. 炎症/免疫性病变　下消化道出血是重症溃疡性结肠炎、Crohn 病、过敏性紫癜、多发性结节性动脉炎、类风湿性血管炎、系统性红斑狼疮等疾病常见的临床表现，抗炎、止血措施如下。感染性腹泻，通常出血量少，抗感染治疗后即可止血。

（1）糖皮质激素：大出血时，应予琥珀酸氢化可的松 300～400mg/d 或甲泼尼龙 40～60mg/d 静脉滴注，总有效率约 67%。病情缓解后可改口服泼尼松 20～60mg/d。

（2）生长抑素或奥曲肽：大出血时使用方法同前。少量慢性出血，可皮下注射奥曲肽 0.1mg，每日 1～3 次。

（3）5－氨基水杨酸类：适用于少量慢性出血。

2. 血管畸形　小肠、结肠黏膜下静脉和黏膜毛细血管发育不良，出血常可自行停止，但再出血率高，可达 50%。内镜下高频电凝或氩离子凝固器（APC）烧灼治疗可使黏膜下层小血管残端凝固，是肠血管发育不良简便、经济和有效的治疗方法，适用于病灶较局限的患者。

3. 肠息肉　可在内镜下切除。

（五）手术治疗

大部分消化道出血患者经过药物及微创治疗后，可避免手术治疗。手术治疗的目的在于明确出血部位，确切止血，消除出血病灶，防止再出血。

1. 消化道出血外科治疗适应证　①经内科、微创治疗无效或反复的大出血，危及生命；②出血同时合并内科难以治愈且需要外科手术治疗的疾病，如肿瘤、溃疡穿孔及肠道憩室等。

2. 禁忌证　①内科、内镜及血管介入治疗有效；②患者一般情况差，难以耐受手术；③有严重的器官功能不全。

3. 手术方式　根据具体疾病选择，对于一般情况差的患者，手术力求简单有效，先以挽救患者生命为主，待患者情况允许，择期追加手术，争取根治疾病。恶性肿瘤患者，如条件允许，应尽早考虑根治性手术。

4. 术后并发症

（1）术后出血：术中止血不确切，术后再出血发生率高。当术中病变无法切除或术后疾病活动，均可引起术后再次出血，如十二指肠溃疡等。表现为术后早期引流管中血液量大，且不减少，出血部位可为原出血病灶或新出现的病灶。术后出血应根据具体病情给予药物、内镜及介入治疗，无效者需考虑再次手术，妥善止血。

（2）凝血功能障碍：大量出血导致凝血物质丢失，引起凝血功能障碍。术后应注意监测患者凝血功能，警惕 DIC 的发生。如果术后患者出现出血倾向，且血小板计数减少、凝血酶原时间延长、纤维蛋白原降低等，应考虑 DIC。

（3）多器官功能障碍、衰竭：术后因凝血、呼吸、心血管等功能障碍，发展为多器官功能衰竭。

（4）内环境紊乱和低蛋白血症：病情危重、术前血容量不足、手术应激等致使术后容易出现内环境紊乱，如低钾、低钠、低蛋白血症等，一般如无慢性器官功能障碍，经积极内科治疗，多可逐渐恢复。

术前明确出血部位是手术成功的保证。术前尽可能纠正患者的贫血、维持有效循环血容量及内环境稳定，有助于减少术后并发症，提高手术安全性。

（雷宗良）

第四节　急性腹痛

急性腹痛具有起病急、变化快的特点，内、外、妇、儿临床各科均可引起。

一、病因

引起急性腹痛的疾病分为腹腔内脏器病变与腹腔外（全身疾病）两大类。

1. 腹膜急性炎症　腹膜有炎症时，可引起相应部位的疼痛，具有以下特点：①疼痛定位明确，一般位于炎症所在部位；②疼痛呈持续性锐痛；③因体位改变、加压、咳嗽或喷嚏而加剧，患者被迫静卧；④局部压痛、反跳痛与肌紧张；⑤肠鸣音消失。

2. 腹腔内脏器急性炎症　如急性胃炎、急性胆囊炎、急性胰腺炎、急性肝炎等。

3. 空腔脏器梗阻或扩张　腹内空腔脏器阻塞引起的典型疼痛为阵发性或绞痛性。在病情加重时空腔脏器扩张也可引起持续性疼痛。

4. 脏器扭转或破裂　腹内有蒂器官（卵巢、胆、脾、妊娠子宫、肠系膜、大网膜等）扭转时，可引起剧烈的绞痛或持续性疼痛，有时并发休克。脏器急性破裂，如肝破裂、脾破裂、异位妊娠破裂等，疼痛急剧并呈持续性，常有内出血征象，严重时发生休克。

5. 腹腔血管阻塞　如肠系膜血管血栓形成或夹层动脉瘤和腹主动脉瘤将要破裂时。

6. 中毒与代谢障碍　中毒与代谢障碍所致的腹痛特点是腹痛剧烈而无明确定位，症状虽剧烈而腹部体征轻微，有原发病的临床表现与实验室证据。可引起急性腹痛的中毒及代谢障碍性疾病有铅中毒、血卟啉病、尿毒症与糖尿病酮症酸中毒等。

7. 变态反应性疾病　如过敏性紫癜、腹型风湿热等。

8. 胸腔疾病牵涉痛　胸腔疾病如下叶肺炎、肺梗死、急性心肌梗死与食管疾病均可引起腹部牵涉痛。症状可类似急腹症，但腹部一般无压痛。胸部体征、X 线胸片与心电图的阳性结果有助明确诊断。

二、诊断

结合问诊、体格检查、实验室与器械检查，必要时还须进行剖腹探查，方能明确诊断。

（一）问诊

重点注意如下几方面：

1. 起病诱因与既往史　急性胃肠炎、急性胰腺炎、消化性溃疡急性穿孔多因暴食而诱发。胆绞痛往往发作于高脂肪餐后。育龄妇女停经后的急性腹痛须注意异位妊娠破裂。既往有腹腔手术史或腹腔结核史者应注意急性机械性肠梗阻。患有高血压动脉硬化者应注意急性心肌梗死与夹层动脉瘤，以及肠血管栓塞。

2. 起病方式　突起疼痛者，常见于胆道蛔虫、胃穿孔及心肌梗死。其他如结石嵌顿、急性梗阻、肠血管栓塞、急性炎症等也呈急性起病，但疼痛开始较轻，在 10 余分钟到半小时内增剧到高峰，与前者略有不同。

3. 腹痛性质　小肠病变如炎症或梗阻和胆道蛔虫引起的急性腹痛多呈阵发性绞痛；而持续性剧痛伴阵发性加剧者，多为炎症伴有管道痉挛或结石嵌顿，如胰腺炎、胆结石、肾结石等；仅有持续性剧痛者，多为炎症而无管道痉挛，如腹膜炎、肝脓肿、内出血等。

4. 腹痛部位与疾病的关系　一般腹痛部位即为病变部位，但也有不符合者：①痛在腹中线部，而病变在侧腹或胸腔（如阑尾炎的早期或心肌梗死等）。②痛在侧腹部，而病变在胸腔或脊柱（如肺炎、脊神经受压或炎症所致的刺激性疼痛）。

5. 腹痛与其他症状的关系　①发热与腹痛：发热在先，腹痛在后者，多为不需手术的内科疾病所致。反之，先腹痛后发热，多属需手术的外科疾病。②腹泻与腹痛：腹泻伴腹痛者，须注意急性胃肠炎、细菌性食物中毒、急性出血坏死性肠炎等。③腹痛与血尿：多见于泌尿系统疾病。④腹痛伴呕吐：急性腹痛伴呕吐、腹胀、肛门停止排气排便，应注意肠梗阻。

6. 急性腹痛的放射痛　急性胰腺炎的疼痛可向左腰背部放射，胆囊炎、胆石症的疼痛可向右肩背部放射，输尿管结石绞痛常向会阴部或大腿内侧放射。

（二）体格检查

有所侧重而又系统的体格检查有助于急性腹痛的病因诊断。特别注意患者腹痛时的体位，有否黄疸、发热，心肺有否阳性体征。腹部检查是重点，注意腹式呼吸是否存在、有无胃肠型或蠕动波。腹部压痛、肌紧张与反跳痛是腹膜炎的指征。腹部压痛最明显处往往是病变所在，如麦氏点压痛往往提示急性阑尾炎，墨非征阳性提示胆囊疾患。叩诊发现肝浊音界缩小或消失，是急性胃肠穿孔或高度肠胀气的指征。腹移动性浊音阳性则提示腹腔内积液或积血。听诊发现肠鸣音亢进、气过水声、金属音，是肠梗阻的表现；若肠鸣音明显减弱或消失，则提示肠麻痹。对疑有腹腔内出血者，应及早行腹腔穿刺予以确诊。

（三）辅助检查

血、尿常规及淀粉酶、血生化、X 线胸腹部透视或摄片、心电图检查是病因未明的急生腹痛患者的必检项目，可以筛选大部分的腹痛常见病因。根据具体病情再选择其他检查，如 B 超、CT 等。

三、治疗

准确、全面询问病史与体格检查，抓住主要矛盾，进行诊断与治疗。特别注意以下几点：对伴有休克等危重征象者，应先进行抗休克等抢救措施，而不要忙于作有关检查；对有腹腔内出血、肠梗阻或腹膜刺激征等征象者，应紧急处理，并请外科医生进行诊治；先考虑常见病，后考虑少见病。诊断未明确前，特别是未排除外科急腹症时，禁用吗啡、哌替啶等麻醉药；部分患者早期症状、体征不典型，应严密观察，及时做有关检查，以求尽早明确诊断。

（刘　勇）

第五节　慢性腹痛

慢性腹痛是指起病缓慢、病程长、或急性起病后时发时愈的腹痛。

一、病因

引起慢性腹痛的原因很多，可为单一因素，也可为多种因素共同参与：①腹腔慢性炎症：如结核性腹膜炎、慢性胰腺炎、慢性盆腔炎等；②化学性刺激：如消化性溃疡；③腹腔或脏器包膜的牵张：各种原因引起的肝大、手术后或炎症后遗的腹膜粘连；④脏器慢性扭转或梗阻：如慢性胃扭转、肠粘连引起的腹痛；⑤中毒与代谢障碍：铅中毒、血卟啉病、尿毒症；⑥肿瘤压迫或浸润；⑦神经精神因素：功能性消化不良、肠易激综合征、胆道运动功能障碍等。

慢性腹痛的部位大多和罹患器官的部位相一致，而中毒与代谢障碍，以及神经精神因素引起的慢性腹痛则部位不固定或范围较广泛。

二、诊断

需结合病史、体格检查、实验室及器械检查资料，做出正确诊断。

1. 过去史　急性胰腺炎、急性胆囊炎、腹部手术等病史，对提供慢性腹痛的病因诊断有帮助。

2. 腹痛的部位　腹痛的部位与相应部位的器官往往有关系。

3. 腹痛的性质　饥饿或夜间出现的上腹部烧灼样痛是十二指肠溃疡的特征性症状；结肠、直肠疾病常为阵发性痉挛性腹痛，排便后疼痛常可缓解。

4. 腹痛与体位的关系　胃黏膜脱垂症患者左侧卧位可使疼痛减轻或缓解，而右侧卧位则可使疼痛加剧；在胃下垂、肾下垂与游动肾患者，站立过久及运动后疼痛出现或加剧，在前倾坐位或俯卧位时出现。良性十二指肠梗阻餐后仰卧位可使上腹痛加重，而俯卧位时缓解。

5. 腹痛与其他症状的关系

（1）慢性腹痛伴发热：提示有炎症、脓肿或肿瘤的可能性。

（2）慢性腹痛伴呕吐：慢性上腹部疼痛伴呕吐宿食应注意幽门梗阻（溃疡病或胃癌引起）；若呕吐物含胆汁成分，则应注意各种原因引起的十二指肠壅积症。

（3）慢性腹痛伴腹泻：多见于肠道慢性炎症，也可见于肿瘤、肠易激综合征或慢性肝脏或胰腺疾病。若伴腹泻血便，应注意慢性细菌性痢疾、溃疡性结肠炎、克罗恩病，特别注意排除结肠癌。

（4）慢性腹痛伴有包块：可见于腹腔内肿瘤、炎症性包块、慢性脏器扭转。若左下腹包块表面光滑、时有时消，应注意痉挛性结肠或粪块。

根据患者的具体情况，选择恰当的实验室与器械检查，进行全面分析，一般可做出正确的诊断。对经过各项检查仍未发现器质性病变而做出功能性腹痛（如肠易激综合征、功能性消化不良等）的患者，仍应定期追踪复查，以免遗漏器质性疾病的诊断。

三、治疗

针对病因进行治疗及对症治疗。

（刘　勇）

第六节　急性腹泻

急性腹泻的临床表现是排便次数增多，粪质稀薄，病程在两个月之内。

一、病因

最常见病因是肠道感染与细菌性食物中毒。

1. 食物中毒　细菌性食物中毒如沙门氏菌、金黄色葡萄球菌、嗜盐菌、变形杆菌、致病性大肠杆菌、肉毒杆菌毒素中毒等。非细菌性食物中毒如毒蕈、河豚鱼等。

2. 急性肠道感染　如病毒性肠炎、急性细菌性痢疾、霍乱、副霍乱、急性阿米巴痢疾等。

3. 肠变态反应性病　如进食鱼、虾、乳类、菠萝等致敏原。

4. 药物和化学毒物　如硫酸镁、新斯的明、利血平等药物，以及有机磷中毒等。

5. 饮食不当　如进食过多生冷或油腻食物。

二、诊断

（一）病史询问

注意以下几点：

（1）共同进餐者同时发病应考虑食物中毒，包括细菌性、化学毒物或其他食物中毒。

（2）以发热起病的腹泻，应注意急性全身性感染。

（3）大手术后，特别是接受长期广谱抗生素治疗的患者，突然发生腹泻，须考虑抗生素相关性肠炎（难辨梭状杆菌引起）。

（4）长期接受广谱抗生素、肾上腺皮质激素或抗癌药物治疗的衰弱患者出现腹泻，尚应注意白色念珠菌性肠炎。

（二）大便性状及有关检查

细菌性食物中毒的粪便常呈糊样或水样，红、白细胞少或无。急性腹泻伴里急后重、大便量少，伴黏液脓血，镜检见较多红、白细胞，提示急性细菌性痢疾，志贺菌培养可呈阳性。急性腹泻量大伴泔水样便而腹痛不明显者，见于霍乱与副霍乱。腹泻腥臭血样便，伴有剧烈腹痛，应注意急性坏死性肠炎。

大便常规检查与培养，对急性腹泻的病因诊断有重要帮助。常规镜检可发现红、白细胞，致病性肠道原虫与寄生虫卵。致病菌培养可对肠道感染做出病原诊断，且可根据药敏试验指导临床合理用药，但应注意在抗生素使用前送检。

三、治疗

（1）病因治疗。

（2）必要时补充液体与电解质，尤其注意补钾。

（3）对症处理：地芬诺酯（diphenoxylate，止泻宁）2.5～5mg，每日2～4次。氯苯哌酰胺（loperamide，易蒙停）首次口服4mg，以后每腹泻一次再服2mg，至腹泻停止或用量达16mg/d。对中毒症状明显或感染性腹泻者慎用，以免加重中毒症状。

（刘　勇）

第七节　慢性腹泻

慢性腹泻指病程在两个月以上的腹泻或间歇期在2～4周内的复发性腹泻。

一、病因

1. 肠道感染性疾病　慢性阿米巴痢疾；慢性细菌性痢疾；慢性血吸虫病；肠结核；其他寄生虫病：梨形鞭毛虫、肠道滴虫、钩虫、姜片虫和鞭虫感染；肠道真菌病：肠道念珠菌病、胃肠型毛霉菌病。

2. 肿瘤　大肠癌；结肠腺瘤（息肉）；小肠淋巴瘤；胃肠道激素细胞瘤：胃泌素瘤、癌、胰性霍乱综合征。

3. 小肠吸收不良　①原发性小肠吸收不良（吸收不良综合征）；②继发性小肠吸收不

良：如慢性胰腺疾病引起的胰酶缺乏、胆汁排出受阻和结合胆盐不足、小肠内细菌过度生长等引起的消化不良；小肠切除过多、近段小肠－结肠吻合术或瘘道等引起的小肠吸收面积减少；α－重链病、系统性硬化症和 Whipple 病等小肠浸润性疾病。

4. 非感染性炎症　炎症性肠病：溃疡性结肠炎和克罗恩病；放射性肠炎；缺血性结肠炎；憩室炎；尿毒症性肠炎。

5. 功能性腹泻　肠易激综合征、甲状腺功能亢进、肾上腺皮质功能减退等。

6. 药源性腹泻　各种泻药；抗生素如林可霉素、克林霉素、新霉素等；降压药如利血平、胍乙啶等。

二、诊断

（一）病史询问

1. 起病与病程　炎症性肠病、肠结核、肠易激综合征多见于青壮年，大肠癌多见于中老年男性患者，而乳糖酶缺乏的腹泻则多从儿童期开始。变态反应性腹泻常因服用某些异种蛋白质而诱发。起病急、伴有发热、腹泻次数频繁者多考虑肠道感染性疾病。炎症性肠病、肠易激综合征、吸收不良综合征等引起的腹泻病程长而症状反复。大肠癌则病情进行性恶化。

2. 排便情况与粪便外观　小肠病变的腹泻量较多、血便较少见，腹痛往往位于脐周，伴肠鸣音亢进。直肠和乙状结肠的病变每次排便量少，常混有黏液或脓血，伴有里急后重感，腹痛多位于左下腹。肠易激综合征的腹泻多于清晨起床后和早餐后发生，进食生冷食物可诱发，粪便含有黏液，但无脓血，常腹泻与便秘交替。

3. 伴随症状　慢性腹泻伴发热时，要考虑溃疡性结肠炎、克罗恩病、肠结核、淋巴瘤、肠道阿米巴病。显著消瘦和营养不良要考虑引起吸收不良的各种疾病。而较短时间内出现的腹泻伴进行性贫血、消瘦则应注意肠道肿瘤。溃疡性结肠炎、克罗恩病等除腹泻等肠道症状外尚可有关节痛、虹膜睫状体炎等肠外表现。肠易激综合征则常伴有头昏、失眠、健忘等自主神经功能紊乱症状。

（二）体格检查

全面、仔细的全身与腹部检查有时可为诊断提供重要线索。腹块常提示肿瘤或炎性病变，恶性肿瘤的腹块常较硬，而克罗恩病或腹腔结核的肿块则常有较明显压痛。对慢性腹泻患者，尚应常规进行直肠指检，以免遗漏直肠癌的诊断。

（三）辅助检查与器械检查

1. 粪便检查　反复多次的粪便常规检查可发现红细胞、白细胞、原虫、寄生虫卵、脂肪滴、未消化食物。隐血试验可检查不显性出血。致病菌培养可发现致病微生物，有时需进行厌氧菌或真菌培养，以发现厌氧菌或真菌等引起的腹泻。

2. 小肠吸收功能试验

（1）粪脂测定：粪涂片用苏丹染色在镜下观察脂肪滴，粪脂含量在15%以上者多为阳性。其他粪脂测定的方法尚有脂肪平衡试验、^{131}碘－甘油三酯和^{131}碘油酸吸收试验等。

（2）D－木糖吸收试验：反映小肠的吸收功能。阳性者提示空肠疾病或小肠细菌过度生长引起的吸收不良。

(3) 维生素 B_{12}吸收试验：反映回肠功能的检查方法，在回肠吸收功能不良或切除过多，肠内细菌过度生长，以及恶性贫血时，维生素 B_{12}吸收试验异常。

(4) 胰功能试验：常用的方法有胰功肽试验，检查胰腺外分泌功能低下引起的腹泻。

(5) 呼气试验：①^{14}C - 甘氨酸 - 呼气试验：在回肠功能不良或切除过多或肠内细菌过多时，肺呼出的$^{14}CO_2$ 明显增多；②氢呼气试验：对诊断乳糖或其他双糖吸收不良、小肠内细菌过度生长、或小肠传递过速有价值。

3. 影像学检查

(1) 内镜检查：结肠镜可送达回肠末端，对直肠至回肠末端的器质性病变可作观察并做活检。胶囊内镜及全小肠镜对小肠疾病的诊断有重要价值，前者属无创检查，较易为患者所接受，后者可行黏膜活检做组织学检查或电镜检查，对弥漫性小肠黏膜病变，如热带性口炎性腹泻、乳糜泻、Whipple 病、弥漫性小肠淋巴瘤等有诊断价值。有条件的单位可根据具体情况进行相应检查。

(2) X 线检查：X 线钡灌肠对不宜行结肠镜检查或结肠镜检查不能送达回盲部者尤为重要，可显示结肠的病变。逆行胰胆管造影（ERCP）可对胆道和胰腺疾病有诊断价值。若疑有腹腔实质器官肿瘤，可行 CT 扫描或磁共振成像检查。

三、治疗

(1) 病因治疗。

(2) 对由于胰酶缺乏而导致消化吸收不良的慢性腹泻者，可使用胰酶制剂如得每通，每次 1 ~ 2 粒，每日 3 次，餐中服用。

(3) 止泻药的应用：鞣酸蛋白每次 1 ~ 2g，每日 3 次；碱式碳酸铋每次 0.3 ~ 0.9g，每日 3 次；腹泻明显者可试用地芬诺酯或氯苯哌酰胺。

（刘　勇）

第八节　肥胖

一、概述

肥胖是一种发生于多基因、多因素基础上的常见代谢失调症。遗传因素约占 25% ~ 40%，包括肥胖基因、瘦素（leptin）、神经肽 Y 基因等。现已认识到，脂肪组织是一复杂的具有内分泌及代谢功能的器官，它参与体内能量平衡和生理功能。脂肪细胞分泌许多生物活性因子，如肿瘤坏死因子（TNF）- α、胰岛素样生长因子（IGF）- 1 等，近来又发现脂联素（adiponectin）是由脂肪细胞分泌的一种特异蛋白质，统称脂肪细胞因子（adipocytokines）。它们对全身各器官系统，包括脂肪组织本身，不仅有调节功能，还可介导肥胖对人体健康的影响。另外，环境因素如不良习惯、高脂膳食、营养过剩及缺乏运动的生活方式，均为引起肥胖的重要因素，与肥胖相关的疾病亦随之增多。正常男性成人脂肪组织重量约占体重的 15% ~ 18%，女性约占 20% ~ 25%。

评估肥胖的方法有很多，但较简便且最常用的方法是体质指数（body mass index，BMI），BMI = 体重（kg）/身高^2（m^2）。1999 年世界卫生组织根据欧洲人群统计资料对肥胖进行了分类：BMI 25～29.9 为肥胖前期，BMI 30～34.9 为Ⅰ级肥胖，BMI 35～39.9 为Ⅱ级肥胖，而 BMI 大于等于 40 为Ⅲ级肥胖。

我国专家认为，中国人虽属亚洲人种，但体重指数的正常范围上限却应比亚洲标准低些，在具体运用体重指数判断胖与不胖时应区别对待。因为我国肥胖人群有两大特点：体型小、指数小；肚皮大、危害大。体型小决定了体重指数的正常上限要低些。一项针对中国人的调查表明，BMI 大于 22.6 的中国人，其平均血压、血糖、甘油三酯水平都较小于 22.6 的人增高，而有益于人体的高密度脂蛋白胆固醇水平却低。因此专家们认为，我国人正常体重指数上限不应大于 22.6，应比欧美的 24.9 和亚洲的 22.9 还低。

有专家建议，中国人体重指数的最佳值应该是 20～22，BMI 大于 26 为超重，BMI 大于 30 为肥胖。腹型肥胖比例大是中国人肥胖的特点和潜在危险。国人体重指数超过 25 的比例明显小于欧美人，但腹型肥胖的比例比欧美人大。研究中发现，体重指数正常或不很高的人，若腹围男性大于 101cm，女性大于 89cm，或腰围/臀围比值男性大于 0.9、女性大于 0.85 的腹型肥胖者，其危害与体重指数高者一样大。这就提醒人们，在判断胖与不胖和危害大小时，不仅要重视体重指数的高低，更要测量腰围的粗细，因为中国人的肥胖有自己的特点。

45～65 岁为肥胖好发年龄，近年来随着我国经济发展和生活方式的改变，肥胖发病有明显上升，发病年龄有下降趋势。如无明显病因可循者称为单纯性肥胖；具有明确病因者称为继发性肥胖。

儿童青少年处在生长发育阶段，因此，不可能用一个固定的 BMI 来判定超重肥胖。目前有些国家，如新加坡、瑞典和英国等都发展了本国儿童少年年龄别的 BMI 曲线来判断超重肥胖。国际肥胖工作组也发展了一个年龄别的 BMI 国际标准曲线，规定每个年龄组 BMI 在第 95 个百分位以上者定义为肥胖，在第 85 个百分位以上者定义为超重。

二、分类

根据引发肥胖的不同因素，将肥胖分为外因性肥胖与内因性肥胖两类。前者主要指的是由于多食等原因造成营养过剩所引起的肥胖。后者则指的是由于机体内分泌激素分泌紊乱，以及代谢障碍所导致的肥胖。近年来有人更进一步的将内因性肥胖分为因下丘脑疾病引起的下丘脑性肥胖、因内分泌疾病所引起的内分泌性肥胖、因运动量不足引起的能量代谢性肥胖、因摄入食物过多引起的饮食过多性肥胖、因遗传性疾病引起的遗传性肥胖、因药物使用不当引起的药物性肥胖及因个人素质引起的体质性肥胖七类。

根据全身脂肪组织分布部位的不同（体型的不同）来进行肥胖分类。例如有人将肥胖分为上身肥胖和下身肥胖、中心性（向心性）肥胖和周围性（全身匀称性）肥胖、男性肥胖和女性肥胖等不同的类型。由于这些分类方法仅仅是依据皮下脂肪组织的分布情况而确定的，并未考虑到内脏脂肪的情况，因此有日本学者又提出了依据皮下脂肪和内脏脂肪分布情况进行分类的方法，即将肥胖分为内脏脂肪蓄积型肥胖和皮下脂肪蓄积型肥胖两类。

根据患者有无明显的内分泌与代谢性疾病的病因而将肥胖症分为单纯性肥胖症和继发性肥胖症两大类。

单纯性肥胖是肥胖症中最常见的一种，是多种严重危害健康疾病（如糖尿病、冠状动脉粥样硬化心脏病、脑血管疾病、高血压、高脂血症等）的危险因子，因此，肥胖的防治有着十分重要的临床意义。

三、危害

1. 肥胖对儿童健康的危害

（1）对心血管系统的影响：肥胖导致儿童全血黏度增高，血总胆固醇（TC）、低密度脂蛋白（LDL）和载脂蛋白（APO－β）等浓度显著增加；左室射血时间和心搏出量高于正常体重儿童，血压明显增高。提示肥胖儿童具有心血管疾病的潜在危险。

（2）对呼吸系统的影响：肥胖儿童的肺活量和每分钟通气量明显低于正常儿童。说明肥胖症能导致混合型肺功能障碍。

（3）对内分泌系统和免疫系统的影响：肥胖儿童的生长激素和泌乳激素大都处于正常低值，甲状腺素 T_3 升高，男孩性激素降低，女孩则雌激素代谢亢进，可发生高雌激素血症，肥胖儿糖代谢障碍，很容易发生糖尿病。细胞免疫功能低下。

（4）对体力和智力发育的影响：男女肥胖儿骨龄均值大于正常儿，第 2 性征发育均显著早于正常儿。肥胖男生倾向于抑郁和情绪不稳，肥胖女生倾向于自卑和不协调。

2. 肥胖对成年人健康的危害

（1）肥胖患者常并发高脂血症，增加心脑血管疾病的发病率。

（2）肥胖是引起高血压患病率增加的危险因素：肥胖者周围动脉阻力增加，从而使血压升高。肥胖也能增加心脏负担，引起心肌病并伴有充血性心力衰竭。

（3）肥胖者易患糖尿病：常表现为对葡萄糖的不能耐受，对胰岛素的抵抗性。

（4）极度肥胖者肺功能可能发生异常，表现为明显的储备容积减少和动脉氧饱和度降低。肥胖患者最严重的肺部问题是梗阻性睡眠呼吸暂停和肥胖性低通气量综合征。

（5）肥胖妇女常月经不调，男性的游离睾酮浓度也可能下降。一项研究发现 43% 有月经失调的妇女是超重者。而且肥胖妇女闭经也较早。

四、流行病学

由于生活方式、饮食习惯及体力活动减少，欧美一些发达国家超重肥胖的患病率很高。WHO 统计 1999 年度全球 84 个国家的资料，全球肥胖的患病率为 8.2%；按照经济发展水平划分，发达的市场经济国家的肥胖率为 20.4%，经济转型国家为 17.1%，发展中国家为 4.8%，最不发达国家为 1.8%。从地区来看，北美地区流行率较高，在 20%～25%，如美国第 3 次全国健康与营养调查结果是成年人肥胖率为 22.5%，超重率超过 50%。亚太地区超重肥胖率稍低，如韩国 1995 年超重和肥胖率分别为 20.5% 和 1.5%；泰国人群超重和肥胖率分别为 16% 和 4%。中国成人 1996 年超重（BMI≥25）和肥胖（BMI≥30）的标化患病率分别为 18.28% 和 2.48%，女性高于男性，北方高于南方，城市高于农村。由于儿童青少年肥胖的定义不同，国际上的资料缺乏可比性。根据 1992 年全国营养调查结果，我国学龄儿童肥胖率大约是 10%。日本最近的资料表明，日本 6～14 岁学龄儿童肥胖率在 5%～11%。

近几十年来，全世界的肥胖率成持续上升趋势。WHO 估计 1995 年全球约有 2 亿肥胖成年人和 0.18 亿 5 岁以下的超重儿童，2000 年肥胖成年人数迅速上升到 3 亿。美国调查表明：1991 年美国成人肥胖率为 12.0%，1994 年上升到 14.4%，1998 年进一步上升为 17.9%，肥胖率增加最快的年龄组是18～29岁，因此，肥胖有年轻化趋势。根据我国1992年全国营养调查资料，肥胖患病率城市中男性为1.0%，女性为1.7%；农村男性为0.5%，女性为0.7%。儿童少年肥胖率同样呈现出迅速上升的势头，如德国7～14岁学生1975—1995年男生超重率从10.0%上升到16.3%，女生从11.7%上升到20.7%；肥胖率男生从5.1%上升到8.2%，女生从4.7%上升到9.7%。我国1986—1996年，城市学龄前男生肥胖率从0.93%上升到2.2%，女生肥胖率从0.9%上升到1.9%。

（一）成年人肥胖

我国超重合肥胖患病形势严峻。根据陈捷等的调查显示，我国成年人超重肥胖总患病率为49.90%，已基本接近欧美国家同期的患病率水平（约为50%～60%，其调查人群为18～74岁），粗略估计我国30～80岁人群超重合肥胖患者约3亿（其中超重者约2.3亿，肥胖者约0.8亿），数量相当庞大，开展防治工作刻不容缓。

我国卫生部2003年的重点工作之一，就是自2002年6月启动的“中国居民营养与健康状况”调——这是我过国首次对肥胖发病状况进行调查。此前，有多种有关我国肥胖病发生率的数据。一份被广泛引用的资料表明：我国肥胖患者已经超过7 000万。目前全国体重超标的人数为23%，北京市超过40%，部分沿海城市高达50%以上，接近于西方发达国家的水平。

中国疾控中心慢性非传染性疾病研究中心的王文娟教授告诉记者：“我国各地的肥胖率不相同，北方高于南方，女性高于男性，城市高于农村。由于统计口径、指标不尽相同，所以肥胖发病率结果也不会相同。”按照体重指数大于30统计，则我国的肥胖患者为2 000万以上，超重者在1.5亿以上，男性、女性的比率分别为21.25%、21.71%。

肥胖不仅对人类的健康造成了巨大的威胁，对经济也产生了重要影响。

（二）儿童肥胖

不仅成年人的肥胖日益成为人们关注的问题，随着社会总体经济的发展，儿童肥胖的问题日益严峻。

近年来随着经济发展和生活水平的提高，必然会带来儿童饮食结构和生活方式的变化，单纯性肥胖的检出率逐年提高，这是经济发展的必然趋势，应予以高度重视，如何预防与有效的治疗是儿保工作者面临的重大课题。

从调查来看，1岁内婴儿肥胖检出率最低，为4.12%，我们认为这与近年来大力提倡母乳喂养，宣传科学喂养知识有一定的关系。6～7岁组儿童检出率最高，达7.71%，有50%的家长确认自己的孩子是5岁以后开始发胖的，这与从该年龄起儿童的食谱增宽、食量增大、自我控制力差，在食欲良好而市场食品极大丰富的情况下，摄入过量的高脂肪、高热卡食品有关。故我们认为预防儿童单纯性肥胖的重点应放在学龄前期。

据墨西哥媒体日前援引世界卫生组织的报告说，全球肥胖儿童日益增多，这些人在成长过程中患心脏病或中风的机率比那些体重正常的同龄人要高3～5倍。报告说，高热量饮食、缺少体育锻炼、长时间沉湎于电视和电脑等不健康的生活方式导致近年来儿童肥胖激增。据估计目前全球10%的儿童即至少1.55亿儿童超重或肥胖。全世界有2/3的儿童缺乏足够的体育锻炼，5岁以下的超重和肥胖儿童达2 200万。例如，从20世纪60年代以来，美国6～11岁的男女儿童中小胖墩的人数增加了1倍多，占儿童总数的15%，北欧地区超重和肥胖儿童人数也占儿童总数的10%～20%，而意大利南部地区肥胖儿童的比例高达36%，日本和墨西哥小胖墩的人数也大幅度增加。肥胖儿童患高血压的风险比正常体重儿童高出3倍，患糖尿病的可能性也高出许多。报告警告说，儿童改变不良的生活习惯，才能防止心血管等疾病。这份报告指出，心脏病是一种以前只在成年人中发作的疾病，但如今肥胖儿童心脏病患者日益增多，而这些儿童长大后如果体重仍得不到控制，其心脏病发病机率将一直高于同龄人。设在日内瓦的世界心脏联合会的首席执行官珍妮特·武特指出："超重及肥胖儿童从现在直到65岁之前都将随时面临心脏病、中风、糖尿病等疾病的威胁。"

儿童肥胖，责任主要在于喂养者，而预防比治疗更重要。由于缺乏足够的营养学常识，父母在喂养过程中盲目补进、加餐，使婴幼儿经常处于超营养状态。而超营养状态会严重干扰机体的代谢秩序，导致宝宝的体重不断增加。母亲们大多弄不清婴幼儿的标准体重范围，单纯地认为胖比瘦好。其实这是极其错误的。

儿童肥胖易延续至成年，是成年后患糖尿病、心脑血管疾病、呼吸系统疾病等多种慢性非传染性疾病和社会心理障碍的重要危险性因素，是导致早死、致残、影响生命质量和增加国家财政负担重要的全球性的公共卫生问题。澳大利亚、法国、荷兰和美国肥胖的经济费用占国家卫生费用的2%～7%，1998年，美国直接用于肥胖的费用是516亿美元，肥胖被认为是继吸烟之后美国可预防的死亡的第2主要原因。预防肥胖的流行是21世纪前50年世界各国面临的最大公共卫生挑战之一。

（三）儿童肥胖流行病学特征

1. 国外儿童肥胖现状　根据卫生与营养检测1999年调查（HANES）资料，美国在过去15～20年中，6～11岁小儿肥胖者较前增加54%，12～17岁青少年肥胖者增加30%。1986年到1998年，白人儿童肥胖率从8%升至12%，黑人儿童肥胖率从8%升至22%，西班牙儿童肥胖率从10%上升到22%。英国1980年16～64岁男性的肥胖率为6%，女性为8%，1995年则分别为15%和17%。加拿大7～12岁儿童肥胖率达24%，大约每5个孩子中就有一个超重或单纯性肥胖。西方国家报道患病率为10%～30%不等。据私营的国际肥胖问题工作小组研究人员玛利亚·贝利齐在2002年的报道，非洲某些地区肥胖儿童超过了营养不良的儿童，如在摩洛哥和赞比亚，20%的4岁儿童超重或肥胖，埃及25%以上4岁儿童超重或肥胖，墨西哥、智利和秘鲁1/4的4～10岁的儿童超重或肥胖。

2. 肥胖的时间分布　根据，2000年全国学生体质健康调研结果，2000年与1995年相比，7～18岁学生肥胖检出率，城市男生由5.9%上升为10.1%，城市女生由3.0%上升为4.9%；乡村男生由1.6%上升为2.4%，乡村女生由1.2%上升为2.4%，其中7～12岁小学生是肥胖检出率最高的人群，尤其是城市男生，肥胖检出率上升最快，由6.97%上升为10.7%。但据广州、上海、北京三城市的调查，7～17岁儿童的超重率是12%，肥胖率是11%。12～16岁是上海市男童超重的高峰，可达51%，是女童的2倍。台湾城市小学儿童1974年肥胖者仅为2%，1990年其肥胖率已达17.4%。

3. 肥胖的地区分布　我国学龄前儿童肥胖率在1986年显示北部、南部高，中部低，但1986—1996年的10年间，学龄前儿童肥胖率在南方上升最快，为17.5%，其次为中部的12.2%，北部最慢，仅为1.4%。马冠生等对广州、上海、济南、哈尔滨四城市儿童进行抽样调查，发现我国儿童肥胖率东北地区最高，为13.2%；华东地区次之，为12.2%；中南地区最低，为10.2%。三地之间儿童肥胖率差异具有显著意义。

4. 肥胖的城乡分布　根据2000年全国学生体质健康调研结果，城市男生肥胖率为10.1%。城市女生肥胖率为4.9%；乡村男生肥胖率为2.4%，乡村女生肥胖率为2.4%。有调查显示，城市学生肥胖率为9.06%（男生11.08%，女生7.04%），农村学生肥胖率为5.25%（男生4.5%，女生6.01%），总肥胖率城市高于农村。

5. 肥胖的性别分布　研究显示肥胖与性别有关，男性BMI较女性高。可能的原因推测有：一方面与中老年男性不喜欢运动的比例较高有关，另一方面与性激素水平有关。女性在绝经前肥胖较少，只在绝经后由于雌激素水平的下降，肥胖才明显增多。另外，也有可能与女性为了保持身材美观比较注意节制饮食有关。而男性饮酒的比例较大，进食高脂肪食物的机会较多。肥胖在男女性别上的差异的确切原因还需进一步调查证实。由于研究对象的不同，国内有些学者报道女性超重及肥胖的比例超过男性，但也有学者认为性别与BMI无关，但腰围臀围比仍存在性别差异，男性明显高于女性。

马冠生等对广州、上海、济南、哈尔滨四城市儿童进行抽样调查发现男女生肥胖率分别为14.8%和9.3%，男孩肥胖率均显著高于女孩，男孩肥胖危险性是女孩的1.5倍。

6. 肥胖的年龄分布　1999年有调查发现，各年级肥胖儿童检出率一年级组最低为12.6%，二年级起迅速增高，至五年级增至20.8%。1~5年级男生肥胖率依次是11.8%、15.2%、13.6%、19.5%和22.5%，女生依次为8.1%、11.6%、10.5%、6.8%和7.9%。肥胖流行在1~5年级男生有明显差别，但女生各年级间差别不显著。

7. 肥胖的家庭分布　儿童肥胖率在经济收入较高的家庭中为12.8%，中等经济收入家庭中为11.9%，在低收入家庭中为11.6%，儿童肥胖率有随家庭经济收入增高而升高的趋势。调查还表明，父母文化程度越高，儿童发生肥胖的可能性越大。

（四）肥胖与民族

陈青云等调查了广西籍壮族、广西籍汉族及其他民族（多数为外省籍的汉族，少数为外省籍的少数民族及广西籍除壮、汉族以外的民族）与肥胖的关系，发现不同的民族对BMI的影响不同，其他民族的人群BMI较高，其次是广西籍汉族人群，BMI最小的是广西壮族人群，广西籍的壮族及汉族成为BMI的保护因素。不同民族影响BMI的可能原因有：①与生活水平有关。因其他民族多为非广西籍的外省籍人群，相对而言外省的总体生活水平较广西高，容易出现肥胖。而广西的汉族人群多数来自南宁市，壮族人群多数来自县城，长期在不同的生活环境中生活，其生活水平也是有差别的，总体而言，省会城市的生活水平高于县城，这是造成广西汉族BMI高于壮族的主要原因；②与生活习惯有关。广西籍壮族及汉族与其他民族比较，可能存在生活习惯或运动习惯方面的差别；③与人种有关，此需进一步研究证实。

五、病因和发病机制

（一）分类

1. 按发病机制及病因分类　可分为单纯性和病理性两大类。

（1）单纯性肥胖

1）体质性肥胖：原因，先天性，体内物质代谢较慢，物质合成的速度大于分解的速度；现象：脂肪细胞大而多，遍布全身。

2）获得性肥胖：原因，由饮食过量引起，食物中甜食、油腻食物多；脂肪多分布于躯干。现象：脂肪细胞大，但数量不增多。

（2）病理性肥胖

1）库欣综合征：原因，肾上腺皮质功能亢进，皮质醇分泌过多；现象：脸、脖子和身体肥大，但四肢则脂肪不多。

2）胰源性：原因，胰岛素分泌过多，代谢率降低，使脂肪分解减少而合成增加；现象：全身肥胖。

3）性功能降低：原因，脑性肥胖病，伴有性功能丧失或性欲减退；现象：乳房、下腹部、生殖器附近肥胖。包括两方面：女性绝经期及少数多囊卵巢综合征；男性无睾或类无睾症。

4）垂体性：原因，脑垂体病变导致垂体前叶分泌过多生长激素；现象：全身骨头、软组织、内脏组织增生和肥大。主要见于轻型腺垂体功能减退症、垂体瘤（尤其是嫌色细胞瘤）、空蝶鞍综合征。

5）甲状腺功能减退：原因，甲状腺功能减退；现象，肥胖和黏液型水肿。

6）药源性：原因，药物的不良反应引起，如服用肾上腺皮质激素类药物；现象：在服药一段时间后出现肥胖，比如有些患有过敏性疾病、类风湿病、哮喘病的患者。

2. 按脂肪的分布情况分类　可分为皮下肥胖和内脏肥胖。

（1）皮下肥胖：脂肪主要分布于腹部、臀部和大腿部的皮下组织内。

（2）内脏肥胖：脂肪主要分布于腹腔内的腹膜。

（二）发病机制

如前所述，肥胖是多基因、多因素基础上的代谢失调，其发生机制非常复杂，总结如下。

1. 脂联素　血清脂联素由脂肪组织分泌，有证据表明其在肥胖的发生中具有一定作用，尤其与腹型肥胖的发生成负相关。但其具体机制尚待进一步研究。

2. 肥胖的发生与基因多态性的关系　人类肥胖相关基因有 300 多个，除 Y 以外的所有染色体均分布有肥胖相关基因，但与人类肥胖密切相关的基因多分布在 2、5、10、11 和 20 号染色体上。主要包括肥胖基因、瘦素受体基因、β_3、肾上腺素能受体（beta3 - adrenergic receptor，β_3 - AR）基因、神经肽 Y 及其受体基因、促黑激素皮质素受体 4（melanocortin - 4receptor，MC4R）、阿片促黑激素皮质素原基因（proopiomelanocortin，POMC）、解偶联蛋白基因（uncoupling protein，UCP）及其他。有研究发现 LPLHindⅢ基因多态性对肥胖患者的血脂水平及脂肪分布有影响。具有 HindⅢ酶切位点的 H^+ 等位基因可能是单纯性肥胖患者出现腹型肥胖和脂代谢紊乱的遗传易感因素之一。

3. 瘦素　瘦素分子是在 1994 年报道的，它的发现重新燃起了人们对肥胖症进行生理学和生化学研究的热潮。在肥胖小鼠中，产生这种蛋白因子的基因有缺损。这种蛋白因子在脂肪细胞中生成，在正常情况下起着饱足感因子的作用。给肥胖小鼠使用瘦素，3 周内体重下降了 30%。亦有文献报道了瘦素受体（有多种形式）。这种受体全身都存在，但是饱足感的作用是通过下丘脑受体介导的。

人类肥胖基因位于 7q 31. 3，由 3 个外显子和 2 个内含子构成，编码翻译成 16 000 的瘦素。肥胖者的肥胖基因异常是从巴基斯坦旁遮普地区的近亲结婚家系中 2 名高度肥胖的 8 岁女孩（86kg）和2岁男孩（29kg）中发现的。基因解析的结果表明，肥胖基因中编码第133位密码子的G碱基缺失，突变为终止密码子，最终产生了无功能的瘦素。

人瘦素受体基因位于lp31，长度超过70kb，由20个外显子和19个内含子组成。肥胖患者瘦素受体基因存在多部位的多态性。瘦素受体基因内含子2发生碱基改变（T－C）可引起瘦素受体基因mRNA剪切异常，产生变异的瘦素受体，外显子18的碱基改变（C－A），导致Ala968Asp突变，氨基酸的改变影响了受体的空间构象，从而引发功能改变。

$β_3$－AR主要由内脏脂肪组织细胞分泌，具有促进脂肪分解和运送游离脂肪酸到门静脉的作用。刺激$β_3$－AR能明显增加能量消耗，使棕色脂肪组织产热增多，白色脂肪组织脂质分解加强，其基因多态性研究多集中在（$β_3$－AR的Trp64Arg变异，其突变频率与性别、体内激素水平有关。

Itokawa等在神经肽Y基因启动子区发现了9个位点的多态性，只有C485T碱基突变才见神经肽Y基因转录明显减少。神经肽Y受体有Y1～Y5等5种，其中Y1在介导神经肽Y调节能量平衡中起着关键作用。至目前，已有几十个MC4R突变位点被相继报道，其突变类型包括：移码突变、Arg35Stop突变、错义突变、同义突变等。MC4R基因突变后果的共性就是食欲极好，表现为狂吃行为。可见，MC4R基因突变在遗传性肥胖致病中意义重大，但是MC4R基因位点突变较广泛，哪些突变位点与肥胖的发生密切相关尚待进一步研究。UCP基因包括UCP_1、UCP_2、UCP_3和UCP_4等4个基因，分别在不同组织细胞中丰富表达，它们是线粒体膜的转运子，能够消除膜的质子电化学梯度，从而以热的形式释放储存的能量。这就预示着UCP一旦功能出现障碍就可能引起肥胖及进食紊乱。其中，UCP_1与UCP_2基因的多态性与肥胖关系的研究较多。

根据最新更新的人类肥胖基因图，除了Y染色体之外，其他所有染色体上均发现了肥胖的候选基因或相关位点，至少已有430个基因或染色体片断被发现与肥胖有关，并以每年新发现数十个的速度递增，我们相信终有一天会完全揭示肥胖的成因。

4. 内分泌因素　有许多神经内分泌疾病可以出现肥胖表现。常见的伴有肥胖的内分泌疾病包括如下。

（1）皮质醇增多症：又叫作库欣综合征，这是最主要的伴肥胖的内分泌疾病。这种疾病的主要表现是腹部型肥胖，也就是脂肪主要集中在躯干部位，而四肢的脂肪相对较少。而单纯性肥胖的脂肪分布相对均匀。皮质醇增多症的其他表现还有满月脸、水牛背、锁骨上脂肪垫、皮肤紫纹、多毛等，严重的还会有胰岛素抵抗、高血压和骨质疏松。这种病大多数由脑下垂体或肾上腺的肿瘤引起，多数可以通过手术治愈，所以应该引起注意。

（2）下丘脑性肥胖：由于下丘脑存在着调节进食的中枢，包括摄食中枢和饱感中枢，所以下丘脑的疾患可能影响这些中枢，从而导致多食性肥胖。这些疾患可能有外伤、肿瘤、炎症，或者颅内压增高对下丘脑的压迫等。下丘脑性肥胖往往伴随其他症状，如头痛、视力下降、发育迟缓、性功能减退、尿崩症、嗜睡以及行为改变等。

（3）多囊卵巢综合征：患这种疾病的多为青年妇女，主要临床表现除了肥胖以外，还有多毛、闭经等。患者的卵巢有许多闭锁卵泡，不能排卵。卵巢产生过多的男性激素，导致多毛，患者通常还有胰岛素抵抗。多囊卵巢综合征引起肥胖的机制还不清楚。

（4）甲状腺功能低减：也可以引起体重明显增加，然而值得注意的是，大部分患者的体重只是由于水肿导致的组织间水肿，只有少数是真正的脂肪增多。

（5）其他引起肥胖的疾病：生长激素缺乏、假性甲状旁腺功能低减、性腺功能低减、胰岛素分泌肿瘤等。然而必须强调的是，只有不到1%的肥胖是由内分泌疾病引起的。

5. 神经精神因素　已知人类与多种动物的下丘脑中存在着两对与摄食行为有关的神经核。一对为腹对侧核（VMH），又称饱中枢；另一对为腹外侧核（LHA），又称饥中枢。饱中枢兴奋时有饱感而拒食，破坏时则食欲大增；饥饿中枢兴奋时食欲旺盛，破坏时则厌食拒食。二者相互调节，相互制约，在生理条件下处于动态平衡状态，使食欲调节于正常范围而维持正常体重。精神因素常影响食欲，食饵中枢的功能受制于精神状态，当精神过度紧张而交感神经兴奋或肾上腺素能神经受刺激时（尤其是α受体占优势），食欲受抑制；当迷走神经兴奋而胰岛素分泌增多时，食欲常亢进。研究证实，刺激下丘脑腹外侧核促使胰岛素分泌，则食欲亢进；刺激腹内侧核则抑制胰岛素分泌并加强胰高糖素分泌，故食欲减退。腹内侧核为交感神经中枢，腹外侧核为副交感神经中枢，二者在本症发病机制中起重要作用。

6. 褐色脂肪组织异常　褐色脂肪组织主要与分布于皮下及内脏周围的百色脂肪组织相对应，其分布范围有限，仅分布于肩胛间、颈背部、腋窝部、纵隔及肾周围。其在功能上是一种产热器官，即当机体摄食或受寒冷刺激时，褐色脂肪细胞内脂肪燃烧，从而决定机体的能量代谢水平。

有人在肥胖实验动物研究中，探讨了肥胖及消瘦与褐色脂肪之间的关系。下丘脑旁室核遭破坏的下丘脑性肥胖、遗传性肥胖、内分泌性肥胖（卵巢摘除术后）和饮食性肥胖动物，其褐色脂肪细胞功能低下；相反，消瘦性动物（下丘脑外侧部遭破坏的 S_5B/P_1）褐色脂肪细胞功能亢进。

褐脂组织的特殊性质早已为人们所认识，但是它在成年人中作用一直存在疑问。由于新近发现了另外的解偶联蛋白（褐脂组织产生热量的专门渠道）和这些偶联蛋白的多聚体，因而发现了正常线粒体的功能丧失以及可能造成体重增加和/或难以减轻的一种机制。这些解偶联蛋白在肥胖症中的重要性究竟如何，它们的作用能否因改变营养的摄入参加活动或接受新的药物治疗而受到影响，仍须拭目以待。

7. 胆汁酸的影响　来自澳大利亚昆士兰大学的一项研究表明，肥胖可能是因为消化系统的胆汁酸活性率较高所致。研究发现，肥胖患者无论使用什么类型的食物和进食量如何，其胆汁酸的周转率均有所增高。菲琳认为，其原因可能是由于这些肥胖者吸收脂肪的能力较强，因此较高的胆汁酸周转率导致肥胖。膳食中的脂肪必须在小肠经胆汁中的胆汁酸盐乳化作用后方能被消化吸收。肝脏合成胆汁酸能力有限，需经过肠肝循环满足机体的生理需要，正常人每天进行6～12次肠肝循环，经门静脉回流的胆汁酸，80%以上被肝细胞窦膜有效摄取，仅少量未被摄取的胆汁酸，直接经中央静脉进入肝静脉入外周血循环。肥胖患者胆汁酸周转率增高，意味着他们的脂肪吸收能力较非肥胖者强。

有研究发现，肥胖患者脂肪肝、胆石症患病率较非肥胖者明显增多，且脂肪肝、胆石症患者血清TBA较无脂肪肝、胆石症者明显增高，这表明脂肪肝、胆石症患者存在明显的胆汁酸代谢改变。宗春华等在脂肪肝和胆石症的血清胆汁酸分析研究中，也发现脂肪肝与正常对照相比，血清总结合胆汁酸显著升高。这主要是由于脂肪肝患者胆汁酸合成降低，使得胆汁酸池体积缩小，而胆汁酸池体积大小与肠肝循环率呈负相关，因而使血液中血清总结合胆汁酸量升高。

六、临床表现

肥胖开始于不同的年龄。有自幼肥胖者，成年型多起病于20~25岁，有从40~50岁开始肥胖者，而以40~50岁开始者较多，其中又以女性多见。

（一）一般表现

男性肥胖患者的脂肪分布以颈及躯干为主，四肢较少；女性肥胖者的脂肪分布以下腹部、臀部及四肢为主。肥胖者在外观上表现为：身体一般肥大，体重超过一般的人，脸面圆形，眼裂狭小，双下巴，颈较短，胸部较宽；妇女则乳腺明显肥大，腹部隆起而膨大，且成悬垂腹，严重肥胖者其下腹部可与大腿部接触，乳房下部等皮肤皱褶处可由于摩擦接触而出现摩擦疹；皮肤的皮脂腺分泌亢进。

（二）常见症状体征

（1）黑棘皮病：主要表现为皮肤色素沉着、角质增多，严重时有天鹅绒状的突起，令人总有一种洗不干净的感觉，以颈后和腋下最为常见。黑棘皮病的出现是病理的信号，与高胰岛素血症有关，发展下去会出现2型糖尿病、高血压以及脂质代谢紊乱等。

（2）紫纹：主要表现为腹部两侧、大腿内侧呈梭形、淡紫红色条纹，患者还会出现满月脸、水牛背、将军肚。这些症状说明已经出现了皮质醇的增多，发展下去会引起骨质疏松、高血压、无力、低钾等。有的患者也可能是垂体和肾上腺的病变所引起的。

（3）男性乳房发育：儿童在青春发育期出现的生理性男性乳房发育，多可自行恢复。但肥胖儿童内分泌紊乱、雌雄激素失调也会引起男性乳房发育、性腺发育不良、男性女性化的异常改变。

（4）月经紊乱：育龄期女性出现的闭经、绝经和月经失调等症状，一定要加以重视。肥胖本身和减重治疗都会引起月经失调，正常的脂肪含量对于维持女性激素的作用必不可少。肥胖伴停经在年轻女性中最常见的为多囊卵巢综合征和高泌乳素血症，如出现泌乳、头痛、胸闷等症状，应及时检查和治疗。

（5）睡眠呼吸暂停综合征：肥胖过度可造成肺的功能性和器质性损害，脂肪过度堆积引起肺扩张受限，氧交换降低，长期以往则会导致白天嗜睡、夜间睡眠不良的“肥胖通气不良综合征”，严重者则会出现“睡眠呼吸暂停综合征”，出现注意力不集中、记忆力减退等症状，甚至导致慢性肺功能和心功能衰竭等并发症。儿童时期肥胖如出现较严重的打鼾，家长应予以足够的重视。

（6）脂肪肝：约60%的肥胖患者可出现肝细胞脂肪变厚。大部分患者无症状，严重者体检时可发现肝大，B超检查可见明显的脂肪浸润，肝功能检查出转氨酶升高等异常。此时，减轻体重可使肝功能恢复正常。

（7）腰围增粗：有些体重正常的患者仅仅表现为腰围增粗，也会出现肥胖并发症，如糖尿病、高脂血症和冠心病等。中国人男性腰围大于90cm、女性腰围大于80cm就要引起警惕。

（8）食欲异常：感觉天天吃不饱，刚吃过饭就饿，越吃越饿，也应引起重视。因为食欲亢进有时是下丘脑综合征和胰岛素瘤的表现。

（9）皮肤发黄，眼睑水肿：多发生在分娩后女性或绝经期前后的女性肥胖患者，表现为体重越来越重，全身无力，胸闷气急，眼皮肿胀和手脚僵硬，这往往是产后甲状腺炎和慢性淋巴细胞性甲状腺炎引起的甲状腺功能减退所致。

（10）多毛：肥胖儿童如果伴有多毛，极可能为先天性遗传性疾病或性腺异常所致，应引起家长的重视。如果同时还伴有性早熟和骨骼异常，切莫放松警惕，需要到正规医院进行染色体和内分泌腺体的系统检查。

（三）呼吸系统的临床表现

在轻度肥胖时多无明显症状，中度肥胖病患者可伴有胸闷，活动时气短，这是因为胸壁和腹腔脂肪沉积太多，限制胸部呼吸肌的运动，使腹压增高，膈肌上抬，全胸顺应性降低，加之脂肪在肺内沉积，引起肺部通气不良，可交换气体量（潮气量）减少的缘故。重度肥胖病患者因颈部脂肪沉积，舌体肥大，舌根后坠，可导致不同程度的上呼吸道阻塞；加上通气量进一步减少，换气受限，结果并发二氧化碳潴留及低氧血症。表现为呼吸困难、不能平卧、睡眠时间歇呼吸、发绀，严重时血中二氧化碳积蓄过多，导致呼吸性酸中毒，可出现神志不清及嗜睡。重度肥胖病患者往往同时伴有总循环血量增加引起的左心负荷过重及静脉回流障碍，静脉压升高，肺动脉高压和右心负荷加重，出现水肿，颈静脉怒张甚至心功能不全，称之为肺心综合征。由于肥胖等原因，患者容易出现慢性支气管炎，伴有剧烈的咳嗽，大量咳痰，呼吸困难或端坐呼吸。而心脏病变又进一步促使慢性支气管炎症加重与肺炎的易于发生，极易导致死亡。

（四）消化系统表现

由于肥胖，腹壁脂肪增多、腹腔狭小、腹压减退、横膈运动减少、身体运动减少等原因，可导致便秘。肥胖病患者亦容易发生痔疮，此种情况与排便困难形成恶性循环。肥胖患者有时可能发生腹膜下的直肠裂隙及筋膜间隙中脂肪沉积，从而可能发生肠道某部分嵌入其间。当便秘或咳嗽等使腹压加大时，往往引起肠嵌顿。

肥胖患者肝脏容易发生脂肪沉着和瘀血，肝脏容易肿大，40 岁以上的肥胖患者，由于腹腔狭小及横膈运动受限而妨碍胆汁流出，常易发生胆结石。因此，肥胖的妇女常容易发生胆囊疾患、偏头痛综合征。

脂肪浸润亦会导致胰腺实质细胞发生不同程度的萎缩，然而其临床症状并不明显。但是肥胖者常易发生急性胰腺坏死。肥胖与亚急性肝功能衰竭：Caldwell 等报告 5 例中年肥胖妇女（BMI >30），1 例有 2 型糖尿病，单纯饮食治疗。所有 5 例均无已知的肝病史，2 例亦无用药史，无明显诱因于 4 ~16 周内发生亚急性肝功能衰竭。除 1 例进行了紧急肝脏移植，4 例患者在出现疲乏、昏睡、肝性脑病、腹腔积液、黄疸后 4 ~16 周死于肝功能衰竭并多脏器功能衰竭。经 CT 或磁共振成像（MRI）检查显示这些患者有未被认识的早期肝硬化；肝组织检查显示（3 例为活检标本，尸体解剖和移植出的肝组织标本中），肝硬化结节有非酒精性脂肪肝炎（nonalcoholic steatohepatitis，NASH）特点，另 2 例肝硬化结节中伴有坏死的气球样细胞。提示患者既往有隐匿性 NASH 向肝硬化发展的亚急性肝功能衰竭表现（机制不明），促成肝功能衰竭。

肥胖与原发性肝癌：Bugianesi 等报道隐匿性肝硬化组肥胖、糖尿病检出率以及血糖、TC、TG、IR 等显著高于对照组。提示隐匿性肝癌可能是非酒精性脂肪性肝硬化的晚期并发症。Nair 等对美国 19 271 例肝移植病例中 659 例原发性肝癌进行危险因素分析，结果发现肥胖者肝癌检出率显著高于消瘦者；并且肥胖为隐源性肝硬化和酒精性肝硬化并发肝癌的独立危险因素，但其与病毒性肝炎肝硬化以及自身免疫性肝病并发肝癌无关。

（五）神经系统及精神方面的表现

肥胖患者可以发生气质与性格上的变化，即表现为倦怠，对事物不关心，常有乏力及疲惫之感，对许多事情感觉麻痹与迟钝。有些肥胖患者的认知能力与智力亦较低。

部分30~50岁女性肥胖者其精神迟钝较为显著。较早即可出现脑血管硬化症状，这是因为肥胖者体内存在着糖、脂肪代谢异常，增加了脑血管硬化及血管壁脂质沉积发生的危险性；加上高血压对血液动力学的影响，导致脑血管破裂出血或闭塞梗阻的发病率高于非肥胖人群。

糖、脂肪代谢异常，可使血液黏稠度增高，红细胞携氧能力下降，脑细胞可有不同程度的缺氧。过度肥胖的患者缺氧症状较明显，可伴有上面所说的嗜睡、记忆力减退及对外界事物反应迟钝；如合并有肺心综合征、低氧血症，还可出现意识障碍。

有的报道，肥胖者伴有多种神经肽分泌异常，包括一些神经递质，如5-羟色胺、β内啡肽、胰多肽等。这些异常分泌的物质对大脑功能的影响尚不清楚，但多在体重减轻以后可恢复正常。

在临床上发现精神分裂症患者在发病时可伴有多食易饥，体重明显增加到肥胖标准。其原因尚不清楚，推测与下丘脑-垂体轴功能紊乱有关。抗精神病药物的服用，也可引起肥胖。这类药物对大脑中枢有抑制作用，服用后患者可有嗜睡、怠动、多食，常有体重增加。抗精神病药物引起肥胖的发生率为40%~60%。

七、实验室检查及特殊检查

（一）体格检查

身高体重的测量，BMI的计算以及腰围的测量等。

超重/肥胖的标准，WHO的标准为BMI≥25kg/m^{2}为超重，≥30kg/m^{2}为肥胖，国人BMI≥30kg/m^{2}者仅占5%~10%。然而，国人BMI≥22.3kg/m^{2}时心血管危险性已经增加，韩国的一项调查显示，BMI≥23~24kg/m^{2}时成人糖尿病、高血压及血脂紊乱患病率增加1倍，当BMI≥26kg/m^{2}时将增加2倍。因此，WHO及有关国际肥胖研究专家建议将亚太地区人群的肥胖标准定义为BMI≥25kg/m^2，BMI≥23kg/m^{2}为超重。

由于亚洲人体内脂肪的组成、分布及其与心血管危险因素的关系不同于欧美人群，同样BMI水平亚洲人有更高的脂肪比例和更多的内脏脂肪，因此有学者建议，作为独立的代谢组成成分和心血管疾病预测因子，脂肪组织分布检测指标应使用腹围或腰围，比用WHR（腹围/臀围）更为敏感，故WHO推荐首选腰围而不是WHR来测量腹部脂肪。WHO亚太地区标准（男>90cm；女>80cm）和中国肥胖标准（男>85cm；女>80cm）。腰围为肋骨下缘至髂前上棘之间的中点的径线，臀围为股骨粗隆水平的径线。

（二）实验室检查

1. 血液检查

（1）血脂代谢紊乱：可有血单项胆固醇升高或单项甘油三酯升高，亦有的人胆固醇和甘油三酯两项均升高。

（2）血糖代谢紊乱：部分患者伴有糖代谢的异常，可出现高血糖。

2. 并发症的检查　当伴有脂肪肝出现时，可有谷丙转氨酶、尿酸的升高。胆石症患者常伴高密度脂蛋白胆固醇的升高。

（三）特殊检查

1. 超声检查　应用 CT 和 MRI 评价皮下及内脏脂肪组织，由于费用高和射线的危害性等原因，不适于普遍使用。有研究已经验证超声法可测量皮下脂肪的含量，确定皮下和脏器脂肪的分布情况。肥胖患者可伴随脂肪肝、胆结石等表现。超声下可见相应的超声表现、脂肪肝：①肝区近场弥漫性点状高回声，回声强度高于脾脏和肾脏，少数表现为灶性高回声；②远场回声衰减，光点稀疏；③肝内管道结构显示不清；④肝脏轻度或中度肿大，肝前缘变钝。胆结石：可见强回声光团，后伴声影。

2. CT　过去，人体脂肪组织虽可通过身体密度测量、皮肤皱褶测量、软组织 X 线摄影、超声、全身钾（40K）含量测定、全身导电率以及质子活化等多种方法进行估价，但重复测量的误差范围在 3% ~15%，并且都不能进行区域脂肪组织定量。而 CT 的诊断可以摒除以上的缺点。CT 的脂肪组织面积定量方法有两种：①直接画出脂肪组织兴趣区，测出面积，实用于四肢、纵隔、面颊等处成片分布的脂肪组织定量。②使用代表脂肪组织的衰减范围，由计算机完成身体某一区域内该衰减范围内全部像素面积的定量。适用于腹内肌肉等处散在分布的或不规则形的脂肪组织定量，也适用于成片分布的脂肪组织定量。

正常人腹内与皮下脂肪面积的比值应 <0.6，当比值≥0.6 时，则各种并发症出现的机率大大增加。可见皮下较厚脂肪层。合并脂肪肝时，肝脏密度普遍低于脾脏或肝/脾 CT 比值≤1。

3. MRI　MRI 虽可以测量体内脂肪组织，但是由于其价格昂贵，仅在研究中有应用，临床应用较少。

八、诊断和鉴别诊断

（一）肥胖的诊断标准

严重的肥胖一眼就看得出来，但多数人需要进行身高、体重的测定和体质指数的计算。知道标准体重和理想体重范围的确定方法后，衡量一个人是否肥胖就没有困难了。根据患者的年龄及身高查出标准体重，或以下列公式计算：标准体重（kg）＝［身高（cm）－100］×0.9，如果患者的实际体重超过标准体重 20% 即可诊断为肥胖。但必须除外由于肌肉发达或水分潴留的因素。临床上除根据体征及体重外，可采用下列方法诊断。

（1）皮肤皱褶卡钳测量皮下脂肪厚度：人体脂肪总量的 1/2 ~2/3 存在于皮下，所以测量其皮下脂肪厚度有一定的代表性，且测量简便、可重复。常用测量部位为三角肌外皮脂厚度及肩胛角下。成人两处相加，男性≥4cm，女性≥5cm 即可诊断为肥胖。如能多处测量则更可靠。

（2）X 线片估计皮下脂肪厚度。

（3）根据身高、体重算体重指数：体重（kg）/身高^2（m^2）≥25 为肥胖，BMI 为临床上常用的诊断肥胖的指标。

（4）内脏型肥胖：腰臀比（WHR）＝腰围/臀围，按 WHR 男≥85cm；女≥80cm 标准判定。

近期的研究证实，WHR 和腰围是反映内脏型肥胖的较好指标，而 BMI 是胰岛素抵抗的敏感因子，WHR、BMI、腰围都是评估肥胖的良好指标，但侧重不同。

（二）鉴别诊断

肥胖确定后可结合病史、体征及实验室资料等鉴别单纯性抑或继发性肥胖。

如有高血压、向心性肥胖、紫纹、闭经等伴 24h 尿 17 - 羟类固醇偏高者，则应考虑为皮质醇增多症，宜进行小剂量（2mg）地塞米松抑制试验等以鉴别。

代谢率偏低者亦进一步检查 T_3、T_4 及 TSH 等甲状腺功能试验，以明确有否甲状腺功能减退症。有腺垂体功能低下或伴有下丘脑综合征者亦进行垂体及靶腺内分泌实验、检查蝶鞍扩大者应考虑垂体瘤并除外空蝶鞍综合征。闭经、不育或有男性化者应除外多囊卵巢。无明显内分泌紊乱，午后脚肿、早晨减轻者应除外水、钠潴留性肥胖，立卧位水试验颇有帮助。

九、治疗

（一）肥胖的治疗

预防肥胖要比治疗更重要，特别是有肥胖家族史者应从小注意，妇女产后及绝经期，男性中年以上或病后恢复期，尤其应预防肥胖，其方法是适当控制进食量，避免高糖、高脂肪及高热量饮食，经常进行体力劳动和锻炼。

治疗肥胖以控制饮食及增加体力活动为主，不能仅靠药物，长期服药不免发生不良反应，且未必能持久见效。因此必须使患者明确肥胖的危害性，自觉地长期坚持饮食控制及体育锻炼，儿童少年控制饮食时必须考虑满足其生长发育所需，尽量避免用药物减肥。

轻度肥胖者，仅需限制脂肪、甜食糕点、啤酒等，使每日总热量低于消耗量，多做体力劳动和体育锻炼，如能使体重每月减轻 500 ~ 1 000g 而渐渐达到正常标准体重，不必用药物治疗。

中度以上肥胖更须严格控制总热量，女性患者要求进食量在 5 ~ 6.3MJ（1 200 ~ 1 500kal）/d，如超过 5 ~ 6.3MJ/d 者，常无效。男性应控制在 6.3 ~ 7.6MJ（1 500 ~ 1 800kal）/d。食物中宜保证适量含必需氨基酸的动物性蛋白（占总蛋白量的 1/3 较为合适），蛋白质摄入量每日每公斤体重不少于 1g，脂肪摄入量应严格控制，无论是动物性脂肪（含饱和脂肪酸）或植物性脂肪（含人体所必需的不饱和脂肪酸）均应加以限制，特别是动物性脂肪摄入过多可导致胆固醇增高而并发动脉粥样硬化，更应严格控制其摄入量（控制在总热量的 10% 左右）。同时应限制钠的摄入，以免体重减轻时发生水钠潴留，并对降低血压及减少食欲也有好处。

如经以上饮食控制数周体重仍不能降低者，可将每日总热量减至 3.4 ~ 5MJ（800 ~ 1 200kal）/d，但热量过少，患者易感疲乏软弱、畏寒乏力、精神萎顿等，必须严密观察。有时在饮食控制早期有效，但数周数月后可渐失效。在此种情况下，以鼓励运动疗法以增加热量消耗。

运动疗法和饮食疗法都是肥胖的基础治疗。运动形式有两种，即全身运动和静态运动。前者有促进体脂运动、增加肌组织血流量和增强心肺功能作用。后者则有增强肌力，防止瘦组织块丢失，提高末梢组织对胰岛素敏感性的作用。

1. 饮食治疗　合理控制每日热量摄入是饮食治疗肥胖的首要原则，肥胖成人如将每日热量摄入比维持现有体重所需摄入量减少 2 092 ~ 4 184kJ，则每周体重可减少 1. 5kg。在总热能固定的前提下，调整饮食结构。蛋白质摄入占总热能的 15% ~ 20%，脂肪占 20% ~ 25%，其余为碳水化合物，但需限制甜食，单双糖的摄入 < 10g/d。饱和脂肪酸和多不饱和脂肪酸均应小于总热能的 10%，单不饱和脂肪酸则在 10% ~ 15%。尽可能多吃新鲜蔬菜，膳食纤维可由 20g/d 增至 40 ~ 60g/d，儿童膳食纤维含量则为年龄（岁） + 5g/d。细嚼慢咽，合理分配三餐，做到“早吃饱、中吃好、晚吃少”，多吃茶水，不喝饮料。

2. 运动治疗　中等强度的有氧运动，运动量为最大心率的 70% ~ 80%。每次运动持续 30 ~ 45min 以上，每周坚持 3 ~ 5 次，并与饮食疗法相结合。对于肥胖者运动减肥比节食减肥更为重要，因前者可有效减少腹部内脏脂肪和显著改善胰岛素抵抗。建议每周锻炼时间不少于 150min。如此锻炼每天可消耗热量 1 255. 2kJ，4 个月内体重即可下降 4. 5kg。

3. 行为治疗　通过行为治疗纠正诱发肥胖的心理和生活方式偏差，以建立相适应的思维、饮食和运动习惯。成功的行为治疗可提高饮食、运动和药物治疗的减肥效果，但是改变生活方式极其困难。对于大多数肥胖患者而言，行为治疗常常是“说了没听见，听见了没明白，明白了不接受，接受了不执行，执行了坚持不了多久。”为此须重视行为治疗的监督实施。

4. 药物治疗　当饮食及运动疗法未能奏效时，可采用药物辅助治疗。药物主要分为六类。

（1）食欲抑制剂：包括中枢性食欲抑制剂、肽类激素、短链有机酸三类，代表药物为：

苯丙胺类作用机制为兴奋下丘脑饱食中枢，抑制食饵中枢，由于有中枢神经兴奋作用，故可引起失眠、紧张等；刺激交感神经可有心悸、血压增高、头晕、出汗、口干等；此外还可有恶心、呕吐、便秘等。由于药物不良反应较大故治疗不理想。

西布曲明可抑制去甲肾上腺素和 5 - 羟色胺的再摄取，增强生理性饱胀感，从而减少能量的摄入；另外尚可增加能量的消耗。用量一般为每次 5mg，每日 3 次，疗程为 3 ~ 6 个月。不良反应可见轻度急躁、失眠、血压轻微增高及心率加快等。

（2）消化吸收阻滞剂：包括糖类吸收阻滞剂、脂类吸收阻滞剂两类，其代表药物如下。

奥利司他（Xenical，Orlistat）：系胰脂肪酶抑制剂，能有效地组织脂肪分解吸收，其减少脂肪吸收率约为 30%，故对有摄入脂肪口味者尤有应用价值。由于该剂几乎不被肠道吸收，故无全身不良反应。局部反应有胃肠道的腹泻等。用量一般为 100mg，每日 3 次。

有研究表明奥利司他结合低热量饮食可减少非酒精性脂肪性肝病肝内脂肪沉积，改善常规肝功能和相关代谢综合征，可以作为肥胖伴非酒精性脂肪性肝病的药物治疗选择。

壳聚糖及其衍生物：壳聚糖是天然、无毒、可生物降解的化合物，有优良的生物相容性、抗菌性和吸附性，对脂肪和胆固醇具有良好的吸附性能。这些优良的生理活性使其开始应用于肥胖及其并发症的预防和治疗上，成为一种新型的减肥药物（食品）。壳聚糖对脂肪有明显的吸附作用，据 Sugano 报道，壳聚糖可与胆酸结合阻断胆酸的肠肝循环而促使其排出体外。壳聚糖带正电荷，壳聚糖结合胆酸盐的能力主要取决于其阳离子化程度。修饰后的壳聚糖可以引入更多的胺基或铵基，使结合胆酸盐的能力增强，与带负电荷的脂肪滴互相吸引，形成大颗粒物，在肠腔的碱性环境中又形成更大体积的结块而排出体外，从而减少了人体对外界脂肪的吸收，使机体必须消耗自身脂肪来减轻身体质量，减少体内脂肪含量。日本学者小林明隆认为，壳聚糖在胃中能与胃酸作用形成凝胶，并进一步吸附胆汁酸和胆固醇。

吸附了胆汁酸和胆固醇的壳聚糖凝胶随粪便排出体外，同样也减少脂肪的吸收。另外，壳聚糖还具有黏滞性，可黏着油脂而减少脂肪的吸收。

（3）脂肪合成阻滞剂。

（4）胰岛素分泌抑制剂。

（5）代谢刺激剂：主要通过增高代谢率降低体重。代表药物为甲状腺激素类，甲状腺片每日 30mg 开始逐渐加量，或用三碘甲状腺原氨酸（T_3），每日从 10μg 开始，每周增加一次剂量，甲状腺片可用至 240mg 或 T_3 100μg，剂量逐渐增加，对于有心血管并发症者用此药须非常谨慎。如有心悸、兴奋、失眠、激动、多汗、心动过速，甚至房颤、心绞痛等应停药或减量。

（6）脂肪细胞增殖抑制剂。

5. 手术治疗　对 BMI≥40 或 BMI≥35 伴肥胖相关并发症患者可考虑胃成形手术或肠道旁路术等减肥手术，通过手术可引起摄食减少、体重下降。但手术病死率高达 1% 以上，且有 20% 以上患者术后仍可恢复原有体重，故仍需坚持基础治疗以维持长期的减肥效果。

6. 其他　有报道说耳穴贴压可治疗单纯性肥胖，耳穴选择主穴——饥点、兴奋、内分泌；配穴——三焦、口、胃等。将胶布剪成 0.5cm×0.5cm 小块，以细小圆滑不易碎的中药种子或成药细丸（采用消毒后的白芥子）黏于胶布中心。贴于耳穴后按压 1～2min，每日自行按揉 3 次，每次 2～3min。每次贴一侧耳，两耳轮流贴压。5～7d 更换 1 次。嘱患者自耳穴贴压治疗开始，一切饮食生活习惯如前，不另加药物治疗。目前建议每周体重下降不超过 1 200g（儿童不超过每周 500g），然而体重下降的最佳速度及其效果尚待明确。减肥后尽可能维持 BMI＜23，防止体重反弹或降低反弹幅度，从而改善患者生活质量并延长其预期寿命。

总之，肥胖不能依赖于药物治疗，以适当的饮食控制和运动疗法为主，必要时辅以药物治疗。

（二）并发症的治疗

1. 肥胖相关肝病的防治策略

（1）预防措施：无论是正常人还是肝病患者，均应尽可能保持理想体重，避免脂肪过度堆积，特别要防治腰围增粗的内脏性肥胖。肥胖（特别是合并脂肪肝）患者必须禁酒，因其根本就无安全的饮酒剂量；肥胖患者应慎用肝毒药物和尽可能减少接触肝毒物质的机会；肥胖合并高脂血症的患者应强调改变生活方式的重要性，并从严掌握降血脂药物的应用指征，必要时适当减量并加用保肝药物。慢性嗜肝病毒感染患者（如 HBsAg 携带者）或各型病毒性肝炎患者应改变过分强调“营养和休息”的错误观点，以防近期内体重增长过快。重症肝病患者肝移植前应尽可能使体重指数降至 30 以下，大于 40 则不宜进行肝移植手术。

（2）治疗策略：对于“不明原因性”无症状性血清转氨酶持续增高者，如合并超重或肥胖，建议先行减肥治疗。超重或肥胖所致单纯性脂肪肝患者，减肥可能是惟一有效的治疗选择。超重或肥胖相关性脂肪肝患者，科学减肥可提高保肝药物的治疗效果。肥胖的慢性病毒性肝炎患者，须考虑同时进行减肥治疗，特别是在抗病毒药物治疗无效时。肝移植术后出现肥胖相关肝病者，应及时采取相关措施控制体重，以防脂肪肝复发。

2. 胆石症　多数肥胖者并发胆石症，尤其在减重过程中。当出现此类并发症时多有上腹痛、纳差、恶心等上消化道症状。确诊后可给予消炎利胆治疗，重症者甚至可考虑手术治疗。

十、预后

肥胖本身是一种慢性病，同时又是许多慢性非传染性疾病的危险因素。WHO 根据文献报道估计，肥胖可高度增加Ⅱ型糖尿病、胆囊疾病、血脂混乱、代谢综合征等的危险性，相对危险度大于3；中度增加心血管疾病、高血压、骨关节炎、高尿酸血症和痛风的危险性，相对危险度为2~3；轻度增加某些癌症、生殖激素异常、多囊卵巢综合征、生殖力下降和出生缺陷等疾病，相对危险度为1~2。

（一）肥胖与总死亡率的关系

肥胖可以导致死亡率增加，1979 年 Lew 等人进行了一项 75 万人的大规模前瞻性研究，发现平均体重增加40%，人群的总死亡危险性增加了1.9 倍。随后有许多研究表明：BMI 与死亡率成J型或U型关系，即体重太低或太高的人群，总死亡率都会增加。但最近有研究指出，以前得出体重太低增高死亡率的结论是由于方法学上偏倚所致，因为这些研究没有排除患有尚未诊断出癌症和其他疾病的低体重患者，使得低体重人群的死亡率升高。如果排除这些个体后，体重太低者将不增加总死亡率。

（二）肥胖的疾病负担

用现患率表示的疾病负担表明，全球肥胖负担呈现出迅速上升趋势，从死亡率来看，肥胖的疾病负担也是惊人的。据美国最近的研究，美国每年归因于肥胖的死亡人数为280 184人，而对于不吸烟者来说，归因于肥胖的死亡人数更高，达325 000 人，因此，美国疾病控制中心声称肥胖仅次于吸烟成为美国人群死亡的一个主要原因，必须像对待感染性疾病一样对待肥胖。如果采取有效的措施预防肥胖，美国1993 年可以节约卫生费用6.8%（458 亿美元）。该研究还估计如果 BMI 为23~24.9，归因于肥胖的直接成本为58.9 亿美元，BMI 25~29，则直接成本升为120.6 亿美元，BMI 大于等于30，直接成本达到226.2 亿美元。1995 年美国归因于肥胖的总成本迅速上升，为992 亿美元，其中516 亿美元为治疗肥胖相关疾病的直接成本，476 亿美元是由于肥胖有关的疾病致使不能工作或残疾所致的间接成本。

（三）肥胖的防治策略和措施

肥胖的预防策略分三级预防：一级预防是指消除导致肥胖的危险因素，从而避免超重肥胖的发生；二级预防是指在减肥后避免再次增加体重；三级预防是指防止肥胖者继续增加体重。预防肥胖的措施很简单，主要是控制膳食，增加体力活动，但关键是如何提高干预对象的依从性，让他们实践这些简单的干预措施。国内外许多肥胖干预项目得出的成功经验是：对肥胖干预要想取得成功，干预活动不只是肥胖者的事情，而需要整个社会的努力。具体来说：①政策制定者要提供有利于进行肥胖干预的支持环境，比方说食物生产和销售政策要有利于群众选择低脂食物，要有足够的体育锻炼场地，城市建设要有宽阔的人行道、自行车道及其他可以代替车辆的设施；②卫生保健工作者要传播正确的信息给干预对象；③工作场所要提供健康的饮食和进行体力活动的场地；④学校要宣传体力活动的益处，并鼓励学生终生进行体力活动；⑤父母必须教育孩子少看电视和玩电子游戏，鼓励他们进行更多的户外活动。

（刘　勇）

第九节 便秘

健康人排便习惯多为1d 1~2次或1~2d 1次，粪便多为成形或为软便，少数健康人的排便次数可达每日3次，或3d 1次，粪便可呈半成形或呈腊肠样硬便。便秘（constipation）是指排大便困难、粪便干结、次数减少或便不尽感。便秘是临床上常见的症状，发病率为3.6%~12.9%，女性多于男性，男女之比为1：1.77~1：4.59，随着年龄的增长，发病率明显增高。便秘多长期存在，严重时影响患者的生活质量。由于排便的机制极其复杂，从产生便意到排便的过程中任何一个环节的障碍均可引起便秘，因此便秘的病因多种多样，但临床上以肠道疾病最常见，同时应慎重排除其他病因。

一、病因和发病机制

（一）排便生理

排便生理包括产生便意和排便动作两个过程。随着结肠的运动，粪便被逐渐推向结肠远段，到达直肠。直肠被充盈时，肛门内括约肌松弛，肛门外括约肌收缩，称为直肠肛门抑制反射。直肠壁受压力刺激并超过阈值时产生便意。睡醒及餐后，结肠的动作电位活动增强，更容易引发便意。这种神经冲动沿盆神经传至腰骶部脊髓的排便中枢，再上传到丘脑达大脑皮质。若条件允许排便，则耻骨直肠肌、肛门内括约肌和肛门外括约肌均松弛，两侧肛提肌收缩，盆底下降，腹肌和膈肌也协调收缩，腹压增高，促使粪便排出。

（二）便秘的病因

以上排便生理过程中任何一个环节的障碍均可引起便秘，病因主要包括肠道病变、全身性疾病和神经系统病变（表4-5）。此外，还有些患者便秘原因不清，治疗困难，又称为原发性便秘、慢性特发性或难治性便秘。

表4-5 便秘的病因

肠道	结肠梗阻：腔外（肿瘤、扭转、疝、直肠脱垂）、腔内（肿瘤、狭窄）
	结肠肌肉功能障碍：肠易激综合征、憩室病
	肛门狭窄/功能障碍
	其他：溃疡病、结肠冗长、纤维摄入及饮水不足
全身性	代谢性：糖尿病酮症、卟啉病、淀粉样变性、尿毒症、低钾血症
	内分泌：全垂体功能减退症、甲状腺功能减退症、甲状腺功能亢进症合并高钙血症、肠源性高血糖素过多、嗜铬细胞瘤
	肌肉：进行性系统性硬化病、皮肌炎、肌强直性营养不良
	药物：止痛剂、麻醉剂、抗胆碱能药、抗抑郁药、降压药等
神经病变	周围神经：Hirschsprung病、肠壁神经节细胞减少或缺如、神经节瘤病、自主神经病
	中枢神经：肠易激综合征、脑血管意外、大脑肿瘤、帕金森病、脊髓创伤、多发性硬化、马尾肿瘤、脑脊膜膨出、精神/人为性因素

二、诊断

首先明确有无便秘，其次明确便秘的原因。便秘的原因多种多样，首先应除外有无器质性疾病，尤其是有报警症状时，如便血、消瘦、贫血等。因此，采集病史时应详细询问，包括病程的长短、发生的缓急、饮食习惯、食物的质和量、排便习惯、是否服用引起便秘的药物、有无腹部手术史、工作是否过度紧张、个性及情绪，有无腹痛、便血、贫血等伴随症状。体格检查时，常可触及存留在乙状结肠内的粪块，需与结肠肿瘤、结肠痉挛相鉴别。肛门指检可为诊断提供重要线索，如发现直肠肿瘤、肛门狭窄、内痔、肛裂等，根据病史及查体的结果，确定是否需要进行其他诊断性检查。

（一）结肠、直肠的结构检查

1. 内镜　可直观地检查直肠、结肠有无肿瘤、憩室、炎症、狭窄等。必要时取活组织病理检查，可帮助确诊。

2. 钡剂灌肠　可了解直肠、结肠的结构，发现巨结肠和巨直肠。

3. 腹部平片　能显示肠腔扩张、粪便存留和气液平面。

（二）结肠、直肠的功能检查

对肠道解剖结构无异常，病程达6个月以上，一般治疗无效的严重便秘患者，可进一步做运动功能检查。

1. 胃肠通过时间（GITT）测定　口服不同形态的不透X线标志物，定时摄片，可测算胃肠通过时间和结肠通过时间，有助于判断便秘的部位和机制，将便秘区分为慢通过便秘、排出道阻滞性便秘和通过正常的便秘，对后2种情况，可安排有关直肠肛门功能检查。

2. 肛门直肠测压检查　采用灌注或气囊法进行测定，可测定肛门内括约肌和肛门外括约肌的功能。痉挛性盆底综合征患者在排便时，肛门外括约肌、耻骨直肠肌及肛提肌不松弛。Hirschsprung病时，肛门直肠抑制反射明显减弱或消失。

3. 其他　包括肛门括约肌、直肠壁的感觉检查，肌电记录及直肠排便摄片检查等。

（三）其他相关检查

在询问病史及查体时，还应注意有无可引起便秘的全身性疾病或神经病变的线索，如发现异常，则安排相应的检查以明确诊断。

三、治疗

应采取主动的综合措施和整体治疗，注意引起便秘的病理生理及其可能的环节，合理应用通便药。治疗措施包括：

（1）治疗原发病和伴随疾病。

（2）改变生活方式，使其符合胃肠道通过和排便生理：膳食纤维本身不被吸收，能使粪便膨胀，刺激结肠运动，因此对膳食纤维摄取少的便秘患者，通过增加膳食纤维可能有效缓解便秘。含膳食纤维多的食物有麦麸、水果、蔬菜、大豆等。对有粪便嵌塞的患者，应先排出粪便，再补充膳食纤维。

（3）定时排便，建立正常排便反射：定时排便能防止粪便堆积，这对于有粪便嵌塞的患者尤其重要，需注意训练前先清肠。另外，要及时抓住排便的最佳时机，清晨醒来和餐后，结肠推进性收缩增加，有助于排便。因此，应鼓励、训练患者醒来和餐后排便，使患者逐渐恢复正常的排便习惯。

（4）适当选用通便药，避免滥用造成药物依赖甚至加重便秘：容积性泻剂能起到膳食纤维的作用，使粪便膨胀，刺激结肠运动，以利于排便。高渗性泻剂，包括聚乙烯乙二醇、乳果糖、山梨醇及高渗电解质液等，由于高渗透性，使肠腔内保留足够的水分，软化粪便，并刺激直肠产生便意，以利于排便。刺激性泻剂，如蓖麻油、蒽醌类药物、酚酞等，能刺激肠蠕动，增加肠动力，减少吸收，这些药物多在肝脏代谢，长期服用可引起结肠黑便病，反而加重便秘。润滑性泻剂，如液状石蜡能软化粪便，可口服或灌肠。

（5）尽可能避免药物因素，减少药物引起便秘。

（6）手术治疗：对 Hirschsprung 病，手术治疗可取得显著疗效。对顽固性慢通过性便秘，可考虑手术切除无动力的结肠，但应严格掌握手术适应证，必须具备以下几点：①有明确的结肠无张力的证据；②无出口梗阻的表现，不能以单项检查确诊出口梗阻性便秘；③肛管收缩有足够的张力；④患者无明显焦虑、抑郁及其他精神异常；⑤无肠易激综合征等弥漫性肠道运动的证据；⑥发病时间足够长，对发病时间短的或轻型患者，首选保守治疗，长期保守治疗无效才考虑手术治疗。

四、Hirschsprung 病（先天性巨结肠）

先天性巨结肠是由于胚胎时期肠管肌层副交感神经细胞自头端向尾端迁移过程中出现障碍所致。由于无神经节细胞的肠管无正常的肠蠕动波，因此对扩张反应表现为整体收缩，从而导致功能性肠梗阻。1888 年 Hirschsprung 系统描述该病以“结肠扩张与肥大引起新生儿便秘”为特征，因此国际上命名该病为 Hirschsprung 病，翻译为无神经节性巨结肠、肠无神经节症等。

发病率：性别差异很大，男女比为 3∶1～4∶1。5%～10% 的病例有家族史，以女性患者为甚。临床分型：神经细胞的缺如总是起始于肛门，而以不同的距离终止于近端肠管。临床上按照无神经节细胞肠管延伸的范围分为五型。①短段型：肠无神经节症仅累及直肠末端，约占该病的 10%；②普通型：病变累及乙状结肠，约占 75%；③长段型：病变累及降结肠以上，约占 10%；④全结肠型：全结肠及部分末段回肠受累，约占 5%；⑤全肠无神经节细胞症：罕见。

病理生理：正常肠管的运动是由肌间神经丛的神经节细胞支配，并与副交感神经纤维即节后胆碱能神经元相连接形成肌间 Auerbach 神经丛，自主地发动和调节肠管蠕动。本病的无神经节细胞肠管的肠壁肌间神经丛和黏膜下神经丛的神经节细胞缺如，丧失了对副交感神经的调节，直肠环肌不断地受副交感神经兴奋影响，经常呈痉挛状态；同时副交感神经纤维增生，释放乙酰胆碱增多，胆碱酯酶活性增强，导致肠管呈持续痉挛状态。临床上表现为功能性肠梗阻症状。

（一）诊断

1. 临床表现

（1）胎粪排出延迟：约 90% 病例出生后 24h 内无胎粪排出或仅排出极少量，2～3d 后方排出少量胎粪，严重者甚至延迟至生后 10d 以上，因而出现肠梗阻症状，当胎粪排出后症状多能缓解。

（2）便秘、腹胀：经常出现慢性便秘或间歇性便秘，继之出现进行性腹胀、食欲不振、腹泻、乏力、生长发育不良等。

（3）呕吐：约60%病例出现胆汁性呕吐，其严重程度与便秘和腹胀程度成正比。临床上所见病变肠管越短，腹胀、呕吐等症状越明显。

2. 辅助检查

（1）肛门检查：对短段型，肛门指诊可探及直肠内括约肌痉挛和直肠壶腹部的空虚感；对普通型，食指可达到移行区而感到有一缩窄环。指检同时可激发排便反射，当手指退出时，有大量粪便和气体随手指呈喷射状排出。对长段型，可用肛管检查，当肛管顶端进入扩张肠段后同样有大量稀便和气体由肛管溢出。

（2）影像学检查：①腹部X线平片，为新生儿肠梗阻的常规检查，显示广泛的肠腔扩张、胀气，有液平面及呈弧形扩张的肠袢，直肠内多数不充气。②钡剂灌肠X线片是目前最常用的方法，可观察到肛管、直肠、乙状结肠及各段结肠的形态及蠕动。通常无神经节肠管呈痉挛状，其结肠袋袋形消失，变平直，无蠕动，有时因不规则异常的肠蠕动波而呈锯齿状；扩张段肠腔扩大，袋形消失，蠕动减弱；移行段多呈猪尾状，蠕动到此消失。在24～48d后重拍腹部正位X线片，可见肠道钡剂滞留，这种延迟拍片比最初检查时更能清楚显示移行段及异常的不规则蠕动波。

（3）直肠内测压检查：正常小儿直肠扩张时，内括约肌表现为松弛现象。因此，当安置双腔测压管于齿状线上方5～6cm处扩张气囊时，可看到肛门管的收缩波，2～3s后，即见内括约肌压力下降现象，然后慢慢恢复到基线。巨结肠患儿当直肠扩张时并不出现内括约肌压力下降，反而表现为明显的收缩压力增高。但是由于新生儿的直肠内括约肌反射尚未建立，因此除了年长患儿外，这种检查很少应用。

（4）直肠活检：是最准确的确诊方法。正常的直肠壁内，副交感神经纤维细而少，胆碱酯酶活性低。先天性巨结肠症直肠壁内，无髓的副交感神经纤维释放乙酰胆碱酯酶增多，活性增强，副交感神经纤维增多并变粗，直肠活检表现为黏膜及黏膜下Meissner神经丛、肌间Auerbach神经丛内特征性的神经节细胞缺如及神经干增生。

（二）鉴别诊断

首先应与先天性肛门、直肠闭锁和狭窄，以及新生儿器质性肠梗阻等相鉴别。此外，尚需与下列疾病进行鉴别。

（1）胎粪塞综合征或胎粪性肠梗阻：多发生在未成熟儿，由于胎粪过于黏稠而填塞直肠下端。表现为胎粪排出延迟、腹胀，但很少呕吐。通过开塞露诱导或温盐水灌肠排出胎粪后，粪便即可自行排泄，不遗留任何后遗症状。

（2）特发性便秘：其症状与先天性巨结肠相似，但较轻缓，并常有污粪表现，而先天性巨结肠患儿的便秘无污粪表现。病理切片检查，肠壁的神经组织完全正常。

（3）内分泌巨结肠：多见于甲状腺功能减退等疾病，应用甲状腺素等治疗可以改善便秘。

（4）高镁血症、低钙血症、低钾血症等。

（三）治疗

婴幼儿先天性巨结肠病情变化很多，如不及时治疗，婴儿期有80%的患儿将因并发非细菌性非病毒性小肠结肠炎而死亡。目前建议在新生儿期即开展巨结肠根治手术。

新生儿期便秘首先进行肛门检查，在排除肛门狭窄等导致的器质性便秘后，进行温盐水低压灌肠，严重时留置肛管持续排出结肠内的积气、积液，缓解便秘导致的腹胀。

手术的主要原则：切除大部或全部无神经节肠管，保留其周围支配盆腔器官的神经，在齿状线上 0.5cm 处行有神经节肠管与直肠吻合术。术前必须进行充分的肠道准备，包括至少 2 周的每日温盐水低压灌肠、口服甲硝唑和庆大霉素肠道杀菌、术前 1d 清洁灌肠等。传统的手术均通过下腹部切开进行，近年来，经腹腔镜途径成为一种新的可供选择的方法。单纯经肛门黏膜切除术仅适用于短段型巨结肠，对于全结肠病变的患者，需行回肠造瘘术。

（刘　勇）

第五章

食管疾病

第一节　贲门失弛缓症

贲门失弛缓症（achalasia）是一种食管运动障碍性疾病，以食管缺乏蠕动和食管下括约肌（LES）松弛不良为特征。临床上贲门失弛缓症表现为患者对液体和固体食物均有吞咽困难、体重减轻、餐后反食、夜间呛咳以及胸骨后不适或疼痛。本病曾称为贲门痉挛。

一、流行病学

贲门失弛缓症是一种少见疾病。欧美国家较多，发病率每年为0.5/10万~8/10万，男女发病率接近，约为1∶1.15。本病多见于30~40岁的成年人，其他年龄亦可发病。国内尚缺乏流行病学资料。

二、病因和发病机制

病因可能与基因遗传、病毒感染、自身免疫及心理社会因素有关。贲门失弛缓症的发病机制有先天性、肌源性和神经源性学说。先天性学说认为本病是常染色体隐性遗传；肌源性学说认为贲门失弛缓症LES压力升高是由LES本身病变引起，但最近的研究表明，贲门失弛缓症患者的病理改变主要在神经而不在肌肉，目前人们广泛接受的是神经源性学说。

三、临床表现

主要症状为吞咽困难、反食、胸痛，也可有呼吸道感染、贫血、体重减轻等表现。

1. 吞咽困难　几乎所有的患者均有程度不同的吞咽困难。起病多较缓慢，病初吞咽困难时有时无，时轻时重，后期则转为持续性。吞咽困难多呈间歇性发作，常因与人共餐、情绪波动、发怒、忧虑、惊骇或进食过冷和辛辣等刺激性食物而诱发。大多数患者吞咽固体和液体食物同样困难，少部分患者吞咽液体食物较固体食物更困难，故以此征象与其他食管器质性狭窄所产生的吞咽困难相鉴别。

2. 反食　多数患者合并反食症状。随着咽下困难的加重，食管的进一步扩张，相当量的内容物可潴留在食管内达数小时或数日之久，而在体位改变时反流出来。尤其是在夜间平卧位更易发生。从食管反流出来的内容物因未进入过胃腔，故无胃内呕吐物酸臭的特点，但可混有大量黏液和唾液。

3. 胸痛　是发病早期的主要症状之一，发生率为40%～90%，性质不一，可为闷痛、灼痛或针刺痛。疼痛部位多在胸骨后及中上腹，疼痛发作有时酷似心绞痛，甚至舌下含化硝酸甘油片后可获缓解。疼痛发生的原因可能是食管平滑肌强烈收缩，或食物滞留性食管炎所致。随着吞咽困难的逐渐加剧，梗阻以上食管的进一步扩张，疼痛反而逐渐减轻。

4. 体重减轻　此症与吞咽困难的程度相关，严重吞咽困难可有明显的体重下降，但很少有恶病质样变。

5. 呼吸道症状　由于食物反流，尤其是夜间反流，误入呼吸道引起吸入性感染。出现刺激性咳嗽、咳痰、气喘等症状。

6. 出血和贫血　患者可有贫血表现。偶有出血，多为食管炎所致。

7. 其他　在后期病例，极度扩张的食管可压迫胸腔内器官而产生干咳、气急、发绀和声音嘶哑等。患者很少发生呃逆，为本病的重要特征。

8. 并发症　本病可继发食管炎、食管溃疡、巨食管症、自发性食管破裂、食管癌等。贲门失弛缓症患者患食管癌的风险为正常人的14～140倍。有研究报道，贲门失弛缓症治疗30年后，19%的患者死于食管癌。因其合并食管癌时，临床症状可无任何变化，临床诊断比较困难，容易漏诊。

四、实验室及其他检查

（一）X线检查

X线检查是诊断本病的首选方法。

1. 胸部平片　本病初期，胸片可无异常。随着食管扩张，可在后前位胸片见到纵隔右上边缘膨出。在食管高度扩张、伸延与弯曲时，可见纵隔增宽而超过心脏右缘，有时可被误诊为纵隔肿瘤。当食管内潴留大量食物和气体时，食管内可见液平面。大部分病例可见胃泡消失。

2. 食管钡餐检查　动态造影可见食管的收缩具有紊乱和非蠕动性质，吞咽时LES不松弛，钡餐常难以通过贲门部而潴留于食管下端，并显示远端食管扩张、黏膜光滑，末端变细呈鸟嘴形或漏斗形。

（二）内镜检查

内镜下可见食管体部扩张呈憩室样膨出，无张力，蠕动差。食管内见大量食物和液体潴留，贲门口紧闭，内镜通过有阻力，但均能通过。若不能通过则要考虑有无其他器质性原因所致狭窄。

（三）食管测压

本病最重要的特点是吞咽后LES松弛障碍，食管体部无蠕动收缩，LES压力升高［>4kPa（30mmHg）］，不能松弛、松弛不完全或短暂松弛（<6s），食管内压高于胃内压。

（四）放射性核素检查

用^{99m}Tc标记液体后吞服，显示食管通过时间和节段性食管通过时间，同时也显示食管影像。立位时，食管通过时间平均为7s，最长不超过15s。卧位时比立位时要慢。

五、诊断

根据病史有典型的吞咽困难、反食、胸痛等临床表现，结合典型的食管钡餐影像及食管测压结果即可确诊本病。

六、鉴别诊断

1. 反流性食管炎伴食管狭窄　本病反流物有酸臭味，或混有胆汁，胃灼热症状明显，应用 PPI 治疗有效。食管钡餐检查无典型的鸟嘴样改变，LES 压力降低，且低于胃内压力。

2. 恶性肿瘤　恶性肿瘤细胞侵犯肌间神经丛，或肿瘤环绕食管远端压迫食管，可见与贲门失弛缓症相似的临床表现，包括食管钡餐影像。常见的肿瘤有食管癌、贲门胃底癌等，内镜下活检具有重要的鉴别作用。如果内镜不能达到病变处则应行扩张后取活检，或行 CT 检查以明确诊断。

3. 弥漫性食管痉挛　本病亦为食管动力障碍性疾病，与贲门失弛缓症有相同的症状。但食管钡餐显示为强烈的不协调的非推进型收缩，呈现串珠样或螺旋状改变。食管测压显示为吞咽时食管各段同期收缩，重复收缩，LES 压力大部分是正常的。

4. 继发性贲门失弛缓症　锥虫病、淀粉样变性、特发性假性肠梗阻、迷走神经切断术后等也可以引起类似贲门失弛缓症的表现，食管测压无法区别病变是原发性或继发性。但这些疾病均累及食管以外的消化道或其他器官，借此与本病鉴别。

七、治疗

目前尚无有效的方法恢复受损的肌间神经丛功能，主要是针对 LES，不同程度解除 LES 的松弛障碍，降低 LES 压力，预防并发症。主要治疗手段有药物治疗、内镜下治疗和手术治疗。

（一）药物治疗

目前可用的药物有硝酸甘油类和钙离子拮抗剂，如硝酸甘油 0.6mg，每日 3 次，餐前 15min 舌下含化，或硝酸异山梨酯 10mg，每日 3 次，或硝苯地平 10mg，每日 3 次。由于药物治疗的效果并不完全，且作用时间较短，一般仅用于贲门失弛缓症的早期、老年高危患者或拒绝其他治疗的患者。

（二）内镜治疗

1. 内镜下 LES 内注射肉毒毒素　肉毒毒素是肉毒梭状杆菌产生的外毒素，是一种神经肌肉胆碱能阻断剂。它能与神经肌肉接头处突触前胆碱能末梢快速而强烈地结合，阻断神经冲动的传导而使骨骼肌麻痹，还可抑制平滑肌的活动，抑制胃肠道平滑肌的收缩。内镜下注射肉毒毒素是一种简单、安全且有效的治疗手段，但由于肉毒毒素在几天后降解，其对神经肌肉接头处突触前胆碱能末梢的作用减弱或消失，因此，若要维持疗效，需要反复注射。

2. 食管扩张　球囊扩张术是目前治疗贲门失迟缓症最为有效的非手术疗法，它的近期及远期疗效明显优于其他非手术治疗，但并发症发生率较高，尤以穿孔最为严重，发生率为 1% ~5%。球囊扩张的原理主要是通过强力作用，使 LES 发生部分撕裂，解除食管远端梗阻，缓解临床症状。

3. 手术治疗 Heller肌切开术是迄今治疗贲门失弛缓症的标准手术，其目的是降低LES压力，缓解吞咽困难，同时保持一定的LES压力，防止食管反流的发生。手术方式分为开放性手术和微创性手术两种，开放性手术术后症状缓解率可达80%～90%，但10%～46%的患者可能发生食管反流。因此大多数学者主张加做防反流手术。尽管开放性手术的远期效果是肯定的，但是由于其创伤大、术后恢复时间长、费用昂贵，一般不作为贲门失弛缓症的一线治疗手段，仅在其他治疗方法失败，且患者适合手术时才选用开放性手术。

腔镜技术的迅速发展使贲门失弛缓症的治疗发生了巨大的变化，从开放性手术到经胸腔镜，再到经腹腔镜肌切开术，这种微创性手术的疗效与开放性手术相似，且创伤小，缩短了手术和住院时间，减少了手术并发症，有望成为治疗贲门失弛缓症的首选方法。

（张艳梅）

第二节 胃食管反流病

一、概述

胃食管反流病（gastroesophageal reflux disease，GERD）是一种内源性化学性炎症。最近在加拿大蒙特利尔就GERD的定义和分类提出了全球性的循证共识，将GERD定义为：当胃内容物反流造成令人不快的症状和（或）并发症时所发生的状况。事实上，胃内容物可能包括反流到胃腔的十二指肠内容物，当这些含有胃酸－胃蛋白酶，或连同胆汁的胃内容物反流入食管，甚至咽、喉、口腔或呼吸道等处时，就可造成局部炎症性病损，并因此而可产生烧心、反酸、胸痛、吞咽困难等食管症状，以及声音嘶哑、咽喉疼痛、呛咳等食管外症状，且可能发生食管狭窄、Barrett食管和食管腺癌等并发症。

二、流行病学

GERD是一种临床上十分常见的胃肠道疾病。世界不同地区的患病率不一，在西方国家中该病发病率颇高，国内亦呈升高趋势。据估计，有过GERD症状经历者约占总体人群的1/3～1/2。在美国，45%成人群体中每月至少有一次烧心症状，而另20%具有间断性的酸反流；50%烧心症状的患者罹患反流性食管炎（reflux esophagitis，RE）；Barrett食管发生率约为0.4%，其癌变率为0.4%，每年有2～4人转变成食管腺癌。上海地区成人胃食管反流相关症状发生率为7.68%，GERD患病率为3.86%。

GERD可发生于所有年龄段。男性RE的发病率比女性高1倍，Barrett食管高10倍以上；白种人Barrett食管和食管腺癌的发病率比非白种人高数倍。一些并发症的发生率亦因性别、种族不同而有差异。

三、病因和发病机制

GERD的发生是多因性的。总的来说是局部保护机制不足以抵御增强的甚至正常的含有胃酸－胃蛋白酶或加上胆汁等因素的胃内容物对于食管黏膜或食管之上器官的黏膜化学性侵袭作用，以及防止胃内容物反流的机制障碍的综合结果。

（一）攻击因素的增强

1. 胃内容物的致病性　胃食管反流物中的胃酸－胃蛋白酶、胆汁和胰酶都是侵害、损伤食管等器官黏膜的致病因素，且受损的程度与反流物中上述化学物的质和量、与黏膜接触时间的长短，以及体位等有相关性。pH<3 时，胃蛋白酶活性明显增加，消化黏膜上皮的蛋白质。反流入胃囊的胆盐、胰酶可形成溶血性卵磷脂等“去垢物质”，影响上皮细胞的完整性，其随胃内容物一起反流到食管内时，能增加食管黏膜的通透性，加重对食管黏膜的损害作用。

2. 幽门螺杆菌（HP）感染　对于 HP 感染与 GERD 的相关性一直有所争论。有文献称，HP 阳性患者在根除后 GERD 的发病危险增加、加重 GERD 的症状或降低抑酸治疗的疗效。但也有相反结论者，或称两者无相关性。HP 对于抗胃食管反流屏障并无影响，但因其可能与胃酸分泌有关联而间接影响 GERD 的发病和治疗。

3. 药物的影响　非甾体消炎药（NSAIDs）等若干药物可因削弱黏膜屏障功能或增加胃酸分泌而致病。钙拮抗剂如地尔硫䓬、硝苯地平等可使下食管括约肌（LES）压力下降而利于反流。

（二）防御因素的削弱

1. LES 功能减退　虽说 LES 处的肌层较邻近的食管肌层为厚，且不甚对称，但严格来说，LES 是一生理学概念，是指位于食管下端、近贲门处的高压带（high pressure zone，HPZ），长度为 3～5cm，一部分位于胸腔，一部分位于腹腔。在绝大多数时间，LES 压力（10～30mmHg）超过胃内静息压，起括约肌的作用。该处肌层的厚度与压力呈正相关。其压力受某些胃肠激素和神经介质的调控，而使在正常情况下 LES 压力稳定在一定范围内。在胃窦的移行性运动复合波（MMC）Ⅲ相时，LES 压力明显升高，甚至达 80mmHg，这是届时抗反流机制的表现。餐后 LES 压力明显下降，当接近于 0mmHg 时，胃与食管腔之间已无压力差，甚易发生反流。此外，在横膈水平的食管外面还有膈脚、膈食管韧带等包裹，吸气时膈肌收缩，膈脚靠拢，使压力增高数倍，在食管外加固 LES，犹如在 LES 外再有一层括约肌，此即“双括约肌”学说。如若膈脚功能良好，则即便 LES 压力明显低下，也不一定会发生反流。一旦某些因素致使 LES 功能削弱，如严重 GERD 者的膈脚作用减弱，LES 压力下降，当腹内压急剧上升时，就使胃内容物易于反流而发病。

2. 暂时性下食管括约肌松弛（tLESR）　研究发现，除在进食、吞咽、胃扩张时食管内压力大于 LES 压力而使之松弛外，在非吞咽期间也可发生 LES 的自发性松弛，只是发生频率低，每分钟 2～6 次，持续时间短，每次 8～10s，故称为 tLESR。膈脚也参与 tLESR 的发生。可伴食管基础压的轻度上升，但食管体部并无蠕动收缩。因为由此而造成的食管黏膜与胃内容物的接触时间甚短，故无致病作用，属生理性。tLESR 系通过胃底、咽喉部的感受器，经迷走神经传入纤维到达脑干的孤束核和迷走神经运动背核，然后经迷走神经的传出纤维而发生。神经递质一氧化氮（NO）和血管活性肠肽（VIP）是重要的促发 tLESR 的物质。研究表明，tLESR 发生频率高、持续时间长者易发生 GERD。内镜阴性的 GERD 患者半数以上缘于频繁发生的 tLESR。

3. 食管－胃底角（His 角）异常　His 角是食管和胃底之间所形成的夹角，成年人呈锐角。该处结构在进食胃膨胀时被推向对侧，犹如一个单向活瓣阀门，起阻止胃内容物反流的作用。His 角异常变大时将失去活瓣作用而易发生胃-食管反流。

4. 存在食管裂孔疝　多数 GERD 患者伴滑动性食管裂孔疝，胃-食管连接处结构和部分胃底疝入胸段食管内。大多学者认为疝囊的存在和 LES 屏障功能的降低与 GERD 发生密切相关。不少疝囊较大的患者常伴有中、重度 RE，但两者间的因果关系尚未阐明。多数认为 His 角的破坏、膈脚张力的降低，加之 tLESR 出现频繁是其原因。食管裂孔疝不仅是反流性食管炎的病因，还可以是 GERD 的结果。

5. 食管廓清能力降低　食管下端具有对反流物的廓清作用。一般而言，这是一种耗能过程，使反流物滞留时间尽可能缩短而不致病。一旦该廓清功能低下，则易发病。

（1）食管的排空能力下降：吞咽所启动的原发性蠕动和通过神经反射所促发的继发性蠕动都有清除反流物的功效。研究发现 GERD 患者的清除功能下降，提示这种功能的减弱利于 GERD 的发生。膈疝的存在也妨碍食管排空。

（2）涎腺和食管腺分泌能力下降：唾液和食管腺所分泌的黏液 pH 接近 7，能有效地中和反流物中的化学成分。各种原因导致的这两者的分泌减少，如吸烟、干燥综合征等，都可导致食管与反流物暴露时间延长，罹患食管炎的概率高。

6. 食管黏膜防御能力减弱　食管黏膜的完整性，上皮细胞膜、细胞间的紧密连接，以及表面附着的黏液层、不移动水层等组成食管黏膜的屏障，抵御反流物中化学成分的侵袭。鳞状上皮细胞可以通过 Na^+-H^+ 和 Cl^--HCl 交换机制将进入细胞的 H^+ 排出细胞，进入血液循环；而血液又提供缓冲 H^+ 作用的 HCO_3^-。此外，黏膜下的丰富血液循环有利于上皮免受损害和及时修复，是维持上述屏障功能所必需的保障。上述能力的削弱，黏膜细胞间隙的扩大可招致反流物中化学成分的损害而产生炎症，并因此接触到感觉神经末梢而出现烧心。

（三）其他因素

1. 近端胃扩张及胃的排空功能延缓　餐后近端胃扩张和胃排空延缓见于约半数的 GERD 患者。这不仅有机械因素参与，还可通过迷走神经反射途径而为。这易诱发 LES 松弛，减弱 LES 的屏障作用，胃排空延迟引起胃扩张，可进一步刺激胃酸分泌和增加 tLESR。摄入量大者更易造成餐后 tLESR 频发，从而参与 GERD 的发病。

2. 自主神经功能异常　GERD 患者常出现自主神经功能紊乱，以副交感神经为明显，可导致食管清除功能下降和胃排空功能延缓。其受损程度与反流症状之间呈正相关。

3. 内脏感觉敏感性异常　临床上反流相关性症状的感知与胃内容物的暴露程度并不呈正相关，表明不同个体对胃内容物刺激的感觉敏感性不一，GERD 症状的产生与个体内脏感觉敏感性增高有关。本病患者所出现的非心源性胸痛可能与食管黏膜下的感觉神经末梢的敏感性增高有关。这种敏感性不同的机制，迄今尚不清楚。

4. 心理因素　临床上种种现象表明，上述发病机制不足以完全解释所有 GERD 患者的症状，因此推测在 GERD 发病中有心理因素起一定的作用。与健康者相比，GERD 患者中发生负性生活事件较多，出现焦虑、抑郁、强迫症等表现亦明显为多。

神经-心理异常可能通过影响食管的运动、食管内脏感觉敏感性改变、胃酸分泌以及其他行为特征等，而引发或加重 GERD。同样，在 GERD 的治疗中，精神行为疗法可获得一定疗效。

四、病理

就反流性食管炎本身而言，其基本病理改变为食管下段黏膜的炎症，乃至溃疡形成，但每因程度不同而异。轻者，鳞状上皮的基底细胞增生，基底层占上皮层总厚度的15%以上；黏膜固有层乳头向表面延伸，达上皮层厚度的2/3；此外，尚有有丝分裂相增加、上皮血管化伴血管扩张，或在乳头顶部可见“血管湖”，以及气球样细胞等。后者可能是由于反流损伤致使细胞渗透性增加的结果。重者，上皮严重损伤或破坏，出现糜烂、溃疡形成；黏膜中有中性粒细胞或嗜酸性粒细胞的浸润。主要是限于食管黏膜、固有膜以及黏膜肌层。在上皮的细胞间隙可见淋巴细胞。溃疡修复可导致消化性狭窄、假憩室，以及瘢痕形成等。有时出现假膜、炎性息肉伴肉芽组织形成和（或）纤维化，以及酷似增殖不良的反应性改变。极重者，食管腔内形成隔而出现双桶样征或食管瘘（包括主动脉－食管瘘）。

在Barrett食管，食管黏膜由异型增生的柱状上皮取代原有的鳞状上皮，故齿状缘上移，食管下段鳞状上皮黏膜中有呈现为圆片状、柱状上皮的黏膜岛，或在齿状缘处向上呈指样凸出。Barrett食管有多种细胞类型和组织病理学特征，包括胃、小肠、胰腺和结肠的上皮组分。同一患者可显示一种或多种组织病理学表现，呈镶嵌状或带状分布。绝大多数成人患者有特异的柱状上皮，其特征为有杯状细胞和绒毛状结构。

五、临床表现

随着对本病认识的深入，在加拿大共识会议上将本病的症状按食管综合征和食管外综合征提出。而食管外综合征又被分为肯定的和可能相关的两类。

（一）食管综合征

为各食管症状的不同组合，基本的食管症状主要是下列几项。不过，加拿大会议认为，在临床实践中，患者应断定其症状是否为令其无法忍受，因为有症状但并不令人无法忍受时不应诊断为GERD。在以人群为基础的研究中，每周发生2d或多日轻微症状，每周发生1次以上中、重度症状时，常被患者认为“无法忍受”。此外，一些患者体育锻炼可能产生无法忍受的症状而平时并无或只有轻微的不适是因为锻炼诱发胃食管反流。

1. 烧心　为GERD的最主要症状。烧心是一种胸骨后区域烧灼感，常起源于上腹部，向胸部、背部和咽喉部放射。胃食管反流是烧心的最常见原因。烧心可能有许多非反流相关的原因，其患病率不详。

2. 反胃　是一种反流的胃内容物流到口腔或下咽部的感觉。部分患者有频发、反复和长期的反胃症状，通常发生于夜间。

烧心和反胃是典型反流综合征的特征性症状。

3. 胸痛　是另一项相对特异的症状。本病可能引起酷似缺血性心脏病的胸痛发作，而无烧心或反胃；再者，不能与缺血性心脏病相鉴别的胸痛很可能由GERD所致；此外，食管动力性疾病也可引起酷似缺血性心脏病的胸痛，但发生机制有别于胃食管反流者，而后者比前者更常引起胸痛。故对于胸痛患者，应明确排除心源性和其他胸部脏器、结构的病变。诚然，少部分患者食管源性胸痛可以通过神经反射而影响冠状动脉的功能，出现心绞痛发作及（或）心电图改变，对此，诊断GERD必须证实其食管内存在较明显的胃酸（或胃酸－胆汁）暴露（24h pH监测或双倍剂量PPI治疗试验等）。

4. 其他　此外，还有反酸、吞咽不适、吞咽不畅甚至吞咽梗阻等症状。

（二）食管外综合征

为各食管外症状的不同组合。食管症状是由含有盐酸或盐酸－胆汁的胃内容物对食管外器官、组织如咽喉部、声带、呼吸道以及口腔等处黏膜的侵蚀，造成局部炎症所致。基本的食管外症状主要是下列几项。

1. 鼻部症状　研究发现，罹患长期或复发性鼻炎的 GERD 患者鼻－咽部 pH 监测有明显异常，提示酸反流在发病中的作用。部分鼻窦炎的发生也与 GERD 有关。DiBaise 等对 19 名难治性鼻窦炎患者进行24h 的 pH 监测，其中78%的结果异常，在积极治疗后有67%患者症状得以改善。

2. 耳部症状　有研究表明，渗出性中耳炎患者也可能检测到鼻－咽部 pH 的异常，这可能经耳咽管而致中耳炎。

3. 口腔部症状　本病患者可出现口腔的烧灼感、舌感觉过敏等感觉异常，但口腔软组织甚少受明显损害。有些患者唾液增多，这可能是胃酸反流到食管下端，通过反射而造成。还有报道称酸反流造成牙侵蚀，其发生率远高于总体人群者。

4. 咽喉部和声带症状　GERD 可因胃反流到咽部、声带而造成局部炎症，可见黏膜充血、水肿，上皮细胞增生、增厚，甚至出现胃酸或胃酸－胆汁接触性溃疡、声带炎甚至久之形成肉芽肿等，表现为长期或间歇性声音异常或嘶哑、咽喉部黏液过多、慢性咳嗽等；在儿童所见的反复发作的喉气管炎可能与 GERD 有关。

5. 呼吸道症状　本病常出现慢性咳嗽和哮喘等呼吸道症状，多系吸入反流物或经迷走反射所致。有报道称，约半数慢性咳嗽者出现酸反流，常在夜间平卧时出现呛咳，之后亦可在其他时间出现慢性咳嗽。长期的 GERD 则可造成慢性支气管炎、支气管扩张、反复发作性肺炎及特发性肺纤维化等。GERD 促发的哮喘多在中年发病，往往无过敏病史；反之，哮喘患者也易患 GERD。

6. 其他症状　部分患者可出现癔球症，发生机制不详。有学者将呃逆与 GERD 联系起来，但对两者的因果关系则持不同看法。GERD 常伴睡眠障碍，也可出现睡眠性呼吸暂停。在婴儿，GERD 可致婴儿猝死综合征，多于出生后 4 ~5 个月内发病。婴儿期食管的酸化可造成反射性喉痉挛而致阻塞性窒息；或是反流物刺激对酸敏感的食管受体导致窒息，终致猝死。加拿大会议还提出，上腹痛可能是 GERD 的主要症状。

六、临床分型

早先认为胃食管反流只造成的食管下端炎症称为反流性食管炎。但现已认识到胃食管的反流还可累及食管之外的脏器和组织，产生食管之外的症状，且临床表现和检查结果的组合各异，临床谱甚广。现在临床上，多数学者认同 GERD 是一个总称，包含了 3 个可能是独立的疾病。

1. 反流性食管炎　这是最为常见的一种。除有临床症状外，内镜检查时可窥见食管下段的黏膜有不同程度的糜烂或破损。活检标本的病理组织学检查可显示典型的局部炎症性改变。

2. 非糜烂性反流病（non－erosive reflux disease，NERD）　虽在临床上存在令人不适的与反流相关的症状，而内镜检查时未能发现食管黏膜明显破损者称 NERD。然而，随着内镜技术的发展，用放大内镜或染色内镜还是可发现部分患者出现甚为轻微的糜烂，而另一部分则依然无此病变，故近有学者特将后部分患者称为内镜阴性反流病（endoscopy - negative reflux disease，ENRD）。

3. Barrett 食管　对 Barrett 食管的解释当前并不完全一致，一般是指食管下段黏膜固有的复层鳞状上皮被胃底的单层柱状上皮所取代，并出现肠上皮化生而言。在此基础上，容易恶变成腺癌。

七、并发症

当前共识认为，除 Barrett 食管已属 GERD 的一部分外，GERD 的并发症主要是消化道出血、食管下段的溃疡和纤维狭窄，以及癌变。

1. 食管溃疡　在食管下端，取代鳞状上皮的单层柱状上皮中含有壁细胞和主细胞，也能在局部分泌胃酸和胃蛋白酶原，故在适合的情况下可以发生消化性溃疡，有学者将之称为 Barrett 溃疡。临床上出现疼痛、反酸等症状。

2. 消化道出血　食管炎症的本身及 Barrett 溃疡的病变可蚀及血管而出血，出血量各人不一，视血管受累的程度而异。量稍大者可出现呕血，色泽鲜红，多不伴胃内容物。

3. 食管下端纤维性狭窄　蒙特利尔共识将反流性狭窄的定义为由 GERD 引起的持续性食管腔变窄。长期炎症及反复修复多在食管下端造成环形的纤维组织增生，终致局部的纤维性狭窄，临床上出现渐进性吞咽困难，乃至继发性营养不良的表现。

4. 癌变　蒙特利尔共识认定食管腺癌是 GERD 的并发症，发生于 Barrett 食管的基础上。据报道称 10% ~15% 的 GERD 患者会发生 Barrett 食管，白人中更甚。国外数据表明，Barrett 食管患者发生食管腺癌的危险是总体人群的数十倍到 100 余倍。流行病学资料表明，Barrett 食管患者中腺癌发生率约 0.4%。食管发生腺癌的危险性随烧心的频度和持续时间的增加而增加。研究显示，每周有 1 次以上烧心、反流或 2 种症状的患者，其发生食管腺癌的危险性增加 7.7 倍；症状严重度和频度增加、病程 >20 年的患者发生食管腺癌的危险性增加至 43.5 倍。目前认为，GERD 患者罹患 Barrett 食管的危险因素主要包括白人、男性、酒精、烟草和肥胖等。Barrett 食管发生癌的危险性还随食管柱状上皮的范围而异，癌的发生率随化生范围的增加而上升。蒙特利尔共识认为，长段 Barrett 食管伴肠型化生（病变长度≥3cm）是最重要的致危因子。

八、辅助检查

1. 质子泵抑制剂（PPI）试验　对疑有 GERD 的患者，使用奥美拉唑 20mg，每日 2 次，或相应剂量的其他 PPI，共 7d。如患者症状消失或显著好转，提示为明显的酸相关性疾病，在排除消化性溃疡等疾病后，可考虑 GERD 的诊断。

2. 食管酸滴注试验　本试验用于证实由胃酸造成的食管炎症状。空腹 8h 后，先以食管内测压定位 LES，将滴注管前端口置于 LES 上缘之上 5cm 处，经管滴注 0.1mol/L 盐酸，如在无症状状态下因滴注盐酸而症状再现则为阳性，表明患者原有的症状系由胃酸反流造成。此试验方便、易行，有一定的价值。如若结合体位变化再做此试验，可能会得到更多信息。

3. X 线钡餐检查　通常可借此检查食管黏膜的影像、是否并发膈疝、动态了解食管的运动情形、钡剂通过及被清除的情形，以及按压腹部所导致的反流情况。典型 RE 者可见食管下段痉挛、黏膜粗糙，但食管壁柔软，钡剂通过顺利。偶有食管内少许钡液滞留。按压腹部可能见到钡剂反流至食管内。

4. 消化道内镜检查及组织学检查　临床上常用内镜技术来诊断GERD。内镜检查可直接观察黏膜病损情况，并取黏膜做组织病理检查以确定病变性质。另外，还可以观察有无胃食管反流征象、食管腔内有无反流物或食物潴留、贲门闭合功能，以及是否存在膈疝等。一般可见到齿状缘不同程度的上移，食管下段黏膜充血、水肿，血管纹模糊等。发现黏膜有糜烂、破损者即称为RE。Barrett食管的镜下表现为下段鳞状上皮黏膜中间有色泽不同的圆片状或柱状的，或自齿状缘处向上蔓延的指样凸出黏膜岛，但要确诊还必须有病理证实存在肠化。而部分GERD患者在常规内镜下未能发现有糜烂和破损的称非糜烂性反流病。

5. 食管测压　目前较好的测压设备是套袖式多通道压力传感器。本技术可以了解食管各部静态压力和动态收缩、传送功能，并确定上、下食管括约肌的位置、宽度和压力值等。本检查需在空腹时进行，也只能获得检查期间的数据。现已有使用压力监测检查者，所得资料更具生理性。此外，通过干咽和湿吞时测压等，可反映食管的运动情况。

6. 食管腔内动态pH监测　上述测定的LES压力只是在特定空腹时的数据，代表测定的这一时间点的压力值，难以反映受试者整天随生理活动及病理情况而发生的变化。随着技术的进步，通过置于食管下端的pH电极以测定局部的酸度，可以动态地、生理性地明确胃酸反流的形式、频率和持续时间，以及症状、生理活动与食管内酸度的关系。本方法可以明确酸性非糜烂性反流病的诊断，为确诊GERD的重要措施之一。

7. 食管内胆汁反流检测　研究结果表明，约2/3GERD患者为酸－碱混合反流，如以pH监测不足以发现，而前一时期开始应用的24h胆汁监测仪（Bilitec－2000）则可测定食管腔内的胆红素而明确碱反流。

8. 阻抗技术　应用阻抗技术可以检出pH监测所不能测得的非酸性反流。使用多道腔内阻抗监测仪检测，非酸性液胃食管反流时食管阻抗降低，因为液体（水）对电的传导甚于固体食物或黏膜者；反之，气体反流（嗳气）时食管阻抗增高，因为气体对电的传导劣于固体食物或黏膜者。如在食管内多部位同时测定阻抗，则能判断食团在食管内运动的方向。吞咽液体时产生阻抗减弱的顺行波，而液体反流时则产生阻抗减弱的逆行波。

九、诊断

典型的症状和病史有利于建立诊断。不同的诊断方法对于GERD有不同的诊断价值。典型的胃食管反流症状加下列数项中之一项或一项以上者可建立GERD的临床诊断：①食管测压或影像学有反流的动力学紊乱基础（LES压力降低、食管清除功能减弱等）或结构异常（膈疝、食管过短等）；②影像学和（或）内镜发现食管下段黏膜破损，经病理证实存在黏膜损害；③食管下段动态pH检测或胆红素检测阳性；④诊断性治疗有效。根据学者的共识，典型的反流综合征可根据特征性症状诊断，而无需诊断检查。对症状不典型或者要进一步了解其严重程度和有关病因，以利于治疗方案选择的患者，需做进一步检查，需有明确的病理学改变和客观胃食管反流的证据。而食管腔内测压连同食管下端腔内24h非卧床pH/胆红素监测依然是诊断本病的金标准。

十、治疗

GERD 的治疗原则应针对上述可能的发病机制，包括改善食管屏障 - 清除功能、增加 LES 压力、降低胃酸分泌、对抗可能存在的碱反流等。治疗措施依病情选择改进生活方式、药物治疗、内镜下治疗及手术治疗等。

（一）行为治疗

改善生活方式或生活习惯，以期避免 LES 的松弛或增强 LES 张力、减少反流、降低胃酸的分泌、保持胃肠道的正常运动等，在多数患者能起到一定的疗效，有时还可减少药物的使用。宜少食多餐，以减少胃腔的过度充盈。戒烟节酒和低脂、高蛋白饮食可增加 LES 压力、减少反流；不宜摄入辛辣和过甜、过咸饮食，以及巧克力、薄荷、浓茶、碳酸饮料、某些水果汁（橘子汁、番茄汁）等，以避免过多刺激胃酸分泌。睡前避免进食，以减少睡眠期间的胃酸分泌和 tLESR。应尽量避免使用促使反流或黏膜损伤的药物，如抗胆碱能药物、茶碱、地西泮、麻醉药、钙拮抗剂、β 受体激动剂、黄体酮、α 受体激动剂、非甾体消炎药等。鼓励患者适当咀嚼口香糖，通过正常的吞咽动作协调食管的运动功能，并增加唾液分泌以增强食管清除功能，并可一定程度地中和反流物中的胃酸和胆汁。衣着宽松、保持大便通畅都可以减少腹压增高。睡眠时抬高床头 10 ~ 15cm（垫枕头无效），利用重力作用改善平卧位时食管的排空功能。建议患者适当控制体重，减少由于腹部脂肪过多引起的腹压增高。

（二）药物治疗

1. 制酸剂

（1）PPI：鉴于目前以 PPI 的制酸作用最强，临床上治疗本病亦以 PPI 最为有效，故为首选药物。无论是最先问世的奥美拉唑，还是相继上市的兰索拉唑、泮托拉唑、雷贝拉唑，和近期应用的埃索镁拉唑，都有佳效。因为这些药物的结构不全一致，临床使用各有优点和欠缺之处，且各人的病情不同，敏感性、耐受性等也不一致，故宜因人施治。临床医生对于 PPI 用药的时间也有不同看法，一般主张初治患者用药 2 ~ 3 个月，8 ~ 12 周的常规剂量治疗对于轻度和中度的 RE 患者而言，症状多明显缓解或消失，而后再以半剂量维持使用 3 ~ 6 个月。鉴于 PPI 并不能制止反流，故大多数患者停药后易复发。因此，有人主张症状消失甚至内镜下明显改善或治愈后逐渐减少剂量，直至停药或者改用作用缓和的其他制剂如 H_2 受体阻滞剂，再逐渐停药，如有复发征兆时提前用药。临床上的长期应用已肯定了 PPI 维持治疗 GERD 的安全性。

（2）H_2 受体阻滞剂（H_2RA）：H_2RA，如西咪替丁、雷尼替丁、法莫替丁、尼扎替丁和罗沙替丁等也是制酸效果比较好的药物。对轻度 GERD 患者，除改进生活方式等措施外，宜应用一种常规剂量的 H_2RA，12 周内可使 1/3 ~ 1/2 的患者症状缓解。虽增大 H_2RA 剂量可一定程度提高制酸效果，但在常规剂量 2 倍以上时收益不再增大。H_2RA 也可在 PPI 控制病情后使用，并逐渐减量作为维持治疗用。

（3）碱性药物：理论上碱性药物也可以通过中和作用而减少胃酸的致病作用，对 GERD 有一定治疗作用，但鉴于若干不良反应，加之有其他性价比更佳的药物，故目前甚少使用本类药物。

（4）新型制酸剂：最近又有不少新的制酸剂问世，但尚未正式用于临床。

1）H_3 受体（H_3R）激动剂：在胃肠道肠肌间丛、胃黏膜内分泌细胞和壁细胞胆碱能神经中存在 H_3 受体，调节胃酸分泌。在实验狗中，H_3R 激动剂可呈剂量依赖性抑制五肽胃泌素刺激的酸分泌，这种药物的膜穿透性甚差。

2）钾－竞争性酸阻断剂（potassium－competitive acidblockers，P－CAB）：为可逆性的 H^+-K^+－ATP 酶抑制剂，其与质子泵细胞外部位离子结合，竞争性抑制 K^+ 进入壁细胞与 H^+ 交换，抑制质子泵活化。这类药的主要优点在于起效快，但可能有肝毒性存在。

3）胃泌素受体拮抗剂：胃泌素通过结合 CCK－2 受体，刺激神经内分泌细胞、ECL 细胞分泌组胺，从而刺激胃酸分泌。若干高亲和力的 CCK－2 受体拮抗剂能有效阻断胃泌素的作用，抑制胃酸分泌。此外，还有学者在进行抗胃泌素疫苗的研究。

2. 胆汁吸附剂　对于碱性反流，应该使用吸附胆汁的药物，以减少其对黏膜的损害作用。铝碳酸镁是目前用得比较多的药物，在胃内其有轻度的制酸作用，更是能较理想地与胆汁结合，而在碱性环境下又释出胆汁，不影响胆汁的生理作用。硫糖铝在胃内分解后形成的成分也具有一定的中和胃酸和吸附胆汁的作用，只是逊于铝碳酸镁，且由于药物制剂的崩解度欠佳而需要溶于水或充分咀嚼后服下。考来烯胺吸附胆汁的能力更强，但其在碱性的肠腔内并不释出胆汁，临床应用不多。

3. 藻酸盐　藻酸盐与酸性胃内容物接触即可形成一层泡沫状物，悬浮于胃液上，在坐位或立位时起阻隔作用，减少食管黏膜与胃内容物的接触。临床研究表明，藻酸盐加制酸剂的积极治疗对减轻 GERD 症状如烧心、疼痛，以及预防烧心和愈合食管炎方面优于安慰剂。需快速吞服药物，否则其在口腔内即可形成泡沫，且影响疗效。

4. 促动力药　促动力药可以通过增加 LES 张力、促进胃和食管排空以减少胃食管反流。甲氧氯普胺可有躁动、嗜睡，特别是不可逆的锥体外系症状等不良反应发生，尤多见于老年患者，故已基本上弃用。多潘立酮是一种多巴胺受体阻滞剂，可增加 LES 张力、协调胃－幽门－十二指肠的运动而促进胃排空，对 GERD 有治疗作用，但需维持治疗；少数女性患者使用后可产生高泌乳素血症，发生乳腺增生、泌乳和闭经等不良反应，但停药后数周内即可恢复。西沙比利是选择性 5－HT_4 受体激动剂，促进肠神经元释放乙酰胆碱，也能增加 LES 张力、刺激食管蠕动和胃排空，但因有 Q－T 间期延长和室性心律异常而致死的报道，现几乎在全球范围内遭弃用。莫沙比利也是选择性 5－HT_4 受体激动剂，但只是部分选择性，对全消化道有促动力作用，因临床应用时间尚短，需要进一步积累疗效和安全性资料。新型 5－HT_4 受体兴奋剂替加色罗兼有改善胃肠道运动和协调内脏敏感性的作用，现已开始用于 GERD 的治疗，同样处于疗效和安全性资料的积累中。

除一般治疗外，就制酸剂和促动力药而言，可根据临床特征用药。轻度 GERD 患者可单独选用 PPI、促动力药或 H_2RA；中度者宜采用 PPI 或 H_2RA 和促动力药联用；重度者宜加大 PPI 口服剂量，或 PPI 与促动力药联用。

5. 减少 tLESR 的药物

（1）抗胆碱能制剂：间断应用抗胆碱能制剂阿托品可减少近 60% 健康志愿者的 tLESR。不通过血脑屏障的抗胆碱制剂不能减少 tLESR。但其不良反应限制了临床应用。

（2）吗啡：人类的 LES 存在阿片神经递质，吗啡可抑制吞咽和气囊扩张引起的 LES 松弛。静注吗啡可减少 tLESR，减少反流事件的发生。吗啡作用部位是中枢神经，通过 μ 受体而调节 LES 压力。作用于外周的吗啡类药物无此作用。

(3) CCK 拮抗剂：CCK 可引发 tLESR，缘自胃扩张。CCK－1 受体拮抗剂地伐西匹可阻断之，由此证明 CCK 是通过近处胃组织或近端传入神经发挥调控 tLESR 作用的。CCK－1 受体拮抗剂氯谷胺可减少餐后胃扩张引起 tLESR 的频率。

(4) 一氧化氮合酶抑制剂：一氧化氮是一种重要的节后神经抑制性递质，一氧化氮能神经存在于迷走神经背核。已证实一氧化氮合酶抑制剂 L－MNME 可抑制 tLESR 的频率，而 L－精氨酸可抑制这种作用。抑制一氧化氮合酶会引发胃肠运动的复杂变化和心血管、泌尿系、呼吸系统的重要改变。

(5) GABAB 兴奋剂：GABAB 是主要的抑制性中枢神经递质。其受体存在于许多中枢和外周神经中。巴氯芬抑制神经－肌肉接头处神经递质的释放，也是 tLESR 的强烈抑制剂。研究显示巴氯芬（40mg，每日 2 次）可减少健康人和 GERD 患者的酸反流和非酸反流。本品常见的不良反应包括嗜睡、恶心和降低癫痫发作的阈值。

6. 黏膜保护剂　用于胃部疾病的黏膜保护剂均可用于 GERD，如铝制剂、铋剂等。除发挥局部直接的保护黏膜作用外，还可能刺激前列腺素等因子的分泌、增加血液循环等，间接有利于黏膜保护和修复。现已知叶酸、维生素 C、胡萝卜素和维生素 E 等抗氧化维生素和硒、锌等微量元素可以通过稳定上皮细胞 DNA 转录水平、中和氧化黏膜表面有害物质和（或）增强黏膜修复能力等，起到防治 GERD 患者食管下段黏膜破损、化生、异型增生和癌变的作用。

（三）内镜下治疗

1. 内镜下贲门黏膜缝合皱褶成型术　在内镜下将贲门部黏膜及黏膜下层用缝合的方法建成黏膜皱褶，意在局部形成一屏障，起抗反流的作用。国内亦已开展此项技术。短期疗效显著，但因 1～2 个月后缝线易脱落，局部黏膜恢复原状而失效。

2. 氩离子凝固术（APC）　近期有学者称内镜下局部应用 APC 技术处理 Barrett 食管有一定疗效。

3. 内镜下食管扩张术　对于 RE 后期发生的食管纤维性狭窄，多采用内镜下局部的扩张术，以改善吞咽困难。操作较易，也颇为安全，但常在若干时日后需重复进行。迄今所使用的有气囊、金属、塑料及水囊扩张设备等。

（四）手术治疗

据国外资料，10%～15% GERD 患者接受手术治疗。

手术指征包括：①出现严重的症状、镜下可见溃疡等，或有严重食管动力紊乱而积极药物治疗无效者；②药物控制下还经常发生反流性吸入性肺炎等严重并发症者；③不愿接受终身药物治疗或对大量制酸剂长期应用有顾虑而选择手术者；④需要长期大剂量药物维持治疗才能控制症状者，是手术治疗的相对指征；⑤对局部黏膜有重度异型增生或可疑癌变，或是食管严重狭窄而扩张无效者。

Barrett 食管的治疗如前述，迄今无特异措施，只是从防治食管腺癌角度而言，需要严密观察，定期内镜随访，及早发现癌前病变而予以相应措施。

十一、预后

药物治疗可以使大多数患者的症状缓解，预后良好，但据多数学者的观察，完全停药后若干时日易复发，故提出宜长期维持治疗，只是所用的药品及其用量有个体差异。有报道手术治疗失败的患者，或纵然有效，但还有一定的复发率，约为10%。少数患者可发生食管溃疡、出血、狭窄、Barrett食管等并发症。一旦并发食管癌，则预后甚差。

（张艳梅）

第三节 食管动力性疾病

一、分类概述

食管是一个有独立运动形式及神经支配的器官。食物进入下咽部时诱发吞咽反射。吞咽是下咽部、上食管括约肌（upper esophageal sphincter，UES）、食管体部、下食管括约肌（lower esophageal sphincter，LES）松弛或收缩产生的协调运动。食管动力紊乱患者常有咽下困难、食物通过困难、心绞痛样胸骨后疼痛等表现。

研究食管动力性疾病首先要明确系原发性或继发性运动紊乱。继发性食管动力障碍可源于胃食管反流病（gastroesophageal reflux disease，GERD）、肿瘤（如食管癌、贲门癌）、炎症感染［如食管念珠菌病、北美锥虫病（即Chagas病）］、结缔组织疾病（如系统性硬化症）、神经肌肉病变（如糖尿病性神经病、肌萎缩侧索硬化、慢性特发性假性小肠梗阻）、代谢紊乱（淀粉样变、酒精中毒）等。原发性食管动力障碍包括贲门失弛缓症、胡桃夹食管、弥漫性食管痉挛、下食管括约肌高压症及非特异性食管动力障碍（nonspecific esophageal motor disorder，NEMD）等。食管动力障碍可表现为动力过强、动力减弱或紊乱。

弥漫性食管痉挛是以高压型食管蠕动异常为动力征的原发性食管运动障碍疾病，病变主要在食管中下段，表现为高幅的、为时甚长的、非推进性的重复性收缩，致使食管呈串珠状或螺旋状狭窄，而上食管及下食管括约肌常不受累。

胡桃夹食管（nutcracker esophagus，NE）是非心源性胸痛中最常见的食管动力异常性疾病，以心绞痛样胸痛发作和吞咽困难为特征。胡桃夹食管的特点为食管具有高振幅（可达150～200mmHg）、长时间（>60秒）的蠕动性收缩，但食管LES功能正常，进餐时可松弛。

贲门失弛缓症（esophageal achalasia）临床报道较多。主要特征是食管缺乏蠕动，食管下端括约肌（LES）高压和对吞咽动作的松弛反应减弱。临床表现为咽下困难、食物反流和下端胸骨后不适或疼痛。

在有吞咽困难，胸骨后疼痛的患者中，若排除了继发于器质性疾病的可能，同时食管测压显示紊乱的运动波形且这种波形又不是典型的贲门失弛缓症、弥漫性食管痉挛或胡桃夹食管时，就用非特异性食管动力障碍（NEMD）来描述。

二、辅助检查

（一）食管测压

是经鼻将测压导管插入食管，测定LES、LES和食管体部动力功能的检查技术。测压方法有定点牵拉法和快速牵拉法。24h动态测压能获得大量食管运动的资料，与pH检测联合应用，就能更好地研究睡眠、清醒状态及进餐等各种生理情况下食管运动功能的改变。

（二）食管 pH 监测

是将 pH 电极放置在远端食管（通常是 LES 上方 5cm 处），监测昼夜食管内酸反流情况。24h 食管 pH 监测能详细显示酸反流、昼夜酸反流规律、酸反流与症状的关系以及患者对治疗的反应。另有 Biltec 2000 监测系统可以 24h 监测食管胆汁反流，目前已能实现食管 pH 与胆汁反流监测同步进行。

（三）食管 X 线钡剂检查

贲门失弛缓症时动态造影可见食管的推进性收缩波消失，其收缩具有紊乱及非蠕动性质；LES 不随吞咽松弛，而呈间断开放，可见少许造影剂从食管漏入胃内。钡剂充盈时，食管体部，尤其是其远端明显扩张，末端变细呈鸟嘴状。弥漫性食管痉挛时钡餐可见食管蠕动波仅达主动脉弓水平，食管下段 2/3 为一种异常强烈的、不协调的、非推进性收缩所取代，因而食管腔出现一系列同轴性狭窄，致使食管呈螺旋状或串珠状，呈开塞钻样。

（四）食管传输时间测定

测定固体、半固态或液体从咽部至胃时通过食管全长的时间。可采用核素法、钡剂法或吞水音图检查等。主要用于估计食管动力障碍的程度，同时也可评判治疗疗效。其中，核素法还能测算节段性食管传输时间。

（五）食管感觉检查

1. Bernstein 酸灌注试验　如酸灌注试验激发心绞痛样胸痛发作，而盐水灌注不诱发胸痛则为试验阳性，提示为食管源性胸痛。

2. 气囊扩张试验　用气囊扩张食管下段，食管源性胸痛患者 60% 诱发胸痛，而正常组只有 20% 有胸痛，同时非心源性胸痛（non - cardiogenic chest pain，NCCP）患者引起胸痛的膨胀容量明显低于正常组。

3. 依酚氯铵（Tension）试验　依酚氯铵为胆碱酯酶抑制剂。在 18% ~30% 的非心源性胸痛患者中可诱发胸痛，但在正常人中则不诱发。

三、发病机制

既往的研究认为贲门失弛缓症、弥漫性食管痉挛、胡桃夹食管和其他非特异性原发动力紊乱是食管肌肉抑制性和兴奋性失衡所致。一般认为，贲门失弛缓症属神经源性疾病，病变可见食管壁内迷走神经及其背核和食管壁肌间神经丛中神经节细胞减少，甚至完全缺如，但 LES 内的减少比食管体要轻。晚近的研究也显示贲门失弛缓症患者的 LES 肠神经丛抑制性神经缺乏。贲门失弛缓症分为典型型和强力型，前者食管明显扩张且蠕动缺乏；后者食管扩张较轻，有高振幅的同步。药理和生理学的研究证明弥漫性食管痉挛、胡桃夹食管患者有支配食管肌肉抑制性神经的减少或过度的神经兴奋性。尸解也证明弥漫性食管痉挛患者食管肌有过度肥厚。

四、临床表现

1. 胸痛　表现为胸骨后或剑突下挤压性绞痛，如源于反流性食管炎者可呈烧灼样疼痛，也可为钝痛。疼痛可向下颌、颈部、上肢或背部放射，部分患者疼痛发作与进食、体力活动和体位（如卧位和弯腰）有关。部分患者口服抗酸剂和硝酸甘油疼痛可缓解。食管源性胸痛患者胸痛发作可为自发性，如弥漫性食管痉挛。食管裂孔疝患者，胸痛是典型和经常性的，当嵌顿时发生呕吐、腹痛。疼痛机制不很明确，可能与食管平滑肌强烈收缩或食物潴留性食管炎有关。

2. 食管综合征　包括胃灼热、反酸、上腹部灼烧感、吞咽困难或吞咽痛等。其症状的轻重与原发病有关。例如弥漫性食管痉挛，患者多有进食疼痛、哽噎感，进食刺激性食物可诱发。贲门失弛缓时反流物因未进入胃腔，故无胃内呕吐物酸臭的特点，并发食管炎、食管溃疡时反流物可含有血液。

3. 食管外综合征　继发于胃食管反流的食管源性胸痛，当夜间反流严重时，吸入导致慢性肺支气管病变，患者主诉有咳嗽、咳痰和呼吸困难或哮喘。

五、诊断程序

食管动力性疾病必须结合临床表现和各种检查方法，才能作出正确的病因学诊断。对反复发作性胸骨后或胸骨下疼痛的患者，首先应进行心血管方面的检查，以排除心脏疾患。然后进行常规食管钡剂造影、内镜检查，以明确食管是否有功能或结构的异常，必要时进行食管动力学特殊监测。部分患者胸痛与食管异常的因果关系不易确立，因此尚需进行激发试验。为提高阳性检出率，可进行联合检查。

六、治疗

对于继发性食管动力疾病，需首先治疗其原发病。

1. 贲门失弛缓症的治疗　尚无有效方法恢复已损害的肌间神经丛功能。对本病的治疗目的在于解除 LES 的松弛障碍，降低 LES 的压力和预防并发症。目前可用于本病治疗的手段主要有药物治疗（硝酸甘油类和钙离子拮抗剂）、肉毒素注射、扩张和 LES 切开等四种。钙离子拮抗药（硝苯地平和硫氮酮）、平滑肌松弛剂（肼屈嗪等），均可缓解症状。Meta 荟萃分析显示药物治疗疗效最差，维持时间最短，其次是 BTX 注射治疗和球囊扩张，腹腔镜微创手术疗效最持久。但每种疗法都有其各自优缺点，究竟选择何种方法还需取决于当地的临床技术水平及患者的身体及经济耐受条件。

2. 食管蠕动失调和高张性食管动力紊乱的治疗　药物治疗可改善弥漫性食管痉挛、胡桃夹食管、高压性 LES 和非特异性食管运动障碍等的症状，常用药物有硝酸甘油类、抗胆碱能药、钙离子拮抗剂等。整个食管远端的纵行肌切开术可作为缓解症状的最后手段，但罕有施行。

3. 食管动力紊乱者躯体症状的治疗　首先使患者充分了解这是一个良性病变，从而解除其思想顾虑。焦虑、抑郁明显者可进行心理暗示治疗消除患者的精神紧张，同时可给予镇静或安眠类药物如地西泮、曲唑酮、多塞平、选择性 5－羟色胺再吸收抑制剂等治疗。

（张艳梅）

第四节　食管裂孔疝

食管裂孔疝（hiatus hemia）系指部分胃囊经正常横膈上的食管裂孔而凸入胸腔。在西方国家属一种常见病，发病率可高达 10% ~13% ，好发年龄多在 50 岁以上，女性较多。我国自广泛开展内镜检查及食管 pH 值和压力测定以来，其检出率有所增加。

一、概述

发病原因可为先天性因素如横膈脚的发育不足、食管－横膈韧带薄弱，再加上后天因素如腹压增高、肥胖等，把上部胃推向松弛裂孔所致。

裂孔疝可分为以下三种：①滑动裂孔疝，最常见，约占80%～90%，易使胃酸反流而引起胃灼热、灼热感；②食管旁疝，通过膈食管裂孔，在食管旁有一小腹膜囊卷入胸腔，胃大弯也跟着卷入，可引起胸内堵塞感和心绞痛样的胸痛，若造成嵌顿易引起食管和胃黏膜糜烂、溃疡、出血；③混合型裂孔疝，以上两型同时存在，若疝囊过大，发生部分或全部阻塞，可出现急性或慢性梗阻症状如上腹痛、呕吐甚至出血，还可伴心律不齐、呼吸困难等心肺功能障碍。

二、临床表现

1. 症状与体征　滑动裂孔疝可完全无症状，而仅在 X 线吞钡检查时才被发现。若出现症状而就诊者，可归纳有以下几组症状：①胸骨后疼痛伴胃灼热、灼热感；②类似肠梗阻的症状如上腹痛、恶心、呕吐、不排便排气；③进食发噎；④上消化道出血；⑤呼吸困难、心悸、心律失常（如房性早搏、室性早搏、窦性心动过缓等）。

2. 辅助检查

（1）X 线检查：①滑动裂孔疝检查时需采取俯卧位，右前斜位进行憋气试验最易于发现，也可在头低位加压的情况下出现。典型 X 线征象为三环征的出现。此种改变的可逆性为其特点，反之是胸腔胃而不是滑动裂孔疝；②食管旁疝的 X 线表现是固定征象，诊断较易，立位时见胃泡位于膈上，贲门多在横膈下方。

（2）内镜检查：①食管下段可见齿状线上移，其下方为胃底黏膜接续（食管旁疝无上移）；②反转法观察可见贲门口宽阔，其内或旁侧可见胃底黏膜构成的疝囊；③判断齿状线上移的高度及疝囊深度，轻度时疝囊深度小于 2cm，中度小于 4cm，重度大于 4cm。

三、诊断

1. 诊断

（1）症状：凡有以下临床表现者应考虑有食管裂孔疝，尤其多见于滑动裂孔疝：①上腹痛伴恶心、呕吐，常与体位有关，如平卧、弯腰、用力、外伤引起腹压增大时为显著；②胸骨后痛伴烧灼感；③上消化道出血无其他原因可寻者；④胸骨后疼痛向左肩放射而心电图检查无心肌梗死表现者。

（2）X 线钡餐检查。

（3）胃镜检查：①贲门部松弛宽大；②齿状线上移 2～3cm；③齿状线胃黏膜显著充血、糜烂、溃疡；④反流性食管炎；⑤进入食管的胃黏膜充血或出血，患者恶心时可见橘红色胃黏膜疝入食管；⑥胃镜插入胃腔把镜头向上抬时可见疝囊。

（4）手术：可确诊。

2. 病情危重指标　出现肠梗阻表现；胃在胸腔可影响心肺，使心肺受压，出现心或肺功能不全，如呼吸困难或心律失常等。

3. 误诊漏诊原因分析　食管裂孔疝症状常涉及心、胸、腹、背、咽等，临床变化多，各种症状交替出现，易误诊，需提高诊断水平。

4. 鉴别诊断　作X线吞钡检查即可明确诊断及鉴别其他的疾病。

四、治疗

1. 内科治疗

（1）治疗目的：降低腹压，减少反流，保护黏膜，抑制胃酸，增加排空。

（2）治疗措施：①减少和避免腹压增加，睡卧时将床头抬高，腰带和腹部衣着不宜过紧，食量不宜过大，少量多餐，减轻体重，不饮酒；②服用H_2受体阻滞剂或酸泵抑制剂；③吞饮黏膜保护剂；④增加下食管括约肌压力及服用促进胃排空药。

2. 手术治疗　手术的目的除将食管及胃恢复至原解剖位置及缝合食管裂孔外，应注意防止胃食管反流的发生。

（张艳梅）

第五节　食管癌

食管癌（esophageal carcinoma）指来源于食管上皮（包括黏膜下腺体上皮）的恶性肿瘤。临床上以进行性吞咽困难为其最典型的症状，手术切除仍是主要治疗方法，预后取决于诊断治疗时的分期。

一、概述

全世界每年约40万人死于食管癌，几乎所有国家及民族均有发病，我国是食管癌发病大国，占半数以上。食管癌的流行病学有以下几个特点：①地域性分布：不同的地区发病率差别巨大。我国北部是食管癌的高发地区，河南省发病率达130/10万；②男性多于女性：低发区平均为2∶1，高发区约为1.5∶1；③年龄因素：食管癌的发病率随年龄增加而增加，35岁以前极少患食管癌，50岁后发病可占全部患者的80%以上；④种族差别：我国以新疆哈萨克族发病率最高，苗族最低。

食管癌的具体病因目前仍不清楚，但流行病学的研究表明，食管癌有高发区提示这些地区具有其发生的高危因素，如存在强致癌物、促癌物、缺乏一些食管癌的保护因素及该区域居民的遗传易感性等。关于吸烟与饮酒、亚硝胺类化合物、营养与微量元素、真菌感染、环境污染、遗传易感性等与其他肿瘤具有相似之处。

在食管癌的众多病因中，食管上皮的慢性物理损伤应引起重视。过烫、干硬、粗糙食物及进餐速度过快等是食管癌发病的重要危险因素之一。实验表明，70℃以上的烫食严重影响食管黏膜上皮细胞的增殖周期，并为细胞在有害代谢产物作用下产生癌变创造有利条件。

二、病理

与其他肿瘤类似，食管癌的发生也常经历一个长期演变过程，是一个漫长的过程，但在吞咽梗阻等临床症状出现后，病情发展即明显加快。研究发现从重度不典型增生发展到原位癌，可能需要5年甚至更长的时间，而从原位癌进展到出现明显临床症状，X线发现明显的食管黏膜中断、充盈缺损、管腔狭窄及溃疡等进展期癌，还需要3～5年的时间，而由进展期食管癌到最终死亡的自然病程一般不超过1年。因此认识食管癌的发展规律，及早发现治疗食管癌是提高生存率的关键。尽管癌前病变可以长期稳定不变，但仍应引起病理学家和临床医师的高度重视。

（一）食管癌的癌前病变

1. Barrett食管及其不典型增生　正常食管下段鳞状上皮（粉红色）与胃黏膜柱状上皮（橘红色）交界形成齿状线。食管下端的鳞状上皮在长期反流性损伤及修复过程中逐渐化生为柱状上皮，称为Barrett食管。此时。齿状线形态变化，橘红色柱状上皮化生常向食管侧舌样或岛样伸展，也可在食管下段见孤立的橘红色柱状上皮化生岛。Barrett食管被公认为是食管腺癌的癌前病变，其患癌的危险性为正常人的40～120倍。在西方国家，近30年来食管腺癌的发病率迅速上升，目前已超过鳞癌，其演进过程可概括为：长期胃食管反流→反流性食管炎→Barrett食管→不典型增生→原位癌→进展期腺癌。

2. 食管鳞状上皮异型增生　对早期食管癌的研究发现，食管中存在着单纯增生→不典型增生→癌多点病变，且各点独立，呈现一连续病变过程，原位癌处于不典型增生的包围中。食管癌的周围组织也常见不同程度的不典型增生的鳞状上皮。

（二）食管癌的大体病理

1. 早期食管癌　早期食管癌指原位癌（肿瘤局限于基底膜内）和无淋巴结转移的早期浸润癌（肿瘤局限于黏膜或黏膜下层），形态上大体分为四型。

（1）隐伏型：此为食管癌的最早期，食管黏膜仅有轻度充血或黏膜粗糙，内镜下不易辨认，需要特殊染色或内镜窄带光成像才能发现。

（2）糜烂型：黏膜可见浅的糜烂，形状大小不一，边界分界清楚，状如地图。原位癌与早期浸润癌约各占一半。

（3）斑块型：表面黏膜稍隆起，高低不平，病变范围大小不一，大约原位癌占1/3，早期浸润癌占2/3。

（4）乳头型：肿瘤呈乳头样向腔内突出，癌细胞分化较好，绝大多数是早期浸润癌，是早期癌最晚的类型。

2. 中晚期食管癌的大体病理

（1）肿块型：此型肿瘤最常见，约占70%，肿瘤呈结节状或菜花状突出管腔，使管腔有不同程度的狭窄。

（2）溃疡型：约占20%，病变呈大小、形状不一的溃疡，边缘不光滑，呈堤坎状隆起，溃疡底部凹凸不平，常有坏死组织覆盖。

（3）缩窄型：约占10%，病变食管形成环状狭窄，表面粗糙不平，可有糜烂及结节，触之易出血，严重狭窄可致内镜无法通过。

（三）食管癌的组织病理

食管癌是来源于食管上皮包括黏膜下腺体上皮的恶性肿瘤，主要有以下四种组织学类型。

1. 鳞状细胞癌　简称鳞癌，为来自食管鳞状上皮的实体肿瘤，在我国是最常见的组织类型，占90%～95%。镜检：分化好或较好，鳞癌镜下常见癌细胞呈不同程度的角化现象，形成癌株，也可见细胞间桥。

2. 腺癌　在我国，食管原发腺癌仅占7%，但在西方国家，腺癌与鳞癌的发病率相当。食管腺癌多来源于Barrett食管的柱状上皮，故食管腺癌大多数（约80%）位于食管下段。

3. 腺鳞癌　指腺癌与鳞癌两种成分共存于一个瘤体内，但其中任意一成分必须占瘤体的20%以上。否则只占瘤体成分>80%的细胞类型而不能称为腺鳞癌。因鳞状细胞更易化生，腺鳞癌的生物学行为近似于腺癌。

4. 神经内分泌癌　较罕见，分为小细胞癌与非小细胞癌。小细胞癌称为燕麦细胞癌，起源于神经内分泌细胞，可能来自鳞状上皮基底部的嗜银细胞。在结构和特征上与肺的小细胞癌相似，食管是除肺以外发生小细胞癌的最常见器官。

（四）食管癌的扩散

食管癌常见的转移方式包括直接浸润、淋巴和血行转移。

1. 直接浸润　癌肿随病期进展可逐渐侵犯黏膜下、食管肌层及外膜，穿透食管壁后可累及邻近的器官和组织，还可沿食管长轴及周径蔓延。颈段食管癌可累及喉、气管等。胸段食管癌可累及气管、支气管、肺门、胸主动脉、奇静脉、胸导管、下肺静脉、心包、左心房、膈肌等。腹段食管癌可累及贲门、胃、肝脏、胰腺等。

2. 淋巴转移　淋巴转移是食管癌的主要转移方式，手术标本约40%可查到淋巴结转移。主要是沿食管纵轴向上或向下进行，上段者多向上，下段者多向下。向上转移可达纵隔和颈部，向下可至腹部。

3. 血行转移　肿瘤经血行转移较淋巴转移的发生率低，但如果出现，提示为晚期食管癌征象，可转移至肺、胸膜、肝、脑、骨、肾和肾上腺等。

三、临床表现

患者症状的严重程度并不完全反映食管癌的病期，比如缩窄型食管癌很早就可出现吞咽困难症状，而溃疡型食管癌、腔内型食管癌可以在很晚才出现吞咽困难。

（一）早期症状

多数早期食管癌患者可无明显症状，常见的症状有：①进食时，尤其是大口进食或进干硬食物时，出现轻微的哽噎感；②胸骨后不适感，闷胀、疼痛或烧灼感；③吞咽异物感，进食时感觉到食管有异物存留，或进食食物挂在食管上不能咽下；④胸骨后疼痛，吞咽时胸骨后食管内刺痛或隐痛感。上述症状常常间歇出现，持续数年，但总体是缓慢、进行性加重。

（二）进展期症状

1. 进行性吞咽困难　这是进展期食管癌最常见、最典型的临床表现，绝大多数（大于90%）的进展期食管癌患者出现此症状。特点为，短时间（数月）内，患者呈现持续性、进行性加重的吞咽困难，即先咽下干硬食物困难，继之为半流质，最后连进食流质食物也困难，并伴有进食呕吐。值得注意的是，患者的吞咽困难可因肿瘤坏死脱落而一时缓解，也可因食物阻塞食管腔而突然加重到滴水不入。

2. 吞咽疼痛　患者在吞咽困难的同时，可发生咽部、胸骨后、剑突下或上腹部的烧灼痛、刺痛或钝痛等，其发生原因可能与肿瘤和炎症刺激引起食管肌肉的痉挛、食物潴留食管诱发的食管肌肉强力收缩试图将食物推送下行，或食物的物理因素（温度、pH、渗透压、硬度）刺激肿瘤溃疡面或肿瘤邻近食管黏膜的炎症面有关，因此患者服用解痉药、黏膜保护剂，改变饮食习惯等可能缓解。

3. 食物反流　可在吞咽困难早期出现，但最多发生于吞咽困难明显时，原因为食管癌病变引起病理性唾液和食管黏液分泌增多，受食管梗阻所限而滞留于食管内并刺激食管发生逆蠕动而吐出。呕吐成分以黏液和泡沫为主，呈蛋清样，有时混入血迹或食物残渣，偶尔有脱落坏死的肿瘤组织。呕吐量可达每日数百毫升甚至数千毫升，如果在呕吐时发生误吸，可致呛咳和吸入性肺炎。

4. 胸背疼痛　表现为胸骨后、背部持续性隐痛、钝痛、烧灼痛或沉重不适感，尤以溃疡性或髓质型伴有表面溃疡患者多见，为肿瘤溃疡面受刺激或肿瘤生长累及食管及周围感觉神经所致，如出现剧烈疼痛，或伴有呕血、发热者，多为肿瘤侵犯椎体或行将穿孔破溃的表现。

5. 消瘦或体重下降　也是食管癌的一个常见表现，食管癌患者的体重减轻较其他癌症患者更严重，因为食管癌直接影响患者进食，由营养下降及肿瘤消耗双重原因所致。

6. 其他症状　由于肿瘤坏死及表面溃疡破坏血管，可发生呕血；肿瘤明显外侵，压迫喉返神经引起声音嘶哑；肿瘤明显增大压迫纵隔器官，尤其是气管，可引起通气功能障碍，患者出现呼吸困难，如发生肿瘤溃烂穿通气管、支气管，可发生进食饮水呛咳。长期摄食不足导致明显慢性脱水、营养不良、消瘦及恶病质，伴有肝转移出现黄疸、腹水等。

四、诊断与鉴别诊断

（一）食管癌的诊断

40 岁以上、来自食管癌高发区的患者因吞咽困难就诊时，应首先考虑食管癌的可能性，应注意了解吞咽困难的进展情况、体重变化、有无声音嘶哑、呛咳、呕血或黑便，体格检查应注意触诊锁骨上淋巴结。

1. 内镜检查　只要患者没有内镜检查的禁忌，应首选内镜检查，尽早获得病理学依据。内镜是直视食管癌大体病理的最好方法，通过内镜可取组织活检，从而明确组织病理诊断，明显优于食管吞钡造影、CT 等影像学检查。

2. 食管吞钡造影　当患者不适宜行内镜检查时，可选用此方法。中晚期食管癌典型的 X 线表现为管腔狭窄、充盈缺损、龛影，病变段食管僵硬，蠕动中断，近端食管扩张（图5－1）。

3. 胸部 CT 检查　食管癌的 CT 表现为食管腔内软组织肿块，管壁增厚，管腔呈不规则或偏心性狭窄，并可显示纵隔淋巴结肿大以及有无肺部转移。通过注射造影剂的增强 CT 扫描，有助于判断食管癌对邻近脏器的侵犯情况，了解肿瘤分期，判断肿块能否切除，对合理制订食管癌的治疗方案有一定帮助。

（二）食管癌的鉴别诊断

1. 早期食管癌的鉴别诊断

（1）慢性咽炎：慢性咽炎为咽部黏膜、黏膜下组织的慢性炎症及淋巴滤泡增生，表现为咽部干燥、异物感、灼痛感等，常伴有咽喉部黏稠分泌物，急性发作时甚至可因咽部组织水肿引起吞咽困难，甚至呼吸困难。一般慢性咽炎症状病程时间长、不会随吞咽动作加重。咽喉镜检查可见咽部黏膜充血、肿胀及淋巴滤泡增生等。但有时仍需行内镜及黏膜染色活检以除外早期食管癌变。

（2）反流性食管炎。

（3）食管静脉曲张。

（4）癔症球：多见于青年女性，时有咽部球样异物感，无吞咽梗阻，症状受心理状态影响较大，内镜检查无器质性食管病变证据。

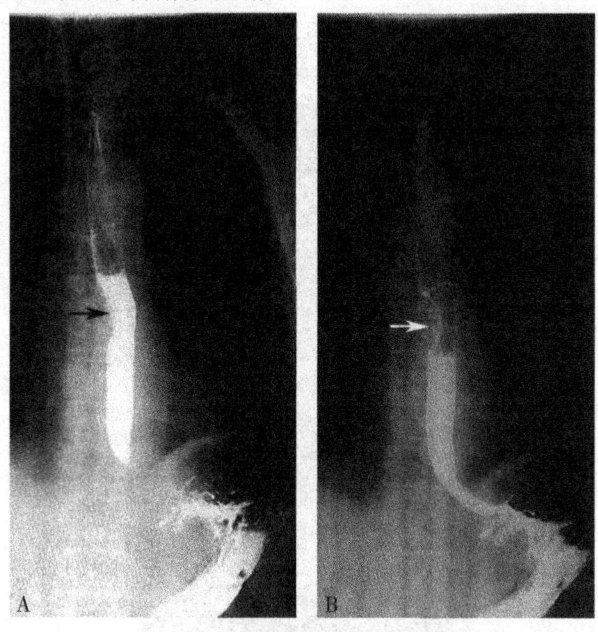

图5－1　食管吞钡造影显示食管癌

2. 中晚期食管癌的鉴别诊断

（1）贲门失弛缓症：贲门失弛缓症是指由于食管下段肌层的神经节细胞变性、减少，妨碍了正常神经冲动的传递，而致食管下端贲门部不能松弛，且食管体部失去正常蠕动功能。贲门管的功能性狭窄常继发狭窄近端食管病理性扩张。本病多见于20～50岁的青壮年，主要症状为间歇性吞咽梗阻，呕吐食物无酸味，胸骨后饱胀不适，症状时轻时重，多数病程较长。发作常与精神紧张有关，过冷或过热的食物可使症状加重。诊断应先行内镜检查，可见食管扩张，贲门部闭合，但胃镜通过无阻力。然后再行食管吞钡造影，特征性表现为食管体部蠕动消失，食管下端及贲门部呈鸟嘴状（图5－2），边缘整齐，上段食管常明显扩张。

（2）食管良性肿瘤：较少见，平滑肌瘤是最常见的食管良性肿瘤。其临床表现主要取决于肿瘤的部位和大小，可有不同程度的吞吐困难、呕吐、消瘦、咳嗽和胸骨后压迫感。内镜可见突向食管腔内的肿瘤，表面覆盖正常食管黏膜，发现时多在2～8cm大小（图5－3A）。超声内镜显示肿瘤（图5－3B，白色箭头所示）起源于食管固有肌层。食管钡餐造影可见食管平滑肌瘤导致的钡剂充盈缺损（图5－3C，黑色箭头所示）。

（3）食管良性狭窄：一般有吞服强酸、强碱史，或有长期反酸、胃灼热史，吞咽困难病史长，进展缓慢。内镜见食管腔内可有慢性炎症、瘢痕等改变，应行黏膜活检以除外癌变。食管钡餐造影呈食管狭窄、黏膜皱襞消失，管壁僵硬、光滑，管腔狭窄与正常食管逐渐过渡。

（4）食管结核：比较少见，以食管周围淋巴结结核累及食管壁常见，患者可有进食哽噎及吞咽疼痛。患者发病年龄早于食管癌患者，钡餐造影呈食管腔狭窄、管壁僵硬、可有较大溃疡，但充盈缺损及黏膜破坏较轻。确诊需内镜取活检，抗酸染色明确诊断。

（5）食管外压性狭窄：某些疾病如肺癌纵隔、肺门淋巴结转移，纵隔肿瘤、纵隔淋巴结增生以及先天性血管畸形等，均可压迫食管造成管腔狭窄，严重者引起吞咽困难症状，可误诊为食管癌。通过 CT 检查及胃镜检查，可以发现病变在食管腔外，尤其是腔内超声胃镜检查，可见受累部食管管壁结构完整，可排除食管癌诊断。对于异常走行的异位迷走血管，增强 CT 检查可明确血管发出部位、走行情况及与食管的关系。

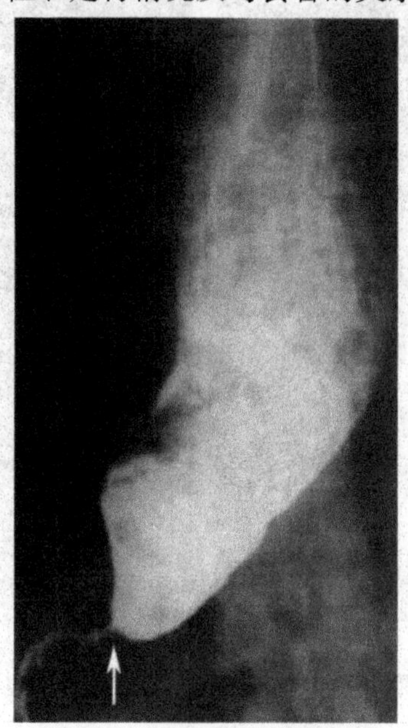

图 5－2　贲门失弛缓症

食管下端及贲门部呈鸟嘴状（箭头所示），边缘整齐，上段食管明显扩张

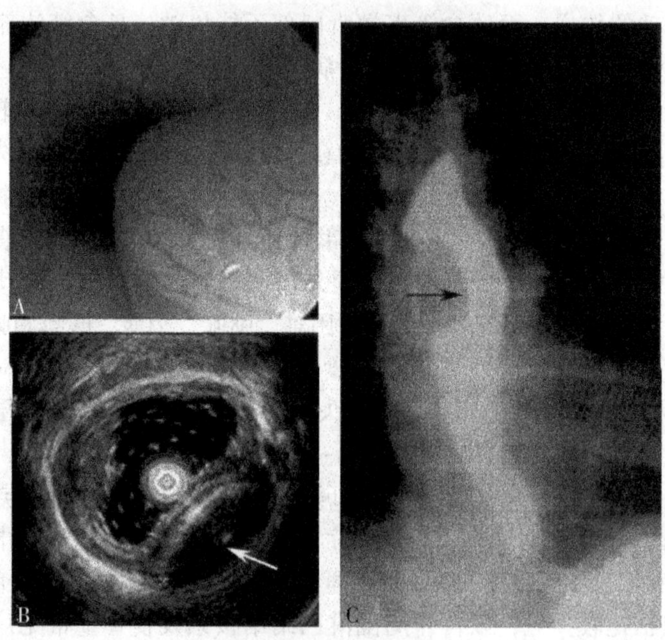

图 5－3　食管平滑肌瘤

五、治疗

（一）手术治疗

对 Tis 或 $T_{1\sim2}N_0$ 期的食管癌，手术切除能达到根治效果，应属首选治疗方法。随着外科、麻醉技术的不断发展，高位食管癌和高龄有并存疾病的食管癌手术切除比例增加，手术范围扩大，近年手术切除率已达 90% 以上，并发症发生率下降，死亡率降至 1% ~3%。不幸的是，大部分患者在诊断时已进入中晚期，即使提高手术切除率，远期效果仍不令人满意。

（二）放射治疗

1. 术前放疗　术前给予适当剂量的放疗，目的是要使瘤体缩小，外侵的瘤组织退变软化，与相邻器官的癌性粘连转变为纤维性粘连而便于手术切除。对于术前检查病变位置较高、瘤体较大、外侵较多、估计手术切除困难的患者均可行术前放疗。至于放疗剂量，目前认为以 30 ~40Gy 为好，手术时间一般以放疗后间隔 2 ~3 周为佳。

2. 术后放疗　对术中发现癌组织已侵及邻近器官而不能彻底切除或术中发现食管旁纵隔有淋巴结行清扫可能不彻底者应行术后放疗。一般认为术后放疗可提高局部控制率，但在改善远期生存率上无意义，术后放疗不宜作为根治性食管鳞癌的辅助治疗手段。

3. 单纯放疗　多用于颈段、胸上段食管癌，因手术难度大，手术并发症多，疗效常不满意，也可用于有手术禁忌证而病变不长，尚可耐受放疗者。

（三）化学治疗

1. 术前化疗　对于预防和治疗肿瘤全身转移，化疗是目前唯一确切有效的方法。近年来，化疗已逐步成为食管癌综合治疗的重要组成部分。食管癌术前化疗的目的，首先是控制食管原发灶，使肿瘤体积缩小，临床分期降低，以利于手术切除；第二是提高对微小转移灶的控制，以减少术后复发和播散。

2. 术后化疗　术后辅助性化疗又称保驾化疗，是指食管癌经根治性切除术后，为了进一步消灭体内可能存在的微小转移灶而加用的化疗。目前认为化疗时机越早越好，一般要求在术后 2 周内进行，最迟不超过 4 周。

放疗、手术、化疗三者联用，是目前治疗食管癌的流行趋势。目的是更彻底地治疗食管癌，以求得更好的局部控制率、无病生存期和远期生存率。

（四）食管癌的微创治疗

1. 内镜下黏膜切除术及剥离术　内镜下黏膜切除术（endoscopic mucosal resection，EMR）及内镜下黏膜剥离术（endoscopic submucosal dissection，ESD）适合于 0 ~ ⅠA 级黏膜内病灶的治疗，其 T 分期在术前依靠超声内镜明确肿瘤侵犯深度，术后病检再次确定其肿瘤分期，若发现癌症病变超过黏膜肌层时，应追加手术治疗。基于正确肿瘤分期基础上的这种微创治疗，其 5 年生存率可达 91.5%，与外科手术治疗肿瘤的效果相同。由于微创治疗保留了食管的结构，因此，从保护食管功能、减少术后并发症等方面优于传统外科手术。

2. 内镜局部注射化疗药物　是一种微创的姑息治疗，内镜下对肿瘤注射化疗药物可提高肿瘤局部药物浓度，药物可以通过淋巴引流到相应淋巴结起治疗作用，全身毒副作用小。

这种治疗方式常与放疗联合应用，具有放射增效作用。

3. 食管支架置入　当患者失去手术机会，吞咽梗阻严重时，可通过内镜在狭窄的食管部位置入记忆合金支架（图5-4），术后即可解除吞咽困难症状，改善生活质量，这种微创的症状姑息治疗对癌细胞没有杀伤作用，因此必须配合放疗及化疗。近年应用于临床的 ^{125}I-离子支架，由于在支架表面覆有一层 ^{125}I，起到局部放疗作用，具有缓解吞咽梗阻和抑制肿瘤细胞的双重作用。

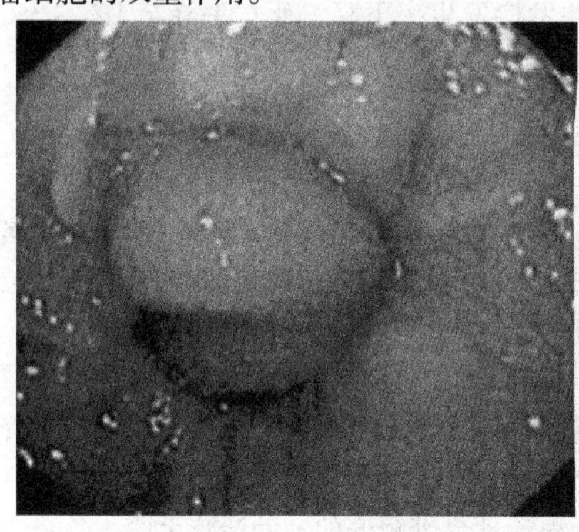
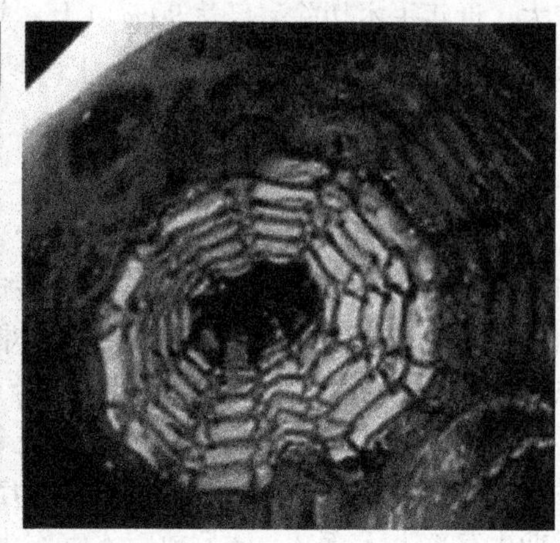

图5-4　食管癌支架置入术前（左）后（右）

4. 光动力学疗法　是利用光敏剂对肿瘤组织特殊的亲和力，经激光或普通光源照射肿瘤组织后产生生物化学反应，即光敏效应，杀灭肿瘤细胞。食管癌的光动力治疗对晚期患者也只有姑息性疗效。

（张艳梅）

第六节　功能性食管疾病

一、概述

功能性食管疾病是指以食管疾病症状为特征，但又无可识别的原因导致该症状的结构和代谢异常的一组疾病。它包括功能性烧心、食管源性功能性胸痛、功能性吞咽困难及癔球症。国外报道，社区人群中约20%～40%的人诉有烧心症状，但在应用内镜检查和食管 pH 值监测客观地排除胃食管反流病（gastroesophageal reflux disease，GERD）后，功能性烧心占因烧心而求助于消化科医生的患者数的比例不到10%。食管源性功能性胸痛是一种常见疾病，一项社区调查显示15～34岁的不明胸痛患者，比45岁以上患者高出一倍，而且没有性别差异。有关功能性吞咽困难的流行病学资料很少，是这些功能性食管疾病中流行率最低者。吞咽困难与反流事件无关联，但如果两者间有联系，按 Rome 标准则将其归因于 GERD 而不是功能性疾病，即使没有其他诊断 GERD 的客观指标。癔球症常呈发作性，不伴有疼痛并常在进食时得到缓解，与吞咽困难、吞咽疼痛无关。癔球症用食管结构性病变、GERD 或其他组织病理学证实的食管动力异常疾病均不能解释。癔球症是常见症状，据报道在健康人群中的患病率是46%，且在中年发病率最高，20岁以下此病比较少见。该病无性别差异，但女性患者更倾向于因该症状求医。正如其他功能性食管疾病一样，若该症状和酸反流事件直接相关，则倾向于诊断 GERD，尽管没有其他 GERD 的客观证据。

二、病因和发病机制

有关功能性食管疾病的病因和发病机制，目前并不太了解，但生理因素和心理因素可能在其症状发生、发展中起到重要的作用。

1. 内脏感觉异常　像其他功能性胃肠病的发病因素一样，内脏感觉异常在功能性食管疾病发病中的作用是被较为认可的，尤其在功能性烧心患者中。内脏感觉异常包括外周感受器感觉、传导异常和中枢感受器处理异常。电刺激、脑诱发电位和心率变异测定研究提示食管的局部刺激伴有胸痛患者的中枢感受器处理异常，但有关中枢感受器处理异常的直接证据很少报道。

2. 食管敏感性增加　食管内 pH 值的轻微变化可能引起不少患者食管的敏感性增加。酸反流和自发的吞气、嗳气引起的食管扩张可能与胸痛有一定的关系。吞咽过急和频繁吞咽可能使空气滞留在食管近端而导致癔球症症状发作。

3. 食管动力异常　在食管源性功能性胸痛患者中，常可观察到食管动力异常尤其是痉挛性运动功能障碍，但其真正作用并不清楚。食管腔内超声也观察到纵形肌的持久收缩，并与胸痛存在一定的关联性。食管蠕动功能失调在功能性吞咽困难患者起一定作用，不成功的或低幅度收缩顺序影响食管排空功能可致吞咽困难。

4. 精神心理因素　对于食管内酸反流在正常范围和存在异常酸反流的烧心患者，其精神心理因素并无差异；但在 pH 监测时显示烧心与酸反流完全无关的患者，确实存在明显的焦虑和躯体化症状。慢性胸痛患者存在较为明显的心理障碍性疾病，包括焦虑、抑郁和躯体化症状。96% 的癔球症患者诉在精神紧张时症状加重。

三、诊断

（一）病史采集要点

（1）烧心：是指胸骨后烧灼感，并对患者生活质量产生明显负面影响时就称为不适的症状。在临床实践中，要注意询问烧心症状的频率和程度，是否为不适症状应由患者自己来决定。

（2）胸痛：具有内脏痛的特点，疼痛部位和性质与心绞痛不同。

（3）吞咽困难：其特点是咽下的食物不能顺利通过食管。

（4）咽喉部异物感：癔球症患者常有某种说不清楚的东西或团块，在咽底部环状软骨水平处引起胀满、受压或阻塞等不适感。

（5）上述症状常常出现时间较长，可间歇或反复出现。

（6）可能伴有其他功能性胃肠病的症状，如腹痛、腹胀、腹泻及便秘等。

（7）无报警症状，如吞咽痛、声音嘶哑、便血、消瘦等。

（8）需注意患者的心理状态，有无焦虑、抑郁症状，必要时借助精神心理量表衡量或请心理专科医生协助诊断。

（二）体格检查

一般无特殊。

（三）辅助检查

排除性检查，主要是用来排除 GERD 或其他器质性病变。

1. 内镜检查　常规行内镜检查可以排除大部分相关疾病，尤其是对存在报警症状者。对于烧心患者，行内镜检查的目的是排除有无反流性食管炎的存在；对于吞咽困难者，则主要是排除有无食管癌等器质性病变，必要辅以活检排除嗜酸性食管炎等。对于癔球症患者，咽喉镜检查可以排除咽喉部器质性病变。

2. 24h 食管 pH 监测　对于内镜检查阴性的烧心患者，食管 pH 监测有助于将功能性烧心和非糜烂性反流病鉴别开来。功能性烧心患者 24h 食管 pH 监测阴性且症状指数阴性，即烧心症状与酸反流无关。食管 pH 监测也有助于将食管源性功能性胸痛、功能性吞咽困难与 GERD 相关的胸痛、吞咽困难等症状区分开，从而排除存在 GERD 的可能。

3. 食管测压　可以了解食管的蠕动功能、食管下括约肌的静息压和短暂性松弛的发生频率。如果内镜等无法明确诊断则建议采用食管测压，食管测压主要用于判断是否有贲门失弛缓症等食管动力性疾病。

4. 质子泵抑制剂诊断性治疗（PPI 试验）　根据罗马Ⅲ标准，对于 24h 食管 pH 监测阴性且症状指数阴性的烧心患者，若对 PPI 治疗无反应者，则考虑为功能性烧心。PPI 试验也有助于区分功能性吞咽困难与 GERD 相关的吞咽困难。而对尚未接受检查的表现有癔球症的患者可以采用试验性 PP1 治疗，特别对于那些同时伴有典型反流症状的患者。

5. 精神心理量表　虽然有关功能性胃肠疾病的罗马标准并未包括精神心理因素的评估，但对于存在明显焦虑、抑郁症状的患者，必要时可辅以 SAS、SDS 及 SCL－90 等精神心理量表进行评估，判断患者的心理状态，有利于针对性治疗。

四、诊断对策

（一）诊断要点

临床上，若患者以烧心、胸痛、吞咽困难等为主诉，内镜检查阴性，且无心脏病史，24h 食管 pH 监测和 PPI 试验排除了 GERD 等，则诊断可以成立。当确立功能性食管疾病的诊断后，需询问有无其他胃肠症状如腹痛、腹胀等，注意有无症状重叠的问题。功能性食管疾病的诊断标准主要有罗马Ⅲ标准，罗马Ⅲ标准中功能性食管疾病共分四种，分别是功能性烧心、食管源性功能性胸痛、功能性吞咽困难及癔球症。症状更多的是与胃十二指肠功能紊乱相关。删去了罗马Ⅱ标准中非特异性食管功能障碍。

功能性食管疾病的罗马Ⅲ诊断标准及分类如下。

1. 功能性烧心　必须包括以下所有条件：①胸骨后烧灼样不适或疼痛；②无胃食管酸反流导致该症状的证据；③没有以组织病理学为基础的食管运动障碍。诊断前症状出现至少 6 个月，近 3 个月满足以上标准。

2. 食管源性功能性胸痛　必须包括以下所有条件：①胸骨后非烧灼样疼痛或不适；②无胃食管酸反流导致该症状的证据；③没有以组织病理学为基础的食管运动障碍。诊断前症状出现至少 6 个月，近 3 个月满足以上标准。

3. 功能性吞咽困难　必须包括以下所有条件：①固体和（或）液体食物通过食管有黏附、存留或通过异常的感觉；②无胃食管酸反流导致该症状的证据；③没有以组织病理学为基础的食管运动障碍。诊断前症状出现至少6个月，近3个月满足以上标准。

4. 癔球症 必须包括以下所有条件：①喉部持续或间断的无痛性团块或异物感；②感觉出现在两餐之间；③没有吞咽困难或吞咽痛；④没有胃食管酸反流导致该症状的证据；⑤没有以组织病理学为基础的食管运动障碍。诊断前症状出现至少6个月，近3个月满足以上标准。

（二）鉴别诊断

1. GERD 常有烧心、胸痛等症状，但内镜检查可发现食管炎，或24h食管pH监测提示存在病理性酸反流或症状与酸反流相关。

2. 食管癌 有吞咽困难等症状，但常有消瘦、出血等报警症状，内镜检查结合组织病理学检查可明确诊断。

3. 心绞痛 其胸痛特点是常与进食无关，心电图、平板试验等有助于明确诊断。

4. 贲门失弛缓症 常出现吞咽困难等症状，食管X线吞钡检查可见食管与胃交界处呈鸟嘴状征象，上方食管明显扩张。内镜检查可见食管扩张，但无梗阻性病变；食管测压显示蠕动停止。

（三）临床亚型

按罗马Ⅲ标准，将功能性食管疾病分为四大类；

1. 功能性烧心 是指患者有胸骨后烧灼感，但应该除外GERD并满足其他诊断功能性食管疾病的先决条件。

2. 食管源性的功能性胸痛 表现为反复发作的无法解释的胸痛，疼痛常位于中间且具有内脏痛的特点。

3. 功能性吞咽困难 特征是有异物通过食管体部的感觉。

4. 癔球症 是指咽喉部有食团残留的感觉或紧缩感。

五、治疗对策

（一）治疗原则

尽管功能性食管疾病的患病率很高，但始终未得到很好的研究，尚未摸索出十分有效的治疗策略。由于功能性食管疾病的病因尚未完全阐明，也难用单一的发病机制来解释其症状的产生，所以目前对功能性食管疾病的处理只能是对症处理，并且遵循综合治疗和个体治疗相结合的原则。

（二）治疗计划

1. 一般治疗 仔细询问病史，寻找促进症状发生的可能因素，并尽可能地避免。在排除GERD及其他器质性疾病后，治疗的其中一个重要步骤是建立良好的医患关系，向患者尽量解释疾病的本质及其症状产生的可能原因，让患者消除疑虑、确立信心。改变生活方式可能有一定的帮助，如每餐不宜过饱，睡前也不宜进食，白天进餐后亦不宜立即卧床。

2. 药物治疗

（1）质子泵抑制剂（PPI）：使用PPI的目的是排除由胃食管酸反流或食管酸敏感引起的不适症状。使用剂量往往比较大，如奥美拉唑（40mg，bid）、雷贝拉唑（20mg，bid）及埃索美拉唑（40mg，bid）等。若试用1～2周后，效果不佳则予以停用。

（2）平滑肌松弛剂：已证明对食管源性的功能性胸痛无效，但可试用于功能性吞咽困难的患者。

（3）肉毒杆菌毒素：在食管下括约肌处和食管体部注入肉毒杆菌毒素，对一些食管痉挛的功能性胸痛和功能性吞咽困难患者可能有效。

3. 心理干预治疗

（1）一般处理：消化内科医生应具备一定的精神心理医学知识，能够识别焦虑、抑郁等常见精神症状，努力寻找其产生的根源，并注意区分这种精神症状是身心反应还是心身反应。身心反应是指患躯体疾病后出现的一系列心理变化，心身反应是指与心理因素密切相关的躯体疾病。注意有无不良生活事件的刺激。可进行心理量表的评估，必要时借助于会诊联络精神医生的帮助。

（2）三环类抗抑郁药：已有一些安慰剂对照的临床试验证实，三环类抗抑郁药是治疗功能性食管疾病比较有前景的药物，而且其作用并不依赖于患者的精神心理特征。常用的有丙咪嗪、阿米替林、多虑平及氯丙咪嗪等。

（3）心理和行为疗法：包括催眠术、生物反馈等治疗方法，均有一定帮助。

4. 手术治疗　抗反流手术治疗功能性烧心的效果虽然没有系统地评估，但应该不如GERD那么理想，原则上不主张手术。

（三）治疗方案的选择

（1）经过仔细临床评估及相应检查，排除器质性疾病引起的相应症状。通过耐心的解释，使患者理解疾病性质，寻找并避免可能的诱因，建立战胜疾病的信心。

（2）若患者以烧心、胸痛、吞咽困难等为主诉时，可首先使用PPI治疗，但功能性食管疾病常常对PPI反应较差。

（3）无论哪种功能性食管疾病，心理干预治疗是比较有前途的，但须注意与精神心理专科医生保持沟通。

六、病程观察及处理

（一）病情观察要点

（1）功能性食管疾病无须反复进行内镜等检查，当患者出现报警症状时，则须重新进行系统评估。

（2）由于功能性食管疾病患者并无客观诊断指标，治疗过程中可使用症状评分，对症状出现的频率和程度进行等级评分。进行相关科研时，可采用日记卡的形式。

（3）功能性食管疾病的危害主要是对患者的生活质量造成负面影响，所以治疗前后可采用SF-36等量表进行生活质量的评估。若治疗有效，患者生活质量会有所提高。

（4）对于患者合并存在的精神心理因素，也可进行评估。

（二）疗效判断及处理

1. 疗效判断　功能性食管疾病的疗效主要根据患者的自我感觉，包括主要症状的改善和生活质量的提高。

2. 处理　若使用PPI等治疗后有效，则常规治疗2个月左右；若效果不佳，则须进行心理干预治疗，必要时重新评估患者病情。

七、预后评估

功能性食管疾病的症状容易反复，但一般呈良性经过。有研究表明，除了对患者生活质量有影响及增加误工、误学次数的可能，一般对患者的寿命并无影响。

（贺庆娟）

第七节 Barrett 食管

一、概述

Barrett 食管（BE）是指食管下段的正常复层鳞状上皮被化生的单层柱状上皮所取代。以食管与贲门黏膜交界的连接线（齿状线）为界，在齿状线 2cm 以上出现柱状上皮者即为 Barrett 食管。可分为短段 Barrett 食管（ <3cm）和长段 Barrett 食管（ ≥3cm）。据国外资料，在因 GERD 症状而行内镜检查者中，BE 的检出率约为 6% ~12%；所有内镜检查者中，检出率为 0. 41% ~0. 89%。由于本病与食管腺癌的关系密切而被普遍认为是一种癌前病变。

二、病因和发病机制

Barrett 食管的发生可分为先天性和继发性，前者极为罕见，是先天性异常所致，即由胚胎期食管上皮发育障碍引起。继发性改变被认为是 BE 的主要类型，与长期胃 - 食管反流有关，凡可引起胃 - 食管反流的原因都可以成为 BE 的病因。

其发病机制主要是由于 GERD 者的胃酸和胃蛋白酶反流，胃酸和胃蛋白酶反复刺激，使食管下段复层鳞状上皮受损伤，从而激活黏膜上皮中多潜能干细胞向着柱状细胞分化，在损伤修复过程中定置而形成 Barrett 上皮化生。随着食管内 24h pH 值及胆汁酸水平测定的应用，胆汁反流在 BE 形成的作用正日益受到重视。柱状上皮具有抗酸侵蚀的作用，但长期反流时已经发生的 Barrett 上皮化生仍然有损伤作用，不仅引起相应的并发症，还会促进黏膜发生异型性增生改变。BE 的长度、范围取决于食管与酸接触时间及 LESP 下降程度。Hp 与 BE 的关系也引起人们的重视。

三、临床表现

Barrett 食管常见于中年以上，平均年龄为 40 岁，而确诊的平均年龄为 55 ~63 岁，男女均可发病，男女之比为 3 ∶ 1。由于柱状上皮比鳞状上皮更能抵御酸液的损伤，Barrett 食管本身无症状。大多数患者因为食管炎、溃疡、癌变等，才出现相应的临床症状。主要症状为非心源性胸骨后疼痛、反酸、烧心、嗳气、呕吐、吞咽困难，反流物误入呼吸道发生阵发性呛咳、窒息和肺部感染。还可并发上消化道出血、穿孔、癌变。Barrett 食管是胃食管交界处发生腺癌单一、重要的危险因素，癌变率为 2. 5% ~41%，平均 10%。

四、诊断方法

1. 内镜检查　内镜直视下齿状线消失或上移，见有橙红、紫红或鲜红色柱状上皮黏膜，与食管鳞状上皮有鲜明的对比，可分为环周型、岛型及不规则舌型。病灶区见充血、水肿、糜烂或溃疡。溃疡较深者，底部覆黄白色苔，周围明显充血、水肿、糜烂。反复溃疡不愈者可因瘢痕化而致食管狭窄。可伴有食管裂孔疝，表现为食管下段黏膜充血、水肿，His 角变钝，食管黏膜色泽灰白色，通常血管网消失，齿状线上移，黏膜粗糙，可有结节样增生或小息肉形成，贲门松弛开放。黏膜染色有助于诊断，喷洒30%复方碘溶液（Lugol 液）呈不染区（正常食管黏膜呈棕黄色），0.5%甲苯胺蓝或2%亚甲蓝染色则出现蓝染（正常食管黏膜不着色）。内镜下需记录 BE 的长度及形状，可作为判断 BE 及筛选随诊的临床考虑指标。

Barrett 食管与食管腺癌发生关系密切，因此受到临床的高度重视，有人建议采用内镜检查对 Barrett 食管进行筛查，其意义在于观察异型性增生的发生，并指导临床干预的时机。报道指出，这种追踪监测指导临床干预的结果与无追踪监测的对照组比较，平均生存期延长。总的来说，对 Barrett 食管内镜追踪的临床意义是肯定的，但追踪检测间隔的时间尚无确切的报道。有报道建议：无不典型增生者每 2～3 年 1 次，低度不典型增生者每 6 个月 1 次，至少 1 年，以后为每年 1 次，高度不典型增生者每 3 个月 1 次或手术切除。

2. X 线检查　X 线钡剂造影可显示食管溃疡、狭窄和食管裂孔疝。类似于胃溃疡龛影，食管溃疡位于食管下段，长轴多与食管纵轴一致，有较宽的口部或狭颈。周围黏膜正常或水肿。龛影多为单个，有时可多发，炎症或溃疡愈合可致向心性狭窄，狭窄段较规则，轮廓线清楚。但癌变时可见管壁轮廓线不均匀或略僵硬。

3. 放射性核素扫描　过锝酸盐 ^{99m}Tc 选择性地浓集于胃的黏膜上皮，利用这一现象，可对异位胃黏膜进行阳性显像。静脉注射 ^{99m}Tc 后，进行闪烁照相，可发现食管下段明显的放射性浓聚。

4. 组织病理学检查　组织病理学检查是唯一确诊方法。取材部位必须位于齿状线 2cm 以上病灶。多点间隔式内镜下取样可以减少高度异型增生和恶性变的遗漏，对追踪早期癌变十分重要。Reid 等人的报道指出 Barrett 食管的活组织取样应在 2cm 间隔取 4 块组织样本为好。正常黏膜为鳞状上皮，若出现柱状上皮取代的现象，结合内镜所见即可诊断。

按 Barrett 食管上皮病理组织学特点将其分为三种类型：特殊型肠化生（特殊型柱状上皮），移行性上皮（贲门型上皮），胃底腺型上皮。以前者最为常见。

五、诊断标准

BE 的病理学标准：①柱状上皮黏膜下层有食管腺；②食管肌层和上皮无先天性异常；③有特殊型上皮和残余的鳞状上皮岛。BE 癌变特点：①癌全部或大部分位于食管内；②组织类型属胃肠型腺癌；③癌周食管有良性或不典型增生的柱状上皮，癌多发生于特殊型上皮中；④食管黏膜有反流性炎症改变。

六、治疗

Barret 食管的治疗宗旨是长期消除食管反流症状，促进食管黏膜的愈合。其治疗主要分为内科药物治疗、外科手术治疗两方面。内科药物治疗主要采用抑酸药，最常用的是质子泵抑制药（pronton pump inhibitor，PPI）和 H_2 受体拮抗药。治疗成功的指标应是基础胃酸分泌减至 <1mmol/h，同时食物刺激后的酸分泌亦显著减少。奥美拉唑 20mg/d 使用 8 周后，只有 60%左右的严重消化性食管炎患者痊愈。治疗失败是因奥美拉唑尚未足够抑制酸。用量增至 40mg/d 时，疗效比 20mg/d 稍好。大剂量的疗效尚无随机对照研究。目前临床研究

集中于评价维持疗效所需的最低制酸作用。据报道，用奥美拉唑 20mg/d 使消化性食管炎愈合后再用雷尼替丁 150mg 每日 2 次作维持治疗，效果不佳，但持续用奥美拉唑 20mg/d，则疗效满意可长达 12 个月。患者还可调整自身的生活方式，如抬高床头 15～20cm，控制体重，戒烟酒、少食影响食管下端括约肌的食物和药物等。

Barrett 食管的内镜治疗方法包括激光、热探头、氩气刀（APC）、光动力（PDT）、内镜下黏膜切除术等。理想的治疗是彻底破坏化生上皮、不典型增生上皮，但不损伤深层组织，以免发生狭窄和穿孔等严重并发症。APC 治疗的深度一般 <3mm，治疗时氩气流量一般为 1～2L/min，功率 50W 左右，间隔 4～6 周治疗 1 次。联合 PPI 治疗平均 2 次 APC 治疗后化生上皮可被新生的鳞状上皮取代，也会有少许残留 BE 上皮。其缺点是因充入氩气会产生腹胀，或治疗后有短暂胸骨后不适、严重的可持续数天和发生食管狭窄，发病率为 5%。在治疗重度不典型增生和局限于黏膜层的 Barrett 癌时可首选 EMR。此方法不但可达到治疗目的，还可取得组织标本，提供病理诊断依据。但在内镜下对病变的深度及范围不好判断，这给使用 EMR 治疗带来了困难。

Barrett 食管的外科治疗有 Nissen 手术（360°全周胃底折叠术）、Hill 手术（经腹胃后固定术）、Dor 手术（贲门前胃底固定术）、腹腔镜抗反流术等，主要针对抗反流治疗，使用较少。

（贺庆娟）

第八节　食管裂孔疝

一、概述

食管裂孔疝是指腹腔内脏器（主要是胃）通过膈－食管裂孔进入胸腔所致的疾病。是膈疝中最常见者，占 90% 以上。因本病多无症状或症状轻微，故难以得出其确切的发病率。女性多于男性，约为 1.5 ∶ 1～3.0 ∶ 1。

二、病因和发病机制

本病的病因包括先天性和后天性两种，以后天性常见。先天性食管裂孔疝主要由于发育不良，如膈肌右脚部分或全部缺失，膈－食管裂比正常宽大松弛。后天性因素包括膈－食管以及食管周围韧带松弛和腹腔内压力增高等。随着年龄的增长，裂孔周围组织和膈食管膜弹力组织萎缩，使食管裂孔增宽，因而食管裂孔疝的发生率随着年龄的增长而增高。妊娠、肥胖、腹水、呕吐均可致腹内压增高，从而诱发本病。此外，引起食管挛缩的一些疾病及手术、外伤等，亦能引起本病。

三、临床分型

1. 滑动型裂孔疝　最常见，占 75%～90%，是指食管－胃连接部通过食管裂孔向上疝入后纵隔。裂孔大时甚至结肠、大网膜等亦可疝入胸腔。因食管抗反流机制遭到破坏，常会出现不同程度的胃－食管反流。

2. 食管旁裂孔疝　此型较少见，约占 5%～20%，表现为胃的一部分从食管左前方疝入胸腔。由于食管－胃连接部仍保持在正常位置，所以较少发生胃－食管反流。但旁疝可出现嵌顿、绞窄、穿孔等后果。

3. 混合型裂孔疝　最少见，仅占5%，常由食管旁疝发展而来。

4. 短食管性裂孔疝　食管过短可以是慢性食管炎的后果，或是因为食管下段切除后把胃拉入胸腔作食管胃吻合术所致。此型不管卧位或站位，贲门固定于膈上疝囊呈钟形。

四、临床表现

大多数滑动性疝患者无明显症状，就诊者多表现为反流性食管炎的症状。即发作性疼痛，位于胸骨下段后方或上腹部，可伴发嗳气或呃逆。在做腹压增高的动作（如弯腰、屏气）及平卧和摄入酸性食物后加重，部分有"第一口咀嚼综合征"。

食管旁疝很少出现胃－食管反流症状。部分可表现为进食后上腹饱胀明显。疝入的胃可引起吞咽困难，造成胃炎和胃溃疡，引起慢性失血及贫血。当出现嵌顿、扭转及绞窄时，会出现剧烈胸痛、吞咽困难及大出血。

五、诊断方法

1. X线检查　本病确诊主要依靠X线钡餐检查。必要时需给予头低脚高位并腹部加压，以帮助疝囊的出现。滑动性疝的直接X线表现：①膈上食管胃环征（Schatski环）。在膈上，可见深浅不一的对称性膈状切迹，深度2～5cm；②疝囊内胃黏膜皱襞影，黏膜粗大，与膈下胃黏膜相连续；③膈上疝囊征，这是诊断的主要依据。间接X线表现：①膈食管裂孔增宽>2cm；②钡剂反流入膈上囊大于4cm；③食管胃角变钝；④膈上3cm以上部位出现功能性收缩环。

食管旁裂孔疝X线钡餐可发现一部分胃进入膈上，位于食管左前方，而贲门仍在膈下。混合型裂孔疝胃底和贲门均通过增宽的裂孔进入胸腔。短食管性裂孔疝的胃及食管前庭段上升至膈上，在疝囊上方可见深浅不一的单侧或双侧切迹，是由于食管－胃舒张较差引起。

2. 内镜检查　不作为本病的常规诊断方法。部分患者可有黏膜充血、水肿、糜烂、浅溃疡等食管炎镜下表现。典型的滑动型裂孔疝可见齿状线上移，距门齿距离小于40cm。疝囊较大时内镜通过食管，胃连接部下方可见橘红色疝囊，在此远段又可见到狭窄的胃通过横膈食管裂孔形似葫芦状。胃镜倒镜观察贲门时，可见贲门口增大及疝囊的存在。可根据齿状线上抬的程度来代表疝的程度。轻度：上抬的距离约2～3cm；中度：上抬距离约4cm；重度：上抬的距离约6cm。食管旁型裂孔疝由于食管胃连接部位位置正常，只能依靠倒镜观察。可在大弯侧见到一轮齿凹陷，类似憩室，此即突入胸腔之疝囊，

3. CT、MRI检查　CT下食管胃交界处有软组织团块影。外缘光整，内腔可见气体和造影剂显示出的胃黏膜皱襞结构，向上层面可出现疝囊结构。MRI的冠状和矢状面图像很容易分清膈上疝囊与食管裂孔及膈下胃体的关系。

六、治疗原则

1. 内科治疗　目的在于减少和防止胃食管反流、尽量避免胃底疝入胸腔，治疗主要靠生活调理。医生应向患者介绍有关裂孔疝的科普知识，让患者在生活中主动地避开一些诱因。

一般治疗：①慢进食；②不饱食；③少吃大油、太黏、太辣、太甜、太稀及较难消化的食物；④不吸烟、不饮酒；⑤午饭后不宜上床平卧；⑥夜间若仍有症状出现时，可将床头抬高；⑦保持大便通畅，每日 1 次；⑧不用力猛抬重物；⑨腹部避免挤压。

药物治疗：可用抗酸药（硫糖铝 1g，每日 3 次）、抑酸药（西咪替丁 80mg，每日 1 次；法莫替丁 20mg，每日 2 次）及促胃肠动力药（多潘立酮 10mg，每日 3 次）。

2. 外科治疗　手术治疗没有绝对的适应证，如反流症状明显，并经消化内科正规治疗 1 年，疗效不明显或停药后短期复发者，应考虑手术治疗，特别是微创内镜手术治疗。

（刘　勇）

第六章

胃部疾病

第一节 胃、十二指肠的解剖与功能

一、胃的解剖

胃是消化系统的重要器官，上连食管，下续十二指肠，有收纳食物、分泌胃液消化食物的作用，而且还具备分泌功能。胃的大小、形态、位置可因其充盈程度、体位、年龄和体型等状况而有不同，成人胃的容量为1 000 ~ 3 000ml，在中等度充盈时，平均长度为25 ~ 30cm。胃大部分位于左季肋区，小部分位于腹上区。胃的位置常因体型、体位、胃内容物的多少及呼吸而改变，有时胃大弯可达脐下甚至盆腔。

胃有上下二口，大小二弯，前后二壁，并分为四部。胃的上口称贲门，即胃的入口，上接食管。下口称幽门，即胃的出口，与十二指肠相接。胃小弯相当于胃的右上缘，凹向右后上方，胃小弯在近幽门处有一凹陷，称角切迹，此角在钡剂造影时为胃小弯的最底处，是胃体与幽门部在胃小弯的分界。胃大弯起始于贲门切迹，此切迹为食管左缘与胃大弯起始处所构成的夹角。胃大弯从起始处呈弧形凸向左上方，形成胃底的上界，其后胃大弯凸向左前下方，形成胃的下缘。胃在空虚时有明确的前后壁，充盈时胃就不存在明显的前后壁。

（一）胃的分区

一般将胃分为5个区域（图6-1）。

1. 贲门　食管与胃交界处，在第11胸椎左侧，其近端为食管下端括约肌，位于膈食管裂孔下2 ~ 3cm，与第7肋软骨胸骨关节处于同一平面。食管腹段与胃大弯和交角叫贲门切迹，该切迹的胃黏膜面有贲门皱襞，具有防止胃内容物向食管反流的作用。贲门部为贲门周围的部分，与胃的其他部分无明显的分界线。

2. 胃底　胃的最上部分，位于贲门至胃大弯水平连线之上。胃底上界为横膈，其外侧为脾，食管与胃底的左侧为His角。胃底指贲门切迹平面以上膨出的部分，其中含有空气，于X线片上可见此气泡，在放射学中称胃泡。

3. 胃体　胃底以下部分为胃体，其左界为胃大弯，右界为胃小弯；胃小弯垂直向下突然转向右，其交界处为胃角切迹，胃角切迹到对应的胃大弯连线为其下界。胃体所占面积最大，含大多数壁细胞。

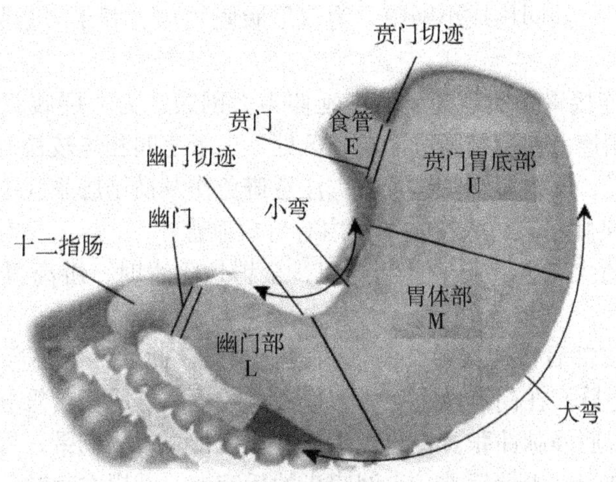

图 6－1　胃的分部图

4. 胃窦　胃角切迹向右至幽门的部分称为胃窦部，主要为 G 细胞。

5. 幽门　位于第 1 腰椎右侧，幽门括约肌连接胃窦和十二指肠。幽门为胃的出口，连接十二指肠，相连接处的浆膜表面见一环形浅沟，幽门前静脉沿此沟的腹侧面下行，该静脉是术中区分胃幽门与十二指肠的解剖的标志。幽门部又可分为左侧部较膨大的幽门窦，临床上称此处为胃窦；右侧部近幽门处呈管状的幽门管，幽门管长 2～3cm。胃溃疡和胃癌易发生于幽门窦近胃小弯处。

（二）胃的毗邻与韧带

胃前壁左侧与左半肝邻近，右侧与膈邻近，其后壁隔网膜囊与胰腺、左肾上腺、左肾、脾、横结肠及其系膜相邻，胃的前后壁均有腹膜覆盖，腹膜自胃大、小弯移行到附近器官，即为韧带和网膜（图 6－2）。

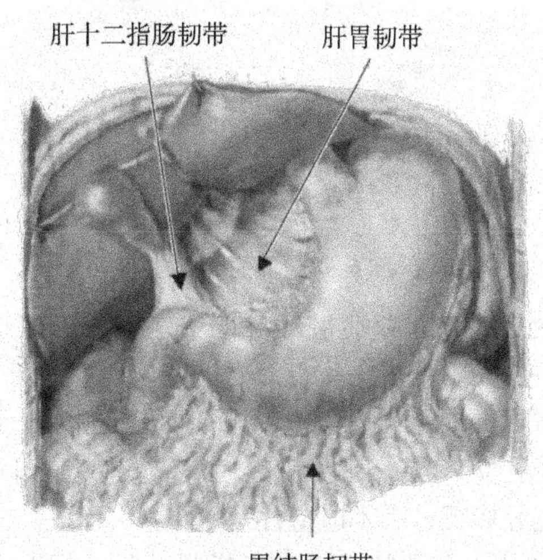

图 6－2　胃的毗邻与韧带

1. 肝胃韧带与肝十二指肠韧带　肝胃韧带连接肝左叶下横沟和胃小弯，肝十二指肠韧带连接肝门与十二指肠，共同构成小网膜，为双层腹膜结构。肝十二指肠韧带中含胆总管，肝动脉和门静脉。

2. 胃结肠韧带　连接胃和横结肠，向下延伸为大网膜，为4层腹膜结构。大网膜后层与横结肠系膜的上层相连，在横结肠肝区与脾区处，二者之间相连较松，容易解剖分离；而在中间，两者相连较紧，解剖胃结肠韧带时，注意避免伤及横结肠系膜中的结肠中动脉。

3. 胃脾韧带　连接脾门与胃大弯左侧，内有胃短血管。

4. 胃膈韧带　由胃大弯上部胃底连接膈肌，全胃切除术时，游离胃贲门及食管下段需切断此韧带。

5. 胃胰韧带　胃窦部后壁连接胰头颈部的腹膜皱襞，此外，胃小弯贲门处至胰腺的腹膜皱襞，其内有胃左静脉。在门静脉高压时，血液可经胃左静脉至食管静脉、奇静脉流入上腔静脉，可发生食管胃底静脉曲张。胃的韧带有肝胃韧带、胃隔韧带、胃脾韧带、胃结肠韧带和胃胰韧带。胃胰韧带位于胃后方，小网膜囊的后壁上，循胃左动脉的走行而形成一个半月形的皱襞，从腹腔动脉起始处向上至胃、贲门，是手术时显露胃左动脉和腹腔动脉的标志。

（三）胃的血管

1. 胃的动脉　胃是胃肠道中血供最丰富的器官，来自腹腔动脉及其分支。沿胃大、小弯形成两个动脉弓，再发出许多分支到胃前后壁（图6－3）。

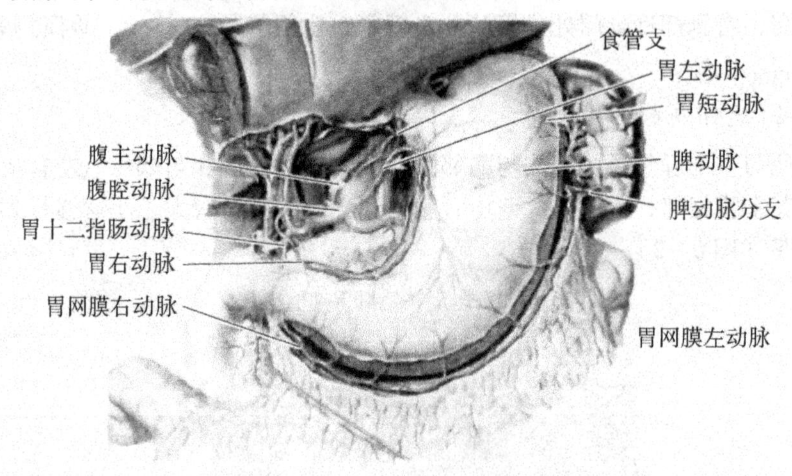

图6－3　胃的动脉

（1）胃左动脉：起于腹腔动脉，是腹腔动脉的最小分支，而是胃的最大动脉。左上方经胃胰腹膜皱襞达贲门，向上发出食管支与贲门支，然后向下沿胃小弯在肝胃韧带中分支到胃前后壁，在胃角切迹处与胃右动脉相吻合，形成胃小弯动脉弓。15%～20%左肝动脉可起自胃左动脉，与左迷走神经肝支一起，到达肝脏，偶尔这是左肝叶唯一动脉血流。于根部结扎胃左动脉，可导致急性左肝坏死，手术时应注意。

（2）胃右动脉：起源自肝固有动脉或胃十二指肠动脉，行走至幽门上缘，转向左，在肝胃韧带中沿胃小弯，从左向右，沿途分支至胃前、后壁，到胃角切迹处与胃左动脉吻合。

（3）胃网膜左动脉：起于脾动脉末端，从脾门经脾胃韧带进入大网膜前叶两层腹膜间，沿胃大弯左行，有分支到胃前后壁及大网膜，分布于胃体部大弯侧左下部，与胃网膜右动脉吻合，形成胃大弯动脉弓。胃大部切除术常从第一支胃短动脉处在胃大弯侧切断胃壁。

（4）胃网膜右动脉：起自胃十二指肠动脉，在大网膜前叶两层腹膜间沿胃大弯由右向左，沿途分支到胃前后壁及大网膜，与胃网膜左动脉相吻合，分布至胃大弯左半部分。

（5）胃短动脉：脾动脉末端的分支，一般4~5支，经胃脾韧带至胃底前后壁。

（6）胃后动脉：系脾动脉分支，一般1~2支，自胰腺上缘经胃膈韧带，到达胃底部后壁。

（7）左膈下动脉：由腹主动脉分出，沿胃膈韧带，分布于胃底上部和贲门。胃大部切除术后左膈下动脉对残胃血供有一定作用。胃的动脉间有广泛吻合支，如结扎胃左动脉、胃右动脉、胃网膜左动脉及胃网膜右动脉4根动脉中的任何3条，只要胃大弯、胃小弯动脉弓未受损，胃仍能得到良好血供。

2. 胃的静脉　胃的静脉与各同名动脉伴行，均汇入门静脉系统。冠状静脉（即胃左静脉）的血液可直接或经过脾静脉汇入门静脉；胃右静脉直接注入门静脉。胃短静脉、胃网膜左静脉均回流入脾静脉；胃网膜右静脉则回流入肠系膜上静脉。远端脾肾静脉吻合术能有效地为胃食管静脉曲张减压，足以证明胃内广泛的静脉吻合网络。

（1）胃左静脉：即胃冠状静脉，汇入门静脉。

（2）胃右静脉：途中收纳幽门前静脉，位于幽门与十二指肠交界处前面上行进入门静脉，幽门前静脉是辨认幽门的标志。

（3）胃网膜左静脉：注入脾静脉。

（4）胃网膜右静脉：注入肠系膜上静脉，也是有用的解剖标志。

（5）胃短静脉：经胃脾韧带入脾静脉。

（6）胃后静脉：经胃膈韧带，注入脾静脉。胃的动脉来源于腹腔动脉干。沿胃大弯有发自脾大弯的动脉弓。沿胃短动脉发自脾动脉并走行到胃底。胃后动脉可以是一支或两支，发自脾动脉主干或其分支，于小网膜囊后壁的腹膜后面伴同名静脉上行，经胃膈韧带分布于胃体后壁的上部。稍偏胃小弯侧的胃膈韧带，在向腹后壁延续处的腹膜常形成－腹膜皱襞，该皱襞是手术中寻找胃后动脉的标志。

（四）胃的淋巴引流

胃壁各层具有丰富的毛细淋巴管，起始于胃黏膜的固有层。在黏膜下层，肌层和浆膜下层内交织成网，分别流入各胃周淋巴结，最后均纳入腹腔淋巴结而达胸导管。淋巴引流一般伴随血管而行，汇入相应的胃周四个淋巴结区（图6－4）。

1. 胃左淋巴结区　贲门部、胃小弯左半和胃底的右半侧前后壁，分别注入贲门旁淋巴结、胃上淋巴结，最后至腹腔淋巴结。

2. 胃右淋巴结区　胃幽门部、胃小弯右半的前后壁，引流入幽门上淋巴结，由此经肝总动脉淋巴结，最后流入腹腔淋巴结。

3. 胃网膜左淋巴结区　胃底左半侧和胃大弯左半分别流入胃左下淋巴结，脾门淋巴结及胰脾淋巴结，然后进入腹腔淋巴结。

4. 胃网膜右淋巴结区　胃大弯右半及幽门部，引流入胃幽门下淋巴结，然后沿肝总动脉淋巴结，进入腹腔淋巴结。

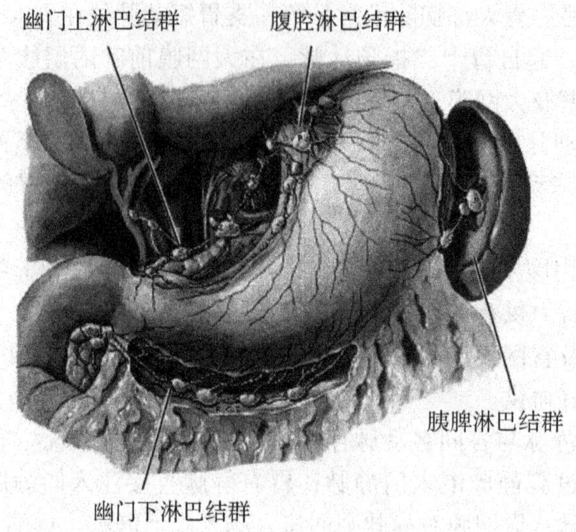

图6-4 胃的淋巴引流

（五）胃的神经

支配胃的神经有副交感神经和交感神经。

1. 副交感神经 胃的副交感神经来自迷走神经，迷走神经核位于第四脑室基底经颈部颈动脉鞘进入纵隔障，形成几个分支围绕食管，到膈食管裂孔上方融合成左右迷走神经，于贲门处左迷走神经位前，约在食管中线附近浆膜深面，手术时需切开此处浆膜，方可显露。右迷走神经位后，于食管右后方下行。前干在贲门前分为肝支和胃前支（前 Latarget 神经），肝支在小网膜内右行入肝，胃前支伴胃左动脉在小网膜内距胃小弯约 1cm 处右行，一般发出 4～6 支到胃前壁，于角切迹处形成终末支称为鸦爪支，分布于幽门窦及幽门管前壁。后干在贲门背侧分为腹腔支和胃后支。腹腔支随胃左动脉起始段进入腹腔神经丛。胃后支（后 Latarget 神经）沿胃小弯行走，分支分布于胃后壁，其终末支也呈鸦爪状分布于幽门窦和幽门管后壁。后迷走神经有分支分布于胃底大弯侧称为 Grassi 神经或罪恶神经，壁细胞迷走神经切断术时，应予切断，以减少复发。迷走神经大部分纤维为传入型，将刺激由肠传入脑，胃的牵拉感和饥饿感冲动，则由迷走神经传入延髓，手术过度牵拉，强烈刺激迷走神经可致心搏骤停。迷走神经各胃支在胃壁神经丛内换发节后纤维，支配胃腺和肌层，通过乙酰胆碱作为传递增强胃运动和促进胃酸和胃蛋白酶分泌。选择性迷走神经切断术是保留肝支和腹腔支的迷走神经切断术，壁细胞迷走神经切断术保留肝支、腹腔支和前后鸦爪支，仅切断支配壁细胞的胃前支和胃后支及其全部胃壁分支。减少胃酸分泌，达到治疗溃疡的目的，又可保留胃的排空功能及避免肝、胆、胰肠功能障碍。

2. 交感神经 胃交感神经节前纤维起自脊髓 $T_5 \sim T_{10}$，经交感神经至腹腔神经丛内腹腔神经节，节后纤维沿腹腔动脉系统分布于胃壁，其作用为抑制胃的分泌和蠕动，增强幽门括约肌的张力，并使胃的血管收缩。胃的痛感冲动随交感神经，通过腹腔丛交感神经干进入 $T_5 \sim T_{10}$封闭腹腔丛神经丛可阻断痛觉传入。包括运动神经、感觉神经以及由它们发出的神经纤维和神经细胞共同构成肌间丛、黏膜下神经丛。胃的运动神经包括交感神经与副交感神经，前者的作用是抑制胃的分泌和运动功能，后者是促进胃的分泌和运动功能。交感神经与副交感神经纤维共同在肌层间和黏膜下层组成神经网，以协调胃的分泌和运动功能。胃的交感受神经来自腹腔神经丛。胃的副交感神经来自左、右迷走神经。左迷走神经在贲门前面，分出肝支和胃前支。迷走神经的胃前、后支都沿胃小弯行埋头，分别发出分支和胃动、后支都沿胃小弯行走，分别发出分支和胃动、静脉分支伴行，分别进入胃前后壁。最后的终末支，在距幽门 5 ~ 7cm 处进入胃窦，形似“鸦爪”，可作为高选择性胃迷走神经切断术的标志。

（六）胃壁的细微结构

胃壁组织由外而内分为 4 层，即浆膜层，肌层，黏膜下层和黏膜层。

1. 浆膜层　覆盖于胃表面的腹膜，由结缔组织和间皮组成，形成各种胃的韧带，与邻近器官相连接，于胃大弯处形成大网膜。

2. 肌层　浆膜下较厚的固有肌层，由 3 层不同方向的平滑肌组成。外层纵行肌与食管外层纵行平滑肌相连，在胃大小弯处较厚，中层环行肌，在幽门处增厚形成幽门括约肌。内层斜行肌，胃肌层内有 Auerbach 神经丛。

3. 黏膜下层　肌层与黏膜之间，是胃壁内最富于胶原的结缔组织层，有丰富的血管淋巴网，含有自主神经 Meissner 丛。

4. 黏膜层　胃壁内形成数条较大的皱襞，其表面被浅沟划分成很多形状不规则的黏膜隆起区，称胃小区。胃小区表面分布许多小的凹陷，称胃小凹。整个胃黏膜约有 350 万个胃小凹，每个小凹底部有 3 ~ 5 条胃腺开口。黏膜层包括表面上皮、固有层和黏膜肌层。

（1）上皮：黏膜腔面及胃小凹表面均衬以单层柱状上皮，细胞核位于基底部，细胞质染色浅呈透明状。这种细胞分泌特殊的黏液样物质，故又称表面黏液细胞，其分泌的黏液不能被盐酸所溶解。表面黏液细胞不断退化死亡脱落，再由小凹深部和胃腺颈部未成熟的表面黏液细胞不断增殖并向上移动加以补充，每 4 ~ 5d 更新 1 次。

（2）固有层：由细密的结缔组织组成。含有较多的淋巴细胞，浆细胞及嗜酸性粒细胞。有时可见孤立淋巴小结。固有层被大量排列紧密的胃腺所占据。根据部位和结构不同，可将胃腺分为胃底腺、贲门腺和幽门腺。

1）胃底腺：分布于胃底和胃体的固有层内，是一种较长的管状腺，故通常把它分为颈部、体部和底部，底部常有 2 ~ 3 个分支。胃底腺由壁细胞、主细胞、颈黏液细胞和内分泌细胞组成。壁细胞：分泌盐酸和内因子，主要在胃底和胃体。少量在幽门窦近侧。黏液细胞：分泌黏液。主细胞：分泌胃蛋白酶原，主要在胃底或胃体。内分泌细胞：G 细胞分泌胃泌素，D 细胞分泌生长抑素，EC 细胞释放 5 - 羟色胺呈嗜银或嗜银染色。

2）贲门腺：位于贲门部固有层内的黏液腺。

3）幽门腺：位于幽门部固有层内，亦为黏液腺。幽门腺有较多的分泌细胞。

（3）黏膜肌层：分内环、外纵两层。黏膜肌层的收缩和弛缓可改变黏膜形态，有助于胃腺分泌物排出。

二、十二指肠的解剖

十二指肠是小肠最上段的部分，始于胃幽门，位于第 1 腰椎右侧，呈 C 字形，包绕胰头部，于十二指肠空肠曲处与空肠相接，位第 2 腰椎左侧，长 25 ~ 30cm。与其他小肠不同处：部位较深，紧贴腹后壁 1 ~ 3 腰椎的右前方；较固定，除始末两处外，均在腹膜后；肠腔较大；与胰胆管关系密切。

（一）十二指肠的分部

十二指肠据其形态可分成4部分（图6-5）。

1. 球部　幽门向右并向后上，到肝门下胆囊颈处转向下，形成十二指肠上曲，接第二段降部，长5cm，近端一半有大小网膜附着，为十二指肠球部属腹膜内位，能活动，其余部分在腹膜外，无活动性。此段上方为肝方叶、胆囊及肝十二指肠韧带。其下方为胰头，后方为胆总管、胃十二指肠动脉、门静脉通过，与下腔静脉间仅隔一层疏松结缔组织。球部黏膜面平坦无皱襞，钡剂X线检查呈三角形阴影，前壁溃疡易穿孔，涉及结肠上区，后壁溃疡穿孔则累及网膜囊。

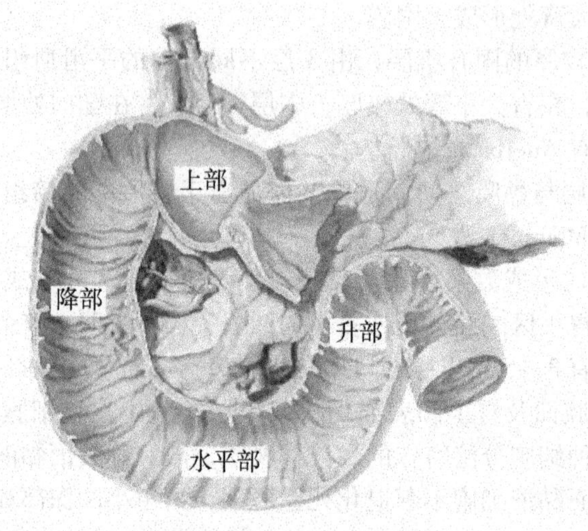

图6-5　十二指肠的分部

2. 降部　始于十二指肠上曲，沿腰椎右侧垂直下降至第3腰椎转向右形成十二指肠下曲，接第三段水平部，长7~8cm，位腹膜外，横结肠及系膜于其前跨越，后方为右肾及右输尿管，内侧为胰头，胆总管末端降部黏膜多为环状皱襞，其后内侧壁有纵行皱襞，下端为Vater乳头，位于降部中、下1/3交界处。胆总管、胰管开口于此，其左上方1cm处另见一小乳头为体胰管（Santorini）开口处，胃十二指肠动脉的分支胰十二指肠上动脉支行走于胰头与十二指肠降部沟内。

3. 水平部　长12~13cm，十二指肠下曲开始，于输尿管、下腔静脉、腰椎和主动脉前方，水平方向至第3腰椎左侧，位腹膜外，上方为胰头，前方右侧为腹膜，左侧为空回肠系膜根部跨越，肠系膜上动脉于水平部前下降进入肠系膜根部。如肠系膜上动脉起点过低，可引起肠系膜上动脉压迫症（Wilkes综合征）。肠系膜上动脉分支胰十二指肠下动脉位于胰腺及水平部上缘沟内。

4. 升部　水平部向左上斜升，到达第2腰椎左侧折转向下前和左侧形成十二指肠空肠曲，与空肠相连，长2~3cm。十二指肠空肠曲左缘，横结肠系膜下方，为十二指肠悬韧带，即屈氏（Treitz）韧带，韧带较小呈三角形的肌纤维组织带，伸入腹膜后，位于胰腺和脾静脉后，左肾静脉前由左右膈脚在腹膜后附着于末端十二指肠上缘，有时达附近空肠。小肠梗阻探查时或胃空肠吻合时均需以十二指肠空肠曲为标记，由于十二指肠被坚硬的腹膜固定，因此有时在严重的腹部钝性损伤时，易挤压至脊柱而致撕裂。

（二）十二指肠的血管

1. 动脉　十二指肠的血供主要来自胰十二指肠上动脉和胰十二指肠下动脉，胰十二指肠上动脉是胃十二指肠的分支，又分为胰十二指肠上前动脉和胰十二指肠上后动脉，分别沿胰头前后与十二指肠降部间沟内下行。胰十二指肠下动脉是肠系膜上动脉分支，也分为前后两支，沿胰头前后与十二指肠水平部间沟内上行，分别与相应的胰十二指肠上前、后动脉吻合，形成前后两动脉弓，于腹腔动脉和肠系膜上动脉间形成广泛动脉吻合网。由于胰头和十二指肠均由此二动脉供应，因此不可能单独切除胰头或十二指肠，十二指肠周围丰富的动脉吻合网，要靠外科结扎或动脉栓塞 1～2 支主要血管，达到控制十二指肠后壁溃疡出血是非常困难的。此外十二指肠上部尚有来自胃十二指肠动脉的十二指肠上动脉和十二指肠后动脉以及胃网膜右动脉和胃右动脉的小分支供应（图 6－6）。

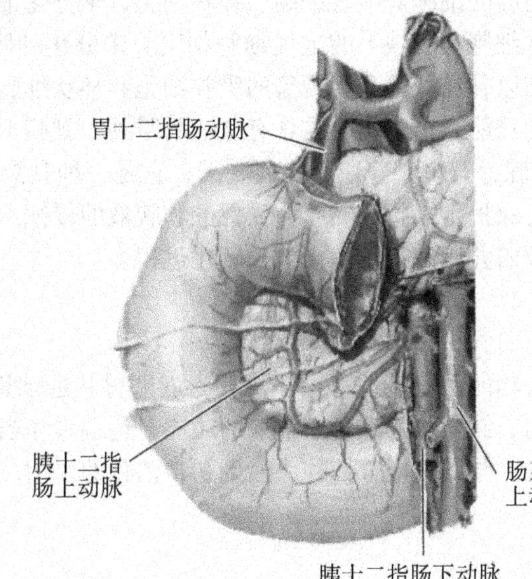

图 6－6　十二指肠的动脉

2. 静脉　十二指肠静脉多与相应动脉伴行，除胰十二指肠上后静脉直接汇入门静脉外，其他静脉均汇入肠系膜上静脉。

（三）十二指肠的淋巴引流和神经

十二指肠淋巴引流一般与血管伴行，原发性十二指肠癌可直接侵犯或通过淋巴浸润胰腺，通常首先扩散到十二指肠周围淋巴结和肝脏，胰腺癌转移往往到十二指肠上曲和十二指肠后淋巴结。

十二指肠内部神经支配源自 Auerbach 和 Meissner 神经丛，副交感神经来自迷走神经的前支和腹腔支。交感神经来自腹腔神经节的内脏神经。

（四）十二指肠壁的微细结构

小肠是消化和吸收的重要部位，绒毛和肠腺是与小肠功能相适应的特殊结构。十二指肠作为小肠的一部分，也具有小肠管壁的典型四层结构，包括黏膜、黏膜下层、肌层和浆膜层。在距幽门2～5cm处的小肠壁上开始出现环形皱襞，它是黏膜和黏膜下层共同向肠腔突出所形成的，在十二指肠的远侧部及空肠近侧部最发达。黏膜的表面可见许多细小的突起，称肠绒毛，由上皮和固有层共同向肠腔突出而形成。绒毛根部的上皮向固有层内凹陷形成肠腺。绒毛及肠腺的上皮相连续，肠腺直接开口于肠腔。

1. 肠绒毛　肠绒毛长0.5～1.5mm，形状不一，十二指肠的绒毛呈叶状。上皮覆盖绒毛的表面，为单层柱状上皮，大部分是吸收细胞，少部分是分泌黏液的杯状细胞，作用为分泌黏液，对黏膜有保护和润滑作用。固有层是绒毛的中轴，由细密的结缔组织构成，其中含有较多的淋巴细胞、浆细胞、巨噬细胞、嗜酸性粒细胞等细胞成分，并有丰富的毛细血管，以利于氨基酸和葡萄糖的吸收。在绒毛中央可见中央乳糜管，可收集运送上皮细胞吸收进来的脂肪。

2. 肠腺　肠腺又称肠隐窝，是小肠上皮在绒毛根部下陷至固有层而形成的管状腺，开口于相邻绒毛之间，构成肠腺的细胞有吸收细胞、杯状细胞、未分化细胞、帕内特细胞和内分泌细胞。吸收细胞和杯状细胞与肠绒毛的上皮细胞相同。未分化细胞通过不断分裂增殖，从肠腺下部向绒毛顶端迁移以补充绒毛顶端脱落的吸收细胞和杯状细胞。帕内特细胞则具有合成蛋白质和多糖复合物的功能。十二指肠除含有普通肠腺外，黏膜下层还有分支管泡状的十二指肠腺，又称Brunner腺，开口于普通肠腺的底部，它是一种黏液腺，腺细胞可以产生中性糖蛋白及碳酸氢盐，可保护十二指肠黏膜免受胃酸和胰液的侵蚀。十二指肠腺还分泌尿抑胃素，能强烈抑制胃酸分泌并刺激小肠上皮生长转化过程。

三、胃的生理

胃具有运动和分泌两大功能。从生理观点，胃分为近端胃和远端胃，近端胃包括贲门、胃底部和胃体部，有着接纳、储藏食物和分泌胃酸的功能。远端胃相当于胃窦部，分泌碱性胃液，同时将所进食物磨碎，与胃液混合搅拌，达到初步消化的作用，形成食糜，并逐步分次地自幽门排至十二指肠。

（一）胃的运动

食物由胃进入十二指肠的过程称为胃排空。食物从胃完全排空需4～6h，以往认为幽门及幽门括约肌的自律性是控制胃排空与十二指肠内容物向胃反流的最主要因素，这一传统观点现已被完全更新。实验证明幽门括约肌并不具有充分管制食物通过幽门的作用。幽门窦、幽门括约肌和十二指肠第一部在解剖结构与生理功能上成为一个统一体，三者紧张性改变和对里蠕动波到达时产生的反应具有一致性，由于幽门括约肌收缩持续时间比其他二者长，因此可阻止十二指肠内容物的倒流。胃内液体食物的排空取决于幽门两侧的胃和十二指肠内的压力差。固体食物必须先经胃幽门窦研磨至直径在2mm以下，并经胃内的初步消化，固体食物变为液态食糜后方右排空至十二指肠。胃既有接纳和储存食物的功能，又有泵的功能。胃底和胃体的前部（也称头区）运动较好，主要功能为储存食物。胃体的远端和胃窦（称尾区）有较明显的运动，其功能是研磨食物，使食物与胃液充分混合，逐步排入十二指肠。

1. 容受性舒张　咀嚼和吞咽食物时刺激了口腔、咽和食管的感受器，通过迷走神经反射地使胃底和胃体的胃壁舒张，准备接纳入胃食物，这种现象称为容受性舒张。胃容量由空腹时50ml进食后增加到500～5 000ml而胃腔内的压力变化不大。胃底和胃体的平滑肌纤维具有弹性，其长度较原来增加2～3倍，可容纳数十倍于原来体积食物。胃的容受性舒张是通过迷走神经的传入和传出通路反射实现的，切断两侧迷走神经后，容受性舒张不再出现。这个反射中，迷走神经的传出通路是抑制性纤维，其末梢释放的递质既非乙酰胆碱，也非去甲肾上腺素，而可能是某种肽类物质。此外胃头区有持续缓慢性收缩和胃底波，保持一定压力有利于食物缓慢向尾区移动。

2. 胃的蠕动　食物进入胃后约5min，蠕动即开始。蠕动是从胃的中部开始，有节律地向幽门方向进行。胃饱满时，尾区的运动主要是蠕动。胃的基本电节律起源于胃体大弯侧近端1/3和远端2/3连接处的纵行肌，为起搏点（pacemaker）由此沿胃体和胃窦向幽门方向扩散，节律约3/min，其速度愈近胃窦愈快，大弯侧略快于小弯侧，这样把胃内容物向前推移，蠕动波到达胃窦时，速度加快。蠕动的生理意义是：一方面是食物与胃液充分混合，以利于胃液发挥消化作用；另一方面，则可搅拌和粉碎食物，并推进胃内容物通过幽门向十二指肠移行。

3. 胃的排空　胃的排空是食物由胃排入十二指肠的过程。胃蠕动将食糜送入终末胃窦时，胃窦内压力升高，超过幽门和十二指肠压力，使一部分食糜送入十二指肠，由于终末胃窦持续收缩，幽门闭合，而终末胃窦处压力持续升高，超过胃窦近侧内压力，食糜（颗粒直径>1mm）又被持续收缩送向近侧胃窦，食糜反复推进与后退，食糜与消化液充分混合，反复在胃内研磨，形成很小颗粒，（颗粒直径<0.5cm），待幽门开放，十二指肠松弛时，再使一部分食物进入十二指肠，待下一蠕动波传来时再行重复。

胃的排空率受来自胃和十二指肠两方面因素的控制。

（1）胃内因素促进排空

1）胃内食物量对排空率的影响：胃内容物作为扩张胃的机械刺激，通过壁内神经反射或迷走-迷走神经反射，引起胃运动的加强。一般，食物由胃排空的速率和留在胃内食物量的平方根成正比。食物的渗透压和化学成分也对排空产生影响。糖类的排空时间较蛋白质类为短，脂肪类食物排空时间最长，胃完全排空通常为4~6h。

2）胃泌素对胃排空的影响：扩张刺激以及食物的某些成分，主要是蛋白质消化产物，可引起胃窦黏膜释放胃泌素。胃泌素除了引起胃酸分泌外，对胃的运动也有中等程度的刺激作用，可提高幽门泵的活动，但使幽门舒张，因而对胃排空有重要的促进作用。

（2）十二指肠因素抑制排空

1）肠-胃反射对胃运动的抑制：十二指肠壁上存在多种感受器，酸、脂肪、渗透压及机械扩张，都可刺激这些感受器，反射性的抑制胃运动，引起胃排空减慢，这个反射称为肠-胃反射，其传出冲动可通过迷走神经、壁内神经，甚至还可能通过交感神经等几条途径传到胃。肠-胃反射对酸的刺激特别敏感，当pH降到3.5~4.5时，反射即可引起，它抑制幽门泵的活动，从而阻止酸性食糜进入十二指肠。

2）十二指肠产生的激素对胃排空的抑制：当过量的食糜，特别是酸或脂肪由胃进入十二指肠后，可引起小肠黏膜释放几种不同的激素，抑制胃的运动，延缓胃的排空。促胰液素、抑胃肽等都具有这种作用，统称为肠抑胃素。

上述在十二指肠内具有抑制胃运动的各项因素并不是经常存在的，随着盐酸在肠内被中和，食物消化产物的被吸收，它们对胃的抑制性影响便逐渐消失，胃运动便又逐渐增强，因而又推送另一部分食糜进入十二指肠。

胃运动还受神经调节：①迷走神经为混合性神经，其内脏运动（副交感）纤维主要通过神经递质如乙酰胆碱和刺激平滑肌运动。迷走神经所含的内脏感觉纤维使胃底在进食时产生容受性舒张。②交感神经主要是通过胆碱能神经元释放神经递质或直接作用于平滑肌细胞而抑制胃平滑肌运动。

（二）胃的分泌

胃液分泌分为基础分泌（或称消化间期分泌）和刺激性分泌（即消化期分泌）。基础分泌是指不受食物刺激时的基础胃液分泌，其量甚小。刺激性分泌则可以分为三个时相：①迷走相或称头相；②胃相；③肠相。

1. 胃液的成分

（1）盐酸：胃液中的盐酸称胃酸，为壁细胞分泌，胃分泌盐酸的能力取决于壁细胞的数量和功能状态，胃液中 H^+ 的最大浓度可高至150～170mmol/L，比血液 H^+ 浓度高百万倍以上。壁细胞内的 H^+ 由水解离而来，依靠分泌小管侧细胞膜上的离子泵或 H^+-K^+-ATP 酶，将 H^+ 主动转入小管内，同时将小管内的 K^+ 置换进入细胞，血浆 Cl^- 通过壁细胞进入小管内与 H^+ 结合成 HCl。

壁细胞基底膜上有胆碱能、胃泌素和组胺受体。迷走神经胆碱能兴奋可直接作用于壁细胞胆碱能受体分泌盐酸，也可通过中间神经元刺激胃窦部神经介质胃泌素释放肽（gastrin releasing peptide，GRP）或铃蟾肽（bombesin）分泌胃泌素。胃泌素可通过血液循环直接作用于壁细胞胃泌素受体，促进胃酸分泌。局部刺激胃肥大细胞分泌组胺，直接作用于壁细胞组胺受体分泌胃酸。

盐酸的作用为激活胃蛋白酶原；杀灭胃内细菌，使胃和小肠内呈无菌状态；盐酸到小肠后引起胰泌素释放，促进胰液胆汁和小肠液分泌；盐酸的酸性环境有助于小肠对铁和钙的吸收。

（2）胃蛋白酶原：胃腺的主细胞产生胃蛋白酶原，幽门腺和Brunner腺也可分泌胃蛋白酶原，经胃酸的作用，胃腔内pH降至5.0以下，无活性的胃蛋白酶原能变为活性的胃蛋白酶，pH为1.8～3.5时酶的活性最强，随着pH升高，其活性降低；pH6以上则被灭活。此外胃蛋白酶原可通过分离出小分子多肽的途径，自我激活为胃蛋白酶，分子量由42 500降至35 000。

胃蛋白酶是一种内肽酶能水解摄入食物中的蛋白质肽键，产生多肽和氨基酸较少，胃泌素、组胺及迷走神经兴奋等刺激胃酸分泌的因素，也能促使胃蛋白酶原分泌，阿托品则抑制其分泌。

（3）内因子：壁细胞分泌的一种糖蛋白，能与维生素 B_{12} 相结合，在回肠远端黏膜吸收，保护维生素 B_{12} 不被小肠水解酶破坏。缺乏内因子时，维生素 B_{12} 吸收不良，影响红细胞生成，产生巨幼红细胞性贫血。增加胃酸蛋白酶原分泌的因素，同样能增加内因子分泌。

（4）黏液：胃黏膜上皮细胞、胃腺体黏液颈细胞以及贲门腺和幽门腺均分泌黏液，无色透明为碱性，黏液中主要为糖蛋白，还有黏多糖、黏蛋白等。黏膜上皮分泌的黏液呈胶冻状，黏稠度甚大，覆盖胃黏膜表面，为不溶性黏液。胃腺体分泌的黏液为透明水样液体，为可溶性黏液。

黏液与胃黏膜分泌的 HCO_3^- 组成“黏液碳酸氢盐屏障”保护胃黏膜，胃腔内 H^+ 向胃壁扩散，通过胶冻黏液层的速度很慢，H^+ 和 HCO_3^- 在此层中和，因此黏液层腔侧的pH为2，呈酸性，而上皮细胞侧 pH 为7，呈中性或偏碱性，使胃蛋白酶丧失分解蛋白质的作用，有效地防止 H^+ 逆向弥散，使胃黏膜免受 H^+ 侵蚀。

2. 胃液分泌的调节　胃液分泌可分为基础分泌和刺激性分泌。基础分泌调节因素主要是迷走神经张力和胃泌素释放，胃液呈中性或碱性。刺激性分泌有三个时相。

（1）头相：食物的气味、形状和声音对视觉、嗅觉、听觉等刺激通过大脑皮质以条件反射形式引起胃液分泌，食物在口腔咀嚼和吞咽，刺激口腔、咽和食管的感受器，也能引起胃液分泌，由于这些感受器主要集中在头面部位，其传出神经为迷走神经，通过末梢释放乙酰胆碱引起胃酸分泌，称为头相分泌。分泌量大，占餐后泌酸量的 20% ~30%，酸度高，胃蛋白酶含量更高，此外，迷走神经兴奋胃窦部释放胃泌素，通过血循环作用于壁细胞使胃酸分泌增加。引起胃泌素释放的迷走神经纤维非胆碱能可能是肽类物质，不能被阿托品阻断，胃迷走神经切断后，头相分泌即消失。

（2）胃相：食物进入胃底和胃体，膨胀对胃壁引起机械性刺激，通过迷走神经兴奋和壁内神经丛的局部反射，增加胃酸分泌，食物特别是蛋白质消化产物，直接作用于胃窦部 G 细胞，大量释放胃泌素特别是肥大细胞释放组胺，促使壁细胞分泌大量增加，这种分泌称为胃相分泌。其特点为胃液量大，酸度高，胃蛋白酶含量较低。胃内盐酸的浓度对胃液分泌呈负反馈调节，pH >3 时分泌增加，pH 1.2 ~1.5 时，胃液分泌明显抑制，盐酸通过刺激 D 细胞释放生长抑素，抑制胃泌素及胃酸分泌，并能直接抑制 G 细胞，减少胃泌素释放。十二指肠溃疡患者胃酸高于正常，但其胃相分泌中，胃泌素值并不降低，可能与反馈机制缺陷有关。

（3）肠相：食物进入十二指肠和空肠近端，十二指肠黏膜释放胃泌素，空肠黏膜释放肠泌酸素（entero - oxyntin），氨基酸在小肠吸收后也能引起胃液分泌，称为肠相分泌。但胃液分泌量较小，占餐后胃酸分泌量的5% ~10%。盐酸对十二指肠黏膜刺激，使其释放促胰液素、胆囊收缩素、脂肪消化产物也能刺激十二指肠黏膜释放抑胃肽，这些肠抑胃素均能抑制胃液分泌。另外这些胃肠激素对胃运动和胃排空也有调节作用，胃排空受神经和体液因素的调控。胃肠激素在这两方面均发挥重要作用，它们以内分泌、神经内分泌或作为肽能神经递质等方式对胃排空进行精细调节。

胃液的分泌还受一些内源性物质的影响，包括乙酰胆碱、胃泌素及组胺。

（1）乙酰胆碱：大部分支配胃的副交感神经节后纤维末梢释放乙酰胆碱。乙酰胆碱直接作用于壁细胞膜上的胆碱能受体，引起盐酸分泌增加。该作用能被胆碱能受体阻断药（如阿托品）阻断。

（2）胃泌素：主要由胃的 G 细胞分泌，释放后通过血液循环作用于壁细胞，刺激其分泌盐酸。

（3）组胺：产生组胺的细胞是存在于固有膜中的肥大细胞，正常情况下，胃黏膜恒定的释放少量组胺，通过局部弥散到邻近的壁细胞，刺激其分泌。

以上三种内源性促分泌物，一方面可通过各自在壁细胞上的特异性受体，独立地发挥刺激胃酸分泌的作用，另一方面，三者又相互影响，具有协同作用。

四、十二指肠的生理

（一）十二指肠的分泌

十二指肠黏膜下层中十二指肠腺（Brunner 腺），分泌碱性液，内含黏蛋白，黏稠度很高，保护十二指肠黏膜上皮，不被胃酸侵蚀。全部小肠黏膜均有肠腺又称 Lieberkuhn 腺，分泌小肠液。十二指肠黏膜上皮还有许多不同的内分泌细胞，分泌各种内分泌素调节消化分泌和运动功能。

1. S 细胞　分泌胰泌素，使胰腺导管上皮细胞分泌大量水分和碳酸氢盐，胰液分泌量大为增加，酶的含量不高。尚能刺激肝胆汁分泌，胆盐不增加，抑制胃酸分泌和胃的运动。胰泌素分泌受十二指肠腔内 pH 调节，当 pH <4.5 以下，十二指肠黏膜即分泌，否则即反馈抑制，与胆囊收缩素有协同作用。

2. Ⅰ细胞　分泌胆囊收缩素，引起胆囊强烈收缩，Oddi 括约肌松弛，促使胆囊胆汁排放，促进胰酶分泌，促进胰组织蛋白质和核糖核酸合成对胰腺组织有营养作用，抑制胃酸分泌延迟胃排空，十二指肠腔内脂肪和蛋白质激起胆囊收缩素分泌。

3. K 细胞　分泌抑胃肽（gastin releasing peptide，GIP），抑制胃酸分泌及胃蠕动，葡萄糖和脂肪可促使其分泌，进食糖类后可加强胰岛素分泌。

4. D 细胞　分泌生长抑素，对胃肠道功能起抑制作用，胃液分泌和动力，胆囊收缩，小肠动力和血流量，胰高血糖素，胰岛素、胰多肽均呈抑制作用，可用以治疗食管静脉曲张出血、肠外瘘及消化性溃疡等。

5. EC 细胞　分泌胃动素，十二指肠及小肠内的肠嗜铬细胞释放胃泌素，可定时调节肠移行性运动综合波（migrating myoelectric complexes，MMC）。

此外尚有 EC 细胞分泌 5 - 羟色胺以及血管活性肠肽（vasoactive intestinal peptide，VIP）P 物质等，十二指肠黏膜腺体分泌的肠液中含有多种消化酶如脂肪酶、蔗糖酶、乳糖酶、蛋白酶等，对消化起补充作用。

（二）十二指肠的运动

十二指肠和小肠的运动有紧张性收缩、分节运动和蠕动三种形式，使食糜与消化液充分混合，进行化学性消化，并向远端推进，小肠平滑肌的基本电节律起搏点位于十二指肠近胆管入口处的纵行肌细胞，其频率为 11/min，在禁食时或消化间期，小肠的运动形式为移行性运动综合波（MMC），以一定间隔于十二指肠发生，沿着小肠向远端移行，周期性一波又一波进行。

十二指肠运动的调节，除纵行肌和环行肌间内在神经丛起主要作用，一般副交感神经的兴奋加强肠运动，而交感神经兴奋则起抑制作用。但有时要依肠肌当时的状态决定。除神经递质乙酰胆碱和去甲肾上腺素外，肽类激素如脑啡肽、P 物质和 5 - 羟色胺均有兴奋作用。

五、常用的胃、十二指肠动力研究方法

（一）胃排空的检测

胃排空的监测方法较多，包括：核素法、B 超、X 线及呼气试验等方法。

1. 核素法　核素测定方法是将放射性标记的药物，混均于标准食物内，口服后用伽玛照相机在胃区进行连续照相，不仅可获得胃区的动态图像，同时可经计算机处理获得胃排空时间，因此称为放射性同位素闪烁照相法。由于所用的放射性药物的化学性能稳定，不被胃肠道及胃肠道黏膜所吸收，在胃内的运动过程与食物的运动过程完全一致。常见的适应证包括：①具有持续或反复的上腹不适、疼痛、早饱、腹胀、恶心和呕吐等症状，需明确或除外

胃动力异常；②为胃轻瘫和功能性消化不良等胃动力异常疾病提供诊断依据，明确严重程度，以及帮助分析病因；③食管或胃疾病需要手术，手术前帮助确立诊断，手术后了解胃排空的变化；④评价胃动力药物的治疗效果，并协助寻找更好的治疗胃动力异常的药物；⑤胃的生理和病理研究。

2. B 超　实时超声对胃运动功能的检查包括：胃窦、幽门的运动频率及强度；十二指肠胃逆蠕动的观察；胃内容物的排空等。超声波胃排空的检查方法目前常用的是 Boloni 法，以胃窦面积和胃窦体积为基础。胃窦面积是根据患者不同体位时胃窦的面积的变化反映胃的排空速度。而胃窦体积法则通过试餐前后胃窦体积的变化反映胃的排空。该方法与核素法有较好的一致性。

超声波检查无创、患者易于接受，可在短期内重复进行。因此，临床上多用于对胃肠动力药物的疗效观察。但是超声波胃排空技术需要经验丰富的操作者且耗时较长，在普通的混合试餐中此技术无法区分液体和固体，仅能用来观察液体和固液体混合食物的排空；另外，超声波图像还受胃肠气体的干扰。

3. ^{13}C 呼气试验　放射性同位素闪烁照相法无论在基础研究还是临床应用上目前均认为是评估胃排空的金标准，尤其是双重标记同位素法的应用不仅能同时观察胃液体及固体的排空状况，还可了解食物在胃内的分布情况。但是该方法的放射性及需要较高的核医学条件而限制了它的应用。^{13}C 是一种稳定的同位素，具有同碳元素相同的化学特性但无放射性。水溶性的醋酸或辛酸不在胃内分解吸收而以原型排入十二指肠，在十二指肠近端迅速被吸收并经肝脏代谢产生 CO_2 呼出体外，根据呼气中 ^{13}C 丰度变化反映胃对液体食物的排空。因此应用 ^{13}C 标记的试餐可测定胃排空状况。$^{13}CO_2$ 呼吸试验胃排空检测法由于其操作简便、无放射性，结果稳定、可靠而适用于基础和临床科研，尤其是用于对胃肠动力药物的临床疗效评价。但与闪烁照相法相比，单纯 $^{13}CO_2$ 呼吸试验不能同时检测胃液相和固相排空、$^{13}CO_2$ 呼吸试验无法显示食物在胃内的分布。

4. 不透 X 线标志物法　用不透 X 线标志物的测定原理是口服一种或一种以上不透 X 线标志物后定期摄片，计算在一定时间内不透 X 线标志物通过胃的情况。不透 X 线标志物可用硫酸钡做成钡条，长度为 10mm，直径为 1mm。进试餐时，分 4 ~ 5 次吞服不透 X 线的标志物 20 个，餐后定期摄腹部平片，直至标志物从胃内全部排出，或摄片至餐后一段时间，在拍片之前，可口服少许钡剂，使之勾画出胃的轮廓，以便于观察。

该方法操作简单，仪器要求不高，只要能进行腹部平片，均可进行该检查。而且该方法目前已经简化成餐后 5h 照一张腹平片，很容易完成。可用于功能性消化不良、各种病因的胃轻瘫及胃动力紊乱情况的胃排空功能的测定，并用于观察促动力药对胃排空的反应。由于钡条是不消化的标志物，因此从某一种程度上来说，胃钡条排空检查也反映胃消化间期的功能。

（二）胃电图的应用

胃电图（EGG）可检测异常胃电节律，该方法利用皮肤电极从人体腹壁体表记录胃电活动，作为胃功能活动的客观生物电指标。根据胃电图波形及参数的特异性，可对胃的疾病患者作出参考诊断，同时亦可对治疗效果作出判定。该设备包括电极、记录仪及分析软件等。正常胃电主频为 2 ~ 4 周/分，餐后应占 75% 以上。临床上用来检查胃轻瘫、评估提示有胃动力障碍症状的患者（恶心、呕吐、餐后饱胀、餐后腹痛等）、检测改变胃肌电活动的药物疗效（止呕药、促胃肠动力药）、检测有胃肠道其他部位症状的患者，是否也存在胃运动功能异常。

该检查的缺点在于检查时间过短，可能会漏诊短暂的胃电节律失常、运动可导致胃电节律失常样误差、记录到结肠电信号、与十二指肠电节律重叠（10～12 周/分）、皮肤准备不足可能会放大运动或其他电波（例如手提电话）干扰所致的误差。

由于胃电图检查结果与临床实际情况存在较多的不确定性，目前认为胃电图检查只用于临床研究，暂不宜用于临床诊断。

（三）顺应性的检测

胃的顺应性与弹性有关，顺应性大小主要由结缔组织和平滑肌决定。胃的顺应性以压力变化和容积变化的比和表示，即在同样的压力状态下容积越大，顺应性越大；同样容积状态下压力越大，顺应性越小。胃顺应性检测与胃内压力、排空及症状发生等均有密切关系，其检测具有重要的临床意义，主要用来检查近端胃压力及容积关系。

顺应性的检测的设备为电子恒压器，由一个应力传感器通过电子转换器连接于一个注气（抽气）系统（气泵）。该检查通过在胃内置入一个双腔气囊，分别外连应力传感器和气泵。电子恒压器通过一个电子反馈机制来改变囊内的气体量以维持气囊内的恒压状态。当囊内压力升高时，气泵开始抽气，当囊内压力降低时，气泵开始注气。因此，在恒压状态下电子恒压器可以根据气囊内体积（缩小或扩大）的变化来测定胃底运动（收缩或舒张）的变化。

（四）胆汁－胃反流的检测

利用放射性核素在胆汁内浓聚，而不被胃肠道黏膜所吸收，并经肠道排出的特点，来观察有无胆汁－胃反流。所用的核素包括^{99m}Tc－二乙基乙酰苯胺基亚氨二醋酸（^{99m}Tc－EHIDA）患者需空腹12h，检查时患者仰卧于伽玛照相机探头下，视野包括上腹部，自肘静脉注入核素，按胆道显像方法照相，待胆囊显影、肠道内出现放射性，即给患者口服另一种核素，以显示胃的轮廓和位置，若有胆汁－胃反流，即可在胃的区域内，出现放射性填充。

（五）胃、十二指肠压力监测

消化道的压力测定是指通过压力传感器，将消化道腔内的压力变化的机械性信号变为电信号，经多导生理仪记录下来的一种技术。该技术是胃肠动力生理和病理生理及临床诊断的重要研究和检查手段。由于消化道各部分有其运动生理特点，因此各部分的压力测定有所不同。而胃和十二指肠的测压要求观察消化间期和消化期的运动模式。

胃和十二指肠压力监测系统包括，微型传感器、监测导管、生理记录仪及灌注系统。压力监测的内容包括，移行性复合运动的参数、胃窦幽门十二指肠协调收缩的情况、孤立性幽门收缩波及餐后压力形式等。

测压能提供有关消化间期和消化期的动力信息，有助于确定病理生理改变如肌源性还是神经源性；有助于确定病变的部位，还能监测病程和对治疗的反应。测压可避免一些更具侵入性的检查。胃窦、幽门、十二指肠压力测定主要用于排除代谢、黏膜损害和机械性梗阻后可疑有胃动力异常。下列情况可行胃窦、幽门、十二指肠压力测定：①有消化不良症状，经内镜或 X 线检查排除器质性病变；②有梗阻症状但经内镜或造影排除机械性梗阻；③一些内分泌、代谢、神经性和精神性疾病如有明确胃排空的延缓或小肠通过时间延长。该检查的禁忌证主要与经口插管有关。如有解剖异常、憩室和瘘管、有呼吸道疾病或对窒息反射高敏的患者耐受差。

（张艳梅）

第二节　幽门螺杆菌感染的诊治

一、概述

幽门螺杆菌（Helicobacter pylori，H. pylori）是定植于胃黏膜上皮表面的一种微需氧革兰阴性菌。螺旋杆菌属螺菌科，由活动的螺旋形菌体和数根带鞘鞭毛组成。1982 年澳大利亚学者 Marshall 和 Warren 首先从人胃黏膜中分离培养出幽门螺杆菌，并证明其与胃、十二指肠疾病，尤其是慢性胃炎和消化性溃疡的发病相关。此后的 20 多年，全世界范围内大量的研究结果进一步证明了幽门螺杆菌对慢性胃炎和消化性溃疡的致病性，而且这种细菌与胃腺癌和胃黏膜相关淋巴组织淋巴瘤（mucosa - associated lymphoid tissue lymphoma，MALT）发病也密切相关。澳大利亚学者 Warren 和 Marshall 因为他们对幽门螺杆菌的发现，并证明该细菌感染会导致胃炎和消化性溃疡，赢取了 2005 年诺贝尔生理学及医学奖。

二、流行病学和自然病史

流行病学资料表明，幽门螺杆菌在全球自然人群中的感染率超过 50%，但各地差异甚大，发展中国家幽门螺杆菌感染率明显高于发达国家。在不同人群中，儿童幽门螺杆菌的感染率为 10% ~80%。10 岁前，超过 50% 的儿童被感染。我国不同地区、不同民族的人群胃内幽门螺杆菌检出率在 30% ~80%。年龄、种族、性别、地理位置和社会经济状况都是影响幽门螺杆菌感染率的因素。其中首要因素为人群之间社会经济状况的差异。基础卫生设施、安全饮用水和基本卫生保健的缺乏以及不良饮食习惯和过于拥挤的居住环境均会增加幽门螺杆菌的感染率。

幽门螺杆菌主要通过口 - 口或粪 - 口途径传播。污染的胃镜可造成医源性传播。幽门螺杆菌感染者大多无症状。细菌的自发性清除也很少见。所有幽门螺杆菌感染者最终均会发展成胃炎；15% ~20% 的感染者会发展成消化性溃疡；少于 1% 的感染者会发展成胃癌，但存在地区差异。在慢性胃炎、胃溃疡和十二指肠溃疡患者，幽门螺杆菌的检出率显著超过对照组的自然人群，分别为 50% ~70%、70% ~80% 以及 90%。

三、致病机制

感染幽门螺杆菌后，机体难以自身清除之，往往造成终身感染。幽门螺杆菌通过其独特的螺旋形带鞭毛的形态结构，以及产生的适应性酶和蛋白，可以在胃腔酸性环境定植和生存。定植后的幽门螺杆菌可产生多种毒素和有毒性作用的酶破坏胃、十二指肠黏膜屏障，它的存在还使机体产生炎症和免疫反应，进一步损伤黏膜屏障，最终导致一系列疾病的形成。需要指出的是虽然人群感染幽门螺杆菌相当普遍，但感染后的结局却大相径庭：所有幽门螺杆菌感染者最终均会发展成胃炎，但仅少部分发展为消化性溃疡，极少数发展为胃癌或

MALT 淋巴瘤。目前认为引起这种临床结局巨大差异的原因包括：①宿主因素如年龄、遗传背景、炎症和免疫反应的个体差异等；②环境因素如亚硝胺、高胃酸分泌、高盐饮食、吸烟和非甾体抗炎药（non－steroidal antiinflammatory drug，NSAID）等与幽门螺杆菌感染的协同作用；③幽门螺杆菌本身的因素，包括不同菌株的毒力、感染的不同阶段对感染者出现何种临床表现均有影响。

四、与疾病的相关性

（一）慢性胃炎

幽门螺杆菌感染是慢性胃炎的最常见病因。这一结论基于以下事实：①临床上大多数慢性胃炎患者的胃黏膜可检出幽门螺杆菌。②幽门螺杆菌在胃内的定植与胃炎分布基本一致。③健康志愿者的研究发现服幽门螺杆菌菌液后出现上腹不适和胃黏膜急性炎症过程，动物实验进一步证实灌胃幽门螺杆菌后实验动物出现胃黏膜急性炎症到慢性活动性炎症的动态变化；急性炎症以中性粒细胞浸润为主，慢性炎症以淋巴细胞、浆细胞为主，也见散在的单核细胞和嗜酸性粒细胞，淋巴滤泡常见。④根除幽门螺杆菌可使胃黏膜炎症消退。

幽门螺杆菌感染与胃黏膜活动性炎症密切相关，长期感染所致的炎症免疫反应可使部分患者发生胃黏膜萎缩和肠化。幽门螺杆菌相关慢性胃炎有两种主要类型，全胃炎胃窦为主和全胃炎胃体为主。前者常有高胃酸分泌，发生十二指肠溃疡的危险性增加；后者胃酸分泌常减少，胃溃疡和胃癌发生的危险性增加。宿主、环境和细菌因素的协同作用决定了幽门螺杆菌相关慢性胃炎的类型和胃黏膜萎缩及肠化的发生和发展。

多数幽门螺杆菌相关慢性胃炎患者无任何症状，部分患者可有非特异性的功能性消化不良（functional dyspepsia，FD）症状。临床上对这一部分慢性胃炎伴消化不良症状患者进行幽门螺杆菌根除治疗可使其中部分患者的症状得到改善。我国新的慢性胃炎共识意见（2006 年）已将有胃黏膜萎缩、糜烂或有消化不良症状的幽门螺杆菌相关慢性胃炎作为根除幽门螺杆菌的适应证。

（二）消化性溃疡

确定幽门螺杆菌感染是消化性溃疡的主要病因无疑是消化性溃疡病因学和治疗学上的一场重大革命。幽门螺杆菌感染是消化性溃疡主要病因的依据包括：①大多数消化性溃疡患者都存在幽门螺杆菌感染，特别在十二指肠溃疡患者中幽门螺杆菌感染率甚至可高达 90% 以上；②根除幽门螺杆菌可显著降低消化性溃疡的复发率。

在此需要指出非甾体抗炎药（NSAID）相关性溃疡与幽门螺杆菌感染的关系。目前认为 NSAID 的应用与幽门螺杆菌感染是消化性溃疡发生的两个重要的独立危险因素。单纯根除幽门螺杆菌本身不足以预防 NSAID 相关溃疡；初次使用 NSAID 前根除幽门螺杆菌可降低 NSAID 相关溃疡的发生率，但在使用 NSAID 过程中根除幽门螺杆菌不能加速 NSAID 相关溃疡的愈合，能否降低溃疡的发生率也有待进一步研究。

（三）胃癌

胃癌的发生是一个多步骤过程，经典的模式是从慢性胃炎经过胃黏膜萎缩、肠化生和不典型增生，最后到胃癌。幽门螺杆菌主要与肠型胃癌的发生有关。胃癌的发生是幽门螺杆菌感染、宿主因素和环境因素共同作用的结果。现有研究结果表明：①幽门螺杆菌可增加胃癌发生的危险性；②幽门螺杆菌根除后可阻断或延缓萎缩性胃炎和肠化的进一步发展，但是否能使这两种病变逆转尚需进一步研究；③幽门螺杆菌根除后可降低早期胃癌术后的复发率；④目前尚未发现明确与胃癌发生相关的幽门螺杆菌毒力基因。

（四）MALT 淋巴瘤

幽门螺杆菌与 MALT 淋巴瘤发生密切相关，表现在：①幽门螺杆菌感染是 MALT 淋巴瘤发生的重要危险因素。幽门螺杆菌感染后，胃黏膜出现淋巴细胞浸润乃至淋巴滤泡，这种获得性的黏膜相关性淋巴样组织的出现，为淋巴瘤发生提供了活跃的组织学背景。幽门螺杆菌感染对局部炎症系统的持续刺激作用，增加了淋巴细胞恶性转化的可能性。②胃 MALT 淋巴瘤在幽门螺杆菌高发区常见、多发。③根除幽门螺杆菌可以治愈早期的低度恶性的胃 MALT 淋巴瘤。

（五）胃食管反流病（gastroesophageal refluxdisease，GERD）

幽门螺杆菌与 GERD 的关系仍未明确。临床流行病学资料表明幽门螺杆菌感染与 GERD 的发生存在某些负相关性，但其本质尚不明确，GERD 患者的幽门螺杆菌感染率低于非反流病患者；幽门螺杆菌感染率高的国家和地区 GERD 的发病率低，与之相应的是在某些发展中国家，随着幽门螺杆菌感染率的降低，与之相关的消化性溃疡，甚至胃癌发病率也相应降低，而 GERD 的发病率却上升了。虽然幽门螺杆菌感染与 GERD 的发生存在一定负相关性，但目前的观点倾向于两者之间不存在因果关系；根除幽门螺杆菌与多数 GERD 发生无关，一般也不加重已存在的 GERD。根除幽门螺杆菌不会影响 GERD 患者应用质子泵抑制药（proton pump inhibitor，PPI）的治疗效果，对于需长期应用 PPI 维持治疗的幽门螺杆菌阳性 GERD 患者，仍应根除幽门螺杆菌。原因在于长期应用 PPI 可升高胃内 pH，影响幽门螺杆菌在胃内的定植范围，由胃窦向胃体扩散，引起全胃炎，并进一步造成胃腺体的萎缩，导致萎缩性胃炎。

（六）胃肠外疾病

流行病学资料表明，定植于胃黏膜的幽门螺杆菌可能与某些胃肠外疾病的发生发展有关。这些报道多数是基于对相关疾病的人群进行幽门螺杆菌感染情况的分析。从目前为数不多的包括根除治疗效果分析的前瞻性研究结果看，对某些疾病根除幽门螺杆菌能不同程度地缓解症状或改善临床指标。目前报道可能与幽门螺杆菌感染有关的疾病涉及范围很广，比较多数的研究报道集中在粥样硬化相关血管疾病、某些血液系统疾病如缺铁性贫血和特发性血小板减少性紫癜，以及皮肤病如慢性荨麻疹等。但幽门螺杆菌感染在这些疾病发生中的机制和地位尚无定论。欧洲的共识意见倾向于认为幽门螺杆菌感染可能与部分缺铁性贫血及特发性血小板减少性紫癜有关；可能的机制涉及细菌感染所导致的交叉免疫反应、所引发的炎症因子激活与释放等。

五、诊断

（一）诊断方法

幽门螺杆菌感染的诊断方法：包括侵入性和非侵入性两类方法。侵入性方法依赖胃镜活检，包括快速尿素酶试验（rapid urease test，RUT）、胃黏膜直接涂片染色镜检、胃黏膜组织切片染色镜检（如 WS 银染、改良 Giemsa 染色、甲苯胺蓝染色、免疫组化染色）、细菌培养、基因检测方法（如聚合酶链反应、寡核苷酸探针杂交等）、免疫快速尿素酶试验。而非侵入性检测方法不依赖内镜检查，包括：^{13}C－或^{14}C－尿素呼气试验（^{13}C或^{14}C－urea breath-test，UBT）、粪便幽门螺杆菌抗原检测（依检测抗体可分为单抗和多抗两类）、血清和分泌物（唾液、尿液等）抗体检测、基因芯片和蛋白芯片检测等。各种诊断方法均有其应用条件，同时存在各自的局限性，因此在实际应用时应该根据不同的条件和目的，对上述方法作出适当选择。

幽门螺杆菌感染诊断方法的使用说明。

（1）快速尿素酶试验和^{13}C或^{14}C－尿素呼气试验均属于尿素酶依赖性实验，其主要原理都是利用幽门螺杆菌尿素酶对尿素的分解来检测细菌的存在。前者是通过尿素被分解后试剂的pH变化引起颜色变化来判断细菌的感染状态；后者则通过让受试者口服被^{13}C或^{14}C标记的尿素，标记的尿素被其胃内的幽门螺杆菌尿素酶分解为^{13}C或^{14}C标记的二氧化碳后从肺呼出，检测呼出气体中^{13}C或^{14}C标记的二氧化碳含量即可诊断幽门螺杆菌感染。

（2）近期应用抗生素、质子泵抑制药、铋剂等药物对幽门螺杆菌可有暂时抑制作用，会使除血清抗体检测以外的检查出现假阴性。因此使用上述药物者应在停药至少2周后进行检查，而进行幽门螺杆菌根除治疗者应在治疗结束至少4周后进行复查。

（3）消化性溃疡出血、胃MALT淋巴瘤、萎缩性胃炎、近期或正在使用PPI或抗生素时，有可能使许多检测方法，包括RUT、细菌培养、组织学以及UBT呈现假阴性，此时推荐血清学试验或通过多种检查方法确认现症感染。

（二）诊断标准

幽门螺杆菌感染诊断标准原则上要求可靠、简单，以便于实施和推广。根据我国2007年发布的最新的对幽门螺杆菌若干问题的共识意见，以下方法检查结果阳性者可诊断幽门螺杆菌现症感染：①胃黏膜组织RUT、组织切片染色、幽门螺杆菌培养3项中任1项阳性；②^{13}C－或^{14}C－UBT阳性；③粪便幽门螺杆菌抗原检测（单克隆法）阳性；④血清幽门螺杆菌抗体检测阳性提示曾经感染（幽门螺杆菌根除后，抗体滴度在5～6个月后降至正常），从未治疗者可视为现症感染。幽门螺杆菌感染的根除标准：首选非侵入性方法，在根除治疗结束至少4周后进行。符合下述3项之一者可判断幽门螺杆菌根除：①^{13}C或^{14}C－UBT阴性；②粪便幽门螺杆菌抗原检测（单克隆法）阴性；③基于胃窦、胃体两个部位取材的RUT均阴性。

六、治疗

（一）治疗的适应证

幽门螺杆菌感染了世界上超过一半的人口，但感染后的结局却大相径庭，仅有少部分发展为消化性溃疡，极少数发展为胃癌或MALT淋巴瘤。考虑到治疗药物的不良反应、滥用抗生素可能引起的细菌耐药以及经济－效益比率，对幽门螺杆菌感染的治疗首先需确定适应证。关于幽门螺杆菌根除治疗的适应证，国内外都有大致相似的共识意见。我国2007年幽门螺杆菌根除适应证的共识意见见表6－1。

表 6-1 幽门螺杆菌根除适应证

幽门螺杆菌阳性疾病	必需	支持
消化性溃疡	√	
早期胃癌术后	√	
胃 MALT 淋巴瘤	√	
慢性胃炎伴胃黏膜萎缩、糜烂	√	
慢性胃炎伴消化不良症状		√
计划长期使用 NSAID		√
胃癌家族史		√
不明原因缺铁性贫血		√
特发性血小板减少性紫癜（ITP）		√
其他幽门螺杆菌相关性胃病（如淋巴性胃炎、胃增生性息肉、Menetrier 病）		√
个人要求治疗		√

需要说明的是以下几点。

（1）消化不良患者可伴或不伴有慢性胃炎，根除幽门螺杆菌仅对慢性胃炎伴消化不良症状的部分患者有改善症状的作用；在幽门螺杆菌阳性消化不良的治疗策略中，根除治疗前应对患者说明根除治疗的益处，可能的不良反应及费用，若患者理解及同意，可予根除治疗。

（2）由于幽门螺杆菌感染与 GERD 之间存在某些负相关性，其本质尚未明确，因此在新的国内外共识中已将 GERD 从根除幽门螺杆菌的适应证中删除。但对于需长期应用 PPI 维持治疗的幽门螺杆菌阳性 GERD 患者，仍应根除幽门螺杆菌，以最大限度预防萎缩性胃炎的发生。

（3）不明原因的缺铁性贫血、特发性血小板减少性紫癜已作为欧洲 Maastricht Ⅲ 共识推荐的幽门螺杆菌根除适应证。随机对照研究证实根除幽门螺杆菌对淋巴细胞性胃炎、胃增生性息肉的治疗有效。多项报道证实根除幽门螺杆菌对 Menetrier 病的治疗有效。鉴于这些疾病临床上少见，或缺乏其他有效的治疗方法，且根除幽门螺杆菌治疗已显示有效，因此作为支持根幽门螺杆菌根除的适应证。

（4）对个人强烈要求治疗者指年龄 <45 岁，无报警症状者，支持根除幽门螺杆菌；年龄≥45 岁或有报警症状者则不主张先行根除幽门螺杆菌，建议先行内镜检查。在治疗前需向受治者解释清楚这一处理策略潜在的风险（漏检胃癌、掩盖病情、药物不良反应等）。

（二）常用治疗幽门螺杆菌感染的药物

多种抗生素，抑酸药和铋剂均用于幽门螺杆菌感染的治疗。现将常用的抗幽门螺杆菌药物介绍如下。

1. 抗生素

（1）阿莫西林（Amoxicillin，A），为 β-内酰胺类杀菌性抗生素。在酸性环境中较稳定，但抗菌活性明显降低，当胃内 pH 升至 7.0 时杀菌活性明显增强。药物不良反应主要为胃肠道不适如恶心、呕吐和腹泻等，其次为皮疹。幽门螺杆菌对阿莫西林的耐药比较少见。

（2）克拉霉素（Clarithromycin，C），为抑菌性大环内酯类抗生素。在胃酸中较稳定，但抗菌活性也会降低。根除治疗方案中凡加用克拉霉素者可使根除率提高10%以上。该药有恶心、腹泻、腹痛或消化不良等不良反应。现发现对本药的原发性耐药约10%，继发耐药率则可高达40%。

（3）甲硝唑（Metronidazole，M），为硝基咪唑类药物。在胃酸性环境下可维持高稳定性和高活性。甲硝唑的不良反应有口腔异味、恶心、腹痛、头痛、一过性白细胞降低和神经毒性反应等。随着临床广泛应用，对甲硝唑耐药的幽门螺杆菌株大量出现，我国大部分地区耐药率超过40%，部分地区已高达80%以上。

（4）四环素（Tetracycline，T）属广谱抗生素，抗幽门螺杆菌效果较好。在补救治疗措施中，四环素是常被选用的抗生素之一。但近年对四环素耐药的幽门螺杆菌株也已经开始出现。

（5）呋喃唑酮（Furazolidone，F）属硝基呋喃类广谱抗生素，已确认其对幽门螺杆菌有抗菌作用，且不易产生耐药性。长期用药可致末梢神经炎。

（6）其他抗生素。在目前幽门螺杆菌对克拉霉素、甲硝唑等常用抗生素耐药率越来越高的情况下，其他抗生素如大环内酯类抗生素阿奇霉素（Azithromycin）、喹诺酮类抗生素如左氧氟沙星（Levofloxacin，L）、莫西沙星（Moxifloxacin）等也开始用于幽门螺杆菌感染的治疗。

2. 抑酸药　包括组胺H_2受体阻滞药（H_2 receptor antagonist，H_2RA）（如雷尼替丁、法莫替丁等）和质子泵抑制药（proton pump inhibitor，PPI）（如奥美拉唑、雷贝拉唑等）。H_2受体阻滞药由于抑酸强度有限，很少用于根除幽门螺杆菌的组方中。质子泵抑制药通过抑制壁细胞胃酸分泌终末步骤的关键酶H^+-K^+-ATP酶，发挥强大的抑制胃酸分泌的作用。抑酸药本身并无杀灭幽门螺杆菌的作用，在根除幽门螺杆菌的治疗方案中主要与抗生素合用，以产生协同作用，提高根除率。其作用机制可能为：①提高胃内pH，增加某些抗生素的抗菌活性；②胃内pH提高后影响幽门螺杆菌定植。

3. 铋剂　铋剂（Bismuth，B）如果胶铋、枸橼酸铋钾等，在保护胃黏膜的同时有明显抑制幽门螺杆菌的作用，且不受胃内pH影响，不产生耐药性，不会抑制正常肠道菌群，因此常与抗生素合用，根除幽门螺杆菌感染。雷尼替丁枸橼酸铋（ranitidinebismuth citrate，RBC）是雷尼替丁与枸橼酸铋在特定条件下反应生成的络合物，兼有铋剂和H_2受体拮抗药的生物活性。

（三）常用治疗方案

由于大多数抗生素在胃内低pH环境中活性降低和不能穿透黏液层直接杀灭细菌，因此幽门螺杆菌不易根除。迄今尚无单一药物能有效根除幽门螺杆菌，目前幽门螺杆菌的根除推荐以抑酸药和（或）铋剂为基础加上两种抗生素的联合治疗方案。实施幽门螺杆菌根除治疗时，应选择根除率高的治疗方案。一个理想的治疗方案应该满足如下条件：①根除率≥90%；②病变愈合迅速，症状消失快；③患者依从性好；④不产生耐药性；⑤疗程短，治疗简便；⑥价格便宜。实际上，目前任何一个治疗方案都很难同时达到以上标准。目前国内外大部分共识意见的主要观点如下：①所有共识意见均接受三联疗法－1种PPI＋2种抗生素（通常是克拉霉素＋阿莫西林）作为在没有铋剂的情况下的首选方案；②以铋剂为基础的四联疗法具有最高的效价比（若铋剂可得）；③需根据抗生素的耐药性选择不同抗生素；④疗程持续7～14d，但仍有争议。

我国2007年的共识意见推荐根除幽门螺杆菌的第一线治疗方案如下。①PPI/RBC（标准剂量）+C（0.5）+A（1.0）；②PPI/RBC（标准剂量）+C（05）/A（10）+M（0.4）/F（0.1）；③PPI（标准剂量）+B（标准剂量）+C（0.5）+A（1.0）；④PPI（标准剂量）+B（标准剂量）+C（0.5）+M（0.4）/F（0.1）。治疗方法和疗程：各方案均为1日2次，疗程7d或10d（对于耐药严重的地区，可考虑适当延长至14d，但不要超过14d）。服药方法：PPI早晚餐前服用，抗生素餐后服用。需要说明的是：①PPI三联7d疗法仍为首选（PPI+2种抗生素）；②甲硝唑耐药率≤40%时，首先考虑PPI+M+C/A；③克拉霉素而药率≤15%时，首先考虑PPI+C+A/M；④RB［三联疗法（RBC+两种抗生素）］仍可作为一线治疗方案；⑤为提高幽门螺杆菌根除率，避免继发耐药，也可以将含铋四联疗法作为一线治疗方案；⑥由于幽门螺杆菌对甲硝唑和克拉霉素耐药，呋喃唑酮，四环素和喹诺酮类（如左氧氟沙星和莫西沙星）因耐药率低、疗效相对较高，因而也可作为初次治疗方案的选择；⑦在幽门螺杆菌根除治疗前至少2周，不得使用对幽门螺杆菌有抑制作用的药物如PPI、H_2受体阻滞药和铋剂，以免影响疗效。

临床上即便选择最有效的治疗方案也会有10%～20%的失败率。对于治疗失败后的患者再次进行治疗称为补救治疗或者再次治疗。补救治疗方案主要包括PPI+铋剂+2种抗生素的四联疗法，疗程7～14d。补救治疗应视初次治疗的情况而定，尽量避免重复初次治疗时的抗生素。补救治疗中的抗生素建议主要采用M、T、F和L等。较大剂量甲硝唑（0.4g，3/d）可克服其耐药，四环素耐药率低，两者价格均较便宜，与PPI和铋剂组成的四联疗法被推荐为补救治疗的首选方案。对于甲硝唑和克拉霉素耐药者应用喹诺酮类药如左氧氟沙星或莫西沙星作为补救治疗或再次治疗可取得较好的疗效。国内对喹诺酮类抗生素的应用经验甚少，选用时要注意观察药物的不良反应。

（四）根除失败的主要原因及补救措施

幽门螺杆菌根除治疗失败的原因有多方面，包括：①细菌本身的因素，如产生耐药性、不同菌株的毒力因子不同、不同基因型菌株的混合感染等；②宿主因素，如宿主的年龄、性别、基因型和免疫状态，宿主对治疗的依从性等；③医源性因素，包括不规范根除治疗或没有严格按照根除治疗适应证进行治疗。其中细菌对抗生素产生耐药性是导致根除失败最重要的原因。流行病学资料显示幽门螺杆菌对甲硝唑的耐药非常普遍，在我国已普遍达到40%以上，对克拉霉素的耐药也在逐年增加，目前约为10%，但对阿莫西林耐药尚低。

避免根除治疗失败以及失败后的补救措施包括：①严格掌握幽门螺杆根除的适应证，选用正规、有效的治疗方案；②联合用药，避免使用单一抗生素；③加强医生对幽门螺杆菌治疗知识的普及与更新；④提高患者依从性。告知患者治疗的重要性，选择副作用较小的药物治疗，降低治疗费用，均有利于提高患者的依从性；⑤对根除治疗失败的病人，有条件的单位再次治疗前先做药物敏感试验，避免使用幽门螺杆菌已耐药的抗生素；⑥对一线治疗失败者，改用补救疗法时，在甲硝唑耐药高发地区尽量避免使用甲硝唑，应改用其他药物，如呋喃唑酮、四环素等；⑦近年文献报道序贯治疗（PPI+A，5d，接着PPI+C+替硝唑5d，均为1日2次）对初治者及初治失败者有较高疗效，但我国相关资料尚少，需在这方面进行研究；⑧寻找新的不易产生耐药的抗生素及研究幽门螺杆菌疫苗。

七、预防

作为一种慢性细菌感染，目前临床上广为使用的以质子泵抑制药或铋剂与抗生素联用的药物疗法虽然可以达到80%左右的根除率，但存在药物副作用较多、患者的依从性下降、耐药菌株的不断增多以及治疗费用较高等问题。鉴于免疫接种是预防和控制感染性疾病最经济而有效的方法，从20世纪90年代初开始，各国研究人员就开始了对幽门螺杆菌疫苗及其相关免疫机制的研究，目前已经取得了不少令人鼓舞的成果。然而距离找到一种能够有效应用于人体的预防或者治疗幽门螺杆菌感染的疫苗还有很长的路要走。筛选最佳抗原或抗原组合及无毒高效的佐剂，发展无需佐剂的疫苗如活载体疫苗或核酸疫苗，联合不同类型疫苗进行免疫，确定最佳免疫剂量、时间及接种年龄，确定简便有效的免疫途径；疫苗和药物联合使用治疗幽门螺杆菌感染等都还有大量工作需要去做。幽门螺杆菌与宿主之间复杂的相互作用，免疫接种后的保护性反应机制以及所涉及的不同免疫细胞的功能等都还需深入探讨。

（张艳梅）

第三节　急性胃炎

急性胃炎是由多种不同的病因引起的急性胃黏膜炎症，包括急性单纯性胃炎、急性糜烂出血性胃炎（acute erosive and hemorrhagic gastritis）和吞服腐蚀物引起的急性腐蚀性胃炎（acute corrosivegastritis）与胃壁细菌感染所致的急性化脓性胃炎（acute phlegmonous gastritis）。其中，临床意义最大和发病率最高的是以胃黏膜糜烂、出血为主要表现的急性糜烂出血性胃炎。

（一）流行病学

迄今为止，目前国内外尚缺乏有关急性胃炎的流行病学调查。

（二）病因

急性胃炎的病因众多，大致有外源和内源两大类，包括急性应激、化学性损伤（如药物、乙醇、胆汁、胰液）和急性细菌感染等。

1. 外源因素

（1）药物：各种非甾体类抗炎药（NSAIDs），包括阿司匹林、吲哚美辛、吡罗昔康和多种含有该类成分复方药物。另外常见的有糖皮质激素和某些抗生素及氯化钾等均可导致胃黏膜损伤。

（2）乙醇：主要是大量酗酒可致急性胃黏膜胃糜烂甚或出血。

（3）生物性因素：沙门菌、嗜盐菌和葡萄球菌等细菌或其毒素可使胃黏膜充血水肿和糜烂。Hp感染可引起急、慢性胃炎，致病机制类似，将在慢性胃炎节中叙述。

（4）其他：某些机械性损伤（包括胃内异物或胃柿石等）可损伤胃黏膜。放射疗法可致胃黏膜受损。偶可见因吞服腐蚀性化学物质（强酸或强碱或来苏尔及氯化汞、砷、磷等）引起的腐蚀性胃炎。

2. 内源因素

（1）应激因素：多种严重疾病如严重创伤、烧伤或大手术及颅脑病变和重要脏器功能衰竭等可导致胃黏膜缺血缺氧而损伤。通常称为应激性胃炎（stress－induced gastritis），如果系脑血管病变、头颅部外伤和脑手术后引起的胃、十二指肠急性溃疡谓之 Cushing 溃疡，而大面积烧灼伤所致溃疡称为 Curling 溃疡。

（2）局部血供缺乏：主要是腹腔动脉栓塞治疗后或少数因动脉硬化致胃动脉的血栓形成或栓塞引起供血不足。另外，还可见于肝硬化门静脉高压并发上消化道出血者。

（3）急性蜂窝织炎或化脓性胃炎：甚少见。

（三）病理生理学和病理组织学

1. 病理生理学　胃黏膜防御机制包括黏膜屏障、黏液屏障、黏膜上皮修复、黏膜和黏膜下层丰富的血流、前列腺素和肽类物质（表皮生长因子等）和自由基清除系统。上述结果破坏或保护因素减少，使胃腔中的 H^+ 逆弥散至胃壁，肥大细胞释放组胺，则血管充血甚或出血、黏膜水肿及间质液渗出，同时可刺激壁细胞分泌盐酸、主细胞分泌胃蛋白酶原。若致病因子损及腺颈部细胞，则胃黏膜修复延迟、更新受阻而出现糜烂。

严重创伤、大手术、大面积烧伤、脑血管意外和严重脏器功能衰竭及其休克或者败血症等所致的急性应激的发生机制为，急性应激→皮质－垂体前叶－肾上腺皮质轴活动亢进、交感－副交感神经系统失衡→机体的代偿功能不足→不能维持胃黏膜微循环的正常运行→黏膜缺血、缺氧→黏液和碳酸氢盐分泌减少以及内源性前列腺素合成不足→黏膜屏障破坏和氢离子反弥散→降低黏膜内 pH→进一步损伤血管与黏膜→糜烂和出血。

NSAID 所引起者则为抑制环氧合酶（cycloox ygenase，COX）致使前列腺素产生减少，黏膜缺血缺氧。氯化钾和某些抗生素或抗肿瘤药等则可直接刺激胃黏膜引起浅表损伤。

乙醇可致上皮细胞损伤和破坏，黏膜水肿、糜烂和出血。另外幽门关闭不全、胃切除（主要是 BillrothⅡ式）术后可引起十二指肠－胃反流，则此时由胆汁和胰液等组成的碱性肠液中的胆盐、溶血卵磷脂、磷脂酶 A 和其他胰酶可破坏胃黏膜屏障，引起急性炎症。

门静脉高压可致胃黏膜毛细血管和小静脉扩张及黏膜水肿，组织学表现为只有轻度或无炎症细胞浸润，可有显性或非显性出血。

2. 病理学改变　急性胃炎主要病理和组织学表现以胃黏膜充血水肿，表面有片状渗出物或黏液覆盖为主。黏膜皱襞上可见局限性或弥漫性陈旧性或新鲜出血与糜烂，糜烂加深可累及胃腺体。

显微镜下则可见黏膜固有层多少不等的中性粒细胞、淋巴细胞、浆细胞和少量嗜酸性细胞浸润，可有水肿。表面的单层柱状上皮细胞和固有腺体细胞出现变性与坏死。重者黏膜下层亦有水肿和充血。

对于腐蚀性胃炎若系接触了高浓度的腐蚀物质且长时间，则胃黏膜出现凝固性坏死、糜烂和溃疡，重者穿孔或出血甚至腹膜炎。

另外少见的化脓性胃炎可表现为整个胃壁（主要是黏膜下层）炎性增厚，大量中性粒细胞浸润，黏膜坏死。可有胃壁脓性蜂窝织炎或胃壁脓肿。

（四）临床表现

1. 症状　部分患者可有上腹痛、腹胀、恶心、呕吐和嗳气及食欲缺乏等。如伴胃黏膜糜烂出血，则有呕血和（或）黑粪，大量出血可引起出血性休克。有时上腹胀气明显。细菌感染致者可出现腹泻等。并有疼痛、吞咽困难和呼吸困难（由于喉头水肿）。腐蚀性胃炎可吐出血性黏液，严重者可发生食管或胃穿孔，引起胸膜炎或弥漫性腹膜炎。化脓性胃炎起病常较急，有上腹剧痛、恶心和呕吐、寒战和高热，血压可下降，出现中毒性休克。

2. 体征　上腹部压痛是常见体征，尤其多见于严重疾病引起的急性胃炎出血者。腐蚀性胃炎因口腔黏膜、食管黏膜和胃黏膜都有损害，口腔、咽喉黏膜充血、水肿和糜烂。化脓性胃炎有时体征酷似急腹症。

3. 辅助检查　急性糜烂出血性胃炎的确诊有赖于急诊胃镜检查，一般应在出血后24～48h内进行，可见到以多发性糜烂、浅表溃疡和出血灶为特征的急性胃黏膜病损。黏液湖或者可有新鲜或陈旧血液。一般急性应激所致的胃黏膜病损以胃体、胃底部为主，而NSAID或乙醇所致的则以胃窦部为主。注意，X线钡剂检查并无诊断价值。出血者作呕吐物或大便隐血试验，红细胞计数和血红蛋白测定。感染因素引起者，白细胞计数和分类检查，大便常规和培养。

（五）诊断和鉴别诊断

主要由病史和症状做出拟诊，而经胃镜检查得以确诊。但吞服腐蚀物质者禁忌胃镜检查。有长期服NSAID、酗酒以及临床重危患者，均应想到急性胃炎可能。对于鉴别诊断，腹痛为主者，应通过反复询问病史而与急性胰腺炎、胆囊炎和急性阑尾炎等急腹症甚至急性心肌梗死相鉴别。

（六）治疗

1. 基础治疗　包括给予安静、禁食、补液、解痉、止吐等对症支持治疗。此后给予流质或半流质饮食。

2. 针对病因治疗　包括根除Hp、去除NSAID或乙醇等诱因。

3. 对症处理　表现为反酸、上腹隐痛、烧灼感和嘈杂者，给予H_2－受体拮抗药或质子泵抑制药。以恶心、呕吐或上腹胀闷为主者可选用甲氧氯普胺、多潘立酮或莫沙必利等促动力药。以痉挛性疼痛为主者，可以莨菪碱等药物进行对症处理。

有胃黏膜糜烂、出血者，可用抑制胃酸分泌的H_2－受体拮抗药或质子泵抑制药外，还可同时应用胃黏膜保护药如硫糖铝或铝碳酸镁等。对于较大量的出血则应采取综合措施进行抢救。当并发大量出血时，可以冰水洗胃或在冰水中加去甲肾上腺素（每200ml冰水中加8ml），或同管内滴注碳酸氢钠，浓度为1 000mmol/L，24h滴1L，使胃内pH保持在5以上。凝血酶是有效的局部止血药，并有促进创面愈合作用，大剂量时止血作用显著。常规的止血药，如卡巴克络、抗血栓溶芳酸和酚磺乙胺等可静脉应用，但效果一般。内镜下止血往往可收到较好效果。

（七）并发症的诊断、预防和治疗

急性胃炎的并发症包括穿孔、腹膜炎、水电解质紊乱和酸碱失衡等。为预防之，细菌感染者选用抗生素治疗，因过度呕吐致脱水者及时补充水和电解质，并适时检测血气分析，必要时纠正紊乱。对于穿孔或腹膜炎者，则必要时外科治疗。

（八）预后

病因去除后，急性胃炎多在短期内恢复正常。相反病因长期持续存在，则可转为慢性胃炎。由于绝大多数慢性胃炎的发生与Hp感染有关，而Hp自发清除少见，故慢性胃炎可持续存在，但多数患者无症状。流行病学研究显示，部分Hp相关性胃窦炎（<20%）可发生

十二指肠溃疡。

（邹文爽）

第四节　慢性胃炎

慢性胃炎（chronic gastritis）是由各种病因引起的胃黏膜慢性炎症。根据新悉尼胃炎系统和我国2006年颁布的《中国慢性胃炎共识意见》标准，由内镜及病理组织学变化，将慢性胃炎分为非萎缩性（浅表性）胃炎及萎缩性胃炎两大基本类型和一些特殊类型胃炎。

一、流行病学

因为幽门螺旋杆菌（Hp）感染为慢性非萎缩性胃炎的主要病因。大致上说来，慢性非萎缩性胃炎发病率与Hp感染情况相平行，慢性非萎缩性胃炎流行情况因不同国家、不同地区Hp感染情况而异。一般Hp感染率发展中国家高于发达国家，感染率随年龄增加而升高。我国属Hp高感染率国家，估计人群中Hp感染率为40%~70%。慢性萎缩性胃炎是原因不明的慢性胃炎，在我国是一种常见病、多发病，在慢性胃炎中占10%~20%，

二、病因

（一）慢性非萎缩性胃炎的常见病因

1. Hp感染　Hp感染是慢性非萎缩性胃炎最主要的病因，二者的关系符合Koch提出的确定病原体为感染性疾病病因的4项基本要求（Koch'spostulates），即该病原体存在于该病的患者中，病原体的分布与体内病变分布一致，清除病原体后疾病可好转，在动物模型中该病原体可诱发与人相似的疾病。研究表明，80%~95%的慢性活动性胃炎患者胃黏膜中有Hp感染，5%~20%的Hp阴性率反映了慢性胃炎病因的多样性；Hp相关胃炎者，Hp胃内分布与炎症分布一致；根除Hp可使胃黏膜炎症消退，一般中性粒细胞消退较快，但淋巴细胞、浆细胞消退需要较长时间；志愿者和动物模型中已证实Hp感染可引起胃炎。

Hp有一般生物学特性和致病性，其感染引起的慢性非萎缩性胃炎中胃窦为主全胃炎患者胃酸分泌可增加，十二指肠溃疡发生的危险度较高；而胃体为主全胃炎患者胃溃疡和胃癌发生的危险性增加。

2. 胆汁和其他碱性肠液反流　幽门括约肌功能不全时含胆汁和胰液的十二指肠液反流入胃，可削弱胃黏膜屏障功能，使胃黏膜遭到消化液作用，产生炎症、糜烂、出血和上皮化生等病变。

3. 其他外源因素　酗酒、服用NSAID等药物、某些刺激性食物等均可反复损伤胃黏膜。这类因素均可各自或与Hp感染协同作用而引起或加重胃黏膜慢性炎症。

（二）慢性萎缩性胃炎的主要病因

1973年Strickland将慢性萎缩性胃炎分为A、B两型，A型是胃体弥漫萎缩，导致胃酸分泌下降，影响维生素B_{12}及内因子的吸收，因此常合并恶性贫血，与自身免疫有关；B型在胃窦部，少数人可发展成胃癌，与幽门螺杆菌、化学损伤（胆汁反流、非皮质激素消炎药、吸烟、酗酒等）有关，我国80%以上的属于第二类。

胃内攻击因子与防御修复因子失衡是慢性萎缩性胃炎发生的根本原因。具体病因与慢性非萎缩性胃炎相似。包括 Hp 感染；长期饮浓茶、烈酒、咖啡、过热、过冷、过于粗糙的食物，可导致胃黏膜的反复损伤；长期大量服用非甾体类消炎药如阿司匹林、吲哚美辛等可抑制胃黏膜前列腺素的合成，破坏黏膜屏障；烟草中的尼古丁不仅影响胃黏膜的血液循环，还可导致幽门括约肌功能紊乱，造成胆汁反流；各种原因的胆汁反流均可破坏黏膜屏障造成胃黏膜慢性炎症改变。比较特殊的是壁细胞抗原和抗体结合形成免疫复合体在补体参与下，破坏壁细胞；胃黏膜营养因子（如胃泌素、表皮生长因子等）缺乏；心力衰竭、动脉硬化、肝硬化合并门脉高压、糖尿病、甲状腺病、慢性肾上腺皮质功能减退、尿毒症、干燥综合征、胃血流量不足以及精神因素等均可导致胃黏膜萎缩。

三、病理生理学和病理学

（一）病理生理学

1. Hp 感染　Hp 感染途径为粪 - 口或口 - 口途径，其外壁靠黏附素而紧贴胃上皮细胞。

Hp 感染的持续存在，致使腺体破坏，最终发展成为萎缩性胃炎。而感染 Hp 后胃炎的严重程度则除了与细菌本身有关外，还决定与患者机体情况和外界环境。如带有空泡毒素（VacA）和细胞毒相关基因（CagA）者，胃黏膜损伤明显较重。患者的免疫应答反应强弱、其胃酸的分泌情况、血型、民族和年龄差异等也影响胃黏膜炎症程度。此外患者饮食情况也有一定作用。

2. 自身免疫机制　研究早已证明，以胃体萎缩为主的 A 型萎缩性胃炎患者血清中，存在壁细胞抗体（parietal ceii antibody，PCA）和内因子抗体（intrinsic factor antibody，IFA）。前者的抗原是壁细胞分泌小管微绒毛膜上的质子泵 $H^+ - K^+ -$ ATP 酶，它破坏壁细胞而使胃酸分泌减少。而 IFA 则对抗内因子（壁细胞分泌的一种糖蛋白），使食物中的维生素 B_{12} 无法与后者结合被末端回肠吸收，最后引起维生素 B_{12} 吸收不良，甚至导致恶性贫血。IFA 具有特异性，几乎仅见于胃萎缩伴恶性贫血者。

造成胃酸和内因子分泌减少或丧失，恶性贫血是 A 型萎缩性胃炎的终末阶段，是自身免疫性胃炎最严重的标志。当泌酸腺完全萎缩时称为胃萎缩。

另外，近年发现 Hp 感染者中也存在着自身免疫反应，其血清抗体能与宿主胃黏膜上皮以及黏液起交叉反应，如菌体 Lewis X 和 Lewis Y 抗原。

3. 外源损伤因素破坏胃黏膜屏障　碱性十二指肠液反流等，可减弱胃黏膜屏障功能。致使胃腔内 H^+ 通过损害的屏障，反弥散入胃黏膜内，使炎症不易消散。长期慢性炎症，又加重屏障功能的减退，如此恶性循环使慢性胃炎久治不愈。

4. 生理因素和胃黏膜营养因子缺乏　萎缩性变化和肠化生等皆与衰老相关，而炎症细胞浸润程度与年龄关系不大。这主要是老龄者的退行性变 - 胃黏膜小血管扭曲，小动脉壁玻璃样变性，管腔狭窄导致黏膜营养不良、分泌功能下降。

新近研究证明，某些胃黏膜营养因子（胃泌素、表皮生长因子等）缺乏或胃黏膜感觉神经终器（end - organ）对这些因子不敏感可引起胃黏膜萎缩。如手术后残胃炎原因之一是 G 细胞数量减少，而引起胃泌素营养作用减弱。

5. 遗传因素　萎缩性胃炎、低酸或无酸、维生素 B_{12} 吸收不良的患病率和 PCA、IFA 的阳性率很高，提示可能有遗传因素的影响。

（二）病理学

慢性胃炎病理变化是由胃黏膜损伤和修复过程所引起。病理组织学的描述包括活动性慢性炎症、萎缩和化生及异型增生等。此外，在慢性炎症过程中，胃黏膜也有反应性增生变化，如胃小凹上皮过形成、黏膜肌增厚、淋巴滤泡形成、纤维组织和腺管增生等。

近几年对于慢性胃炎尤其是慢性萎缩性胃炎的病理组织学，有不少新的进展。以下结合2006年9月中华医学会消化病学分会的《全国第二次慢性胃炎共识会议》中制订的慢性胃炎诊治的共识意见，论述以下关键进展问题。

1. 萎缩的定义　1996年新悉尼系统把萎缩定义为“腺体的丧失”，这是模糊而易歧义的定义，反映了当时肠化是否属于萎缩，病理学家间有不同认识。其后国际上一个病理学家的自由组织——萎缩联谊会（Atrophy Club 2000）进行了3次研讨会，并在2002年发表了对萎缩的新分类，12位作者中有8位也曾是悉尼系统的执笔者，故此意见可认为是悉尼系统的补充和发展，有很高权威性。

萎缩联谊会把萎缩新定义为“萎缩是胃固有腺体的丧失”，将萎缩分为三种情况：无萎缩、未确定萎缩和萎缩，进而将萎缩分两个类型：非化生性萎缩和化生性萎缩。前者特点是腺体丧失伴有黏膜固有层中的纤维化或纤维肌增生；后者是胃黏膜腺体被化生的腺体所替换。这两类萎缩的程度分级仍用最初悉尼系统标准和新悉尼系统的模拟评分图，分为4级，即无、轻度、中度和重度萎缩。国际的萎缩新定义对我国来说不是新的，我国学者早年就认为“肠化或假幽门腺化生不是胃固有腺体，因此尽管胃腺体数量未减少，但也属萎缩”，并在全国第一届慢性胃炎共识会议作了说明。

对于上述第二个问题，答案显然是肯定的。这是因为多灶性萎缩性胃炎的胃黏膜萎缩呈灶状分布，即使活检块数少，只要病理活检发现有萎缩，就可诊断为萎缩性胃炎。在此次全国慢性胃炎共识意见中强调，需注意取材于糜烂或溃疡边缘的组织易存在萎缩，但不能简单地视为萎缩性胃炎。此外，活检组织太浅、组织包埋方向不当等因素均可影响萎缩的判断。

“未确定萎缩”是国际新提出的观点，认为黏膜层炎症很明显时，单核细胞密集浸润造成腺体被取代、移置或隐匿，以致难以判断这些“看来似乎丧失”的腺体是否真正丧失，此时暂先诊断为“未确定萎缩”，最后诊断延期到炎症明显消退（大部分在Hp根除治疗3~6个月后），再取活检时作出。对萎缩的诊断采取了比较谨慎的态度。

目前，我国共识意见并未采用此概念。因为：①炎症明显时腺体被破坏、数量减少，在这个时点上，病理按照萎缩的定义可以诊断为萎缩，非病理不能。②一般临床希望活检后有病理结论，病理如不作诊断，会出现临床难出诊断、对治疗效果无法评价的情况。尤其在临床研究上，设立此诊断项会使治疗前或后失去相当一部分统计资料。慢性胃炎是个动态过程，炎症可以有两个结局：完全修复和不完全修复（纤维化和肠化），炎症明显期病理无责任预言今后趋向哪个结局。可以预料对萎缩采用的诊断标准不一，治疗有效率也不一，采用“未确定萎缩”的研究课题，因为事先去除了一部分可逆的萎缩，萎缩的可逆性就低。

2. 肠化分型的临床意义与价值　用AB-PAS和HID-AB黏液染色能区分肠化亚型，然而，肠化分型的意义并未明了。传统观念认为，肠化亚型中的小肠型和完全型肠化无明显癌前病变意义，而大肠型肠化的胃癌发生危险性增高，从而引起临床的重视。支持肠化分型有意义的学者认为化生是细胞表型的一种非肿瘤性改变，通常在长期不利环境作用下出现。这种表型改变可以是干细胞内出现体细胞突变的结果，或是表观遗传修饰的变化导致后代细胞向不同方向分化的结果。胃内肠化生部位发现很多遗传改变，这些改变甚至可出现在异型增生前。他们认为肠化生中不完全型结肠型者，具有大多数遗传学改变，有发生胃癌的危险性。但近年越来越多的临床资料显示其预测胃癌价值有限而更强调重视肠化范围，肠化分布范围越广，其发生胃癌的危险性越高。10 多年来罕有从大肠型肠化随访发展成癌的报道。另方面，从病理检测的实际情况看，肠化以混合型多见，大肠型肠化的检出率与活检块数有密切关系，即活检块数越多，大肠型肠化检出率越高。客观地讲，该型肠化生的遗传学改变和胃不典型增生（上皮内瘤）的改变相似。因此，对肠化分型的临床意义和价值的争论仍未有定论。

3. 关于异型增生　异型增生（上皮内瘤变）是重要的胃癌癌前病变。分为轻度和重度（或低级别和高级别）两级。异型增生（dysplasia）和上皮内瘤变（intraepithelial neoplasia）是同义词，后者是 WHO 国际癌症研究协会推荐使用的术语。

4. 萎缩和肠化发生过程是否存在不可逆转点　胃黏膜萎缩的产生主要有两种途径：一是干细胞区室（stem cell compartment）和（或）腺体被破坏；二是选择性破坏特定的上皮细胞而保留干细胞。这两种途径在慢性 Hp 感染中均可发生。

萎缩与肠化的逆转报道已经不在少数，但是否所有病患均有逆转可能？是否在萎缩的发生与发展过程中存在某一不可逆转点（the point of no return）。这一转折点是否可能为肠化生？已明确 Hp 感染可诱发慢性胃炎，经历慢性炎症→萎缩→肠化→异型增生等多个步骤最终发展至胃癌（Correa 模式）。可否通过根除 Hp 来降低胃癌发生危险性始终是近年来关注的热点。多数研究表明，根除 Hp 可防止胃黏膜萎缩和肠化的进一步发展，但萎缩、肠化是否能得到逆转尚待更多研究证实。

Mera 和 Correa 等最新报道了一项长达 12 年的大型前瞻性随机对照研究，纳入 795 例具有胃癌前病变的成人患者，随机给予他们抗 Hp 治疗和（或）抗氧化治疗。他们观察到萎缩黏膜在 Hp 根除后持续保持阴性 12 年后可以完全消退，而肠化黏膜也有逐渐消退的趋向，但可能需要随访更为长时间。他们认为通过抗 Hp 治疗来进行胃癌的化学预防是可行的策略。

但是，部分学者认为在考虑萎缩的可逆性时，需区分缺失腺体的恢复和腺体内特定细胞的再生。在后一种情况下，干细胞区室被保留，去除有害因素可使壁细胞和主细胞再生，并完全恢复腺体功能。当腺体及干细胞被完全破坏后，腺体的恢复只能由周围未被破坏的腺窝单元（pit gland units）来完成。

当萎缩伴有肠化生时，逆转机会进一步减小。如果肠化生是对不利因素的适应性反应，而且不利因素可以被确定和去除，此时肠化生有可能逆转。但是，肠化生还有很多其他原因，如胆汁反流、高盐饮食、乙醇。这意味着即使在 Hp 感染个体，感染以外的其他因素，亦可以引发或加速化生的发生。如果肠化生是稳定的干细胞内体细胞突变的结果，则改变黏膜的环境也许不能使肠化生逆转。

1992—2002 年文献 34 篇，根治 Hp 后萎缩可逆和无好转的基本各占一半，主要由于萎缩诊断标准、随访时间和间隔长短、活检取材部位和数量不统一所造成。建议今后制定统一随访方案，联合各医疗单位合作研究，使能得到大宗病例的统计资料。根治 Hp 可以产生某些有益效应，如消除炎症，消除活性氧所致的 DNA 损伤，缩短细胞更新周期，提高低胃酸者的泌酸量，并逐步恢复胃液维生素 C 的分泌。在预防胃癌方面，这些已被证实的结果可能比希望萎缩和肠化生逆转重要得多。

实际上，国际著名学者对有否此不可逆转点也有争论。如美国的 Correa 教授并不认同它的存在，而英国 Aberdeen 大学的 Emad Munir El－Omar 教授则强烈认为在异型增生发展至胃癌的过程中有某个节点，越过此则基本处于不可逆转阶段，但至今为止尚未明确此点的确切位置。

四、临床表现

流行病学研究表明，多数慢性非萎缩性胃炎患者无任何症状。少数患者可有上腹痛或不适、上腹胀、早饱、暖气、恶心等非特异性消化不良症状。某些慢性萎缩性胃炎患者可有上腹部灼痛、胀痛、钝痛或胀闷且以餐后为著，食欲缺乏、恶心、嗳气、便秘或腹泻等症状。内镜检查和胃黏膜组织学检查结果与慢性胃炎患者症状的相关分析表明，患者的症状缺乏特异性，且症状之有无及严重程度与内镜所见及组织学分级并无肯定的相关性。

伴有胃黏膜糜烂者，可有少量或大量上消化道出血，长期少量出血可引起缺铁性贫血。胃体萎缩性胃炎可出现恶性贫血，常有全身衰弱、疲软、神情淡漠、隐性黄疸，消化道症状一般较少。

体征多不明显，有时上腹轻压痛，胃体胃炎严重时可有舌炎和贫血。

慢性萎缩性胃炎的临床表现不仅缺乏特异性，而且与病变程度并不完全一致。

五、辅助检查

（一）胃镜及活组织检查

1. 胃镜检查　随着内镜器械的长足发展，内镜观察更加清晰。内镜下慢性非萎缩性胃炎可见红斑（点状、片状、条状），黏膜粗糙不平，出血点（斑），黏膜水肿及渗出等基本表现，尚可见糜烂及胆汁反流。萎缩性胃炎则主要表现为黏膜色泽白，不同程度的皱襞变平或消失。在不过度充气状态下，可透见血管纹，轻度萎缩时见到模糊的血管，重度时看到明显血管分支。内镜下肠化黏膜呈灰白色颗粒状小隆起，重者贴近观察有绒毛状变化。肠化也可以呈平坦或凹陷外观的。如果喷撒亚甲蓝色素，肠化区可能出现被染上蓝色，非肠化黏膜不着色。

胃黏膜血管脆性增加可致黏膜下出血，谓之壁内出血，表现为水肿或充血胃黏膜上见点状、斑状或线状出血，可多发、新鲜和陈旧性出血相混杂。如观察到黑色附着物常提示糜烂等致出血。

值得注意的是，少数 Hp 感染性胃炎可有胃体部皱襞肥厚，甚至宽度达到 5mm 以上，且在适当充气后皱襞不能展平，用活检钳将黏膜提起时，可见帐篷征（tent sign），这是和恶性浸润性病变鉴别点之一。

2. 病理组织学检查　萎缩的确诊依赖于病理组织学检查。萎缩的肉眼与病理之符合率仅为 38%～78%，这与萎缩或肠化甚至 Hp 的分布都是非均匀的，或者说多灶性萎缩性胃炎的胃黏膜萎缩呈灶状分布有关。当然，只要病理活检发现有萎缩，就可诊断为萎缩性胃炎。但如果未能发现萎缩，却不能轻易排除之。如果不取足够多的标本或者内镜医生并未在病变最重部位（这也需要内镜医生的经验）活检，则势必可能遗漏病灶。反之，当在糜烂或溃疡边缘的组织活检时，即使病理发现了萎缩，却不能简单地视为萎缩性胃炎，这是因为活检组织太浅、组织包埋方向不当等因素均可影响萎缩的判断。还有，根除 Hp 可使胃黏膜活动性炎症消退，慢性炎症程度减轻。一些因素可影响结果的判断，如①活检部位的差异；②Hp感染时胃黏膜大量炎症细胞浸润，形如萎缩；但根除 Hp 后胃黏膜炎症细胞消退，黏膜萎缩、肠化可望恢复。然而在胃镜活检取材多少问题上，病理学家的要求与内镜医生出现了矛盾。从病理组织学观点来看，5 块或更多则有利于组织学的准确判断；然而，就内镜医生而言，考虑及病家的医疗费用，主张 2 ~ 3 块即可。

（二）Hp 检测

活组织病理学检查时可同时检测 Hp，并可在内镜检查时多取 1 块组织做快速尿素酶检查以增加诊断的可靠性。其他检查 Hp 的方法包括①胃黏膜直接涂片或组织切片，然后以 Gram 或 Giemsa 或 Warthin – Starry 染色（经典方法），甚至 HE 染色；免疫组化染色则有助于检测球形 Hp。②细菌培养，为金标准；需特殊培养基和微需氧环境，培养时间 3 ~ 7d，阳性率可能不高但特异性高，且可做药物敏感试验。③血清 Hp 抗体测定，多在流行病学调查时用。④尿素呼吸试验，是一种非侵入性诊断法，口服 ^{13}C 或 ^{14}C 标记的尿素后，检测患者呼气中的 CO_2 或 CO_2 量，结果准确；⑤多聚酶联反应法（PCR 法），能特异地检出不同来源标本中的 Hp。

根除 Hp 治疗后，可在胃镜复查时重复上述检查，亦可采用非侵入性检查手段，如 ^{13}C 或 ^{14}C 尿素呼气试验、粪便 Hp 抗原检测及血清学检查。应注意，近期使用抗生素、质子泵抑制药、铋剂等药物，因有暂时抑制 Hp 作用，会使上述检查（血清学检查除外）呈假阴性。

（三）X 线钡剂检查

主要是以很好地显示胃黏膜相的气钡双重造影。对于萎缩性胃炎，常常可见胃皱襞相对平坦和减少。但依靠 X 线诊断慢性胃炎价值不如胃镜和病理组织学。

（四）实验室检查

1. 胃酸分泌功能测定　非萎缩性胃炎胃酸分泌常正常，有时可以增高。萎缩性胃炎病变局限于胃窦时，胃酸可正常或低酸，低酸是由于泌酸细胞数量减少和 H^+ 向胃壁反弥散所致。测定基础胃液分泌量（BAO）及注射组胺或五肽胃泌素后测定最大泌酸量（MAO）和高峰泌酸量（PAO）以判断胃泌酸功能，有助于萎缩性胃炎的诊断及指导临床治疗。A 型慢性萎缩性胃炎患者多无酸或低酸，B 型慢性萎缩性胃炎患者可正常或低酸，往往在给予酸分泌刺激药后，亦不见胃液和胃酸分泌。

2. 胃蛋白酶原（pepsinogen，PG）测定　胃体黏膜萎缩时血清 PGI 水平及 PGI/Ⅱ比例下降，严重时可伴餐后血清 G – 17 水平升高；胃窦黏膜萎缩时餐后血清 G – 17 水平下降，严重时可伴 PGI 水平及 PGI/Ⅱ比例下降。然而，这主要是一种统计学上的差异（图 6 – 7）。

日本学者发现无症状胃癌患者，本法 85% 阳性，PGI 或比值降低者，推荐进一步胃镜检查，以检出伴有萎缩性胃炎的胃癌。该试剂盒用于诊断萎缩性胃炎和判断胃癌倾向在欧洲国家应用要多于我国。

3. 血清胃泌素测定　如果以放射免疫法检测血清胃泌素，则正常值应 <100pg/ml。慢性萎缩性胃炎胃体为主者，因壁细胞分泌胃酸缺乏、反馈性地 G 细胞分泌胃泌素增多，致胃泌素中度升高。特别是当伴有恶性贫血时，该值可达 1 000pg/ml 或更高。注意此时要与

胃泌素瘤相鉴别，后者是高胃酸分泌。慢性萎缩性胃炎以胃窦为主时，空腹血清胃泌素正常或降低。

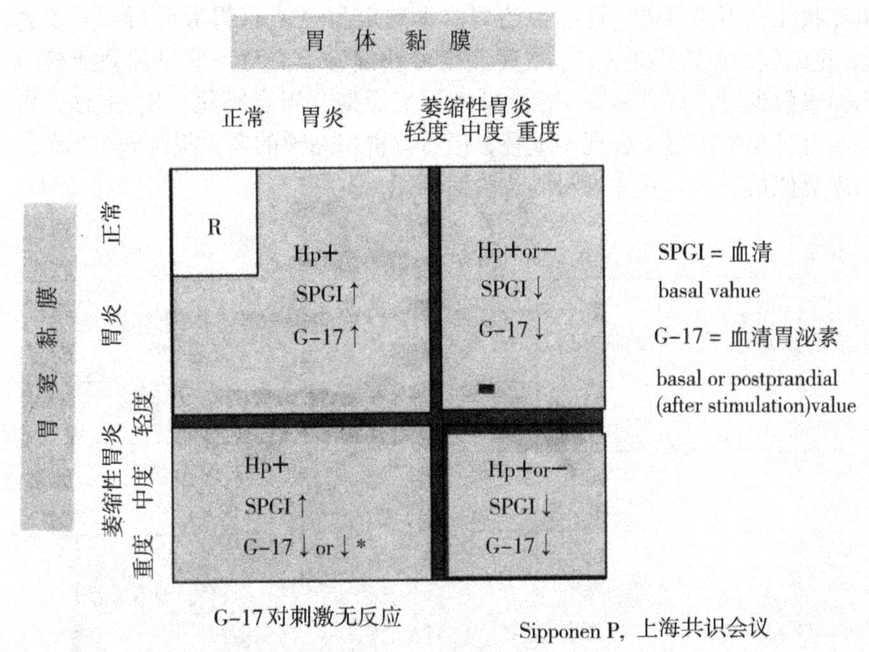

图 6-7 胃蛋白酶原测定

4. 自身抗体　血清 PCA 和 IFA 阳性对诊断慢性胃体萎缩性胃炎有帮助，尽管血清 IFA 阳性率较低，但胃液中 IFA 的阳性，则十分有助于恶性贫血的诊断。

5. 血清维生素 B_{12}浓度和维生素 B_{12}吸收试验　慢性胃体萎缩性胃炎时，维生素 B_{12}缺乏，常低于 200ng/L。维生素 B_{12}吸收试验（Schilling 试验）能检测维生素 B_{12}在末端回肠吸收情况且可与回盲部疾病和严重肾功能障碍相鉴别。同时服用^{58}Co 和^{57}Co（加有内因子）标记的氰钴素胶囊。此后收集 24h 尿液。如两者排出率均大于 10% 则正常，若尿中^{58}Co 排出率低于 10%，而^{57}Co 的排出率正常则提示恶性贫血；而二者均降低的常常是回盲部疾病或者肾功能衰竭者。

六、诊断和鉴别诊断

（一）诊断

鉴于多数慢性胃炎患者无任何症状，或即使有症状也缺乏特异性，且缺乏特异性体征，因此根据症状和体征难以作出慢性胃炎的正确诊断。慢性胃炎的确诊主要依赖于内镜检查和胃黏膜活检组织学检查，尤其是后者的诊断价值更大。

按照悉尼胃炎标准要求，完整的诊断应包括病因、部位和形态学 3 方面。例如诊断为“胃窦为主慢性活动性 Hp 胃炎”“NSAIDs 相关性胃炎”。当胃窦和胃体炎症程度相差 2 级或以上时，加上“为主”修饰词，如“慢性（活动性）胃炎，胃窦显著”。当然这些诊断结论最好是在病理报告后给出，实际的临床工作中，胃镜医生可根据胃镜下表现给予初步诊断。病理诊断则主要根据新悉尼胃炎系统如下图（图 6-8）。

对于自身免疫性胃炎诊断，要予以足够的重视。因为胃体活检者甚少，或者很少开展PCA和IFA的检测，诊断该病者很少。为此，如果遇到以全身衰弱和贫血为主要表现，而上消化道症状往往不明显者，应做血清胃泌素测定和（或）胃液分析，异常者进一步做维生素B_{12}吸收试验，血清维生素B_{12}浓度测定可获确诊。注意不能仅仅凭活检组织学诊断本病，特别标本数少时，这是因为Hp感染性胃炎后期，胃窦肠化，Hp上移，胃体炎症变得显著，可与自身免疫性胃炎表现相重叠，但后者胃窦黏膜的变化很轻微。另外淋巴细胞性胃炎也可出现类似情况，而其并无泌酸腺萎缩。

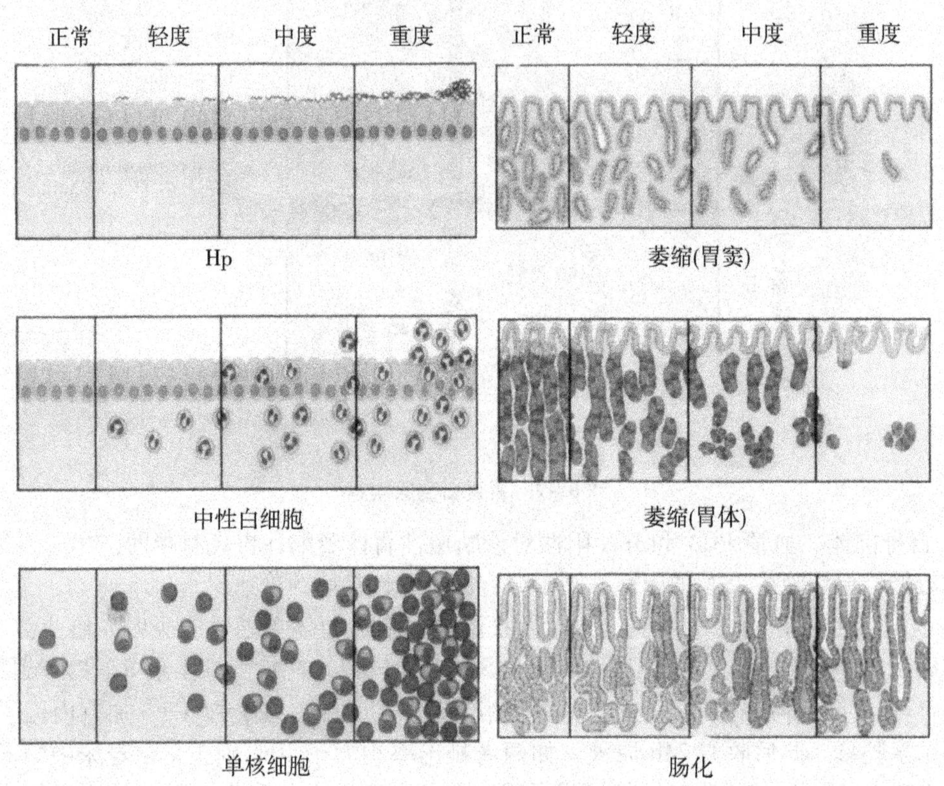

图6-8 新悉尼胃炎系统

A型、B型萎缩性胃炎特点如下表（表6-2）。

表6-2 A型和B型慢性萎缩性胃炎的鉴别

项目	A型慢性萎缩性胃炎	B型慢性萎缩性胃炎
部位　胃窦	正常	萎缩
胃体	弥漫性萎缩	多灶性
血清胃泌素	明显升高	不定，可以降低或不变
胃酸分泌	降低	降低或正常
自身免疫抗体（内因子抗体和壁细胞抗体）阳性率	90%	10%
恶性贫血发生率	90%	10%
可能的病因	自身免疫，遗传因素	幽门螺杆菌、化学损伤

（二）鉴别诊断

1. 功能性消化不良 2006年《我国慢性胃炎共识意见》将消化不良症状与慢性胃炎作了对比，一方面慢性胃炎患者可有消化不良的各种症状，另一方面，一部分有消化不良症状者如果胃镜和病理检查无明显阳性发现，可能仅仅为功能性消化不良。当然，少数功能性消化不良患者可同时伴有慢性胃炎。这样在慢性胃炎－消化不良症状－功能性消化不良之间形成较为错综复杂的关系。但一般说来，消化不良症状的有无和严重程度与慢性胃炎的内镜所见或组织学分级并无明显相关性。

2. 早期胃癌和胃溃疡 几种疾病的症状有重叠或类似，但胃镜及病理检查可鉴别。重要的是，如遇到黏膜糜烂，尤其是隆起性糜烂，要多取活检和及时复查，以排除早期胃癌。这是因为即使是病理组织学诊断，恐也有一定局限性。原因为主要是：①胃黏膜组织学变化易受胃镜检查前夜的食物（如某些刺激性食物加重黏膜充血）性质、被检查者近日是否吸烟、胃镜操作者手法的熟练程度、患者恶心反应等诸种因素影响。②活检是点的调查，而慢性胃炎病变程度在整个黏膜面上并非一致，要多点活检才能作出全面估计，判断治疗效果时，尽量在黏膜病变较重的区域或部位活检。如系治疗前后比较，则应在相同或相近部位活检。③病理诊断易受病理医师主观经验的影响。

3. 慢性胆囊炎与胆石症 其与慢性胃炎症状十分相似，同时并存者亦较多。对于中年女性诊断慢性胃炎时，要仔细询问病史，必要时行胆囊B超检查，以了解胆囊情况。

4. 其他 慢性肝炎和慢性胰腺疾病等，也可出现与慢性胃炎类似症状，在详询病史后，行必要的影像学检查和特异的实验室检查。

七、预后

慢性萎缩性胃炎常合并肠上皮化生。慢性萎缩性胃炎绝大多数预后良好，少数可癌变，其癌变率为1%～3%。目前认为慢性萎缩性胃炎若早期发现，及时积极治疗，病变部位萎缩的腺体是可以恢复的，其可转化为非萎缩性胃炎或被治愈，改变了以往人们对慢性萎缩性胃炎不可逆转的认识。根据萎缩性胃炎每年的癌变率为0.5%～1%，那么，胃镜和病理检查的随访间期定位多长才既提高早期胃癌的诊断率，又方便患者和符合医药经济学要求？这也一直是不同地区和不同学者分歧较大的问题。在我国，城市和乡村由不同胃癌发生率和医疗条件差异。如果纯粹从疾病进展和预防角度考虑，一般认为，不伴有肠化和异型增生的萎缩性胃炎可1～2年做内镜和病理随访1次；活检有中—重度萎缩伴有肠化的萎缩性胃炎1年左右随访1次。伴有轻度异型增生并剔除取于癌旁者，根据内镜和临床情况缩短至6～12个月随访1次；而重度异型增生者需立即复查胃镜和病理，必要时手术治疗或内镜下局部治疗。

八、治疗

慢性非萎缩性胃炎的治疗目的是缓解消化不良症状和改善胃黏膜炎症。治疗应尽可能针对病因，遵循个体化原则。消化不良症状的处理与功能性消化不良相同。无症状、Hp阴性的非萎缩性胃炎无须特殊治疗。

（一）一般治疗

慢性萎缩性胃炎患者，不论其病因如何，均应戒烟、忌酒，避免使用损害胃黏膜的药物如 NSAID 等，以及避免对胃黏膜有刺激性的食物和饮品，如过于酸、甜、咸、辛辣和过热、过冷食物，浓茶、咖啡等，饮食宜规律，少吃油炸、烟熏、腌制食物，不食腐烂变质的食物，多吃新鲜蔬菜和水果，所食食品要新鲜并富于营养，保证有足够的蛋白质、维生素（如维生素 C 和叶酸等）及铁质摄入，精神上乐观，生活要规律。

（二）针对病因或发病机制的治疗

1. 根除 Hp　具体方法和药物参见有关专门章节，慢性非萎缩性胃炎的主要症状为消化不良，其症状应归属于功能性消化不良范畴。目前国内、外均推荐对 Hp 阳性的功能性消化不良行根除治疗。因此，有消化不良症状的 Hp 阳性慢性非萎缩性胃炎患者均应根除 Hp。另外，如果伴有胃黏膜糜烂，也该根除 Hp。大量研究结果表明，根除 Hp 可使胃黏膜组织学得到改善；对预防消化性溃疡和胃癌等有重要意义；对改善或消除消化不良症状具有费用－疗效比优势。

2. 保护胃黏膜　关于胃黏膜屏障功能的研究由来已久。1964 年美国密歇根大学 Horace Willard Davenport 博士首次提出“胃黏膜具有阻止 H^+ 自胃腔向黏膜内扩散的屏障作用”。1975 年，美国密歇根州 Upjohn 公司的 A. Robert 博士发现前列腺素可明显防止或减轻 NSAID 和应激等对胃黏膜的损伤，其效果呈剂量依赖性。从而提出细胞保护（Cytoprotection）的概念。1996 年加拿大的 Wallace 教授较全面阐述胃黏膜屏障，根据解剖和功能将胃黏膜的防御修复分为五个层次：黏液－HCO_3^- 屏障、单层柱状上皮屏障、胃黏膜血流量、免疫细胞－炎症反应和修复重建因子作用等。至关重要的上皮屏障主要包括胃上皮细胞顶膜能抵御高浓度酸、胃上皮细胞之间紧密连接、胃上皮抗原递呈，免疫探及并限制潜在有害物质，并且它们大约每 72h 完全更新一次。这说明它起着关键作用。

近年来，有关前列腺素和胃黏膜血流量等成为胃黏膜保护领域的研究热点。这与 NSAID 药物的广泛应用带来的副作用日益引起学者的重视有关。美国加州大学戴维斯分校的 Tarnawski 教授的研究显示，前列腺素保护胃黏膜抵抗致溃疡及致坏死因素损害的机制不仅是抑制胃酸分泌。当然表皮生长因子（EGF）、成纤维生长因子（bFGF）和血管内皮生长因子（VEGF）及热休克蛋白等都是重要的黏膜保护因子，在抵御黏膜损害中起重要作用。

然而，当机体遇到有害因素强烈攻击时，仅依靠自身的防御修复能力是不够的，强化黏膜防卫能力，促进黏膜的修复是治疗胃黏膜损伤的重要环节之一。具有保护和增强胃黏膜防御功能或者防止胃黏膜屏障受到损害的一类药物统称为胃黏膜保护药。包括铝碳酸镁、硫糖铝、胶体铋剂、地诺前列酮（喜克溃）、替普瑞酮（又名施维舒）、吉法酯（又名惠加强－G）、谷氨酰胺类（麦滋林－S）、瑞巴派特（膜固思达）等药物。另外，合欢香叶酯能增加胃黏膜更新，提高细胞再生能力，增强胃黏膜对胃酸的抵抗能力，达到保护胃黏膜作用。

3. 抑制胆汁反流　促动力药如多潘立酮可防止或减少胆汁反流；胃黏膜保护药，特别是有结合胆酸作用的铝碳酸镁制剂，可增强胃黏膜屏障、结合胆酸，从而减轻或消除胆汁反流所致的胃黏膜损害。考来烯胺可络合反流至胃内的胆盐，防止胆汁酸破坏胃黏膜屏障，方法为每次 3～4g，1 日 3～4 次。

（三）对症处理

消化不良症状的治疗由于临床症状与慢性非萎缩性胃炎之间并不存在明确关系，因此症状治疗事实上属于功能性消化不良的经验性治疗。慢性胃炎伴胆汁反流者可应用促动力药

(如多潘立酮)和(或)有结合胆酸作用的胃黏膜保护药(如铝碳酸镁制剂)。

(1)有胃黏膜糜烂和(或)以反酸、上腹痛等症状为主者,可根据病情或症状严重程度选用抗酸药、H_2 受体拮抗药或质子泵抑制药(PPI)。

(2)促动力药如多潘立酮、马来酸曲美布汀、莫沙必利、盐酸伊托必利主要用于上腹饱胀、恶心或呕吐等为主要症状者。

(3)胃黏膜保护药如硫糖铝、瑞巴派特、替普瑞酮、吉法酯、依卡倍特适用于有胆汁反流、胃黏膜损害和(或)症状明显者。

(4)抗抑郁药或抗焦虑治疗。可用于有明显精神因素的慢性胃炎伴消化不良症状患者,同时应予耐心解释或心理治疗。

(5)助消化治疗:对于伴有腹胀、食欲缺乏等消化不良症而无明显上述胃灼热、反酸、上腹饥饿痛症状者,可选用含有胃酶、胰酶和肠酶等复合酶制剂治疗。

(6)其他对症治疗:包括解痉止痛、止吐、改善贫血等。

(7)对于贫血,若为缺铁,应补充铁剂。大细胞贫血者根据维生素 B_{12} 或叶酸缺乏分别给予补充。

(四)中药治疗

可拓宽慢性胃炎的治疗途径。常用的中成药有温胃舒胶囊、阴虚胃痛冲剂、养胃舒胶囊、虚寒胃痛冲剂、三九胃泰、猴菇菌片、胃乃安胶囊、胃康灵胶囊、养胃冲剂、复方胃乐舒口服液。上述药物除具对症治疗作用外,对胃黏膜上皮修复及炎症也可能具有一定作用。

(五)治疗慢性萎缩性胃炎而预防其癌变

诚然,迄今为止尚缺乏公认的、十分有效的逆转萎缩、肠化和异型增生的药物,但是一些饮食方法或药物已经显示具有诱人的前景。

1. 根除 Hp 是否可逆转胃黏膜萎缩和肠化根除 Hp 治疗后萎缩可逆性的临床报告结果很不一致,1992—2002 年文献 34 篇,萎缩可逆和无好转的基本各占一半,主要由于萎缩诊断标准、随访时间和间隔长短、活检取材部位和数量不统一所造成。但是,根除 Hp 后炎症的消除、萎缩甚至肠化的好转却是不争的事实。

2. COX-2 抑制药的化学预防　环氧化酶(cycloo xygenase,COX)是前列腺素(PGs)合成过程中的限速酶,它将花生四烯酸代谢成各种前列腺素产物,后者参与维持机体的各种生理和病理功能。COX 是膜结合蛋白,存在于核膜和微粒体膜。胃上皮壁细胞、肠黏膜细胞、单核/巨噬细胞、平滑肌细胞、血管内皮细胞、滑膜细胞和成纤维细胞可表达 COX-2。COX-2 与炎症及肿瘤的发生、发展有密切关系,并且可作为预防、治疗炎症和肿瘤的靶分子,因而具有重要的临床意义。

3. 生物活性食物成分　除了满足人体必需的营养成分外,同时具有预防疾病、增强体质或延缓衰老等生理功能的食物与膳食成分称之为生物活性食物成分。近年来的研究显示饮食中的一些天然食物成分有一定的预防胃癌作用。

(1)叶酸:一种 B 族维生素。主要存在于蔬菜和水果,人体自身不能合成叶酸,必须从膳食获取,若蔬菜和水果摄入不足,极易造成叶酸缺乏,而叶酸缺乏将导致 DNA 甲基化紊乱和 DNA 修复机制减弱,并与人类肿瘤的发生有关。具有较高叶酸水平者发生贲门癌和非贲门胃癌的概率是低叶酸含量人群的 27% 和 33%。Mayne 等在美国进行的一项关于饮食营养素摄入与食管癌及胃癌发病风险的研究中发现，叶酸摄入量最低的人群患食管腺癌、食管鳞癌、贲门癌及胃癌的相对危险度比叶酸摄入量最高的人群分别高出 2.08 倍、1.72 倍、1.37 倍和 1.49 倍。萎缩性胃炎和胃癌发生中不仅有叶酸水平的降低，更有总基因组 DNA 和癌基因低甲基化的发生。我们实施的动物实验表明叶酸可预防犬胃癌的发生率。也曾进行了叶酸预防慢性萎缩性胃炎癌变的随机对照的临床研究，显示叶酸具有预防胃癌等消化道肿瘤的作用。也有研究者提出在肿瘤发展的不同阶段，叶酸可能具有双重调节作用：在正常上皮组织，叶酸缺乏可使其向肿瘤发展；适当补充叶酸则抑制其转变为肿瘤；而对进展期的肿瘤，补充叶酸则有可能促进其发展。因此补充叶酸需严格控制其干预剂量及时间，以便提供安全有效的肿瘤预防而不是盲目补充叶酸。

（2）维生素 C：传统的亚硝胺致癌假说和其他的研究结果提示，维生素 C 具有预防胃癌的作用，机制之一可能与纠正由 Hp 引起的高胺环境有关。维生素 C 是一种较好的抗氧化剂，能清除体内的自由基，提高机体的免疫力，对抗多种致癌物质，此外维生素 C 也具有抗炎和恢复细胞间交通的作用。有人曾给胃癌高发区居民补充足够的维生素 C，一定时间后发现这些居民体内及尿中致癌物亚硝胺类含量明显降低。胃病患者进行血清学检测和胃液分析，发现萎缩性胃炎和胃癌患者的胃液内维生素 C 水平都普遍低于其他胃病患者，并伴有 pH 和亚硝酸盐水平异常升高。当然，该方面也有一些矛盾之处：对 51 例多病灶萎缩性胃炎患者进行抗 Hp 及大剂量维生素 C（1g/d）治疗 3 个月后，发现鸟氨酸脱羧酶（ODC）和 COX－2 的表达明显减弱，并抑制了致炎细胞因子（IL－1beta，IL－8. TNF－alpha）的释放，同时增加了表皮生长因子和转化生长因子的产物，明显改善了胃黏膜内外分泌活性。该研究显示维生素 C 不具备抗 Hp 的作用。但胃液维生素 C 预防胃癌的疗效在 Hp 感染时显著降低。如果 Hp 感染患者的维生素 C 浓度降低，则对胃癌细胞的抑制作用消失。值得注意的是，维生素 C 对胃癌的保护作用主要发生在肿瘤形成的起始阶段，这种保护作用在吸烟或酗酒者中无效。

（3）维生素 E：预防胃癌的作用目前仍有争议，且多认为无效。

（4）维生素 A 类衍生物：对胃癌可能有一定预防作用。不同的维生素 A 衍生物对胃癌的影响不同，其最佳剂量与肿瘤抑制的相关性还需进一步实验证明。

（5）茶多酚：富含茶多酚（如表没食子儿茶素没食子酸脂，又简称 EGCG）的绿茶有降低萎缩性胃炎发展为胃癌的危险性。饮茶可以减缓胃黏膜炎症的发生，从而降低慢性胃炎的发病。目前认为茶叶对胃癌的保护作用主要发生在那些大量饮茶者中。在一项国内的报道中，每年饮茶 3kg 以上者的胃癌发病率呈显著下降趋势。绿茶和红茶中的儿茶素可以诱导胃癌细胞凋亡，而对正常细胞影响较小。其中高分子量成分可以引起 G_2/M 期阻滞，并伴随 P^{21Waf1} 的上调。

（6）大蒜素：可减少 Hp 引起的萎缩性胃炎的胃癌发病率，可能与其影响代谢酶的活性及抑制肿瘤细胞增殖和诱导凋亡有关。研究显示大蒜素具有极强和广泛的杀菌能力，从而阻止 Hp 引起的胃炎，最终降低胃癌的发生。流行病学研究显示种大蒜以及素有吃大蒜习惯的地区和人群，胃癌的发病率较低，并且长期吃生大蒜者胃内亚硝酸盐的含量远低于其他人群。最近研究还发现大蒜的主要成分大蒜素可以抑制胃癌细胞 BGC823 的增殖，诱导其发生分化和凋亡。大蒜素可以在胃癌细胞中激发一系列与细胞凋亡通路相关蛋白质的表达响应，进一步抑制胃癌细胞。

(7) 微量元素硒：对胃癌的预防有一定的作用，但过量应用（如 3 200μg/d，1 年）却有一定的肝、肾毒性。其合适的剂量与疗程，尚待研究。

一般认为，无机硒（亚硒酸钠）毒性大，其吸收前必须先与肠道中的有机配体结合才能被机体吸收利用，而肠道中存在着多种元素与硒竞争有限配体，从而大大影响无机硒的吸收。有机硒是以主动运输机制通过肠壁被机体吸收利用，其吸收率高于无机硒；被人体吸收后可迅速地被人体利用，且安全较高。近年，有学者认为纳米硒的生物活性比有机硒、无机硒高且具有更高的安全性。以上问题值得重视和须深入研究。

(六) 手术问题

中年以上的慢性萎缩性胃炎患者，如在治疗或随访过程中出现溃疡、息肉、出血，或即使未见明显病灶，但胃镜活检病理中出现中、重度异型增生者，结合患者临床情况可以考虑做部分胃切除，从这类患者的胃切除标本中可能检出早期胃癌。但要严格掌握指征，尤其是年轻患者。胃窦部重度萎缩性胃炎和肠化并不是手术的绝对指征，因为手术后残胃也很容易发生慢性萎缩性胃炎、肠化和癌变。

（王忠琼）

第五节　疣状胃炎

疣状胃炎（verrucosal gastritis）即痘疮性胃炎（variolifrom gastritis）或慢性糜烂性胃炎。

一、流行病学

有关报道较少，为 1.22% ~3.3%。

二、病因学

至今未明，可能与免疫异常和胃酸分泌过高有关，而与 Hp 感染的关系尚无定论。

三、病理学和病理生理学

在该病发生中，存在变态反应异常情形。其胃黏膜中有含有 IgE 的免疫细胞浸润（远高于萎缩性胃炎和正常胃黏膜）。另外与高酸分泌和 H^+ 逆弥散有关。

显微镜下可见糜烂中心覆有渗出物，周围的腺管和胃小凹上皮增生，部分再生腺管常有一定程度异型性。黏膜肌层常增厚。其实，现今不少疣状胃炎同时伴有萎缩性胃炎，或者在萎缩甚至肠上皮化生的基础上有疣状变化。

四、临床表现

多见于中壮年，男性较多。包括腹痛、恶心、呕吐，厌食，少数有消化道出血，体重下降，可有贫血，低蛋白血症。症状与糜烂数目多少无关。体征为上腹部压痛，可有贫血和消瘦。

五、辅助检查

胃镜下可见特征性的疣状糜烂，多分布于幽门腺区域和移行区，少数可见于整个胃，常沿皱襞顶部呈链状排列，圆或椭圆形，直径大小不一但多小于0.5～1.5cm。其隆起的中央凹陷糜烂，色淡红或甚或覆有黄色薄膜。有学者根据其隆起之高低和凹陷之深浅分为成熟型和未成熟型。

六、预后

自然病程较长，有的几个月消退，有的持续多年。部分学者认为该病亦可成为胃癌的癌前疾病。

七、治疗

无特效治疗，有症状的可按溃疡病治疗，也有用激素和抗过敏药治疗的报道。

（邹文爽）

第六节　淋巴细胞性胃炎

淋巴细胞性胃炎（lymphocytic gastritis）为一原因不明的特殊类型胃炎，其病理特征是表面上皮和胃小凹上皮中有大量上皮内淋巴细胞（intraepithelial lymphocyte，IEI）浸润。

一、流行病学

有关报道较少，为1.22%～3.3%。

二、病因学

本病原因不明，可能与Hp感染有关。一项多中心研究表明，Hp阳性的淋巴细胞性胃炎在根除Hp后绝大多数患者（95.8%）的胃炎得到显著改善，而服用奥美拉唑或安慰剂的对照组仅53.8%得到改善，未改善者在根除Hp后均得到改善。此外有乳糜泻临床表现和小肠组织学变化患者中，胃黏膜活检45%有本病的组织学变化，提示该病可能与乳糜泻有关。

三、病理学和病理生理学

伴有固有膜显著的慢性炎性细胞浸润，有活动性和局灶性糜烂，或者相反只有少量慢性炎细胞浸润。

每100个上皮细胞只有25～40个淋巴细胞。诊断的界限是上皮内淋巴细胞（IEL）数每100个上皮细胞大于25个。IEL几乎都是T淋巴细胞，且90%左右是CD8阳性的T抑制细胞。胃体和胃窦都可累及，但前者明显。

四、辅助检查

诊断主要靠胃镜和病理。通常胃镜下可有痘疹样胃炎、肥厚性淋巴细胞性胃炎（hypertrophiclymphocytic gastritis，HLG）。后者可表现为胃皱襞肥厚，缺乏Menetrier病的组织学改变，仅有小凹轻度增生，胃体腺正常。皱襞增厚是由于黏膜下层水肿致使胶质网变形膨胀引起，可见血管充盈扩张。临床有的病例伴有体重减轻和蛋白丢失性肠病表现。少数并无异常表现。

（王忠琼）

第七节 巨大胃黏膜肥厚症

巨大胃黏膜肥厚症（giant hypertrophic gastropathy）又称 Menetrier 病。以胃体底巨大黏膜皱襞和低蛋白血症和水肿为特征，其病因尚不清楚。

一、病因

是否与巨细胞病毒感染尚无定论。另外，已有若干 Hp 阳性的 Menetrier 病在根除 Hp 后得到缓解或痊愈的报道，因此对 Hp 阳性的 Menetrier 病应予根除治疗。

二、辅助检查

胃镜下常可见胃底胃体部黏膜皱襞巨大、曲折迂回呈脑回状，有的呈结节状或融合性息肉状隆起，大弯侧较显著，皱襞嵴上可有多发性糜烂或溃疡。组织学特征为胃小凹增生、延长，伴明显腺体囊状扩张。黏膜层增厚而炎细胞浸润并不明显。泌酸腺主细胞和壁细胞相对减少，代之以黏液细胞化生。

实验室检查可发现因血浆蛋白经增生的胃黏膜漏入胃腔后造成的低蛋白血症。高峰酸排量（PAO）低于10mmol/h，但是无酸并不多见。

三、临床表现

中年以后多见，常有上腹痛、体重减轻、水肿和腹泻。体征无特异性，有上腹压痛、水肿、贫血。大便隐血试验常可阳性。

四、诊断和鉴别诊断

根据前述的典型临床表现和实验室检查可诊断本病，但注意由组织学特征鉴别胃恶性淋巴瘤、弥漫浸润性胃癌、Zollinger－Ellison 综合征、Cronkhite－Canada 综合征和淀粉样变性鉴别。

另外，Hp 感染也可以引起反应性胃黏膜肥厚，但后者的黏膜增厚和小凹增生较轻，而炎症却很明显，根除 Hp 后粗大黏膜可恢复正常。

五、治疗

虽本病预后良好，目前尚无有效药物。目前主要是对症治疗。上腹痛或有溃疡用 H_2 受体阻断药，可改善症状和低蛋白血症。出血者予黏膜保护药、止血药。必要时可行胃部分切除，可改善低蛋白血症。有术后在切端再发的报告。

（王忠琼）

第八节 消化性溃疡

消化性溃疡（peptic ulcer，PU）是最常见的消化疾病之一，主要包括胃溃疡（gastric ulcer，GU）和十二指肠溃疡（duodenal ulcer，DU），此外亦可发生于食管下段、小肠、胃肠吻合口及附近肠襻以及异位胃黏膜。本文中胃溃疡特指胃消化性溃疡，区别于胃溃疡性病灶的总称，后者可包括各种良、恶性病灶。溃疡的黏膜缺损超过黏膜肌层，与糜烂不同。

一、流行病学

消化性溃疡是全球性多发性疾病，但在不同国家、地区的患病率可存在不同差异。通常认为大约10%的个体一生中曾患消化性溃疡。近年来消化性溃疡发病率有逐渐下降趋势，而随着药物与诊断技术的不断发展，严重并发症的发病率亦有降低。

本病好发于男性，十二指肠溃疡常较胃溃疡常见。国内统计资料显示男女消化性溃疡发病率之比在十二指肠溃疡为（4.4～6.8）：1，胃溃疡为（3.6～4.7）：1。消化性溃疡可发生于任何年龄，但十二指肠溃疡多见于青壮年，而胃溃疡多见于中老年，两者的发病高峰可相差10岁。统计显示我国南方发病率高于北方，城市高于农村，可能与饮食习惯、工作精神压力有关。自20世纪80年代以来，随着社会老龄化与期望寿命的不断延长，中老年溃疡患者的比率呈增高趋势。溃疡病发作有季节性，秋冬和冬春之交是高发季节。

二、病因和发病机制

消化性溃疡的发生是由于对胃、十二指肠黏膜有损害作用的侵袭因素和黏膜自身防御、修复因素之间失衡的综合结果。具体在某一特例可表现为前者增强，或后者减弱，或兼而有之。十二指肠溃疡与胃溃疡在发病机制上存在不同，表现为前者主要是防御、修复因素减弱所致，而后者常为胃酸、药物、幽门螺杆菌（Helicobacter pylori，Hp）等侵袭因素增强。所以说，消化性溃疡是由多种病因导致相似结果的一类异质性疾病。

关于溃疡病的主导发病机制，经历了一个世纪的变迁。长久以来人们一直认为胃酸是发生溃疡的必需条件，因此1910年Schwartz提出的“无酸，无溃疡”的设想，在1971年被Kirsner更名为“酸消化性溃疡”的观点曾长期在溃疡的发病机制中占据统治地位。自1983年Warren和Marshall首先从人胃黏膜中分离出Hp后，这一理论逐渐受到挑战。近年来胃肠病学界盛行的溃疡病的病因是Hp，因此又提出了“无Hp，无溃疡”的论点，认为溃疡是Hp感染的结果。依照以上理论，联合应用抑酸药与根除Hp，确实到了愈合溃疡、降低复发率的成果，Warren和Marshall亦因此获得了2005年诺贝尔生理学和医学奖。然而进一步研究却发现上述药物虽可使溃疡愈合，但黏膜表层腺体结构排列紊乱，黏膜下结缔组织处于过度增生状态，从而影响细胞的氧合、营养和黏膜的防御功能，是溃疡复发的病理基础。临床工作中亦发现溃疡多在原来的部位或其邻近处复发。据此，1990年Tarnawski提出了溃疡愈合质量（quality of ulcer healing，QOUH）的概念。近年来强化黏膜防御被作为消化性溃疡治疗的新途径，大量临床试验证实多种胃黏膜保护药与抑酸药联合使用，均可有效提高溃疡愈合质量，减少溃疡复发。

1. Hp感染　大量研究证明Hp感染是消化性溃疡的重要病因。规范化试验证实十二指肠患者的Hp感染率超过90%，而80%～90%的胃溃疡患者亦存在Hp感染。因此，对于Hp感染阴性的消化性溃疡，应积极寻找原因，其中以Hp感染检测手法不当造成假阴性、非甾体类抗炎药（NSAIDs）应用史为常见，其他原因尚包括胃泌素瘤、特发性高酸分泌、克罗恩病、心境障碍等。反之，在存在Hp感染的个体中亦观察到了消化性溃疡发病率的显著上升。Hp感染可使消化性溃疡出血的危险性增加1.79倍。若合并NSAIDs应用史，Hp感染将使罹患溃疡的风险增加 3. 53 倍。

Hp 凭借其黏附因子与黏膜表面的黏附因子受体结合，在胃型黏膜（胃黏膜，尤其是幽门腺黏膜和伴有胃上皮化生的十二指肠黏膜）上定植；凭借其毒力因子的作用，诱发局部炎症和免疫反应，损害黏膜的防御修复机制；通过增加胃泌素分泌形成高酸环境，增加了侵袭因素，此两者在十二指肠溃疡和胃溃疡的发生中各有侧重。空泡毒素 A（vacuolating cytotoxin A，Vac A）和细胞毒相关基因 A（cytotoxin - associated gene A，Cag A）是 Hp 的主要毒力标志，而其黏液酶、尿素酶、脂多糖、脂酶/磷脂酶 A、低分子蛋白及其自身抗原亦在破坏黏膜屏障、介导炎症反应方面各具作用。在 Hp 黏附的上皮细胞可见微绒毛减少、细胞间连接丧失、细胞肿胀、表面不规则、胞内黏液颗粒耗竭、空泡样变、细菌与细胞间形成黏着蒂和浅杯样结构等改变。

幽门螺杆菌致胃、十二指肠黏膜损伤有以下 4 种学说，各学说之间可相互补充。

“漏雨的屋顶”学说 Goodwin 把 Hp 感染引起的炎症胃黏膜比喻为“漏雨的屋顶”，无雨（无胃酸）仅是暂时的干燥（无溃疡）。而根除 Hp 相当于修好屋顶，房屋不易漏雨，则溃疡不易复发。许多研究显示溃疡自然病程复发率超过 70%，而 Hp 根除后溃疡的复发率明显降低。

胃泌素相关学说：指 Hp 尿素酶分解尿素产生氨，在菌体周围形成“氨云”，使胃窦部 pH 增高，胃窦黏膜反馈性释放胃泌素，提高胃酸分泌水平，从而在十二指肠溃疡的形成中起重要作用。临床工作中，十二指肠溃疡几乎总伴有 Hp 感染。若能真正根除 Hp，溃疡几乎均可治愈。

胃上皮化生学说：Hp 一般只定植于胃上皮细胞，但在十二指肠内存在胃上皮化生的情况下，Hp 则能定植于该处并引起黏膜损伤，导致十二指肠溃疡的发生。此外，Hp 释放的毒素及其激发的免疫反应导致十二指肠炎症。炎症黏膜可自身引起或通过对其他致溃疡因子的防御力下降而导致溃疡的发生。在十二指肠内，Hp 仅在胃上皮化生部位附着定植为本学说的一个有力证据。

介质冲洗学说：Hp 感染可导致多种炎性介质的释放，这些炎性介质被胃排空至十二指肠而导致相关黏膜损伤。这个学说亦解释了为什么 Hp 主要存在于胃窦，却可以导致十二指肠溃疡的发生。

根除 Hp 的疗效体现于：Hp 被根除后，溃疡往往无需抑酸治疗亦可自行愈合；联合使用根除 Hp 疗法可有效提高抗溃疡效果，减少溃疡复发；对初次使用 NSAIDs 的患者根除 Hp 有助于预防消化性溃疡发生；反复检查已排除恶性肿瘤、NSAIDs 应用史及胃泌素瘤的难治性溃疡往往均伴 Hp 感染，有效的除菌治疗可收到意外效果。根除 Hp 的长期效果还包括阻断胃黏膜炎症 - 萎缩 - 化生的序贯病变，并最终减少胃癌的发生。

2. 非甾体类抗炎药　一些药物对消化道黏膜具有损伤作用，其中以 NSAIDs 为代表。其他药物包括肾上腺皮质激素、治疗骨质疏松的双磷酸盐、氟尿嘧啶、甲氨蝶呤等均有类似作用。一项大型荟萃分析显示，在服用 NSAIDs 的患者中，Hp 感染将使罹患溃疡的风险增加 3. 53 倍；反之，在 Hp 感染的患者中，服用 NSAIDs 将使罹患溃疡的风险增加 3. 55 倍。Hp 感染和 NSAIDs 可相互独立地显著增加消化性溃疡的出血风险（分别增加 1. 79 倍和 4. 85 倍）。目前 NSAIDs 和 Hp 已被公认为互相独立的消化性溃疡危险因素，在无 Hp 感染、无 NSAIDs 服用史的个体发生的消化性溃疡终究是少见的。比较公认的 NSAIDs 溃疡风险因素除了与药物的种类、剂量、给药形式和疗程有关外，还与既往溃疡病史、高龄患者、两种以上 NSAIDs 合用、与华法林合用、与糖皮质激素合用、合并 Hp 感染、嗜烟酒和 O 型血有关。

NSAIDs 损伤胃肠黏膜的机制包括局部直接作用和系统作用。NSAIDs 药物具有弱酸性的化学性质，其溶解后释放 H^+ 破坏胃黏膜屏障。环氧合酶（cyclooxygenase，COX）和 5 - 脂肪加氢酶在花生四烯酸生成前列腺素（PG）和白三烯的过程中起核心催化作用，而 PG 对胃肠道黏膜具有重要的保护作用。传统 NSAIDs 抑制 COX - 1 较明显，使内源性前列腺素合成受阻，大量花生四烯酸通过脂肪加氢酶途径合成为白三烯，局部诱导中性粒细胞黏聚和血管收缩。COX - 2 选择性/特异性抑制药减轻了对 COX - 1 的抑制作用，但近来研究发现 COX - 2 与内皮生长因子、转化生长因子的生成关系密切，提示其对胃肠道的细胞屏障亦可能存在一定保护作用。NSAIDs 可促进中性粒细胞释放氧自由基增多，导致胃黏膜微循环障碍，还通过一系列途径引起肠道损伤，导致小肠和结肠的糜烂、溃疡等病变。NSAIDs 溃疡多发生于胃窦部、升结肠和乙状结肠，亦可见于小肠，多为单发，溃疡较表浅，边缘清晰。

3. 胃酸和胃蛋白酶　消化性溃疡被定义为由胃液中的胃酸和胃蛋白酶对胃壁的自身消化而引起，这一论点直到今天仍被广泛认同。尽管 Hp 和 NSAIDs 在溃疡的发病中非常重要，但其最终仍通过自我消化的途径引起溃疡，只是上游机制在不同个体中不尽相同，即消化性溃疡的异质性。胃蛋白酶原由胃黏膜主细胞分泌，经胃酸激活转变为胃蛋白酶而降解蛋白质分子。由于胃蛋白酶的活性收到酸分泌的制约，因而探讨消化性溃疡的发病机制时重点讨论胃酸的作用。无酸的情况下罕见溃疡发生；胃泌素瘤患者好发消化性溃疡；抑酸药物促进溃疡愈合；难治性溃疡经抑酸治疗愈合后，一旦停用药物常很快复发，这些事实均提示胃酸的存在是溃疡发生的重要因素。

高酸环境在十二指肠溃疡的发病机制中占据重要地位，而胃溃疡则更多地表现为正常胃酸分泌或相对低酸。十二指肠溃疡患者对五肽胃泌素、胃泌素、组胺、倍他唑、咖啡因等刺激产生的平均最大胃酸分泌量（maximal acid output，MAO）高于正常个体，但变异范围较广。约 1/3 的患者平均基础胃酸分泌量（basic acid output，BAO）亦较高。消化间期胃酸分泌量反映基础酸分泌能力，该指标通常用 BAO 和 MAO 的比值来反映。十二指肠溃疡患者具有较高的基础酸分泌能力，其原因尚不甚明了。

相比之下，胃溃疡患者的 BAO 和 MAO 均与正常人相似，甚至低于正常；一些胃黏膜保护药虽无减少胃酸的作用，却可以促进溃疡的愈合。研究提示胃溃疡的发生主要起因于胃黏膜的局部。由于胃黏膜保护屏障的破坏，不能有效地对抗胃酸和胃蛋白酶的侵蚀和消化作用，而致溃疡发生。

4. 胃十二指肠运动异常　主要包括胃排空过速、排空延缓和十二指肠液反流。前者可使十二指肠球部酸负荷显著增加而促使十二指肠溃疡发生，而后二者可通过胃窦局部张力增加、胃泌素水平升高、反流的胆汁和胰液对胃黏膜产生损伤而在胃溃疡的发病机制中起重要作用。

5. 环境和生活因素　相同药物治疗条件下，长期吸烟者溃疡愈合率较不吸烟者显著降低。吸烟可刺激胃酸分泌增加，引起血管收缩，抑制胰液和胆汁的分泌而减弱其在十二指肠内中和胃酸的能力；烟草中烟碱可使幽门括约肌张力减低，导致胆汁反流，从而破坏胃黏膜屏障。食物对胃黏膜可引起物理和化学性损害。暴饮暴食或不规则进食可能破坏胃分泌的节律性。咖啡、浓茶、烈酒、高盐饮食、辛辣调料、泡菜等食品，以及偏食、饮食过快、太烫、太凉、不规则等不良饮食习惯，均可能是本病发生的相关因素。

6. 精神因素　根据现代的心理－社会－生物医学模式观点，消化性溃疡属于典型的心身疾病。心理因素如精神紧张、情绪波动、过分焦虑可直接导致胃酸分泌失调、胃黏膜屏障削弱。消化性溃疡病的人格特征表现为顺从依赖、情绪不稳、过分自我克制、内心矛盾重重等。此类性格特点倾向于使患者在面对外来应激时，情绪得不到宣泄，从而迷走神经张力提高，胃酸和胃蛋白酶原水平上调，促进消化性溃疡的发生。

7. 遗传因素　争论较多，早年的认识受到 Hp 感染的巨大挑战而变得缺乏说服力。尽管如此，在同卵双胎同胞中确实发现溃疡发病一致性高于异卵双胎，而消化性溃疡亦为一些遗传性疾病的临床表现之一。

三、病理学

1. 部位　胃溃疡可发生于胃内任何部位，但大多发生于胃窦小弯到胃角附近。年长者则多发生于胃体小弯及后壁，而胃大弯和胃底甚少见。组织学上，胃溃疡大多发生在幽门腺区与胃底腺区移行区域靠幽门腺区一侧。该移行带在年轻人的生理位置位于胃窦近幽门 4 ~ 5cm。随着患者年龄增长，由于半生理性胃底腺萎缩和幽门腺上移［假幽门腺化生和（或）肠上皮化生］，幽门腺区黏膜逐渐扩大，此移行带位置亦逐渐上移，伴随胃黏膜退行性变增加，黏膜屏障的防御能力减弱，高位溃疡的发生机会随年龄而增加。老年人消化性溃疡常见于胃体后壁及小弯侧。Billroth Ⅱ 式胃肠吻合术后发生的吻合口溃疡则多见于吻合口的空肠侧。

2. 数目　消化性溃疡大多为单发，少数可为 2 个或更多，称多发性溃疡。

3. 大小　十二指肠溃疡的直径一般 <1cm；胃溃疡的直径一般 <2.5cm。巨大溃疡尤需与胃癌相鉴别。

4. 形态　典型的胃溃疡呈类圆形，深而壁硬，于贲门侧较深作潜掘状，在幽门侧较浅呈阶梯状。切面因此呈斜漏斗状。溃疡边缘常有增厚而充血水肿，溃疡基底光滑、清洁，表面常覆以纤维素膜或纤维脓性膜而呈现灰白或灰黄色。溃疡亦可呈线状或不规则形。

5. 深度　浅者仅超过黏膜肌层，深者可贯穿肌层甚至浆膜层。

6. 并发病变　溃疡穿透浆膜层即引起穿孔。前壁穿孔多引起急性腹膜炎；后壁穿孔若发展较缓慢，往往和邻近器官如肝、胰、横结肠等粘连，称为穿透性溃疡。当溃疡基底的血管特别是动脉受到侵蚀时，会引起大出血。多次复发或肌层破坏过多，愈合后可留有瘢痕，瘢痕组织可深达胃壁各层。瘢痕收缩可成为溃疡病变局部畸形和幽门梗阻的原因。

7. 显微镜下表现　慢性溃疡底部自表层至深层可分为 4 层。①渗出层：最表层有少量炎性渗出（中性粒细胞、纤维素等）覆盖；②坏死层：主要由坏死的细胞碎片组成；③新鲜的肉芽组织层；④陈旧的肉芽组织－瘢痕层。瘢痕层内的中小动脉常呈增殖性动脉内膜炎，管壁增厚，管腔狭窄，常有血栓形成，有防止血管溃破的作用，亦可使局部血供不良，不利于组织修复。溃疡边缘可见黏膜肌和肌层的粘连或愈着，常伴慢性炎症活动。

四、临床表现

本病临床表现不一，部分患者可无症状，或以出血、穿孔为首发症状。

1. 疼痛　慢性、周期性、节律性上腹痛是典型消化性溃疡的主要症状。但无疼痛者亦不在少数，尤其见于老年人溃疡、治疗中溃疡复发以及 NSAIDs 相关性溃疡。典型的十二指肠溃疡疼痛常呈节律性和周期性疼痛，可被进食或服用相关药物所缓解。胃溃疡的症状相对不典型。疼痛产生机制与下列因素有关：①溃疡及周围组织炎症可提高局部内脏感受器的敏感性，使痛阈降低；②局部肌张力增高或痉挛；③胃酸对溃疡面的刺激。

（1）疼痛部位：十二指肠溃疡位于上腹正中或偏右，胃溃疡疼痛多位于剑突下正中或偏左，但高位胃溃疡的疼痛可出现在左上腹或胸骨后。疼痛范围一般较局限，局部有压痛。若溃疡深达浆膜层或为穿透性溃疡时，疼痛因穿透出位不同可放射至胸部、左上腹、右上腹或背部。内脏疼痛定位模糊，不应以疼痛部位确定溃疡部位。

（2）疼痛的性质与程度：溃疡疼痛的程度不一，其性质视患者的痛阈和个体差异而定，可描述为饥饿样不适感、隐痛、钝痛、胀痛、烧灼痛等，亦可诉为嗳气、压迫感、刺痛等。

（3）节律性：与进食相关的节律性疼痛是消化性溃疡的典型特征，但并非见于每个患者。十二指肠溃疡疼痛多在餐后 2 ~ 3h 出现，持续至下次进餐或服用抗酸药后完全缓解。胃溃疡疼痛多在餐后半小时出现，持续 1 ~ 2h 逐渐消失，直至下次进餐后重复上述规律。十二指肠溃疡可出现夜间疼痛，表现为睡眠中痛醒，而胃溃疡少见。胃溃疡位于幽门管处或同时并存十二指肠溃疡时，其疼痛节律可与十二指肠溃疡相同。当疼痛节律性发生变化时，应考虑病情加剧，或出现并发症。合并较重的慢性胃炎时，疼痛多无节律性。

（4）周期性：周期性疼痛为消化性溃疡的又一特征，尤以十二指肠溃疡为突出。除少数患者在第一次发作后不再复发外，大多数患者反复发作，持续数天至数月后继以较长时间的缓解，病程中出现发作期与缓解期交替。发作频率及发作/缓解期维持时间，因患者个体差异、溃疡发展情况、治疗及巩固效果而异。发作可能与下列诱因有关：季节（尤秋末或冬春）、精神紧张、情绪波动、饮食不调或服用与发病有关的药物等。

2. 其他症状　其他胃肠道症状如嗳气、反酸、胸骨后烧灼感、上腹饱胀、恶心、呕吐、便秘等可单独或伴疼痛出现。恶心、呕吐多反映溃疡活动。频繁呕吐宿食，提示幽门梗阻。部分患者有失眠、多汗等自主神经功能紊乱症状。

3. 体征　消化性溃疡缺乏特异性体征。疾病活动期可有上腹部局限性轻压痛，缓解期无明显体征。幽门梗阻时可及振水音、胃型及胃蠕动波等相应体征。少数患者可出现贫血、体重减轻等体质性症状，多为轻度。部分患者的体质较瘦弱。

五、特殊类型的消化性溃疡

1. 巨大溃疡　指直径 >2.5cm 的胃溃疡或 >2cm 的十二指肠溃疡。症状常难以鉴别，但可伴明显的体重减轻及低蛋白血症，大出血及穿孔较常见。临床上需要同胃癌及恶性淋巴瘤相鉴别。随着内科抗溃疡药物的飞速发展，巨大溃疡的预后已大大好转。

2. 复合性溃疡　指胃和十二指肠同时存在溃疡，大多先发生十二指肠溃疡，后发生胃溃疡。男性多见，疼痛多缺乏节律性，出血和幽门梗阻的发生率较高。

3. 对吻溃疡　指在球部的前后壁或胃腔相对称部位同时见有溃疡。胃腔内好发于胃体部和幽门部的前、后壁。当消化腔蠕动收缩时，两处溃疡恰相合，故名。

4. 多发性溃疡　指胃或十二指肠有两个或两个以上的溃疡，疼痛程度较重、无节律性，疼痛部位不典型。

5. 食管溃疡　通常见于食管下段、齿状线附近。多并发于胃食管反流病和食管裂孔疝患者。发生于鳞状上皮的溃疡多同时伴有反流性食管炎表现，亦可发生于化生的柱状上皮（Barrett 食管）。食管 - 胃或食管 - 小肠吻合术后较多见。症状可类似于胃食管反流病或高位胃溃疡。

6. 高位胃溃疡　指胃底、贲门和贲门下区的良性溃疡，疼痛可向背部及剑突下放射，尚可向胸部放射而类似心绞痛。多数患者有消瘦、贫血等体质症状。值得注意的是在老年人，由于半生理性胃底腺萎缩和幽门腺上移，幽门腺与胃底腺交界亦逐渐上移，伴随胃黏膜退行性变增加，黏膜屏障的防御能力减弱，高位溃疡的发生机会随年龄而增大。老年人消化性溃疡常见于胃体后壁及小弯侧，直径常较大，多并发急慢性出血。较小的高位溃疡漏诊率高，若同时伴有胃癌，常进展较快。

7. 幽门管溃疡　指溃疡位于胃窦远端、十二指肠球部前端幽门管处的溃疡。症状极似十二指肠溃疡，表现为进餐后出现腹痛，疼痛剧烈，无节律性，多数患者因进餐后疼痛而畏食，抗酸治疗可缓解症状，但不能彻底，易发生幽门痉挛和幽门梗阻，出现腹胀、恶心、呕吐等症状。疼痛的节律性常不典型，但若合并 DU，疼痛的节律可较典型。常伴高胃酸分泌。内科治疗效果较差。

8. 球后溃疡　发生于十二指肠球部环形皱襞远端的消化性溃疡，多发生在十二指肠降部后内侧壁、乳头近端。具有十二指肠溃疡的症状特征，但疼痛较重而持久，向背部放射，夜间疼痛明显，易伴有出血、穿孔等并发症。漏诊率较高。药物疗效欠佳。

9. 吻合口溃疡　消化腔手术后发生于吻合口或吻合口附近肠黏膜的消化性溃疡。发病率与首次胃切除术式有关，多见于胃空肠吻合术，术后第 2 ~ 3 年为高发期。吻合口溃疡常并发出血，是不明原因消化道出血的重要原因。

10. 无症状性溃疡　亦称沉默性溃疡，约占全部消化性溃疡的 5%，近年来发病率有所增加。多见于老年人，无任何症状。常在体检时甚至尸检时才被发现，或以急性消化道出血、穿孔为首发症状。

11. 应激性溃疡　指由烧伤、严重外伤、心脑血管意外、休克、手 术、严重感染等应激因素引起的消化性溃疡。由颅脑外伤、手术、肿瘤、感染及脑血管意外所引起者称 Cushing 溃疡；由重度烧伤所致者称 Curling 溃疡。多发生于应激后 1 ~ 2 周内，以 3 ~ 7d 为高峰期。溃疡通常呈多发性、浅表性不规则形，周围水肿不明显。临床表现多变，多数症状不典型或被原发病掩盖。若应激因素不能及时排除则可持续加重。消化道出血常反复发作，部分患者可发生穿孔等严重并发症，预后差，病死率高。若原发病能有效控制，则溃疡可快速愈合，一般不留瘢痕。

12. 继发于内分泌瘤的溃疡　主要见于胃泌素瘤（Zollinger - Ellison 综合征）。肿瘤分泌大量胃泌素，促使胃酸分泌水平大幅上调，主要表现为顽固性溃疡，以 DU 多见，病程长，症状顽固，常伴有腹泻，易出现出血、穿孔等并发症，药物疗效较差。

13. Dieulafoy 溃疡　发生于胃恒径动脉基础上的溃疡，是引起上消化道致命性大出血的少见病因。男性常见，好发于各种年龄，部位多见于贲门周围 6cm。病理解剖基础是异常发育的胃小动脉在自浆膜层深入黏膜下层时未能逐渐变细，而始终维持较粗的直径。该动脉易纡曲或瘤样扩张，一旦黏膜受损、浅溃疡形成则容易损伤而形成无先兆的动脉性出血。其溃疡面较小，内镜下常见裸露的动脉喷血。若不能及时有效干预，病死率甚高。

14. Meckel 憩室溃疡　Meckel 憩室是最常见的先天性真性憩室，系胚胎期卵黄管之回肠端闭合不全所致。位于末端回肠，呈指状，长0.5～13cm，平均距回盲瓣80～85cm。半数的憩室含有异位组织，大多为胃黏膜，可分泌胃酸引起局部溃疡。大部分患者无症状，可能的症状包括肠套叠、肠梗阻及溃疡所致出血或穿孔，多见于儿童。一旦出现症状，均应接受手术治疗。

六、辅助检查

1. 内镜检查　电子胃镜不仅可直接观察胃、十二指肠黏膜变化及溃疡数量、大小、形态及周围改变，还可直视下刷取细胞或钳取活组织做病理检查，对消化性溃疡作出准确诊断。此外，还能动态观察溃疡的活动期及愈合过程，明确急性出血的部位、出血速度和病因，观察药物治疗效果等。

临床上通常将消化性溃疡的内镜下表现分为3期，每期又可细分为2个阶段。

活动期（active stage，A），又称厚苔期。溃疡初发，看不到皱襞的集中。A_1期：溃疡覆污秽厚苔，底部可见血凝块和裸露的血管，边缘不整，周围黏膜肿胀。A_2期：溃疡覆清洁厚苔，溃疡边缘变得清晰，周边出现少量再生上皮，周围黏膜肿胀消退，并出现皱襞向溃疡中心集中的倾向。

愈合期（healing stage，H），又称薄苔期。此期可见皱襞向溃疡中心集中。H_1期：溃疡白苔开始缩小，再生上皮明显，并向溃疡内部长入。溃疡边缘界限清晰，至底部的黏膜倾斜度变缓。H_2期：溃疡苔进一步缩小，几乎全部为再生上皮所覆盖，毛细血管集中的范围较白苔的面积大。

瘢痕期（scarring stage，S）。白苔消失，溃疡表面继续被再生上皮修复，可见皱襞集中至溃疡中心。S_1期（红色瘢痕期）：稍有凹陷的溃疡面全部为再生上皮所覆盖，聚集的皱襞集中于一点。当A期溃疡较大时，此期可表现为皱襞集中于一定的瘢痕范围。再生上皮起初为栅栏状，逐渐演变为颗粒状。S_2期（白色瘢痕期）：溃疡面平坦，再生上皮与周围黏膜色泽、结构完全相同。皱襞集中不明显。

2. 上消化道钡剂X线检查　上消化道气钡双重对比造影及十二指肠低张造影术是诊断消化性溃疡的重要方法。溃疡的X线征象有直接和间接两种。龛影为钡剂填充溃疡的凹陷部分所形成，是诊断溃疡的直接征象。胃溃疡多在小弯侧，侧面观位于胃轮廓以外，正面观呈圆形或椭圆形，边缘整齐，周围可见皱襞呈放射状向溃疡集中。胃溃疡对侧常可见痉挛性胃切迹。十二指肠球部前后壁溃疡的龛影常呈圆形密度增加的钡影，周围环绕月晕样浅影或透明区，有时可见皱襞集中征象。间接征象多系溃疡周围的炎症、痉挛或瘢痕引起，钡剂检查时可见局部变形、激惹、痉挛性切迹及局部压痛点。十二指肠球部变形常表现为三叶草形和花瓣样。间接征象特异性有限，需注意鉴别。钡剂检查受钡剂及产气粉质量、体位和时机、是否服用有效祛泡剂、检查者操作水平、读片能力等影响明显，对小病灶辨别能力不理想。

3. Hp感染的检测　Hp感染状态对分析消化性溃疡的病因、治疗方案的选择具有重要意义。检查方法可分为侵入性和非侵入性。前者需在内镜下取胃黏膜活组织，包括组织学涂片、组织病理学切片、快速尿素酶试验（RUT）、细菌培养、聚合酶链反应（PCR）等；非侵入性检测手段无需借助内镜检查，包括^{13}C或^{14}C标记的尿素呼气试验（UBT）、血清学试验和粪便抗原试验（多克隆抗体、单克隆抗体）等。检查前应停用质子泵抑制药、铋剂、抗生素等药物至少 2 周，但血清学试验不受此限。

UBT 的诊断准确性 >95%，是一项准确、实用且易开展的检测方法。RUT 阳性患者足以开始根除治疗，阴性患者存在取样偏倚可能，需在不同部位重复取材。病理切片以 Warthin Starry 银染色或改良 Giemsa 染色效果好，细菌清晰可辨，但菌落密度低、分布不均时易漏诊。粪便抗原试验适合多个标本的成批检测，但对标本保存要求高。血清学试验仅宜用于流行病学调查、评估出血性溃疡、因胃黏膜重度萎缩或黏膜相关淋巴样组织（MALT）淋巴瘤导致低细菌密度的患者以及近期使用相关药物的患者。确认 Hp 根除的试验应在治疗结束 4 周后再进行。对于一般的 Hp 感染，根除治疗后复查首选 UBT；但当患者有指证复查内镜时，可选择侵入性检查方式。

4. 胃液分析　胃溃疡患者的胃酸分泌正常或稍低于正常；十二指肠溃疡患者则多增高，以夜间及空腹时更明显。一般胃液分析结果不能真正反映胃黏膜泌酸能力，现多用五肽胃泌素或增大组胺胃酸分泌试验，分别测定 BAO、MAO 和高峰胃酸分泌量（PAO）。胃液分析操作较繁琐，且结果可与正常人群重叠，临床工作中仅用于排除胃泌素瘤所致消化性溃疡。如 BAO 超过 15mmol/h，MAO 超过 60mmol/h，或 BAO/MAO 比值大于 60%，提示胃泌素瘤。

5. 血清胃泌素测定　若疑为胃泌素瘤引起的消化性溃疡，应做此项测定。血清胃泌素水平一般与胃酸分泌呈反比，而胃泌素瘤患者常表现为两者同时升高。

6. 粪便隐血试验　溃疡活动期以及伴有活动性出血的患者可呈阳性。经积极治疗多在 1~2 周内阴转。该试验特异性低，且无法与胃癌、结肠癌等疾病鉴别，临床价值有限。

七、诊断和鉴别诊断

根据患者慢性病程、周期性发作的节律性中上腹疼痛等症状，可作出本病的初步诊断。上消化道钡剂检查、特别是内镜检查可确诊。内镜检查应进镜至十二指肠降段，并做到完整、细致。

本病应与以下疾病相鉴别。

1. 胃癌　典型表现者鉴别并不困难。活动期消化性溃疡尤其是巨大溃疡与胃癌之间有时不易区别。活动期溃疡需要与 0 - Ⅲ型或 0 - Ⅲ + Ⅱc 型早期胃癌鉴别；愈合期溃疡需要与 0 - Ⅱc 型或 0 - Ⅱc 型 + Ⅲ型早期胃癌鉴别；溃疡瘢痕需要与 0 - Ⅱc 型早期胃癌鉴别。即便是内镜下表现为几乎完全愈合的 S_2 期胃溃疡，亦不能排除早期胃癌可能。对于内镜或钡剂下形态可疑、恶性不能除外的病灶，应特别注意病灶部位、边缘有无蚕食改变、周围黏膜皱襞的变细、中断、杵状膨大的现象。内镜下活检部位应选择溃疡边缘、黏膜糜烂表面、皱襞变化移行处。早期胃癌的内镜下表现可酷似良性溃疡或糜烂，蠕动良好不应作为良性病变的依据。活检提示为上皮内瘤变者须经警惕，低级别上皮内瘤变可消退，或为活检欠理想所致；提示为高级别上皮内瘤变者应警惕常已同时伴有胃癌，甚至已发展至进展期。

2. 胃黏膜相关淋巴样组织（MALT）淋巴瘤　症状多非特异性，内镜下形态多样，典型表现为多发性浅表溃疡，与早期胃癌相比，界限不清，黏膜面可见凹凸颗粒状改变，充血明显。溃疡经抗溃疡治疗后可愈合、再发。早期 MALT 淋巴瘤几乎均伴有 Hp 感染，根除治疗多可有效缓解甚至治愈。进展至晚期可发展为高度恶性淋巴瘤，内镜下表现为多发的巨大溃疡和结节状隆起，缺乏皱襞蚕食状、变尖、中断等癌性所见，但与胃癌相比，胃壁舒展性较好。

3. 胃泌素瘤（Zollinger – Ellison 综合征） 由胰腺非 B 细胞瘤分泌过量胃泌素、导致胃酸过度分泌所致，表现为反复发作的消化性溃疡、腹泻等症状。溃疡大多为单发，多发生于十二指肠或胃窦小弯侧，穿孔、出血等并发症发生率高，按难治性溃疡行手术治疗后易复发。由于胃泌素对胃黏膜具有营养作用，患者胃黏膜过度增生，皱襞肥大。

4. 功能性消化不良 部分患者症状酷似消化性溃疡，但不伴有出血、Hp 感染等器质性改变。内镜检查可明确鉴别。

5. 慢性胆囊炎和胆石症 疼痛与进食油腻食物有关，通常位于右上腹，并发射至肩背部，可伴发热及黄疸。可反复发。对典型表现患者不难鉴别，不典型者需依靠腹部 B 超检查。

八、治疗

消化性溃疡病因复杂，影响因素众多，需要综合性治疗，目的在于缓解临床症状，促进溃疡持久愈合，防止复发和减少并发症，提高生活质量。治疗原则需注意整体治疗与局部治疗、发作期治疗与巩固治疗相结合。

1. 一般治疗 消化性溃疡是临床常见病，普及宣教是治疗本病的重要环节。应让患者了解本病的背景因素、发病诱因及发作规律，帮助患者建立规律的生活制度，增强恢复痊愈的信心，积极配合治疗，从而达到持久愈合的目标。

生活上须避免过度紧张与劳累，缓解精神压力，保持愉快的心态。禁烟戒酒，慎用 NSAIDs、肾上腺皮质激素等易致胃黏膜损伤的药物，必须应用时应尽量选用胃肠黏膜损害较小的制剂或选择性 COX – 2 抑制药，或用质子泵抑制药、胃黏膜保护药同服。米索前列醇是被公认能减少 NSAIDs 所致胃肠道并发症的预防性药物。根除 Hp 对预防 NSAIDs 相关溃疡有益。饮食要定时定量，进食不宜太快，避免过饱过饥，避免粗糙、过冷过热和刺激性大的食物如香料、浓茶、咖啡等。急性活动期症状严重的患者可给流质或软食，进食频数适当增加，症状缓解后可逐步过渡至正常饮食。消化性溃疡属心身疾病，对明显伴有焦虑、抑郁等精神症状的患者，应鉴别疾病的因果关系，并给予针对性治疗。

2. Hp 感染的治疗 根除 Hp 可有效治疗消化性溃疡，防止复发，阻遏胃黏膜持续损伤及其引起的一系列萎缩、化生性改变，从而降低胃癌发病的风险。大量证据支持对存在 Hp 感染的溃疡患者，预防溃疡复发和并发症的第一步是给予 Hp 根除治疗。对有溃疡并发症病史，多次复发或顽固性的溃疡病患者，应该持续治疗至证实 Hp 感染确实已被治愈。研究显示单用 Hp 根除疗法可使超过 90% 的十二指肠溃疡愈合。胃食管反流病与根除 Hp 不存在冲突。

一种质子泵抑制药 + 两种抗生素组成的三联疗法是最常用的 Hp 根除方案。质子泵抑制药常用剂量为奥美拉唑 40mg/d、兰索拉唑 60mg/d、泮托拉唑 80mg/d，雷贝拉唑 20mg/d、埃索美拉唑 40mg/d，上述剂量分 2 次，餐前服用。质子泵抑制药可替换为铋剂或 H_2 受体拮抗药，但疗效相应削弱。雷尼替丁铋盐复方制剂（RBC）是可选择的另一种药物。常用抗生素及剂量分别为阿莫西林 2 000mg/d、克拉霉素 1 000mg/d、甲硝唑 800 ~ 1 500mg/d 或替硝唑 1 000mg/d、呋喃唑酮 400mg/d（小儿不宜）、左氧氟沙星 400 ~ 500mg/d（未成年患者不宜）、利福布汀 300mg/d、四环素 1 500 ~ 2 000mg/d，每日分 2 次服用。常用组合如 PPI + 阿莫西林 + 克拉霉素、PPI + 阿莫西林/克拉霉素 + 甲硝唑、PPI + 克拉霉素 + 呋喃唑酮/替硝唑、铋剂 + 甲硝唑 + 四环素等。

由于Hp耐药性发展很快，导致在很多国家和地区对甲硝唑、克拉霉素、左氧氟沙星等药物的敏感度显著下降。在三联疗法的基础上，加上含有铋剂的四联疗法已成为一线标准方案。胶体次枸橼酸铋常用量为480mg/d，每日分2次服用。二线、三线抗生素如呋喃唑酮、利福布汀等可根据本地区Hp耐药率及患者情况决定是否应用。

Hp根除治疗至少应持续7d，亦有推荐10d或14d。研究显示14d疗程的疗效较7d高12%。然而较长的疗程对患者依从性要求更高。Maastricht Ⅲ共识认为，若选择14d疗程，四联疗法可能是更好的选择。若Hp初治失败，挽救疗法应根据患者的Hp药敏试验决定；或暂停所有药物2个月以上，待Hp敏感性恢复后再选择复治方案。

近年来有报道认为序贯疗法是治疗Hp感染的一种有效方法。

3. 药物治疗

（1）制酸药为弱碱或强碱弱酸盐，能结合或中和胃酸，减少氢离子的逆向弥散并降低胃蛋白酶的活性，缓解疼痛，促进溃疡愈合。常用药物种类繁多，有可溶性和不可溶性两类。可溶性抗酸药主要为碳酸氢钠，不溶性抗酸药有碳酸钙、氧化镁、氢氧化镁、氢氧化铝及其凝胶剂、碱式碳酸铋等。中药珍珠粉、乌贼骨主要成分也是碳酸钙类。由于铋、铝、钙制剂可致便秘，而镁制剂可致腹泻，故常将上述元素搭配使用，制成复盐或复方制剂，以抵消各自副作用。中和作用取决于药物颗粒大小及溶解速度，通常以凝胶最佳，粉剂次之，片剂又次之，后者宜嚼碎服用。由于此类药物副作用较大，临床长期应用受限。

（2）H_2受体拮抗药（H_2RA）：选择性阻断胃黏膜壁细胞上的组胺H_2受体，抑制胃酸分泌。由于H_2受体拮抗药疗效确切、价格低廉，为临床常用药物。常用的H_2受体拮抗药详见表6-3。

表6-3 常用的H_2受体拮抗药抑酸作用比较

药物	相对抑酸强度	抑酸等效剂量（mg）	标准剂量（mg）	长期维持剂量（mg）
西咪替丁（甲氰咪胍）	1	600~800	400bid	400qd
雷尼替丁（呋喃硝胺）	4~10	150	150bid	150qd
法莫替丁	20~50	20	20bid	20qd
尼扎替丁	4~10	150	150bid	150qd

H_2受体拮抗药口服吸收完全，如与制酸药合用则吸收被轻度抑制。通常认为食物不影响药物吸收。药物半衰期1~4h不等，在体内广泛分布，可通过血-脑屏障和胎盘屏障，并分泌到乳汁，故此类药物不适合用于正在哺乳中的妇女。妊娠安全分级为B级（无证据显示相关风险）。4种药物均通过肝脏代谢、肾小球滤过和肾小管分泌而从体内清除。H_2受体拮抗药治疗消化性溃疡的效果呈时间依赖性，4周疗程溃疡愈合率70%~80%，疗程延长至8周，则愈合率可达87%~94%。然而，除非维持治疗，H_2受体拮抗药治愈的溃疡复发率较高，即溃疡愈合质量欠理想。此外，泌酸反跳现象亦是H_2受体拮抗药的主要不足。H_2受体拮抗药是相当安全的药物，其可能的不良反应包括抗雄激素作用、免疫增强效应、焦虑、头痛等神经系统症状、肝脏及心脏毒性等，发生率低，大多轻微且可耐受。

（3）质子泵抑制药（PPI）：作用于壁细胞分泌面的H^+-K^+-ATP酶（质子泵）并使其失活，从而显著阻断任何刺激引起的胃酸分泌。仅当新的H^+-K^+-ATP酶合成后，壁细胞分泌胃酸的功能才得以恢复，因此质子泵抑制剂抑制胃酸分泌的时间较长。质子泵抑制药安全高效，价格亦随着国际专利的到期、国内仿制品的大量推出而明显下调。目前此类药物已成为治疗消化性溃疡和其他一系列酸相关性疾病的首选药物。目前临床上常用的质子泵抑制药包括奥美拉唑、兰索拉唑、雷贝拉唑、泮托拉唑和埃索美拉唑。

奥美拉唑是第一代的质子泵抑制药，于 1987 年在瑞典上市。其本身是一种苯并咪唑硫氧化物。在通常剂量下，可抑制 90% 以上的胃酸分泌。4 周疗程后十二指肠溃疡愈合率 90%，6～8 周几乎完全愈合，复发风险低。治疗消化性溃疡常用剂量 20～40mg/d，餐前服用，DU 和 GU 的疗程分别为 4 周和 6～8 周。

兰索拉唑在其化学结构侧链中导入了氟元素，生物利用度较奥美拉唑提高了 30% 以上，而对幽门螺杆菌的抑菌活性比奥美拉唑提高了 4 倍。十二指肠溃疡患者通常口服 15～30mg/d，连用 4～6 周；胃溃疡和吻合口溃疡患者通常 30mg/d，疗程同奥美拉唑。维持治疗剂量 15mg/d。

泮托拉唑为合成的二烷氧基吡啶化合物，其生物利用度比奥美拉唑提高 7 倍，在弱酸性环境中稳定性较好，对壁细胞的选择性更高。治疗十二指肠溃疡与胃溃疡的常用剂量分别为 40mg/d 和 80mg/d，疗程同奥美拉唑。维持剂量为 40mg/d。

雷贝拉唑与 H^+ - K^+ - ATP 酶可逆性结合，可通过内源性谷胱甘肽分离。其体外抗分泌活性较奥美拉唑强 2～10 倍。研究显示雷贝拉唑缓解溃疡患者疼痛症状优于奥美拉唑。本品可直接攻击 Hp，非竞争性地、不可逆地抑制 Hp 的尿素酶。常用剂量为 20mg/d，疗程同奥美拉唑。维持剂量 10mg/d。

埃索美拉唑是奥美拉唑的（S）-异构体，而奥美拉唑则是（S）-型和（R）-型的外消旋体。其代谢过程具有立体选择性，较奥美拉唑的生物利用度更高，药动学一致性较强，抑酸作用优于奥美拉唑。常用剂量为 40mg/d，疗程同奥美拉唑。维持剂量为 20mg/d。

在药物相互作用方面，研究发现奥美拉唑对细胞色素同工酶 CYP2C19 的亲和力较 CYP3A4 大 10 倍。奥美拉唑对其他药物的代谢影响较大，能降低地西泮、氯胍、苯妥英的血浆清除率，抑制吗氯贝胺的代谢，延缓甲氨蝶呤的清除，提高华法林和苯丙香豆素的抗凝血活性，对环孢素的研究结果不一。埃索美拉唑和外消旋奥美拉唑的生物转化过程相同，总代谢清除率则稍低。大量研究证实泮托拉唑的药物相互作用发生率较低。对兰索拉唑和雷贝拉唑的相关研究不如奥美拉唑和泮托拉唑广泛，但初步研究倾向于此两种药物与临床有关的严重药物相互作用较少。

对于妊娠期间用药，需仔细权衡其治疗益处与可能造成的风险。美国食品和药品管理局将奥美拉唑的妊娠安全分级定为 C 级（风险不能除外），其余质子泵抑制药均为 B 级（无证据显示相关风险）。由于研究指出动物实验中药品会转移到乳汁中，故本药品不适合用于正在哺乳中的妇女。如不得已需服药时，应避免哺乳。

总的说来，质子泵抑制药是非常安全的临床药物，不良反应少见。部分患者服用后可出现头晕、口干、恶心、腹胀、腹泻、便秘、皮疹等，大多轻微而无需中断治疗。正因如此，使得其在全球范围的过度使用问题变得越来越突出。有证据显示这种长期过度使用可导致接受治疗者胃内菌群过度生长，导致弯曲菌肠炎和假膜性肠炎的感染风险显著上升，肺炎的发病率亦因此上升。长期应用可能导致胃底腺息肉增生，虽然绝大多数情况下这是无害的。急性间质性肾炎和骨质疏松症虽不常见，亦需给予警惕。质子泵抑制药引起高胃泌素血症，动物研究发现长期大剂量应用可能导致胃黏膜肠嗜铬样细胞的过度增生并诱发胃类癌。此外，研究已提示接受质子泵抑制药治疗后，患者的 Hp 感染部位倾向于由胃窦转移至胃体，由此而致的全胃炎、胃黏膜萎缩是否因此增加，亦已成为临床研究的新热点。

（4）胃黏膜保护药。胃黏膜保护药可保护和增强胃黏膜的防御功能，部分品种尚能促进胃黏膜分泌，促进内源性 PG 合成、增加黏膜血流量等，加速黏膜的自身修复。黏膜保护药一般于餐后 2～3h 服用。

1）米索前列醇（喜克溃）：是前列腺素 E_1 的衍生物，能抑制胃酸和胃蛋白酶分泌，增加胃十二指肠黏膜分泌功能，增加黏膜血流量。临床研究表明米索前列醇对预防 NSAIDs 引起的胃肠道损伤有效。不良反应主要是痉挛性腹痛和腹泻，可引起子宫收缩，孕妇禁用。常用剂量为 200mg 1 次/d，4～8 周为 1 个疗程。

2）铋剂：为经典的消化不良与消化性溃疡药物，常用剂型包括枸橼酸铋钾（CBS，如三钾二枸橼酸铋）和次水杨酸铋（BSS）。在酸性环境下效果佳，胃内 pH 升高可妨碍铋盐激活。铋剂可能通过螯合溃疡面蛋白质、抑制胃蛋白酶活性、促进 PG 合成、刺激黏膜分泌及血供等作用促进溃疡愈合，其本身尚有杀灭 Hp 的作用。CBS 常用剂量 120mg 1 次/d 或 240mg 2 次/d。主要不良反应为长期应用可能致铋中毒，又以 CBS 较 BSS 为突出，故本药适合间断服用。铋盐与结肠内硫化氢反应生成氢化铋盐，可使粪便变为黑色。

3）硫糖铝：是硫酸化多糖的氢氧化铝盐，在酸性环境下可覆盖胃黏膜形成保护层，并可吸附胆汁酸和胃蛋白酶，促进 PG 合成，并吸附表皮生长因子使之在溃疡处浓集。硫糖铝亦有部分抗 Hp 的作用。常用剂量为 1g 1 次/d，餐前口服。便秘较常见。主要临床顾虑为慢性铝中毒，应避免与柠檬酸同服，肾功能不全时应谨慎。铝剂可妨碍食物中磷的吸收，长期应用有导致骨质疏松、骨软化的风险。

4）铝碳酸镁：市售品达喜为层状网络晶格结构，作用包括迅速中和胃酸、可逆而选择性结合胆汁酸、阻止胃蛋白酶对胃的损伤，上调表皮生长因子及其受体表达、上调成纤维细胞生长因子及其受体的表达、促进前列腺素生成等。常用剂量 0.5～1.0g 3 次/d。常见不良反应为腹泻。由于同为铝制剂，应用注意事项同硫糖铝。

5）瑞巴派特（膜固思达）：可促进胃黏膜 PG 合成、增加胃黏膜血流量、促进胃黏膜分泌功能、清除氧自由基等。临床研究证明瑞巴派特可以使 Hp 相关性胃炎和 NSAIDs 引起的胃炎的组织学明显改善。常用剂量 100mg 3 次/d。不良反应轻微，包括皮疹、腹胀、腹痛等，多可耐受。

6）替普瑞酮（施维舒）：萜类化合物，可增加胃黏膜分泌功能、增加内源性 PG 生成、促进胃黏膜再生、增加胃黏膜血流量等，从而减轻多种因子对胃黏膜的损害作用。国内外临床研究表明替普瑞酮可以促进溃疡愈合，提高溃疡愈合质量，并可防治门脉高压性胃病。常用剂量 50mg tid。不良反应轻微。

7）吉法酯：市售品惠加强 - G 为吉法酯和铝硅酸镁的复方制剂，具有促进溃疡修复愈合，增加胃黏膜前列腺素，促进胃黏膜分泌，增加可视黏液层厚度，促进胃黏膜微循环等作用。常用剂量 400～800mg 3 次/d。偶见口干、恶心、心悸、便秘等不良反应。

其他胃黏膜保护药还包括 L - 谷氨酰胺呱仑酸钠、伊索拉定、蒙脱石散剂、表皮生长因子、生长抑素等，对一般患者除后二者外可选择应用。

（5）其他药物：包括促胃肠动力药物和抗胆碱能药物。对于伴有恶心、呕吐、腹胀等症状的患者，排除消化道梗阻后可酌情合用促动力药物，如甲氧氯普胺、多潘立酮、莫沙比利、伊托必利等，宜餐前服用。抗胆碱能药物能抑制胃酸分泌，解除平滑肌和血管痉挛，延缓胃排空作用，可用于十二指肠溃疡，如颠茄、溴丙胺太林等。由于副作用较大，目前已少用。促胃肠动力药物和抗胆碱能药物药理相悖，不宜合用。

4. 药物治疗的选择　对于Hp阳性的消化性溃疡患者，应首先根除Hp感染，必要时（尤其对于胃溃疡）在根除治疗结束后再续用抗溃疡药物治疗。Hp阴性患者直接应用抗溃疡药物治疗，主要药物首选标准剂量质子泵抑制药，次选H_2受体拮抗药或铋剂。胃黏膜保护药亦是有效的辅助药物，可选择1～2种合用。促动力药物等可酌情选用。通常治疗十二指肠溃疡和胃溃疡的疗程为4周和6～8周。

对消化性溃疡患者符合下列情况者，宜考虑维持治疗：不伴有Hp感染者；Hp未能成功根除者在再次根除Hp间期；Hp已根除但溃疡复发者；不能避免溃疡诱发因素（如烟酒、生活精神压力、非选择性NSAIDs药物应用）；有严重并发症而不能手术者。维持治疗方案包括：①正规维持治疗，适合于症状持久、反复发作、部分药物依赖者。可选择维持剂量质子泵抑制药、H_2受体拮抗药或胃黏膜保护药。长期治疗需充分考虑药物体内蓄积危险、与其他药物相互作用及其他潜在风险。②间歇治疗，即当症状发作或溃疡复发时，按初发溃疡给予全疗程标准治疗。③按需治疗，即当症状发作时给予标准剂量治疗，症状控制后停药，易导致治疗不彻底，甚至可能贻误病情。

5. NSAIDs溃疡的治疗和预防　首先应尽可能停用NSAIDs，必须使用时，应选用临床证明对胃肠黏膜损害较小的药物或选择性COX－2抑制药。合理应用外用型NSAIDs可有效减少包括胃肠道症状在内的全身不良反应。对于伴有Hp感染、长期服用NSAIDs的患者，应予根除Hp治疗。质子泵抑制药可有效对抗此类溃疡，故为临床首选，H_2受体拮抗药则疗效欠佳。米索前列醇是唯一能减少NSAIDs所致胃肠道并发症的预防性药物，而多种胃黏膜保护药与质子泵抑制药联用均可取得更巩固的疗效。

6. 难治性溃疡的鉴别诊断　随着消化性溃疡的药物治疗的飞速发展，真正的难治性溃疡已罕见。若消化性溃疡经质子泵抑制药正规治疗仍不能痊愈或反复发作者，在排除精神与生活习惯因素、Hp感染、服用NSAIDs药物史后，应警惕是否伴有其他基础疾病，如胃泌素瘤、甲状旁腺功能亢进或克罗恩病；亦应高度疑及溃疡本身性质。早期胃癌在抗溃疡药物的作用下可几乎完全愈合（假性愈合），经验丰富的内镜操作者常可辨别。这种情况下极易发生漏诊或误诊。少见但非常严重的情况是，BorrmannⅣ型胃癌（皮革胃）的原发病灶，胃体或胃底部小0－Ⅱc型凹陷灶，在抗溃疡药物作用下出现假性愈合。当再次被诊断时，肿瘤往往已进展至非常严重的程度。十二指肠反复不愈的溃疡也可能是恶性淋巴瘤或十二指肠腺癌。

7. 内镜下治疗　溃疡的内镜治疗通常仅限于紧急止血术。消化性溃疡出血是上消化道出血的最常见病因，其风险随着患者年龄增大而急剧增加。尤其合并严重基础疾病、手术的风险较大时，内镜下紧急止血是最核心的处理措施。较常用的方法包括内镜直视下喷洒去甲肾上腺素、5%～10%孟氏液（碱式硫酸铁溶液）、凝血酶；局部注射肾上腺素、硬化药、黏合剂；使用热探头、热活检钳、氩离子凝固术等电外科设备；使用钛夹钳夹止血等。

8. 手术治疗　外科治疗通常限于：胃泌素瘤患者；大量或反复出血，内科治疗无效者；急性穿孔；慢性穿透性溃疡；器质性幽门梗阻；癌溃疡或高度疑及恶性肿瘤，或伴有高级别上皮内瘤变；顽固性及难治性溃疡。术中应行冷冻切片查明病变性质，避免遗漏恶性肿瘤。

九、并发症

1. 上消化道出血　消化性溃疡所致消化道出血是其最常见并发症，也是上消化道出血的首要病因。发生率20%～25%。十二指肠溃疡发生几率多于胃溃疡。部分患者可以消化道出血为首发症状。

溃疡出血的临床表现取决于溃疡深度、出血的部位、速度和出血量。出血量大者同时表现为呕血和黑粪，出血量较少时则仅表现为黑粪或粪便隐血试验阳性。短时间内大量出血可引起头晕、心悸、晕厥、血压下降甚至急性失血性休克。发生出血前可因病灶局部充血致疼痛症状加剧，出血后疼痛反可好转。

根据典型病史和出血的临床表现，诊断不难确立。应争取在出血后24～48h内进行急诊内镜检查，既可进行鉴别诊断，又可明确出血情况，还可进行内镜下治疗，详见上文。急诊出血量大、内科及内镜处理无效者应外科手术治疗。出血容易复发，对于反复出血的患者，按难治性溃疡再次进行鉴别诊断。

2. 穿孔　溃疡穿透胃壁浆膜层达游离腹膜腔即导致急性穿孔，好发于十二指肠和胃的前壁。由于胃和十二指肠球部后壁紧贴脏器和组织，故当溃疡穿孔发生时，胃肠内容物不流入腹膜腔而穿透入邻近器官、组织或在局部形成包裹性积液，称为穿透性溃疡，属于溃疡慢性穿孔。穿透性溃疡以男性患者为多，常见于十二指肠球部后壁溃疡；胃溃疡较少发生，一旦发生则多数穿透至胰腺。较少的情况是溃疡穿透至肠腔形成内瘘，此时患者口中可闻及粪臭。部分情况下后壁亦可发生游离性穿孔，若仅引起局限性腹膜炎，称为亚急性穿孔。穿孔可为溃疡的首发症状。

消化性溃疡急性穿孔为外科急腹症，症状表现为突发剧烈上腹痛，可累及全腹并放射至右肩，亦常伴恶心、呕吐。患者极度痛苦面容，取蜷曲位抵抗运动。体格检查可见腹肌强直如板状、腹部明显压痛及反跳痛等急性腹膜炎体征。实验室检查提示外周血白细胞总数及中性粒细胞明显增高，大部分患者腹部X线片均可见膈下游离气体。腹膜炎症反应累及胰腺时可出现血清淀粉酶升高。慢性溃疡穿透后原先疼痛性质、频率、对药物的反应出现改变，并出现新的放射痛，疼痛位置可位于左上腹、右上腹或胸、背部。溃疡向胰腺穿透常致放射性腰背痛，重症者伸腰时疼痛加重；溃疡穿透入肝、胆囊时，疼痛放射至右肩背部；穿入脾脏时疼痛放射致左肩背部；与横结肠粘连时，疼痛放射致下腹部。同时可伴粘连性肠梗阻征象。体检往往可有局部压痛，部分患者尚可触到腹块，易误诊为恶性肿瘤。

溃疡穿孔需与急性阑尾炎、急性胰腺炎、急性胆道感染、宫外孕破裂、附件囊肿扭转等外科急腹症鉴别，尚需与心肌梗死相鉴别。急性穿孔一般均需急诊外科手术，慢性穿透性溃疡可试行内科治疗，疗效不佳时应选择外科手术。

3. 幽门梗阻　多由十二指肠球部溃疡引起，幽门管及幽门前区溃疡亦可致。因急性溃疡刺激幽门引起的痉挛性，或由溃疡组织重度炎症反应引起的炎症水肿性幽门梗阻均属暂时性，胃肠减压、内科抗溃疡治疗常有效。由于溃疡愈合瘢痕挛缩引起的瘢痕性，以及周围组织形成粘连或牵拉导致的粘连性幽门梗阻均属器质性幽门梗阻，常需外科治疗。

幽门梗阻可引起明显的胃排空障碍，表现为上腹饱胀、嗳气、反酸、呕吐等症状。呕吐物为酸臭的宿食，不含胆汁，量大，常发生于下午或晚上，呕吐后自觉舒适。由于患者惧怕进食，体重可迅速减轻，并出现消耗症状及恶病质。反复呕吐可致胃液中H^+和K^+大量丢失，引起低氯低钾性代谢性碱中毒，出现四肢无力、烦躁不安、呼吸短促、手足搐搦等表现。晨起上腹部饱胀、振水音、胃型及胃蠕动波是幽门梗阻的特征性体征。

幽门梗阻应与食管排空障碍及肠梗阻相鉴别，并需排除恶性肿瘤。禁食、胃肠减压后行胃镜检查或口服水溶性造影剂后行 X 线摄片可确诊。器质性幽门梗阻和内科治疗无效的幽门梗阻应行外科手术。手术目的在于解除梗阻，使食物和胃液能进入小肠，从而改善全身状况。

4. 癌变　既往认为胃溃疡癌变的发生率1% ~3%，目前更倾向于认为消化性溃疡与胃癌是两种不同发展的疾病，真正由慢性溃疡在反复发生——修复的过程中癌变的病灶罕见。更多见的情况是癌黏膜表面易于受到破坏而反复发生消化性溃疡。早期胃癌的恶性循环理论较好地解释了这一现象。此外，在明显炎症背景上出现的异型腺体经常会给病理诊断带来困难，这也是癌溃疡经常难以诊断的原因。此类癌溃疡时常被延误诊断。

临床内镜操作中不仅应重视溃疡的形态，更应注重溃疡周边组织的色调、脆性、质地等征象，以及是否存在黏膜皱襞走行异常征象，并在这些部位进行追加活检。对于溃疡患者原发症状的改变，出现体质症状如发热、明显消瘦等，或持续粪便隐血试验阳性，均应引起注意。对于病程较长、反复就诊的患者，宜适当选择常规内镜、上消化道钡剂造影、超声内镜、腹部 CT 等检查方法的有机组合，避免检查方式单一造成的漏诊。

十、预后

随着消化性溃疡发病机制的愈加澄清以及治疗药物的不断发展，消化性溃疡已成为一种可治愈的疾病。部分患者可反复发作，真正的消化性溃疡极少癌变。

（王忠琼）

第九节　胃癌

胃癌（gastric cancer）系指源于胃黏膜上皮细胞的恶性肿瘤，主要是胃腺癌。占胃部恶性肿瘤的95%。

一、流行病学

2000 年全世界有 88 万胃癌新发病例，67 万人死亡。近年来我国的胃癌发病率平稳或下降，如上海市区 1972 年的胃癌发病率男性为 62.0/10 万，女性为 23.9/10 万；至 2000 年，男性为 36.8/10 万，女性为 18.111 0 万。但由于人口基数大，胃癌的发病人数仍为数不少。每年约有近 20 万新发胃癌，占全部恶性肿瘤发病的 17.2%，仍居首位。多数国家胃癌病死率下降 40% 以上。我国除局部地区近年来有下降迹象外，就总体而言，尚无明显的下降趋势，胃癌的病死率仍约占全部肿瘤病死率的 1/5。我国胃癌高发区比较集中在辽东半岛、华东沿海以及内陆地区宁夏、甘肃、山西和陕西。南方各省为低发区。

二、分子生物学

有关胃癌的分子生物学研究非常多，尤其集中在胃癌的发生、发展、浸润和转移以及多药耐药等问题中。

（一）癌基因的异常表达

癌基因并非肿瘤所特有的，这类基因广泛存在于生物界中，从酵母到人的细胞里都存在着原癌基因。在正常细胞中癌基因可以有低水平的表达，是细胞生长、分化和信息传递的正常基因。只有在其发生突变或异常表达时，才会导致肿瘤发生。10多年来的研究表明，胃癌的发生涉及到ras、c－myc、met、c－erb－2、BCl－2、k－sam等多种癌基因，而且在不同阶段具有不同基因表达的改变，这些癌基因表达的改变影响着胃癌的生物学和临床特点。

（二）抑癌基因的失活

胃黏膜正常上皮转化成癌是一个多步骤的过程，涉及多种癌基因、抑癌基因、生长因子及其受体、细胞黏附分子及DNA修复基因等的异常和积累。而抑癌基因是与癌基因的作用完全相反的一组基因，由于抑癌基因的失活或缺失，正常细胞就向恶性方向发展。因此，可以说肿瘤的形成和发展总是伴随着癌基因的激活和抑癌基因的失活这两种相关但又截然不同的变化。所以对于抑癌基因的研究，对于探索肿瘤的发病机制，寻找预防肿瘤和治疗肿瘤的新措施都具有重要的意义。胃癌是人类常见的肿瘤之一，研究抑癌基因与胃癌的关系已逐渐引起人们的广泛关注。现已发现与胃癌的发生发展有一定关系的抑癌基因有P53、APC、MCC、DCC、$P21^{WAF1}$、$P16^{INK4A}$和$P15^{INK4B}$等。

（三）胃癌相关基因表达的表观遗传修饰异常

表观遗传改变是指在细胞分裂过程中进行、非基因序列改变所致基因表达水平的变化，如DNA甲基化、组蛋白修饰以及染色质重建等，在基因表达调控中起重要作用。DNA甲基化是研究最多最深入的一种表观遗传机制，不仅在胚胎发育和细胞分化过程中起关键作用，而且在癌变过程中扮演重要角色。DNA甲基化通常发生在胞嘧啶和鸟嘌呤CpG二核苷酸的胞嘧啶残基上，多种基因的启动子区和第一外显子富含CpG，而CpG相对集中的区域称为CpG岛，生理情况下，CpG岛多为非甲基化。DNA甲基化参与细胞基因表达的调控，并与DNA构象的稳定、基因突变或缺失有关。基因组整体低甲基化以及特定区域（如启动子区）过甲基化，都将破坏基因组的正常甲基化模式，从而影响基因正常表达，最终导致癌变发生。

虽然有关癌基因低甲基化的研究开始较早，但近年来有关抑癌基因高甲基化的研究却发展更为迅速。而随着在不同肿瘤中发现更多的沉默基因，已认识到许多基因启动子区的CpG岛存在甲基化，且只有一部分是抑癌基因。较为极端的例子就是一个胃癌细胞系拥有421个沉默基因，其中大多数不是抑癌基因。

1. 癌基因的低甲基化　DNA甲基化是维持细胞遗传稳定性的重要因素之一，某些癌基因的甲基化水平降低或模式改变与癌基因的激活及细胞恶变有关。近年来关于癌基因低甲基化的研究相对较少。c－myc是一个多功能的癌基因，有转录因子活性，可启动细胞增殖、抑制细胞分化、调节细胞周期并参与细胞凋亡的调控。我们就胃癌组织中c－myc癌基因的甲基化状态进行了分析，结果表明c－myc启动子区低甲基化导致该基因过度表达，从而参与胃癌的发生。

2. 抑癌基因的高甲基化　研究表明，CpG岛甲基化致抑癌基因失活是细胞恶性转化的重要步骤。其机制可能为：①直接干扰特异转录因子和各种启动子识别位点的结合；②甲基化的DNA结合转录抑制因子引起基因沉默；③通过影响核小体的位置或与其染色体蛋白质相互作用而改变染色体的结构，介导转录抑制。已经证明胃癌发生和发展中，以下抑癌基因的失活与其启动子区的高甲基化有关：P16 基因、APC 基因、RUNX3 基因、E - cad - herin 基因、hMLH1 基因［导致微卫星不稳定（MSI）］。另外，CpG 岛甲基化表型（CpG islandmethylator phenotype，CIMP）可能是胃癌发展的早期分子事件之一。

（四）细胞凋亡和胃癌

近年来，随着对胃肠上皮细胞凋亡的深入研究，人们发现细胞凋亡是胃肠道上皮细胞丢失的主要途径。胃肠道上皮细胞凋亡异常，便会导致胃肠疾病的发生。在正常状态下，胃黏膜上皮细胞增殖缓慢，凋亡也缓慢，两者保持着动态平衡。胃黏膜上皮细胞的增殖与凋亡之间的动态平衡，维持着胃黏膜的正常生理功能，两者之间的平衡失调在胃癌的发生中起着重要的作用。因此，在研究胃癌的发生与发展时，应综合考虑细胞凋亡与增殖这一并存的矛盾。

三、病因与发病机制

胃癌的病因和发病机制远远未明了，但肯定与多种因素相关。

（一）环境因素

不同种族和民族的胃癌发生率病死率明显不同。在夏威夷，来自日本等胃癌高发区的第一代移民与其本土居民相近，但第二代即有明显下降，第三代甚至与当地居民相差无几，说明胃癌的发病与环境因素密切相关，且其中重要的是饮食因素。

1. 亚硝胺致病说　胃癌的发病学说中最经典和最传统的是亚硝胺致病说。研究证实，胃液中亚硝胺前提物质亚硝酸盐的含量与胃癌的患病率明显相关。流调亦提示饮用水中该物质含量高的地区，胃癌发生率显著高于其他地区。天然存在的亚硝基化合物量甚微，腌制的鱼、肉和蔬菜含有大量硝酸盐和亚硝酸盐。但是，在食品加工过程中往往产生的亚硝基化合物，并非人类暴露于亚硝基化合物的主要来源。人类可以在胃内合成内源性亚硝基化合物。当慢性萎缩性胃炎出现胃酸分泌过低时，胃内细菌繁殖，后者加速硝酸盐还原为亚硝酸盐并催化亚硝化反应，生成较多的亚硝基化合物。

2. 多环芳烃化合物　熏鱼、熏肉等食物中含有较严重的包括 3、4 - 苯并芘在内的多环芳烃化合物的污染。过去冰岛居民和我国福建沿海一带有食用熏鱼等习惯，其胃癌发病率较高。

3. 其他饮食相关因素　胃癌与高盐饮食、吸烟、低蛋白饮食和较少进食新鲜蔬菜、水果有关。一些抗氧化维生素和叶酸及茶多酚等摄入较少也与胃癌的发生有一定关系。

（二）感染因素

1. 幽门螺杆菌（Hp）感染　Hp 感染与胃癌发生相关，已经被 WHO 列为 I 类致癌物。然而，Hp 致癌的机制较复杂，主要是该菌在慢性非萎缩性胃炎向萎缩性胃炎伴肠上皮化生的起始阶段，使胃壁细胞泌酸减少，利于胃内细菌繁殖和亚硝基化合物形成。另外，Hp 可释放细胞毒素和各种炎症因子和氧自由基及 NO 等，使 DNA 损伤和基因突变。当然，也有学者认为 Hp 可引起胃黏膜上皮细胞凋亡与增殖失衡。$cagA^{+}$ 菌属感染可能与胃癌的关系更密切。

2. EB 病毒感染　部分胃癌患者的癌细胞中 EB 病毒感染或在癌旁组织中检出 EB 病毒基

因组。

（三）遗传因素

胃癌的发生有一定的家族聚集性。胃癌患者一级亲属中胃癌发生率比者高于对照2.9倍，尤其是女性亲属竟高达4倍，弥漫型胃癌具有更明显的家族聚集性，相对危险度为7.0，而肠型仅为1.4。

种族差异也提示了遗传因素在胃癌发生中的重要性。如同是生活在美国洛杉矶地区，1972—1977年期间，日本人、西班牙语系人、黑人、白人和中国人的胃癌死亡率分别为38.3/10万、18.1/10万、16.2/10万、9.5/10万和9.0/10万。

关于血型与胃癌发生率关系，有研究称A型血胃癌危险度高于其他血型20%～30%。

尽管如此，迄今为止尚未发现遗传与胃癌有关的分子学依据。况且，遗传因素与共同生活环境因素相互交错，难以将上述结果完全归咎于遗传因素。

肠型胃癌多伴萎缩性胃炎和肠上皮化生，发病与环境及饮食等因素关系密切。而弥漫型胃癌发病年龄较轻，女性较多见，癌旁黏膜一般没有萎缩性胃炎和肠上皮化生，或程度很轻，术后预后比肠型差。与环境及饮食因素关系不明显，遗传因素可能起主要作用。

（四）胃癌前变化

即指某些具有恶变倾向的病变，又分为临床概念癌前期状态（precancerous conditions，又称癌前疾病）和病理学概念癌前病变（precancerous lesions）。

1. 胃癌前疾病

（1）慢性萎缩性胃炎（chronic atrophic gastritis，CAG）：正如在慢性胃炎一节中谈到的那样，该病是最重要的胃癌前疾病。肠型胃癌的发病与CAG进而发展为伴有肠化和异型增生直至胃癌直接相关。Correa教授在1988年总结了胃癌流行病学研究的结果，提出了胃癌发病和预防模式并在1992年对这一模式加以完善。

胃黏膜的慢性炎症和固有腺体的萎缩。由于壁细胞萎缩而导致泌酸量减少，患者常有胃酸低下或缺乏，使胃内硝酸盐还原酶阳性菌的检出率较正常人高2倍，促进了胃内亚硝胺类化合物的合成。此外，此类患者的胃排空时间延长，增加了胃黏膜与致癌物质的接触时间。值得注意的是，弥漫型胃癌的发病过程就可能不同于此肠型。从生物学角度上看，这一病变过程也绝非单一方向的循序渐进过程，这取决于致病与拮抗因素的组合以及宿主的易感性。病变可停留在一个阶段甚至逆转，即使出现DYS也可在5～10年内不进展到癌。从上看出，一些胃慢性疾患，如CAG，IM和DYS与胃癌有发病学的联系。

（2）胃溃疡：迄今多数学者认为胃溃疡有一定的癌变可能性。有趣的是，动物实验和临床随访提示溃疡恶变危险性不在于胃溃疡本身而在于溃疡周围的慢性萎缩性胃炎、肠上皮化生和异型增生。文献报道胃溃疡癌变率在0.4%～3.2%，一般不超过3.0%。

（3）胃息肉：由病理组织学，胃息肉分为增生性息肉和腺瘤性息肉两类。前者发生在胃黏膜慢性炎症基础上，约占胃良性息肉的80%，癌变率低，约1%。部分增生性息肉逐渐长大，可发生局部异型增生（腺瘤性变）而恶变。后者是真性肿瘤，占10%～25%。根据病理形态，可分为腺瘤性（癌变率约10%）、绒毛状（乳头状）腺瘤性（癌变率可高达50%～70%）和混合型腺瘤性。结合息肉的病理学及形态学表现，一般认为直径>2cm、多发性、广基者癌变率高。

(4) 残胃：残胃癌是指因良性疾患切除后，于残胃上发生的癌。一般认为残胃癌应是前次良性病变切除术后5年以上（有的指10年以上）在残胃所发生的原发性癌肿，但也有人将胃恶性肿瘤术后20年以上再发生的癌列为残胃癌。残胃癌变的机制尚未完全阐明，目前认为主要与十二指肠液反流、胃内细菌过度生长及N-亚硝基化合物作用有关。残胃癌的发病率一般为0.3%~10%。

(5) 巨大胃黏膜肥厚症（Menetrier病）：是一种罕见病，病理学表现为胃表面和小凹的黏液细胞弥漫增生，以至胃小凹明显伸长和纡曲，使胃黏膜皱襞粗大而隆起呈脑回状。病变主要见于胃体部，也可累及胃窦。临床特征是低胃酸和低蛋白血症。本病癌变率为10%~13%。

(6) 疣状胃炎（verrucous gastritis，VG）：与胃癌的发生有一定关系。

2. 胃癌前病变　主要系指异型增生（dysplasia），其也称不典型增生（atypical hyperplasia）或上皮内瘤变（intraepithelial neoplasia），后者是WHO国际癌症研究协会推荐使用的术语。病理表现为胃固有腺或化生的肠上皮在不断衰亡和增殖过程中所出现的不正常分化和增殖。根据胃腺上皮细胞的异型程度和累及范围，可分为轻度和重度。

肠上皮化生（简称肠化生）是指胃固有黏膜上皮包括幽门、胃底和贲门腺出现类似小肠黏膜上皮的现象。肠化生有相对不成熟性，具有向胃黏膜和肠黏膜双向分化的特点。

四、病理组织学

（一）发生部位

胃窦癌发生率较高，其次为贲门癌。近几年贲门癌发生率有增长趋势。

（二）大体形态

1. 早期胃癌　病变仅限于黏膜和黏膜下层者为早期胃癌，其中黏膜层者为黏膜内癌，包括未突破固有膜的原位癌。包括隆起型（息肉型，Ⅰ型）、表浅型（胃炎型，Ⅱ型）和凹陷型（溃疡型，Ⅲ型），其中Ⅱ型又分为Ⅱa（隆起表浅型）、Ⅱb（平坦表浅型）及Ⅱc（凹陷表浅型）三亚型。另外，经常存在上述各型的不同组合。

2. 进展期胃癌　胃癌突破黏膜下层累及肌层者即为进展期胃癌，也称为中晚期胃癌。按照Borrmann分类，其可分为以下4个类型。

Ⅰ型（息肉样型或蕈伞型）：少见。向胃腔内生长形如菜花样隆起，中央可有糜烂与溃疡，呈息肉状，基底较宽，境界较清楚。

Ⅱ型（溃疡型）：较多见，肿瘤有较大溃疡形成，边缘隆起明显而清楚，向周围浸润不明显。

Ⅲ型（溃疡浸润型）：最多见。中心有较大溃疡，其边缘隆起，部分被浸润破坏，境界不清，癌组织在黏膜下的浸润范围超过肉眼所见的肿瘤边界，较早侵及浆膜或淋巴结转移。

Ⅳ型（弥漫浸润型）：约占10%。弥漫性浸润生长，边界模糊。因夹杂纤维组织增生，致胃壁增厚而僵硬，又称“皮革胃”。

另外，同时并存2种或以上类型者为混合型。

（三）组织病理学

1. 组织学分类 而其中 WHO 分类方法为我国采用。

（1）腺癌：包括乳头状腺癌、管状腺癌（由分化程度分为高分化和中分化两亚类）、低分化腺癌（基本无腺管结构，胞质内含有黏液）。

（2）黏液腺癌：瘤组织含大量细胞外黏液，癌细胞“漂浮”在黏液中。

（3）印戒细胞癌：即黏液癌。

（4）特殊类型癌：包括腺鳞癌、鳞癌和类癌等。

2. Lauren 分型 根据组织结构、生物学行为及流行病等特征，胃癌可大致分为肠型及弥漫型。

肠型胃癌一般具有明显的腺管结构，类似于肠癌结构。产生的黏液与类似于肠型黏液。弥漫型胃癌的癌细胞分化较差，弥漫性生长，缺乏细胞连接，多数低分化腺癌及印戒细胞癌属于此。其实，还有 10% ~20% 胃癌兼有肠型和弥漫型的特征，难以归入其中的任何一型。

（四）扩散与转移

1. 直接浸润蔓延 胃窦癌主要是通过浆膜下浸润的癌细胞越过幽门环或黏膜下的癌细胞通过淋巴管蔓延侵及十二指肠。贲门癌等近端癌则可直接扩展侵犯食管下端。胃癌也可直接蔓延至网膜、横结肠及肝和胰腺等。

2. 淋巴结转移 70% 左右的胃癌转移（尤其是弥漫型胃癌更多）由淋巴结途径进行。癌细胞经过胃黏膜和黏膜下淋巴丛，转移至胃周淋巴结、主动脉旁淋巴结及腹腔动脉旁淋巴结。癌细胞也通过胸导管转移至左锁骨上淋巴结。当然，也有所谓“跳跃式”转移。

3. 血行转移 最容易受累的是肝和肺，另外是胰腺和骨骼及脑等。

（五）临床病理分期

胃癌分期的演变。

UICC 于 1997 年对胃癌 TNM 分期进行了第五次修改，具体标准如下

原发肿瘤 T（肿瘤浸润深度）（2002 修改版）：

T_{is}：限于黏膜层而未累及黏膜固有层

T_1：浸润至黏膜或黏膜下层

T_2：浸润至肌层或浆膜下

T_3：穿透浆膜层，但未累及邻近器官

T_4：侵及邻近组织、器官

淋巴结累及情况 N

N_0：切除标本中全部淋巴结（须≥15 个）经病理证实无转移

N_1：区域淋巴结转移达 1 ~6 个

N_2：区域淋巴结转移达 7 ~ 15 个

N_3：区域淋巴结转移≥16 个

M：远处转移状况

M_0：无远处转移

M_1：有远处转移，包括胰腺后、肠系膜或腹主动脉旁淋巴结转移

根据上述的定义，各期的划分如图（图 6 –9）。

		M_0				M_1
		N_0	N_1	N_2	N_3	
M_0	T_1	Ⅰa	Ⅰb	Ⅱ	Ⅳ	Ⅳ
	T_2	Ⅰb	Ⅱ	Ⅲa	Ⅳ	Ⅳ
	T_3	Ⅱ	Ⅲa	Ⅲb	Ⅳ	Ⅳ
	T_4	Ⅲa	Ⅳ	Ⅳ	Ⅳ	Ⅳ
M_1		Ⅳ	Ⅳ	Ⅳ	Ⅳ	Ⅳ

图6-9 TMN分期（1997）

五、临床表现

（一）症状

胃癌的早期多无症状或无特异性症状。甚至发展至一定时期，则出现的症状亦无特征性，包括上腹不适、暖气、吞酸等。

进展期胃癌可出现如下症状。

1. 上腹疼痛　最常见，但因无特异性也常常被忽视。疼痛性质可有隐痛、钝痛。多与饮食关系不定，有的可有类似消化性溃疡症状，应用抗酸或抑酸治疗有效。当肿瘤发生转移时（尤其是侵及胰腺时），则有后背等放射痛无关。肿瘤穿孔时，则可出现剧烈腹痛等急腹症症状。应当注意，老年人感觉迟钝，不一定出现腹痛而往往以腹胀为主。

2. 食欲缺乏、消瘦及乏力　尽管是非特异症状，但出现率较高且呈进行性加重趋势。可伴有发热、贫血和水肿等全身症状。晚期可出现恶病质。

3. 恶心与呕吐　在较早期即可出现，以餐后饱胀及恶心为主。中晚期则可因肿瘤致梗阻或胃功能紊乱所致。对于贲门癌，则可较早进食时梗阻感乃至进展成吞咽困难和食物反流，或者有反复打嗝和呃逆。胃远端癌引起的幽门梗阻时可致呕吐腐败臭气味的隔夜宿食。

4. 出血和黑便　早癌者约20%有出血或黑粪等上消化道出血征象，中晚期者则比例更高。可仅仅是大便隐血阳性，也可有较大量呕血及黑粪。老年患者有时甚至出现无明显其他症状的黑粪。

5. 肿瘤转移致症状　包括腹腔积液、肝大、黄疸及其他脏器转移的相应症状。临床上有时遇到首发症状为转移灶的症状，如卵巢肿块、脐部肿块等。

（二）体征

早期胃癌常无明显体征，中晚期者可出现上腹深压痛，或伴轻度肌抵抗感。上腹部肿块约出现在1/3进展期胃癌患者，多质地较硬和不规则及压痛。另外，可出现一些肿瘤转移后体征，如肝大、黄疸、腹腔积液、左锁骨上等处淋巴结肿大。其他当有胃癌伴癌综合征时，可有血栓性静脉炎和皮肌炎及黑棘皮病等相应体征。

（三）并发症

胃癌的主要并发症包括出血、穿孔、梗阻、胃肠癌瘘管和周围脓肿及粘连。

（四）伴癌综合征

某些胃癌可分泌激素和具有一定生理功能的物质，而引起一系列临床表现，此机伴癌综合征。表现为皮肤改变、神经综合征和血栓-栓塞、类白血病表现、类癌综合征。

六、辅助检查

（一）内镜检查

内镜结合病理是最重要的辅助检查。

1. 早期胃癌　癌组织浸润深度限于黏膜层或黏膜下层，且无论淋巴结转移与否，也不论癌灶表面积大小。对于癌灶面积为5.1～10mm者为小胃癌（small gastric carcinoma，SGC），而<5mm者为微小胃癌（micro gastric carcinoma，MGC）。原位癌系指癌灶仅限于腺管内，未突破腺管基底膜者。如内镜活检证实为胃癌无误，但手术切除病理连续切片未发现癌者称为"一点癌"。

Ⅰ型即隆起型（protruded type）表现为局部黏膜隆起呈息肉状，可有蒂或广基，表面粗糙或伴糜烂。

Ⅱ型即表浅型（superficial type）界限不明，可略隆起或略凹陷，表面粗糙。可分为3亚型。Ⅱa型（浅表隆起型），表面不规则，凹凸不平，伴有出血、糜烂、附有白苔、色泽红或苍白。易与某些局灶性异型增生混淆。Ⅱb型（浅表平坦型），病灶既无隆起亦无凹陷，仅见黏膜色泽不一或欠光泽，粗糙不平，境界不明。有时与局灶性萎缩或溃疡瘢痕鉴别困难。Ⅱc型（浅表凹陷型），最常见。黏膜凹陷糜烂，底部细小颗粒，附白苔或发红，可有岛状黏膜残存，边缘不规则。

Ⅲ型即凹陷型（excavated type），病灶明显凹陷或有溃疡，底部可见坏死组织之白苔或污秽苔，间或伴有细小颗粒或小结节，有岛状黏膜残存，易出血。

混合型即以上两种形态共存一个癌灶中者。

2. 进展期胃癌　癌组织已侵入胃壁肌层、浆膜层或浆膜外，不论癌灶大小或有无转移均称为进展期胃癌。内镜下分型多沿用Borrmann分类方法。

隆起为主病变较大，不规则可呈菜花或菊花状，表面可有溃疡和出血。凹陷主的病变则以肿块中间溃疡为突出表现，基地粗糙和渗出与坏死。边缘可呈结节样不规则。

（二）病理组织学检查

活组织检查对于胃癌尤其是早期胃癌的诊断至关重要，其确诊率高达90%～95%。注意取材部位是凹陷病变边缘的内侧四周以及凹陷的基底，隆起病变应在顶部与基底部取材。

（三）影像学检查

1. X线检查

（1）早期胃癌：气钡双重对比造影可发现小充盈缺损，提示隆起型早期胃癌可能，其特点是表面不规整、基底部宽。而对于浅表型者，可发现颗粒状增生或部分见小片钡剂积聚胃壁可较僵硬。凹陷型者可见浅龛影，底部毛糙不平。

（2）进行期胃癌

1）BorrmannⅠ型：充盈缺损为主，薄层对比法可观察隆起灶基底部的形态和估计隆起的高度方面有较大的作用。

2）BorrmannⅡ型：当癌肿较小时，癌性溃疡与环堤都相对较为规则。随着癌肿的生长，环堤增宽，溃疡加深，环堤的内缘呈结节状，龛影的形态变得不规则，形成了所谓的"指压迹”和“裂隙征”。溃疡底多呈不规则的结节状，凹凸不平。环堤的外缘多清晰锐利，与周围胃壁分界清楚。

3）BorrmannⅢ型：本型充盈像为主要表现。胃腔狭窄、胃角变形、边缘异常和小弯缩短。胃窦部者显示胃窦僵硬、胃腔狭窄；位于胃体小弯者则表现为大弯侧的切迹、B字形胃或砂钟胃等；位于贲门部的癌，除贲门狭窄变形外，还可表现为胃底穹隆部的缩窄。当癌肿累及胃角部时，可出现胃角的轻度变形、胃角开大甚或胃角消失，常伴有胃壁边缘的不光滑或充盈缺损。小弯与大弯胃壁边缘的异常，可由癌肿直接侵袭或间接牵拉所致，主要表现为胃壁的僵直、边缘不光滑以及充盈缺损。

4）BorrmannⅣ型：胃腔狭窄、胃壁僵硬可呈直线状、阶梯状或不规则状、蠕动消失、黏膜异常。

2. CT诊断

（1）胃癌的基本征象：主要表现为胃壁增厚（可为局限性或弥漫性）、腔内肿块［可为孤立隆起、溃疡（胃癌形成腔内溃疡）、环堤（外缘可锐利或不清楚）］和胃腔狭窄。

（2）胃癌的转移征象：观察胃癌腹腔或肺部转移是CT的主要作用之一，可分析淋巴结大小、形态，也可研究浆膜及邻近器官受侵情况。

3. 磁共振成像检查　部分作用类似CT。

4. 实验室检查　常规检查可表现为缺铁性贫血和粪便隐血阳性甚至伴肝转移时可出现肝功能异常。一些肿瘤标志物包括CEA、CA19－9、CA72－4、CA125、CA50、AFP、组织多肽抗原（tissue polypeptide antigen，TPA）及涎酸化Tn抗原（sialyl Tnantigen，STn）等检查可能对于病情进展、复发监测和预后评估有一定帮助，但它们的灵敏度和特异性均有待于提高。

七、诊断

主要是如何早期诊断。

（一）普查与高危人群的筛查

日本自1968年起在胃癌高发地区开展气钡双重造影和胃镜检查筛查胃癌，能检出早期胃癌病例，对早期胃癌行手术或内镜黏膜切除术（endoscopic mucosal resection，EMR），是早期胃癌的首选治疗方法。尤其是EMR术后患者恢复迅速。在日本，早期胃癌占胃癌的40%～50%，大大改观了胃癌患者的预后。但日本的普查经验很难在其他国家推广。我国曾有在胃癌高发地区应用吞服隐血珠做隐血试验的方法，阳性者进一步以胃镜筛查胃癌。此外，亦有应用问卷计分进行胃癌筛查，计分高者做胃镜检查。上述方法均可检出早期胃癌患者。近来还有取胃液做荧光光谱分析以鉴别良恶性病变。

目前对早期胃癌的诊断仍依靠内镜和组织病理学检查。要提高早期胃癌的诊断率，还需对癌前状态，如胃腺瘤、胃溃疡、残胃、萎缩性胃炎和肠化生等进行定期随访和胃镜检查。对中、重度异型增生病变者，更应密切观察，以免遗漏胃癌的诊断。对有胃癌家族史者，亦应警惕胃癌的发病。现已证实有胃癌家族史和幽门螺杆菌阳性者，如伴有白细胞介素－1（IL－1）基因变异和低胃酸分泌，则为胃癌易感者，应定期做检查和随访。

（二）特殊内镜检查在早期胃癌诊断中的应用

近年来，内镜技术进展较快，弥补了传统内镜检查的一些不足，提高了早期胃癌的检出率。除放大内镜外，还有色素内镜、荧光光谱成像内镜和超声内镜等。

1. 放大内镜（magnifying endoscopy） 放大内镜能使消化道黏膜图像放大80倍以上，主要用于观察黏膜腺管开口或小凹和绒毛的改变；与组织学对比，胃黏膜粗糙、不规整见于隆起型早期胃癌，凹陷型早期胃癌的小凹更细，黏膜微细结构破坏或消失，可出现异常毛细血管。与常规内镜检查相比，放大内镜对小胃癌的诊断率明显为高，敏感性和特异性分别为96.0%和95.5%。

2. 色素内镜（chromoscopy） 20世纪80年代以来，色素内镜用以诊断浅表型或胃炎样早期胃癌（Ⅱb型）颇有成效，而常规内镜检查对此常难以确诊。应用0.1%靛胭脂喷洒于疑似病变处，可清晰显示黏膜是否不规整，83%的胃炎样Ⅱb型早期胃癌可赖以作出诊断。

3. 荧光光谱成像内镜（fluorescence endoscopy） 近年来，蓝光诱发荧光内镜在胃肠道早期恶性肿瘤和癌前病变的诊断中取得了较高的诊断率。蓝光、紫光或紫外光照射胃肠道黏膜，能激发组织产生较激发光波长更长的荧光，即自体荧光。正常组织的荧光波长与癌肿的荧光波长有所不同，在内镜图像中以假彩色显示自体荧光，可鉴别正常组织、癌肿或异型增生（如红色或暗红色提示癌肿，蓝色提示良性病灶）。荧光光谱成像内镜对早期胃癌的诊断具有重要价值。

4. 超声内镜（endoscopic ultrasonography，EUS） 超声内镜可分辨胃壁的5层结构及其与肿瘤的关系，从客观图像上判断胃癌的浸润深度，发现胃周淋巴结肿大和周围重要脏器受侵情况。超声内镜能清晰显示各层胃壁，有利于早期胃癌的诊断。

此外，还有其他特殊内镜检查有助于胃癌的诊断，如共聚焦内镜（confocal endoscopy）、反射与散射分光内镜（reflectance and light - scattering spectroscopy）、三维分光镜（trimodal spectroscopy）、红外分光镜（infrared spectrometry）和窄带内镜（narrow band imaging，NBI）等，现仍处于临床应用的初步阶段或实验研究阶段。鉴于其有一定的技术要求和费用较昂贵，恐难以很快地在我国临床普及应用。

（三）组织病理学

一些被日本病理学家认为是癌症的黏膜内新生物，在西方国家却被诊断为异型增生。在欧美国家，部分异型增生甚至分化良好的腺瘤被归类为炎症和再生变化。而实际上随访研究证实，75%的重度异型增生可在8个月内演变为癌症。东西方国家对胃黏膜病变病理学分级标准的差异，部分决定了其对早期胃癌的判断和诊断，同时影响早期治疗。正确地使用Vienna胃肠道上皮性肿瘤分类标准，将有助于减少东西方国家对异型增生和早期胃癌定义的差异。

（四）分子生物学研究

胃癌发生早期的某些分子学事件具有重要意义，如一些生长因子及其受体相关的癌基因的活化或突变（c - myc、c - met、K - sam和cox - 2过表达）、抑癌基因的失活（如P53突变，P16INK4A、DAP激酶、THBS1、hMIH1和Runx3以及VHL启动子区的高甲基化）、端粒酶的活化和微卫星不稳定等，但多数均缺乏器官特异性。来自日本的报道认为血清可溶性IL - 2R水平升高提示早期胃癌患者有淋巴结转移的可能。新近cDNA和组织芯片的结合，分别针对肠型和弥漫型胃癌揭示了部分新的分子生物学标志物，但未能分析早期胃癌或癌前病变的相应变化。寻找到血清胃癌生物标志物将有助于早期胃癌的诊断，这是今后肿瘤学家肩负的科研重任。

八、鉴别诊断

不同分型的胃癌分别须与胃溃疡、胃息肉、胃的其他恶性肿瘤（淋巴瘤等）、良性肿瘤甚至炎症伴糜烂等相鉴别。这些主要靠胃镜和病理组织学。对于胃癌晚期出现其他脏器转移者，则要与该器官其他疾病鉴别。当出现腹腔积液时，则要与常见的肝硬化腹腔积液等鉴别。

内镜下发现广基息肉 <0.5cm、亚蒂息肉 <1.0cm 和有蒂息肉 <2cm 者良性情况多见。注意，某些良性溃疡在强力 PPI 治疗后可能有愈合情况，故一定要反复多次在溃疡边缘或基底部活检较为妥当。

九、治疗

（一）外科治疗

外科手术是治疗胃癌的主要手段。根据肿瘤是否转移、患者自身体质情况决定手术方式。但无论是根治术还是姑息手术，总的手术原则是尽量切除肿瘤组织和解除肿瘤造成的梗阻症状等。

（二）非手术治疗

1. 化学疗法　包括外科手术前的新辅助化疗以缩小原发灶增加根治切除的可能性；术后辅助化疗用于清除隐匿性转移灶以防止复发；对于肿瘤已经播散不能手术者，则由此控制症状延长生存期。另外，腹腔内化疗（IP）效果不能确定，而腹腔内温热灌注化疗（IHCP）对病期较晚已切除的胃癌，可能有提高疗效作用。

有效的化疗药物包括丝裂霉素（MMC）、氟尿嘧啶（FU）、多柔比星（ADM）、表柔比星（Epi－ADM）、顺铂（CDDP）依托泊苷（Vp－16）等为主。近几年，紫杉醇类、草酸铂、羟喜树碱及口服 FU 衍生物替加氟（FT207）、优氟啶（UFD）和去氧氟尿苷（氟铁龙，5′－DFUR）的问世为化疗药行列增加了新的生力军。另外，亚叶酸钙（calcium folinate，CF）又称甲酰四氢叶酸钙（leucovorin calcium，LV）是叶酸在体内的活化形式，为四氢叶酸的甲酰衍生物。具有对抗叶酸拮抗药（如甲氨蝶呤、乙胺嘧啶和甲氧苄氨嘧啶等药）毒性的作用，并可增加 FU 疗效。常常与 FU 配伍应用。

各种常用的胃癌化疗方案很多，两药以上联合的有效率可高于 30%，而三联方案甚至高达 40%。常用的化疗方案包括以下几种。

（1）LV/UFT 方案：UFT 360mg/（m^2·d），分 3 次口服；LV 25mg/（m^2·d），分 3 次与 UFT 同服。服 21d，休 7d，为 1 个疗程。新一代 TS－1 单药优于 UFT，尚未进入国内 UFTM。

（2）LV/FP 方案：LV20 mg/m^2I. V. d1～5；5－FU 1 000mg/m^2CIV，12h，d1～5；CDDP 20mg/m^2I. V. d1～5。

（3）FAM 方案：FU 600mg/m^2I. V. d1，8，29，36；ADM 30mg/m^2 I. V. d1，29；MMC 10mg/m^2I. V. d1。6 周 1 个疗程，重复使用。

（4）EAP 方案：Vp－16 120mg/m^2 I. V. d4～6；ADM 20mg/m^2 I. V. d1，7；CDDP 40mg/m^2I. V. d2，8。每 4 周重复，3 周期为 1 个疗程。

（5）ELF 方案：LV 200mg/m^2I. V. 10min，d1～3；FU 500mg/m^2 I. V. 10min，d1～3；VP－16 120mg/m^2I. V. 50min，d1～3。4 周 1 次。

多数化疗药物有各种毒副作用，包括消化道反应、心血管和造血系统及肝肾功能影响、脱发和皮肤反应等。应采取相应的及时检测。另外，除全身用药外，通过血管介入给药可能有更佳疗效和更小的副作用。

2. 内镜下治疗　胃镜下手术切除早期癌，包括胃黏膜切除术、黏膜下剥离术、激光治疗、光动力治疗、微波治疗、局部注药治疗。

（1）黏膜切除术（EMR）：不超过 2cm 的黏膜内癌可用 EMR 治疗。但在临床实践中胃癌内镜下黏膜切除术存在诸如术前如何区别黏膜内或黏膜下癌、原发病灶切除不完全、淋巴结内残余病灶以及尚缺乏长期随访资料。

（2）黏膜下剥离术（ESD）：是在 EMR 基础上发展而来的新技术，完全切除的标本应每个切片边缘均未见癌细胞；任何一个切片之长度应大于相邻切片中癌肿的长度；癌灶边缘距切除标本断端的水平方向距离：在高分化管状腺癌应＞1.4mm，中分化管状腺癌则应＞2.0mm。

（3）Nd：YAG 激光：主要适应证为早期癌直径小于 2cm，局限于黏膜层的边缘清晰之隆起型；另外，局部进展期胃癌及胃－食管连接部癌发生梗阻者，可以此缓解梗阻狭窄等，改善症状。

（4）光动力治疗：最普遍使用的光敏剂是 HpD（血卟啉衍生物），早期癌是最佳治疗对象，治疗局部进展期胃癌只要光可以照到的范围内均有治疗作用。

（5）微波凝固治疗：早期可达到根治效果，晚期为姑息治疗。本法操作简便，发生并发症少，较为安全。

3. 放射治疗　总之效果欠佳。未分化癌、低分化癌、管状腺癌、乳头状腺癌均对放疗有一定的敏感性；如癌灶小而浅在，无溃疡者可能效果最好。

4. 生物治疗　通过生物制剂的直接作用或调节机体的免疫系统。包括免疫刺激药的应用、肿瘤疫苗、过继性免疫治疗、细胞因子治疗和以抗体为基础的靶向治疗及其基因治疗等。有一定前景，但目前尚缺乏循证医学的依据。

5. 其他治疗　胃癌的治疗还包括中医中药治疗、营养支持治疗和对证处理等。

十、并发症的诊断、治疗和预防

主要是出血、梗阻及转移。依靠病史、体检和大便隐血试验和腹部平片等影像检查可诊断。

出血治疗包括内镜下止血、应用补液止血和支持治疗。当系器质性梗阻，必要时可考虑姑息手术治疗。

十一、预后

未经治疗的进展期胃癌，自出现症状后的平均生存期约 1 年，90% 的患者在 1 年内死亡。国内胃癌根治术后的 5 年生存率一般在 20%～30%。而早期胃癌中黏膜内癌的 5 年生存率为96.4%，10年生存率94.2%，黏膜下癌的5年生存率93.9%，10年生存率87.8%。早期胃癌的平均5年生存率为95.2%，10年生存率为90.9%。

影响胃癌预后的因素中，60岁以上的胃癌患者预后也较好，青年患者则因未分化癌多而预后也较差。多因素分析证明，肿瘤的浸润深度（RR：4.76）对胃癌的预后影响最大，其次为淋巴结转移（RR：4.39），后依次为远处转移（RR：2.33）、淋巴清除（RR：2.06）、年龄（RR：1.94）及癌的组织类型（RR：1.55）与肿瘤的大小（RR：1.40）。

（王忠琼）

第十节 胃肠间质瘤

1983年Mazur和Clark首次提出胃肠道间质瘤（gastrointestinal stromal tumors，GIST）概念，它是起源于胃肠道壁内包绕肌丛的间质细胞（intestitial cell of cajal，ICC）的缺乏分化或未定向分化的非上皮性肿瘤，具有多分化潜能的消化道独立的一类间质性肿瘤，亦可发生于肠系膜以及腹膜后组织，以梭形肿瘤细胞CD117免疫组化阳性为特征。GIST不是既往所指的平滑肌肿瘤和神经鞘瘤。

一、流行病学

90% GIST好发于40～79岁，中位发病年龄60岁，发病率男性较女性稍高，也有报道认为性别上无差异。由于既往对该病认识不足，故难有准确的发病率统计，在欧洲1～2/10万人，据估计美国每年新发病例为5 000～6 000例。多数GIST为散发型，其中95%的患者为孤立性病灶。偶见家族性GIST报道中，其病灶为多发性，且伴有胃肠黏膜及皮肤色素的沉着。GIST多发生于胃（70%），其次为小肠（20%～25%），较少见于结肠、食管及直肠，偶可见于网膜、肠系膜和腹膜。

二、病因和分子生物学

对GIST的较早研究表明，60%～70%的GIST高表达CD34。CD34是细胞分化抗原，编码基因位于人染色体1q32，编码产物蛋白分子量为105～115kD。虽然CD34表达谱广，特异性较低，但真正的平滑肌瘤和神经鞘瘤不表达CD34，以此首先可将消化道平滑肌瘤、神经鞘瘤和GIST相鉴别。

1998年Hirota等首次报道GIST中存在c-kit变异，c-kit基因位于人染色体4q11-21，编码产物为CD117，分子量为145kD，是跨膜酪氨酸激酶受体，其配体为造血干细胞生长因子（SCF），CD117与配体结合后激活酪氨酸激酶，通过信号转导活化细胞内转录因子从而调节细胞生长、分化、增生。c-kit基因突变导致酪氨酸激酶非配体激活，使细胞异常生长。目前研究发现CD117的功能获得性突变在GIST中可达到90%，最常见的是在c-kit基因外显子11的突变（57%～71%）。在4%～17%的GIST患者中发现外显子13和9的突变。亦有报道发现外显子17的突变。可见CD117信号转导异常是GIST发病机制的核心环节。c-kit基因突变预示肿瘤的恶性程度高，预后不佳。最近发现有部分患者存在PDGFRα基因的第18和12外显子突变。此外，不少研究还发现恶性GIST的DNA拷贝数和高水平扩增大于良性GIST，14、15、22号染色体长臂频繁丢失，提示GIST涉及多基因病变。

PDGFRα 基因突变的发现是 GIST 病因和发病机制研究上继 c-kit 基因之后的又一重要研究进展。PDGFRa 基因定位于人染色体 4q11-21，与 C-kit 基因紧密连锁、结构相似、功能相近。PDGFRα 基因突变常见于外显子 12 和 9，突变率可达 7.1%～72%。PDGFRα 基因突变可见于野生型无 c-kit 基因突变的 GIST，对 c-kit 野生型 GIST 的发生和发展起着重要作用。因此，GIST 从分子水平上可分三型：c-kit 基因突变型、PDGFRα 基因突变型和 c-kit/PDGFRα 野生型。

三、病理学

（一）大体标本

大部分肿瘤源于胃肠道壁，表现为膨胀性生长，多显孤立的圆形或椭圆形肿块，境界清楚。其生长方式表现为：①腔内型，肿瘤向消化道腔内突出，显息肉状，表面可有溃疡；②壁内型，在胃肠道壁内显膨胀性生长；③腔外型，肿瘤向消化道腔外突出；④腔内-腔外亚铃型，肿瘤既向消化道腔内突出，又向腔外膨胀性生长；⑤胃肠道外肿块型，肿瘤源于肠系膜或大网膜。

（二）组织学

1. 光镜　GIST 有两种基本的组织学结构，梭型（60%～70%）和上皮样（30%～40%）细胞型，两种细胞常出现在一个肿瘤中。上皮细胞型瘤细胞圆形或多边形，嗜酸性，部分细胞体积较大，核深染，形态多样，可见糖原沉积或核周空泡样改变。梭型细胞呈梭形或短梭形，胞质红染，核为杆状，两端稍钝圆，漩涡状，呈束状和栅栏状分布。间质可见以淋巴细胞和浆细胞为主的炎性细胞浸润，可见间质黏液变性、透明变性、坏死、出血及钙化。不同部位的 GIST 所含的细胞型不同。胃间质瘤有 70%～80% 为梭形细胞型，20%～30% 为上皮样细胞型，即以往诊断的上皮样平滑肌瘤或平滑肌母细胞瘤或肉瘤。小肠间质瘤通常为梭形细胞型。食管和直肠的间质瘤多为梭形细胞型，瘤细胞排列结构多样。肝脏是恶性 GIST 最常见的远处转移部位，肿瘤较少转移至区域淋巴结、骨和肺。

2. 超微结构特征　电镜下，GIST 显示出不同的分化特点：有的呈现平滑肌分化的特点，如灶状胞质密度增加伴有致密小体的胞质内微丝、胞饮小泡、扩张的粗面内质网、丰富的高尔基复合体和细胞外基底膜物质灶状沉积，此类肿瘤占绝大部分。有的呈现神经样分化特点，如复杂的细胞质延伸和神经样突起、微管、神经轴突样结构以及致密核心的神经内分泌颗粒等。还有小部分为无特异性分化特点的间叶细胞。

3. 免疫组织化学特征　作为酪氨酸激酶的跨膜型受体，CD117 存在于造血干细胞、肥大细胞、黑色素细胞、Cajal 细胞（interstitial cells of cajal，ICC 是分布在消化道，自主神经末梢与平滑肌细胞之间一类特殊细胞，目前认为 ICC 是胃肠道运动的起搏细胞），被认为是诊断 GIST 的主要标记物之一，几乎所有的 GIST 均阳性表达 CD117，CD117 阴性需要进行 kit 和 PDGFRα（血小板源生长因子）基因突变的检测。另一主要标记物 CD34 是骨髓造血干细胞抗原，功能不明，但特异性较 CD117 差，恶性 GIST 患者 CD34 表达率略低于良性 GIST。故 CD34 常与 CD117 联合使用。另 SMA（α-平滑肌肌动蛋白）、结蛋白、S100 和 NSE（神经元特异性烯醇化酶）、神经巢蛋白、波形蛋白等在 GIST 中均有较高阳性率，其中 S-100 和 NSE 有助于神经源性肿瘤的辅助鉴别，SMA 和结蛋白有助于肌源性肿瘤的辅助鉴别，波形蛋白可用于肿瘤良恶性程度的判断。随着免疫组化和电镜技术的发展，可将 GIST 分为 4 种类型：①向平滑肌方向分化；②向神经方向分化；③向平滑肌和神经双向分化；④缺乏分化特征。

四、临床表现

GIST 可发生于消化道自食管至直肠的任何部位，胃 GIST 最多见（60% ~70%），其次为小肠（20% ~30%），较少见于结肠、食管及直肠，偶可见于网膜、肠系膜和腹膜。

GIST 的临床表现与肿瘤大小、部位、生长方式有关。一般症状隐匿，多在体检或腹腔手术中被发现。常见的临床表现为消化道出血、腹痛和腹部肿块。

（一）消化道出血

由于肿瘤表面黏膜缺血和溃疡形成，血管破裂所致；其次为肿瘤中心坏死或囊性变向胃或肠腔内破溃的结果。肿瘤多生长在腔内，临床为间歇性出血，出血量不等，可有导致出血性休克者。

（二）腹痛

出现不同部位的腹痛，为胀痛、隐痛或钝痛性质。由于肿瘤向腔内生长形成溃疡，或腔向外生长并向周围组织浸润，可引起穿孔或破溃而形成急腹症的临床表现，如急性腹膜炎、肠梗阻等，这些并发症的出现往往可为本病的首发症状。

（三）腹部肿块

以肿瘤向腔外生长多见。

（四）发生于不同部位的相应临床表现

原发于食管约半数无症状，主要表现有不同程度的胸骨后钝痛，压迫感和间歇性吞咽困难，而吞咽困难的程度与瘤体大小无明显关系。少数可有恶心、呕吐、呃逆和瘤体表面黏膜糜烂、坏死，形成溃疡出血。

胃 GIST 以消化道出血最为常见，表现为黑粪、呕血。其次为疼痛，腹部包块、消瘦、乏力、恶心、呕吐等，腹痛性质与消化性溃疡相似，如肿瘤位于胃窦、幽门部可出现梗阻症状，不少患者无症状。

小肠 GIST 多数为恶性肿瘤，向腔外生长，无症状者多见。以消化道出血为主要症状，表现为呕血、便血或仅隐血试验阳性，尤其是十二指肠肿瘤易形成溃疡，可发生大出血。也可因肿瘤膨胀性生长或肠套叠导致小肠梗阻。少数患者因肿瘤中心坏死，可引起肠穿孔。

结肠、直肠和肛门 GIST 腹痛、腹部包块为主要症状，可有出血、消瘦、便秘等。直肠和肛门处，以排便习惯改变、扪及包块为主要表现，出血也常见。个别直肠 GIST 患者可见尿频、尿少。

胃肠道外 GIST 多因肿瘤发生于网膜、肠系膜或腹膜，主要表现为腹部肿块，可有消瘦、乏力、腹胀等不适。

（五）其他

可伴有食欲缺乏、发热和体重减轻。有报道称个别病例以肿瘤自发性破裂合并弥漫性腹膜炎为首发表现。

五、辅助检查

（一）内镜检查

随着消化内镜的普及，内镜检查已成为发现和诊断 GIST 的主要方法，特别是对于腔内生长型 GIST。内镜下可见胃肠壁黏膜下肿块呈球形或半球形隆起，边界清晰，表面光滑，表面黏膜色泽正常，可有顶部中心呈溃疡样凹陷，覆白苔及血痂，触之易出血，基底宽，部分可形成桥形皱襞。用活检钳推碰提示肿块质硬，可见肿块在黏膜下移动。肿块表面有正常黏膜覆盖时，普通活检常难以获得肿瘤组织，此时需借助穿刺活检。对于肿块表面顶部中心有溃疡样凹陷的肿瘤，在溃疡边缘取活检测 GIST 检出的阳性率高。

对于小肠 GIST，目前主要可运用推进式小肠镜、双气囊小肠镜、胶囊内镜作出诊断，超声内镜（EUS）可较准确地判断其性质，并可鉴别黏膜下病变，肠外压迫，血管病变及实质肿瘤。GIST 镜下表现为胃肠壁固有肌层的低回声团块，肌层完整。直径 >4cm 的肿瘤，边界不规则，肿瘤内部囊性间隙，引流区见淋巴结肿大等则是恶性和交界性 GIST 的特点；而良性 GIST 的特点为直径 <3cm、边界规则、回声均匀。EUS 对 GIST 敏感，可检测出直径 <2cm 的肿瘤。由于 GIST 为黏膜下肿块，内镜下活检取材不易取到。目前除了通过手术获得标本以外，还可通过超声内镜指导下的细针抽吸活检（EUS - FNA）取得足够的标本，诊断准确。

（二）钡剂或钡灌肠双重造影

内生长表现为球形或卵圆形、轮廓光滑的局限性充盈缺损，周围黏膜正常，如肿瘤表面有溃疡，可见龛影；向腔外生长的 GIST 表现为外压性病变或肿瘤的顶端可见溃疡并有窦道与肿瘤相通。胃间质瘤表现为局部黏膜皱襞变平或消失，小肠间质瘤有不同程度的肠黏膜局限性消失、破坏，仅累及一侧肠壁，并沿肠腔长轴发展，造成肠腔偏侧性狭窄。

（三）CT 和 MRI 检查

影像学技术可发现无症状 GIST，但通常用于对肿瘤的定位、特征、分期和术后监测。无论是原发性还是转移性肿瘤，CT 在检测和描述肿瘤方面较传统的 X 线和钡剂检测更有用。影像学技术通常能在鉴别肿瘤是来自淋巴的间叶细胞组织还是来自胃肠道上皮间叶细胞组织方面提供有价值的信息，但不能用于判断肿瘤的恶性程度。随着针对 GIST 靶向药物治疗的进展，CT 和 MRI 越来越多地用于观察肿瘤对药物的反应和是否复发。PET 也被引进用于检测肿瘤早期肉眼未见改变时的功能性改变。

CT 可直接观察肿瘤的大小、形态、密度、内部结构、边界，对邻近脏器的侵犯也能清楚显示，同时还可以观察其他部位的转移灶。CT 检查可以弥补胃肠造影及内镜对部分小肠肿瘤及向腔外生长的肿瘤诊断的不确定性，无论良恶性均表现为黏膜下、浆膜下或腔内的境界清楚的团块。良性或低度恶性 GIST 主要表现为压迫和推移，偶见钙化，增强扫描为均匀中度或明显强化；恶性或高度恶性 GIST 可表现为浸润和远处转移，可见坏死、囊变形成的多灶性低密度区，与管腔相通后可出现碘水和（或）气体充填影，增强扫描常表现为肿瘤周边实体部分强化明显。肝脏是恶性 GIST 最常见的远处转移部位，肿瘤较少转移至区域淋巴结、骨和肺。

MRI 检查中，GIST 信号表现复杂，良性实体瘤 T_1 加权像的信号与肌肉相似，T_2 加权像呈均匀等信号或稍高信号，这与周围组织分界清晰。恶性者，无论 T_1WI 或 T_2WI 信号表现均不一致，这主要是因瘤体内坏死、囊变和出血。近年来开展的小肠 CT 检查对于 GIST 的诊断具有一定的价值。

PET 检测是运用一种近似葡萄糖的造影剂 PDF，可观测到肿瘤的功能活动，从而可分辨良性肿瘤还是恶性肿瘤；活动性肿瘤组织还是坏死组织；复发肿瘤还是瘢痕组织。其对小肠肿瘤的敏感性较高，多用于观测药物治疗的效果。PET 可提高对治疗反应的判断率，并为这种新药的临床随访和治疗措施提供了依据。

（四）超声

腹部超声可描述出原发和转移肿瘤的内部特征，通常显示与胃肠道紧密相连的均匀低回声团块。在大型肿块中不同程度的不均匀密度可能预示着肿块的坏死、囊状改变和出血。良性间质瘤超声表现为黏膜下、肌壁间或浆膜下低回声肿物，多呈球形，也可呈分叶状不规则形，黏膜面、浆膜面较光滑，伴有不同程度的向腔内或壁外突起。但由于 GIST 肿瘤往往较大，超声视野中不能观其全貌，无法获知肿瘤与周围组织的关系。

（五）选择性血管造影

多数 GIST 具有较丰富的血管，因此，GIST 的血管造影主要表现为血管异常区小血管增粗、纡曲、紊乱，毛细血管相呈结节状、圆形血管团、血管纤细较均匀，中心可见造影剂外溢的出血灶，周围为充盈缺损。瘤内造影剂池明显者常提示恶性。采用肠系膜上动脉造影有助于确定出血部位和早期诊断，故对原因不明消化道出血的患者，X 线钡剂和内镜检查均为阴性者，是腹腔血管造影的适应证。

（六）免疫组织化学检测

绝大多数 GIST 显示弥漫强表达 CD117，CD117 阳性率为 85% ~100%，因此，GIST 最终仍有赖于 CD117 染色的确诊。GIST 的 CD117 阳性特点是普遍的高表达，一般为胞质染色为主，可显示斑点样的“高尔基体”形式，上皮型 GIST 有膜染色，其他许多 GIST 则有核旁染色，梭形细胞肿瘤则胞质全染色。但是，不是所有的 GIST 均 CD117 阳性，而 CD117 阳性的肿瘤并非都是 GIST。目前多用 CD117 与 GIST 的另一种抗原 CD34 联合检测。CD34 在 GIST 中的阳性率为 60% ~70%，平滑肌瘤和神经鞘瘤不表达 CD34。

六、诊断

1. 症状　一般症状隐匿，多在体检或腹腔手术中被发现。最常见的症状是腹部隐痛不适，浸润到消化道内表现为溃疡或出血。其他症状有：食欲和体重下降、肠梗阻等。

2. 辅助检查　内镜检查是目前发现和诊断 GIST 的主要方法，肿瘤位于黏膜下、肌壁间或浆膜下，内镜下活检如取材表浅，则难以确诊，超声内镜指导下的肿块细针穿刺不失为一种术前提高确诊率的手段，但穿刺的技术水平、组织的多少均影响病理检查结果，同时也存在肿瘤播散的问题。光镜下细胞形态多样，以梭形细胞多见，异型性可大可小。可分为梭形细胞为主型、上皮样细胞为主型以及混合细胞型。电镜下超微结构与 ICC 相似。免疫组化对 GIST 诊断具有重要作用，免疫组化阳性率 CD117（85% ~100%）、CD34（50% ~80%）、Vim（100%）、S－100（－/灶性＋）。免疫组化 CD117 的意义为大部分 GIST 的 CD117 阳性。但是，不是所有的 GIST 均 CD117 阳性，而 CD117 阳性的肿瘤并非都是 GIST；CD117 阳性的肿瘤适合用酪氨酸激酶抑制药甲磺酸伊马替尼治疗。无论如何，GIST 的确诊仍需组织学与免疫组化检测。

3. 良、恶性判断　主要依据病理学标准：肿瘤的大小、核分裂象数目、肿瘤细胞密集程度、有无邻近器官的侵犯及远处转移、有无出血坏死或黏膜侵犯等。现认为：没有 GIST 是真正良性的，“良性的”和“恶性的”分类应该被描述为“低度恶性”和“高度恶性”更加确切。DNA 复制量的变化是新的基因参数，它也可能提示 GIST 的预后。

GIST 的恶性程度在许多情况下很难评估，目前国际上缺乏共识，众多指标中较经典的是肿瘤大小和有丝分裂指数（MI）。根据这两个指标可将 GIST 恶性度分为四级。①良性：肿瘤直径 <2cm，MI <5/50 高倍镜视野（HPF）；②低度恶性：肿瘤直径 >2 ~ 5cm，MI <5/50HPF；③中度恶性：肿瘤直径 <5cm，MI 6 ~ 10/50HPF 或者肿瘤直径 5 ~ 10cm，MI <5/50HPF；④高度恶性：肿瘤直径 >5cm，MI >5/50HPF。

Jewi 等将 GIST 的恶性指标分为肯定恶性和潜在恶性，进而将 GIST 分为良性、潜在恶性和恶性。肯定恶性指标：①远处转移（需组织学证实）；②浸润邻近器官（大肠肿瘤侵犯肠壁肌层）。潜在恶性指标：①胃间质瘤 >5.5cm，肠间质瘤 >4cm；②胃间质瘤核分裂象 >5/50HPF，肠间质瘤见核分裂象；③肿瘤坏死明显；④核异型大；⑤细胞密度大；⑥镜下可见黏膜固有层或血管浸润；⑦上皮样间质瘤中出现腺泡状结构或细胞球结构。良性为无恶性指标，潜在恶性为仅具备一项潜在恶性指标，恶性为具备一项肯定恶性指标或 2 项以上潜在恶性指标。

Saul suster 提出 GIST 形态学恶性指标：①肿瘤 >5cm 浸润邻近器官；②瘤体内出现坏死；③核浆比增高；④核分裂象 >1/10HPF；⑤肿瘤浸润被覆盖的黏膜。具有两项以上者为恶性，具有一项者为潜在恶性。

估计 GIST 的复发和转移的危险性高低来代替良恶性，肿瘤 >5cm，核分裂象 >2/10 HPF，表明有复发和转移的高危险性；而肿瘤 <5cm，核分裂象 <2/10HPF，表明其复发和转移的低危险性；大多数致命的 GIST 常常显示核分裂象 >5/10HPF。总的来说，恶性 GIST 表现为肿瘤大、分裂象易见、细胞密度高、侵犯黏膜及邻近组织和结构、肿瘤内坏死、局部复发和远处转移等。GIST 的预后好坏与肿瘤的大小、有丝分裂指数和完全切除率直接相关。

七、鉴别诊断

1. 平滑肌瘤与平滑肌肉瘤　平滑肌肿瘤又分普通型平滑肌瘤、上皮样型、多形性、血管型、黏液型及伴破骨样巨细胞型等多亚型。平滑肌瘤多见于食管、贲门、胃、小肠，结直肠少见。过去诊断为平滑肌肿瘤的，实质上大多数是 GIST。平滑肌瘤组织学形态：瘤细胞稀疏，呈长梭形，胞质明显嗜酸性。平滑肌肉瘤肿瘤细胞形态变化很大，从类似平滑肌细胞的高分化肉瘤到多形性恶性纤维组织细胞瘤的多种形态均可见到。平滑肌瘤及平滑肌肉瘤免疫组化绝大多数都为 CD117、CD34 阴性，SMA、actin、MSA 强阳性，表现为胞质阳性。Desmin 部分阳性。

2. 神经鞘瘤、神经纤维瘤、恶性周围神经鞘瘤　消化道神经源性肿瘤极少见。神经鞘瘤镜下见瘤细胞呈梭形或上皮样，瘤细胞排列成栅栏状，核常有轻度异型，瘤组织内可见一些淋巴细胞、肥大细胞和吞噬脂质细胞，较多的淋巴细胞浸润肿瘤边缘，有时伴生发中心形成。免疫组化 S－100 蛋白、Leu－7 弥漫强阳性，而 CD117、CD34、desmin、SMA 及 actin

均为阴性。

3. 胃肠道自主神经瘤（gastrointestinal autonomic nerve tumor，GANT） 少见。瘤细胞为梭形或上皮样，免疫表型 CD117、CD34、SMA、desmin 和 S－100 均为阴性。

4. 腹腔内纤维瘤病 IAF 该瘤通常发生在肠系膜和腹膜后，偶尔可以从肠壁发生。虽可表现为局部侵袭性，但不发生转移。瘤细胞形态较单一梭形束状排列，不见出血、坏死和黏液样变。免疫表型尽管 CD117 可为阳性，但表现为胞浆阳性、膜阴性。CD34 为阴性。

5. 立性纤维瘤 SFT 起源于表达 CD34 抗原的树突状间质细胞肿瘤，间质细胞具有纤维母/肌纤维母细胞性分化。肿瘤由梭形细胞和不等量的胶原纤维组成，细胞异型不明显。可以有黏液变。很少有出血、坏死、钙化。尽管 CD34、BCl－2 阳性，但 CD117 为阴性或灶状阳性。

6. 其他 与良性肿瘤、胃肠道癌、淋巴瘤、异位胰腺和消化道外肿瘤压迫管腔相鉴别。

总之，在诊断与鉴别诊断时，应重点观察瘤细胞的形态及丰富程度、胞质的染色和细胞的排列方式等方面，特别是当细胞团巢形成时，应首先考虑 GIST，并使用免疫组化试剂证明。CD117、CD34 联合使用效果好。

八、治疗

处理原则：争取手术彻底切除，或姑息切除原发灶。复发转移不能切除采取甲磺酸伊马替尼（imatinib mesylate，glivec，格列卫）治疗，放化疗几乎无效。

（一）手术治疗

目前，手术切除仍是 GIST 的首选治疗方法。过去的放化疗方案对 GIST 肿瘤无效果。对肿块体积较小的倾向为良性的 GIST，可考虑行内镜下或腹腔镜下切除，但须考虑到所有 GIST 均具有恶性潜能，切除不充分有复发和转移的危险。

首次完整彻底地切除肿瘤是提高疗效的关键。GIST 的手术切除方案中整体切除比部分切除的治疗效果好，5 年存活率高。De Matte 等报道 200 例 GIST，完全切除的 80 例中，5 年生存率为 54%，中位生存期 66 个月，而不完全切除者术后中位生存期仅 22 个月。因 GIST 极少有淋巴结转移，故手术一般不进行淋巴结的清扫。对倾向为良性的 GIST，通常的手术切缘距肿瘤边缘 2cm 已足够；但对倾向为高度恶性的 GIST，应行根治性切除术，为避免术中肿瘤破裂和术中播散，应强调术中无瘤操作的重要性。

（二）药物治疗

完整彻底地切除肿瘤并不能彻底治愈倾向为高度恶性的 GIST，因为其复发和转移相当常见。GIST 对常规放、化疗不敏感。近年来甲磺酸伊马替尼，已成为治疗不可切除或转移的 GIST 患者最佳选择。格列卫是一种小分子复合物，具水溶性，可用于口服，口服后吸收迅速，生物利用度高，血液中半衰期 13～16h，每日口服 1 次。格列卫可作为酪氨酸激酶的选择性抑制药，能明显抑制 c－kit 酪氨酸激酶的活性，阻断 c－kit 向下信号传导，从而抑制 GIST 细胞增生和促进细胞凋亡和（或）细胞死亡。有报道治疗 147 例进展期 GIST，有效率 53.7%，疾病稳定占 27.9%。2003 年 5 月 ASCO 会议报道，格列卫现在不仅用于治疗晚期 GIST，而且还用于 GIST 的术前和术后辅助治疗。2002 年 2 月美国 FDA 批准可用于治疗非手术和（或）转移的 C－kit 突变阳性的 GIST，其最佳剂量为 400～800mg/d。尽管它能够有效地治疗 GIST，但仍有部分患者对其耐药或者部分患者不能耐受该药的不良反应（包括水肿、体液潴留、恶心、呕吐、腹泻、肌痛、皮疹、骨髓抑制、肝功能异常等），很少有转移性的晚期患者获得完全缓解。而且，部分患者对该药会在服药6个月内发生原发性耐药或6个月后继发性耐药。

对格列卫产生原发性耐药或继发性耐药的 GIST 患者，可采用二线小分子多靶点作用药物靶向治疗，如舒尼替尼（Sunitinib）、尼罗替尼（Nilotinib）、索拉非尼（Sorafenib）、达沙替尼（Dasatinib）等。

九、预后

GIST 生物学行为难以预测。现已知的与预后有关的因素有：①年龄及性别：年轻患者预后差，男性 GIST 患者预后差；②部位：食管 GIST 预后最好，其次是胃 GIST、肠道 GIST、网膜 GIST、肠系膜 GIST 预后最差；③肿瘤大小与核分裂象：肿瘤越大，核分裂象越多，预后越差；④基因突变：有 c-kit 基因突变的 GIST 比无突变者预后差；⑤免疫组化表达：波形蛋白阳性表达的 GIST 预后较差，血管内皮生长因子、增殖标记 PCNA、IG-67 表达率高者预后差；⑥恶性度：低度恶性的 GIST 有 50% 复发，60% 转移，高度恶性 GIST 有83% 复发，全部发生转移；⑦DNA 含量与核异型性密切相关并与预后相关：MF 在 1~5 个/10HP 的5年生存率在非整倍体 DNA 者为40%，二倍体 DNA 者达 88%；MF >5 个/10HP 时 5 年生存率在非整倍体 DNA 者为17%，二倍体 DNA 者达 33%。

（王忠琼）

第十一节　胃息肉

胃息肉属临床常见病，目前随着高分辨率内镜设备的普及应用，微小胃息肉的检出率已有明显增加。国外资料显示胃息肉的发病率较结肠息肉低，占所有胃良性病变的5%~10%。

根据胃息肉的组织学可分为肿瘤性及非肿瘤性，前者即胃腺瘤性息肉，后者包括增生性息肉、炎性息肉、错构瘤性息肉、异位性息肉等。

1. 腺瘤性息肉　即胃腺瘤，是指发生于胃黏膜上皮细胞，大都由增生的胃黏液腺所组成的良性肿瘤，一般均起始于胃腺体小凹部。腺瘤一词在欧美指代上皮内肿瘤增生成为一个外观独立且突出生长的病变，而在日本则包括所有的肉眼类型，即扁平和凹陷的病变亦可称之为腺瘤。腺瘤性息肉约占全部胃息肉的 10%，多见于 40 岁以上男性患者，好发于胃窦或胃体中下部的肠上皮化生区域。病理学可分为管状腺瘤（最常见）、管状绒毛状和绒毛状腺瘤。可根据病变的细胞及结构异型性将其病理学分为低级别上皮内瘤变与高级别上皮内瘤变。80% 以上的高级别上皮内瘤变可进展为浸润性癌。

内镜下观察，胃腺瘤多呈广基隆起样，亦可为有蒂、平坦甚至凹陷型。胃管状腺瘤常单发，直径通常 <1cm，80% 的病灶 <2cm。表面多光滑；胃绒毛状腺瘤直径较大，多为广基，典型者直径 2~4cm，头端常充血、分叶，并伴有糜烂及浅溃疡等改变。胃绒毛状腺瘤的恶变率较管状腺瘤为高。管状绒毛状腺瘤大多系管状腺瘤生长演进而来，有蒂或亚蒂多见，无蒂较少见，瘤体表面光滑，有许多较绒毛粗大的乳头状突起，可有纵沟呈分叶状，组织学上呈管状腺瘤基础，混有绒毛状腺瘤成分，一般超过息肉成分的 20%，但不到 80%，直径大

都在 2cm 以上，可发生恶变。

2. 增生性息肉　较常见，以胃窦部及胃体下部居多，好发于慢性萎缩性胃炎及 Billroth Ⅱ式术后的残胃背景。组织学上由幽门腺及腺窝上皮的增生而来，由于富含黏液分泌细胞，表面可覆盖黏液条纹及白苔样黏液而酷似糜烂。多为单发且较小（<1cm），小者多为广基或半球状，表面多明显发红而光滑；大者可为亚蒂或有蒂，头端可见充血、糜烂等改变。有时可为半球形簇状。增生性息肉不是癌前病变，但发生此类病变的胃黏膜常伴有萎缩、肠上皮化生及上皮内瘤变等，且部分增生性息肉患者可在胃内其他部位同时发生胃癌，应予以重视。通常认为增生性息肉癌变率较低，但若息肉直径超过 2cm 应行内镜下完整切除。

3. 炎性息肉　胃黏膜炎症可呈结节状改变，凸出胃腔表面而呈现息肉状外观。病理学表现为肉芽组织，而未见腺体成分。胃炎性纤维性息肉是少见的胃息肉类型，好发于胃窦，隆起病灶的顶部缺乏上皮黏膜，其本质为伴有明显炎性细胞浸润的纤维组织增生。炎性息肉因不含腺体成分，无癌变风险，临床随诊观察为主。

4. 错构瘤性息肉　临床中错构瘤性息肉可单独存在，也可与黏膜皮肤色素沉着和胃肠道息肉病（Peutz - Jeghers 综合征、Cowden 病）共同存在。单独存在的胃错构瘤性息肉局限于胃底腺区域，无蒂，直径通常小于 5mm。在 Peutz - Jeghers 综合征中，息肉较大，而且可带蒂或呈分叶状。组织学上，错构瘤性息肉表现为正常成熟的黏膜成分呈不规则生长，黏液细胞增生，腺窝呈囊性扩张，平滑肌纤维束从黏膜肌层向表层呈放射状分割正常胃腺体。

5. 异位性息肉　主要为异位胰腺及异位 Brunner 腺。异位胰腺常见于胃窦大弯侧，亦可见于胃体大弯。多为单发，内镜下表现为一孤立的结节，中央时可见凹陷。组织学上胰腺组织最常见于黏膜下层，深挖活检不易取得阳性结果；有时也可出现在黏膜层或固有肌层。如被平滑肌包围时即成为腺肌瘤。Brunner 腺瘤多见于十二指肠球部，亦可见于胃窦，其本质为混合了腺泡、导管、纤维肌束和 Paneth 细胞的增生 Brunner 腺。

（王忠琼）

第十二节　胃肠道息肉病

一、分类

胃肠道息肉病是指胃肠道某一部分或大范围的多发性息肉，常多见于结肠。可见于胃的息肉病主要有以下几种。

1. 胃底腺息肉病（fundic gland polyposis，FGP）　较多见，典型者见于接受激素避孕疗法或家族性腺瘤性息肉病（FAP）的患者，非 FAP 患者亦可发生但数量较少，多见于中年女性，与 Hp 感染无关。病变由泌酸性黏膜的深层上皮局限性增生形成。内镜下观察，息肉散在发生于胃底腺区域大弯侧，为 3 ~ 5mm，呈亚蒂或广基样，色泽与周围黏膜一致。零星存在的胃底腺息肉没有恶变潜能。需注意在那些 FAP 已经弱化的患者，其胃底腺息肉可发展为上皮内瘤变和胃癌。

2. 家族性腺瘤性息肉病（familial adenomatous polyposis，FAP）　为遗传性疾病，大多于青年期即发生，息肉多见于结直肠，55% 的患者可见胃 - 十二指肠息肉。90% 的胃息肉发生于胃底，为 2 ~ 8mm，组织学上绝大多数均为错构瘤性，少数为腺瘤性，后者癌变率较高。

3. 黑斑息肉病（peutz - jeghers 综合征，PJS） 为遗传性消化道多发息肉伴皮肤黏膜沉着病。息肉多见于小肠及直肠，亦可见于胃，为错构瘤性，多有蒂。癌变率低。

4. cronkhite - canada 综合征（CCS） 为弥漫性消化道息肉病伴皮肤色素沉着、指甲萎缩、脱毛、蛋白丢失性肠病及严重体质症状。胃内密集多发直径 0.5 ~ 1.5cm 的山田Ⅰ型、Ⅱ型无蒂息肉，少数可恶变。激素及营养支持疗法对部分病例有效，但总体临床预后差，多死于恶病质及继发感染。

5. 幼年性息肉病（juvenile polyposis，JPS） 为常染色体显性遗传病，多见于儿童，息肉病可见于全消化道，多有蒂，直径 0.5 ~ 5cm，表面糜烂或浅溃疡，切面呈囊状。镜下特征性表现为囊性扩张的腺体衬有高柱状上皮，黏膜固有层增生伴多种炎性细胞浸润，上皮细胞多发育良好。本病可合并多种先天畸形。

6. Cowden 病 为全身多脏器的化生性与错构瘤性病变，部分为常染色体显性遗传，全身表现多样、性质各异。诊断主要依靠：全消化道息肉病、皮肤表面丘疹或口腔黏膜乳头状瘤、肢端角化症或掌角化症确立。

二、临床表现

胃息肉可发生于任何年龄，患者大多无明显临床症状，或可表现为上腹饱胀、疼痛、恶心、呕吐、胃灼热等上消化道非特异性症状。疼痛多位于上腹部，为钝痛，一般无规律性。较大的息肉表面常伴有糜烂或溃疡，可引起呕血、黑粪及慢性失血性贫血。贲门附近的息肉体积较大时偶尔可产生吞咽困难，而幽门周围较大的息肉可一过性阻塞胃流出道引起幽门梗阻症状。很少见的情况是若胃幽门区长蒂息肉脱入十二指肠后发生充血水肿而不能自行复位时，则可能产生胃壁绞窄甚至穿孔。体格检查通常无阳性发现。

三、诊断与鉴别诊断

胃息肉较难通过常规问诊及体格检查所诊断。粪便隐血试验在 1/5 ~ 1/4 的患者可呈阳性结果。上消化道钡剂造影对直径 1cm 以上的息肉诊断阳性率较高，由于该项检查对操作水平要求较高，时可因钡剂涂布不佳、体位及时机不当、未服祛泡剂导致气泡过多等原因导致漏诊误诊。内镜与活组织病理学检查相结合是确诊胃息肉最常用的诊断方法。

胃镜直视下可清晰观察息肉的部位、数量、形态、大小、是否带蒂、表面形态及分叶情况、背景黏膜改变等特征。胃镜检查中使用活检钳试探病灶，可感知病变的质地。观察中需注意冲洗去附着的黏液、泡沫等，适当注气，充分暴露病变。判断息肉是否带蒂时，宜更换观察角度、内镜注气舒展胃壁，反复确认。胃镜下可对息肉的形态进行分类，其中最常用的描述性术语是参照结肠息肉，根据是否带蒂分为广基（无蒂）、亚蒂和带蒂 3 类。山田将胃息肉分为 4 型，其中Ⅱ型和Ⅲ型介于广基与带蒂之间，见表 6 - 4。

表 6 - 4　胃息肉内镜下形态的山田分型

Ⅰ型：息肉的基底部平滑，与周围黏膜无明确分界（即广基息肉）
Ⅱ型：息肉的隆起与基底部呈直角，分界明显
Ⅲ型：息肉的基底部较顶部略小，与周围黏膜分界明显，形成亚蒂
Ⅳ型：息肉的基底部明显小于底部，形成明显的蒂部（即带蒂息肉）

中村结合了形态与组织学改变，将胃息肉分为3型，见表6－5。

表6－5　胃息肉的中村分型

Ⅰ型：最多见，直径一般小于2cm，多有蒂，亦可无蒂，胃窦多见。表面光滑或呈细颗粒状、乳头状或绒毛状。色泽与周围黏膜相同或呈暗红。此型多为腺瘤性息肉
Ⅱ型：多见于胃窦体交界处。息肉顶部常呈发红，并有凹陷，由反复的黏膜缺损－修复而形成。合并早期胃癌的几率较高
Ⅲ型：呈盘状隆起，形态类似0－Ⅱa型浅表胃肠肿瘤

由于胃息肉大多为良性，各类息肉的形态学特征又相互重叠，限制了以上分类方法的临床应用价值。

2002年巴黎食管、胃、结肠浅表肿瘤分型将日本胃癌学会提出的早期胃癌内镜下形态分型扩展到全消化道的上皮性肿瘤，具备上皮内瘤变的癌前病变同样适用该分型。因此，对于病理学伴有上皮内瘤变的胃息肉，按此可分为0－Ⅰ型、0－Ⅱa型、0－Ⅱa＋Ⅱc型、0－Ⅰ＋Ⅱa型等各种类型。

内镜观察后应常规对病灶行组织病理学检查。活检取材部位应选择息肉头端高低不平、色泽改变、糜烂处。若存在溃疡，宜取溃疡边缘。需取得足够组织量以便病理制片，并充分考虑到取材偏倚及病灶内异型腺体不均匀分布。约半数息肉中，活检标本与整体切除标本的组织病理学不一致，故内镜完整切除有助于最终明确诊断。鉴于未经活检而直接切除的息肉可存在癌变风险，切除后可用钛夹标记创面，并密切随访病理结果及切端情况。

胃息肉的其他诊断方法包括变焦扩大内镜、超声内镜及胃增强CT。变焦扩大内镜可将常规内镜图像放大200倍，可清晰观察腺管开口及黏膜细微血管形态。胃病变的变焦扩大内镜分型有多种，其与病理学的相关性不如结肠黏膜凹窝分型。超声内镜在鉴别病变的组织学起源方面具有重要作用，应用30MHz的超声微探头可清晰显示胃壁9层不同的层次结构。从超声图像判断，胃上皮性息肉病变通常局限于上皮层与黏膜层，固有肌层总是完整连续。增强CT检查可发现较大的胃息肉，一定程度上可与胃壁内肿块、腔外压迫及恶性肿瘤相鉴别。

胃息肉的鉴别诊断主要包括：①与黏膜下肿瘤相鉴别。内镜下观察到广基、境界不甚清晰的隆起灶时，需注意同黏膜下肿瘤相鉴别。表6－6列出了一些内镜下胃息肉与黏膜下肿瘤的鉴别要点。桥形皱襞（bridging folds），意指胃黏膜皱襞在胃壁肿瘤顶部与周围正常组织之间的牵引改变，呈放射状，走向肿瘤时变细，是黏膜下肿瘤的典型特征。当鉴别存在困难时，宜行超声内镜检查。此外，可试行活组织检查，黏膜下肿瘤几乎不可能被常规活检取得，而仅表现为一些非特异性改变，如黏膜炎症等。少数情况下，需要同胃腔外压迫相鉴别。②与恶性肿瘤相鉴别。0－Ⅱ型、0－Ⅱa型早期胃癌可表现为息肉样、扁平隆起型改变，但肠型隆起型早期胃癌通常＞1cm，表面多见凹凸不平、不规则小结节样，糜烂、出血或不规则微血管走行常见，活检钳触碰或内镜注气过程中易出血。弥漫型胃癌极少呈现为0－Ⅰ型和0－Ⅱa型。若内镜下观察到病灶周围的蚕食像及皱襞杵状膨大等改变，应高度疑及早期胃癌。全面、准确的活检病理是最佳鉴别方法。胃类癌多为1cm左右扁平隆起，一般不超过2cm，可多发，周围缓坡样隆起，中央时可见凹陷伴有发红的薄白苔，深取活检可获阳性结果。③与疣状胃炎相鉴别。疣状胃炎又称隆起糜烂型胃炎，是临床常见病，多发于胃窦及窦体交界，呈中央脐样凹陷的扁平隆起灶，胃窦黏膜背景可见有增生肥厚呈凹凸结节、萎缩、血管透见、壁内出血等炎症改变。较大的疣状灶需要通过活检鉴别。

表 6-6　内镜下胃息肉与黏膜下肿瘤的鉴别要点

	胃息肉	胃黏膜下肿瘤
形态	丘状、半球形、带蒂指状	丘状、半球形、球形。几乎不可能为长蒂、指状。
高度	常较高	一般较低
大小	常较小	常较大
表面	平滑或粗糙	平滑
基底	有蒂或无蒂，境界通常较清	宽广，皱襞缓坡样，境界不甚清
桥形皱襞	有时可见	常见而典型

四、治疗与预后

采取良好的生活方式、积极治疗原发疾病如慢性萎缩、化生性炎症有助于预防胃息肉的发生。散发的、<5mm 的胃底腺息肉通常认为是无害的。胃息肉大多均可通过内镜切除而痊愈。切除方法包括活检钳咬除、热活检钳摘除、热探头灼除、圈套后电外科切除、氩离子凝固术（APC)、激光及微波烧灼、尼龙圈套扎后圈套切除、黏膜切除术（EMR)、黏膜下剥离术（ESD）等多种。较小的息肉可选择前 3 种方法。圈套切除是较大息肉的最常用方法，并可与黏膜下注射、尼龙圈套扎等其他方法合用，切除后创面可用 APC 或热探头修整。EMR 术适用于 <2cm 扁平隆起病灶的完整切除，更大的病变完整切除则需要行 ESD 术，术前需于病变底部行黏膜下注射以便抬举病灶，常用的注射液有 0.9% 氯化钠溶液、1：10 000肾上腺素、50% 葡萄糖、透明质酸钠、Glyceol（10% 甘油果糖与 5% 果糖的氯化钠溶液）等，上述溶液中常加入色素以便于观察注射效果。有多种操作器械可进行 EMR 和 ESD，具体使用因不同操作者喜好而定。需要强调的是若病变疑及胃癌，则需一次性完整切除，较大的病变应展平后固定于软木板上，浸于 10% 甲醛溶液中送病理行规范取材、连续切片，尤其是应注意所有切片的切缘情况。若病理学提示病变伴有癌变，则按胃癌根治标准处理。

内镜治疗后应规范服用胃酸抑制药及胃黏膜保护药，并定期随诊。内镜治疗主要并发症为出血、术后病变残余及穿孔。通常切除术后的黏膜缺损能很快愈合，出血通常为暂时性。创面过深、不慎切除肌层、电凝电流过大、时间过长可导致急慢性穿透性损伤而致穿孔。预防性应用尼龙圈及钛夹可减少穿孔风险。切除后当即发生的急性穿孔可试行钛夹夹闭、非手术治疗及密切观察，延迟发生的穿孔几乎均需外科手术治疗。

以下情况可行外科手术：内镜下高度疑及恶性肿瘤；内镜下无法安全、彻底地切除病变；息肉数量过多，恶变风险较高且无法逆转者；创面出血不止，内科治疗无效者；创面穿孔者。外科术式可选择单纯胃部分切除术、胃大部切除术、胃癌根治术、腹腔镜下胃切除术等。

（王忠琼）

第十三节 胃平滑肌瘤

胃平滑肌瘤在过去的大部分时间内均被认为是最常见的胃间叶性肿瘤。随着胃肠间质瘤（GISTs）的发现，绝大多数既往诊断的胃平滑肌瘤均被归入 GISTs 的范畴。尽管如此，胃平滑肌瘤仍是一类确实存在的疾病，但由于经病理证实的例数不多而缺乏人口统计学、临床特点或大体特点方面有意义的大宗资料。

组织病理学方面，胃平滑肌瘤由少量或中等量的温和梭形细胞构成，可能存在灶状的核异型性，核分裂象较少。细胞质嗜酸，呈纤维状及丛状。胃平滑肌瘤患者通常一般情况良好，无特殊不适主诉，或可因并存的上消化道其他疾病而产生相应的非特异性症状。

内镜下胃平滑肌瘤一般多为 2～3mm，大者可达 20mm，多见于胃底及胃体上部，大多为单发，少数可为多发。表面黏膜几乎总是非常光滑地隆起，呈半球形改变。体积较大、黏膜表面出现明显溃疡应疑及恶性 GISTs 或平滑肌肉瘤。内镜检查的重要点在于从多个方向观察肿瘤、注意毛细血管透见的程度、用靛胭脂染色观察黏膜表面以排除上皮来源病变、用活检钳试探肿物的软硬程度及有无活动性，并与胃壁外压迫相鉴别。

超声内镜因可用于明确肿瘤的组织学起源而占有重要地位。超声内镜下肿瘤来源于胃壁 5 层结构中的第 4 层，呈现均匀的低回声团块，其余层次均完整连续。近年来开展的超声内镜引导下细针抽吸活检术（EUS－FNA）和切割针活检术（EUS－TCB）可提供细胞学和组织病理学诊断。肿瘤大小超过 1cm 时易被增强 CT 发现。增强 CT 或 MRI 可用于评价恶性平滑肌瘤（平滑肌肉瘤）的侵犯和转移情况。

胃平滑肌瘤的鉴别诊断主要包括：①与胃肠间质瘤（GISTs）及其他间叶性肿瘤相鉴别。GISTs 是最常见的胃肠道间叶性肿瘤，其特征为免疫组化 KIT 酪氨酸激酶受体（干细胞因子受体）阳性（CD117 阳性），在 70%～80% 的病例中可见 CD34 阳性。而平滑肌瘤仅有结蛋白（desmin）和平滑肌肌动蛋白（smooth muscle action）阳性，CD117 和 CD34 均阴性。其他间叶性肿瘤亦可表现为局限性的隆起病变，超声内镜检查可提供有价值的诊断线索，确诊依赖细胞学或组织病理学。②与平滑肌肉瘤相鉴别。平滑肌肉瘤多发于老年人，为典型的高度恶性肿瘤，其免疫组化指标同平滑肌瘤，但体积通常大于 2cm，镜下核分裂象 >10 个/10HPF，可伴周围组织侵犯、转移等恶性生物学特征。③与胃息肉相鉴别。表面光滑、外形半球状的胃息肉时可表现为形似黏膜下肿瘤，鉴别特征详见表 6－7。超声内镜是鉴别此两种疾病最准确的方法。④与胃腔外压迫相鉴别。胃腔外压迫多见于胃底，亦见于胃的其他部位。大多为脾压迫所致，此外胆囊、肝等亦可造成。鉴别要点见表 6－7。

表 6－7 内镜下胃腔外压迫与黏膜下肿瘤的鉴别

	胃腔外压迫	胃黏膜下肿瘤
隆起形态	坡度相当缓	缓坡
表面黏膜	正常，一般表面可见正常皱襞	平滑，有时可见充血、毛细血管扩张、增生改变
活检钳探试	实性，可动	实性，硬，有时可动
边界	不清	某种程度上可以辨认
桥形皱襞	一般无	常见

胃平滑肌瘤为良性肿瘤，恶变率低。对单发、瘤体直径 <2cm 者一般无需特殊治疗，临床观察随访大多病情稳定。或可行内镜下挖除治疗，但需注意出血或穿孔风险。对于多发、直径 >2cm、肿瘤表面溃疡出血或伴有消化道梗阻症状、细胞病理学疑有恶变者，应予手术切除。手术方式可根据具体情况而定，选择肿瘤局部切除术、胃楔形切除术、胃大部切除术等，术中宜行冷冻切片排除恶性肿瘤。近年来开展的腹腔镜下胃部分切除术，创伤较小，疗效不逊于传统开腹手术。

（金学洙）

第十四节　其他胃良性肿瘤

（一）胃黄斑瘤

较多见，通常认为是由于慢性黏膜炎症引起胃黏膜局灶性破坏，残留的含脂碎屑被巨噬细胞吞噬并聚集而成的泡沫细胞巢结构。内镜下表现为稍隆起的黄色病变，表面呈细微颗粒状变化，通常直径 <10mm。与高脂血症等疾病无特定关系，临床予观察随访。

（二）胃脂肪瘤

是比较少见的黏膜下肿瘤，胃脂肪瘤的发病率低于结肠。多数起源于黏膜下层，呈坡度较缓的隆起性病变，亦可为带蒂息肉样病变，蒂常较粗，头端可伴充血。有时略呈白色或黄色。活检钳触之软，有弹性，即 Cushion 征阳性。超声内镜下呈均质中等偏高回声，多数来源于胃壁 5 层结构的第 3 层。临床通常无需处理，预后良好。

（三）胃神经鞘瘤

多见于老年人，可能来源于神经外胚层的 Schwann 细胞和中胚层的神经内膜细胞，免疫组化标记为 S－100 阳性，结蛋白、肌动蛋白及 KIT 均阴性。组织学上，通常位于胃壁的黏膜肌层或黏膜下层。内镜下观察，肿瘤多发于胃体中部，亦见于胃窦和胃底部，胃小弯侧较大弯侧多见。大多单发，表现为向胃腔内隆起的类圆形黏膜下肿瘤，外形规则，少数以腔外生长为主。肿瘤生长缓慢，平均直径 3cm，有完整的包膜。CT 检查呈边缘光整的类圆形低密度影，肿瘤较大、发生出血、坏死时中央可呈不规则低密度灶，增强后无强化或边缘轻度强化。环状强化是神经鞘瘤的重要 MRI 征象。该肿瘤无特异性症状，或可因生长较大而产生溃疡、出血、梗阻、腹部包块等症状和体征。由于消化道神经鞘瘤存在一定的恶变概率，故需手术切除，预后佳。

（四）神经纤维瘤

起源于神经纤维母细胞，组织学上可见 Schwann 细胞、成纤维细胞和黏多糖基质。肿瘤通常为实质性、没有包膜，囊性变和黄色瘤变少见，CT 增强扫描常表现为均匀强化。肿瘤一般无特异性症状，常在上消化道钡剂或胃镜检查时偶尔发现，多位于胃体，小弯侧较大弯侧多见。由于肿瘤无包膜，故可侵犯周围邻近组织，但远处播散较少见。恶变率较低。除非肿瘤存在广泛播散，均应积极手术治疗，预后较佳。

（五）胃脉管性肿瘤

包括血管球瘤、淋巴管瘤、血管内皮瘤、血管外皮细胞瘤等，以血管球瘤最常见。该肿瘤由人体正常动静脉吻合处的血管球器结构中各种组织成分增生过度所致，好发于皮肤，发生于胃者少见。多见于胃窦，表现为直径 1 ~ 4cm、小而圆的黏膜下层来源肿瘤，由于含有大量平滑肌成分，故质地坚硬，易被误认为恶性肿瘤。临床症状如上腹疼痛不适、黑粪等多为肿瘤压迫胃黏膜所致。外科切除疗效良好，预后佳。

（刘　勇）

第七章

胰腺疾病

第一节　胰腺的解剖与功能

一、胰腺的解剖

胰腺狭长、扁平，略呈菱形。成年人的胰腺长 12～15cm，重 70～110g，可分为头、颈、体、尾四部。胰头位于十二指肠的 C 形弯曲内，紧贴十二指肠。胰颈、体、尾斜位于腹后部，胰尾一直向左延伸到脾脏的胃面。

胰腺有丰富的血供，主要来源于腹主动脉和肠系膜上动脉的分支。前、后胰十二指肠上动脉是胃十二指肠动脉和腹主动脉的分支；而前、后胰十二指肠下动脉来自肠系膜上动脉。这些血管通常位于胰头和十二指肠间的沟内，并发出分支供给胰腺和十二指肠。此外，脾动脉也是胰腺血供的另一主要来源。其有大量细小分支，其中较大的 3 条分支为胰背动脉、胰大动脉和胰尾动脉。

胰腺所有的静脉都汇入门静脉系统。胰静脉引流胰尾的血液进入脾静脉。胰十二指肠静脉与其相应的动脉邻近，汇入脾静脉或者直接汇入门静脉。

胰腺的淋巴系统与其伴随的动、静脉相邻。大部分淋巴管将淋巴液引流入胰脾淋巴结，而一些淋巴管汇入胰十二指肠淋巴结，还有一些汇入肠系膜上动脉源头附近的主动脉前淋巴结。

内脏传出神经通过迷走神经、内脏神经形成的肝脏和腹腔神经丛来支配胰腺。迷走传出神经纤维穿过这些神经丛，不形成突触，最后终止于胰腺小叶间区的副交感神经结。神经节后纤维直接支配腺泡、胰岛和胰管。

二、胰腺的组织学特点

胰腺集内、外分泌器官为一体。胰腺的内分泌部主要位于胰岛中。其 A、B、D 和 PP 细胞分别分泌胰高血糖素、胰岛素、生长抑素和胰多肽。

胰腺外分泌部由腺泡和导管组成。导管上皮由立方形细胞组成，延伸至腺泡腔内。有时可见到突入腺泡腔内的泡心细胞，其位于导管上皮与腺泡之间。泡心细胞与导管上皮细胞功能相似，都可分泌铁离子和水分子。此外，它们还含有碳酸酐酶，而碳酸酐酶能分泌碳酸氢盐。小导管渐汇成小叶间导管，最后汇入主胰管，将胰液排入十二指肠。

腺泡可为球形、管状，或其他不规则形状。腺泡细胞具有合成、储存和分泌消化酶的能力。其基底外侧膜上分布着激素或神经递质的受体，可接受激素或神经递质对胰酶分泌的刺激。细胞核及合成蛋白质的粗面内质网也位于细胞基底侧。胰酶颗粒是消化酶的储存形式，位于细胞顶端。腺泡细胞顶部表面还有微绒毛。在微绒毛和细胞质内，顶端质膜以下，有一种丝状肌动蛋白的网状组织。而此近顶端区域是腺泡细胞与其他细胞或颗粒的最大区别，可用于鉴别腺泡细胞。细胞分泌物最终排入腺泡腔内。细胞间还有各种连接形成，既可作为物质屏障，又可作为通信通道。其中，紧密连接在细胞顶端形成一条带状物，防止大分子通过。连接复合体也是阻止水分子和铁离子通过的可渗透屏障。

三、胰腺的功能

（一）胰腺外分泌物质的成分

1. 非有机成分　胰腺外分泌物质的非有机成分主要为水、钠盐、氯化物和碳酸氢盐。水和铁的分泌主要是为了将消化酶运送到肠腔，并有助于中和排入十二指肠的胃酸。

促胰液素刺激分泌的胰液无色、澄清，呈碱性，与细胞质等渗。基础状态下，胰液流速是0. 2 ~0. 3ml/min；激素刺激时，流速会增至4ml/min，每天的分泌总量为2. 5L。其渗透压浓度与流速无关。然而，当胰腺在促胰液素（使胰液分泌总量增加的主要介质）刺激下，碳酸氢盐和氯化物浓度会随之改变，因为促胰液素刺激可引起胰管大量分泌含碳酸氢盐的胰液。由于即使腺泡在刺激状态下的分泌流速也较小，所以胰液中铁离子浓度接近于其在刺激分泌时胰管液体中的浓度。

促胰液素是通过激活腺苷酸环化酶，增加导管细胞内的环磷酸腺苷水平来刺激分泌的。而环磷酸腺苷则通过激活导管腔膜上的 Cl^- 通道来增加碳酸氢盐的分泌。Cl^- 通道是囊性纤维化跨膜转导调节因子，它的活化使 Cl^- 主动分泌入导管腔。腔内氯化物水平增加又导致 Cl^-/HCO_3^- 逆向转运，使腔内 Cl^- 减少、HCO_3^- 增加。导管细胞的基底外表面还有 Na^+-K^+ 的逆向转运、Na^+-K^+-ATP 酶、H^+-ATP 酶和 K^+ 通道。除了顶部的 Cl^- 通道，环磷酸腺苷还调控基底外侧的 K^+ 通道。激素刺激下，腺泡细胞顶部的 Cl^- 通道和基底外侧的 K^+ 通道活化驱动分泌；顶部的 Cl^-/HCO_3^- 逆向转运和其他基底外侧的载体有助于导管腔碳酸氢盐的分泌及维持细胞内正常 pH。

2. 有机成分　人类胰腺合成蛋白质（大多为消化酶）的能力很强，主要是蛋白水解酶、淀粉水解酶、脂肪水解酶及核酸酶。一些酶有不同的存在形式，如阳离子和阴离子胰蛋白酶原。可消化胰腺的酶储存在胰腺中，并以非活化的前体形式分泌入肠腔。这些酶都在肠腔内激活，刷状缘上的糖蛋白肽酶、肠激酶通过水解分子的 N 端片断活化胰蛋白酶原。而活化的胰蛋白酶进一步催化激活没有活性的其他蛋白酶原。

除了消化酶，腺泡细胞还分泌胰蛋白酶抑制药。它含有 56 个氨基酸残基，通过在胰蛋白酶催化部位附近与其结合形成相对稳定的复合物来使其失活。胰蛋白酶抑制药可灭活胰腺或胰液中自动催化形成的胰蛋白酶。

（二）主要消化酶的功能

胰淀粉酶可消化食物中的淀粉和糖原，主要水解 C，与氧原子间的 1，4 - 糖苷键。由于淀粉酶不能水解淀粉中的1，6－糖苷键，所以其水解产物为麦芽糖、麦芽三糖及含1，6－糖苷键的α－糊精。淀粉酶还需要小肠内刷状缘酶才能完全水解产物。

胰腺分泌三种脂肪酶：脂肪酶（或三酰甘油脂肪酶）、磷脂酶 A_2 和羧酸酯酶。三酰甘油脂肪酶结合于三酰甘油油滴的油/水界面，并将三酰甘油水解成两个脂肪酸分子和一个单酰甘油，而脂肪酸又被酯化成甘油。胆盐和共脂肪酶有助于其完全发挥其作用。磷脂酶 A_2 催化脂肪酸酯中的磷酸卵磷酯所在的键，此键断裂形成游离脂肪酸及溶血磷脂胆碱。羧酸酯酶可以水解多种脂类物质，如：胆固醇酯、脂溶性维生素酯、三酰甘油、二酰甘油及单酰甘油。胆盐对其活力的完全发挥也有重要的作用。

此外，胰腺分泌各种蛋白酶，它们都在小肠被激活。活化的形式包括胰蛋白酶、胰凝乳蛋白酶和弹性蛋白酶。这些都是内肽酶，分解与特定氨基酸相邻的特定肽键。另外，胰液中还含有羧肽酶。它们都是外肽酶，分解蛋白碳端的肽键。

（三）消化酶的合成、运输及调节

1. 合成　消化酶是在粗面内质网合成的。根据信号假说，通过信使RNA的翻译合成可输出的蛋白。新合成的蛋白在内质网中进行修饰，包括二硫键形成、磷酸化、硫酸化和糖基化。这些构象变化使蛋白在内质网中形成第三及第四级结构。接着，合成中的蛋白被转运到高尔基复合体进行翻译后修饰（糖基化）。高尔基复合体还为这些新合成的蛋白分类并将其转运到不同的细胞区域：消化酶被转运到酶原颗粒；溶酶体水解酶则被送到溶酶体。这种分选功能是通过将甘露糖－6－磷酸盐加到蛋白质的低聚糖上实现的，因为甘露糖－6－磷酸盐是特定受体的识别部位。溶酶体酶的甘露糖－6－磷酸盐与其受体结合后最终形成囊泡将携带溶酶体酶的复合体转运至溶酶体。在溶酶体中，受体与酶分离后再次回到高尔基复合体重复前面的循环。

2. 分泌　消化酶通过出胞作用被泌入腺泡腔。出胞作用的过程包括分泌颗粒移动到腺泡细胞顶端的表面，与质膜融合，腺泡细胞的细胞骨架系统参与了出胞作用。

腺泡细胞的基底外侧质膜上有胆囊收缩素（cholecystokinin，CCK）、乙酰胆碱、促胃泌素释放肽（gastrin－releasing peptide，GRP）、P物质、血管活性肠肽（vasoactive intestinal peptide，VIP）和促胰液素受体，它们都是G蛋白结合受体，有7个疏水跨膜片段。根据刺激分泌的方式不同，这些受体分为两大类。VIP和促胰液素是其中一类。这些激素与腺泡细胞上的受体结合，激活腺苷酸环化酶，增加细胞内的环磷酸腺苷（cyclic adenosinemonophosphate，CAMP）水平，然后通过依赖CAMP的蛋白激酶来刺激酶的分泌。CCK、乙酰胆碱、GRP和P物质刺激膜磷酸肌醇的代谢，增加胞质内游离钙离子浓度。这些物质动员钙的能力都源于其对磷酸肌醇的作用。激素对胰酶分泌的持续刺激通常依赖细胞外钙的流入。

四、胰腺生理

在非消化期，胰液分泌很少。消化期间胰腺的分泌是周期性的，与胃肠移行性肌电复合波（migrating myoelectric complex，MMC）相互配合。胃、十二指肠动力增加时，常出现胰酶分泌高峰。

进食开始后，胰液分泌即开始，可分为头期、胃期和肠期。食物是胰液分泌的自然因素，胰液的分泌受神经和激素双重控制。

（一）促进胰液分泌

1. 胰泌素（Secretin） 由小肠上皮S细胞所分泌的27肽，可刺激胰腺分泌水、碳酸氢盐，从而使胰液量增加，胰泌素刺激胰酶分泌的作用较弱。

引起胰泌素释放的因素有盐酸、蛋白质分解产物、脂肪酸、迷走神经等。由小肠上皮细胞分泌和存在于胰液中的胰泌素释放肽（SRP），可刺激胰泌素释放，在胰腺外分泌的正反馈调节中起了重要作用。当肠道引起胰泌素释放的 $pH < 4.5$，胰泌素释放增加。

2. 胆囊收缩素（Cholecystokinin，CCK） 主要由小肠上皮I细胞分泌，人体内主要为含33个氨基酸的CCK。它可刺激胰酶分泌，对水和碳酸氢盐的分泌也有兴奋作用，但较弱。

CCK受体分为CCK－A和CCK－B受体。一般认为通过CCK－A受体介导胰酶的分泌。其激活途径有：①对胰腺腺泡有直接刺激作用，CCK通过激活腺泡细胞膜上的鸟苷酸环化酶，从而生成cGMP，作为第二信使起中介作用，钙离子对于CCK的刺激也起中介作用；②作用于迷走神经的传入纤维上的CCK－A受体，增加迷走传入神经的冲动，促进乙酰胆碱的释放，刺激胰酶分泌。此冲动的潜伏期短。阿托品可抑制内源性CCK刺激的胰外分泌的80%。因此在生理条件下，CCK调节胰酶分泌的靶细胞主要是迷走神经而不是胰腺腺泡细胞。

引起CCK释放的因素有蛋白质分解产物、脂酸、脂肪、迷走神经及小肠内酸化。小肠内胰酶如胰蛋白酶、糜蛋白酶、弹性硬蛋白酶等含量增加，CCK分泌量减少，负反馈调节胰酶分泌。

3. 血管活性肠肽（VIP） 胰腺内神经末梢含有VIP，其具有神经传递功能。盐酸、脂肪、乙醇可促进VIP释放。VIP对胰腺的作用类似胰泌素，VIP与相应受体结合，可增加腺苷酸环化酶的活性，导致cAMP合成增加，促进胰腺碳酸氢盐的分泌。

4. 一氧化氮（NO） NO是位于中枢和外周神经系统的非胆碱能非肾上腺能（NANC）神经元的神经递质，在胰泌素和CCK引起的胰液分泌中，NO是内皮血管舒张因子。可增加胰腺的血流量。调节胰腺泡cGMP形成和 Ca^{2+} 内流。

5. 其他 胃泌素释放肽、铃蟾肽等，可通过胰腺腺泡上的特异性受体介导，引起胰酶的分泌。糖皮质激素对胰腺腺泡细胞酶原颗粒形成有促进作用。其他刺激胰酶分泌的激素有甲状旁腺激素，心房利钠因子（ANF）、生长激素释放因子（GRF）、神经降压素（NT）等。

（二）抑制胰液分泌的因素

抑制胰液分泌的因素分为四类。第一类包括抑制性神经递质，如P物质、CGRP、NPY、甘丙肽及儿茶酚胺。它们通过旁分泌和内分泌起作用。第二类为胰腺内分泌细胞释放的抑制性肽，如胰高血糖素、胰多肽、生长抑素、pancreastatin。它们通过抑制激素的释放和胰内神经系统的神经递质和（或）减少胰内血流起作用。第三类是“真正抑制性激素”，它们的抑制性作用不受迷走神经和内脏神经所影响，如PYY。第四类是胰腺分泌的潜在抑制剂，为循环中的抑制性制剂如血管加压素、TRH。它们可直接抑制胰腺分泌水和碳酸氢盐。

1. 生长抑素（SST） 是D细胞合成的14肽，抑制胰泌素和CCK刺激的胰腺基础分泌，使基础胰液分泌减少，胰液量、碳酸氢盐、胰蛋白排出量明显减少。生长抑素抑制胰酶分泌的作用较其抑制碳酸氢盐的作用更强。生长抑素一方面直接作用于生长抑素受体，减少胰液分泌；另一方面通过抑制G蛋白，阻滞了CCK－RP刺激的CCK释放。

2. 胰多肽（PP） 胰多肽是由 PP 细胞所分泌的 36 肽，进食、低血糖、胃扩张、小肠内酸化等可引起 CCK 的释放及迷走胆碱能神经兴奋，导致血中的胰多肽上升。胆碱能受体阻滞剂阿托品可抑制胰多肽的分泌。小剂量胰多肽促进胰酶和电解质的分泌，大剂量胰多肽对于胰泌素、CCK 和迷走神经所刺激的胰腺分泌呈现抑制作用，它通过减少乙酰胆碱的释放和促进生长抑素的释放及减少胰腺血流量实现上述作用。

3. 其他 胰高血糖素抑制胰蛋白酶、胰脂肪酶和碳酸氢盐分泌，剂量越大，抑制越明显，其作用机制是通过促进生长抑素释放及降低迷走胆碱能神经的活性而起抑制作用。去甲肾上腺素可导致胰血管收缩，抑制胰外分泌。降钙素、多肽 YY 也可抑制胰酶和碳酸氢盐的分泌。

（1）迷走神经：促进胰酶和碳酸氢盐分泌。以胰酶的分泌为主。胆碱能神经可被中枢的活动（头期）或迷走 - 迷走反射（胃期、肠期）而激活。胰腺内释放的乙酰胆碱可通过以下途径发挥作用：①直接作用在胰腺腺泡（或同时作用在导管细胞）的毒蕈碱受体上，增加三磷酸肌醇和二酰基甘油的浓度，导致细胞内钙增加，刺激胰酶及碳酸氢盐的分泌；②促进胃酸分泌和胃排空，使十二指肠酸化，促进小肠内胃肠激素的释放；③扩张血管，强化胰对刺激肽的反应；④促进小肠激素的释放。

（2）肾上腺素能神经：可通过 2 条途径发挥作用：一方面引起胰内血管收缩，减少胰内血流，减少胰分泌；另一方面胰管收缩，直接抑制腺泡细胞分泌酶原颗粒，减少胰酶的分泌。

（3）局部神经通路：上段小肠内理化因素启动十二指肠 - 胰反射，促进胰分泌，当迷走神经的传入功能丧失后肠胰反射起代偿作用。在食糜刺激下，黏膜局部释放 5 - 羟色胺，通过旁分泌方式直接刺激迷走传入神经末梢，通过迷走胆碱能神经反射促使细胞释放增加，胰腺分泌增加。

（雷宗良）

第二节 急性胰腺炎

急性胰腺炎（acute pancreatitis，AP）是胰酶对胰腺组织自身消化导致的化学性炎症，常呈急性上腹痛，伴血淀粉酶升高，轻者病程 1 周左右，预后良好；重症患者可发展为多器官功能障碍，病死率高达 15%。

一、病因

（一）胆道疾病

胆石症、胆道感染等胆道疾病至今仍是急性胰腺炎的主要病因，当结石嵌顿在壶腹部、胆管内炎症、胆石移行时损伤 Oddi 括约肌等，将使胰液不能正常进入十二指肠，导致胰管内高压。胆囊结石伴发感染时，细菌毒素、炎症介质通过胆胰间淋巴管交通支扩散到胰腺。

（二）酒精

酒精可通过缩胆囊素（cholecystokinin，CCK）介导，促进胰液分泌，大量胰液遇到相对狭窄的胰管，将增加胰管内压力。此外，过度饮酒还可使大量胰酶在腺泡细胞内提前活化，或当其在胰腺内氧化过程中产生大量活性氧（reactive oxygen specles，ROS），继而激活 NF－KB 等炎症介质，引发急性胰腺炎。

（三）胰管阻塞

胰管结石、蛔虫、狭窄、肿瘤（壶腹周围癌、胰腺癌）可引起胰管阻塞和胰管内压升高。胰腺分裂症系胰腺导管的一种常见先天发育异常，即腹胰管和背胰管在发育过程中未能融合，其在人群中的发生率大概为10%。当副胰管经狭小的副乳头引流大部分胰腺的胰液，引流不畅导致胰管内高压。

（四）手术与创伤

腹腔手术、腹部钝挫伤等直接或间接损伤胰腺组织或导致胰腺微循环障碍，可引起急性胰腺炎。经内镜逆行胰胆管造影（ERCP）插管时导致的十二指肠乳头水肿、注射造影剂压力过高等也可引发本病。

（五）代谢障碍

高脂血症与急性胰腺炎有病因学关联，但确切机制尚不清楚。可能与脂球微栓影响微循环及胰酶分解三酰甘油致毒性脂肪酸损伤细胞有关。Ⅰ型高脂蛋白血症见于小儿或非肥胖非糖尿病青年，因严重高三酰甘油血症而反复发生急性胰腺炎。

甲状旁腺肿瘤、维生素 D 过多等所致的高钙血症可致胰管钙化、促进胰酶提前活化而促发本病。

（六）药物

可促发急性胰腺炎的药物有噻嗪类利尿药、硫唑嘌呤、糖皮质激素、磺胺类等，多发生在服药最初的 2 个月，与剂量无明确相关。

（七）感染

可继发于急性流行性腮腺炎、传染性单核细胞增多症、柯萨奇病毒、肺炎衣原体感染等，常随感染痊愈而自行缓解。

（八）其他

十二指肠球后穿透溃疡、邻近十二指肠乳头的肠憩室炎等炎症可直接波及胰腺。各种自身免疫性的血管炎、胰腺血管栓塞等血管疾病可影响胰腺血供。遗传性急性胰腺炎罕见，是一种有 80% 外显率的常染色体显性遗传病，其发病被认为是阳离子胰蛋白酶原基因突变所致。少数病因不明者，称为特发性急性胰腺炎。

二、发病机制

在上述病因作用下，胰管内高压及胰腺微循环障碍都可使胰腺腺泡细胞内的 Ca^{2+} 水平显著上升。细胞内钙的失衡，一方面使含有溶酶体酶的细胞器质膜脆性升高，增加胞内溶酶体与酶原颗粒融合；另一方面使消化酶原与溶酶体水解酶进入高尔基器后，出现“分选”错误；溶酶体在腺泡细胞内激活酶原，使大量胰酶提前活化，超过生理性的对抗能力，发生针对胰腺的自身消化。活化的胰酶、自身消化时释放的溶酶体水解酶及细胞内升高的 Ca^{2+} 水平均可激活多条炎症信号通路，导致炎症反应，其中核因子－KB（nuclear factor－KB，NF－KB）被认为是炎症反应的枢纽分子，它的下游系列炎症介质如肿瘤坏死因子－α （tumor necrosis factor－α，TNF－α）、白介素－1（interleukin－1，IL－1）、花生四烯酸代谢产物（前列腺素、血小板活化因子）、活性氧等均可增加血管通透性，导致大量炎性渗出；促进小血管血栓形成，微循环障碍，胰腺出血、坏死。

三、病理

（一）急性水肿型

此型较多见，占90%以上。病变可累及部分或整个胰腺，以尾部为多见。胰腺肿大变硬，间质充血、水肿和炎细胞浸润是其组织学特点。

（二）急性出血坏死型

胰腺肿大变硬，腺泡及脂肪组织坏死以及血管坏死出血是本型的主要特点。肉眼可见胰腺内有灰白色或黄色斑块的脂肪组织坏死病变，出血严重者，则胰腺呈棕黑色并伴有新鲜出血。脂肪坏死可累及肠系膜、大网膜后组织等。常见静脉炎、淋巴管炎和血栓形成。

急性出血坏死型既可由急性水肿型发展而来，也可在发病开始即发生出血及坏死。急性出血坏死型胰腺炎的炎症易波及全身，故可有其他脏器如小肠、肺、肝、肾等脏器的炎症病理改变；由于胰腺大量炎性渗出，常有腹水、胸腔积液等。

四、临床表现

临床上将急性胰腺炎分为下列两种类型。①轻症急性胰腺炎（mild acute pancreatitis，MAP），具备急性胰腺炎的临床表现和生化改变，而无器官功能障碍和局部并发症；②重症急性胰腺炎（severeacute pancreatitis，SAP），在MAP的基础上出现其他器官功能障碍甚至衰竭，病程1个月左右可出现局部并发症如假性囊肿或胰腺脓肿。

（一）MAP的症状及体征

腹痛为主要和首发症状，常在饮酒、脂餐后急性起病，多位于中上腹及左上腹，也可波及全腹，常较剧烈，部分患者腹痛向背部放射。多数患者病初伴有恶心、呕吐。可有轻度发热，中上腹压痛，肠鸣音减少。患者因呕吐、胰腺炎性渗出，可呈轻度脱水貌。

（二）SAP的症状及体征

腹痛持续不缓解、腹胀逐渐加重，可陆续出现表7－1列出的部分症状及体征。

表7－1　SAP的症状、体征及相应的病理生理改变

症状及体征	病理生理改变
体温持续升高或不降	严重炎症反应及感染
黄疸加深	胆总管下端梗阻；肝损伤
呼吸困难	肺间质水肿，成人呼吸窘迫综合征，胸腔积液；严重肠麻痹及腹膜炎
低血压、休克	大量炎性渗出、严重炎症反应及感染
全腹膨隆、张力较高，少数患者可有Grey－Turner征，Gullen征，广泛压痛及反跳痛，移动性浊音阳性，肠鸣音减少而弱、甚至消失	肠麻痹及腹膜炎
上消化道出血	应激性溃疡

续 表

症状及体征	病理生理改变
少尿，无尿	休克、肾功能不全
意识障碍，精神失常	胰性脑病
猝死	严重心律失常

（三）后期并发症

1. 胰腺假性囊肿　重症急性胰腺炎胰内或胰周坏死、渗液积聚，包裹成囊肿，囊壁缺乏上皮，故称假性囊肿，多在重症急性胰腺炎病程进入 4 周后出现。胰腺假性囊肿通常呈圆形或卵圆形，亦可呈不规则形，大小为 2～30cm，容量为 10～5 000ml。小囊肿可无症状，大囊肿可出现相应部位的压迫症状。一般当假性囊肿 <5cm 时，约半数患者可在 6 周以内自行吸收。假性囊肿可以延伸至邻近的腹腔，如横结肠系膜、肾前、肾后间隙以及后腹膜。

2. 胰腺脓肿　胰腺内或胰周的脓液积聚，外周为纤维囊壁。患者常有发热、腹痛、消瘦等营养不良症状。

3. 肝前区域性门脉高压　胰腺假性囊肿压迫脾静脉或脾静脉栓塞导致胃底静脉曲张破裂出血。

五、辅助检查

（一）反映炎症及感染

1. 白细胞　总数增加，以中性粒细胞升高为主，常有核左移现象。

2. C 反应蛋白（C－reactive protein，CRP）是一种能与肺炎球菌 C 多糖体反应形成复合物的急性时相反应蛋白。在各种急性炎症、组织损伤、细菌感染后数小时迅速升高。CRP 对急性胰腺炎诊断不具特异性，主要用于评估急性胰腺炎的严重程度。CRP 正常值 <10mg/L，当 CRP >150mg/L 时，提示重症急性胰腺炎。

（二）急性胰腺炎的重要血清标志物

1. 淀粉酶（amylase）　主要由胰腺及唾液腺产生。急性胰腺炎时，血清淀粉酶于起病后 6～12h 开始升高，48h 开始下降，持续 3～5d。血清淀粉酶超过正常值 3 倍可诊断急性胰腺炎。胆石症、胆囊炎、消化性溃疡等急腹症时，血清淀粉酶一般不超过正常值 3 倍。血清淀粉酶高低与病情程度无确切关联，部分重症急性胰腺炎血清淀粉酶可不升高。正常时约有 3% 淀粉酶通过肾脏排泄，急性胰腺炎时尿淀粉酶也可升高，但轻度的肾功能改变将会影响检测的准确性和特异性，故对临床诊断价值不大。当患者尿淀粉酶升高而血淀粉酶不高时，应考虑其来源于唾液腺。此外，胰源性胸腔积液、腹水、胰腺假性囊肿中的淀粉酶常明显升高。

2. 脂肪酶（lipase）　血清脂肪酶于起病后 24～72h 开始升高，持续 7～10d，对就诊较晚的患者有诊断价值，其敏感性和特异性均略优于血淀粉酶。

（三）反映各器官功能或病理生理状况（表7-2）

表7-2 反映病理生理变化的实验室检测指标

检测指标	病理生理变化
血糖↑	胰岛素释放减少、胰血高糖素释放增加、胰腺坏死
TB、AST、ALT↑	胆道梗阻、肝损伤
白蛋白↓	大量炎性渗出、肝损伤
BUN、肌酐↑	休克、肾功能不全
血氧分压↓	成人呼吸窘迫综合征
血钙↓	胰腺坏死
三酰甘油↑	既是急性胰腺炎的病因，也可能是其后果
血钠、钾、pH↓	低血钠、低血钾、酸中毒

（四）了解胰腺等脏器形态改变

腹部超声波是急性胰腺炎的常规初筛影像学检查，在没有肠胀气的条件下，可探及胰腺肿大及胰内、胰周回声异常。然而急性胰腺炎时，常有明显胃肠道积气，腹部超声波对胰腺形态学变化多不能作出准确判断。对于重症急性胰腺炎后期，腹部超声波也是胰腺假性囊肿、脓肿诊断、定位的重要方法。

腹部增强CT被认为是诊断急性胰腺炎的标准影像学方法。其主要作用有：①确定有无胰腺炎；②对胰腺炎进行分级（表7-3）；③诊断、定位胰腺假性囊肿或脓肿。

表7-3 起病后72h的CT对胰腺病变的分级

积分	未增强CT	增强CT
0	胰腺形态正常	无坏死
1	胰腺局部或弥漫性增大，形态失常	
2	上述改变+胰周炎症	坏死<33%
3	胰内及胰周积液	
4	胰腺内及腹膜后积气	坏死33%~50%
6	坏死≥50%	

注：CT严重指数=未增强+增强CT积分，最高10分，≥6分为重症。

（五）了解有无胆道疾病作为急性胰腺炎的病因

诊断急性胰腺炎通常并不困难，但搜寻原因有时却颇费周折。胆道结石是急性胰腺炎的首要病因，腹部超声波较易发现大的胆石，但对于作为胆源性急性胰腺炎第一位原因的小胆石（<5mm）、胆泥或微胆石，腹部超声波的敏感性较差。临床上对于急性胰腺炎胆道疾病病因的搜寻，多以腹部超声波为常规初筛检查，若无阳性发现，应选择准确率较高的非侵入性检查——磁共振胰胆管成像（MRCP）。若仍为阴性，而临床高度怀疑胆道疾病，则应继以超声内镜（EUS）或ERCP。内镜下Oddi括约肌切开术（EST）是检出胆泥或微胆石的金标准方法，集诊断与治疗一体。

六、诊断

患者在入院后48h内应明确诊断，急性胰腺炎的诊断内容应包括下列内容。

（一）确定急性胰腺炎

一般应具备：①急性、持续中上腹痛；②血淀粉酶增高超过正常值3倍；③胰腺炎症的影像学改变；④排除其他急腹症。部分患者可不具备第2条。

（二）确定轻症抑或是重症

多数重症患者经历了不同时间的轻症阶段，因此，在起病72h内对轻症患者应密切观察病情变化，及时发现SAP的症状及体征，动态了解相关实验室检测数据及胰腺形态的改变。

出现下列任一情况，应考虑重症急性胰腺炎：①出现全身炎症反应综合征；②出现器官衰竭；③起病后72h的胰腺CT评分≥6分；④APACHEⅡ评分≥8，可被视为重症。

（三）寻找病因

住院期间应使>80%患者的病因得以明确，尽早解除病因有助于防止病情向重症发展及避免日后复发。进食常作为诱因促发本病，潜在的病因需仔细排查。详细地了解病史对寻找病因甚为重要。胆道结石是急性胰腺炎的首要病因，若病史及体征高度提示胆源性急性胰腺炎，则应逐级采用腹部超声、MRCP、EUS、ERCP甚至EST等使之明确。在应激状态下，血三酰甘油常升高。当血三酰甘油>11mmol/L时，可考虑为急性胰腺炎的病因。

（四）确定并发症

近期并发症包括腹膜炎、败血症、急性肝损伤、ARDS、应激性溃疡、肾功能不全、胰性脑病等。后期并发症多在急性胰腺炎后1个月甚至更长时间得以诊断。

七、鉴别诊断

作为常见的急腹症之一，急性胰腺炎须与消化性溃疡、胆石症、急性肠梗阻、心肌梗死等鉴别。鉴别时应抓住各疾病的特点进行鉴别，收集相关证据。

八、治疗

急性胰腺炎的治疗原则在于去除潜在的病因和控制炎症。

MAP经内科治疗后多在5～7d内康复。SAP则需在内科治疗的基础上根据病情给予器官支持，后期并发症可通过内镜或外科手术治疗。如诊断为胆源性急性胰腺炎，宜在本次住院期间完成内镜治疗或在康复后择期行胆囊切除术，避免日后复发。

（一）内科治疗

1. 监护　由于急性胰腺炎患者病情变化较多，细致的监护对及时了解病情发展很重要。病程初期监测内容除体温、血压、呼吸、心率、意识等生命体征外，腹痛、腹胀、肠蠕动、腹膜炎体征、血氧饱和度、尿量、粪便、胃肠减压引流物、有无黄疸及皮肤瘀斑等均应逐日记录。入院初即应检测前述反映病理生理变化的实验室指标，以后根据病情决定复查的间隔时间。有心律失常者应予心电监测。

对重症患者应给予肺、肾、循环、肝、肠等器官的功能支持，医院的重症监护室（intensive care unit，ICU）可为此提供良好的条件。由训练有素、多学科组成的SAP专门治疗小组对患者选择最佳的多学科综合治疗至关重要。

2. 补液　是维持血容量、水、电解质平衡的主要措施。重症患者胰周有大量渗液集聚，如果心功能容许，在最初的48h静脉补液量及速度为200～250ml/h。补液不充分被认为是胰腺炎向重症发展的重要原因之一。补液量及速度也可根据中心静脉压（central venous pressure，CVP）进行调节。急性胰腺炎时常有明显腹胀、麻痹性肠梗阻，用股静脉插管测量的CVP可受腹腔压力异常升高，不能代表真正的CVP，应予注意。重症患者还应根据病情补充白蛋白、血浆或血浆代用品，提高血浆胶渗压，才能有效维持脏器功能。

3. 吸氧 动脉氧饱和度宜>95%。

4. 镇痛 未控制的严重腹痛可加重循环不稳定。由于吗啡可增加Oddi括约肌压力，故临床常用哌替啶（meperidine）止痛，50～100mg/次，肌内注射。胆碱能受体拮抗药（如阿托品）可诱发或加重肠麻痹，也不宜使用。胃肠减压可在一定程度上减轻腹胀。

5. 预防和抗感染 胰腺感染是病情向重症发展、甚至死亡的另一重要原因。导致胰腺感染的主要细菌来自肠道。预防坏死胰腺的感染可采取：①为减少肠腔内细菌过生长，可采用导泻，促进肠蠕动和清洁肠道。导泻药物可选硫酸镁，每次口服5～20g，同时饮水100～400ml；也可用磷酸钠等洗肠液，中药（大黄、番泻叶）导泻在临床也广为应用。在此基础上，口服抗生素（如诺氟沙星、多黏菌素等）清除肠腔内细菌。②尽早肠内营养，维持肠黏膜屏障的完整，减少细菌移位。③预防性全身给予抗生素（喹诺酮类或头孢类）。

当患者出现胰腺或全身感染，致病菌主要为革兰阴性菌和厌氧菌等肠道常驻菌，应选择喹诺酮类或头孢类抗生素，联合针对厌氧菌的甲硝唑。严重败血症或上述抗生素疗效欠佳时应使用亚胺培南等。要注意真菌感染的可能，可经验性应用抗真菌药。

6. 减少胰液分泌 旨在降低胰管内高压，减少胰腺的自身消化。常用措施如下。

（1）禁食、胃肠减压：食物和胃液是胰液分泌的天然刺激物，禁食和胃肠减压则有助于减少胰液分泌。

（2）抑制胃酸：可用H_2受体拮抗药或质子泵抑制药。

（3）生长抑素及其类似物：生长抑素（somatostatin）是胃肠黏膜D细胞合成的14肽，它可抑制胰泌素和胆囊收缩素（cholecystokinin，CCK）刺激的胰腺基础分泌，使基础胰液分泌减少，胰液、碳酸氢盐、胰蛋白酶产量明显减少。生长抑素250～375μg/h静脉滴注；生长抑素类似物奥曲肽25～50μg/h静脉滴注，MAP一般持续静脉滴注2～3d，SAP则用药时间约1周甚至更长。

7. 营养支持 轻症患者，只需短期禁食，通过静脉补液提供能量即可。重症患者在短期肠道功能恢复无望、为避免胰液分泌时，应先予肠外营养。每日补充能量约32kcal/(kg·d)，肥胖者和女性减10%。热氮比以100kcal：1g或氨基酸1.2g/（kg·d）为宜，根据血电解质水平补充钾、钠、氯、钙、镁、磷，注意补充水溶性和脂溶性维生素，采用全营养混合液方式输注。

病情趋向缓解时，应尽早过渡到肠内营养。经口、胃或十二指肠给予的营养剂将促进胰酶和碳酸氢盐分泌，而经空肠者则不刺激胰液分泌。为此，初期肠内营养可借助内镜将鼻饲管置入空肠，并给予已充分消化的专用空肠营养剂。开放饮食从少量、无脂、低蛋白饮食开始，逐渐增加食量和蛋白质，直至恢复正常饮食。

（二）内镜治疗

对起因于胆总管结石性梗阻、急性化脓性胆管炎、胆源性败血症及胆道蛔虫的急性胰腺炎应尽早行EST等内镜治疗，取出胆道结石、蛔虫等，放置鼻胆管引流，胆道紧急减压，既有助于阻止急性胰腺炎病程，又可迅速控制感染。这种在ERCP基础上发展的内镜下微创治疗效果肯定，创伤小，可迅速缓解症状、改善预后、缩短病程、节省治疗费用，属对因治疗，可缩短病程，避免急性胰腺炎复发。

适宜于内镜治疗的其他导致急性胰腺炎的病因包括肝吸虫、胰管结石、慢性胰腺炎、胰管先天性狭窄、壶腹周围癌、胰腺癌、Oddi括约肌功能障碍及胰腺分裂等。对重症急性胰腺炎的后期并发症如胰腺假性囊肿和脓肿也可予以内镜治疗。

确定急性胰腺炎行ERCP治疗的指征应根据不同影像学资料确定：

（1）B超、MRCP或EUS发现胆总管结石、胆总管直径>0.7cm或胆囊切除术后胆总管直径>0.8cm，胆道蛔虫，胰管扩张、扭曲、狭窄等，这些均为ERCP治疗的明确指征。

（2）B超阴性，血三酰甘油≤11mmol/L，排除酒精、高钙血症、药物、病毒感染等因素，应行MRCP或EUS。

（3）MRCP/EUS阴性，但有下列情况，应行ER-CP：①TB升高，DB>60%，ALT升高，腹痛伴畏寒发热；②复发性胰腺炎；③胆囊切除术后，间歇发作性胆绞痛症状；④曾有胆道手术史：⑤胆囊小结石。

（4）ERCP发现胆总管微胆石、胆泥、Oddi括约肌功能障碍、胰腺分裂，胰管狭窄，壶腹周围癌、胰腺癌，这些均为ERCP治疗的明确指征。

（三）外科治疗

多数急性胰腺炎不需外科干预，即使是重症急性胰腺炎也应尽可能采用内科及内镜治疗。临床实践表明，重症急性胰腺炎时经历大的手术创伤将加重全身炎症反应，增加病死率。当重症患者内科及内镜治疗不能阻止胰腺进一步坏死时，可行经皮腹膜后穿刺引流，必要时以微创方式清除胰腺坏死组织。

与急性胰腺炎相关的主要手术治疗是胆囊切除术，以解决病因。目前胆囊切除术多采用腹腔镜完成。新近的临床研究认为，对于有1次急性胰腺炎发作史患者，有结石的胆囊即应切除；对轻中度胆囊结石相关急性胰腺炎，胆囊切除术应在本次胰腺炎恢复后10d左右实施，SAP则应在恢复后4周左右施行；不及时切除，在6~18周内，有25%~30%患者将再次发生急性胰腺炎。

微创治疗无效的胰腺假性囊肿、脓肿和脾静脉栓塞等并发症需要外科开腹手术治疗。

九、预后

轻症患者常在1周左右康复，不留后遗症。重症患者病死率约15%，经积极抢救幸免于死亡的患者容易发生胰腺假性囊肿、脓肿和脾静脉栓塞等并发症，遗留不同程度胰腺功能不全。未去除病因的部分患者可经常复发急性胰腺炎，反复炎症及纤维化可演变为慢性胰腺炎。

十、预防

积极治疗胆胰疾病，适度饮酒及进食，部分患者需严格戒酒。

（雷宗良）

第三节 慢性胰腺炎

慢性胰腺炎（chronic pancreatitis，CP）是以胰腺慢性炎症、纤维化、萎缩、钙化为特征，最终导致胰腺内外分泌功能不足的疾病。临床常表现为腹痛、腹泻、营养不良等。

一、流行病学

关于慢性胰腺炎发病率或患病率的数据尚不充分。尸检报道的患病率为0.04%～5%，基于CT、超声或ERCP报告的有明显的胰腺组织学异常的CP年发病率为（3.5～4）/10万。对于部分组织学变化不甚明显的CP，常不易被上述影像学技术发现而低估了CP的实际患病率和发病率。

二、病理

慢性胰腺炎的病理特征主要有：胰腺实质散在的钙化灶，纤维化，胰管狭窄、阻塞及扩张，胰管结石，胰腺萎缩，炎性包块，囊肿形成等。

三、病因

CP是多因素相互作用导致的疾病，仅一种危险因素很难引起CP。

（一）酒精

由于70%成年CP患者有酗酒史，因此长期过度饮酒一直都被认为是慢性胰腺炎的首要病因。然而根据慢性胰腺炎的病理及影像学标准，只有不到10%的酗酒者最终会发展成慢性胰腺炎。临床实践观察到，多数长期大量饮酒者并无CP的客观证据，仅表现为餐后腹胀、脂餐后腹泻等消化不良症状。进一步的动物实验表明，单纯长期摄入酒精并非导致慢性胰腺炎而是脂肪沉积等退行性变，伴有明显胰腺外分泌功能不足。

复发性急性胰腺炎常导致胰腺纤维化、胰管阻塞，导管扩张，胰腺组织萎缩而进展为CP。当患者胆、胰管异常持续存在，饮酒可诱发复发性急性胰腺炎，推动炎症慢性化。此外，CFTR、PRSS1及SPINKI等基因的突变可能改变酒精的代谢或调节胰腺对酒精所致炎症的反应性，从而促进CP的发生。因此，乙醇在CP的发生过程中只起到促进作用，而不是独立的致病因素。

（二）基因突变

目前认为，慢性胰腺炎与以下3种基因突变有关。

1. 与散发的特发性胰腺炎有关的两种基因突变　囊性纤维化跨膜转导调节因子基因（cystic fibrosis transmembrane conductance regulator gene，CFTR）的突变，可能与胰管阻塞或腺泡细胞内膜的再循环或转运异常有关；胰蛋白酶促分泌抑制剂基因（pancreatic secretory trypsin inhibitor，PSTI or SPINKI）编码胰蛋白酶促分泌抑制剂的基因，突变位点为N34S，其突变的后果是削弱了对抗正常腺泡内自身激活的少量胰蛋白酶的第一道防线。发病年龄较遗传性胰腺炎晚，并发症和需外科手术的机会较少。但最主要的区别是无家族病史。

2. 与遗传性胰腺炎有关的基因突变　阴离子胰蛋白酶原基因（cationic trypsinogen gene，

PRSS1）编码人类胰蛋白酶原，它的突变使胰蛋白酶原容易被激活而常发生复发性胰腺炎，逐渐进展为 CP。遗传性胰腺炎家系，主要集中在欧美地区，其 PRSSI 的两种突变（R122H 和 N291）系常染色体显性遗传，外显率 80%。其临床特征为幼年发病的复发性急性胰腺炎，常进展为慢性胰腺炎并伴有高胰腺癌发病率。患者家族中至少还有另 2 例胰腺炎患者，发病可以相隔 2 代甚至几代。

一般认为，所有的慢性胰腺炎可能都有基因异常基础，其作用大小不等，取决于胰腺炎的类型。但是否对所有 CP 患者常规筛查基因突变，尚未达成共识，但对于有家族史的早发 CP 患者（<35 岁）进行筛查是合理的。

（三）自身免疫

40 多年前，Sarles 等第一次描述了自身免疫性胰腺炎（autoimmune pancreatitis，AIP）。60% 的病例与其他自身免疫疾病有关，包括原发性硬化性胆管炎、原发性胆汁性肝硬化、自身免疫性肝炎和干燥综合征。淋巴细胞浸润是其主要的组织学特征之一。临床上，循环中免疫球蛋白 G（尤其是免疫球蛋白 G4）可上升至较高水平，尤其是在有胰腺肿块的情况下，且大多数患者对类固醇治疗有效。

值得一提的是，如果通过大鼠尾静脉注射能识别胰淀粉酶的 CD_4^+ T 细胞，大鼠胰腺则会形成类似人类 AIP 的组织学特征。此实验结果支持 CD_4^+ T 细胞在 AIP 发病中起重要作用的观点。

（四）吸烟

由于严重酗酒者通常都吸烟，所以很难将酗酒和吸烟的影响完全分开。吸烟不仅通过烟碱影响胰液分泌模式，而且诱导炎症反应，并通过其他成分发挥致癌作用。

（五）B 组柯萨奇病毒

此病毒可引起急性胰腺炎，且病毒滴度越高，引起急性胰腺炎的可能性越大，若此时缺乏组织修复，则可能进展为慢性胰腺炎。这种缺陷与巨噬细胞（M_1）和 1 型辅助性 T 细胞的优先活化有关。在 B 组柯萨奇病毒感染期间，饮用乙醇可加重病毒诱导的胰腺炎，阻碍胰腺受损后的再生，饮酒剂量越大，持续时间越长，胰腺的再生就越困难。因此，酒精可能会通过增强组织内病毒感染或复制，影响组织愈合和使胰腺炎症慢性化。

（六）营养因素

人体内及动物实验认为，食物中饱和脂肪酸及低蛋白饮食可促进慢性胰腺炎或胰腺退行性病变的发生。

四、临床表现

慢性胰腺炎的组织及功能变化大多不可逆转，但临床表现也不总是进行性恶化。症状常呈慢性过程，间歇加重。

（一）腹痛

约 80% 的慢性胰腺炎患者自诉腹痛，其发生的频率、性质、方式和严重程度都没有固定的特征。腹痛常位于上腹部，为持续性钝痛，可放射至背部，持续的时间从数天至数周不等，前倾坐位可一定程度上缓解疼痛。如果患者的慢性炎症或假性囊肿主要局限在胰头，疼痛则多在腹中线右侧；若炎症病变主要在胰尾，疼痛则多在左上腹。如果慢性胰腺炎并发假性囊肿、胰管梗阻、明显胰头炎性包块及胰腺癌，疼痛将更剧烈，持续时间更长。

腹痛是慢性胰腺炎最严重的临床问题，可使食欲缺乏，摄食减少，导致消瘦、营养不良，是慢性胰腺炎手术治疗最常见的适应证。也有部分患者虽然有导管内钙化、导管扩张和假性囊肿等但却没有腹痛。因此，不能通过 CT 扫描或 ERCP 发现的异常来判断患者是否有疼痛。

（二）糖尿病

一般认为，80% 以上的胰腺受损时，可出现糖尿病。慢性胰腺炎进入晚期后，对糖的不耐受更为明显。由于胰高血糖素可随着胰岛细胞的损伤而同时减少，因此，慢性胰腺炎常合并脆性糖尿病。外源性补充胰岛素易导致低血糖，而胰高血糖素储备不足又常妨碍血糖恢复至正常水平，使临床治疗难度增加。

（三）脂肪泻

理论上认为，当胰腺外分泌功能减退至正常的 10% 以下时，可能发生脂肪泻。严重慢性胰腺炎或胰管完全梗阻时，可有脂肪泻症状，患者可能会排出油腻的粪便甚至油滴（苏丹Ⅲ染色阳性），大便 3～4 次/d。多数患者因腹痛而畏食，脂肪泻不明显，常表现为大便不成形、每天次数略多，腹胀。

（四）营养不良

患者常消瘦明显，贫血，肌肉萎缩，皮肤弹性差，毛发枯萎，易患呼吸道、消化道、泌尿道等感染。

（五）并发症

1. 复发性胰腺炎　通常是间质性炎症，偶尔也可能是坏死性胰腺炎。假性囊肿见于约 25% 的 CP 患者。假性囊肿压迫胃时，可引起一系列症状，如食欲减退、恶心、呕吐和早饱感；压迫胆总管时，可导致黄疸；压迫十二指肠时，引起腹痛或呕吐。约 10% 病例的假性囊肿与假性动脉瘤有关，可导致危及生命的大出血。脾静脉栓塞可导致胃底和食管下段静脉曲张，是 CP 患者并发消化道出血的原因之一。当假性囊肿伴发感染时，临床表现为腹痛、发热、白细胞增多。

2. 十二指肠梗阻　约 5% 的 CP 患者并发有十二指肠狭窄。其常常由胰头纤维化引起，也可能由胰腺脓肿或假性囊肿造成。十二指肠梗阻最重要的症状是呕吐。另外，还可能有腹痛、黄疸等表现。

3. 胰腺癌　CP 是胰腺癌发生的危险因素之一。其并发胰腺癌的风险约为 4%。因此，对 CP 患者腹痛加重或明显消瘦时，应警惕胰腺癌的存在。

五、诊断

当临床表现提示 CP 时，可通过影像技术获得胰腺有无钙化、纤维化、结石、胰管扩张及胰腺萎缩等形态学资料，收集 CP 的证据，并进一步了解胰腺内外分泌功能，排除胰腺肿瘤。

1. 腹部 X 线平片　腹部 X 线检查简单、无创、价格便宜。弥漫性胰腺内钙化是慢性胰腺炎的特异性 X 线表现，但仅见于晚期慢性胰腺炎。而胰腺的局灶性钙化并非慢性胰腺炎所特有，还见于创伤、胰岛细胞瘤或高钙血症，故该检查对早期慢性胰腺炎不够敏感。

2. 腹部 B 超　可显示钙化、胰腺萎缩或明显的胰管扩张，但肠道内气体可能妨碍对胰腺的观察，其灵敏度因此而受到影响。

3. 腹部 CT　是 CP 疑似患者的首选检查。它可以显示胰腺内钙化、实质萎缩、轮廓异常、胰管扩张或变形等慢性胰腺炎特征，还能发现慢性胰腺炎并发的假性囊肿、血栓、假性动脉瘤等，能有效地检测到炎症或 >1cm 的瘤样肿块。CT 诊断典型的慢性胰腺炎灵敏度为 74% ~90%。

4. 磁共振胰胆管成像（magnetic resonance cholangiopancreatography，MRCP）　可显示主胰管和胆总管，并重建胆管及胰管系统，可了解胰腺实质状况，其缺点是不能直接显示结石。与 ERCP 相比，MRCP 具有无创的优点，因此在临床使用广泛。

5. 超声内镜（endoscopic ultrasonography，EUS）　可显示慢性胰腺炎的异常表现，如主胰管扩张、直径 <2cm 的小囊肿及胰腺实质的非均匀回声。其灵敏性、特异性至少与 CT、ERCP 相当，甚至可能更高。胰腺实质的非均匀回声是慢性胰腺炎的特异性表现，而 CT、MRCP 却难以显示这方面病变。更重要的是，EUS 引导下的细针穿刺有助于胰腺的炎性包块和肿瘤的鉴别诊断。

6. ERCP　慢性胰腺炎的主要表现是主胰管及其分支的变化。最常见的变化包括导管扩张、狭窄、变形、充盈缺损和假性囊肿，晚期呈“湖泊链”的典型表现。ERCP 是识别胰管病变最灵敏的检测方法，其灵敏性和特异性分别为 67% ~90% 和 89% ~100%。由于 ERCP 的有创性，该方法多用于上述影像学结果不甚明确时。

7. 胰腺外分泌功能评价　消化不良、消瘦、脂肪泻都从临床的角度反映了胰腺外分泌功能不足，粪便的苏丹Ⅲ染色有助于了解是否存在脂肪泻。

下列试验有助于评价患者胰腺外分泌功能状态，但因检测方法较烦琐，灵敏度欠佳，尚未在临床成为常规检测手段。①胰腺功能间接试验：包括胰腺异淀粉酶检测、血清胰蛋白酶放免测定、N－苯甲酰－L－酪氨酰－对氨基苯甲酸试验、粪便中糜蛋白酶、弹性蛋白酶及脂肪的含量分析等。这些检测常在胰腺外分泌功能损失达到 90% 后才能呈阳性结果，因此无助于慢性胰腺炎的早期诊断。②胰腺功能直接试验：给患者注射促胰液素或胆囊收缩素/雨蛙肽后，通过十二指肠降段置管，收集胰液，分析这些胰腺外分泌刺激物对胰液、胰酶产量的影响能力。研究表明，在诊断轻中型胰腺炎时，这些胃肠多肽激发试验比其他试验更准确、灵敏。

8. 胰腺内分泌功能评价　慢性胰腺炎时，胰岛细胞受损，A 细胞分泌的胰高血糖素和 B 细胞分泌的胰岛素都严重不足。当空腹血糖浓度 >140mg/dl 或餐后 2h 血糖 >200mg/dl 时，可诊断糖尿病，也表明胰腺内分泌功能的明显不足。

六、鉴别诊断

1. 胆道疾病　常与 CP 同时存在，并互为因果。因此，在做出胆道疾病诊断时应想到 CP 存在的可能。临床常依靠超声、CT、MRCP、ERCP 等进行鉴别。

2. 胰腺癌　胰腺癌常合并 CP，而 CP 也可演化为胰腺癌。胰腺包块的良、恶性鉴别因缺乏特征性影像学改变，又难以取到组织活检，而在短期内鉴别诊断常较困难。血清肿瘤标志物 CA19－9 >1 000μmol/ml 时，结合临床表现及影像学改变，有助于胰腺癌的诊断。

3. 消化性溃疡及慢性胃炎　二者的临床表现与 CP 有相似之处，依靠病史、胃镜及超声、CT 等检查，鉴别一般不困难。

4. 肝病　当患者出现黄疸、脾大时，需与肝炎、肝硬化与肝癌鉴别。

5. 小肠性吸收功能不良　临床可有脂肪泻、贫血与营养不良，可伴有腹部不适或疼痛、腹胀、胃酸减少或缺乏、舌炎、骨质疏松、维生素缺乏、低血钙、低血钾等表现。D－木糖试验有助于了解有无吸收不良，CP 患者主要呈消化不良，故 D－木糖试验结果正常。

6. 原发性胰腺萎缩　多见于老年患者，常表现为脂肪泻、体重减轻、食欲缺乏与全身水肿，影像学检查无胰腺钙化、胰管异常等，部分患者 CT 仅显示胰腺萎缩。若能取到活体组织标本，显微镜下可见大部分腺泡细胞消失，胰岛明显减少，均被脂肪组织替代，纤维化病变及炎症细胞浸润较少，无钙化或假性囊肿等病灶。

七、治疗

（一）疼痛

目前，对慢性胰腺炎疼痛治疗推荐阶梯式止痛疗法。首先需要评估疼痛频率、严重度、对生活和其他活动的影响程度。可忍受的疼痛或即使有剧痛但不频繁者，应劝患者戒烟、戒酒，给予低脂饮食，补充胰酶，同时抑酸。疼痛严重或发作频繁者及有服用麻醉药止痛倾向的患者，可在上述治疗的基础上根据患者影像学异常进行内镜治疗，如括约肌切开术、胰管取石术和胰管内支架置入术。内镜治疗无法解决的胰管结石、胰管狭窄及胰腺囊肿则建议外科治疗，胰管的形态学变化决定了不同的手术方式。值得注意的是，目前尚无足够证据表明随着治疗方式有创性的增加，慢性胰腺炎疼痛的缓解率因此而提高。腹腔神经丛阻断术似乎对慢性胰腺炎的效果也有限。

（二）脂肪泻

每餐至少补充 30 000u 的脂肪酶，能有效缓解脂肪泻。微球制剂的胰酶较片剂疗效好。还可用质子泵抑制药或 H_2 受体阻滞药抑制胃酸分泌，提高胰酶的效应。脂肪泻严重的患者可用中链三酰甘油代替饮食中的部分脂肪，因为中链三酰甘油不需要分解而直接被小肠吸收。此外，应寻找是否伴有细菌过生长、贾第鞭毛虫病和小肠功能紊乱。

（三）糖尿病

口服降糖药仅对部分患者有效。如果需要胰岛素治疗，则目标通常是控制从尿液中丢失的糖，而不是严格控制血糖。因而，慢性胰腺炎相关性糖尿病患者需要的胰岛素剂量常常低于胰高血糖素分泌不足或胰岛素抗体缺失所致的糖尿病患者。只有高脂性胰腺炎患者才需要严格控制血糖，因为对于这些患者，糖尿病是原发病。控制这些患者的血糖有助于控制血清三酰甘油水平。

八、预后

慢性胰腺炎患者的生存率明显低于正常，死亡原因常与感染、胰腺癌等有关。

（雷宗良）

第四节　胰腺癌

胰腺癌（carcinoma of pancrease）系胰腺外分泌腺的恶性肿瘤，临床主要表现为腹痛、消瘦、黄疸等，大多数患者在确诊后已无法手术切除，在半年左右死亡，5 年存活率 <5%。因其恶性程度高，治疗困难，预后差，目前仍是肿瘤病学的一大挑战。

一、流行病学

该病是常见的消化系统恶性肿瘤，但在我国其确切发病率还不清楚。近年胰腺癌发病率的增加与某些环境因素的作用、人口平均寿命增加、诊断技术进步、检出率提高有关。过去 10 余年期间，胰腺癌发病在英国增高 2 倍，美国 3 倍，日本 4 倍。上海近 20 年来胰腺癌发病率增加了 4 倍，是我国胰腺癌的高发地区。80% 患者的发病年龄在 60 ~ 80 岁，男女之比约为 2 ∶ 1。

二、病因和发病机制

关于胰腺癌的病因与发病机制仍不清楚。慢性胰腺炎被视为胰腺癌的癌前病变，在不健康的生活方式（如吸烟、饮酒等）、长期接触某些物理、化学致癌物质等多种因素长期共同作用下，导致一系列基因突变，包括肿瘤基因的活化、肿瘤抑制基因功能丧失、细胞表面受体 - 配体系统表达异常等。遗传性胰腺炎常伴有高胰腺癌发病率，表明遗传因素与胰腺癌的发病有一定关系。

三、病理

大多数（90%）胰腺癌为导管细胞癌。60% ~ 70% 的这种病理类型肿瘤位于胰头，常压迫胆道，侵犯十二指肠及堵塞主胰管致堵塞性慢性胰腺炎。肿瘤质地坚实，切面常呈灰黄色，少有出血及坏死。光镜下典型的组织结构类似胰管及胆管，含有致密的基质。

少数（5%）胰腺癌为腺泡细胞癌，肿瘤分布于胰腺的头、体、尾部概率相同。肉眼看肿瘤常呈分叶状，棕色或黄色，质地软，可有局灶坏死。光镜下的组织结构呈腺泡样，含有少量基质。其他还有胰腺棘皮癌、囊腺癌等。

通常胰头癌很难与起源于乏特腹壶、十二指肠乳头及肝外胆道下端的癌肿鉴别，由于胰头癌和这些肿瘤的临床表现很相似，常将胰头癌和这些肿瘤统称为乏特壶腹周围癌。胰腺癌生长较快，加之胰腺血管、淋巴管丰富，胰腺又无包膜，往往早期发生转移，或者在局部直接向周围侵犯。癌肿可直接蔓延至胃、胆囊、结肠、左肾、脾及邻近大血管。较多经淋巴管转移至邻近器官、肠系膜及主动脉周围等处的淋巴结。血循环转移至肝、肺、骨和脑等器官。

四、临床表现

该病起病隐匿，早期无特殊表现，可诉上腹不适、轻度腹泻、食欲减退、乏力等，数月后出现明显症状时，病程多已进入晚期。其主要临床表现有：腹痛、黄疸、腹泻、体重减轻及转移灶症状。整个病程短、病情发展快、迅速恶化。

（一）腹痛

由于胰腺卧于上腹部许多神经丛之前，以致癌肿往往较早侵犯到这些神经丛组织，引起顽固、剧烈的腹痛和腰背痛。腹痛可发生于2/3的患者，常位于中上腹部，依肿瘤位置而向腹两侧偏移。腹痛可为持续或间断性钝痛，部分患者餐后加重并与体位有关，仰卧位与脊柱伸展时疼痛加剧，蹲位、弯腰坐位可使腹痛减轻。

（二）黄疸

胰头癌压迫或晚期转移至肝内、肝门、胆总管淋巴结，致胆管扩张、胆囊肿大、肝大、胆汁淤积性黄疸。约半数胰腺癌患者可出现黄疸，呈进行性加重，尿色如浓茶，粪便呈陶土色。虽可有轻微波动，但难以完全消退。约1/4的患者合并顽固的皮肤瘙痒，与皮肤胆汁酸积存有关。

（三）消化不良

新近出现的轻度消化不良性腹泻、肠胀气常是胰头癌早期的临床表现而被忽略。当肿瘤快速增大，胰腺外分泌功能明显受损后，患者食欲明显下降，恶心，腹泻加重，甚至出现脂肪泻，腹痛部位可不固定。

（四）体重减轻

大约80%的胰腺癌患者有明显的体重减轻。部分患者在病程早期可无其他症状而仅表现为不明原因的进行性消瘦，发展较快。一般在1个月内体重减轻10kg左右或更多，而在2～3个月内体重减轻多达30kg以上。如此快速而严重的消瘦原因与消耗过多、摄入减少、胰液分泌不足、消化吸收不良、腹泻等因素有关。晚期常呈恶病质状态。

（五）转移灶症状

1. 呕吐　胰头癌压迫邻近的空腔脏器如十二指肠，常使其肠曲移位或梗阻，患者可表现为胃流出道梗阻的症状。

2. 上消化道出血　胰腺癌浸润至胃、十二指肠，破溃出血，或脾静脉或门静脉因肿瘤侵犯而栓塞，继发门静脉高压症，导致食管胃底静脉曲张破裂出血。

（六）非常见临床表现

1. 血栓性静脉炎　少数胰腺癌患者可伴有下肢深静脉、门静脉或脾静脉的血栓性静脉炎，其原因与腺癌分泌某种促使血栓形成的物质有关。这些患者的肿瘤多位于胰腺的体尾部。尸检资料显示动脉和静脉血栓的发生率约占25%。因此，当患者出现上述原因不明的血栓性静脉炎时应仔细检查胰腺。

2. 糖尿病　胰体尾癌可波及胰岛组织而产生糖尿病，当老年人突然出现糖尿病、糖尿病患者出现持续腹痛或近期病情突然加重时，应警惕胰腺癌。

3. 关节炎及脂膜炎　少数患者可有关节红肿、疼痛，关节周围、躯干或下肢出现小的疼痛性结节，系皮下脂肪坏死和伴随的炎症。这较多见于高分化的腺泡型胰腺癌，个别患者血清脂肪酶显著升高。

4. 精神症状　由于胰腺癌患者多有顽固性腹痛、不能安睡和进食，容易对精神和情绪产生影响，表现为焦虑、抑郁个性改变等精神症状。

五、实验室和其他检查

（一）确定梗阻性黄疸

血清总胆红素升高，以结合胆红素为主，多>50%总胆红素。血清碱性磷酸酶早期即升高，可先于黄疸而出现。当其活力高于正常3~5倍时，如无骨病存在，则高度提示胆汁淤积。尿胆红素阳性，尿胆原减少或缺如。

（二）胰腺癌肿瘤标记物

胰腺癌细胞可分泌一些糖蛋白，如CA19-9、CEA、DU-PAN-2、Span-1等，但这些标记物特异性低，其原因在于起源于上皮的恶性肿瘤都含有这些糖蛋白，而非胰腺癌特有；此外，正常上皮组织亦含有这些糖蛋白，但含量低于肿瘤。故目前在诊断或治疗监测方面尚无优于影像技术的胰腺肿瘤标志物检测。

（三）胰腺癌病灶的检出

1. 腹部超声　为首选筛查方法，可显示>2cm的胰腺肿瘤，对晚期胰腺癌的诊断阳性率可达90%。超声图像呈无回声、边缘不规则的不均质肿块，肿块的伪足样伸展是胰腺癌的典型征象，常同时伴有胰管不规则狭窄、扩张或中断，胆囊肿大，侵及周围大血管时表现血管边缘粗糙及被肿瘤压迫等现象。

2. 增强CT　小胰腺癌（<2cm）较少发生坏死，胰腺形态近乎正常，CT平扫一般呈等密度，病灶难以显示，当疑有胰腺癌时，增强扫描尤为重要。胰腺癌在增强CT扫描时大多表现为低密度肿块，胰腺部分或胰腺外形轮廓异常扩大。螺旋CT图像伪影少，成像质量高，有助于小病灶的检出。增强螺旋CT，对<2cm胰腺癌的检出率可达到80%~90%。

3. MRCP　因大部分胰腺癌发生于导管上皮，肿瘤较小时，即可导致胰管病理性改变，主要表现为主胰管不规则狭窄和梗阻。MRCP通过显示胰管的细小结构，检出病灶，适合于梗阻性黄疸的病因诊断。具有扫描时间短、成功率高、无需对比剂、安全、无创伤等优点，但对病变起始于胰管小分支的患者，容易漏诊或误诊。

4. EUS　由于超声内镜具有探头频率高、距离胰腺近、胃肠道气体干扰少等特点，图像显示较体表超声清晰，从而提高了胰腺癌的检出率，可以探测到直径5mm的小肿瘤。EUS在显示胰腺癌病灶全貌和侵及范围与程度等方面，明显优于腹部体表超声、CT及ERCP，尤其在显示小胰癌方面具有独到的优越性，准确率达90%以上。EUS引导下的细针穿刺活检术（FNA）能对<10mm的病变进行穿刺细胞学检查，有助于对胰腺良、恶性包块的鉴别。

5. ERCP　能观察胰管和胆管的形态，以及胰头病变有无浸润十二指肠乳头区。确诊率可达85%~95%。其局限性在于ERCP不能显示肿块及邻近结构；为有创检查，有一定的并发症，如胆道感染、胰腺炎等。

6. 正电子发射断层显像（positron emission tomography，PET）　用^{18}氟标记的荧光脱氧葡萄糖（^{18}F-fluorodeoxyglucose，^{18}F-FDG）注入体内，进入细胞参与糖代谢，由于恶性肿瘤细胞生长过程中葡萄糖消耗大于正常组织，故肿瘤细胞内有高于正常组织的^{18}F-FDG聚集，^{18}F-FDG发射出正电子，在其湮没过程中产生的光子可被X线断层摄影记录。采用定量或半定量的方法计算胰腺癌组织中的^{18}F-FDG含量，有助于胰腺癌与慢性胰腺炎的鉴别诊断。根据国外研究报告，其敏感性可达94%，特异性为88%。PET不提供精确的解剖学定位，与CT结合，将功能成像与解剖成像同机精确融合。对胰腺癌的敏感性、特异性及确诊率均优于CT。该检查费用昂贵，尚未在临床普遍应用。

（四）了解胰腺癌的浸润范围

1. 血管造影（DSA） 经腹腔动脉做肠系膜上动脉、肝动脉、脾动脉选择性动脉造影，显示肿瘤与周围血管间的解剖关系，可进一步明确病变浸润程度、范围，评估手术切除的可能性及指导手术方式的选择。

2. X线钡剂造影 用十二指肠低张造影可间接反映癌的位置、大小及胃肠受压情况，晚期胰头癌可见十二指肠曲扩大或十二指肠降段内侧呈反“3”形等征象。

六、诊断和鉴别诊断

（一）诊断

根据临床表现及明确的胰腺癌影像学证据，晚期胰腺癌诊断不难。本病的早期诊断困难，因此，重视下列胰腺癌高危人群的随访，有针对性地进行筛查和监测，有望提高早期胰腺癌的诊断率。

（1）年龄>40岁，近期出现餐后上腹不适，伴轻泻。

（2）有胰腺癌家族史者。

（3）慢性胰腺炎，特别是慢性家族性胰腺炎。

（4）患有家族性腺瘤息肉病者。

（5）胰腺导管内乳头状黏液亦属癌前病变。

（6）大量吸烟、饮酒，以及长期接触有害化学物质。

（7）不能解释的糖尿病或糖尿病突然加重。

（8）不明原因消瘦，体重减轻超过10%。

（二）鉴别诊断

1. 慢性胰腺炎 以缓慢起病的上腹胀、腹痛、消化不良、腹泻、食欲减退、消瘦等为主要临床表现的慢性胰腺炎应注意与胰腺癌鉴别。慢性胰腺炎病史较长，常伴有腹泻，黄疸少见。如腹部超声和CT检查发现胰腺部位有钙化点，则有助于慢性胰腺炎的诊断。胰腺炎性包块与胰腺癌不仅在影像学上很难鉴别，即使在手术中肉眼所见的大体病理也难于做出准确判断。EUS引导下的细针穿刺活检如果不能取得足够大小的组织标本，诊断仍不明确。开腹手术活检可确诊。

2. 肝胆疾病 胰腺癌早期消化不良症状及黄疸易与各种肝胆疾病混淆，但影像学、肝功能实验及病毒性肝炎标志物等检查较易使诊断明确。

3. 消化性溃疡、胃癌 对中上腹痛等症状应行胃镜检查，排除消化性溃疡及胃癌。

七、治疗

迄今为止，对于胰腺癌尚无有效的治疗手段。对小病灶仍以争取手术治疗为主，对失去手术机会者，可行姑息治疗辅以化疗或放疗。

（一）外科治疗

胰十二指肠切除术（Whipple 手术）是目前治疗胰腺癌最常用的根治手术，手术创伤大、死亡率较高。术后存活期的长短与淋巴结有无转移密切相关，术后 5 年存活率 <10%。大多数胰腺癌确诊后已属晚期，手术切除率约 10%。

（二）内镜治疗

作为姑息治疗解决胆总管梗阻。可通过 ER－CP 或 PTCD 在胆总管内放置支架，内引流解除黄疸；若不能置入支架，可行 PTCD 外引流减轻黄疸。

（三）化疗

目前尚无有效的单个化疗药物或联合的化疗方案可延长患者的生命或改善生活质量。常用化疗方法有 2 种：

1. 静脉化疗　常用的药物有吉西他滨、5－氟尿嘧啶、顺铂、紫杉帝、草酸铂、阿瓦斯汀、卡培他滨等。其中，吉西他滨主要作用于 DNA 合成期的肿瘤细胞，而成为胰腺癌化疗的最常用药物。

2. 区域性动脉灌注化学疗法（介入化疗）　总体疗效优于静脉化疗。

（四）放疗

疗效不及化疗，对于化疗效果不佳者可作为次要选择，或联合应用，有助于改善患者生活质量，减轻癌性疼痛，延长患者生命。放疗的方法主要有适形调强放射治疗、γ 刀和 ^{125}I 粒子短程放疗。

（五）对症处理

可根据疼痛程度，采用世界卫生组织推荐的镇痛三阶梯治疗方案。即轻度疼痛使用非甾体类抗炎药，如消炎痛控释片；中度疼痛可用弱阿片类药物，如曲马朵缓释片；重度疼痛则应使用强阿片类，口服药物如磷酸吗啡（美施康定），剂量可逐渐增加；注射剂可选用哌替啶、吗啡等。晚期胰腺癌患者腹痛十分顽固，可采用 50% 酒精行腹腔神经丛注射或椎管内注射吗啡等镇痛。

胰酶制剂可改善消化不良、减轻脂肪泻；对阻塞性黄疸患者应补充维生素 K；胰岛素治疗并发的糖尿病；肠内及静脉营养维持晚期胰腺癌及术后患者的能量需求。

八、预后

胰腺癌是目前预后最差的恶性肿瘤之一，胰腺癌的 1 年生存率为 8%，5 年生存率 < 3%，中位生存期仅 2～3 个月。

（雷宗良）

第五节　胰腺内分泌肿瘤

机体内分泌系统包括内分泌腺及弥散性内分泌系统，后者细胞类型多样，大部分散在分布于胰腺和胃肠，产生 50 余种胃肠多肽。消化系统弥散性内分泌细胞增殖形成的肿瘤大多来源于胰腺，故常称胰腺内分泌肿瘤，是一类少见疾病，由其病理性分泌的大量胃肠多肽，引起一系列临床症状。

一、流行病学

胰腺内分泌肿瘤是一类少见疾病，近10年欧美国家流行病学调查显示其发病率由30年前的2.4/10^5增加到6/10^5左右。我国因诊断水平欠佳，该类疾病的发病状况不甚清楚。

二、共同的生物学特性

肿瘤细胞为多种胚胎源性，具有共同的病理特征，共同的生化特点有：①产胺产肽；②分泌铬粒素（chromogranin）及突触素（synaptophysins）；③恶性程度低，生长较缓慢。

三、共同的临床特性

胰腺内分泌肿瘤根据其分泌的不同多肽及临床表现而有多种类型，临床表现复杂。除了因相应激素病理性高分泌致死外，肿瘤生长虽然缓慢，但最终多数都将转为恶性，导致死亡。

四、诊断的重要依据包括

1. 肿瘤的确定　常用腹部超声与CT作为寻找肿瘤的筛选检查。由于多数胰腺内分泌肿瘤均有生长抑素受体表达上调，其主要的受体亚型为SSTR2、SSTR3及SSTR5，与生长抑素类似物具有很强的结合力及亲和力。体内注射^{111}In标记的生长抑素类似物，可与胰腺内分泌肿瘤的SSTR2、SSTR3及SSTR5靶向结合，同位素显像由此可协助诊断。生长抑素受体闪烁成像（somatostatln receptor scintigraphy，SRS）不仅提高了胰腺肿瘤的检出率，也有助于鉴别CT发现的胰腺肿瘤究竟是胰腺癌抑或是胰腺内分泌肿瘤。比较多种影像学技术对胰腺内分泌肿瘤检出的敏感性，SRS比所有常规检查有更高的敏感性，SRS＞血管造影＞MRI＞CT＞超声。

2. 神经内分泌肿瘤标志物　铬粒素是一种分子量为77KDa的酸性蛋白，存在于嗜铬颗粒中，分为A、B、C 3种。大多数患者循环中铬粒素A（chromogranin A，CGA）水平升高，是目前被认为最有价值的胰腺内分泌肿瘤的标志物。

3. 相应的激素水平检测　可用放射免疫分析试剂盒检测促胃液素、血管活性肠肽、胰多肽等。

五、共同的治疗方法

（一）药物治疗

根据临床特点，对不同的胰腺内分泌肿瘤给予相应的对症治疗。但抑制肿瘤病理性激素高分泌则均主要采用生长抑素类似物。

基于多数胰腺内分泌肿瘤均有SSTR2、SSTR3及SSTR5表达上调的原理，采用生长抑素类似物的生物治疗目前已常用于胰腺内分泌肿瘤，可有效抑制其病理性分泌，控制其生长。奥曲肽300μg/d，皮下注射，可取得良好疗效。生长抑素类似物的长效制剂可每半个月或1个月给药1次，更适宜长期用药。

（二）同位素治疗

生长抑素受体靶向放射核素治疗也已用于胰腺内分泌肿瘤。用［^{111}In－DTPA］奥曲肽或其他^{111}In 奥曲肽的螯合物治疗，50% 生长抑素受体阳性的肿瘤患者呈良好的治疗反应，一些恶性肿瘤患者可获得完全的症状缓解。放射核素治疗的副作用是轻度的骨髓毒性。

（三）外科治疗

尽可能地切除肿瘤达到治愈目的。但因胰腺内分泌肿瘤体积较小，定位仍有一定困难，且有时为多发，外科手术不能切除干净时，症状缓解将不够满意。此外，诊断确立时 50% 病倒已有转移，甚至失去手术机会。

（四）化学疗法

对于不能手术或手术不能完全切除的肿瘤，应给予化疗。可单独使用链佐霉素或链佐霉素联合 5－氟尿嘧啶（5FU）。5－氟尿嘧啶与 α－干扰素联合应用，获得很好的临床缓解和肿瘤退缩，适用于对有转移的肿瘤。

（五）介入治疗

肝动脉栓塞治疗作为姑息疗法，可应用于胰腺内分泌肿瘤伴有肝转移的患者，以减小肝转移肿瘤包块的体积以及减轻相伴随的症状。

（雷宗良）

第六节　促胃液素瘤

以消化性溃疡、腹泻以及胃酸高分泌为其临床特点，常原发于胰腺和十二指肠壁。Zollinger 和 Ellison 于 1955 年首次报道 2 例促胃液素瘤患者以上段空肠良性溃疡伴胃酸高分泌和胰腺的非 B 细胞腺瘤为临床特征。因此也称之为 Zollinger－Ellison 综合征（ZES）。促胃液素瘤分散发型（Sporadic）和家族性两类，后者为有遗传倾向的多发性内分泌腺瘤 1 型（mutiple endocrine neoplasia type1，MEN1）的一部分。

一、流行病学

促胃液素瘤虽然是非常罕见的疾病，但在十二指肠胰腺区域的内分泌肿瘤中其发病率相对较高。不同地区发病率各异。在爱尔兰，百万人口中每年有 0.5 名患者，瑞典每百万居民中每年有 1～3 名患者，丹麦每百万居民每年有 1.2 名患者，而在美国十二指肠溃疡患者中可能有 0.1% 为 ZES。国内迄今尚未有系统的流行病学调查报告。自 1978 年以来，国内杂志 53 篇文献，共报道促胃液素瘤 312 例。促胃液素瘤发病年龄多发于 35～65 岁。男性比女性更为常见，约占 60%。

二、病理

早期研究认为大多数促胃液素瘤发生在胰腺，其头、尾和体部的比例依次为 4 ∶ 1 ∶ 4，有 20% 发生在十二指肠。近期研究发现 >85% 的促胃液素瘤位于或接近于胰头和十二指肠，此区域称之为促胃液素瘤三角区。这个三角区的上界是胆囊管和胆总管的交汇处，下界是第二和第三段十二指肠连接处，内界是胰颈和胰体的交界处。促胃液素瘤伴 MEN1，大多数病例肿瘤是多发的，但有时几乎只有一个孤立的肿瘤位于十二指肠，有时只有在显微镜下才能发现黏膜下微型肿瘤病变。

促胃液素瘤体积较小，大多数为 1～2cm，有完整或不完整的包膜。光镜下瘤细胞大小较一致，呈小圆形、多角形、立方形或柱状形。核异型性较明显，细胞间由薄壁血窦或纤维血管分隔，多数微型肿瘤位于黏膜下层。

促胃液素瘤恶性者占 60%～90%，促胃液素瘤伴 MEN1 者大多数为良性，也有 30% 左右是恶性的。34% 促胃液素瘤在手术时发现已有转移，多为肝转移，是导致死亡的主要原因。

三、发病机制

由于血中促胃液素水平升高，胃黏膜增生肥厚，壁细胞数量增加，可达正常人的 3～6 倍。高胃酸分泌可引起反流性食管炎以及胃、小肠黏膜的充血、水肿、糜烂和溃疡。

50% 促胃液素瘤分泌多种激素，包括生长抑素、胰多肽、ACTH 和血管活性肠肽。因此也可有临床表现多样化，较常见的报道为促胃液素瘤伴有库欣综合征。

四、临床表现

促胃液素瘤是以消化性溃疡、腹泻以及合并 MEN1 所致的症状为主要特点。根据促胃液素瘤的分布和性质不同，如单一病灶或多发病灶，良性或恶性，是否伴有同期的肝转移以及仅作为 MEN1 的一部分等情况，其临床表现有所不同。

（一）消化性溃疡

85% 病例有上消化道溃疡，以上腹痛为主要症状。溃疡可为单发，但常为多发。溃疡常出现在非典型部位，如十二指肠球后、十二指肠与空肠连接处，甚至位于更远端。患者反复出现溃疡的并发症（上消化道出血：女 70%，男 59%；穿孔：男 54%，女 47%），或出现一般消化性溃疡术后罕见的并发症，如胃、空肠、结肠瘘。患者虽无幽门梗阻而出现频繁呕吐，可伴有腹泻（水样腹泻占 41%）和肿瘤转移引起的肝大。45%～60% 患者由于胃酸高分泌而出现食管糜烂或溃疡，其中 8% 病例由于严重食管炎而导致食管狭窄。

（二）腹泻

腹泻是第二个主要症状，有 65% 患者出现慢性腹泻。由于胃酸高分泌，大量酸性胃液进入肠腔，同时胃酸又刺激胰液过量分泌，超过了小肠和结肠的吸收能力而出现腹泻。此外促胃液素本身可增加 K^+ 的分泌，减少 Na^+ 和水分在小肠的吸收，导致分泌性腹泻，促胃液素瘤还分泌其他胃肠多肽，如血管活性肠肽，这也是引起腹泻的原因之一。由于过量胃酸进入小肠，使胰脂肪酶活性丧失、降低三酰甘油的降解、减少十二指肠内结合胆酸含量、影响小肠上皮细胞对脂肪和其他营养物质的转运，引起脂肪吸收不良，出现脂肪泻。根据一个大样本的文献报道有 50% 促胃液素瘤患者胃、十二指肠溃疡和脂肪泻可同时存在，也有患者临床症状仅有腹泻，不伴有消化性溃疡。

（三）促胃液素瘤伴 MEN1 的临床表现

促胃液素瘤患者中有 25% 伴有 MEN1 综合征，促胃液素瘤可发生于 MEN1 确诊以前，也有与 MEN1 同时发现。MEN1 常累及甲状旁腺、胰腺和垂体，较少累及肾上腺皮质和甲状腺。

促胃液素瘤伴 MEN1 患者有甲状旁腺功能亢进，大部分患者缺乏相关的症状。只有14%患者有临床表现包括肾结石和（或）骨骼疼痛和（或）多尿频渴，在早期血钙、磷和甲状旁腺素浓度没有升高。因此有必要做甲状旁腺功能测定，如钙负荷前后测定肾原性的 cAMP 排出量，检测甲状旁腺激素所有的分子形式以及颈部影像学扫描，有助于甲状旁腺肿瘤的发现。垂体瘤作为 MEN1 的组成部分，临床上常无症状。促胃液素瘤并发库欣综合征极为罕见（约5%），这与促胃液素瘤有散在转移，或伴随 ACTH 的异位生产有关。

五、辅助检查

（一）胃酸测定

基础胃酸排出量（BAO）对促胃液素瘤的诊断是个很好的筛选试验。研究认为 BAO > 15mmolH⁺/h 或者 2 份 15min 的胃液样本酸浓度 > 100mmolH⁺/h 支持促胃液素瘤的诊断。但这样的胃酸浓度也可出现在多数十二指肠溃疡患者，两者可有重叠，特异不够。

（二）肿瘤的定位

1. 腹部超声与 CT　由于分辨率低，因此很难能检测到体积较小的促胃液素瘤。大约80%的胰腺内肿瘤和 > 3cm 的肿瘤能被 CT 扫描发现，但 CT 仅能发现40%的胰腺外肿瘤，直径 < 1cm 的肿瘤常不能被检出，由于超声和 CT 检查比较简便，因此临床上常首先应用。

2. 生长抑素受体闪烁摄影术（SRS）　SRS 检出率与肿瘤体积大小有关。肿瘤体积 < 1cm 者，其检出率仅30%，体积1～2.0cm 为64%，> 2.0cm 者为96%。

3. 超声内镜（EUS）　能提高胰腺图像的分辨率，能检出 < 5mm 的肿瘤，因此可应用于腹部 CT 结果阴性的患者。EUS 联合 SRS 能增加检出的敏感性。

（三）铬粒素 A（CGA）

促胃液素瘤患者血 CGA 水平显著高于正常人，已有转移病灶者，其水平升高更为明显。血促胃液素与铬粒素之间并无相关性。

（四）促胃液素

虽然促胃液素瘤患者血浆基础促胃液素（BSG）水平可以正常，但大都 > 150pg/ml，如 > 1 000pg/ml 即可成立诊断。若疑有促胃液素瘤，或为了鉴别不同原因的高促胃液素血症时可采用下列激发试验。

1. 促胰液素激发试验　促胰液素对多种促胃液素瘤细胞有刺激促胃液素释放的作用，可激发促胃液素瘤患者血清促胃液素急剧升高并伴随胃酸大量分泌。其试验方法是每千克体重2临床单位促胰液素快速静脉注射，在注射前10min、1min 和注射后2min、5min、10min、15min、20min 和30min 测定血清促胃液素浓度，90%以上促胃液素瘤患者在注射促胰液素后15min 内即有促胃液素水平的升高，促胰液素试验阳性率可达82.2%。

2. 钙试验　钙能诱导血清促胃液素水平增高。因此，输钙试验可用作促胃液素瘤的一个激发试验。其方法是葡萄糖酸钙5mg 按每小时每千克体重计算，静脉连续输注3h，每隔30min 测血清促胃液素含量，在输注钙盐的第3小时内，80%以上的促胃液素瘤患者促胃液素水平可增高达400pg/ml。

六、诊断

临床诊断依据临床表现、肿瘤定位、血铬粒素 A 及促胃液素水平升高而建立。病理诊断根据组织学及相应的免疫组化染色确定。

七、治疗

促胃液素瘤的治疗主要针对两个方面，一是控制胃酸高分泌，二是尽可能手术切除肿瘤。其他治疗前已述及。

控制胃酸高分泌常用质子泵抑制剂及生长抑素类似物。当患者存在严重电解质紊乱、上消化道出血时，奥美拉唑 60mg 每 12h 静脉注射，95% 患者可以有效控制酸排出，一直持续到能以口服质子泵抑制剂来代替为止。由于质子泵抑制剂及生长抑素类似物的联合应用，使胃酸高分泌得以满意控制，不必行全胃切除术。

（雷宗良）

第七节　血管活性肠肽瘤

1958 年 Verner 和 Morrison 首次报道了胰岛细胞瘤伴有顽固性水样腹泻和低钾血症的综合征，以后该病被命名为 Verner－Morrisom 综合征，又称胰源性霍乱，水泻－低血钾－低胃酸综合征（waterydiarrhea，hypokalemia，achlorhydria，WDHA），1973 年 Bloom 等发现这种肿瘤组织和患者血浆中血管活性肠肽（vasoactive intestinal peptide，VIP）含量很高，从而导致分泌性腹泻，故称之为血管活性肠肽瘤（VIP oma）。

一、流行病学

VIPoma 的发病率约为普通人群的 $1/10^7$。在意大利其发病率在普通人群中低于（1～1.5）$/10^7$。捷克每年能确定诊断的约 1 例。该病可发生于任何年龄，但发病的高峰在 40 余岁，女性多于男性。男性与女性的比值是 1 ∶ 3。只有 6% 病例有家族历史，考虑为多发性内分泌肿瘤病 1 型（MEN1）的一部分。

二、病理

大多数病例为位于胰腺的单个胰岛非 B 细胞瘤，恶性者约占 2/3。体积较大的肿瘤常伴有钙化、囊性退行性变和坏死。恶性进展的肿瘤可出现局部和血管的侵袭以及远隔部位的转移。胰腺外 VIP 瘤主要来源于神经系统，主要为神经节瘤、神经节神经母细胞瘤、嗜铬细胞瘤等。

VIPoma 组织具有上皮内分泌肿瘤所有的结构和分泌类型，并有多种物质的表达，包括细胞角蛋白和一些神经内分泌标志物，如神经元特异性烯醇酶、铬粒素等，以及一些多肽类激素如 VIP、PHM、生长激素释放激素、胰多肽、胰岛素、胰高糖素、生长抑素、神经降压素和内啡肽等。推测胰 VIP 瘤可能起源于神经内分泌干细胞，较多部分循着胰多肽细胞方向分化。

三、发病机制

VIP 是一个强烈的肠道促分泌物，生理状况下，VIP 作用于空肠，促进氯离子的分泌增加；作用于回肠可抑制氯化钠的吸收；同时促进胰液和肝胆汁的分泌，大量增加的肠腔内的液体量远远超过了结肠的吸收能力，导致分泌性腹泻。给健康受试者持续静脉输注 VIP 400pmol/（kg·h），可在 6.5h 之内诱发分泌性腹泻。VIP 瘤患者肿瘤组织及血浆中常有多种肽类激素水平的增加，因此，分泌性腹泻可能不是单一因素引起，而是由几种相关的肽类激素所致。

四、临床表现

（一）水样腹泻

98% 患者有大量水泻（1.2～8.4L/d），粪便中没有不消化食物、如同尿液。每日排便次数 >10 次，排便时间不分昼夜，不因进食而加重，禁食 48h 腹泻量没有改变或只有轻度减少。47% 病例病程呈持续性，53% 病例呈间歇性，在长期病程中可有病情加剧和减轻的相互交替。

（二）低钾血症

由于水泻丢失大量钾离子，而出现低钾血症，血钾平均为 2.2mmol/L。临床上可出现恶心、呕吐、肌无力、疲乏、嗜睡、心律失常等表现。严重者可出现威胁生命的低钾血症、重度肌无力、甚至周期性麻痹、肠胀气、假性肠梗阻等表现。

（三）无胃酸或低胃酸

大部分患者为低胃酸，只有 30% 病例无胃酸，这种低胃酸的机制目前尚不清楚。

（四）其他

90% 患者有体重丧失和（或）脱水，部分患者可有高钙血症、低镁血症及手足搐搦等。50% 患者可有糖耐量降低和高血糖。个别病例由于电解质紊乱而引起猝死。皮肤潮红见于 23% 的患者。高血压可见于交感神经节的 VIP 瘤。

五、辅助检查

（一）常规化验

1. 粪便常规　VIPoma 患者粪便常规应无异常发现。

2. 血电解质　平均血钾水平为 2.2mmol/L。40%～50% 病例出现高钙血症，伴血磷水平下降。

3. 糖代谢紊乱　50% 病例可有血糖升高。

（二）肿瘤的定位

同促胃液素瘤。

（三）铬粒素 A（CGA）

关于 VIPoma 患者血 CGA 水平少有文献报告，笔者近期检测 1 例 VIPoma 患者血 CGA 水平高于正常人。

（四）VIP 等胃肠多肽水平检测

循环中 VIP 正常值为 0 ~ 170pg/ml，90% 以上 VIPoma 病例血浆 VIP 水平升高，文献报告患者的血浆 VIP 浓度为 225 ~ 1 500pg/ml，目前通常将诊断标准定为 > 200pg/ml。

73% 胰 VIPoma 患者血浆胰多肽水平增高，但分泌 VIP 的神经节神经母细胞瘤则无 1 例增高。23% VIPoma 病例有高胃泌素血症，20% 病例血浆 NT 水平升高。

六、诊断与鉴别诊断

临床诊断依据临床表现、肿瘤定位、血铬粒素 A 及 VIP 水平升高而建立。病理诊断根据组织学及相应的免疫组化染色确定。

水样腹泻可由许多不同病因所致。应首先排除常见的病因，如感染性疾病、肠道寄生虫病、炎症性肠病、肠道肿瘤以及较少见的乳糜泻等。隐匿的服用泻剂造成的腹泻常给诊断带来困难。腹泻伴有其他类型的内分泌肿瘤在临床上也要予以鉴别，如中肠类癌和甲状腺髓样癌所致的动力型腹泻，胃泌素瘤胃酸高分泌引起的容积性腹泻等。

七、治疗

由于大量水样腹泻，需要足量补液，以纠正脱水、电解质紊乱和代谢性酸中毒。钾的补充尤为重要。抑制 VIPoma 病理性分泌，控制其生长，主要采用生长抑素类似物。其他治疗前已述及。

（雷宗良）

第八章

肠道疾病

第一节 小肠动力障碍性疾病

小肠动力障碍性疾病系指由于小肠动力低下或失调所致的一种综合征。主要表现为类似机械性肠梗阻的症状和体征，如腹痛、腹胀、腹泻和便秘等，但肠腔通畅而无机械性肠梗阻的证据存在，故又称小肠假性梗阻（intestinal pseudo - obstruction，IPO）。IPO 按病程可分为急性和慢性两类；按病因可分为原发性和继发性。原发性又分为家族性和非家族性，病因主要是肠道肌肉神经病变。继发性的病因较多，如血管胶原病、内分泌失调、肌肉浸润性病变、神经系统病变、电解质紊乱等，涉及全身各个系统。

一、急性小肠假性梗阻

急性小肠假性梗阻（acute intestinal pseudo - obstruction，AIP）由小肠动力异常引起的急性广泛的小肠扩张、缺血、坏死和穿孔，出现肠梗阻的临床表现和影像学特征，而缺乏机械性肠梗阻的证据，如存在肠内或肠外病变，或有肠腔狭窄或闭塞等。本病病死率较高。

常见的急性小肠假性梗阻相关性疾病见表 8 - 1。

表 8 - 1 常见的急性小肠假性梗阻相关性疾病

感染	全身脓毒血症、带状疱疹、腹腔或盆腔脓肿
创伤	大面积烧伤、挤压伤、盆腔创伤、腰椎骨折、股骨骨折
手术后	心脏搭桥术、房室隔缺损修补术、肾移植、剖宫产术、颅骨切开术
药物	阿片类或麻醉药、抗抑郁药、抗帕金森病药、滥用泻药
心血管系统	心肌梗死、充血性心衰、恶性高血压、心脏骤停复苏后
神经系统	脑膜炎、脑膜瘤、脑血管意外、帕金森病、阿尔茨海默病、急性脊髓炎
消化系统	急性胰腺炎、急性胆囊炎、自发性细菌性腹膜炎、消化道出血
呼吸系统	慢性阻塞性肺疾患、发作性睡眠呼吸暂停综合征、急性呼吸窘迫综合征
泌尿系统	急、慢性肾功能衰竭

（一）流行病学

多见于 50 岁以上人群，男多于女。目前尚无详细流行病学资料可查。

（二）病因和发病机制

本病为麻痹性肠梗阻，是一种暂时性或可逆性的综合征。严重的腹腔内感染、手术、创伤，消化系统、呼吸系统、循环系统、泌尿系统、神经系统疾病及药理学、代谢紊乱等均可诱发。本病的发病机制目前尚不清楚。

（三）临床表现

1. 症状　小肠假性梗阻患者多在住院期间发病，起病急，常继发于手术、外伤、应用抗抑郁药或其他系统疾病后。全腹痛常见，呈持续性阵发性加剧，部位不固定，伴进行性腹胀，持续3～5d。多数患者可有肛门排便、排气减少或消失。其他症状如恶心、呕吐、腹泻及发热等，多轻于机械性肠梗阻的患者。

2. 体征　多有明显的腹部膨隆，全腹膨隆常见。腹部压痛可见于64%无缺血的患者，而有缺血和穿孔的患者上升至87%，气体及肠内容物进入腹腔，出现腹膜刺激征。肠鸣音多可闻及，变化不定，但金属样高调肠鸣音少见。

（四）实验室检查及特殊检查

（1）实验室检查：可有低钾、低钠、低镁血症、高磷酸盐血症等。血常规一般无明显改变，出现中性粒细胞升高，常提示有穿孔或腹膜炎发生。肌酐、尿素氮亦可有异常。

（2）腹部X线平片：小肠假性梗阻显示小肠内有大量气体，十二指肠尤为明显，远端小肠气体较少。可有或无气液平面。

结肠假性梗阻患者可见回盲部明显扩张及节段性升结肠、横结肠、降结肠扩张，但结肠袋存在，在结肠脾曲、直肠和乙状结肠连接处及肝曲等处，可见肠腔内充盈的气体突然中断，出现特征性的"刀切征"，气液平面少见。测量盲肠的直径具有重要的临床意义。当盲肠直径小于12cm时，一般不会发生穿孔；盲肠直径大于14cm时，穿孔的危险性极大。

出现肠穿孔时，可见横膈下游离气体。若穿孔较小，可迅速闭合，则平片上难以显示。

（3）其他检查：结肠镜检查和泛影葡胺灌肠有助于排除机械性肠梗阻，但在穿孔或腹膜炎已经明确的情况下，这两种检查则不宜进行。当与机械性肠梗阻区分困难时，可考虑剖腹探查。

（五）鉴别诊断

依据典型的病史、症状、体征，结合腹部X线检查，排除机械性肠梗阻可以做出诊断。本病主要需与下列疾病相鉴别：

（1）急性机械性肠梗阻：急性机械性肠梗阻与小肠假性梗阻的症状和体征非常相似，但二者的治疗原则不同，故其鉴别诊断十分重要。机械性肠梗阻存在器质性病变，常能找到梗阻的证据，如肠内或肠外病变压迫致肠腔狭窄或闭塞等；起病急，临床表现为腹部剧烈绞痛，呈阵发性，其他症状还有呕吐、腹胀、恶心及肛门排气、排便停止等；腹部膨隆，可见胃肠型及蠕动波，腹部有压痛、反跳痛及肌紧张，可闻及肠鸣音亢进，呈高调金属音；腹部平片可见较多气液平面；保守治疗无效，宜早期手术。

（2）急性血运性肠梗阻：常是由于肠系膜血管栓塞或血栓形成所致的肠壁血运循环障碍，引发肠麻痹而使肠内容物不能正常运行。本病发病急，呈渐进性发展，初期腹部绞痛明显，腹胀、腹泻少见，腹部平片可见肠管明显扩张。选择性动脉造影可以明确栓塞部位，有助于诊断。

（3）急性麻痹性肠梗阻：常由于急性弥漫性腹膜炎、腹膜后血肿或感染、腹部大手术、脓毒血症或全身性代谢紊乱等引起，为肠道运动障碍性疾病。主要表现为高度的肠胀气，腹部绞痛少见。腹部平片可见肠管扩张，肠壁变薄。该病若能去除病因，可较快恢复，预后较好。

（六）治疗

急性小肠假性梗阻的治疗原则是解除梗阻病因，恢复肠道动力，使肠内容物正常运行；积极补液，纠正水电解质失衡；应用抗生素防治各种感染。应根据病情选择具体的治疗方案。

1. 一般治疗　对于诊断明确而无严重并发症者通常采用内科保守治疗，包括胃肠减压、禁饮食、补充有效循环血量、纠正水电解质平衡紊乱、营养支持及治疗原发病。停用能引起或加重本病的药物，如麻醉剂、泻药、三环类抗抑郁药、抗胆碱类药等。可指导患者不断更换体位，定期采取俯卧位，以利于肠内气体排出。

2. 药物治疗　目前应用的治疗小肠假性梗阻的药物疗效尚缺乏循证医学证实。主要的几种药物包括胆碱酯酶抑制剂、5－羟色胺受体激动剂、胃动素受体激动剂、毒蕈碱受体激动剂、亲神经物质、一氧化氮合成酶抑制剂和生长抑素类似物。急性小肠假性梗阻的患者，因长期低营养状态，致机体抵抗力较低，肠内的细菌繁殖过度，发生细菌移位，引起菌群失调。可应用抗生素防治感染。

3. 其他治疗

（1）结肠镜减压治疗：结肠镜减压是一种安全而有效的治疗方法。但应首先排除炎症性肠病所致的中毒性巨结肠，并由有经验的医师进行。治疗前可先用生理盐水谨慎灌肠，以便于肠腔的观察和吸引减压。治疗后应立即行腹部立位和侧卧位平片检查，了解有无肠穿孔发生。

（2）手术治疗：剖腹探查的指征包括：①内科保守及结肠镜减压治疗无效；②临床体征提示即将或已经发生肠穿孔（出现腹膜炎体征或盲肠直径 >12cm 或腹腔内出现游离气体）。若术中确诊有肠管坏死或穿孔，可行肠切除术。

（3）硬膜外麻醉：如已有肠穿孔征象，则不宜再使用此法。

（七）预后

本病死亡率为 25%～30%，若发生肠穿孔，则死亡率更高。

二、慢性小肠假性梗阻

慢性小肠假性梗阻（chronic intestinal pseudo－obstruction，CIP）系指一组以慢性肠梗阻为主要表现，但无机械性肠梗阻的证据的临床综合征，它是由于胃肠道缺乏有效的推动力所致，属胃肠道神经肌肉病。

（一）流行病学

CIP 可出现在任何年龄，女性多于男性。内脏异常可发生于任何年龄，与病因有关。如同时侵犯泌尿系统，出现泌尿道的症状；发育异常多见于婴儿或儿童；而退行性病变则出现较晚。

（二）病因和发病机制

Weiss 于 1939 年首先报告在一个家族内发现了本病。CIP 病变可累及整个胃肠道和其他脏器肌肉，如膀胱，但主要是小肠。CIP 的病变基础在于肠道平滑肌发育不全或衰退和/或自主神经功能障碍，使小肠动力低下或紊乱，引起慢性肠管扩张而无内分泌系统异常。CIP可分为原发性和继发性两组。

1. 慢性原发性小肠假性梗阻　通常无明显诱因，起病突然，病因尚不明确，常有内脏肌病和内脏神经病变。原发性 CIP 具有明显的遗传倾向，分为家族性和非家族性两类。前者约占 3%，多为常染色体隐性或显性遗传。后者多为散发。

2. 慢性继发性小肠假性梗阻　继发性 CIP 多见，其病因达数十种，常继发于其他疾患。

（1）内脏平滑肌病：进行性系统性硬化、系统性红斑狼疮、皮肌炎、进行性肌萎缩、肌营养不良、线粒体肌病、淀粉样变、弥漫性淋巴滤泡样浸润、放射性损伤、Ehlers－Danlos 综合征等可引发继发性小肠平滑肌病变。其组织学特征为小肠固有层肌肉的退行性变和纤维化，而空泡样变性少见。

（2）神经系统疾病：帕金森病、脊髓横断、脑干肿瘤、神经元核内包涵体病、多发性硬化症等可致肠道及肠外神经系统中的胆碱能神经功能紊乱，引起 CIP。

（3）小肠憩室病：小肠多发、弥漫性憩室常伴有肠道肌肉和神经病变，引起慢性小肠假性梗阻。

（4）其他疾病：内分泌病（甲亢或甲减、糖尿病、嗜铬细胞瘤）、结缔组织病（进行性系统性硬化症早期、淀粉样变性）、药物（抗帕金森病药、酚噻嗪、三环类抗抑郁药、麻醉药、长春新碱等）、恶性肿瘤、手术后等。

（三）临床表现

（1）症状：慢性小肠假性梗阻主要表现为腹痛、腹泻、呕吐、便秘和腹泻等肠梗阻症状，有的表现为腹泻与便秘交替发生，多为反复发作性或持续发作性。腹部疼痛可能与肠腔胀气及平滑肌痉挛或内脏高敏性有关，程度轻重不等。腹胀程度差异很大，主要取决于病变的性质、部位和程度，重度腹胀者常难以忍受，腹部明显膨隆。

CIP 主要在小肠者多发生细菌过度生长及停滞襻综合征，引起脂肪痢和腹泻。侵犯结肠时，则结肠明显扩张，发生顽固性便秘。十二指肠、胃及食管亦可累及，产生胃轻瘫、吞咽困难、胸痛等症状。

由于病程较长，且常反复发作，长期腹胀、便秘等可致水电解质及酸碱平衡紊乱、营养吸收障碍，出现食欲下降、体重减轻、营养不良等。

（2）体征：体检常见有恶病质和腹胀。腹部膨隆，小肠受侵为主者，通常在中腹有振水音，胃受累者则多在左上腹部。叩诊呈高度鼓音。听诊肠鸣音低下或消失，偶有肠鸣音亢进，但无气过水声及金属样高调肠鸣音。

（四）实验室检查及特殊检查

（1）实验室检查：实验室检查异常多反映吸收不良和营养不良的严重程度。腹泻患者可发生脂肪泻，继发小肠细菌过度增殖。有的患者存在维生素 B_{12}吸收不良，可做小肠活检，明确有无黏膜损害。

（2）影像学检查：本病影像学表现类似麻痹性或机械性肠梗阻。当疑及肠梗阻时，可行全消化道钡餐透视，检查胃肠道有无机械性肠梗阻的证据，如能确认多个部位异常，更有利于本病的诊断。对于便秘的患者，应在清肠后，根据情况选择适当的检查方法，以免导致粪便嵌塞。CIP 的影像学表现与病变受累的部位相关，且可能对病变的性质有提示作用。内脏肌病主要特征是结肠增宽增长，缺少结肠袋；内脏神经病的特点是平滑肌收缩不协调，转运迟缓。

（3）肠道动力学检查：小肠动力学检查显示小肠动力低下或紊乱。

（4）其他检查：内镜检查、病理学检查有助于诊断。

（五）诊断和鉴别诊断

CIP 诊断较困难。对于有肠梗阻的临床表现、辅助检查，并排除机械性肠梗阻者方能诊断。

CIP 主要与机械性肠梗阻相鉴别：

（1）机械性肠梗阻：因 CIP 与机械性肠梗阻两者临床表现及腹部 X 线检查相似，但二者的治疗方法完全不同，故必须排除机械性肠梗阻。机械性肠梗阻多能找到梗阻的病因，如肿瘤、寄生虫、外压等。

（2）麻痹性肠梗阻：根据临床症状、体征、辅助检查及病情变化可以鉴别。

（3）血运性肠梗阻：多是由肠系膜上动脉血栓形成或来自心脏的栓子所致。起病急，发展快，初期腹部绞痛明显，腹部平片及选择性动脉造影有助于诊断。

（六）治疗

CIP 的诊断确定后，应区分原发性和继发性，对于继发性 CIP 应明确病因，治疗原发病。一般以对症支持治疗为主，辅以促胃肠动力药，恢复肠动力。

1. 一般治疗　急性发作期，应禁饮食、静脉输液支持，纠正水电解质失衡；非急性期，可进低糖、低脂、低纤维饮食，此外还需补充维生素、微量元素。对于重症患者，可行胃肠造瘘饲管或全胃肠外营养。

2. 药物治疗

（1）促胃肠动力药：在排除机械性肠梗阻的情况下，可应用促胃肠动力药，改善肠道动力。

西沙必利：其作用机制在于选择性地作用于胃肠道 5－HT 受体，使肌间神经末梢释放乙酰胆碱，加强肠壁收缩力，提高传输速度。近年发现西沙必利存在心脏副作用，其广泛应用受到限制。

莫沙必利：是新一代 5－HT 受体激动剂，克服了西沙必利在心血管系统的副作用，且不受进食的影响，目前临床上应用较多。

替加色罗：是 5－HT 受体部分激动剂，与西沙必利类似，具有促进胃排空和增加消化道动力作用，但没有心脏毒性。对于肠易激综合征亦有效。

红霉素：最新的研究表明，低于抗感染剂量的红霉素具有胃动素样作用，直接作用于胃肠道平滑肌，从而产生收缩效应，促进胃肠蠕动。

（2）抗生素：CIP 多伴有肠道内细菌过度生长，可适当给予抗生素抑制细菌生长，减轻腹胀、腹泻，如环丙沙星，甲硝唑等。但对有严重梗阻症状或便秘的患者抗生素应禁用。调节肠道菌群的制剂亦可应用，如思连康、整肠生等。

（3）生长抑素：大剂量生长抑素类似物可减轻腹泻，而小剂量则能引发 MMC，促进肠蠕动，同时抑制细菌生长。因其抑制胆囊排空，故不宜长期应用。

3. 其他治疗　食管受累患者如症状似贲门失弛缓症，可行球囊扩张治疗；腹胀明显者，可予结肠镜减压治疗，减压后应行腹部立位平位片，防止发生肠穿孔。其他方法还有硬膜外麻醉等。必要时采用手术治疗。

（七）预后

原发性 CIP 因目前缺乏有效的治疗方法，预后差，死亡率较高。继发性 CIP 明确病因后，通过病因治疗及支持对症治疗后，症状可明显减轻或消失，预后较好。儿童 CIP 死亡率高，预后极差。

（张艳梅）

第二节 小肠菌群紊乱

一、小肠菌群过度生长综合征

小肠菌群过度生长综合征（enteric bacterial over - growth syndrome，EBOS）系指由于近端小肠内细菌数目增加而引起消化吸收障碍的一种疾病。因本病多发生于空肠憩室、狭窄及外科所致的盲袢，过去亦称盲袢综合征、小肠淤滞综合征或淤积袢综合征。临床主要表现为慢性腹泻和小肠吸收不良。

（一）流行病学

目前本病尚缺乏完整的流行病学资料。

（二）病因和发病机制

正常人的小肠近端常是无菌的，这是因为胃及小肠内存在调控正常菌群分布的机制，如胃酸、胆汁和胰液的杀菌作用、胃肠黏膜的正常保护机制、肠内细菌之间的生存竞争机制及回盲瓣的解剖学作用等均可抑制细菌过度生长。如果上述因素发生改变，则可导致小肠内细菌过度生长。小肠憩室、小肠远端狭窄及小肠结肠瘘等小肠结构异常亦是小肠菌群过度生长的原因之一。某些引起小肠动力障碍的疾病也可引起小肠细菌过度生长，如假性肠梗阻、糖尿病、系统性硬化症、淀粉样变性等。

（三）临床表现

临床上多以腹泻、吸收不良、低蛋白血症为首发症状。腹泻可为脂肪泻或水样泻，多伴腹胀、腹痛。其他症状还有消瘦、水肿、贫血、毛发脱落、夜盲、黏膜出血及低钙血症等。

（四）实验室检查及特殊检查

（1）实验室检查：血常规可有贫血，多为巨细胞性贫血。血清白蛋白、胆固醇、甘油三酯、微量元素及矿物质等均可降低。口服柳氮磺胺吡啶或多巴胺，经肠内细菌分解为磺胺吡啶或间羟苯乙酸，尿中可查见这两种物质增多。

（2）呼气试验：患者口服某种药物后，该物质可在肠道内由细菌分解，其产物由口中呼出。通过测定分解产物的含量可间接判断肠内细菌的数量。

（3）小肠液检查：该检查是小肠菌群过度生长综合征的最直接最可靠的一种诊断方法，可明确细胞内感染的情况，通过小肠插管从肠管中吸出小肠液进行细菌学检查，并可测定间接胆汁酸和挥发性脂肪酸，有助于小肠菌群过度生长的判断。

(4) 其他检查：消化道钡餐透视及小肠活组织检查亦有助于诊断。

(五) 诊断和鉴别诊断

对于有胃肠手术史、胃酸缺乏、糖尿病、硬皮病等病史的患者，如出现脂肪泻、吸收不良、贫血、低蛋白血症、体重减轻等症状时即应怀疑本病。进一步行相关辅助检查，可做出初步诊断。本病需与菌群失调、小肠吸收不良综合征、短肠综合征等相鉴别。

(六) 治疗

小肠细菌过度生长综合征的治疗原则：①积极消除病因，纠正可能存在的结构或生理异常；②纠正营养缺乏；③应用抗生素抑制细菌过度生长。

1. 一般治疗　存在小肠结构异常者，如肠瘘、小肠憩室可行手术治疗，恢复小肠正常功能。饮食上以高蛋白、高热量、低脂肪食物为宜，少量多餐，同时注意维生素、微量元素及矿物质的补充。必要时可行全胃肠外营养（TPN）。

2. 药物治疗

(1) 抗菌药物：对小肠内过度生长的细菌，原则上选用敏感性高、不良反应小、抗菌谱广、对需氧菌和厌氧菌都有效的抗生素，如头孢菌素、青霉素、甲硝唑、左氧氟沙星等。疗程为7～10d。

(2) 促胃肠动力药：促胃肠动力药可有助于肠道细菌的清除，如甲氧氯普胺、莫沙必利等。对于常规的促胃肠动力药物效果不明显时，可应用奥曲肽及其类似物，50μg，睡前注射，每天1次。

(3) 微生态制剂：微生态制剂是一类活的细菌制剂，对肠道菌群失调引起的腹泻有较好疗效，如金双歧、培菲康、整肠生、米雅BM等。一般不宜与抗生素同时服用。

(七) 预后

本病经有效抗生素治疗后，预后较好。

二、抗生素相关性小肠炎

抗生素相关性小肠炎，亦称假膜性肠炎（pseuc－omembranous colonitis 或 enteronitis）是一种主要发生于结肠、小肠，也可累及的急性肠黏膜纤维素渗出性炎症，黏膜表面有假膜形成。临床上常发生于应用抗生素治疗之后。现已有证据表明，抗生素相关性小肠炎的病原体是艰难梭菌。

(一) 流行病学

本病尚无详细流行病学资料可查。

(二) 病因和发病机制

本病的致病菌是艰难梭菌，该菌为革兰阳性菌，其产生的肠毒素是主要的致病因子，引起局部肠黏膜血管通透性增加，炎性细胞浸润、出血和坏死，黏液分泌增加。

随着近年来抗生素应用越来越广泛，抗生素相关性肠炎的发生也相应增加，其机制可能为：①对肠道黏膜的直接刺激和损害，引起肠黏膜充血、水肿、糜烂、出血和坏死，发生的部位主要在十二指肠；②抗生素，如林可霉素、阿莫西林、第3代头孢菌素等的不合理应用，使肠道正常微生物的生长受到抑制，而使另一些微生物，特别是艰难梭菌过度增殖，最终导致肠道菌群失调。艰难梭菌产生肠毒素，引起一系列的病理生理改变而致病；③抗生素尚可引起血管和凝血功能的改变，继而造成肠道黏膜异常。

（三）临床表现

一般发生于50岁以上人群，女性多于男性。发病急，患者多有胃肠手术或其他严重疾患病史，并有长期或近期应用抗生素史。

本病最主要的症状是腹泻，90%～95%为水样便，程度和次数不等，多者10～20次/日，少者可1～2次/日。轻者可于停用抗生素后自愈，重者粪便中可见斑片状或管状假膜排出。多有下腹部疼痛，可为顿痛、绞痛或胀痛，伴腹胀、恶心等。腹部可有压痛、反跳痛和腹肌紧张，易误诊为急腹症。部分患者可出现毒血症症状，如发热、谵妄、低血压、休克，年老体弱者常常发生脱水、电解质酸碱平衡紊乱等。

（四）实验室检查及特殊检查

（1）实验室检查：血常规显示周围血白细胞升高，多在20×10^9以中性粒细胞为主。大便常规可见脓细胞和白细胞，潜血实验呈阳性，但肉眼血便少见。疑诊病例应至少送两份大便标本，进行艰难梭菌的培养，毒素鉴定为致病菌可确诊。

（2）内镜检查：内镜检查能直接明确病变的性质、范围和程度。急性期内镜检查应注意预防肠黏膜出血和穿孔，动作应轻柔、谨慎小心。抗生素相关性肠炎内镜下表现为肠壁充血水肿、糜烂，黏膜表面坏死、斑点状或地图状假膜形成，不易脱落，部分假膜脱落后可形成浅表溃疡。

（3）活组织检查：可见肠黏膜上黏液附着，炎症区有炎性细胞浸润、出血和坏死。伪膜由纤维素样物质、坏死细胞、多核白细胞及细菌菌落组成。血管腔内可见血栓形成。

（4）影像学检查：腹部平片可见无特殊发现，部分可见肠扩张、积气，由于结肠增厚水肿，可出现广泛而显著的指印征。气钡灌肠双重对比造影有助于诊断，但可加重病情，有发生肠穿孔的危险，故一般不主张施行。

（五）诊断和鉴别诊断

根据胃肠手术及抗生素应用的病史，临床上出现腹泻、腹痛、发热等症状，结合实验室和辅助检查，可做出初步诊断。本病需与溃疡性结肠炎、克罗恩病、艾滋病性肠炎及真菌性肠炎等相鉴别。

（六）治疗

抗生素相关性肠炎的治疗包括停用相关抗生素，给予支持对症治疗，促进肠道正常菌群生长，应用抗艰难梭菌药物治疗。

1. 一般治疗　立即停用相关抗菌药物，同时避免应用抑制肠蠕动的药物，减少毒素的吸收。加强支持对症治疗，给予静脉营养支持，纠正水电解质失衡。

2. 药物治疗　对于中、重度病例，应给予抗艰难梭菌抗生素治疗。本病首选万古霉素或甲硝唑。万古霉素或去甲万古霉素，1.0～2.0g/d，口服。甲硝唑每次0.25～0.5g，每日3～4次，口服，疗程均为7～10d，大多数患者治疗反应良好。杆菌肽，亦可用于本病，25 000U，4次/天，口服7～10d。应用微生态制剂可恢复肠道正常菌群，如金双歧、乳酸杆菌片、培菲康等。

3. 其他治疗　对于内科保守治疗无效或出现严重并发症，如肠梗阻、中毒性巨结肠、肠穿孔时，应考虑行手术治疗。

（七）预后

大多数病例经治疗后可获痊愈，轻症病例在停用相关抗生素后，有的可自愈，个别患者经治疗后仍可再度发生腹泻。重症病例，如出现严重并发症如肠梗阻、肠穿孔时，病死率可达16%～22%。

（张艳梅）

第三节　肠结核

肠结核（intestinal tuberculosis）是结核杆菌引起的肠道慢性特异性炎症。

一、流行病学

可见于任何年龄，而以20～40岁最多，女性多于男性。我国属于结核病流行区，因艾滋病病毒的流行及人口流动，近年来肺结核发病有上升趋势，故临床上应对本病加以重视。

二、病因和发病机制

肠结核主要由人型结核杆菌引起，少数系牛型结核杆菌所致。感染结核杆菌仅是致病条件，只有当入侵的结核杆菌数量较多、毒力较强，而人体免疫功能低下、肠道局部抵抗力削弱时，才会发病。肠结核主要经胃肠道传播，绝大多数患者继发于肠外结核灶，尤其是排菌性肺结核，患者常因吞咽含结核菌的痰液而致病。经常和开放性肺结核患者共餐而忽视餐具消毒隔离，或饮用未经消毒的带菌牛奶也可致病。肠外结核病变经血行播散或邻近器官的病灶直接蔓延至肠道，也可引起肠结核。

肠结核的最常见部位是回盲部，其次为升结肠、空肠、横结肠、降结肠、阑尾、十二指肠、乙状结肠和直肠。由于机体对结核杆菌的免疫力和结核菌侵入的数量和毒力有所不同，病理表现为溃疡型、增生型和混合型肠结核。机体免疫力低、菌量多且致病力强，表现为溃疡型；反之，则表现为增生型；兼有这两型病理特点的即称为混合型肠结核。

（1）溃疡型肠结核：占大多数。病变始于肠壁的集合淋巴组织和孤立淋巴滤泡，呈充血、水肿及炎症渗出性病变，进一步发展为干酪样坏死，肠黏膜因坏死脱落形成溃疡。溃疡可逐渐融合增大，边缘不整，深浅不一，可深达肌层或浆膜层，可累及周围腹膜或邻近肠系膜淋巴结，引起局限性结核性腹膜炎或肠系膜淋巴结结核。因溃疡周围血管多有闭塞性动脉内膜炎，故引起大出血者少见。由于溃疡常沿肠壁淋巴管走行呈环形，故病变修复时可形成环形肠腔狭窄。肠结核病变发展缓慢，常与周围组织粘连，故溃疡急性穿孔较少见，但可发生慢性肠穿孔而致局部脓肿或肠瘘。

（2）增生型肠结核：病变多局限于盲肠，有时可累及升结肠近段或回肠远段。病变急性期充血、水肿和淋巴管扩张，慢性期大量结核性肉芽肿和纤维组织增生，使局部肠壁增厚、变硬，肠壁狭窄而致肠梗阻。黏膜层可伴有浅表性小溃疡及炎性息肉形成。

三、临床表现

肠结核大多起病缓慢，缺乏特异性症状和体征，主要临床表现有：

（1）腹痛：疼痛部位因病变所在部位不同而异，多位于右下腹部，反映肠结核好发于回盲部，有时可引起脐周或上腹部牵涉痛。一般为隐痛或钝痛，若合并肠梗阻，急性穿孔或阑尾受侵，则疼痛较剧烈。因进食能引起胃回肠反射或胃结肠反射而使病变肠段痉挛，故可诱发腹痛，排便可使之缓解。

（2）腹泻和便秘：腹泻常见于溃疡型肠结核，粪便每日数次至十数次，呈糊状或水样，一般无黏液或脓血，不伴里急后重感。左半结肠受累时可有黏液脓血便，量多，常有恶臭味。有时患者出现腹泻与便秘交替，这是肠功能紊乱的一种表现。便秘者多见于增生型肠结核。

（3）腹块：多位于右下腹，质地中等，表面不平，有压痛，比较固定。腹块主要见于增生型肠结核，也可见于溃疡型肠结核合并有局限性腹膜炎，肠管与周围组织粘连，或同时有肠系膜淋巴结结核。

（4）全身症状：结核中毒症状多见于溃疡型肠结核，表现为不同热型的发热、盗汗、乏力等。患者逐渐出现消瘦、贫血、维生素缺乏等营养不良表现，可同时有肠外结核特别是活动性肺结核的表现。增生型肠结核病程较长，全身情况一般较好，多不伴肠外结核表现。

（5）并发症：见于晚期患者。肠梗阻最常见，多见于增殖型肠结核，一般为慢性不全性肠梗阻。肠穿孔多为慢性，在腹腔形成局限性脓肿、肠瘘，可有瘘管形成。消化道出血少见，多见于十二指肠结核。尚可合并腹膜炎、肠粘连、肠套叠等。

四、实验室检查及特殊检查

（1）血液检查：白细胞计数多正常或升高，淋巴细胞增高，轻中度贫血多见，血沉多增快，可作为估计结核病活动程度的指标。部分患者可有血白蛋白降低。

（2）粪便检查：一般无肉眼黏液或脓血，但显微镜下可减少量脓细胞和红细胞。粪便浓缩查抗酸杆菌和粪便结核菌培养，阳性率均不高。

（3）结核菌素试验：现用纯结核蛋白衍化物（PPD）试验，若为强阳性有助于本病诊断。

（4）X线检查：腹部平片若发现腹腔淋巴结钙化或胸片有肺结核病变，对诊断有帮助。钡餐造影和钡灌肠检查对肠结核有较高诊断价值，但有肠梗阻表现时，钡餐检查应慎重。常见X线造影征象有：①溃疡型肠结核常见肠激惹征象，又称为跳跃征象（stierlin，sign），病变肠段钡剂排空很快，充盈不良，而病变上、下肠段钡剂充盈良好。病变部位黏膜皱襞粗乱，可见肠壁溃疡、边缘不整，有时呈锯齿状。②增殖型肠结核常出现盲肠或附近肠段的肠壁增厚僵硬，肠腔狭窄，黏膜呈结节状改变。③晚期多见肠腔狭窄，可伴有近端肠腔扩张或见肠段缩短变形，肠管移位、回肠盲肠正常角度消失等。

（5）结肠镜检查：肠结核病变主要在回盲部，结肠镜可以对全结肠和回肠末段进行直接观察，有重要诊断价值。内镜下见病变肠黏膜充血、水肿、溃疡形成（常呈环形溃疡，边缘呈鼠咬状），大小及形态各异的炎性息肉、肠腔狭窄等。活检如能找到干酪样坏死性肉芽肿或结核杆菌具有确诊意义。

五、诊断和鉴别诊断

如有下列情况应考虑肠结核：①青壮年患者有肠外结核，尤其是开放性肺结核。②临床表现有腹痛、腹泻、右下腹压痛，也可有腹块，原因不明的肠梗阻，伴有结核毒血症状。③结核菌素试验强阳性。④X 线钡餐检查发现回盲部有激惹、肠腔狭窄、肠段缩短变形等征象。

对高度怀疑肠结核的病例，如抗结核治疗 2 ~6 周有效，可做出肠结核的临床诊断。如病变在回肠末段及结肠者，结肠镜检查及活检有助诊断和鉴别诊断。对诊断有困难者，主要是增殖型肠结核，有时需剖腹探查才能确诊。

肠结核需与下列疾病相鉴别：

（1）克罗恩病：本病与肠结核鉴别要点有：①无肠外结核证据；②病程一般更长，有缓解和复发趋势；③肠梗阻、瘘管等并发症更为常见，可有肛门直肠周围病变；④X 线检查病变以回肠末段为主，可有其他肠段受累，并呈节段性分布；⑤结肠镜下溃疡多为纵行、裂隙状，病变之间黏膜正常；⑥抗结核药物治疗无效；⑦Crohn 病为非干酪样肉芽肿。

（2）右侧结肠癌：本病的特点有：①发病年龄较大，常在 40 岁以上；②病程进行性发展；③一般无发热、盗汗等结核中毒症状；④肠梗阻较常见，且出现较早，粪便潜血试验常持续阳性；⑤X 线检查可见病变范围局限，不累及回肠，主要表现为充盈缺损；⑥结肠镜检查及活检可确定结肠癌诊断。

（3）阿米巴性或血吸虫性肉芽肿：既往有相应感染史。脓血便常见。粪便常规或孵化检查发现致病原体。结肠镜检查多有助于鉴别诊断。相应特效治疗有效。

（4）其他：尚需与肠恶性淋巴瘤、慢性细菌性痢疾、溃疡性结肠炎合并逆行性回肠炎、耶尔森菌肠炎及一些少见的感染性肠病，如非典型分枝杆菌、性病性淋巴肉芽肿、梅毒侵犯肠道等相鉴别。

六、治疗

治疗目的是消除症状，改善全身情况，促使病灶愈合及防治并发症。肠结核早期病变是可逆的，故强调早期治疗。

1. 一般治疗　休息和营养可加强患者的抵抗力，是治疗的基础。活动性肠结核须卧床休息。应给予营养丰富、易消化、少渣、无刺激性饮食，必要时可经静脉高营养治疗。

2. 抗结核化学药物治疗　是本病治疗的关键，与肺结核的治疗方案相同，一般选用三联治疗方案，用药时间 1 年以上。

3. 对症治疗　腹痛可用抗胆碱能药物；摄入不足或腹泻严重者应注意纠正水、电解质与酸碱平衡紊乱；有贫血及营养不良者可输血，静脉补充氨基酸或脂肪乳；有肠梗阻者应禁食及行胃肠减压。

4. 手术治疗　适应症包括：①完全性肠梗阻；②急性肠穿孔，或慢性肠穿孔瘘管形成经内科治疗而未能闭合者；③肠道大量出血，经内科治疗无效；④诊断困难需剖腹探查者。

七、预后

早期诊断和及时治疗对肠结核的预后起决定性作用，另外，合理选用抗结核药物，足剂量和足疗程，也是预后的关键。

（张艳梅）

第四节　炎症性肠病

炎症性肠病（inflammatory bowel disease，IBD）是一种特发性肠道炎症性疾病，包括溃疡性结肠炎（uncleralive colitis，UC）和克罗恩病（Crohn's disease，CD），以慢性、反复复发为其特征。溃疡性结肠炎是结肠黏膜层和黏膜下层连续性炎症，疾病先通常累及直肠，逐渐向全结肠蔓延，克罗恩病可累及全消化道，为非连续性全层炎症，最常累及部位为末端回肠、结肠和肛周。

一、流行病学

IBD 首先在北欧和北美洲人群中发现，以后在西欧、南欧、日本等世界各地均有报道。在美国，UC 发病率为 11/10 万，CD 为 7/10 万，约有 20 万~40 万人罹患此病，每年新增约 3 万左右患者，性别在 UC 发病中无差别，CD 则女性高于男性。IBD 发病呈双峰分布，15~30 岁为第一发病高峰，60~80 岁为第二个较低的发病高峰。近年来我国发病率有逐渐上升趋势。

二、病因和发病机制

目前尚未完全明确，是近年来研究极其活跃的领域，目前认为本病是多因素相互作用的结果，主要包括遗传、感染、环境和免疫因素等。

（一）感染因素

微生物感染与 IBD 发病之间的关系一直是人们长期关注的目标。有报道显示 CD 肠黏膜中检测出副结核分枝杆菌和麻疹病毒，UC 则可能与表达特异黏附分子的大肠杆菌有关，与双链球菌、志贺菌、RNA 病毒有关，肠道感染可能是疾病的一种诱发因素，但至今并未发现直接特异性的病原体。目前更关注于肠腔内环境改变，特别是菌群的改变。菌群紊乱可能通过抗原刺激、肠上皮细胞受损、黏膜屏障通透性增加，影响肠黏膜的免疫系统而产生肠道持续性炎症。IBD 动物模型处于无菌状态时，均不能诱导肠道炎症，恢复正常菌群后，则出现肠道炎症，使用抗生素后，又可减少肠道炎症的发生。提示肠道菌群含有的抗原可引起和启动 IBD 的异常免疫反应。

（二）遗传因素

有明显家族聚集性和种族差异，是一种多基因遗传性疾病。通常 IBD 一级亲属中发病率是普通人群 30~100 倍。对英国和丹麦 322 对双胞胎的调查中发现单卵双生子比双卵双生子易发病，UC 发病率分别为 10% 和 3%；CD 则为 30% 和 7%，表明 IBD 发病有一定遗传倾向，但事实上并非 100% 单卵双生子均发病，提示非遗传因素也起着重要作用。调查示 IBD 发病同种族有关，白种人发病率较高，而黑种人、黄种人则较低；犹太人较非犹太人高 3~6 倍。

近年来随着遗传连锁分析和候选基因关联研究，筛选出约 10 个连锁基因，主要是免疫调节和炎症因子的相关基因。其中位于16q12的IBD1位点上存在的NOD2基因与CD易感性密切相关，其编码蛋白为一种细菌脂多糖（LPS）结合蛋白或是一种识别受体，与LPS结合，通过NF-κB对细菌成分活化途径，介导机体对病原体的抵抗，参与黏膜对肠道微生物的先天免疫。NOD2基因突变引起免疫激活异常，调节机制异常，抑制炎症作用降低，导致组织和细胞发生持续性损伤。约30% CD被检测出异常的NOD2基因。HLA基因研究较广泛，HLA DRB1 *0103阳性者在正常人群中比例0.2%～3.2%，UC者中6%～10%，病变广泛者中15.8%，重症需手术者达14.1%～25%，阳性者常伴有肠外症状。但基因表达有明显种族差异，日本人UC者与HLADRB1 *1502相关，而在白种人中此基因表达极少。

（三）环境因素

在社会经济较发达的国家IBD发病率较高，以北欧和北美洲人群多见。随着经济的发展，我国也呈现上升趋势。脑力劳动者IBD发病率明显高于体力劳动者，因此环境因素起着一定的作用。随着环境条件的改善，人们接触致病菌的机会减少，婴儿期肠黏膜缺乏足够微生物刺激，引起肠上皮表面积减少，削弱黏膜屏障防御作用，黏膜中IgA减少，以致针对病原菌不能产生有效的免疫应答。

在环境因素中，吸烟与IBD的发病关系密切，吸烟对UC者似乎起保护作用，但CD吸烟者临床表现及预后均较非吸烟者差，提示UC和CD的发病机制可能有所不同，机制有待进一步研究。口服避孕药者患CD的危险性增高，与用药时间呈正比，与UC发病率影响结论不一致。阑尾切除者和母乳喂养者患IBD的危险性低于对照组，快餐、奶油、咖啡、酒精、水果等饮食结构与IBD的关系尚未取得统一结果。流行病学统计亚洲人群移民至高发病率地区后。IBD发病率增高，而我国近年来IBD发病率呈上升趋势，可能与生活习惯和生活方式改变有关。

（四）免疫因素

IBD者肠黏膜固有层中有大量淋巴细胞、巨噬细胞及免疫系统的其他细胞浸润，免疫激活主要限于胃肠道，且处于反应持续状态。其中由于T细胞功能失调，对Th_1、Th_2反应的不平衡已有大量报道，UC者固有层T细胞反应低下，有Th_2型反应特征，CD者T细胞效应功能明显增强，表现为一种Th_1活性增加的免疫，非干酪性样肉芽肿是细胞免疫的结果。在免疫反应过程中，肠黏膜局部分泌的调节黏膜微环境的细胞因子失平衡，如促炎细胞因子（IL-1、IL-6、IL-8、TNF-α、IFN-β等）增高，抗炎细胞因子（IL-1ra、IL-4、IL-10、TGF-γ等）减少，细胞间黏附分子、趋化因子、集落刺激因子等表达增加，反应氧代谢产物、一氧化氮等对肠道的毒性作用等因素间相互影响，形成扩大的肠道炎症反应和免疫反应。由于参与免疫炎症过程中因子和介质相当多，相互作用间重要的致病因子和信息传递有待进一步探讨。

三、临床表现

一般起病缓慢，少数急骤。病情轻重不一。易反复发作，发作的诱因有精神刺激、过度疲劳、饮食失调、继发感染等。

（一）腹部症状

1. 腹泻　血性腹泻是UC最主要的症状，粪中含血、脓和黏液；轻者每日2～4次，严重者可达 10～30 次，呈血水样；CD 腹泻为常见症状，多数每日大便 2～6 次，糊状或水样，一般无脓血或黏液，与 UC 相比，便血量少，鲜红色少。

2. 腹痛　UC 常为局限于左下腹或下腹部阵发性痉挛性绞痛，疼痛后可有便意，排便后疼痛暂时缓解。绝大多数 CD 均有腹痛。性质多为隐痛、阵发性加重或反复发作，部位以右下腹多见，与末端回肠病变有关，其次为脐周或全腹痛。餐后腹痛与胃肠反射有关。少数因急腹症手术，发现为克罗恩病肠梗阻或肠穿孔。

3. 里急后重　因直肠炎症刺激所致。

4. 腹块　部分 CD 可出现腹块，以右下腹和脐周多见，因肠粘连、肠壁和肠系膜增厚、肠系膜淋巴结肿大所致，内瘘形成以及腹内脓肿等均可引起腹块。

5. 肛门症状　CD 偶有肛门内隐痛，可伴肛旁周围脓肿、肛瘘管形成。

6. 其他表现　由恶心、呕吐、食欲缺乏等并发症引起的临床表现。

（二）全身症状

1. 贫血　常有轻度贫血，疾病急性暴发时因大量出血，致严重贫血。

2. 发热　急性重症病例有发热伴全身毒血症状，1/3 CD 患者可有中等度热或低热，间歇出现，因活动性肠道炎症及组织破坏后毒素吸收引起。

3. 营养不良　因肠道吸收障碍和消耗过多，常引起患者消瘦、贫血、低白蛋白血症等表现。年幼患者伴有生长受阻表现。

（三）体征

UC 轻型者或在缓解期可无阳性体征。重型可有发热、脉速的表现，左下腹或全腹部可有压痛，伴肠鸣音亢进，常触及如硬管状的降结肠或乙状结肠。若出现腹部膨隆、叩诊鼓音，触诊腹肌紧张和压痛，伴发热、脱水、心动过速与呕吐，应考虑中毒性巨结肠。直肠指检常有触痛，肛门括约肌痉挛，急性中毒症状较重的患者可松弛，伴指套染血。CD 者腹部可扪及腹块，可有急性或慢性胃肠道梗阻、肠穿孔和消化道出血体征，可有肛门周围炎症的体征。

四、实验室及辅助检查

（一）血液检查

贫血常见，主要由失血引起，也可能与溶血有关。急性期常有中性粒细胞增多。CD 者贫血与铁、叶酸和维生素 B_{12} 等吸收减少有关。由于血浆第Ⅴ、Ⅶ、Ⅷ因子的活性增加和纤维蛋白原增加，血小板数常明显升高，可引起血栓性栓塞现象，尤以肺栓塞和内脏血栓形成较为多见。严重者白蛋白降低与疾病活动有关。血沉增快，C－反应蛋白升高，疾病缓解时显著下降。血清钾、钠、钙、镁等也可下降。

（二）粪便检查

肉眼检查常见血、脓和黏液。涂片镜检可见红、白细胞。

（三）免疫学检查

血清中抗中性粒细胞核周胞浆抗体（perinuclear antineutrophil cytoplasmic antibodies，pANCA）和抗酿酒酵母菌抗体（Anti－Saccharomyces cerevisiae antibodies，ASCA）在临床上

应用于诊断 IBD，但由于诊断敏感性不强，应用价值受一定限制。pANCA⁺/ASCA 诊断 UC 阳性率约为 50% ~70%，明显高于正常人群 3% ~4%，但胶原性结肠炎、嗜酸性粒细胞性结肠炎等其他肠道炎症性疾病也可为阳性。pANCA⁻/ASCA⁺ 对 CD 有较高特异性，但白塞病、原发性硬化性胆管炎等也可阳性。故不推荐应用血清标记物对 IN 患者筛选。血清 TNF-α 和其他细胞因子（IL-1、IL-6、IL-8 等）升高与疾病的活动性相关。

（四）影像学检查

UC 早期钡剂灌肠检查可见结肠黏膜紊乱、结肠袋形加深、肠壁痉挛、溃疡所引起的外廓小刺或锯齿形阴影；晚期见结肠袋形消失、管壁强直呈水管状、管腔狭窄、结肠缩短、息肉引起的充盈缺损等。但急性期及重型患者应暂缓进行，以免穿孔。腹部平片有助于发现中毒性巨结肠等严重并发症。钡剂灌肠检查对 CD 诊断具有重要作用，特别是肠腔狭窄使内镜检查无法到达者。表现有胃肠道的炎性病变，如僵硬、裂隙状溃疡、黏膜皱襞破坏、卵石征、假息肉、瘘管形成等，病变呈节段性分布，单发或多发性不规则狭窄和扩张。全消化道造影可以了解末端回肠或其他小肠的病变和范围。X 线腹部平片可见肠袢扩张和肠外块影。腹部 CT、磁共振检查对确定是否有肠壁增厚且相互分隔的肠袢、腹腔内脓肿等诊断有一定价值。腹部超声检查可见不同程度的肠蠕动减弱、肠壁增厚与狭窄，近端肠腔扩张。

（五）内镜检查

对本病诊断有重要价值，但在急性期重型患者应暂缓进行，以防穿孔。UC 结肠镜中表现：病变多从直肠开始，呈连续性、弥漫性分布；黏膜血管模糊、充血、水肿及附有脓性分泌物，呈细颗粒状；病变严重处见弥漫性糜烂和多发性浅溃疡；慢性病变见假性息肉，结肠袋变钝或消失。CD 内镜下表现为节段性、非对称性分布的黏膜炎症，纵形或阿弗他溃疡，鹅卵石样增生，肠腔狭窄僵硬等改变，而周围黏膜正常。胶囊内镜对发现早期小肠损伤有积极意义，双气囊小肠镜可取活检助诊，超声内镜有助于确定病变深度，发现腹腔内肿块和脓肿。

（六）黏膜病理活检

UC 活动期时黏膜组织中大量中性粒细胞、嗜酸性粒细胞和慢性炎细胞浸润，可有隐窝炎和脓肿形成，黏膜中杯状细胞减少，黏膜表层糜烂、溃疡形成和肉芽组织增生。缓解期中性粒细胞消失，隐窝结构紊乱，腺上皮和黏膜肌层间隙增宽、潘氏细胞化生。CD 典型病理改变包括裂隙状溃疡和阿弗他溃疡、非干酪样性肉芽肿、固有膜炎性细胞浸润，黏膜下层增宽、淋巴细胞聚集、淋巴管扩张，而隐窝结构大多正常，杯状细胞不减少。手术切除的肠段可见穿透性炎症，肠壁水肿、纤维化以及系膜脂肪包绕，局部淋巴结有肉芽肿形成。

五、诊断

诊断 IBD 主要手段包括病史采集、体格检查、实验室检查、影像学、内镜检查和组织细胞学特征。

（一）UC 诊断标准

若有典型临床表现疑诊 UC 患者，应安排进一步检查；根据临床表现和结肠镜或钡剂灌肠检查中一项，可为拟诊 UC 者，若有病理学特征性改变，可以确诊；初发病例、临床表现和结肠镜改变均不典型，应密切随访；对结肠镜检查发现的轻度直、乙结肠炎不能等同于

UC，需认真检查病因，观察病情变化。

UC 诊断中应包括疾病类型、病情程度、活动性、病变范围、并发症和肠外表现，以便选择治疗方案，用药途径和评估预后。

1. 临床类型　分为初发型、慢性复发型、慢性持续型和暴发型。

2. 临床病情程度　分为轻度、中度、重度。

（1）轻度：最常见，起病缓慢，排便次数增加不多，粪便可成形，血、脓和黏液较少，腹痛程度较轻，全身症状和体征少。

（2）中度：介于轻度和重度之间。但可在任何时候发展为重度，甚至发生急性结肠扩张和穿孔。

（3）重度：起病急骤，有显著腹泻、便血、贫血、发热、心动过速、厌食和体重减轻，甚至发生失水和虚脱等毒血症状。常有严重腹痛、满腹压痛，甚至发展成中毒性巨结肠。血白细胞增多，血沉加速，低白蛋白血症。

3. 病变范围　分为直肠炎、直肠乙状结肠炎、左半结肠炎、广泛性结肠炎以及全结肠炎。

4. 并发症

（1）中毒性巨结肠：见于急性暴发型，病情凶险，累及横结肠或全结肠，结肠内大量充气致腹部膨隆，肠鸣音减弱或消失。在结肠扩张易引起溃疡穿孔并发急性弥漫性腹膜炎。可能由于钡剂灌肠（检查前肠道准备）、低钾或应用抗胆碱能药物或麻醉剂等因素诱发，也可能自发发生。

（2）结肠狭窄和肠梗阻：修复过程中大量纤维组织形成瘢痕引起，多见于结肠远端。

（3）结肠息肉和结肠癌：由于反复肠道炎症刺激，使肠黏膜细胞增生，形成息肉。炎性息肉一般不需要摘除，但腺瘤样息肉一旦确诊应摘除。UC 病变的范围和时间长短与腺瘤癌变机会相关病史长，病变范围广的 UC 患者更应密切随访。

（4）肠外表现：不多见（$<10\%$），与自身免疫有关。常见的有：①皮肤、黏膜表现结节性红斑、多型红斑、口疮性溃疡、坏疽性脓皮病等；②眼损害：可有结膜炎、虹膜炎、眼色素层炎等；③一过性游走性关节痛：偶尔有强直性脊椎炎；④肝病：脂肪肝、慢性活动性肝炎、胆管周围炎、硬化性胆管炎等；⑤血液系的表现：可有贫血、血栓性栓塞现象；⑥肾病变：肾盂肾炎和肾石病在本病中发生较多；⑦生长和发育：儿童患者可受影响。

（二）CD 诊断标准

有典型临床表现为疑诊 CD 患者，若符合结肠镜或影像学检查中一项，可拟诊为 CD 者；若有非干酪样性肉芽肿、裂隙状溃疡和瘘管及肛门部病变特征性改变之一，可以确诊：初发病例、临床表现和结肠镜改变均不典型，应密切随访；如与肠结核鉴别困难，可按肠结核作诊断性治疗 4～8 周，观察疗效。

CD 诊断内容包括临床类型、严重程度、病变范围、肠外表现和并发症，以利于制定全面治疗方案。

1. 临床类型　分为狭窄型、穿透型和炎症型（非狭窄型和非穿透型），各型间有交叉或互相转化。

2. 临床病情程度　可分为轻、中、重度。无全身症状、腹部压痛、包块与梗阻者为轻度；有腹痛、腹泻及全身症状和并发症者为重度，介于两者间为中度。

3. 病变范围　分为小肠型、结肠型、回结肠型，此外消化道其他部位也可累及，如食管、十二指肠等，需标明。

4. 并发症　40%以上病例有程度不等的肠梗阻，且可反复发生。急性肠穿孔占10% ~ 40%。可有肛门区和直肠病变、瘘管、脓肿、出血和癌变等。

5. 肠外表现　关节痛（炎）、口疱疹性溃疡、结节性红斑、坏疽性脓皮病、炎症性眼病、慢性活动性肝炎、脂肪肝、胆石症、硬化性胆管炎和胆管周围炎、肾结石、血栓性静脉炎、强直性脊椎炎、淀粉样变性、骨质疏松和杵状指等。

六、鉴别诊断

IBD 内镜诊断中由于肠黏膜组织活检受到取材广度和深度的限制，病理诊断有很大困难，因此诊断有时建立在排除诊断的基础上。UC 应与感染性肠炎（细菌、病毒、真菌性肠炎，肠结核，慢性阿米巴肠炎，血吸虫病，出血坏死性肠炎，抗生素相关性肠炎），缺血性肠炎，放射性肠炎，过敏性紫癜，胶原性结肠炎，白塞病，结肠息肉病，结肠憩室炎，艾滋病感染合并结肠炎，结肠癌和肠道激惹综合征等相鉴别。CD 应与肠结核、肠淋巴瘤、白塞病、药物性肠病、嗜酸性细胞肠炎、Meckel 憩室和结肠癌等相鉴别。对于一些难于与 IBD 鉴别的疾病，为明确诊断推荐进行 3 ~6 个月密切随访。

（一）UC 与急性自限性结肠炎

各种致病菌感染，如痢疾杆菌、沙门菌、耶尔森菌、空肠弯曲菌和阿米巴滋养体等，通常在4 周后均能恢复正常。急性发作时可有发热、腹痛、腹泻、黏液血便，虽然粪便检查分离致病菌阳性率低于50%，但致病菌检查有助于诊断，同时抗生素治疗有良好疗效。内镜中炎症分布多不均匀，可见片状充血水肿、糜烂或溃疡，结肠黏膜隐窝结构通常正常，固有层以多形核细胞浸润为主。

（二）UC 和 CD 的鉴别

两者临床表现、内镜和组织学特征均明显不同，特别是裂沟、瘘管、穿透性炎症、肛门病变和非干酪样性肉芽肿具有重要的鉴别诊断价值。对于10%难于诊断的结肠炎症，尚不符合 UC 和 CD 的诊断标准，临床诊断为未定型结肠炎（indeterrminate colitis，IC），在随访过程中可能最终能诊断 UC 和 CD。但仍有部分 IC 患者临床特点与 UC 和 CD 不同，且 ANCA 和 ASCA 检测阴性，使 IC 诊断更加困难，也可能代表 IBD 分型中未定义的亚型，有待进一步验证。

（三）其他需鉴别的疾病

有缺血性结肠炎、放射性结肠炎、药物性肠病、Meckel 憩室、嗜酸性细胞肠炎、淋巴瘤等。

七、治疗

治疗是通过阻断炎症反应和调节免疫功能进行的。在治疗前，首先对病情进行综合评估，包括病变累积范围、部位，病程的长短、疾病严重程度以及患者的全身情况，根据病情给予个体化、综合化的治疗。原则上应尽早控制疾病的症状，促进缓解，维持治疗，防止复发，防治并发症和掌握手术治疗时机。

（一）一般治疗

由于慢性疾病常伴有营养不良，一般主张给予高糖、高蛋白、低脂、低渣饮食，适当补充叶酸、维生素和微量元素，要素饮食适合家庭内营养，而全肠外营养适用于重症患者及有中毒性巨结肠、肠瘘、短肠综合征等并发症者。营养治疗有利于纠正营养不良，能控制疾病的活动性，延长疾病缓解时间。必要时予以输血。

（二）UC 治疗

氨基水杨酸类药和肾上腺皮质激素是目前控制本病最有效的药物。水杨酸偶氮磺胺吡啶（sulfasalazine，SASF）在结肠内由细菌分解为 5 - 氨基水杨酸（5 - aminosalicylic acid，5 - ASA）和磺胺。5 - ASA 是治疗的有效成分，作用机制是通过对肠黏膜局部花生四烯酸代谢多个环节进行调节，抑制前列腺素、白三烯的合成，清除氧自由基，抑制免疫反应。由于磺胺长期应用可出现磺胺类药物相关的不良反应，如胃肠道症状和白细胞减少、皮疹和精液异常而导致不育等，故 5 - ASA 的应用越来越广泛。常用的 5 - ASA 制剂有美沙拉嗪（mesalamine，5 - ASA）、奥沙拉嗪（olsalazine，5 - ASA 偶氮二聚体）和巴柳氮（balsalazide，5 - ASA 偶氮异二聚体）等。奥沙拉嗪和巴柳氮在小肠均无吸收，美沙拉嗪由丙烯酸树脂包裹，即 Eudragit - s 或 Eudragit - L，商品名 asacol，claversal，mesasal 和 salofalk（莎尔福），分别在回肠末端 pH5 ~ 7 时溶解释放，但仍大部分进入结肠，用 Eudraglt - s 和 Eudragit - L 控制两种多聚体配比包裹的美沙拉嗪，即 etiasa（艾迪莎）能进一步控制药物的释放。颇得斯安（pentasa）将美沙拉嗪掺入乙基纤维素微颗粒中，以 pH 依赖方式水解，逐步释放活性成分。糖皮质激素适用于需要快速见效或对美沙拉嗪治疗无效者，根据病情应答逐渐减量，一般在 8 周左右，通常不建议长期使用。慢性活动性激素依赖者可应用硫唑嘌呤（AZA）1.5 ~ 2.5mg/（kg · d）或 6 - 巯基嘌呤（6 - MP）0.75 ~ 1.5mg/（kg · d）治疗。

1. 活动期治疗　轻度或中度 UC 选用 SASP 制剂 3 ~ 4g/d，或相当剂量 5 - ASA 分次口服。对直肠和乙状结肠病变可用 SASP 栓剂 0.5 ~ 1g，每日 2 次，或 5 - ASA 灌肠液 1 ~ 2g/d，或氢化可的松 100 ~ 200mg，或布的奈德（budesonide）2mg 保留灌肠，每晚一次。也可中药保留灌肠。中度 UC 对水杨酸类制剂反应不佳者，可加用糖皮质激素，泼尼松 30 ~ 40mg/d。

重度 UC 由于病变范围较广，病情发展迅速，要密切观察，处理及时。口服或静脉予泼尼松或泼尼松龙 40 ~ 60mg/d，观察 7 ~ 10d；若已使用糖皮质激素，可静脉滴注甲泼尼松龙 48mg/d 或氢化可的松 300mg/d。激素治疗无效者，可考虑环孢素 2 ~ 4mg/（kg · d），静脉滴注 7 ~ 10d，同时严格检测血药浓度。慎用解痉剂和止泻剂，避免诱发中毒性巨结肠。若发现中毒性结肠扩张，药物疗效不佳，全身症状越来越重，应外科手术治疗。

2. 缓解期治疗　除初发病例、轻症远段结肠炎患者症状缓解后，可停药观察外，所有患者均应维持治疗 3 ~ 5 年，甚至更长时间。糖皮质激素无维持治疗的效果，症状缓解后减量，用氨基水杨酸 2 ~ 3g/d 接替激素治疗，硫唑嘌呤和 6 - 巯基嘌呤等用于氨基水杨酸不能维持或对激素依赖者，但用药后需 3 ~ 6 个月才能显效。

3. 手术治疗　有大出血、肠穿孔、中毒性巨结肠等内科治疗无效且伴有严重毒血症状者，应行紧急外科手术治疗。对长期依赖激素和硫唑嘌呤者，特别是发生不良反应者，采用全结肠切除术和回肠造瘘术。直肠回肠小袋吻合术，既切除全结肠又保留了患者的肛门排便功能。慢性 UC 并发结肠癌的发生率报道不一，欧美国家报道的癌变率为 5% ~10%，在临床上应引起重视，选择择期手术。

（三）CD 的治疗

常用药物与 UC 用药基本相仿，但是药物疗效差，疗程更长。免疫抑制剂、抗生素与生物治疗较普遍。

1. 活动期治疗

（1）氨基水杨酸类药：柳氮磺胺吡啶（SASP）仅对轻、中型活动型 CD 患者，且病变局限于结肠者有一定疗效。5－ASA 控释剂对结肠和末端回肠有疗效。而小肠型 CD 需应用激素和 5－ASA 控释药物。在控制 CD 活动性和缓解期维持治疗时存在剂量效应，初始治疗剂量需足够，用法同 UC 的治疗。

（2）糖皮质激素：是治疗和诱导 CD 缓解作用最快、疗效较好的药物。常用剂量泼尼松 0.5 ~0.75mg/（kg·d），严重病例可达 1mg/（kg·d），2 个月左右病情缓解，可在治疗初期即开始使用糖皮质激素。推荐使用布地奈德（budesonide），它是一种 16α－羟泼尼松龙，分子量大，在肠道局部浓度高，吸收后肝迅速代谢的激素类药物，仅 10% 的活性成分进入全身血液循环中，常用剂量为 9mg/d，其对内源性激素的影响明显低于泼尼松 40mg/d，2 个月缓解率在 43% ~60%，缓解期维持剂量为 3 ~6mg/d。

肠道细菌感染与 CD 发病、疾病的严重性及复发有密切关系，细菌的过度生长，特别是有并发症者，如脓肿、瘘管、盲袢等会致疾病恶化。甲硝唑能对抗厌氧菌破坏肠黏膜的作用，对难治性肛周脓肿 10 ~20mg/（kg·d），治疗 12 个月，80% 伤口愈合良好，但减量后易复发。对手术切除者应用甲硝唑，虽然复发率无明显差异，但 CD 的活动指数明显降低。由于甲硝唑长期应用不良反应多，患者难以耐受，采用环丙沙星、克拉霉素也有报道。肠道益生菌（probiotics）在 IBD 治疗中起着积极意义，有报道显示对 SASP 和 5－ASA 过敏和不能耐受者使用肠道益生菌，12 个月后 75% 患者仍可保持缓解状态，粪便中乳酸杆菌和双歧杆菌等有益菌群含量增高，pH 明显下降。但由于结肠内细菌较多，微生物作用复杂，应用价值尚需深入研究。

近年来生物治疗是 IBD 治疗中发展极其活跃的领域。英夫利昔（infliximab）是肿瘤坏死因子（TNF－α）抑制剂，一种人－鼠嵌合型单克隆抗体，用于经传统治疗即激素治疗及免疫抑制剂治疗无效或不能耐受者；合并肛瘘、皮瘘和直肠阴道瘘经传统治疗（抗生素、免疫制剂和外科引流）无效者。推荐静脉注射 5 ~10mg/（kg·d）在 0、2、6 周作为诱导缓解，滴注时间不短于 2h，随后每隔 8 周给予相同剂量维持缓解。治疗期间原来用激素者在临床缓解后将激素减量至停用。单次使用英夫利昔 5mg/kg，有效率可达 58%，对肛周和腹腔内瘘管者使用英夫利昔 3 次后，55% CD 瘘管愈合。不良反应主要有：①过敏反应；②诱导自身抗体，如抗核抗体、抗双链 DNA 抗体，但诱发药物性狼疮者较少；③有诱发非霍奇金淋巴瘤和风湿性关节炎的报道；④感染率明显升高，如败血症，结核等，故治疗前应行结核菌素试验或胸部 X 线检查。针对 IBD 免疫和炎症反应的不同缓解，多种生物制剂正在被开发，如 adalimumab、sargramostim 等。蠕虫疗法在新近的一项开放性临床研究中显示服食猪鞭虫卵可减轻 CD 患者肠道免疫反应及炎症。由于免疫调节的生物制剂治疗 IBD 的针对性强，不良反应少，临床应用前景十分广阔。

2. 缓解期治疗　药物治疗取得缓解后，可用 5－ASA 维持缓解；反复复发及病情严重者在使用激素诱导缓解后应加用 AZA 或 6 - MP 维持缓解，不能耐受者改用小剂量 MTX；使用英夫利昔诱导缓解者定期使用维持缓解，最好与其他免疫制剂一起使用，用药时间一般为 3 ~5 年甚至更长。

3. 手术治疗 CD 患者若有完全性肠梗阻、瘘管与脓肿形成、急性穿孔、不能控制的大出血和癌变等并发症时可行手术治疗。行手术切除病变肠段后，CD 患者维持治疗十分重要，术后给予 5 - ASA 2 ~3g/d，1 年后临床症状出现的复发率为 18% ~25%，低于对照组的 41% ~45%。AZA 或 6 - MP 在易于复发的高危患者中使用，预防用药推荐在术后 2 周开始，持续时间不少于 2 年。

IBD 的发病率在我国呈逐渐上升的趋势，因此受到人们越来越多的重视。UC 首次发病时治疗效果较好，此后病情长期缓解和长期持续者各占 10%，余者病情缓解与反复间歇发作交替。病程冗长、病变广泛的活动性病例有并发结肠癌的危险性。而 CD 以慢性渐进型多见，部分自行缓解，但常有反复，大多数患者经治疗后，可获得某种程度的缓解。急性重症病例常有严重毒血症和并发症，预后较差。随着对 IBD 研究的深入，新药、新疗法的不断问世，期待 IBI 的预后也将会不断改善。

（张艳梅）

第五节 急性坏死性小肠炎

急性坏死性小肠炎（acute necrotizing enteritis）是一种病因尚未完全明确的急性节段性肠道炎症，病变主要累及空肠和回肠，病理改变以肠壁出血、坏死为特征，故又被称为急性出血坏死性肠炎。其主要临床表现为腹痛、腹泻、便血、腹胀、呕吐及发热等中毒症状。本病发展快，重者可出现败血症、休克、肠麻痹、肠穿孔等，严重威胁患者生命。

一、流行病学

本病呈散发和流行趋势。急性坏死性小肠炎的爆发常因进食未煮熟或变质的肉类引起，如发生于第 2 次世界大战后的德国和 1963 年巴布亚新几内亚的两次流行。本病曾是巴布亚新几内亚高原儿童生病和死亡的主要原因，乌干达、泰国、印度、新加坡和斯里兰卡等国亦有病例报道。我国四川、云南、贵州、甘肃、湖北、浙江、山东等省有散在报道，而以辽宁和广东两省报道的病例最多。农村发病率显著高于城市。本病全年皆可发生，以夏秋季多见。任何年龄均可发病，但儿童、青少年为主要发病对象，男女之比约为 1.7 ：1。

二、病因和发病机制

病因尚未完全阐明，现多认为其发病与感染产生 B 毒素的 C 型产气荚膜梭状杆菌（Welchii 杆菌）有关，一些不良饮食习惯可为促发因素。

C 型产气荚膜梭状杆菌是专性厌氧耐热细菌，产生的 β 毒素可致肠道组织坏死，产生坏死性肠炎。从患者的肠道组织、粪便和可疑食物中可分离出产气荚膜梭状杆菌，针对 β 毒素的免疫可使急性坏死性小肠炎发病明显减少。β 毒素是一种蛋白质，对蛋白溶解酶极为敏感，一些饮食习惯或疾病可以使肠腔中蛋白酶含量或活性降低，β 毒素破坏减少，机体易于发生急性坏死性小肠炎，例如在发病率颇高的巴布亚新几内亚高原地区，当地居民肠腔内蛋白酶浓度低下，这和低蛋白饮食及当地作为主食的甘薯中所含的耐热性胰蛋白酶抑制因子有关。动物实验证实，给动物口服或胃内灌注 Welchii 杆菌菌液并不致病，但如同时灌注含有蛋白酶抑制因子的甘薯或大豆粉，则可致小肠坏死，而含有胰蛋白酶的胰提取液可防止和减轻本病的发生发展。

急性坏死性小肠炎主要病理改变为肠壁小动脉血管壁纤维素样坏死，血栓形成而致小肠出血、坏死。病变以空肠与回肠多见且严重，其次为十二指肠，偶可累及结肠和胃，甚至全胃肠道。病变常呈节段性，一段或多段，常始于黏膜，表现为肿胀、广泛性出血，可有片状坏死和散在溃疡，坏死黏膜表面覆以假膜，与正常黏膜分界清楚。病变可延伸至黏膜肌层，甚至累及浆膜，腹腔内可见混浊渗液。受累肠壁明显增厚、变硬，严重者可致肠溃疡和穿孔。显微镜下可见黏膜或肠壁的凝固性坏死，肠壁间有大量的炎性细胞浸润和炎性渗出液，黏膜往往与下层组织分离。

除肠道病变外，还可有肠系膜淋巴结肿大、软化；肝脂肪变性、急性脾炎、间质性肺炎、肺水肿和出血；个别病例有灶性肾上腺坏死。

三、临床表现

（1）发病情况：起病急，发病前多有摄入变质肉类或暴饮暴食史。受冷、劳累、肠道蛔虫感染及营养不良为诱发因素。可有头痛、乏力、全身痛及食欲不振等前驱症状。

（2）腹痛腹泻：腹痛常是首发症状，病初常表现为逐渐加剧的脐周或中上腹阵发性绞痛，其后逐渐转为全腹持续性痛伴阵发性加剧。儿童常以突然腹痛起病，多为全腹痛。腹痛之后即可有腹泻。腹泻和便血为本病特征之一。粪便初为糊状而带粪质，其后渐为黄水样，1 ~2d 后转为血便，出血量从数毫升至数百毫升不等，根据出血量不同呈棕褐色、赤豆汤样或果酱样粪便，甚至可呈鲜血状或暗红色血块，粪质少而有特殊腥臭味。无里急后重感。腹泻严重者可出现脱水和代谢性酸中毒等。

（3）恶心呕吐：常与腹痛、腹泻同时发生，儿童呕吐发生率较高。呕吐物多为胃内容物，还可含有胆汁或咖啡样物。

（4）全身症状：由于肠壁坏死和毒素吸收，起病即可出现全身不适、软弱和发热等症状。体温一般在 38 ~39℃，少数可达 40℃以上。发热多于 4 ~7d 渐退，持续 2 周以上者少见。

（5）腹部体征：相对较少。可有腹部膨隆，有时见肠型，可扪及充血水肿增厚的肠袢所形成的包块。压痛多在脐周和上腹部，腹膜炎时腹肌紧张，压痛、反跳痛明显。肠鸣音早期可亢进，而后可减弱或消失。

（6）病程：一般腹泻便血持续 2 ~6d，长者可达 1 个月以上，且可呈间歇发作或反复多次发作，腹痛在血便消失后减轻，一般血便停止后 3 ~5d 消失，但饮食不当可使腹痛加重，或致病情复发。发热时间与血便时间长短相一致。

临床上可以分为以下几型：

（1）胃肠炎型：见于疾病早期，腹痛、腹泻较轻，可伴恶心、呕吐，大便为水样或糊状，全身症状轻或无。

（2）肠出血型：以血水样或暗红色血便为主，量可多达 1 ~2L，出现明显贫血和脱水。

（3）肠梗阻型：腹痛、呕吐频繁、腹胀、排便排气停止，肠鸣音消失，可见肠型。此型较少见。

（4）腹膜炎型：较为常见，腹痛明显、恶心呕吐、腹胀，呈局限性或弥漫性腹膜炎表现。受累肠壁坏死或穿孔，腹腔内有血性渗出液。

（5）中毒性休克型：小儿多见，起病急，或由其他类型发展而成。以周围循环衰竭为突出症状，死亡率高。

四、实验室检查及特殊检查

（1）血液检查：周围血白细胞中度以上增高，可见核左移及中毒颗粒，甚至出现类白血病样反应。红细胞及血红蛋白不同程度下降。血沉多增快。中重症患者有不同程度的电解质、酸碱紊乱。

（2）粪便检查：外观呈暗红或鲜红色，或潜血试验强阳性，镜下见大量红细胞，可见少量或中等量脓细胞，偶见脱落的肠黏膜。大便培养可能发现 C 型产气荚膜杆菌。

（3）X 线检查：腹部平片可显示小肠扩张或肠麻痹。钡灌肠检查可见肠壁增厚，显著水肿，结肠袋消失，但急性期禁做钡餐和钡灌肠检查，以免诱发肠穿孔。部分病例可见肠痉挛、狭窄和肠壁囊样积气现象。部分病例尚可见肠壁间积气，为部分肠壁坏死，结肠细菌侵入所致；门静脉周围积气：表现为肝门向肝内呈树枝状的透亮区，提示肠坏死：或可见到溃疡、息肉样病变和僵直。

五、诊断和鉴别诊断

诊断主要根据临床表现，腹部 X 线平片对诊断有一定帮助。患者突然腹痛、腹泻、血便、呕吐及存在中毒症状时，应考虑本病可能。本病误诊率高，需与中毒性菌痢、阿米巴肠病、肠套叠、绞窄性肠梗阻、腹型过敏性紫癜、急性 Crohn 病、急性阑尾炎等鉴别。

六、治疗

本病治疗以非手术疗法为主，约 50% 患者经过内科治疗可获得痊愈。

（一）内科治疗

基本原则为积极支持疗法，纠正水、电解质、酸碱平衡紊乱，解除中毒症状，防治休克等并发症。

（1）一般治疗：休息、禁食，腹痛、便血和发热期应卧床休息和禁食。通常轻症患者禁食 1 周左右，重症者需连续禁食 2～3 周，待腹胀消失、腹痛减轻，腹部体征基本消失，大便潜血转阴，临床一般情况明显好转，可逐渐恢复饮食。禁食期间应静脉输注高营养液。

（2）抗休克：迅速补足有效循环血量。除补充晶体溶液外，应适当输注白蛋白、血浆或新鲜全血等，以保持血压稳定及提高胶体渗透压，在此基础上还可应用血管活性药物。

（3）抗菌药物：控制肠道感染是减轻临床症状的重要环节，常用抗生素有氨苄西林、卡那霉素、甲硝唑、庆大霉素及头孢菌素等，一般选两种联合应用，疗程 7～15d。

（4）肾上腺糖皮质激素：可减轻中毒症状，抗过敏和抗休克，在高热、中毒性休克时可以使用。成人静脉滴注地塞米松 5～20mg/d 或氢化可的松 200～300mg/d，儿童用氢化可的松 4～8mg/kg·d 或地塞米松 1～2.5mg/d，3～5d 逐渐减量停用，以免肠出血及肠穿孔。

（5）支持治疗：本病失水、失钠、失钾者多见，根据病情酌定输液量及成分。一般儿童补液量约80~100ml/kg·d，成人2 000~3 000ml/d，成分以5%~10%葡萄糖液为主，约占2/3~3/4，生理盐水占1/3~1/4，并注意补充电解质，纠正酸中毒。对重症患者及严重贫血、营养不良者，可施以全胃肠外营养。治疗期间多次少量输血，对改善全身症状、缩短病程十分有利。

（6）对症治疗：一般腹痛可用阿托品、山莨菪碱等解痉剂，此类药物尚能改善肠壁毛细血管痉挛，继而减轻肠壁坏死及出血的发生，腹痛严重者可酌情给予哌替啶。腹胀和呕吐严重者可予胃肠减压。出血者可试用止血敏、止血芳酸、立止血等止血药。高热、烦躁者可给予吸氧、解热药、镇静剂或物理降温甚至冬眠疗法。

（7）其他：蛋白酶可水解β毒素，减少其吸收。常用0.6~0.9g口服，每日3次。有人用C型产气荚膜梭菌的抗毒血清静滴，取得良效。肠蛔虫感染者在出血停止、全身状况改善后应施以驱虫治疗。

（二）外科治疗

下列情况可考虑手术治疗：①因肠坏死或穿孔而出现腹膜刺激征象；②反复大量肠出血，内科治疗无法控制；③在内科治疗下，肠梗阻表现逐渐严重或局部体征加重，全身中毒症状明显，有休克倾向；④不能排除其他需手术治疗的急腹症。

七、预后

本病重在预防。注意饮食卫生，避免进食不洁蔬菜水果、变质的肉类及隔夜宿食。加强营养也很重要。

附：【新生儿坏死性肠炎】

新生儿坏死性肠炎（neonatal necrotizingenterocolitis，NEC）是常见的新生儿胃肠急症，病理改变与急性坏死性小肠炎相似，表现为小肠和结肠不同范围、程度的溃疡和坏死，主要发生于早产儿和低体重儿。近年来NEC发病率明显升高，其严重程度、病死率与患儿出生体重和孕周呈负相关。

1. 流行病学　新生儿坏死性肠炎可散发或流行，多发生于卫生和食品条件较差的地区，死亡率可达20%~40%。

2. 病因和发病机制　一般认为本病是多因素相互影响、共同作用的结果。新生儿尤其早产儿，特异和非特异免疫防御不足，肠道屏障尚未成熟；新生儿窒息、心肺疾病、低血压和休克、严重败血症、喂养过量等造成肠道缺血，肠黏膜易于损伤；喂养、治疗不当使肠道细菌过度繁殖，人工喂养过浓奶液等均可直接损伤肠黏膜。黏膜损伤后，细菌及其副产品侵入破坏黏膜，触发炎性介质的级联反应，进一步损伤黏膜和肠壁，最终可致全层坏死和肠穿孔。

3. 临床表现　婴儿常在出生后3天到3周开始喂养后得病。但NEC很少见于母乳喂养者，可能母乳喂养有利于肠道正常菌群的建立及母乳中含有抗体等成分具肠道保护作用。患儿早期为非特异的表现如呼吸暂停、心动过缓、体温不稳定、昏睡。腹胀常见，多伴有呕吐，呕吐物含有胆汁，不能耐受喂养。腹泻开始为稀水便，数日后出现血便或大便潜血。病情恶化时出现尿量减少、低灌注表现。晚期发生腹膜炎时出现腹壁水肿、红斑、压痛、肌卫，腹腔可有积液。腹部包块提示肠穿孔或梗阻。如发生肠穿孔可有气腹。早产儿临床表现更为严重，病情发展迅速，可出现代谢性酸中毒、中毒性休克和DIC。

4. 实验室检查及特殊检查

（1）实验室检查：血液化验见白细胞升高，疾病进展后如出现中性粒细胞减少提示预后差，常有血小板减少和代谢性酸中毒。粪便镜检可见多量红细胞、白细胞，潜血试验阳性，细菌培养多阳性，以大肠杆菌、克雷伯杆菌、梭形芽孢肠杆菌等多见。

（2）X 线检查：对诊断有重要意义，对可疑患儿应 6 ~ 8h 拍片 1 次。腹部平片可见肠梗阻表现。如患儿出现胃肠出血症状，X 线检查可见典型表现：肠管扩张、肠腔内可见多个液平，呈阶梯样改变；可见肠壁囊样积气症、门静脉积气症及肠管固定、扩张僵直。患儿出现败血症性休克或肠穿孔时，X 线可以发现气腹症。

（3）超声检查：发现门静脉积气症的敏感度比 X 线高，也可用于评价腹水，确定腹腔穿刺点，多普勒超声观察肠系膜上动脉的血流，可能对诊断有一定帮助。

5. 诊断和鉴别诊断　诊断根据临床表现、X 线和超声检查。凡新生儿特别是早产儿和低体重儿，有围产期窒息或缺氧史，一旦出现腹胀、腹泻及血便，均应考虑本病的可能。NEC 早期腹部平片表现为小肠大肠普遍胀气应与先天性巨结肠相鉴别，后者以腹胀、排便困难为主，无便血，动态观察腹部平片可以鉴别。出现气腹时应与自发性胃穿孔、肠壁肌肉缺陷、伴有或无旋转不良的肠扭转、地塞米松诱导的肠穿孔相鉴别，NEC 不仅有气腹，还有肠壁积气或肠管积气。NEC 与败血症等有关时，应和中毒性肠麻痹区分开，后者无便血、腹部 X 线片上无肠壁积气。

6. 治疗　约 20% ~ 40% 患儿需要外科手术治疗，当诊断可疑或明确，没有肠坏死或穿孔时主要依靠非手术治疗，包括加强护理、监护、禁食、胃肠减压、静脉补液、应用广谱抗生素、防止休克等。禁食时间一般为 10 ~ 14d 或更长，待腹胀消失、大便潜血转阴、一般情况好转，可恢复饮食。应先喂开水，逐渐过渡到 5% 糖水、稀释奶、正常新生儿饮食。禁食期间静脉输注高营养液，补液 120 ~ 150ml/（kg · d），同时必须供给一定电解质。抗生素疗程一般 2 周，针对肠道杆菌可用氨苄青霉素、羧苄青霉素或头孢三代药物，或根据药物敏感试验来选择。可输入全血、血浆及白蛋白进行支持疗法。发生休克时应迅速扩容，保持有效循环血量，改善微循环，及时应用血管扩张药物。另外消毒隔离、防止交叉感染也很重要。

患儿出现肠穿孔是绝对手术指征，相对指征是严重的酸中毒或血小板减少、休克、少尿、腹块。有人建议 12 条标准提示肠穿孔：①临床恶化；②持续腹部压痛；③腹壁出现红斑；④腹部肿块；⑤大量的消化道出血；⑥气腹；⑦X 线片上持续的扩张肠曲；⑧摄片证明有腹水；⑨严重的血小板减少；⑩腹腔穿刺阳性；⑪严重的肠壁囊样积气；⑫门静脉积气。最佳指征是气腹、门脉积气、腹穿阳性，其次为固定的肠曲、腹壁红斑、腹部肿块。

7. 预后　本病死亡率与败血症、DIC、腹水、极低体重儿有关，一般为 20% ~ 40%。过去认为曾患 NEC 的婴儿进入儿童期后，智能发育不受影响，但是最近的研究显示有可能会出现智力发育落后。

（刘　勇）

第六节　小肠吸收不良综合征

小肠吸收不良综合征（malabsorption syndrome）是指一种由各种原因所致的小肠营养物质消化和/或吸收功能障碍所引起的临床综合征。包括对脂肪、蛋白质、碳水化合物、维生素、矿物质及其他微量元素的吸收不足，以脂肪吸收障碍表现明显，各种营养物质缺乏可单一或合并存在。临床表现为腹泻、腹胀、体重减轻、贫血、皮肤色素沉着、关节痛等。

一、Whipple 病

Whipple 病又称肠源性脂肪代谢障碍综合征（intestinal lipodystrophy），是一种由 T. Whipple 杆菌引起的少见的吸收不良综合征。该病特点为在小肠黏膜和肠系膜淋巴结内有含糖蛋白的巨噬细胞浸润，临床表现为腹痛、腹泻、咳嗽、贫血、体重减轻等消化吸收不良综合征。病变可累及全身各脏器。若无有效治疗，患者可死于继发的严重的营养不良。

（一）流行病学

Whipple 于 1907 年首次报道本病，本病极其少见，至今全世界报告仅有 2 000 余例，我国自 1990 年首例报道以来，到目前为止仅报道了 2 例。多见于 30 ~ 60 岁男子，多为农民或与农产品贸易有关的商人。尚无人与人之间传播的证据。

（二）病因和发病机制

发病机制尚不清楚。现已明确本病与感染有关，病原体为 Whipple 杆菌，约 2. 0μm 宽，1. 5 ~ 2. 5μm 长，具有革兰阳性细菌的特征。病原体经口侵入，通过淋巴系统进入小肠固有层内繁殖，进而侵犯小肠绒毛及毛细血管，并可侵犯全身各个脏器。经长期抗生素治疗后，患者可得以恢复，细菌亦逐渐消失。

Whipple 杆菌侵入人体组织后可导致大量的巨噬细胞集聚，产生临床症状。Whipple 病患者存在持续或暂时性的免疫缺陷，提示可能与免疫反应有关。

（三）临床表现

本病症状无特异性，诊断较困难。多数患者表现为胃肠道症状，以普遍性吸收不良为突出表现，典型症状为腹泻，每日 5 ~ 10 次，水样便、量多、色浅，逐渐出现脂肪泻，伴腹痛、腹胀、食欲下降，可引起体重减轻。少数患者出现消化道出血。肠道外症状最常见的是长期的多发的反复发作的关节炎和发热，可先于典型胃肠症状数年发生。还可表现为慢性咳嗽、胸痛、充血性心力衰竭、淋巴结肿大、皮肤色素沉着等，累及中枢神经系统，可出现神经精神症状。

体征主要取决于受累及的器官，腹部可有轻度压痛，可有消瘦、皮肤色素沉着、舌炎、口角炎、杵状指、肢体感觉异常、共济失调、淋巴结肿大等。

（四）实验室检查及特殊检查

1. 实验室检查　主要与严重的小肠吸收不良有关，如贫血、血沉增快、电解质紊乱、凝血酶原时间延长等。木糖吸收试验提示小肠吸收功能减损，脂肪平衡试验提示脂肪吸收不良。

2. 影像学检查　超声、CT、MRI 及小肠气钡对比造影可见肠黏膜皱襞增厚。中枢神经系统受累时，CT 及 MRI 可见占位性稀疏区。肺部受累时，胸片可显示肺纤维化、纵隔及肺门淋巴结肿大及胸水等。关节检查多无明显异常。

3. 活组织检查　小肠活组织检查是 Whipple 病确诊的最可靠依据。小肠黏膜或其他受侵犯部位活组织检查出现 PAS 染色阳性的巨噬细胞浸润，电镜证实有由 Whiple 杆菌组成的镰状颗粒的存在即可确诊。

（五）诊断和鉴别诊断

本病症状缺乏特异性。活检发现含有糖蛋白的泡沫状巨噬细胞，PAS染色阳性，便可确立诊断。

Whipple病与肠道淋巴瘤、麦胶等引起的肠道疾病鉴别不难。临床上主要与下列疾病相鉴别：

1. 风湿系统疾病　Whipple病在胃肠道症状出现之前即可有关节症状存在，但多无关节变形，血清学检查阴性，抗生素治疗可能有效，有助于鉴别。

2. 获得性免疫缺陷综合征（AIDS）　伴发鸟型分枝杆菌感染的AIDS临床表现与本病相似，Whipple杆菌抗酸染色阴性是最基本的鉴别方法。

3. 其他疾病　如不明原因的发热、巨球蛋白血症和播散性组织胞浆菌病等。

（六）治疗

1. 一般治疗　加强营养，增强体质，注意营养物质、维生素及矿物质的补充，纠正营养不良和电解质紊乱，必要时可施行全胃肠外营养。

2. 药物治疗　有效的抗生素治疗可挽救患者生命并迅速改善症状。多种抗革兰阳性细菌的抗生素都有疗效，如氯霉素、四环素、青霉素、氨苄青霉素、柳氮磺氨吡啶等。

目前尚无研究表明什么治疗方案及治疗疗程最好。有一推荐的治疗方案：肌注普鲁卡因青霉素G120万U及链霉素1.0g，每日1次，共10～14d；继之口服四环素0.25g，每日4次，共10～12个月。可显著改善临床症状，降低复发率。

中枢神经系统病变首次治疗宜选用可通过血脑屏障的药物，且疗程应达到1年。有研究发现，脑脊液缺乏溶菌素和调理素活性，可应用抗菌活性高的第3代头孢菌素及喹诺酮类药物清除脑组织中的残存活菌。利福平也可取得满意疗效。

抗生素长期应用不良反应较多，合理的疗程设计非常重要。一般来说，临床症状完全消失，病原菌被彻底清除，即可停药。

3. 其他治疗　伴严重腹泻时，可适当给予止泻药，但减少肠蠕动的止泻药慎用。肾上腺皮质激素仅用于伴发肾上腺皮质功能减退和重症患者。

（七）预后

经有效抗生素治疗后，本病预后良好。但复发率仍高。

二、麦胶肠病

麦胶肠病（Gluteninduced enteropathy），是由于肠道对麸质不能耐受所致的慢性吸收不良性疾病。又称乳糜泻、非热带脂肪泻。通常以多种营养物质的吸收减损、小肠绒毛萎缩及在食物中除去麸质即有临床和组织学上的改善为特征。

（一）流行病学

麦胶肠病在国外人群发病率为0.03%，主要集中在北美、欧洲、澳大利亚等地，各地发病率存在差异。男女比为1∶（1.3～2），任何年龄皆可发病，儿童与青少年多见。在我国本病少见。

（二）病因和发病机制

本病与进食面食有关，目前已有大量研究表明麦胶（俗称面筋）可能是本病的致病因素。麦胶可被乙醇分解为麦胶蛋白，后者在致病过程中起主要作用。麦胶蛋白的发病机制尚不清楚，目前存在以下几种学说：

（1）遗传学说：本病有遗传倾向，在亲属中发病率远远高于一般人群，孪生兄弟的发病率为16%，一卵双生达75%，提示可能与遗传有关。

（2）酶缺乏学说：正常小肠黏膜细胞中有一种多肽水解酶，可将麦胶蛋白分解成更小分子而失去毒性。而在活动性麦胶肠病患者的小肠黏膜细胞，因此酶数量减少或活性不足，不能完全分解麦胶蛋白而致病，但经治疗病情稳定后此酶即恢复正常，故两者之间的因果关系尚有待进一步研究。

（3）免疫学说：本病的免疫病理研究发现，患者小肠黏膜层上皮淋巴细胞增多，主要是CD8淋巴细胞，这些细胞可分泌细胞毒素损伤黏膜，使绒毛丧失和隐窝细胞增生。此外，在患者的肠腔分泌物、血浆及粪便中可查出抗麦胶蛋白的IgA、IgG抗体增多，近来又有人检出抗网状纤维、抗肌内膜的IgA抗体。研究发现，患者在禁食麦胶食物一段时间后，再进食麦胶时，血中溶血补体及C3明显下降，并可测出免疫复合物。

（三）临床表现

本病的临床表现差异很大，常见的症状和体征如下。

1. 症状

（1）腹泻、腹痛：大多数患者表现为腹泻，典型者为脂肪泻，粪便呈油脂状或泡沫样、色淡，常有恶臭。每日从数次到10余次不等。腹泻可引起生长迟缓、身材矮小、疱疹样皮炎或复发性溃疡性口炎。很多成人患者是以贫血、骨质疏松、浮肿、感觉异常等症状出现，并没有典型的消化道表现，常被漏诊。

（2）乏力、消瘦：几乎所有的患者都存在不同程度的体重减轻、乏力、倦怠，严重者可发生恶病质。主要与脂肪、蛋白质等营养物质吸收障碍及电解质紊乱有关。

（3）电解质紊乱与维生素缺乏：其症候群主要表现为舌炎、口角炎、脚气病、角膜干燥、夜盲症、出血倾向、感觉异常、骨质疏松、骨痛、贫血等。

（4）浮肿、发热及夜尿：浮肿主要由严重低蛋白血症发展而来。发热多因继发感染所致。活动期可有夜尿量增多。还可有抑郁、周围神经炎、不育症、自发流产等征象。

2. 体征　腹部可有轻度压痛。还可出现面色苍白、体重下降、杵状指、水肿、皮肤色素沉着、口角炎、湿疹、贫血及毛发稀少、颜色改变等。

3. 实验室检查及特殊检查

（1）实验室检查：可有贫血、低蛋白血症、低钙血症及维生素缺乏。粪便中可见大量脂肪滴。血清中补体C3、C4降低，IgA可正常、升高或减少。抗麦胶蛋白抗体、抗肌内膜抗体可阳性，麦胶白细胞移动抑制试验阳性。

（2）D木糖吸收试验：本试验可测定小肠的吸收功能，阳性者反映小肠吸收不良。

（3）胃肠钡餐检查：肠腔弥漫性扩张；皱襞肿胀或消失，呈“腊管征”；肠曲分节呈雪花样分布现象；钡剂通过小肠时间延缓等可提示诊断。此检查尚有助于除外其他胃肠道器质性病变引起的继发性吸收不良。

（4）小肠黏膜活组织检查：典型改变为小肠绒毛变短、增粗、倒伏或消失，腺窝增生，上皮内可见淋巴细胞增多及固有层内浆细胞、淋巴细胞浸润。

（四）诊断

根据长期腹泻、体重下降、贫血等营养不良表现，结合实验室检查、胃肠钡餐检查、小肠黏膜活检可做出初步诊断，而后再经治疗性试验说明与麦胶有关，排除其他吸收不良性疾病，方可做出明确诊断。

（五）鉴别诊断

（1）弥漫性小肠淋巴瘤：本病可有腹泻、腹痛、体重减轻等表现，是由于淋巴回流受阻引起的吸收障碍。如同时伴淋巴组织病，应怀疑本病可能，进一步行胃肠钡餐检查及小肠活检，必要时剖腹探查可明确诊断。

（2）Whipple 病：由 Whipple 杆菌引起的吸收不良综合征，抗生素治疗有效，小肠活组织检查有助于鉴别。

（3）小肠细菌过度生长：多发生于老年人，慢性胰腺炎及有腹部手术史的患者，抗生素治疗可改善症状，小肠 X 线摄片及小肠活检可资鉴别。

（六）治疗

1. 一般治疗　去除病因是关键，避免各种含麦胶的饮食，如大麦、小麦、黑麦、燕麦等。多在 3 ~6 周症状可改善，维持半年到 1 年。

2、药物治疗　对于危重患者或对饮食疗法反应欠佳及不能耐受无麦胶饮食者可应用肾上腺皮质激素治疗，改善小肠吸收功能，缓解临床症状。

3. 其他治疗　给予高营养、高热量、富含维生素及易消化饮食。纠正水电解质紊乱，必要时可输注人体白蛋白或输血。

（七）预后

本病经严格饮食治疗后，症状改善明显，预后良好。

三、热带脂肪泻

热带脂肪泻（Tropical sprue），又称热带口炎性腹泻，好发于热带地区，以小肠黏膜的结构和功能改变为特征，是小肠的炎症性病变。临床上表现为腹泻及维生素 B_{12} 等多种营养物质缺乏。

（一）流行病学

本病主要好发于热带居民及热带旅游者，南美、印度及东南亚各国尤多。任何年龄均可患病，无明显性别差异，成人多见。

（二）病因和发病机制

病因尚未完全明确，本病具有地区性、流行性、季节性，抗生素治疗有效的特点。现多认为与细菌、病毒或寄生虫感染有关，但粪便、小肠内容物及肠黏膜中均未发现病原体。尚有人认为是大肠杆菌易位所致。

（三）临床表现

本病常见症状为腹泻、舌痛、体重减轻三联征。可出现吸收不良综合征的所有表现，经过 3 个临床演变期：初期为腹泻吸收不良期，出现腹泻、乏力、腹痛及体重下降，脂肪泻常见；中期为营养缺乏期，表现为舌炎、口角炎、唇裂等；晚期为贫血期，巨幼红细胞贫血多见，其他期临床表现加重。以上三期演变需 2 ~4 年。

（四）实验室检查及特殊检查

右旋木糖吸收试验尿排出量减少可见于 90% 以上的病例。24h 粪脂测定异常，维生素 B_{12}、维生素 A 吸收试验亦不正常，经抗生素治疗后，可恢复正常。白蛋白、葡萄糖、氨基酸、钙、铁、叶酸吸收均减低。

胃肠钡餐透视早期可出现空肠结构异常，渐累及整个小肠，表现为吸收不良的非特异性改变。小肠黏膜活检及组织学可见腺窝伸长，绒毛变宽、缩短，腺窝细胞核肥大，上皮细胞呈方形或扁平状，固有层可见淋巴细胞、浆细胞等慢性炎细胞浸润。

（五）诊断和鉴别诊断

依据热带地区居住史、临床表现，结合实验室检查及小肠活组织检查异常，可做出热带脂肪泻诊断。需与下列疾病鉴别：

（1）麦胶肠病：二者临床表现相似，但麦胶饮食、地区历史及对广谱抗生素的治疗反应不同，麦胶肠病最关键的是饮食治疗，有助于鉴别。

（2）炎症性肠病：溃疡性结肠炎及克罗恩病亦可有营养物质吸收障碍，但其各有特征性 X 线表现。

（3）肠道寄生虫病：如肠阿米巴病、贾第虫病等，大便虫卵检查及相关寄生虫检查可以鉴别，另外，也可给予米帕林或甲硝唑进行试验性治疗，或叶酸、维生素 B_{12} 及四环素口服，可资鉴别。

（4）维生素 B_{12} 缺乏：此病也可引起空肠黏膜异常，贫血纠正后吸收功能可恢复。

（六）治疗

1. 一般治疗　以对症治疗为主，给予富含营养的饮食，辅以补液，纠正水电解质平衡失调，必要时可行胃肠外营养。腹泻次数过多，可应用止泻药。

2. 药物治疗　维生素 B_{12} 及叶酸治疗需达 1 年，同时服用广谱抗生素疗效较好，可使病情明显缓解。如四环素 250 ~ 500mg，4 次/d，持续 1 个月，维持量为 250 ~ 500mg，3 次/日，持续 5 个月。磺胺药同样有效。

慢性病例对治疗反应很慢，症状改善不明显，治疗应维持半年或更长时间，热带居民在 5 年内可复发，而旅居热带者经治疗离开后一般将不再发生。

（七）预后

本病经积极治疗后预后较好，贫血及舌炎可很快恢复，食欲增强，体重增加。肠道黏膜病变减轻，肠黏膜酶活性增加。持续居住在热带的患者仍可复发。

（刘　勇）

第七节　小肠肿瘤

一、概述

小肠肿瘤包括位于十二指肠、空肠或回肠，来源于上皮细胞和非上皮细胞的肿瘤，小肠肿瘤相对罕见，虽然小肠的长度占整个胃肠道的绝大部分，但小肠恶性肿瘤不到胃肠道恶性肿瘤的2%。尽管如此，2002 年美国新增原发性小肠恶性肿瘤 5 300 例，其中 1/5 面临死亡，可见其危害仍然不小。

（一）小肠良性肿瘤

小肠良性肿瘤较少见，好发于回肠，其次是空肠，十二指肠最少见。上皮来源的腺瘤是所有小肠良性肿瘤中最常见的，非上皮来源的良性肿瘤以平滑肌瘤、脂肪瘤及血管瘤较为常见，纤维瘤、错构瘤及神经源性肿瘤等则少见得多。

1. 腺瘤　腺瘤是最常见的小肠黏膜肿瘤，约占小肠良性肿瘤的1/4。起源于小肠上皮细胞，可单个或多个，大小不等，也可成串累及整个小肠。小腺瘤可无任何临床症状，较大的腺瘤可导致出血、肠套叠、肠梗阻等。

2. 平滑肌瘤　平滑肌瘤也是小肠常见的良性肿瘤，较常发生在空肠及回肠，多为单个，分界明显。肿瘤生长方式有多种，可突出肠腔，也可向肠壁间与肠腔外生长。常见的临床表现有腹部肿块、腹痛、肠梗阻和出血。

3. 脂肪瘤　脂肪瘤占小肠良性肿瘤发病的第三位，好发于回肠末端，起源于黏膜下层。临床症状出现与瘤体大小、部位及并发症有关。1/3 以上的小肠脂肪瘤并发肠套叠，大的肿块可引起肠梗阻。腹痛是最常见的症状，消化道出血少见。

（二）小肠恶性肿瘤

小肠原发性恶性肿瘤包括腺癌、神经内分泌肿瘤、淋巴瘤和间质瘤等。腺癌是小肠最常见的原发性恶性肿瘤。小肠恶性肿瘤的发生部位与其组织学类型有关，腺癌最常见于十二指肠；神经内分泌肿瘤和原发性淋巴瘤在回肠和空肠多见；肉瘤的发生部位则相对为平均分配。随年龄增大，小肠癌发生率增加，多见于30 岁以后，平均诊断年龄接近60 岁。

1. 腺癌　占小肠恶性肿瘤的半数以上，好发于十二指肠和空肠上段，位于回肠者较少。腺癌通常呈结节样隆起凸入肠腔，或呈浸润性生长形成肠腔环形狭窄。早期病变局限，晚期肿瘤浸润广泛，除局部淋巴结转移外，还可发生肝、肺、骨和肾上腺等远处转移。小肠腺癌的组织学可分为：高分化腺癌、中分化腺癌、低分化腺癌及黏液腺癌。绝大多数患者在诊断时已有症状，主要临床表现包括：腹痛、消化道出血、肠梗阻、腹部肿块及胆汁淤积性黄疸等。

2. 淋巴瘤　原发性小肠淋巴瘤（primary small bowel lymphoma，PSBL）起源于肠道黏膜固有层和黏膜下层的淋巴组织，病变局限于肠道或有区域淋巴结受累。具备如下特点：①无外周淋巴结肿大；②外周血白细胞总数及分类正常；③胸部放射学检查无纵隔淋巴结肿大；④仅有胃肠道及局部淋巴结受累；⑤无肝、脾受累，除非是原发胃肠道肿瘤的直接浸润。PSBL 症状多为非特异性。65% ~87% 的患者有腹痛，常为绞痛。50% 的患者伴随体重减轻。其他症状出现率低于 30%，如消化道出血、乏力、夜间出汗、因出血或穿孔致急腹症。5% ~12% 有小肠梗阻症状。

二、病因和危险因素

小肠肿瘤的流行病学研究不多，没有特别强的证据说明何种环境因素是确切的病因。但有报道认为经常吃盐渍、烟熏食物或红肉是小肠肿瘤的危险因素，吸烟、饮酒者腺癌和类癌的发生危险增加。

部分疾病状态增加小肠肿瘤的发病危险，包括家族性腺瘤性息肉病（FAP）、错构瘤综合征、克罗恩病、胆汁分流（如胆肠吻合术后）、麦胶病等。

三、临床表现

小肠肿瘤因发生的病程不同，症状也不尽相同，约有20%的患者可没有任何症状，常在做其他腹部手术时才被发现。个体的表现与具体的小肠肿瘤种类有关。小肠肿瘤的常见临床表现如下：

1. 腹痛　为常见症状，可因肿瘤表面溃烂、刺激肠管引起肠痉挛所致，也可因肠梗阻或肠套叠所致。当肿瘤巨大、突入肠腔，可引起肠堵塞；肿瘤侵犯肠壁可引起肠管狭窄、梗阻。这类梗阻较多见于小肠恶性肿瘤。肠套叠多半是小肠良性肿瘤所致，可急性发作，也可反复慢性发作。

2. 消化道出血　有1/3～2/3的患者因肿瘤表面溃烂而引起出血。多数为隐性出血，表现为大便隐血试验阳性或黑粪，长时间也可产生缺铁性贫血。也可出现间断小量出血，甚至大量便血。最易引起出血的有平滑肌瘤和肉瘤、血管瘤和腺瘤、神经纤维瘤。

3. 腹部肿块　由于小肠活动度大、位置又不固定，所以小肠肿瘤在体检时偶可扪及肿块，但有时又不能扪及，时有时无。可扪及肿块的多半是体积较大的小肠肉瘤。

4. 全身症状　除肿瘤反复出血导致贫血外，小肠恶性肿瘤尚可引起消瘦、乏力等全身症状。

四、诊断

内镜、胶囊内镜、钡餐、小肠灌肠造影、十二指肠低张造影、腹部CT、血管造影、腹腔镜等都是可能的小肠检查手段，各有优劣。

（一）内镜检查

1. 胃镜及十二指肠镜　胃镜及十二指肠镜可对十二指肠进行观察及取活检。家族性腺瘤性息肉病（FAP）患者或家族中有FAP者若有APC基因突变，应特别注意有无十二指肠腺瘤和Vater壶腹周围病变。即使有时乳头外观正常，可能已发生腺瘤样改变。发现息肉应活检，或内镜下切除；如果需要，应行壶腹部活检。有报道认为十二指肠和乳头部病变进展较慢，对未治疗的FAP可每3年进行内镜检查。FAP胃镜监测应从20岁开始，可疑部位及乳头（即使外观正常）应活检。

2. 胶囊内镜及小肠镜　胶囊内镜可观察整个小肠，是疑诊小肠肿瘤的首选检查小肠镜主要用于胶囊内镜、CT或钡餐等检查已发现异常时，对病灶取活检或直接剜除小病灶。

（二）小肠钡餐

小肠钡餐对十二指肠病变诊断准确率为70%～80%，若采用十二指肠低张造影准确率还可提高。70%的十二指肠腺癌为息肉样；20%为大溃疡样。空回肠钡剂检查较为困难，因为小肠内容物运行较快；小肠冗长，在腹腔内迂曲，使影像前后重叠，难以辨别。空肠腺癌一般是环形狭窄样表现；部分可为溃疡型或蕈样生长。如肿瘤较大向腔内突出，可见充盈缺损；如肿瘤浸润肠壁范围较广或引起肠套叠，可看到近端小肠扩张和钡剂受阻、狭窄、钡影等；有时可看到黏膜破坏等。当肿瘤较小且未造成狭窄、梗阻时，传统的小肠钡剂检查法难以发现病变。完全性或接近完全梗阻者，不可做钡剂检查，以免诱发完全梗阻。

（三）腹部 CT

检查能显示小肠肿瘤的大致部位、大小和与肠壁的关系，以及有无肝转移及腹主动脉前和肝门淋巴结肿大等。但当肿瘤较小，直径在 1.5cm 以下时往往难以发现。CT 有可能发现息肉样腺癌导致肠梗阻、肠套叠。

（四）小肠血管造影

选择性肠系膜上动脉造影对血管瘤、血管丰富的平滑肌瘤、腺癌等诊断意义较大。有消化道出血者，如出血量估计每分钟超过 3 ~ 5ml，可能显示造影剂从血管外溢，对出血灶的定位有帮助。

（五）腹腔镜或剖腹探查

不少小肠肿瘤通过以上种种检查仍未能明确诊断，必要时可考虑腹腔镜或剖腹探查。

五、治疗

（一）手术切除

小肠肿瘤的治疗原则以手术切除为首选，良性肿瘤切除率可达 100%。对小肠恶性肿瘤，应尽可能行根治手术。腺癌和肉瘤恶性程度高，手术切除后 5 年生存率仅为 15% ~35%。

（二）放疗

小肠恶性肿瘤对放疗不敏感，而且正常肠黏膜对放疗的反应较大。因此，除淋巴瘤和一些转移性肿瘤外，一般不主张放疗。

（三）化疗

小肠恶性肿瘤的化疗有效率在 30% 以下，以联合用药较好。

（刘　勇）

第八节　嗜酸性粒细胞性胃肠炎

嗜酸性粒细胞性胃肠炎（eosinophilic gastroenteritis，EG）是一种少见的疾病，典型的 EG 以胃肠道的嗜酸性粒细胞浸润、胃肠道水肿增厚为特点。本病通常累及胃窦和近端空肠，若一旦累及结肠，则以盲肠及升结肠较多见。此外，EG 还可累及食管、肝和胆道系统，引起嗜酸性粒细胞性食管炎、肝炎和胆囊炎，也有仅累及直肠的报道。胃肠道 EG 与胃肠道外 EG 合并存在的比例约 50%。

一、流行病学

EG 主要发生在 20 ~ 30 岁的年轻人中，但儿童和老年人也可发病；男性发病率约为女性的 2 倍；其人群发病率很难确定，据有限的资料显示，每 10 万例住院患者中仅有 1 例 EG。

二、病因和发病机制

EG 的病因迄今未明。EG 患者的胃肠道有大量嗜酸性粒细胞浸润，因此有人认为与某些外源性或内源性的物质引起的机体过敏有关，但仅有20%～50%的患者以前有过敏史。有人认为EG与哮喘一样有遗传学背景，但迄今为止，只有1篇文献报告一个家庭中有两人同患EG。澳大利亚学者曾报告EG的发病与钩虫感染有关，在他们的资料中，79%的EG患者有钩虫感染，而对照组仅8%，但其他人用甲苯达唑（mebendazole）治疗未见疗效，因此认为EG发病与钩虫感染无关。

EG的发病机制尚不清楚，很可能是发病机制不尽相同的一组疾病。在部分EG患者的胃肠道黏膜中发现有IgE的升高，有人认为，包括牛肉、鸡蛋、菠萝、牛奶在内的某些特殊抗原均可启动T细胞的活化，活化的T细胞可促使IgE的产生，IgE及IgG、IgA等均有强大的促使嗜酸性粒细胞脱颗粒的作用；活化的T细胞还可产生IL-5，也具有强大的嗜酸性粒细胞趋化和脱颗粒功能。由于在嗜酸性粒细胞性胃肠炎患者的胃肠道活检标本中发现嗜酸性粒细胞脱颗粒及有主要基础蛋白（major basic protein，MBP）的沉积，而MBP对许多细胞和组织均有毒性作用，因此，人们认为嗜酸性粒细胞脱颗粒及有MBP的沉积在本病发病中有重要作用。另外，由于阿司咪唑和酮替芬对EG的治疗有一定疗效，因此有人推测，肥大细胞的脱颗粒与EG发病也有关系，但这一说法未获病理学资料支持。最新的研究表明，一种特殊的嗜酸性粒细胞趋化物质——嗜酸性粒细胞活化趋化因子，在嗜酸性粒细胞性胃肠炎产生的过程中起着重要的作用。

三、临床表现

本病缺乏特异性表现，可因胃流出道梗阻而急性起病，可表现为腹痛或不适（100%）、恶心（67%）、呕吐（33%）、焦虑（67%）、肠梗阻（50%）、腹水等慢性症状，如累及肝胆系统，则可出现黄疸。有些患者的症状可持续多年。根据病变部位及浸润程度，本病可有不同的分类。

（一）按部位分类

1. 局限性　多见于中老年，病变仅累及胃，约占EG的26%，此型又称为嗜酸性粒细胞性胃炎（eosinophilic gastritis）。胃窦部最常见，主要表现为上腹部的痉挛性疼痛、恶心呕吐等；胃内的肿块可以导致恶变或胃流出道梗阻。

2. 弥漫性　多见于中青年，主要表现为上腹部痉挛性疼痛、恶心呕吐，发作有规律，可能与进食某些食物有关，约50%患者可出现肠梗阻表现。

（二）按浸润程度分类

Klein分型是目前常用的EG分类方法。

1. 黏膜型　此型病变主要累及胃肠黏膜。患者可有过敏性病史及较高的血IgE浓度，其临床表现为胃肠道蛋白丢失、贫血、吸收不良、体重下降及腹泻等。

2 肌层型　此型病变主要累及肌层，其临床表现为梗阻，这种梗阻有时需要手术治疗。另外，还偶有胃肠道出血和瘘管形成。

3. 浆膜型　此型病变主要累及浆膜层，其临床表现为腹痛，且常伴有腹膜炎、腹水等。

四、实验室及辅助检查

1. 血常规　患者有嗜酸性粒细胞计数升高，且可随疾病病程波动，但有1/3的EG患者在整个过程中嗜酸性粒细胞计数始终正常。因此，有人提出，周围嗜酸性粒细胞增多并非是诊断的必要条件，无嗜酸性粒细胞增多并不能除外 EG 的可能。

2. 粪便检查　可有大便隐血阳性，部分患者有轻至中度脂肪泻。

3. 腹水检查　可见大量嗜酸性粒细胞。

4. 放射学检查　胃肠道钡餐造影可见胃窦部僵硬、黏膜皱襞增厚和黏膜结节样增生；小肠环状皱襞及增厚，但不伴溃疡和局部异常；有些患者可无特殊发现。CT 检查可见胃肠壁增厚、肠系膜淋巴结肿大或腹水。放射学检查结果的特异性较差，其诊断价值远不如内镜检查。

5. 内镜检查加活检　内镜检查时，可见受累黏膜充血水肿、糜烂、出血、增厚或有肿块。活检病理可见受累胃肠道黏膜有局灶或弥漫性嗜酸性粒细胞浸润，组织水肿及纤维化，但一般不伴组织坏死；EG 的病灶有时可呈局灶性分布，胃镜、小肠镜或结肠镜检查时常需多点活检，但也有人认为活检阴性并不能在临床上完全除外本病的存在。对高度怀疑肌层型或浆膜型者，超声内镜有助于诊断。

五、诊断和鉴别诊断

（一）诊断

EG 主要根据临床表现、血常规、放射学和内镜加活检病理检查的结果作出。常用的有两种诊断标准。

1. Talley 提出的诊断标准　①存在胃肠道症状；②活检病理显示从食管到结肠的胃肠道有一个或一个以上部位的嗜酸性粒细胞浸润，或有放射学结肠异常伴周围嗜酸性粒细胞增多；③除外寄生虫感染和胃肠道外嗜酸性粒细胞增多的疾病，如结缔组织病、嗜酸性粒细胞增多症、Crohn 病、淋巴瘤、原发性淀粉样变性、Menetrier 病等。

2. Leinbach 提出的诊断标准　①进食特殊食物后出现胃肠道症状和体征；②外周血嗜酸性粒细胞增多：③组织学证明胃肠道有嗜酸性粒细胞增多或浸润。

（二）鉴别诊断

1. 消化不良　EG 患者可有腹痛、恶心、呕吐、腹胀等消化不良症状，但常缺乏特异性。对于以消化不良为表现的患者要与消化性溃疡、反流性食管炎、胃癌、慢性胰腺炎等注意鉴别。

2. 肠道寄生虫感染　周围血嗜酸性粒细胞增多可见于钩虫、蛔虫、旋毛虫、华支睾吸虫、包虫等所致的寄生虫病，各有其临床表现，外周血嗜酸性粒细胞绝对值明显升高，通过反复检查粪便虫卵不难鉴别。

3. 肠梗阻　肌层型 EG，常发生肠梗阻，要注意除外胃肠遵肿瘤、肠道血管性疾病等。

4. 嗜酸性肉芽肿　主要发生于胃和大肠、小肠，呈局限性肿块，病理组织检查为嗜酸性肉芽肿混于结缔组织基质中，病理学特点为黏膜下层的结节或息肉内有不同程度的嗜酸性粒细胞浸润。

5. 腹水　多见于浆膜型 EG。腹水常规和生化检查、腹水 CEA 检测、腹水病理检查有助于疾病的诊断。

6. 嗜酸性粒细胞增多症（HES）　HES 是一种病因未明的全身性疾病，它也可以累及胃肠道。Hardy 和 Anderson 提出的 HES 的诊断标准为：①周围血嗜酸性粒细胞计数≥150×10^9/L、持续 6 个月以上且不能用其他疾病解释；②有 HES 的临床表现，如血管性水肿、心脏和肺部表现或胃肠道症状。HES 和 EG 有时很难鉴别，HES 可累及肝（60%），也可累及胃肠道（14%），弥漫性 EG 亦可累及除胃肠道外的器官（50%）。因此有些学者认为，弥漫性 EG 有可能是以胃肠道表现为主的 HES。

六、治疗

1. 饮食　应尽量避免引起胃肠过敏的食物，有人曾试用要素饮食，但收效甚微。

2. 药物治疗

（1）糖皮质激素：EG 对糖皮质激素的治疗有良好反应，以泼尼松为例，一般开始剂量为 15～40mg/d，临床症状和体征改善后逐渐减量。停用糖皮质激素后 EG 的复发率尚不清楚，据文献报道，有 1/3 的患者可复发。复发病例应用糖皮质激素治疗仍然有效。

（2）色甘酸钠：系肥大细胞膜稳定剂，可稳定肥大细胞膜，抑制其脱颗粒反应，防止组织胺、慢反应物质和缓激肽等介质的释放而发挥其抗过敏作用。用法为 40～60mg，3 次/d。对糖皮质激素治疗无效或产生了较为严重的副作用者可改用色甘酸钠治疗。

（3）抗过敏药物：阿司咪唑，10mg，1～2 次/d；酮替芬，1～2mg，1～2 次/d。

3. 手术治疗　EG 的手术治疗适用于有梗阻的患者，但远期效果不佳，如不用糖皮质激素治疗，即使作胃肠道局部切除，仍有可能复发。

七、预后

本病是一种变态反应性疾病，虽可反复发作，但长期随访未见恶变，如能及时治疗，其预后良好，但在儿童患者中也偶有因 EG 死亡的病例。

（刘　勇）

第九节　伪膜性肠炎

伪膜性肠炎（pseudomembranous colitis，PMC）是一种主要发生于结肠，也可累及小肠的急性肠黏膜坏死、纤维素渗出性炎症，黏膜表面覆有黄白或黄绿色伪膜。临床常见于应用抗生素治疗之后，故有“抗生素相关性肠炎（antibiotic－associated colitis）”之称。现已证实伪膜性肠炎是由难辨梭状芽孢杆菌（clostridium difficile，CD）的外毒素所致。病情轻重不一，严重病例可致死亡。

一、病因和发病机制

难辨梭状芽孢杆菌是伪膜性肠炎的主要致病菌。该菌为厌氧的革兰阳性菌，约 6μm×8μm×0.5μm，芽孢较大，呈卵圆形，位于菌体顶端。难辨梭状芽孢杆菌广泛存在于自然界的土壤、水、各种动物粪便及人的肠道、尿道及阴道中。在健康人群的粪便中，阳性率约 5%，住院患者的携带率约 13%，无症状的克隆病患者约 8%。在 50% 新生儿及 15%～40% 的婴儿粪便中可分离出此菌，但并无致病作用。

难辨梭状芽孢杆菌毒素是伪膜性肠炎发生的主要机制。难辨梭状芽孢杆菌产生四种毒素：A 毒素（肠毒素，分子量 30kDa）、B 毒素（细胞毒素，分子量 250kDa）、蠕动改变因子和不稳定因子。肠毒素是主要的致病因子，通过激活巨噬细胞、肥大细胞及其后的中性粒细胞，释放强效的炎症介质和细胞因子，引起局部肠黏膜血管通透性增加，黏液分泌，炎性细胞浸润、出血及绒毛损害，甚至黏膜坏死。细胞毒素在肠毒素基础上加重黏膜病变。最近的研究表明，B 毒素也能损伤肠上皮，增加黏膜通透性，刺激细胞因子的合成。

几乎所有的抗菌药物都能诱发产生本病，以阿莫西林、林可霉素、克林霉素以及第三代头孢菌素最为常见，近年来氟喹诺酮类药物引起的伪膜性肠炎明显增多，曾有院内暴发流行的报道。联合使用抗生素比单一使用抗生素所发生的几率更高。抗生素应用抑制了肠道的正常菌群，使难辨梭状芽孢杆菌得以迅速繁殖并产生毒素而致病。患 PMC 的患者往往存在基础疾病，最常见的是手术后，特别是胃肠道恶性肿瘤手术后，以及其他严重疾病如肠梗阻、恶性肿瘤、尿毒症、糖尿病、心力衰竭、败血症、肾移植术后接受他克莫司（一种新型免疫抑制剂）治疗的患者中。这些病例一般抗病能力和免疫能力极度低下，或因病情需要而接受抗生素治疗，机体内环境发生变化，肠道菌群失调，有利于难辨梭状芽孢杆菌繁殖而致病。

二、病理

伪膜性肠炎主要侵犯结肠，以乙状结肠最多见，呈连续性分布，严重者可累及全结肠及远端小肠部位。病变肠腔扩张，腔内液体增加。肉眼可见病变处覆有大小不一、散在的高出黏膜面的斑块，黄白色，大小不等，斑块间可见大致正常黏膜，或明显充血、水肿。随病情进展伪膜可由点状融合成不规则片状，严重时可出现剥脱性改变及渗血，局部呈现光剥的区域。显微镜下可见伪膜系由纤维素、中性粒细胞、单核细胞、黏蛋白及坏死细胞碎屑组成。黏膜固有层内有中性粒细胞、浆细胞及淋巴细胞浸润，重者腺体破坏断裂、细胞坏死。黏膜下层因炎性渗出而增厚，伴血管扩张、充血及微血栓形成。坏死一般限于黏膜层，严重病例可向黏膜下层伸延，极少数患者因累及肠壁全层而发生肠穿孔。Price 和 Davies 将本病的黏膜病变分为 3 种：①早期轻度病变显示黏膜灶性坏死，固有层中性粒细胞及嗜酸性粒细胞浸润和纤维素渗出；②较重度病变示有腺体破坏，周围中性粒细胞浸润伴有典型火山样隆起坏死病变，伪膜形成。以上两者病变局限于黏膜固有层浅表部位，间有正常黏膜；③最严重病变为黏膜结构完全破坏，固有层广泛波及，覆有厚的融合成片的伪膜。病变愈合后，伪膜脱落，伪膜下愈合的创面发红，在伪膜脱落后 10d 左右，内镜检查可完全恢复正常。

三、临床表现

本病多发生于 50 岁以上人群，女性多于男性。患者多有胃肠手术或其他严重疾病病史，并在近期内应用抗生素尤其是广谱抗生素。症状的发生多见于抗生素治疗 4 ~ 10d 内或在停用抗生素后 1 ~ 2 周内。起病大多急骤，轻者仅有腹泻，重者可呈暴发型。

1. 腹泻　是最主要的症状，腹泻程度和次数不一，轻型病例，大便每日 2 ~ 3 次，可在停用抗生素后自愈。重者有大量水样腹泻，每日可达 30 余次。少数病例有脓血样便，或排出斑块状伪膜。

2. 腹痛　通常发生在下腹部，呈钝痛、胀痛或痉挛性疼痛，有时很剧烈，可伴有腹胀、恶性、呕吐。腹部压痛、反跳痛阳性常被误诊为急腹症、手术吻合口漏等。

3. 毒血症表现　包括心动过速、发热、谵妄以及定向障碍等。严重者常发生低血压、休克、严重脱水、电解质紊乱及代谢性酸中毒，甚至急性肾功能不全。

4. 并发症　部分患者由于病情严重或诊治不及时可发生严重并发症，如中毒性巨结肠、麻痹性肠梗阻、肠穿孔等。

四、诊断

在患有严重疾病病例中，或腹部手术后，使用抗生素治疗期间或停用抗生素后短期内，突然出现腹泻者，均要考虑本病的可能性，尤其是老年患者，有两种以上抗生素应用史，伴发热，血白细胞增高，甲硝唑能减轻症状者，更提示本病的诊断。

1. 实验室检查　周围血白细胞增多，在 10×10^9 ~ 20×10^9 以上，以中性粒细胞为主。粪常规检查仅有白细胞，肉眼血便少见。疑诊病例应送难辨梭状芽孢杆菌培养。至少送 2 份粪便标本，在厌氧条件下经 37℃培养 24 ~ 48h 可出结果。确诊需要进行毒素鉴定。通常采用组织细胞培养法。将患者粪便滤液稀释不同倍数，加到细胞培养液中，24 ~ 48h 后光镜下发现单层成纤维细胞肿胀变圆即为阳性。最近开展的酶联免疫吸附法（ELISA）能检测到 100 ~ 1 000pg 水平的毒素 A 或毒素 B，虽不及细胞培养敏感，但有快速、简便、经济的优点。

2. 内镜检查　及时进行内镜检查不仅能早期明确诊断，还能了解病变的范围和程度。一般认为即使伪膜性肠炎急性期也应行结肠镜检查，但应注意结肠黏膜充血水肿，组织变脆，易造成出血或穿孔，检查应特别小心。伪膜性肠炎内镜下表现不一，轻者可仅见黏膜充血水肿，血管纹理不清，呈“非特异性肠炎”表现；稍重者可见黏膜散在浅表糜烂，伪膜呈斑点样分布，周边充血；严重病例伪膜呈斑片状或地图状，伪膜不易脱落，部分脱落区可见溃疡形成。

3. X 线检查　腹部平片可显示肠麻痹或肠扩张。钡剂灌肠检查可见肠壁增厚，显著水肿。部分病例尚可见到肠壁间有气体，提示部分肠壁坏死，或可见到溃疡或息肉样病变表现。气钡双重造影可提高诊断价值，但有肠穿孔的危险，应慎用。

本病应注意与溃疡性结肠炎、克罗恩病、真菌性肠炎以及艾滋病结肠炎等鉴别。

五、治疗

一旦确诊或高度怀疑伪膜性肠炎时，治疗措施包括及早停用相关抗生素，加强支持治疗，调整肠道正常菌群，严重者给予抗难辨梭状芽孢杆菌抗生素或抗毒素治疗。极少病例因肠梗阻或穿孔需手术。合理使用抗生素，严格掌握用药指征是防止伪膜性肠炎的关键。

1. 立即停用原有抗菌药物　大多数患者停用相关抗生素能自行缓解而呈自限性。对必须使用抗生素患者应考虑改用另一种不常导致 CD 相关性疾病的抗生素。

2. 支持治疗及抗休克　包括补液维持水、电解质及酸碱平衡，输入血浆、白蛋白纠正低蛋白血症。严重营养不良者可全胃肠外营养，有低血压休克者可在补充血容量基础上应用血管活性药物。肾上腺皮质激素可短期小量应用，以改善毒血症症状。

3. 微生态制剂治疗　直接或间接补充生理菌，纠正肠道菌群失调。目前应用的生态制剂有活菌、死菌及其代谢产物。活菌制剂有两类，一类是使用需氧菌消耗肠道内氧，使之成为厌氧环境，促使厌氧菌生长恢复菌群的平衡，如整肠生（地衣芽孢无毒株活菌制剂）、酪酸菌（米雅 BM 颗粒、宫入菌）；另一类直接用厌氧菌，如丽珠肠乐（双歧杆菌活菌制剂）、双歧三联活菌（含肠道双歧杆菌、嗜酸乳杆菌、粪链球菌）等。一般用法为每次 2 粒，每天 3 次，原则上不与抗生素合用以免影响疗效。死菌制剂常用的有乳酸菌素和乐托尔，含高温消毒的乳酸菌及其代谢产物，可抑制肠道致病菌生长及促进有益的酸性菌生长，调整菌群平衡。并能降低血中内毒素，增强肠黏膜免疫功能。因不受抗生素的影响，可与抗生素一起服用。

4. 抗生素治疗　一线用药是甲硝唑。甲硝唑为硝基咪唑衍生物，对缺氧情况下生长的细菌和厌氧微生物起杀灭作用，它在人体中还原时生成的代谢物也具有抗厌氧菌作用，但对需氧菌和兼性厌氧菌无作用。其中的硝基还原成一种细胞毒，从而作用于细菌的 DNA 代谢过程，抑制细菌的脱氧核糖核酸的合成，干扰细菌的生长、繁殖，最终导致细胞死亡。一般用法为 200 ~ 400mg，每天 3 ~ 4 次，餐后服用，口服 7 ~ 10d，95% 的患者治疗后反应良好。重症频吐者可静脉给药，但疗效明显低于口服用药。万古霉素用于甲硝唑不能耐受或无反应者，可抑制难辨梭状芽孢杆菌生长，是目前认为治疗伪膜性肠炎最有效的药物。该药口服不吸收，对肾无损害，在肠道内可达到高浓度，静脉给药不宜采用。一般用法为口服0.8 ~ 1.0g，每天 2 次，疗程 7 ~ 10d。一般治疗 48h 起效，4 ~ 7d 内应恢复正常，严重病例可能需要更长时间的治疗。杆菌肽可用于本病，剂量为 25 000U，每天 4 次口服，一般 7 ~ 10d，症状缓解与万古霉素相似，但价格较贵，仅在上述药物无效时使用。口服尚未发现其明显副作用，而静脉给药有较高的肾毒性和耳毒性发生率，不宜采用。

5. 抗毒素及抑制毒素吸收治疗　抗污泥梭状芽孢杆菌抗毒素可中和难辨梭菌毒素，国外已用于临床。阳离子交换树脂能结合难辨梭菌毒素而减轻腹泻及其他中毒症状，如考来烯胺，2 ~ 4g，每天 3 ~ 4 次，疗程 7 ~ 10 天，可降低万古霉素在肠道中的浓度，不宜合用。其他类似药物有双八面体蒙脱石等。

6. 手术治疗　在暴发型病例，内科治疗无效或并发肠梗阻、中毒性巨结肠、肠穿孔时，可考虑手术治疗。

六、预后

轻症病例在停用抗生素之后可自愈，重者经及时诊断及积极治疗预后良好。约 10% ~ 20% 的患者在初治停药 1 ~ 3 周后可再次出现腹泻，其原因可能是灭菌不彻底或再感染。复发病例轻者可应用调整肠道菌群药物，重者需再次使用甲硝唑或万古霉素治疗。出现严重并发症如中毒性巨结肠、麻痹性肠梗阻、肠穿孔时，病死率可达到 16% ~ 22%。

（刘　勇）

第十节　大肠癌

大肠癌（colorectal carcinoma，CRC）包括结肠癌和直肠癌，是常见的消化道恶性肿瘤，其发病呈现明显的地区差异。北美、西欧等发达国家发病率最高，可达 35 ~ 50/10 万人。亚非地区发病率较低，香港 12 ~ 15/10 万人，印度为 3/10 万人。我国是大肠癌发病率相对较低的国家，发病率为 15.7/10 万人，在恶性肿瘤中占第四位。近年来随着我国人民生活水平的提高以及饮食习惯的西化，结直肠癌的发病率和死亡率有升高趋势，其中以长江下游东南沿海的上海、浙江、江苏、福建为大肠癌高发区。大肠癌的发病率随年龄的增长而增加，发病中位年龄约为57岁，70%集中在54～81岁，男女之比为1.65∶1。发病与生活方式、遗传及大肠腺瘤等关系密切。

一、病因

1. 生活方式　长期高脂、高磷和低纤维、低钙饮食是大肠癌发病的危险因素，可促使人类大肠细胞处于极度增生状态，导致腺瘤样息肉形成，并可最终退变为恶性肿瘤。

2. 遗传因素　遗传因素在大肠癌发病中具有相当重要的角色。研究发现，大肠癌患者的子女患大肠癌的危险性比一般人群高2～4倍，约10%～15%的大肠癌发生在一级亲属（父母、兄弟、姐妹、子女）中有患大肠癌的人群中。目前已有两种遗传性易患大肠癌的综合征被确定：第一为家族性腺瘤性息肉病（familial adenomatous polyposis，FAP）。第二为遗传性非息肉病性大肠癌（hereditary nonpolyposis colorectal cancer，HNPCC）。

大肠癌的发生发展是一个多阶段的、涉及多基因改变的逐渐积累的复杂过程，即由正常上皮转化为上皮过度增生、腺瘤的形成，并演进至癌及癌的浸润与转移，先后发生了许多癌基因的激活、错配修复基因（MMR）的突变以及抑癌基因的失活与缺如。最常见的有：APC、MCC基因的突变，MMR基因失活，K－ras基因突变，抑癌基因DCC的缺失，抑癌基因P53的突变与缺失，以及nm23改变等等（图8－1）。

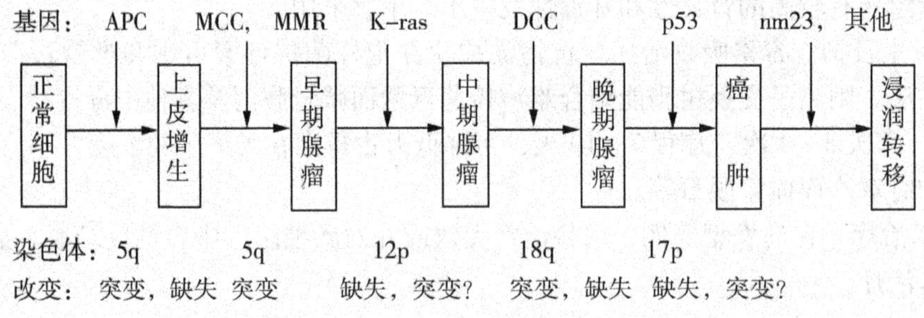

图8－1　大肠癌发生发展的分子遗传学模式图

3. 大肠腺瘤　大肠腺瘤是最重要的大肠癌癌前病变。目前多数研究认为80%以上的大肠癌系由大肠腺瘤演变而来。从腺瘤演变为大肠癌大约需要5年以上，平均10～15年，但也可终生不变。根据腺瘤中绒毛状成分所占比例不同，可分为管状腺瘤（绒毛成分在20%以下）、混合性腺瘤（绒毛成分占20%～80%）和绒毛状腺瘤（绒毛成分在80%以上，又称乳头状腺瘤）。临床发现的腺瘤中管状腺瘤约占70%，混合性腺瘤和绒毛状腺瘤分别占10%与20%。腺瘤发生癌变的几率与腺瘤的大小、病理类型、不典型增生程度及外形有关。一般>2cm、绒毛状腺瘤、伴有重度不典型增生、广基腺瘤癌变的几率较大。

4. 大肠慢性炎症　慢性非特异性溃疡性结肠炎，特别是合并有原发性硬化性胆管炎的患者大肠癌发生率比正常人高出5～10倍，病程愈长癌变率愈高。血吸虫病、慢性细菌性痢疾、慢性阿米巴肠病以及克罗恩病发生大肠癌几率均比同年龄对照人群高。这些结肠慢性炎症可能在肉芽肿、炎性或假性息肉基础上发生癌变。

5. 其他因素　亚硝胺类化合物中致癌物不仅是人类食管癌及胃癌的重要病因，也可能是大肠癌的致病因素之一。放射线损害可能是另一致病因素。近年来研究认为，胆囊切除术后的患者大肠癌发病率显著高于正常人群，而且多见于近端结肠。可能与胆囊切除后肝持续分泌胆汁并直接进入肠道，造成肝肠循环次数增加，初级胆酸与肠道厌氧菌接触增多，7α脱羟化作用增强，次级胆酸含量增加，对大肠上皮细胞的损害加强。原发性与获得性免疫缺陷症也可能与本病发生有关。

二、病理

大肠癌绝大部分为单个，少数病例（2%～9%）同时或先后有一个以上癌肿发生，即多原发大肠癌。大肠癌最好发部位是直肠与乙状结肠，约占75%～80%，其次为盲肠及升结肠，再其次为结肠肝曲、降结肠、横结肠及结肠脾曲。

大肠癌的大体形态随病期而不同，可分为早期大肠癌和进展期大肠癌。

1. 早期大肠癌　早期大肠癌是指原发灶肿瘤限于黏膜层或黏膜下层者。其中限于黏膜层者为“黏膜内癌”。由于黏膜层中没有淋巴管，很少发生淋巴结转移。癌限于黏膜下层但未浸及肠壁肌层者为“黏膜下层癌”，也属早期大肠癌，但因黏膜下层内有丰富的脉管，因此部分黏膜下层癌可发生淋巴结转移甚或血道转移。早期大肠癌大体分类可分为3型。

（1）息肉隆起型（Ⅰ型）：又可进一步分为有蒂型（1p）、广基型（1s）两个亚型。此型中多数为黏膜内癌。

（2）扁平隆起型（Ⅱ型）：肿瘤如分币状隆起于黏膜表面。此型中多数为黏膜下层癌。

（3）扁平隆起伴溃疡型（Ⅲ型）：肿瘤如小盘状，边缘隆起，中心凹陷。此型均为黏膜下层癌。

2. 进展期大肠癌　当癌浸润已超越黏膜下层而达肠壁肌层或更深层时归于进展期大肠癌。其大体分型可分为4型，其中以隆起型和溃疡型多见，胶样型少见。

（1）隆起型：癌体大，质软，又称髓样癌，肿瘤的主体向肠腔内突出，呈结节状、息肉状或菜花样隆起，境界清楚，有蒂或广基，可发生于结肠任何部位，但多发于右半结肠和直肠壶腹部，特别是盲肠。

（2）溃疡型：癌体一般较小，早期形成溃疡，溃疡底可深达肌层，穿透肠壁侵入邻近器官和组织，好发于直肠与远段结肠。

（3）浸润型：肿瘤向肠壁各层弥漫浸润，伴纤维组织异常增生，肠壁增厚，形成环形狭窄，易引起肠梗阻，好发于直肠、乙状结肠及降结肠。

（4）胶样型：癌体较大易溃烂，外观及切面均呈半透明胶冻状，好发于右侧结肠及直肠。

组织病理学类型有管状腺癌、乳头状腺癌、黏液腺癌、印戒细胞癌、未分化癌、腺鳞癌、鳞状细胞癌等。临床上以管状腺癌最多见，约占67%，鳞癌少见，见于直肠与肛管周围。大多数大肠癌细胞分化程度较高，因此病程较长，转移较迟，但有部分癌细胞分化程度低，病程进展快。

大肠癌转移途径有：①直接浸润：癌肿浸润浆膜层而累及附近组织或器官，如腹膜、腹膜后组织、肝、胆囊、胃、膀胱、子宫及输尿管等，并可能发生直肠－膀胱瘘和胃－结肠瘘；②淋巴转移：大肠癌如侵犯黏膜肌层，就有淋巴转移的危险。先转移至结肠旁淋巴结，再至肠系膜血管周围淋巴结及肠系膜根部淋巴结；③血行转移：大肠癌发生血行转移的情况相当常见。癌肿侵犯血管（主要是静脉）后，癌栓易通过门静脉转移到肝，也可经体循环到肺、脑、肾、肾上腺、骨骼等处；④癌肿浸润大肠浆膜层时，脱落癌细胞可种植到所接触的组织，如直肠膀胱或直肠子宫陷窝，或手术肠吻合口等处。广泛种植时可出现癌性腹水。

目前临床病理分期仍沿用 Dukes 分期。Dukes 改良分期如下，A 期：大肠癌病灶局限于黏膜或黏膜下层。B_1 期：病变侵及固有肌层，无淋巴结转移。B_2 期：病变穿透固有肌层，累及浆膜层，无淋巴结转移。C_1 期：有区域淋巴结转移，但肠系膜血管旁淋巴结尚无转移。C_2 期：肠系膜血管旁淋巴结有转移。D 期：有远处转移或腹腔转移，或广泛浸润无法切除者。

三、临床表现

早期大肠癌常无症状，随着癌肿的增大与并发症的发生才出现症状。主要症状有：①排便习惯与粪便性状改变：常为最早出现的症状，多表现为排便次数增加，腹泻，便秘，或腹泻与便秘交替；有黏液便、血便或脓血便，里急后重，粪便变细；②腹痛：由于癌肿糜烂、继发感染刺激肠道，表现为定位不确切的持续隐痛，或仅为腹部不适或腹胀感；③腹部肿块：大肠癌腹部肿块以右腹多见，肿块质硬，结节状；④肠梗阻症状：一般为大肠癌晚期症状，多表现为低位不完全性肠梗阻，可出现腹胀、腹痛和便秘。完全梗阻时，症状加剧；⑤全身症状：由于慢性失血、癌肿溃烂、感染、毒素吸收等，患者可出现贫血、消瘦、乏力、低热等；⑥肿瘤外侵、转移的症状：肿瘤扩散出肠壁在盆腔广泛浸润时，可引起腰骶部酸痛、坠胀感，当浸润腰骶神经丛时常有腰骶尾部持续性疼痛。肿瘤通过血道、淋巴道及种植转移时，可出现肝、肺、骨转移，左锁骨上、腹股沟淋巴结转移，直肠前凹结节及癌性腹水。晚期可出现黄疸、水肿等。据国内资料，大肠癌患者的首诊主诉症状以便血最多（48.6%），尤其直肠癌患者，其次为腹痛（21.8%），尤以结肠癌患者为多。

1. 右侧结肠癌　右侧结肠腔径较大，以吸收功能为主，肠腔内粪汁稀薄。故右侧结肠癌时，可有腹泻、便秘，腹泻与便秘交替、腹胀、腹痛、腹部压痛、腹块、低热及进行性贫血。晚期可有肠穿孔、局限性脓肿等并发症。以肝内多发转移为首发表现也不在少数。

2. 左侧结肠癌　由于左侧结肠腔不如右侧结肠宽大，乙状结肠腔狭小并与直肠形成锐角，且粪便在左侧结肠已形成，因此左侧结肠癌时容易发生慢性进行性肠梗阻。

3. 直肠癌　主要表现为大便次数增多，粪便变细，带黏液和血，伴有里急后重或排便不净感。当癌肿蔓延至直肠周围而侵犯骶丛神经，可出现剧痛。如癌肿累及前列腺或膀胱，则可出现尿频、尿急、尿痛、排尿不畅和血尿等症状，并可形成通向膀胱或女性生殖器的瘘管。

4. 肛管癌　主要表现为便血及疼痛，疼痛于排便时加剧。当癌侵犯肛门括约肌时，可有大便失禁。肛管癌可转移至腹股沟淋巴结。

四、诊断

大肠癌除早期可无症状之外，绝大部分均有不同程度的症状存在。详细询问病史、认真体格检查辅以实验室、内镜和 X 线检查，确诊一般并无困难。大肠癌检查手段包括：

1. 直肠指诊　我国下段直肠癌远比国外多见，75% 以上的直肠癌可在直肠指诊时触及，是早期发现直肠癌的重要检查方法，但常被忽视。直肠指诊可查出癌肿的部位、距肛缘的距离及癌肿的大小、范围、固定程度、与周围脏器的关系等。

2. 内镜检查　包括直肠镜、乙状结肠镜和结肠镜检查。目前多采用全结肠镜检查，可观察全部结肠，直达回盲部，并对可疑病变进行组织学检查，有利于早期及微小结肠癌的发现。

3. 钡灌肠X线检查　是检查结肠癌有效的常规方法之一，但对直肠癌的诊断意义不大，且普通钡灌肠X线检查对较小的大肠癌易漏诊。应用气钡双重造影技术，可清楚显示黏膜破坏，肠壁僵硬、结肠充盈缺损、肠腔狭窄等病变，提高诊断正确率。

4. 腔内超声、CT、MRI　结直肠腔内超声扫描可清晰显示肿块范围大小，深度及周围组织情况，可分辨肠壁各层的微细结构。CT及MRI检查对了解肿瘤肠管外浸润程度以及有无淋巴结或肝转移有重要意义，对大肠癌复发的诊断较为准确。近年来CT仿真肠镜成为放射学在大肠癌筛查方面最热门的话题，该检查可以作为无法进行大肠镜检查或结肠镜观察不全的结肠癌患者的重要补充，但其带来的放射线暴露究竟会造成多大的危害，以及如果发现大肠病变何种情况下需要作全结肠镜检查，目前尚无统一定论。

5. 大便隐血检查（FOBT）　大规模普查时或对一定年龄组高危人群作为大肠癌的初筛手段。阳性者再作进一步检查。无症状阳性者的癌肿发现率在1%以上。

6. 血清癌胚抗原（CEA）及肠癌相关抗原（CCA）测定　CEA、CCA非结肠癌所特有，但多次检查观察其动态变化，对大肠癌的预后估计及监测术后复发有一定的意义。其他常用肠道相关肿瘤标志物如CA242、CA19－9、CA50等对大肠癌诊断的特异性和敏感性均较低，联合测定可提高诊断的敏感性和阳性预测值。

在鉴别诊断上，右侧结肠癌应与阑尾脓肿、肠结核、血吸虫病肉芽肿、肠阿米巴病以及克罗恩病相鉴别。左侧结肠癌的鉴别诊断包括血吸虫肠病、慢性细菌性痢疾、溃疡性结肠炎、结肠息肉病、结肠憩室炎等。直肠癌应与子宫颈癌、骨盆底部转移癌、粪块嵌塞等相区别。

五、预防

大肠癌的一级预防主要是预防其发病，包括改变生活方式如控制脂肪摄入、增加纤维膳食，积极防治癌前病变如大力防治血吸虫病、根治结肠及直肠腺瘤和息肉病。化学药物阿司匹林、塞来昔布等非甾体类消炎药物可抑制环氧合酶（COX－2），从而抑制细胞增殖，诱导结肠肿瘤细胞的凋亡。选择性或特异性COX－2抑制剂成为近年来化学预防的研究热点。由于约80%以上的大肠癌系由大肠腺瘤演变而来，而结肠镜的应用为大肠腺瘤的检出和摘除提供一级预防的方法，大肠癌的二级预防主要是早诊断、早治疗。除临床上对已出现症状的患者及时诊断减少误诊和漏诊之外，对高危人群进行监测有利于降低大肠癌的发病率和死亡率。大肠癌的高危人群包括有肠道症状者、大肠癌高发区的中老年人群（年龄在40岁以上）、大肠腺瘤患者、大肠癌手术治疗后患者、大肠癌患者的家庭成员、家族性大肠腺瘤病患者、溃疡性结肠炎、克罗恩病、结肠慢性炎症以及盆腔接受过放射治疗的患者。对高危人群进行随访的措施包括进行定期粪隐血试验、直肠指检、结肠镜检查以及钡剂X线检查等。

六、治疗

1. 手术治疗

（1）广泛性根治手术：包括癌肿、足够的两端肠段及该区域的肠系膜和淋巴结切除，是根治结肠及直肠癌最有效的方法。手术方法和范围的选择取决于癌肿部位。术后保留肛门往往是患者的愿望，但应首先考虑肿瘤的根治性及降低局部复发率，其次方能考虑肛门的保留。

（2）肝转移的处理：确诊大肠癌时，8% ~25%已有肝转移。在大肠癌切除后的患者随访中另有20% ~30%将发生肝转移。如果大肠癌患者除肝转移外无其他远处转移，原发灶又能做根治性切除者，则应对肝转移灶作积极的治疗。在肝转移患者中有10% ~15%还适合作肝转移灶切除术。对肝转移已无法手术切除但原发灶还可切除者，可做原发灶姑息性切除加肝固有动脉结扎，或肝动脉、门静脉分别置化疗泵，或转移灶内注射无水酒精等治疗。也可术后再作介入化疗及栓塞治疗。

（3）并发症的处理：结直肠癌发生完全性肠梗阻占8% ~23%，患者预后一般较差，死亡率及并发症发生率也较高。梗阻时，应当在进行胃肠减压、纠正水和电解质紊乱以及酸碱失衡等准备后，早期施行手术。近年来内镜技术得到肯定和广泛应用，结肠梗阻尤其左半结肠梗阻的患者，可在灌肠等准备后经内镜行结肠支架放置术或结肠引流，解除梗阻，减少肠壁水肿，在梗阻解除1 ~2周后再行Ⅰ期肿块切除 + 肠吻合术。

结肠癌穿孔的手术和围术期的并发症发生率和死亡率均较高，5年生存率低于10%。可能与穿孔后结肠癌细胞在腹腔种植有关。

2. 化学药物治疗　临床诊断的大肠癌患者中，20% ~30%已属D期，手术已无法根治，必须考虑予以化疗。而行大肠癌根治术患者中仍有50%左右的病例出现复发和转移，主要是术前未能发现隐匿转移灶或术中未将病灶完全切除，因此在剖腹术中先进行肿瘤肠腔内化疗或直肠癌术前灌肠给药，可阻止癌细胞扩散，杀伤和消灭癌细胞。术后继续化疗，有可能提高根治术后5年生存率。传统的化疗方案多以5 - FU为基础，如氟尿嘧啶联合亚叶酸钙（5 - FU/LV）方案已成为大肠癌辅助化疗的新国际标准方案。联合用药可能能提高疗效、降低或不增加毒性、减少或延缓耐药性出现。近年来大肠癌静脉和口服化疗药物的应用有较大的进展。包括：①拓扑异构酶抑制剂，如伊立替康；②DNA损伤剂，如奥沙利铂；③口服型药，如新型氟尿嘧啶口服制剂卡培他滨等。

3. 放射治疗　大肠癌的手术治疗后5年生存率一般在50% ~60%，治疗失败原因主要为局部复发率较高，故提高大肠癌的治疗效果必须考虑综合治疗，目前研究较多、效果较好的是外科和放射的综合治疗，包括术前放射、术中放射、术后放射、“三明治”放疗等，各种不同的综合治疗有其不同的特点。对晚期直肠癌，尤其是局部肿瘤浸润到附近组织以及有外科禁忌证患者，应用姑息性放射治疗亦常有较满意的疗效。

4. 内镜下治疗　限于黏膜层的早期大肠癌基本上均见于腺瘤癌变的病例，采用内镜下癌变腺瘤完整切除即可；在不能进行手术治疗的晚期病例，可通过内镜放置扩张金属支架预防肠腔狭窄和梗阻，或镜下激光治疗亦有一定疗效；冷冻疗法是采用制冷剂液态氮，通过肛门镜充分暴露直肠癌肿后选用大小不等炮弹式冷冻头接触肿瘤组织制冷，可有效的杀伤和破坏肿瘤组织，在中晚期患者不能手术时酌情采用，可免于作人工肛门，配合化疗能获一定疗效。

5. 其他治疗　目前对结直肠癌的治疗研究较多，如：基因治疗、导向治疗、免疫治疗以及中医中药治疗，均可作为辅助疗法。

七、预后

大肠癌的预后是消化道肿瘤中最好的，可能与其生物学行为有关。结肠癌根治术后5年生存率达到60%以上，直肠癌的5年生存率也达到50%以上。大肠癌的预后主要与病期相关，此外也与年龄、病理类型、病灶部位、手术水平及辅助治疗等相关。年龄小的患者预后较差，往往年龄小的患者临床症状不明显，诊断时已属晚期，且癌肿的病理类型多为分化较差的黏液腺癌。肿瘤的大体类型和病理类型与预后关系密切，浸润型和胶样型以及组织学类型中分化程度低的大肠癌其恶性程度均高，预后常不佳。结肠癌的预后比直肠癌好，直肠癌位置越低，局部复发率越高。积极处理并发症，包括治疗肠梗阻、肠穿孔、肠粘连、结肠炎、结肠周围炎、肠出血、肠瘘管等亦有利于提高患者生存质量和延长患者的寿命。

（刘　勇）

第十一节　肠道血管疾病

胃肠道血供主要来自腹主动脉的三大分支，即腹腔动脉、肠系膜上动脉和肠系膜下动脉。腹腔动脉开口相当于第12胸椎和第1腰椎之间，主要有三个分支：肝动脉、脾动脉和胃左动脉，分别供应肝、脾、胆囊、胃、十二指肠和胰腺上部的血液。肠系膜上动脉开口在腹腔动脉下半个椎体，除供应胰腺、十二指肠外，还供应全部小肠、右半结肠的血液。静脉的分布与动脉大致相同，最后汇合成肠系膜上静脉进入门静脉。肠系膜下动脉开口于第3、4腰椎之间，主要分为结肠左动脉和乙状结肠动脉两支，供应左半结肠血液，由于其分支的联络线长、吻合支少，故血供较差。结肠静脉的分布大致与相应的动脉并行，肠系膜下静脉与脾静脉汇合后流入门静脉。直肠肛管的血供主要来自直肠上、下动脉及骶中动脉。

胃肠道血供占心输出量25%（休息时）和35%（餐后）。70%肠系膜血流在肠壁的黏膜层和黏膜下层，其余在肌层和浆膜层。在一般情况下，肠系膜毛细血管只有20%是开放的。20%的最大血流量就能维持正常的氧供。然而，当血流量低于此阈值，氧供就会不足，表现为肠缺血的症状。短暂的缺血引起微血管通透性增加，而长时间缺血可破坏肠黏膜屏障，引起肠梗死、穿孔等。

肠缺血可由于动脉阻塞或非栓塞病变以及静脉病变引起。其临床表现取决于受累肠管的范围、程度、持续时间、吻合支丰富程度与可能形成的侧支循环状况等。

一、慢性肠系膜供血不足

慢性肠系膜供血不足又称腹（肠）绞痛，多见于老年人，常有严重的动脉硬化并影响腹主动脉两支或三支大分支。临床表现为间歇的中上腹痛，其特点是发生于餐后15～30min，并持续1～2h。由于害怕进食会引起腹痛，因此进食减少伴体重明显减轻。腹部检查可能听到收缩期杂音。动脉造影可见两支或三支腹主动脉大分支有明显的狭窄以及有侧支循环的证据。然而，有些人造影或尸检显示两到三支大分支狭窄，但并无临床症状，因此应结合临床作出诊断。近年来，有应用多普勒超声或MRI检测餐后腹腔动脉和肠系膜上动、静脉血流改变，正常情况下餐后血流增加，而本病不增加。内科治疗包括扩血管药物，如钙通道阻滞剂（硝苯地平等）对部分患者有效。外科手术包括旁路术，动脉内膜切除术和血管移植术等。近年来经皮股动脉穿刺后在狭窄处采用气囊导管扩张术和（或）放置支撑管提供了非手术治疗的可能性。

二、急性肠系膜缺血

急性肠系膜缺血（acute mesenteric ischaemia，AMI）不常见，近年来，由于对本病的认识增加，并随着人口老龄化及心血管疾病患者增加，本病的发病率也增长。

急性肠系膜缺血中肠系膜上动脉栓塞（superior mesenteric artery embolus，SMAE）最常见占40% ~50%，其他依次为非阻塞性肠系膜缺血（nonocclusive mesentericischaemia，NOMI）占25%、肠系膜上动脉血栓形成（superior mesenteric artery thrombosis，SMAT）占10% ~30%、肠系膜静脉血栓形成（mesenteric venous thrombosis，MVT）占10%、局灶性节段性小肠缺血（focal segmental ischaemia，FSI）占5%左右。

（一）病因

SMAE栓子一般来自心脏的附壁血栓，故多见于风心病、冠心病、感染性心内膜炎及近期心梗患者。此外，栓子来自动脉粥样硬化斑块及偶见的细菌栓子，这些栓子自发或在导管检查时脱落。SMAT主要的病变基础为动脉硬化，其他尚有主动脉瘤、血栓闭塞性脉管炎、结节性动脉周围炎和风湿性血管炎等。低血容量或心排血量突然降低、脱水、心律不齐、血管收缩剂或过量利尿剂为常见的诱因。NOMI是指临床表现为肠梗死，但无肠系膜动、静脉血流受阻的证据。起病多与低血容量性休克、充血性心衰、主动脉供血不全、头颅损伤、血管收缩剂和洋地黄中毒有关。MVT有原发性和继发性两种，但以继发性为多见。常伴有高凝状态（如真性红细胞增多症和癌症）、肠系膜上静脉损伤（外伤、手术、放疗、门-腔静脉分流术后）、腹腔感染和长期服用避孕药等。近半数患者有周围静脉血栓性炎症病史，故可能是血栓性静脉炎的一种特殊类型（内脏型）。

（二）临床表现

1. 肠系膜上动脉栓塞（SMAE）　肠系膜上动脉主干口径较大，与腹主动脉呈倾斜夹角，栓子易于进入。大约15%栓子位于SMA开口处，50%左右在结肠中动脉开口处（SMA最大的分支）。1/3患者以往有栓塞史。

本病起病急，早期有脐周或上腹部突然发作的剧痛，但腹软，甚至无压痛即“症状和体征不符或分离”是其典型的临床表现；6 ~12h后，肠肌麻痹，持续性腹痛，肠鸣音减弱，肠黏膜可发生坏死或溃疡，导致便血或呕咖啡样物。此时如手术解除血管阻塞，肠缺血尚可恢复；12h后可有腹膜刺激征或腹块，肠鸣音消失，发热、脉速等，提示病变已不可逆。如栓塞发生在分支，侧支循环较好，急性发病后可自行缓解。

2. 肠系膜上动脉血栓形成（SMAT）　血栓形成最常见于肠系膜上动脉开口处附近。由于发病前肠系膜上动脉已有病变，进展较慢，有一定程度侧支循环形成。临床上可分为慢性、亚急性和急性三种类型。慢性者常表现为餐后腹痛、体重下降。急性者临床表现可与SMAE相类似，但腹痛程度没有SMAE剧烈。如果SMA或重要的侧支血管阻塞的话，缺血或梗死的部位较广，病变范围可从十二指肠到横结肠。

3. 非阻塞性肠系膜缺血（NOMI）　肠系膜血管血流量下降，血管床呈收缩状态。如时间稍长，即使原发因素已被解除，但系膜血管仍持续收缩。临床上有腹痛、胃肠道排空症状。少数患者无腹痛，但有明显腹胀。如出现严重腹痛，呕咖啡样物或便血，尤其有腹膜刺激征时，常提示病变已进入肠梗死阶段，甚至已有穿孔或腹膜炎。

MVT 起病较慢，常有数天至数周腹部不适、厌食、大便习惯改变等先驱症状，最常见的临床表现是发热、腹胀、大便隐血试验阳性。随病情进展而腹痛加剧（下腹部最常见）、呕吐、血便、呕咖啡样物，腹膜刺激征甚至循环衰竭。腹腔穿刺如抽到血性腹水，提示肠管已有坏死。

4. 局灶性节段性小肠缺血（FSI） 临床表现多样，但无致命性并发症，因为它有丰富的侧支循环，不会引起全层坏死。它有三种临床表现：①急性小肠炎酷似阑尾炎，②慢性小肠炎酷似克罗恩病，③肠梗阻，常伴细菌过度生长和盲袢综合征。

（三）诊断

1. 动脉造影 长期以来选择性肠系膜造影是 AMI 诊断的金标准，动脉造影不仅可诊断 AMI 及其病因，还可经导管应用血管扩张剂以松弛收缩的内脏血管，如果是阻塞性疾病，还有助于血管再通方案的制订。阻塞性病变的血管造影可见充盈缺损。SMAT 最常见于严重的动脉粥样硬化的患者，病变多数在 SMA。如果 SMA 有丰富的侧支循环，不支持急性血栓形成，患者的症状可能由其他原因引起；反之，如果没有丰富的侧支循环，则应该考虑为急性血栓形成。NOMI 造影显示动脉本身无阻塞，但其主干或其分支有普遍或节段性痉挛，肠壁内血管充盈不佳为其特征性表现。动脉造影的缺点是造影剂潜在的肾毒性。

2. CT、CT 血管成像和 MR、MR 血管成像 常规 CT 检查对 AMT，特别是 MVT 有一定诊断价值，但是早期表现无特异性，而坏死和坏疽则是后期的表现。

CT 血管成像（CTA）是近年来开展的一种很有价值的诊断方法，可能发现三支主要分支中的栓子或血栓，并有可能替代动脉造影作为诊断 AMI 首选的方法。

磁共振血管成像（MRI）有一定价值，但是它主要显示动脉主干的病变。

MR 血管成像（MRA）是另一种诊断肠系膜缺血的新方法，然而对继发于低血容量的 NOMI，或远端的栓塞性疾病的诊断价值有限。MRI 与 CTA 或动脉造影相比较，其主要优点是没有肾毒性。

3. 腹部平片 腹部平片对 AMI 的敏感性很低（30%），而且是非特异的。它的主要目的是除外其他腹痛原因。AMI 早期，腹部平片通常是正常的，在后期可表现为（ileus）肠梗阻、指压征、积气征，少见的为门静脉或肠系膜静脉内积气。

4. 多普勒超声 多普勒超声对肠系膜缺血的诊断特异性强，但它的敏感性受以下因素所限制：①只能显示主要内脏血管的近端；②即使两支或三支主要内脏血管狭窄或阻塞，甚至完全阻塞，也不能据此作出肠缺血的诊断，因为这些患者可能无任何症状；③SMA 的血流变异很大，以致难以正确判断是否为肠缺血；④无法诊断 NOMI。

5. 胃镜 对肠系膜缺血的诊断价值有限，但可排除其他病变。肠镜已成为常规，对结肠缺血有诊断价值。

（四）治疗

1. AMI 的治疗原则 恢复血容量、广谱抗生素、纠正 AMI 的可能病因，如心律失常、充血性心衰或血容量不足等。静脉应用抗生素，覆盖革兰阴性菌和厌氧菌，实验结果提示应用抗厌氧菌的抗生素甲硝唑更为重要。

2. 血管扩张剂　动物实验和临床研究显示血管扩张剂对 AMI 有效。当临床拟诊为 AMI，并排除其他急腹症者，经导管立即开始罂粟碱灌注，以 30～60mg/h，加入生理盐水中滴注，以扩张肠系膜血管，改善血流，可避免肠切除或减少切除范围。

3. 抗凝治疗　溶栓治疗对 SAME 有效，但对 SMAT 效果较差。药物有链激酶、尿激酶和组织型纤溶酶原激活剂（tissue plasminogen activator）等。到目前为止，只有少数病例应用报告。

由于 MVT 病变有复发性，故常规给予抗凝治疗，有主张在关腹前或术后 12h 内开始肝素抗凝治疗，而后改为口服抗凝剂，治疗 3～6 个月。抗凝治疗期间要定期监测凝血酶原时间。

4. 外科手术　当 AMI 患者出现腹膜刺激征时，应进行剖腹探查。外科干预包括切除坏死和穿孔的肠段、栓子摘除、血管成形、内膜切除和旁路手术等。如果在手术时，对某些肠段能否存活不能肯定的话，应进行第二次手术。在第二次手术前应用抗生素、补液和纠正严重的并发症，以最大限度保住存活的肠段。局灶性节段性小肠炎的治疗是切除累及的肠段。

（五）预后

AMI 发展的后果都是肠坏死，由于在发生肠坏死前较难诊断，因此死亡率可高达 60%。AMT 的死亡率取决于急性或慢性，以及病变的范围。如能在 24h 内通过肠系膜动脉造影诊断，并使用血管扩张剂，生存率可明显改善，有报告死亡率可降低 18%～53%。

三、缺血性结肠炎

本病多见于中老年，多位于结肠脾曲、降结肠和乙状结肠，因该处血供相对较差。常由于低血容量性休克、心衰等“低流灌注”引起；此外，也见于肠系膜下动脉结扎、栓塞或血栓形成，腹主动脉重建术或大动脉炎后。临床表现主要为突发性腹痛、腹泻和便血三联征，典型病史为突然发生的痉挛性下腹痛（也可在脐周或全腹），常伴里急后重感，一般在 24 小时内排黑色或鲜红色血便。多数患者腹部体征不明显，但可有压痛，甚至有腹膜刺激征。肛指检查指套有血迹。结肠镜检查在疾病早期可仅见黏膜充血、水肿和黏膜下出血，随着病变的加重，在上述病变基础上出现广泛糜烂、出血和不规则溃疡，重症者可形成穿壁性坏死。本病与溃疡性结肠炎的区别在于，直肠很少受累，而且病变的黏膜与正常黏膜分界清楚，组织病理学检查显示黏膜组织坏死，可见纤维素性血栓和含铁血黄素沉着等特点。结肠钡剂检查在急性期因有浆膜下水肿或出血而形成典型的指压征，但有引起肠穿孔的危险，应慎用。多普勒超声、CTA、MRI、选择性动脉造影等对本病的诊断和鉴别诊断有一定价值。

临床上可分为非坏疽型（一过性型、狭窄型）和坏疽型两型。一过性型病变有自限性，经休息、补液，几天后即可恢复。狭窄型是由于病变呈慢性过程，病变侵及肌层导致肠狭窄。坏疽型起病呈暴发性，临床表现较重，常伴有全身中毒症状，可有肠穿孔、腹膜炎等。

治疗包括休息、禁食、吸氧、停用可疑药物（包括缩血管药物）、输液、应用抗生素等，必要时胃肠减压、肛管排气等。皮质激素不宜应用，因为它对本病不仅没有治疗作用，而且还有加重肠缺血，引起肠穿孔的危险。如腹痛加重并有明显腹膜刺激征时应及时手术治疗切除坏死的肠段并进行血管重建。

四、其他肠道血管疾病

（一）肠系膜上动脉压迫症

肠系膜上动脉一般在第1腰椎平面由腹主动脉分出，十二指肠水平段从该动脉和腹主动脉之间穿过，如果该动脉由腹主动脉分出的位置过低或者两者之间的夹角过小，或者十二指肠上升段过短或屈氏韧带过短，均可形成肠系膜上动脉对十二指肠的纵形压迫。任何年龄均可患此病，以20～30岁发病多见，性别差别不大。一般起病缓慢，病程较长，且有间歇反复发作的特点。半数患者有类似幽门梗阻样呕吐，吐后症状缓解。餐后取俯卧或侧卧位可使症状减轻。体格检查可无特殊发现或胃内有震水音。少数患者以急性胰腺炎或急性胃潴留作为首发症状。诊断主要依靠上消化道钡餐检查，典型表现为十二指肠横段及上升段交界处有纵形压迫征象，呈“刀切征”，钡剂通过受阻，改变体位或加压按摩可使钡剂通过。肿瘤、结核、克罗恩病等也可引起十二指肠横段梗阻，但这些疾病在上消化道钡餐造影时多表现为肠腔狭窄，很少出现“刀切征”，必要时通过小肠镜检查可以鉴别。

本征为慢性部分性梗阻，首选非手术疗法。餐后俯卧位或侧卧位有利于食物通过。胃肠道促动力药，如甲氧氯普胺、多潘立酮、西沙比利、莫沙比利也常有帮助。急性发作症状严重或因十二指肠高压而出现并发症者，需禁食，胃管减压、输液、纠正水、电解质失衡，待症状缓解后再作进一步检查。如症状反复发作，影响营养，或梗阻症状明显，而内科治疗效果差者需行手术治疗。

（二）血管炎

许多全身性疾病可引起血管炎，其特征是血管的炎症和坏死。对肠道血管炎的诊断主要在于全身的临床表现和实验室检查。钡剂检查可显示黏膜溃疡或水肿，与炎症性肠病常难鉴别。动脉造影可能显示动脉瘤而提示结节性多动脉炎，其阳性率约75%。如出现急腹症，宜手术探查。但许多患者因全身性疾病常使用激素，而腹部体征可能被掩盖，因此必须密切随访临床、实验室及X线检查。

1. 结节性多动脉炎　典型的结节性多动脉炎常累及小到中等大小的动脉，除血管阻塞外，其特征是肝、肾和内脏血管常呈1cm左右的扩张的血管瘤，大约有2/3患者有胃肠道症状，包括腹痛、恶心、畏食和腹泻。此外，血管阻塞能引起缺血，继而引起溃疡、梗死和肠出血。虽然皮质激素和环磷酰胺能改善患者的存活率，但同时又有引起血小板减少、黏膜溃疡而增加胃肠道出血的危险。

2. 过敏性紫癜　特点是全身小血管炎，并伴有紫癜、关节炎和腹痛三联征。累及胃肠道者占29%～69%，80%以上患者有腹痛，半数以上有黑粪。胃肠道症状常有自限性。有主张用皮质激素治疗消化道症状，但未进行对照研究。

3. Wegener肉芽肿　是原因未明的全身性血管炎，胃肠道症状少见，但可能引起肠道缺血、出血或穿孔。

4. 系统性红斑狼疮　胃肠道症状常见，半数以上有腹痛、恶心和呕吐。然而，肠道血管炎只占2%左右，主要累及小动脉，可引起溃疡、出血和梗死，也有报告可引起黏膜下和肌层的静脉炎而导致蛋白丢失性肠病。

5. 类风湿性血管炎　在类风湿关节炎患者中约占1%，而且这些患者中有胃肠道症状者只占10%。胃肠道血管累及时可引起缺血性溃疡、梗死、结肠炎和胃肠道出血。

（三）结肠和小肠杜氏病（dieulafoy disease）

病因未明，一般认为它是一种先天性病变。其病理特点是小的黏膜缺损伴有少量炎症；其基底部有一支粗大的扭曲的小动脉，并穿破黏膜进入肠腔内；没有血管炎、动脉硬化或动脉瘤的表现。已知胃的Dieulafoy病能引起大量上消化道出血。近年来发现，同样的病变也可见于下消化道。1985—1989年有三篇文献报告5例右半结肠病变并发大量下消化道出血，全部由动脉造影作出诊断。1978—1989年有三篇文献报告5例空肠病变伴发消化道出血者。结合病史及动脉造影显示粗大、扭曲的动脉可考虑本病。内镜也有一定诊断及治疗价值。如内镜治疗无效应考虑手术治疗。

（四）肠道血管发育不良

肠道血管发育不良（angiodysplasia，AD）又称动静脉畸形、血管异常增殖症或血管扩张症，以下消化道慢性失血和贫血为主要临床特征。

与先天性胃肠道血管病变相比，本病不伴有皮肤或其他内脏的血管瘤。

AD病因未明。一般认为属获得性，且是老年退行性病变。大多数患者在70～90岁才被诊断。其黏膜病变基础是黏膜下静脉进入肌层时，受肌肉收缩的影响，使静脉血流呈间断性阻断，于是扩张、迂曲，逐渐发展至黏膜毛细血管扩张，毛细血管前括约肌功能丧失，造成小动静脉直接沟通。由于盲、升结肠的肠腔直径最大，肠壁张力最强，所以大多数病变（54%～100%）位于盲、升结肠，40%～75%患者有多发病灶，11%～20%患者同时存在小肠病变。本病也可发生在年轻人，报道中年龄最小者仅3岁，提示AD也可能是先天性的。

AD患者可以无症状，但其主要的临床特点是反复消化道出血，呈间歇性、自限性。出血量多少不一，可表现为血便、黑粪、粪便隐血试验阳性和缺铁性贫血。

AD的诊断困难，钡剂检查常不能作出诊断，剖腹探查也易漏诊。动脉造影和内镜检查有诊断价值。对大量出血患者，动脉造影为首选，其主要征象有：①动脉期可见血管丛，常见于回结肠动脉支的末端；②动脉后期可见静脉早期显影；③充盈的静脉延迟排空，即在其他肠系膜静脉分支造影剂已排空时仍然显影。动脉造影虽能检出血管病变，但要确定它是出血的原因则需在肠腔内看到外溢的造影剂。内镜检查的阳性率为60%左右。在无严重失血情况下，内镜可见病变平坦或稍高出黏膜，红色，一般为2～10mm，圆形、星状或有明显的蕨样边缘，可有显著的供血血管。术中小肠镜对病变的检出率为75%～100%。内镜检出病变而且有活动性出血或有黏附的血块才是AD引起出血的依据。胶囊内镜和双气囊小肠镜的应用有助于提高小肠血管发育不良的诊断率。

有用雌激素治疗AD能控制出血的报道，但疗效不肯定。经内镜电凝、注射硬化剂及激光等有一定疗效，但再出血机会较多。经动脉滴注血管加压素或注入明胶海绵，有一定疗效，但有一定并发症。对急性大量出血或经内科治疗无效者应考虑手术治疗。

（五）先天性动静脉畸形（arteriovenous malformation，AVM）

与获得性的血管扩张症不同，本病是在胚胎发育期间生长缺陷所致。病变可发生在任何部位，但以四肢为多见。肠道病变主要在直肠和乙状结肠。病灶可很小，也可累及一段肠段。组织学的改变是黏膜下动脉和静脉之间有持续性的先天性的交通，特征性的改变是静脉的“动脉化”，病程较长时可见动脉扩张伴萎缩和硬化。动脉造影是主要的诊断方法。小的病灶可见早期充盈的静脉，大的病变可见动脉或静脉明显扩张。伴有出血的大病灶需要切除累及的肠段，较小的病灶可采用内镜治疗。

（六）遗传性出血性毛细血管扩张症（Osler - Weber - Rendo 病）

本病是一种常染色体显性的家族性病变。特点是皮肤、黏膜的毛细血管扩张和反复消化道出血。80%患者有家族史。血管扩张常在口唇、口腔、舌、鼻咽部黏膜和指（趾）甲周。胃肠道毛细血管扩张主要见于胃和小肠，也可累及结肠。典型的临床表现为婴幼儿时有反复的鼻出血，10岁以前半数患者有消化道出血，但40岁以前大量出血少见。在无严重贫血和失血情况下，内镜检查容易作出诊断。治疗可采用雌激素、氨基己酸等药物治疗，无效者可经内镜下止血或手术切除肠段。

（七）胃肠道血管瘤

胃肠道任何部位都可发生血管瘤，但最多见于空肠，其次为回肠、结肠。单发或多发。血管瘤也可同时存在于身体其他部位，病变直径大多 < 2cm，但直肠病变可较大，胃肠道血管瘤常常来自黏膜下血管丛，但有时可累及肌层甚至浆膜层。

胃肠道血管瘤有不同的分类方法，一般分为毛细血管瘤、海绵状血管瘤和混合型血管瘤。

胃肠道血管瘤的临床表现无特异性，其主要症状为消化道出血和梗阻，有时从幼年开始有慢性间歇性消化道出血，并随年龄增长而加重。腹部平片见到多个移动性钙化点，提示可能存在血管瘤。内镜检查和胶囊内镜可能显示黏膜下肿块或息肉样改变，动脉造影可能发现异常血管丛或充盈缺损及静脉相延迟。对孤立的或数量较少的小病灶可通过内镜治疗，大的或多发病灶需要手术治疗。

（八）皮肤和肠道海绵状血管瘤

1860年有作者描述了皮肤血管痣、肠道病变和消化道出血之间的关系，以后称之为Blue rubber bleb syndrome，借以与其他皮肤血管病变相区别。家族史不常见。血管瘤呈蓝色，高出表面，直径0.1～5cm，直接压迫可排空血管瘤内血液，而留下带皱纹的囊是本病的特点。病变单发或多发，常见于躯干、四肢和面部，但不在黏膜上，可累及胃肠道任何部位，但以小肠最常见，如在结肠常在远端。诊断和治疗同胃肠道血管瘤。

（王会丽）

第十二节　肠梗阻

肠梗阻（intestinal obstructlon）指肠内容物在肠道中通过受阻，是常见急腹症，可由多种因素引起。

一、流行病学

目前缺乏完善的流行病学资料。

二、病因和发病机制

肠梗阻有多种病因，发病机制不同，其临床表现及预后相差很大，故肠梗阻依据病因和发病机制的不同进行以下临床分型：

（一）按梗阻原因分

（1）机械性肠梗阻：最常见，由机械因素造成肠腔变窄或闭塞，使肠内容物通过障碍。原因有：①肠外因素，如粘连、肠扭转、嵌顿疝、肠外肿块压迫等；②肠壁病变，如肠道先天性病变、套叠、炎症、肿瘤等导致狭窄；③肠内因素，如粪块、蛔虫团、异物、胆石等堵塞肠腔。

（2）动力性肠梗阻：肠腔无器质性狭窄，是因肠壁肌肉舒缩紊乱而致肠内容物不能正常运行。分为：①麻痹性肠梗阻，多见，因腹部手术、感染中毒、低血钾、脊髓炎等影响肠道神经功能或平滑肌收缩，使肠蠕动丧失；②痉挛性肠梗阻，少见且多短暂出现，是由于肠肌持续过度收缩所致，可见于慢性铅中毒，急性肠炎等并发的肠梗阻。

（3）血运性肠梗阻：肠系膜血管血栓形成或栓塞，肠管血液循环障碍，导致肠麻痹，而使肠内容物不能运行。

（二）按肠壁血运情况分

（1）单纯性肠梗阻：肠壁血运正常，只是肠内容物通过受阻。

（2）绞窄性肠梗阻：梗阻并伴有肠壁血运障碍者，可因肠扭转、肠套叠、嵌顿疝等使肠系膜血管受压或肠系膜血管血栓形成或栓塞引起。

（三）按梗阻部位分

（1）高位小肠梗阻：主要指发生于十二指肠或空肠的梗阻。

（2）低位小肠梗阻：主要指回肠远段的梗阻。

（3）结肠梗阻：多发生于左侧结肠，尤其在乙状结肠或乙状结肠与直肠交界处。

（四）按梗阻程度分

分为部分性与完全性肠梗阻。

（五）按发病缓急分

分为急性与慢性肠梗阻。

值得指出的是，上述各型肠梗阻既相互关联，又可随病理过程演变而转化。例如：单纯性与慢性肠梗阻多为部分性肠梗阻，而一定条件下，单纯性可变为绞窄性，部分性可转成完全性，慢性亦可变为急性肠梗阻。

肠梗阻的主要病理生理变化包括肠膨胀、体液和电解质丢失、感染和毒素吸收三大方面。

（1）肠膨胀：肠梗阻后梗阻以上的肠腔因积气积液而膨胀，梗阻部位越低，时间越长，则肠膨胀越明显。肠腔积气主要来自咽下的空气，其余是由血液弥散或肠内容物腐败、发酵产生的气体。积聚的液体主要是消化液，正常时绝大部分被小肠黏膜吸收，而梗阻后肠膨胀、肠内压增高，既抑制肠黏膜吸收，又刺激其分泌增多，结果肠内液体越积越多。肠内压增高到一定程度，可使肠壁血运障碍，单纯性肠梗阻变为绞窄性肠梗阻。早期主要是静脉回流障碍，肠壁充血、水肿，呈暗红色；继而动脉血流受阻、血栓形成，肠管因缺血而坏死，呈紫黑色，最后可自行破裂。严重的肠膨胀可使膈肌升高，影响患者的呼吸、循环功能。

（2）水电解质、酸碱平衡紊乱：正常成人每日胃肠道分泌液的总量约为8L，绝大部分被再吸收，以保持体液平衡。高位肠梗阻患者频繁呕吐，大量水分及电解质被排出体外；低位肠梗阻时呕吐虽较少，但梗阻以上肠腔中大量积液，造成体液内丢失。如有肠绞窄存在，更丢失大量血液。这些变化导致机体严重缺水、血液浓缩，以及电解质、酸碱平衡失调。但其变化也因梗阻部位的不同而有差别。如为十二指肠第1段梗阻，可因丢失大量胃酸而产生低氯低钾性碱中毒。一般小肠梗阻，丧失的体液多为碱性或中性，钠、钾离子的丢失较氯离子为多，以及在低血容量和缺氧情况下酸性代谢物剧增，加之缺水，少尿可引起严重的代谢性酸中毒。严重的缺钾可加重肠膨胀，并可引起肌肉无力和心律失常。

（3）感染和中毒：正常人小肠内仅有极少数细菌，肠梗阻时内容物滞留，梗阻以上肠腔内细菌大量繁殖，产生许多毒素及其他毒性产物。肠膨胀、肠壁变薄，黏膜屏障破坏，尤其肠管绞窄时，毒素和细菌可通过肠壁引起腹腔感染，并经腹膜吸收产生全身中毒。

肠梗阻的病理生理变化程度随着梗阻的性质、部位而有所差异。如单纯性肠梗阻，以体液丧失和肠膨胀为主。如发生绞窄性肠梗阻，开始时肠壁静脉回流受阻，小静脉和毛细血管瘀血、通透性增强，大量血浆、血液渗入肠腔和腹腔，同时动脉继续向绞窄肠袢供血，使血容量迅速减少。继而动脉血流被阻断，肠管缺血性坏死，当肠坏死、穿孔，发生腹膜炎时，全身中毒尤为严重。最后可因急性肾功能及循环、呼吸功能衰竭而死亡。

三、临床表现

腹痛、呕吐、腹胀和无肛门排气排便是肠梗阻的典型症状，但在各型肠梗阻中表现并不一致。

（1）腹痛：机械性肠梗阻时肠段的最先反应是梗阻以上部位增强蠕动，导致阵发性绞痛，多位于腹中部，也可偏于梗阻所在部位。绞痛的程度和间歇期的长短与梗阻部位的高低和病情的缓急有关，急性空肠梗阻时绞痛较剧烈，结肠梗阻者腹痛一般不如小肠梗阻明显。麻痹性肠梗阻一般无腹绞痛，但可因肠管高度膨胀引起持续性胀痛。

（2）呕吐：很快即可发生，早期为反射性的，呕吐物多为胃内容物，晚期则为反流性呕吐，梗阻部位越高，呕吐越严重。结肠梗阻时因回盲瓣作用，晚期才出现呕吐，呕吐物可含粪汁。如呕吐物呈棕褐色或血性，应考虑绞窄性梗阻。麻痹性肠梗阻时，呕吐多为溢出性。

（3）腹胀：较迟出现，程度与梗阻部位有关，低位肠梗阻及麻痹性肠梗阻常有显著全腹膨胀。结肠梗阻时如回盲瓣关闭良好，梗阻以上结肠可形成闭袢，则腹周高度膨胀且往往不对称。腹胀不均匀对称，是肠扭转等闭袢性肠梗阻的特点。

（4）停止排便排气：完全性肠梗阻后多患者多停止排便排气，但在早期，尤其高位梗阻者，梗阻以下肠内残留的气体和粪便仍可排出，所以不能因此否定完全性肠梗阻诊断。某些绞窄性肠梗阻尚可排出血性液体或果酱样便。

（5）全身症状：单纯性肠梗阻早期，患者全身情况多无明显变化。梗阻晚期或绞窄性肠梗阻，患者可出现严重脱水，电解质、酸碱紊乱表现及感染、毒血症状和休克征象。

（6）腹部体征：视诊：机械性肠梗阻常可见肠型和蠕动波，在慢性梗阻和腹壁较薄者尤为明显。触诊：单纯性肠梗阻因肠管膨胀，可有轻度压痛。绞窄性肠梗阻，可有固定压痛和腹膜刺激征。蛔虫团、肠套叠或结肠癌等导致的梗阻，可触及相应的腹块。叩诊：腹腔有渗液时，可出现移动性浊音。听诊：机械性肠梗阻早期，肠鸣音亢进，有气过水声或金属音。麻痹性肠梗阻或机械性肠梗阻并发腹膜炎时，肠鸣音则减弱或消失。

四、实验室检查及特殊检查

（1）实验室检查：单纯性肠梗阻早期无明显变化，随着病情发展，因缺水、血液浓缩，血常规可有血红蛋白及血细胞比容升高。白细胞和中性粒细胞计数明显增加。血生化可出现血钾、血氯、血钠降低。代谢性酸中毒时，二氧化碳结合力可降低。

（2）X线平片：一般在肠梗阻、发生4～6h，X线即可出现变化。取直立位或左侧卧位摄片，可见到阶梯状的液平面和充气的肠袢。由于梗阻部位不同，X线表现不一，如空肠黏膜的环状皱襞呈“鱼骨刺”样。结肠胀气时显示结肠袋形，位于腹部周边。

五、诊断和鉴别诊断

在诊断过程中必须明确以下几个问题：

（一）是否肠梗阻

典型肠梗阻具有以下特点：

（1）有腹痛、呕吐、腹胀、停止自肛门排气排便这四大症状。

（2）腹部检查可见肠型或蠕动波、腹部压痛、肠鸣音亢进或消失等体征。

（3）腹部X线透视或拍片可见气胀肠袢及多个液平面。

但某些病例并不完全具备这些典型表现，特别是某些绞窄性梗阻早期，可能与急性坏死性胰腺炎、输尿管结石、卵巢囊肿蒂扭转等疾病混淆，甚至误诊为一般肠痉挛，尤应注意。肠梗阻的原因需根据年龄、病史、症状、体征、X线检查等综合分析而做出判断，新生儿肠梗阻以先天性肠道畸形多见；3岁以下幼儿，则肠套叠多见；儿童可有蛔虫性肠梗阻；青中年患者的常见原因是肠粘连、嵌顿性疝、肠扭转；老年人则以结肠癌或粪块堵塞多见。临床上粘连性肠梗阻最常见，多发生于有腹部手术、外伤或感染史者；而有心脏病者，应考虑肠系膜血管栓塞。

（二）单纯性肠梗阻和绞窄性肠梗阻的鉴别

绞窄性肠梗阻预后严重，必须及早手术治疗，应首先明确或排除。有下列表现者应怀疑为绞窄性肠梗阻：

（1）腹痛发作急骤，起始即呈持续性剧痛，可有阵发性加重，或由阵发性绞痛转为持续性腹痛，或出现腰背痛。

（2）呕吐出现早且频繁，呕吐物为血性或肛门排出血性液体或腹腔穿刺抽出血性液体。

（3）腹胀不对称，可触及压痛的肠袢或有腹膜刺激征，肠鸣音可不亢进。

（4）全身情况急剧恶化，毒血症表现明显，早期出现休克。

（5）X线检查见孤立、固定胀大的肠袢，可见扩张的肠管充满液体或显示肠间隙增宽，提示有腹水。

（6）经积极非手术治疗而症状、体征无明显改善。

（三）机械性肠梗阻和动力性肠梗阻的鉴别

前者多须手术，后者常不必手术，故鉴别十分重要。首先分析病史有无机械性肠梗阻因素或引起肠动力紊乱的原发病。机械性肠梗阻的特点是阵发性腹绞痛，腹胀早期可不显著，肠鸣音亢进，X线检查见胀气限于梗阻以上的肠管，即使晚期并发肠麻痹和绞窄，结肠也不会全部胀气。麻痹性肠梗阻特征为无绞痛、肠鸣音减弱或消失、腹胀显著，X线检查见全部小肠和结肠都均匀胀气。痉挛性肠梗阻时腹痛突然发作和消失，间歇不规则，肠鸣音减弱而不消失，无腹胀，X线检查肠亦无明显胀气。

（四）高位肠梗阻和低位肠梗阻的鉴别

高位小肠梗阻，呕吐出现早而频繁，腹胀不明显；低位小肠梗阻和结肠梗阻则反之。后两者可通过X线检查鉴别：低位小肠梗阻，扩张的肠管多在腹中部，液平较多，而结肠内无积气。结肠梗阻时扩张的肠管分布在腹周围，胀气的结肠在梗阻处突然中断，小肠内积气则不明显。

（五）完全性肠梗阻和部分性肠梗阻的鉴别

完全性梗阻多为急性发作，症状体征明显且典型。部分性梗阻多为慢性梗阻，症状不明显，可反复发作，可有排气排便。X线检查完全性梗阻者肠袢充气、扩张明显，梗阻以下结肠内无气体；部分性梗阻则否。

六、治疗

治疗原则是纠正因肠梗阻所引起的全身生理紊乱和解除梗阻，包括非手术和手术治疗两方面。

（一）非手术治疗

是被首先采用的治疗措施，手术治疗必须在此基础上进行。多数动力性肠梗阻只需非手术治疗。对单纯性机械性肠梗阻，尤其早期部分性肠梗阻，如粘连或蛔虫、粪块阻塞所致的肠梗阻，通过非手术治疗可使症状解除；早期肠套叠、肠扭转引起的肠梗阻亦可在严密观察下先行此法使患者免于手术。但在治疗期间必须严密观察，如症状体征不见好转或反有加重，即应手术治疗。非手术治疗具体包括以下措施。

（1）禁食、胃肠减压：怀疑有肠梗阻存在，应严格禁食，超过2d即应给予营养治疗。有效的胃肠减压能减少肠腔内积液积气及细菌和毒素量，减轻腹胀，降低肠腔内压，改善肠壁血液循环及因腹胀引起的循环和呼吸窘迫症状。少数轻型单纯性肠梗阻经有效的减压后可恢复畅通。对需手术治疗者，胃肠减压可减少手术操作困难，增加安全性。

高位小肠梗阻一般采用较短的 Levin 管；低位小肠梗阻和麻痹性肠梗阻，用较长的 Miller - Abbott 管并能放置至梗阻部位，则效果较好；结肠梗阻发生肠膨胀时，插管减压多无效，常需手术减压。

（2）纠正水、电解质和酸碱平衡紊乱：是极重要的措施。输液的种类和量要根据患者呕吐情况、脱水类型及程度、尿量及尿比重、血液浓缩程度、血电解质及肌酐测定、血气分析及中心静脉压监测情况综合分析计算。不但要补充因呕吐、胃肠减压等外丢失量，还要充分考虑到渗至肠腔、腹腔等的内丢失量。要注重酸中毒的纠正及钾的补充。绞窄性肠梗阻和机械性肠梗阻晚期尚应注意血浆或全血等的补给。

（3）防止感染和中毒：适时合理应用抗生素可防止因梗阻时间过长或发生绞窄时继发的多种细菌感染。一般选用以抗革兰阴性杆菌及厌氧菌为主的广谱抗生素。

(4) 恢复肠道功能：可试用口服或胃肠灌注油类、中医中药、针灸等方法解除梗阻。麻痹性肠梗阻如无外科情况可用新斯的明注射、腹部芒硝热敷等治疗。肠套叠可用空气钡灌肠法，乙状结肠扭转可用结肠镜，使之复位解除梗阻。

此外，适当应用镇静剂、解痉剂等进行对症处理，麻醉性止痛剂只能在确定手术治疗后使用。

(二) 手术治疗

各种类型绞窄性肠梗阻、绝大多数机械性肠梗阻，以及非手术治疗无效的患者，需做手术治疗。由于急性肠梗阻患者的全身情况常较严重，所以手术的原则和目的是：在最短手术时间内，以最简单的方法解除梗阻和恢复肠腔的通畅。具体手术方法要根据梗阻的病因、性质、部位及全身情况而定。手术的主要内容为：①松解粘连或嵌顿性疝，整复套叠或扭转的肠管等，以消除梗阻的局部原因；②切除坏死或有肿瘤的肠段，引流脓肿等，以清除局部病变；③行肠造瘘术以解除肠膨胀，肠吻合术以绕过病变肠段等，恢复肠道功能。

七、预后

绞窄性肠梗阻的预后不良，死亡率高，达10%～20%。而单纯性肠梗阻相对较好，死亡率约3%。

(王会丽)

第十三节　功能性肠病

功能性肠病主要是指由腹痛、腹部不适及大便习惯改变等组成的一系列症状，其主要来源于中下消化道，但无解释这些症状的结构和代谢异常。按照最近的罗马Ⅲ的诊断共识分类，功能性肠病包括肠易激综合征（irritable bowel syndrome，IBS）、功能性腹胀、功能性便秘、功能性腹泻及非特异性功能性肠病等。非特异性功能性肠病是指不满足IBS、功能性腹胀、功能性便秘及功能性腹泻诊断标准的其他个别症状归入此类。

无论在社区人群还是在消化专科门诊，功能性肠病都是一种常见疾病，而且对患者的生存质量产生明显的负面影响。在消化专科门诊中，IBS患者分别占12%和28%。总体看来，IBS症状人群的总体患病率多在5%～25%之间；发达国家的患病率要高于发展中国家。我们在广东省社区人群中对4178人进行的有关IBS的整群、分层、随机抽样调查中发现，广东省有症状符合Manning标准的IBS的标化患病率为11.50%，符合罗马Ⅱ标准的IBS的标化患病率为5.67%。美国报道慢性便秘的患病率在2%～34%之间，广东省社区人群中慢性便秘的患病率为3.6%。虽然功能性肠病在消化专科门诊是常见病，但仍有很大一部分符合症状的人群并未到医院就诊，IBS就诊率约为30%。在中国广东省，IBS就诊率则相对较低，符合Manning标准的IBS患者群的就诊率为19.0%，符合罗马Ⅱ标准者为22.4%。虽然有很大一部分症状人群并未到医院就诊，但它仍然给各国带来巨大的经济负担。功能性肠病对个人和社会带来巨大影响，严重影响患者的工作、学习和生活，增加社会负担。其影响大体上分为三个方面：增加就医服药；造成更多的旷工、旷学行为；降低患者的生存质量。

一、肠易激综合征

肠易激综合征（IBS）是指以腹痛或腹部不适为主要临床表现，其腹痛或腹部不适与排便相关或伴有排便习惯改变及排便异常。

（一）病因和发病机制

IBS 的病因和发病机制尚不十分清楚。一般认为 IBS 属多因素的生理心理疾病。其病理生理学基础主要是胃肠动力和内脏感知异常，而造成这些变化的机制尚未完全阐明。

1. 胃肠动力异常　部分患者存在着胃肠动力紊乱，表现为胃结肠反射异常、结肠及小肠转运加快或减慢。IBS 患者受到某种刺激后结肠动力反应较正常人高。研究表明，3 次/分钟的慢波频率与分节运动有关，IBS 中以便秘、腹痛为主者 3 次/分钟的慢波频率明显增加；而以腹泻为主者则见高幅收缩波明显增加。

2. 内脏感知异常　IBS 患者胃肠道对机械和化学性刺激均可出现内脏高敏性。国外研究发现，94% IBS 患者结肠机械扩张后出现疼痛阈降低、疼痛强度增高。直肠气囊充气试验亦表明，IBS 患者充气疼痛阈明显低于对照组。

3. 精神心理因素　大量研究表明，IBS 患者的焦虑和抑郁症状评分要明显高于正常健康者。在就诊的患者中常可见到像惊恐发作、创伤后应激综合征等精神疾患，也可以观察到患者存在睡眠障碍及应对方式较差，不少患者有不良生活事件。抑郁患者常常出现便秘；若有严重便秘症状而肠道传输时间正常者，常有明显的精神方面的异常。功能性腹胀和功能性腹泻患者则少见有关精神心理因素的报道。

4. 肠道感染　肠道感染与 IBS 的关系研究较多，发现两者密切相关。有研究发现，约 25% 的人在肠道感染后第 6 个月时出现肠功能紊乱，其中约 1/14 的人发展为 IBS，这种情况多见于女性，发展为 IBS 的危险性与肠道感染时腹泻的持续时间有关，少见于以呕吐为主者。另有学者对加拿大安大略湖畔金斯敦的 2 043 名居民进行随访，他们均饮用过被大肠杆菌等污染的自来水，在为期 2 年的随访中，未发生胃肠道感染的人群其 IBS 的发生率为 10. 8%，自诉有胃肠道感染的人群其 IBS 的发生率为 30. 3%，确诊为胃肠道感染的人群其 IBS 的发生率为 39. 2%。

5. 食物过敏及食物不耐受　食物的不良反应与 IBS 的关系也早就注意到。食物的不良反应可分为毒性反应（食物中毒）和非毒性反应，后者分为免疫性（食物过敏）和非免疫性（食物不耐受）。食物不耐受可为酶促性的、药物性的或原因不明。这些原因不明的反应可见于绝大多数 IBS 患者，可能包括精神躯体性或情感性反应，植物神经系统、物理化学或甚至免疫反应。不同的患者可能对不同的食物或食物调料产生不耐受。

6. 脑 - 肠轴交互作用异常　胃肠道功能受自主神经 - 肠神经系统的调控，肠神经系统是一个分布于胃肠道的巨大网络，包括感觉神经元、中间神经元和运动（包括兴奋性和运动性）神经元，可能含有传递自中枢神经系统至胃肠道的传入神经纤维和传递自胃肠道至中枢神经系统的传出神经纤维，并可能通过各种神经递质（脑肠肽）的释放和传递把内脏与中枢神经系统联系起来的神经内分泌网络，这就是脑 - 肠轴。应用正电子发射断层扫描和功能磁共振等技术比较 IBS 患者与正常人经直肠气囊扩张后大脑活性区域的变化，疼痛刺激可引起正常人大脑扣带回前部被激活，而用同样刺激仅激活 IBS 患者的左侧额前皮质，扣带回前部未被激活。

（二）诊断步骤

1. 病史采集要点

（1）起病和病程：多数 IBS 起病隐匿，症状反复发作或慢性迁延，病程可达数年至数十年，但全身一般情况良好。

（2）腹痛和部不适：患者对腹痛的描述是多种多样的，一般为胀痛、隐隐作痛，有的为烧灼样甚至绞痛样，持续或间断发作。腹痛部位并不固定，以下腹和左下腹多见，多于排便或排气后缓解。极少患者在睡眠中痛醒，当然需要区分的是，有些患者伴有抑郁症状因而出现早醒现象，醒后可能出现腹痛症状，故误以为是痛醒。

（3）腹胀：体格检查有时可观察到腹部膨胀、嗳气和肛门排气增多在这些患者中也较常见。肠腔内的气体有三种来源：咽下的气体；肠腔内细菌发酵产生的气体；回收入血的气体在肠道蠕动加速时如腹泻情况下再次释放到肠腔。虽然不少患者诉腹腔内气体太多，但有研究表明，他们小肠内产生的气体与正常人并无区别，主要是由于他们对气体产生扩张作用的耐受性差。腹胀常常位于下腹部，往往是早上较轻，随后日间逐渐加重。

（4）腹泻：一般为每日 3～5 次，少数严重者在发作期间可达十数次。大便多为稀糊状，也可为成形软便或稀水样，一般每次排便量并不多，也一般不会引起脱水现象。腹泻前常有紧迫感，常出现于早晨和餐后。每次大便时往往先是成形便，接着为软便，最后是稀便。大便前有腹痛者，在大便后部分可以得到缓解。但要注意的是，不少患者把大便频率增加当成腹泻，此时医生应亲自观察大便性状。部分患者腹泻与便秘交替发生。

（5）便秘：主要表现为排干硬便、每周排便少于 3 次及排便费力等。硬便可能是由于大便在直肠内的时间较长而致水分过度被吸收。患者常常一开始时便秘间断性出现，以后为持续性，最后则为难治性便秘。

（6）黏液便：是 IBS 患者的一个常见主诉，也见于功能性便秘患者。黏液便的产生机制并不清楚，有人推测可能是由于肠肌痉挛、“肠激惹”或自主神经受刺激所致。

（7）非结肠性消化道症状：部分患者可重叠存在其他功能性胃肠病的症状，如恶心、反酸、烧心、打嗝及呕吐等。

（8）肠外症状：有乏力、失眠、偏头痛或肌肉酸痛及女性痛经等；部分患者甚至出现尿路症状和性功能障碍。

2. 体格检查　一般无明显体征。部分患者可观察到腹部膨隆，相应部位可有轻压痛，有时可触及腊肠样肠管，直肠指检可感到肛门痉挛、张力较高，可有触痛。

3. 辅助检查　对于无“报警”症状者，一般无需太多检查，因为不必要的检查会增加患者的经济负担，并可能造成伤害。

（1）大便常规和潜血试验：简单易行，可以排除很大一部分器质性病变。IBS 患者其大便肉眼观察为稀便或成形便，仅见少量黏液，镜检极少发现白细胞、脓细胞和红细胞等，无寄生虫卵、鞭毛虫及阿米巴原虫，培养无致病菌。

（2）钡餐或钡灌肠 X 线检查：可见肠蠕动过速或肠管痉挛，但无狭窄、充盈缺损、黏膜破坏、溃疡等征象。便秘患者可发现先天性巨结肠、结肠冗长等情况。

（3）结肠镜检查：可见持续时间较长的肠管痉挛，收缩频繁，肠腔黏液较多，但黏膜外观正常，组织学检查并无特异性炎症改变。结肠镜检查可以排除结肠肿瘤、炎症等疾病，但发现憩室并不影响功能性胃肠病的诊断。

(4) 乳果糖氢呼吸试验：正常情况下小肠内不存在使碳水化合物发酵产生氢气的细菌，呼气中氢气浓度明显升高是碳水化合物在结肠中被发酵的结果。

(5) 结肠传输试验：服用不透X线标志物后48h拍摄腹片1张（正常时多数标志物已经抵达直肠或已经排出），必要时72h再摄1张，标志物的分布对判断有无便秘类型有帮助。

(三) 诊断对策

1. 诊断要点　IBS的标准主要以症状学为依据。在严格遵循下述症状诊断标准并排除器质性疾病基础上可作出诊断。辅助检查方法的选择，要求既不漏诊器质性疾病，又尽可能减少不必要的检查，以免增加患者的经济及精神负担。临床上，若患者反复出现腹痛或腹部不适、腹胀和大便习惯改变，且无“报警症状和体征”时即可作出初步诊断。“报警症状和体征”包括发热、体重下降、便血或黑粪、贫血及腹部包块。

IBS的诊断以症状学标准为主，有关罗马Ⅲ诊断标准为：反复发作的腹痛或不适，最近3个月内每个月至少有3d出现症状，合并以下2条或多条：①排便后症状缓解；②发作时伴有排便频率改变；③发作时伴有大便性状（外观）改变。诊断前症状出现至少6个月，近3个月满足以上标准。在病理生理学研究和临床试验中，筛选可评估的患者时，疼痛和（或）不适出现的频率至少为每周2d。

2. 鉴别诊断

(1) 大肠癌：多见于中年以后，且常常合并有报警症状，直肠指检有可能触到肿块，大便潜血多为阳性，结肠镜检查可明确诊断。

(2) 炎症性肠病：包括克罗恩病和溃疡性结肠炎。患者出现反复发作的腹泻和黏液脓血便、腹痛、里急后重，常伴有不同程度的全身症状，结肠镜检查结合黏膜活检有助于明确诊断。

(3) 慢性细菌性痢疾：常有急性痢疾病史，反复出现脓血便，大便常规可见红细胞、白细胞，并可分离出痢疾杆菌，结肠镜检查时取黏液脓性分泌物培养的阳性率高，抗菌药物治疗有效。

(4) 不完全性肠梗阻：个别腹胀和便秘明显者，需注意与不完全性肠梗阻鉴别，当然也要注意便秘患者由于粪便坚硬而致肠梗阻者。肠梗阻出现时间一般较短，常有明显的腹部膨隆，可有腹部轻压痛，腹部平片可见液平面。

(四) 治疗对策

1. 治疗原则

(1) 首先是根据症状学标准作出诊断，视情况选择性地做一些必要的排除性检查。若无“报警症状和体征”，可以先进行治疗，效果不好再寻找病因。

(2) 努力寻找引起症状的促发因素和诱因，并尽量祛除。

(3) 建立良好的医患关系，取得患者的信任，强调综合治疗和个体化治疗相结合。

(4) 主要是对症治疗，包括改变患者的生活方式、药物治疗和心理治疗等。

2. 治疗计划

(1) 健康教育：详细的询问病史以求发现促发因素和诱因，并尽量祛除。在这方面，必须明确各个患者可能存在不同的促发因素和诱因，如精神和饮食因素方面的不同等。治疗开始后的第一步就是，让患者确信医生的诊断，并告知消化系统的基本解剖结构、疾病的性质、症状是如何产生的，及如何应对。做好了这一点，有助于建立良好的医患关系，也是开始治疗的重要一环。同时，注意评价和了解患者的生存质量、日常生活能力、人格特点、近期生活事件（如有无离婚、失业及亲人丧失等）及其他精神心理问题。在此基础上，教育患者建立良好的生活和饮食习惯，并让患者明白这些症状并不像癌症那样会威胁人的生命。

治疗取决于患者主要症状的类型、严重程度及其相关的精神心理情况。精神心理因素可影响患者对症状的感觉，患者对自身症状的反应比症状本身更为重要。在良好的医患关系基础上，给予精神心理支持，同时施以各种相应的治疗，大多数患者是治疗有效的。医生应该对患者表示同情和理解，维护好与患者的关系，阻止患者进行不必要的检查和错误的治疗。若患者对医生的治疗不满意，可能会不断地更换医生就诊，进行很多不合理和有创的检查，服用一些未经验证的药物，及接受完全没必要的手术。

（2）饮食：饮食上应避免诱发症状的食物，避免何种食物因人而异，一般宜避免产气食物（如乳制品、大豆）及酸辣饮食。没有必要作太严格的限制，主要是规律用餐，进食不宜匆忙。限制乳糖不一定可以改善症状，控制钙的摄入往往有害。服用人工合成糖如山梨醇易致腹泻、腹胀和肠痉挛。高纤维食物有助于改善便秘症状，廉价而安全，但无强有力的临床试验支持。

（3）药物治疗：IBS 的药物治疗是针对各个患者的主要症状，也就是按照具体症状进行治疗。由于这些症状容易发生变化，而且中枢神经系统和肠神经系统之间的复杂关系，限制了这些药物发挥有效作用。目前有学者在试图寻找生物学标志和基因多态性，用于鉴别出哪些患者对某种治疗最为有效。常用药物见表 8－2。

表 8－2　针 IBS 主要症状的药物

症状	药物	剂量
腹泻	洛派丁胺	2～4mg（必要时）/最大量 12mg
	考来烯胺	49（进餐时）
便秘	欧车前果壳	3.4g bid（进餐时，以后调整）
	甲基纤维素	2g bid（进餐时，以后调整）
	乳果糖	10～20g bid
	70% 山梨醇	15ml bid
	聚乙二醇 3350	17g qd
	镁盐泻剂	
腹痛	平滑肌解痉药	qd～qid
	三环类抗抑郁药	
	选择性 5－羟色胺再摄取抑制剂	小剂量开始必要时加量

1）洛派丁胺：商品名为易蒙停。餐前或运动（若诱发 IBS 症状）前服用可防止腹泻的发生。

2）纤维类似物：便秘症状可首先试用膳食中增加纤维饮食，若效果不佳，改为纤维类似物也许会有帮助。

3）胃肠平滑肌解痉药：如匹维溴胺、奥替溴铵等。对腹痛有一定疗效，但也存在不少争议，各个国家使用的情况并不相同。

4）抗抑郁药：若无合并重大精神疾患，小剂量（较治疗抑郁症小）使用可能有一定疗效。例如，地昔帕明对于中重度女性 IBS 患者可能有效；帕罗西汀可以改善重症 IBS 患者的生活质量，尤其是体能方面，对于改善全身状况比高纤维饮食要好。由于这类药物的治疗窗较窄，故仅适用于中重度 IBS 患者。

5）益生菌：前景看好。有研究表明，益生菌可有效改善患者的症状，并使血清单核细胞比率恢复正常，当然这些结论还需要更大规模的试验证实。小肠细菌过度生长（乳果糖氢呼吸试验证实）被认为是 IBS 的一个可能的原因，双歧因子是通过改善肠道微生物平衡，临床上常以补充益生菌作为辅助措施。双歧杆菌发酵双歧因子产生的短链脂肪酸酸化肠道环境，能促进肠道蠕动和肠液分泌，增加粪便湿润度，减少肠内毒素物质的吸收，并保持一定的渗透压，从而改善便秘等症状。

（4）心理和行为治疗：认知行为治疗、催眠疗法和生物反馈对于某些 IBS 患者可能有一定疗效。有研究表明，每周一次的认知行为治疗，连续进行 12 周，其疗效较健康教育要好，但对抑郁患者无效，可改善生活质量，但不能改善腹痛症状。催眠疗法可以使直肠感觉恢复正常，治疗 12 周可以改善难治性 IBS 患者的生活质量、焦虑抑郁症状，而且这种疗效可以持续 5 年以上。

3. 治疗方案的选择　强调综合治疗和个体化治疗相结合的原则。耐心向患者进行解释，使其理解疾病性质，建立战胜疾病的信心。寻找并避免可能的诱因，并针对腹痛、腹泻和便秘三个主要症状进行治疗。

二、功能性腹胀

功能性腹胀是指反复感觉腹部胀满，可肉眼观察到或观察不到，不符合其他功能性胃肠病的诊断。典型的腹胀在饭后加重并且持续一整天，过夜后症状减轻或消失。

（一）诊断标准

功能性腹胀罗马Ⅲ诊断标准如下：必须包括以下 2 条：①3 个月内每月至少有 3 天反复出现腹胀感或肉眼可见的腹部膨胀；②没有足够的证据诊断功能性消化不良、肠易激综合征（IBS）或其他功能性胃肠疾病。诊断前症状出现至少 6 个月，近 3 个月满足以上标准。

（二）治疗对策

1. 治疗原则　虽然功能性腹胀的诊断强调须除外其他功能性肠病，但有关腹胀的治疗研究常常是在合并 IBS 或其他功能性肠病的患者身上进行的，所以无论腹胀是否单独存在，其治疗方法相似。

2. 治疗计划

（1）减少肠道气体的产生：既往认为是治疗功能性腹胀的主要手段，实际上这并不是关键问题，也没有效果。

（2）治疗并存疾病：如果与腹胀合并存在的 IBS 或便秘症状得到有效治疗和改善，腹胀症状也会相应减轻。

（3）饮食：若腹胀与腹泻合并存在，或在食用乳制品、水果等后症状加重，则有必要进一步检查。然而，有研究表明，即使是乳糖酶缺乏的患者，在服用 240ml 牛奶后也没有出现腹胀症状。

（4）避免产气食物、增加体育锻炼、减肥等，虽然是一种安全的治疗手段，但多半无效。

（5）表面活化剂：如二甲基硅油，可以试用，但疗效有争议。

（6）益生菌：好像对于腹胀并无帮助，但有些试验的结果令人鼓舞。

（7）胰酶制剂：在进食高热量、高脂肪后，胰酶制剂可以减少腹胀症状。

3. 治疗方案的选择　治疗与合并存在的 IBS 或便秘症状，视情况可试用表面活化剂如二甲基硅油、益生菌和胰酶制剂。

三、功能性便秘

功能性便秘是指持续排便困难、便次少或排便不尽感，同时不符合 IBS 的诊断标准。从病理学机制上看，功能性便秘可分为慢传输型便秘、出口梗阻型便秘及混合型便秘等三种类型。

（一）诊断标准

功能性便秘的罗马Ⅲ诊断标准为，诊断前症状出现至少 6 个月，近 3 个月满足以下标准。

（1）必须满足以下 2 条或多条：①排便费力（至少每 4 次排便中有 1 次）；②排便为块状或硬便（至少每 4 次排便中有 1 次）；③有排便不尽感（至少每 4 次排便中有 1 次）；④有肛门直肠梗阻和（或）阻塞感（至少每 4 次排便中有 1 次）；⑤需用手操作（如手指辅助排便、盆底支撑排便）以促进排便（至少每 4 次排便中有 1 次）；⑥排便少于每周 3 次。

（2）不用缓泻药几乎没有松散大便。

（3）诊断 IBS 的条件不充分。

（二）治疗对策

1. 治疗原则　治疗的目的不仅仅是通便，应包括恢复正常的胃肠转运和排空、调节粪便性状、解除便秘引起的不适，建立正常的排便规律和排便行为以及除去病因等。

2. 治疗计划

（1）建立信心：治疗的重要步骤之一是让患者消除疑虑、确立信心。结肠活动及排便功能的生理性意义应对患者作充分解释，使患者既不要轻视便秘症状，也不要产生过多顾虑。对患者的排便频率与排便数量应详细询问，以免误导患者，造成滥用通便药；应避免将排便焦急者误为便秘患者进行治疗。应当鼓励患者将排便作为清晨起床后的第一件事，同时也要使一些 2d 或 3d 排便一次的患者相信这是无关大碍的。

（2）调整生活方式：既往的观点认为，体力活动可以影响结肠的运动，从而改善便秘患者的结肠功能。Kinnunen 等对老年住院患者的研究也表明，每天步行少于 0.5km、需扶持步行、坐轮椅及卧床者发生便秘的相对危险度分别为 1.7、3.4、6.9 及 15.9。体力活动对结肠功能的影响，可能是有其他混淆因素如饮食和人格特点的影响。对于健康人群的研究也发现，中等程度的体力活动并不会影响肠道功能，像马拉松等剧烈运动才可以明显加快肠道蠕动。一定程度的体力活动对轻度便秘患者可能有一定帮助，但没有证据表明对严重的便秘患者亦有帮助。

（3）心理支持：中、重度的便秘患者常有焦虑甚至抑郁等心理因素或障碍的表现，应予以认知疗法，使患者消除紧张情绪，尤其是对于肠易激综合征伴便秘者。在应激或情绪障碍（如以往的性虐待）情况下，可能加重便秘，对这类患者应予以心理测定及心理测定及行为学治疗。

（4）膳食：低纤维饮食可能并不是慢性便秘的直接原因，但是在部分患者的发病中起一定作用。饮食中增加纤维，可使正常人的大便重量呈比例增加，并增快口－肛通过时间，但并不能使便秘患者的大便量恢复正常，其作用重要是吸收水分，增加结肠充盈而刺激收缩。高纤维膳食的疗效往往并不理想，但增加膳食纤维的治疗仍不失为简单、天然及价廉的治疗方法。鼓励补充含有全麦面包类非淀粉多糖的膳食，但可引发腹胀等，在先天性巨结肠以及某些老年患者中可能会使症状加重。一般来讲，部分慢性便秘患者通过增加纤维饮食可使症状改善，但严重的患者在增加纤维饮食后可能加重症状。

（5）液体摄入量：以往多鼓励患者多饮水，认为可避免因大肠对水、盐吸收过多而致大便干少。但最近有学者综合分析文献后认为，目前并没有证据支持，增加液体摄入量可以改善便秘症状，除非有脱水的情况存在。

（6）生物反馈：生物反馈的目的是训练患者在有刺激的排便过程中，学会松弛其盆底横纹肌，能感觉到逐步变小的直肠扩张，有效地提高腹腔内压力，而有利于完成排便。对于确诊为出口梗阻型便秘者采用生物反馈行为训练，不少研究表明有确切疗效。但生物反馈对于慢传输型便秘则基本无效。

（7）药物治疗

1）聚乙二醇：是一种不被吸收和代谢的药物，由于它的渗透性作用，可用来通便。聚乙二醇是治疗便秘的有效性药物，优于乳果糖，副作用少。尽管其价格相对要高，但在效价比方面仍优于乳果糖。

2）乳果糖：是一种不吸收性二糖，作为高渗性泻剂用于治疗便秘。乳果糖在治疗原发性便秘中是安全有效的，常见的副作用是腹胀和稀便。

3）氢氧化镁：治疗便秘有效，但长期使用有引发高镁血症的危险。

4）刺激性泻剂：效果不如乳果糖。

5）容积性泻剂：增加膳食纤维，可以改善大便频率、性状和排便时间。在一些研究中，发现麦麸与常规饮食相比，有一定的疗效。

3. 治疗方案的选择　改变生活饮食习惯、增加膳食中纤维和饮水量、消除紧张，调整正常心理状态，对于轻型便秘患者可能有效，但对通过上述调整无效者，应寻找可能存在的病因，并给予药物或特殊治疗手段，视情况选用心理治疗、催眠术治疗等；对于出口梗阻型便秘者可采用生物反馈行为训练，纠正不正确排便行为。

四、功能性腹泻

功能性腹泻是指持续或反复排松散或糊样便，不伴有腹痛或不适为特征的综合征。

（一）诊断标准

功能性腹泻的罗马Ⅲ诊断标准如下：至少75%的时间内大便为不伴有腹痛的松散（糊状）便或水样便。诊断前症状出现至少6个月，近3个月满足以上标准。

(二) 治疗对策

1. 治疗计划

(1) 一般处理：同样地，应了解患者的精神心理状况、充分解释相关症状，让患者消除疑虑、确立信心。

(2) 饮食：避免含有山梨醇和咖啡因的食物。

(3) 止泻药：在餐前或社交前，预防性地服用洛派丁胺、地芬诺酯等止泻药物，通常有效。

(4) 阿洛司琼：在健康志愿者身上可延缓肠道传输时间和减轻胃结肠反射，对腹泻症状可能有一定帮助，但该药昂贵且只在美国上市，也无有关治疗功能性腹泻的随机对照试验。

(5) 考来烯胺：有吸附胆汁酸的作用，有时非常见效。

2. 治疗方案的选择　避免含有山梨醇和咖啡因的食物，适当使用洛派丁胺等止泻药物。

(三) 病程观察及处理

1. 病情观察要点

(1) 功能性肠病易反复发作，但无须重复进行检查，若患者出现报警症状时，则须重新进行系统评估。

(2) 因无客观诊断指标，治疗过程中可使用症状评分，对主要症状如腹痛、腹泻、腹胀、便秘等出现的频率和程度进行等级评分。进行相关科研时，可采用日记卡的形式。

(3) 其危害主要是对患者的生活质量造成负面影响，所以治疗前后可采用 SF－36 等量表进行生活质量的评估，治疗有效可表现为患者生活质量的提高。

(4) 对于患者合并存在的精神心理因素，也可进行评估。

2. 疗效判断及处理

(1) 疗效判断：治疗有无效果反映在患者的自我感觉上，包括主要症状的改善和生活质量的提高。

(2) 处理：若进行常规治疗后，患者症状改善，则以后再次发作时可重复使用该治疗方法。若治疗无效，则须寻找原因，包括可能合并存在的精神心理因素，必要时重新对患者进行评估，改用其他治疗方法。

(四) 预后评估

功能性肠病是一种生理因素和心理因素共同作用产生的综合征，自限，但容易反复发作。呈良性经过，一般不会影响患者的寿命。目前尚无有关功能性肠病向其他疾病转化的证据，但不排除以后合并存在的可能。

(王会丽)

第十四节　胃肠道间质瘤

胃肠道间质瘤（gastrointestinal stromal tumors，GIST）是消化道最常见的间叶源性肿瘤，组织学上富于梭形细胞、上皮样细胞、偶尔为多形性细胞，呈束状、弥漫状排列；免疫表型上表达 c－kit 基因蛋白产物（CD117），由突变的 c－kit 和 PDGFR－α 基因驱动。具有广谱的生物学行为，可能起源于幼稚间充质细胞向卡哈尔间质细胞（interstitial cell of Cajal，ICC）分化，但不同于典型的平滑肌和神经源性肿瘤。

一、流行病学

在消化道的原发肿瘤中，GIST 是少见肿瘤，仅占不足 1%。2002 年，Fletcher 等报道美国临床上确诊为 GIST 的新病例的数字修正为可能达 5 000 ~ 6 000 例/年。中国尚缺乏完整的发病率的资料。复旦大学附属中山医院病理科对 1993 年至 2004 年间外科手术、病理为消化道间叶源性肿瘤的标本进行免疫组化测定后，发现共有 256 例根据现有的标准可以诊断为 GIST。

二、病理

（一）大体

根据肿瘤主体位置分为 5 型：①腔内型：肿瘤向腔内突出，呈息肉状；②壁内型：主要在肌壁间，呈膨胀性生长；③腔内 - 外型（哑铃型）：由胃肠壁固有肌层同时向内外张；④腔外型：肿瘤向浆膜下生长，肿瘤主体位于腔外；⑤胃肠道外型：部分病例完全表现为肠系膜或者大网膜肿块。

（二）组织学

GIST 有梭形细胞和上皮样细胞两种基本细胞成分。按这两种细胞在肿瘤中所占的比例又可分为三种组织类型，即梭形细胞型、上皮细胞型和混合型。同时，由于 GIST 有着单向和多向的分化潜能，根据其分化途径的差异可分为以下 4 个方面的肿瘤：①向平滑肌方向分化的肿瘤；②向神经方向分化的肿瘤；③具有平滑肌、神经双向分化的肿瘤；④既不显示平滑肌也不显示神经分化的肿瘤。

（三）生物学行为

关于 GIST 肿瘤的生物学行为不能以简单的良恶性来评定。目前，国外的学者一般主张以肿瘤的潜在恶性程度来评定 GIST。

1. 通常认为恶性指标有　①肿瘤具有浸润性，出现局部黏膜及肌层浸润和邻近器官的侵犯；②肿瘤出现远近脏器的转移。

2. 潜在恶性指标有　①肿瘤体积，即胃间质瘤直径 > 5. 5cm，肠间质瘤直径 > 4cm；②核分裂现象，以高倍镜视野（HPF）观察，即胃间质瘤 > 5/50HPF，肠间质瘤 ≥ 1/50HPF；③肿瘤出现坏死；④肿瘤细胞有明显异型性；⑤肿瘤细胞生长活跃，排列密集。当肿瘤具备上述一项及以上恶性指标，或两项潜在恶性指标时，为恶性 GIST；仅有一项潜在恶性指标时，为潜在恶性 GIST（或称交界性 GIST），而没有上述指标者，为良性 GIST。

三、临床表现

GIST 的发病年龄多为 50 ~ 70 岁，男女发病率基本无差异。GIST 的临床症状变化多端，从无症状到非特异性的腹部不适、腹痛或触及腹块等。患者的症状也与肿瘤大小、发生部位、肿瘤与胃肠壁的关系，以及肿瘤的良恶性等有关。常见的症状为消化道出血、包括呕血、便血或大便隐血，其他症状包括吞咽困难、进食梗阻、腹部不适、腹痛、腹块、肠梗阻、排便习惯改变等，这些症状均无特征性，少数患者可伴有发热、体重下降、晕厥或因肿瘤破裂致急腹症入院。

四、影像学检查和内镜检查

1. X 线片　对 GIST 的诊断价值有限，偶可发现引起胃、肠袢异位、变形的较大病变。对于发生肺转移的 GIST 有一定的诊断价值。

2. 消化道钡餐　食管 GIST 吞钡造影显示食管黏膜完整、边界清楚的充盈缺损，与正常食管之间相交为锐角，有腔内型肿物的特点，可有单个深的龛影。胃 GIST 在钡剂造影下能显示肿瘤的腔内部分，但不能对肿瘤的腔外部分作出判断。十二指肠 GIST 首选的检查方法为胃肠钡剂造影。

3. CT 检查　肿瘤多呈圆形或类圆形，少数呈不规则形。良性者肿瘤多 < 5cm，边缘锐利，极少侵犯邻近器官，可以有钙化表现，多呈实体性均匀强化。恶性者肿瘤多 > 6cm，边界不清与邻近器官粘连，可呈分叶状，密度不均匀，中央极易出现坏死、囊变和出血；肿瘤可出现高、低密度混杂，钙化很少见，常可见周围器官或组织受侵及肝、腹膜的转移灶和或淋巴结转移。

4. MRI　实质区在 T_1 加权呈低到中等的信号强度，T_2 加权像呈高信号强度。增强后可根据不同区域信号强度判断坏死区域。此外，在辅助判断肿瘤确切位置与周围组织关系上极有帮助。

5. 血管造影　大多数 GIST 具有丰富的血管，血管造影可显示病变部位和肿瘤范围。实质期见肿瘤染色，持续时间长，静脉期可见静脉早显。

6. PET 或 PE/CT　能准确显示肿瘤部位和播散程度，并且能够迅速监控伊马替尼的治疗效应，但价格昂贵，临床运用受限制。

7. 内镜检查　GIST 是位于黏膜下的肿瘤。肿块表面有正常黏膜覆盖时，普通活检常不能取得肿瘤组织，如其顶部有溃疡形成，建议在溃疡部深取。GIST 是富于血管的肿瘤，活检时质脆，易发生大出血。

8. 超声内镜（ultrasonic endoscope，EUS）　EUS 可区别胃肠黏膜隆起性病变，起源于壁内或系外来压迫，并可区分壁内的病变是实质性还是囊性等。GIST 常呈圆形或椭圆形，由于起源于固有肌层，因此，常位于第 4 层，与肌层低回声带延续，其所在的包膜壁多呈“断壁征”，较大的病灶可出现肿瘤中心液化或坏死，可见液性暗区。同疗耐药的本质。

耐药性和二线分子靶向药物：患者可以对伊马替尼原发耐药或继发耐药。如果有可能局部进展的病灶需行手术切除，鼓励患者参加临床实验。

五、预后

有关胃肠道间质瘤预后的研究甚少。影响其预后主要因素为肿瘤大小、肿瘤细胞核分裂象的多少及有无肿瘤破裂。恶性胃间质瘤术后复发及转移的发生率较高，术后应密切随访。

（王会丽）

第十五节　溃疡性结肠炎

溃疡性结肠炎（ulcerative colitis，UC）是一种慢性非特异性的结肠炎症性疾病。病变主要累及结肠的黏膜层及黏膜下层。临床表现以腹泻、黏液脓血便、腹痛和里急后重为主，病情轻重不一，呈反复发作的慢性过程。

一、流行病学

该病是世界范围的疾病，但以西方国家更多见，亚洲及非洲相对少见。不过，近年我国本病的发病率呈上升趋势。该病可见于任何年龄，但以20~30岁最多见，男性稍多于女性。

二、病因及发病机制

该病病因及发病机制至今仍不清楚，可能与下列因素有关：

1. 环境因素　该病在西方发达国家发病率较高，而亚洲和非洲等不发达地区发病率相对较低；在我国，随着经济的发展，生活水平的提高，该病也呈逐年上升趋势，这一现象提示环境因素的变化在UC发病中起着重要作用。其可能的解释是：生活水平的提高及环境条件的改善，使机体暴露于各种致病原的机会减少，致使婴幼儿期肠道免疫系统未受到足够的致病原刺激，以至于成年后针对各种致病原不能产生有效的免疫应答。此外，使用非甾体抗炎药物，口服避孕药等均可促进UC的发生；相反，母乳喂养、幼年期寄生虫感染、吸烟和阑尾切除等均能不同程度降低UC的发病率。这些均提示环境因素与UC的发生发展有关。

2. 遗传因素　本病发病呈明显的种族差异和家庭聚集性。白种人发病率高，黑人、拉丁美洲人及亚洲人发病率相对较低，而犹太人发生UC的危险性最高。在家庭聚集性方面，文献报道29%的UC患者有阳性家族史，且患者一级亲属发病率显著高于普通人群。单卵双胎共患UC的一致性也支持遗传因素的发病作用。近年来遗传标记物的研究，如抗中性粒细胞胞质抗体（anti-neutrophil cytoplasmic antibodies，p-ANCA）在UC中检出率高达80%以上，更进一步说明该病具有遗传倾向。不过该病不属于典型的孟德尔遗传病，而更可能是多基因遗传病。近年对炎症性肠病易感基因位点定位研究证实：位于16号染色体上的CARD 15/NOD_2基因与克罗恩病的发病有关，而与UC的发病关系不大，提示遗传因素对炎症性肠病的影响，在克罗恩病中较UC中更为明显。

3. 感染因素　微生物感染在UC发病中的作用长期受到人们的关注，但至今并未发现与UC发病直接相关的特异性病原微生物的存在。不过，近年动物实验发现大多数实验动物在肠道无菌的条件下不会发生结肠炎，提示肠道细菌是UC发病的重要因素。临床上使用抗生素治疗UC有一定疗效也提示病原微生物感染可能是UC的病因之一。

4. 免疫因素　肠道黏膜免疫反应的异常目前被公认为在UC发病中起着十分重要的作用，包括炎症介质、细胞因子及免疫调节等多方面。其中，各种细胞因子参与的免疫反应和炎症过程是目前关于其发病机制的研究热点。人们将细胞因子分为促炎细胞因子（如IL-1、IL-6、TNF-α等）和抗炎细胞因子（如IL-4、IL-10等）。这些细胞因子相互作用形成细胞因子网络参与肠黏膜的免疫反应和炎症过程。其中某些关键因子，如IL-1、TNF-α的促炎作用已初步阐明。近年采用抗TNF-α单克隆抗体（infliximab）治疗炎症性肠病取得良好疗效更进一步证明细胞因子在UC发病中起着重要作用。参与UC发病的炎症介质主要包括前列腺素、一氧化氮、组胺等，在肠黏膜损伤时通过环氧化酶和脂氧化酶途径产生，与细胞因子相互影响形成更为复杂的网络，这是导致UC肠黏膜多种病理改变的基础。在免疫调节方面，T细胞亚群的数量和类型的改变也起着重要的作用，Th1/Th2比例的失衡可能是导致上述促炎因子的增加和抗炎因子下降的关键因素，初步研究已证实UC的发生与Th2免疫反应的异常密切相关。

三、病理

病变可累及全结肠，但多始于直肠和乙状结肠，渐向近端呈连续性、弥漫性发展及分布。

1. 大体病理　活动期UC的特点是：①连续性弥漫性的慢性炎症，病变部位黏膜充血、水肿、出血，呈颗粒样改变；②溃疡形成，多为浅溃疡；③假息肉形成，并可形成黏膜桥。缓解期UC的特点为：黏膜明显萎缩变薄，色苍白，黏膜皱襞减少，甚至完全消失。

2. 组织病理学　活动期UC炎症主要位于黏膜层及黏膜下层，较少深达肌层，所以较少发生结肠穿孔、瘘管或腹腔脓肿等。最早的病变见于肠腺基底部的隐窝，有大量炎症细胞浸润，包括淋巴细胞、浆细胞、单核细胞等，形成隐窝脓肿。当数个隐窝脓肿融合破溃时，便形成糜烂及溃疡。在结肠炎症反复发作的慢性过程中，肠黏膜不断破坏和修复，导致肉芽增生及上皮再生，瘢痕形成，后期常形成假息肉。慢性期黏膜多萎缩，黏膜下层瘢痕化，结肠缩短或肠腔狭窄。少数患者可发生结肠癌变。

四、临床表现

（一）症状和体征

多数起病缓慢，少数急性起病，病情轻重不等，病程呈慢性经过，表现为发作期与缓解期交替。

1. 消化系统症状

（1）腹泻：见于大多数患者，为最主要的症状。腹泻程度轻重不一，轻者每天排便3～4次，重者可达10～30次。粪质多呈糊状，含有血、脓和黏液，少数呈血水样便。当直肠受累时，可出现里急后重感。少数患者仅有便秘，或出现便秘、腹泻交替。

（2）腹痛：常有腹痛，一般为轻度至中度，多局限于左下腹或下腹部，亦可涉及全腹，为阵发性绞痛，有疼痛－便意－便后缓解的规律。

（3）其他症状：可有腹胀、厌食、嗳气、恶心和呕吐等。

2. 全身症状　中重型患者活动期常有低热或中度发热，重度患者可出现水、电解质平衡紊乱，贫血、低蛋白血症、体重下降等表现。

3. 体征　轻中型患者或缓解期患者大多无阳性体征，部分患者可有左下腹轻压痛，重型或暴发型患者可有腹部膨隆、腹肌紧张、压痛及反跳痛。此时若同时出现发热、脱水、心动过速及呕吐等应考虑中毒性巨结肠、肠穿孔等并发症。部分患者直肠指检可有触痛及指套带血。

4. 肠外表现　UC患者可出现肠外表现，常见的有骨关节病变、结节性红斑、皮肤病变、各种眼病、口腔复发性溃疡、原发性硬化性胆管炎、周围血管病变等。有时肠外表现比肠道症状先出现，常导致误诊。国外 UC 的肠外表现的发生率高于国内。

（二）临床分型与分期

1. 临床类型

（1）初发型：指无既往史的首次发作。

（2）慢性复发型：发作期与缓解期交替出现，此型临床上最多见。

（3）慢性持续型：症状持续存在，可有症状加重的急性发作。

（4）暴发型：少见，急性起病，病情重，血便每日 10 次以上，全身中毒症状明显，可伴中毒性巨结肠、肠穿孔、脓毒血症等。

上述各型可互相转化。

2. 严重程度

（1）轻度：腹泻每日 4 次以下，便血轻或无，无发热，脉搏加快或贫血，血沉正常。

（2）中度：介于轻度与重度之间。

（3）重度：腹泻每日 6 次以上，伴明显黏液血便，有发热（体温 >37.5℃），脉速（>90 次/min），血红蛋白下降（<100g/L），血沉 >30mm/h。

3. 病情分期　分为活动期及缓解期。

4. 病变范围　分为直肠、乙状结肠、左半结肠（脾曲以远）、广泛结肠（脾曲以近）、全结肠。

（三）并发症

1. 中毒性巨结肠　见于暴发型或重度 UC 患者。病变多累及横结肠或全结肠，常因低钾、钡剂灌肠、使用抗胆碱能药物或阿片类制剂等因素而诱发。病情极为凶险，毒血症明显，常有脱水和电解质平衡紊乱，受累结肠大量充气致腹部膨隆，肠鸣音减弱或消失，常出现溃疡肠穿孔及急性腹膜炎。本并发症预后极差。

2. 结肠癌变　与 UC 病变的范围和时间长短有关，且恶性程度较高，预后较差。随着病程的延长，癌变率增加，其癌变率病程 20 年者为 7%，病程 35 年者高达 30%。

3. 其他并发症　有结肠息肉、肠腔狭窄和肠梗阻、结肠出血等。

五、实验室及其他检查

1. 血液检查　中重度 UC 常有贫血。活动期常有白细胞计数增高，血沉加快和 C 反应蛋白增高，血红蛋白下降多见于严重或病情持续病例。

2. 粪便检查　肉眼检查常见血、脓和黏液，显微镜下可见红细胞和白细胞。

3. 免疫学检查　文献报道，西方人血清抗中性粒细胞胞质抗体（p-ANCA）诊断 UC 的阳性率约为 50%~70%，是诊断 UC 较特异的指标。不过对中国人的诊断价值尚需进一步证实。

4. 结肠镜检查　结肠镜检查可直接观察肠黏膜变化，取活检组织行病理检查并能确定病变范围，是诊断与鉴别诊断的最重要手段。但对急性期重度患者应暂缓检查，以防穿孔。活动期可见黏膜粗糙呈颗粒状，弥漫性充血、水肿、血管纹理模糊、易脆出血、糜烂或多发性浅溃疡，常覆有黄白色或血性分泌物。慢性病例可见假息肉及桥状黏膜、结肠袋变钝或消失、肠壁增厚，甚至肠腔狭窄。

5. X 线检查　在不宜或不能行结肠镜检查时，可考虑行 X 线钡剂灌肠检查。不过对重度或暴发型病例不宜做钡剂灌肠检查，以免加重病情或诱发中毒性巨结肠。X 线钡剂灌肠检查可见结肠黏膜紊乱，溃疡所致的管壁边缘毛刺状或锯齿状阴影，结肠袋形消失，肠壁变硬呈水管状，管腔狭窄，肠管缩短。低张气钡双重结肠造影则可更清晰地显示病变细节，有利于诊断。

六、诊断和鉴别诊断

（一）诊断

由于该病无特异性的改变，各种病因均可引起与该病相似的肠道炎症改变，故该病的诊断思路是：必须首先排除可能的有关疾病，如细菌性痢疾、阿米巴痢疾、慢性血吸虫病、肠结核等感染性结肠炎以及结肠克罗恩病、缺血性肠病、放射性肠炎等，在此基础上才能作出本病的诊断。目前国内多采用 2007 年中华医学会消化病分会制定的 UC 诊断标准，具体如下。

1. 临床表现　有持续或反复发作的腹泻、黏液脓血便伴腹痛、里急后重和不同程度的全身症状，病程多在 4 ~ 6 周以上。可有关节、皮肤、眼、口和肝胆等肠外表现。

2. 结肠镜检查　病变多从直肠开始，呈连续性、弥漫性分布，表现为：①黏膜血管纹理模糊、紊乱或消失、充血、水肿、易脆、出血和脓性分泌物附着，亦常见黏膜粗糙，呈细颗粒状；②病变明显处可见弥漫性、多发性糜烂或溃疡；③缓解期患者可见结肠袋囊变浅、变钝或消失以及假息肉和桥形黏膜等。

3. 钡剂灌肠检查　①黏膜粗乱和（或）颗粒样改变；②肠管边缘呈锯齿状或毛刺样，肠壁有多发性小充盈缺损；③肠管短缩，袋囊消失呈铅管样。

4. 黏膜组织学检查　活动期和缓解期的表现不同。活动期：①固有膜内有弥漫性、慢性炎症细胞和中性粒细胞、嗜酸性粒细胞浸润；②隐窝有急性炎症细胞浸润，尤其是上皮细胞间有中性粒细胞浸润和隐窝炎，甚至形成隐窝脓肿，可有脓肿溃入固有膜；③隐窝上皮增生，杯状细胞减少；④可见黏膜表层糜烂、溃疡形成和肉芽组织增生。缓解期：①中性粒细胞消失，慢性炎症细胞减少；②隐窝大小、形态不规则，排列紊乱；③腺上皮与黏膜肌层间隙增宽；④Paneth 细胞化生。

可按下列标准诊断：①具有上述典型临床表现者为临床疑诊，安排进一步检查；②同时具备以上条件 1 和 2 或 3 项中任何一项，可拟诊为本病；③如再加上 4 项中病理检查的特征性表现，可以确诊；④初发病例、临床表现和结肠镜改变均不典型者，暂不诊断为 UC，需随访 3 ~ 6 个月，观察发作情况；⑤结肠镜检查发现的轻度慢性直、乙状结肠炎不能等同于 UC，应观察病情变化，认真寻找病因。

（二）鉴别诊断

1. 急性感染性结肠炎　包括各种细菌感染，如痢疾杆菌、沙门菌、直肠杆菌、耶尔森菌、空肠弯曲菌等感染引起的结肠炎症。急性发作时发热、腹痛较明显，外周血白细胞增加，粪便检查可分离出致病菌，抗生素治疗有效，通常在 4 周内消散。

2. 阿米巴肠炎　病变主要侵犯右半结肠，也可累及左半结肠，结肠溃疡较深，边缘潜行，溃疡间黏膜多属正常。粪便或结肠镜取溃疡渗出物检查可找到溶组织阿米巴滋养体或包囊。血清抗阿米巴抗体阳性。抗阿米巴治疗有效。

3. 血吸虫病　有疫水接触史，常有肝脾肿大，粪便检查可见血吸虫卵，孵化毛蚴阳性。急性期直肠镜检查可见黏膜黄褐色颗粒，活检黏膜压片或组织病理学检查可见血吸虫卵。免疫学检查亦有助鉴别。

4. 克罗恩病　溃疡性结肠炎与克罗恩病的鉴别诊断见克罗恩病章节。

5. 结直肠癌　多见于中年以后，直肠指检常可触及肿块，结肠镜和 X 线钡剂灌肠检查对鉴别诊断有价值，活检可确诊。须注意 UC 也可引起结肠癌变。

6. 肠易激综合征　粪便可有黏液，但无脓血，镜检正常，结肠镜检查无器质性病变的证据。

7. 其他　出血坏死性肠炎、缺血性结肠炎、放射性肠炎、过敏性紫癜、胶原性结肠炎、白塞病、结肠息肉病、结肠憩室炎以及人类免疫缺陷病毒（HIV）感染合并的结肠炎应与本病鉴别。此外，应特别注意因下消化道症状行结肠镜检查发现的轻度直肠、乙状结肠炎，需认真检查病因，密切观察病情变化，不能轻易作出 UC 的诊断。

七、治疗

活动期的治疗目的是尽快控制炎症，缓解症状；缓解期应继续维持治疗，预防复发。

1. 营养治疗　饮食应以柔软、易消化、富营养少渣、足够热量、富含维生素为原则。牛乳和乳制品慎用，因部分患者发病可能与牛乳过敏或不耐受有关。对病情严重者应禁食，并予以完全肠外营养治疗。

2. 心理治疗　部分患者常有焦虑、抑郁等心理问题，积极的心理治疗是必要的。

3. 对症治疗　对腹痛、腹泻患者给予抗胆碱能药物止痛或地芬诺酯止泻时应特别慎重，因有诱发中毒性巨结肠的危险。对重度或暴发型病例，应及时纠正水、电解质平衡紊乱。贫血患者可考虑输血治疗。低蛋白血症患者可补充人血白蛋白。对于合并感染的患者，应给予抗生素治疗。

4. 药物治疗　氨基水杨酸类制剂、糖皮质激素和免疫抑制剂是常用于 IBD 治疗的三大类药物，对病变位于直肠或乙状结肠者，可采用 SASP、5 - ASA 及激素保留灌肠或栓剂治疗。

在进行 UC 治疗之前，必须认真排除各种“有因可查”的结肠炎，对 UC 作出正确的诊断是治疗的前提。根据病变部位、疾病的严重性及活动度，按照分级、分期、分段的原则选择治疗方案。活动期 UC 治疗方案的选择见表 8 - 3。

表 8 - 3　活动期 UC 药物治疗的选择

病期、严重程度	部位	药物与给药方式
轻中度	远端结肠炎	口服氨基水杨酸类制剂
		氨基水杨酸类制剂或糖皮质激素灌肠（栓剂）
	近端或广泛结肠炎	口服氨基水杨酸类制剂或糖皮质激素
重度	远端结肠炎	口服/静脉注射糖皮质激素或糖皮质激素灌肠
	近端或广泛结肠炎	口服/静脉注射糖皮质激素
暴发型	广泛结肠炎	静脉注射糖皮质激素或免疫抑制剂
糖皮质激素依赖或抵抗型		加用免疫抑制剂

5. 手术治疗　手术治疗的指征为：①大出血；②肠穿孔；③肠梗阻；④明确或高度怀疑癌变；⑤并发中毒性巨结肠经内科治疗无效；⑥长期内科治疗无效，对糖皮质激素抵抗或依赖的顽固性病例。手术方式常采用全结肠切除加回肠造瘘术。

6. 缓解期的治疗　除初发病例，轻度直肠、乙状结肠 UC 患者症状完全缓解后可停药观察外，所有 UC 患者完全缓解后均应继续维持治疗。维持治疗时间目前尚无定论，可能是 3～5 年或终身用药。糖皮质激素无维持治疗的效果，在症状缓解后应逐渐减量，过渡到氨基水杨酸制剂维持治疗。SASP 和 5－ASA 的维持剂量一般为控制发作剂量的一半，并同时口服叶酸。免疫抑制剂用于 SASP 或 5－ASA 不能维持或糖皮质激素依赖的患者。

八、预后

初发轻度 UC 预后较好，但大部分患者反复发作，呈慢性过程。急性暴发型，并发结肠穿孔或大出血，或中毒性巨结肠者，预后很差，死亡率高达 20%～50%。病程迁延漫长者有发生癌变的危险，应注意监测。

（王会丽）

第十六节　肠易激综合征

肠易激综合征（irritable bowel syndrome，IBS）是常见的一种功能性肠道疾病。IBS 是一组包括腹痛、腹胀、腹部不适、排便习惯及大便性状异常的综合征，长期持续存在或反复间歇发作，而又缺乏形态学和生化学异常改变的依据。其特征是肠道功能的易激性。过去曾被称为黏液性肠炎、结肠痉挛、结肠过敏、过敏性结肠炎、易激结肠等，现均已废弃。

一、病因和发病机制

IBS 的病因尚不明确，目前认为发病因素主要涉及以下几个方面：

1. 精神因素　心理应激对胃肠运动有显著影响。大量研究表明，不少 IBS 患者有心理障碍或精神异常表现，腹部症状的出现和加重之前常有遭遇各种应激事件的经历。精神创伤史、紧张、焦虑多来自职业和家庭的影响，可通过自主神经系统引起结肠运动和内分泌功能失调，晚近发现中枢与胃肠神经系统相互作用，称为脑肠互动。

2. 食物不耐受　某些食物如奶制品、海鲜、植物蛋白等，通常为 IBS 患者症状促发或加重的因素，可能是患者对其耐受性差或过敏，引起肠肌痉挛、分泌骤增而致腹痛、腹泻。另外，有些食物极易产气或影响胃肠动力，从而导致 IBS 症状。

3. 胃肠动力学异常　对 IBS 患者进行结肠肌电活动和压力曲线监测提示节段性和集团性运动增加，胃结肠反射亢进，小肠传递时间增快，形成结肠运动的高反应性。

4. 内脏感觉过敏　研究发现 IBS 患者对置于其食管和胃肠腔内各处的气囊扩张及随之引起的肠管收缩极为敏感，较易感到腹痛，即痛阈降低，甚至对正常状态下的肠蠕动亦较常人更易感觉到。这可能是由于黏膜及黏膜下的传入神经末梢兴奋阈值降低，或中枢对外周传入信息的感知异常。研究还发现，5－HT 代谢的异常可能是这种感觉异常的生化基础。

5. 免疫内分泌异常　近年有研究发现，曾有肠道感染病史者日后发生 IBS 的危险因素明显高于无肠道感染病史者，称为感染后 IBS，其原因可能与肠黏膜免疫失调、肠道微生态紊乱、精神应激、内分泌因素等的综合调节有关，还有待进一步研究。

总之，IBS 发病因素及机制纷繁复杂，各种因素之间可能相互联系、相互作用，其中肠道运动的高反应性、内脏感知的高敏感性以及脑－肠互动的交通调节可能是发病机制的关键环节。因此，对具体病例应仔细询问患者发病的原因、诱因、过程、发作与缓解的因素，以及职业、家庭、个性特征、情绪等，进行具体分析才能找到确切的发病因素以利有的放矢地进行治疗。

二、流行病学

IBS 临床上十分常见，欧美报道患病率为 10% ～20%，我国北京和广州分别为 7.3% 和 5.6%。患者以中青年居多，女性约为男性的 2 倍。本病虽呈良性经过，但由于发病率高，严重影响患者的生活质量和工作，增加患者及社会的医疗负担，因此近年来在世界范围内受到广泛重视。

三、临床表现

IBS 的症状并无特异性，所有症状均可见于器质性胃肠病，只是相对有一些特点。

（一）病史特征

起病通常缓慢，间歇性发作，有缓解期。症状个体差异较大，但对某具体患者则多为固定不变的发病规律和形式。发病年龄多见于 20 ~ 50 岁。

（二）症状

1. 腹痛　为 IBS 的主要症状，多伴排便异常并于便后缓解。部分患者易在进食后出现。可发生于腹部任何部位，局限性或弥漫性，但多见于下腹部。疼痛性质多种多样，程度轻重不等，但不会进行性加重，不在睡眠中发作。

2. 腹泻　亦为 IBS 的主要症状，其特点为：①粪便量少，每日总量极少超过正常范围（一般≤200g/d）；②约 1/4 的患者可因进食诱发；③禁食 72h 后腹泻多消失；④夜间不出现，此点有别于器质性疾病所导致的腹泻；⑤不少患者腹泻与便秘交替出现。

3. 便秘　早期多为间断性发作，后期可为持续性，甚至长期依赖泻药。患者感排便困难、便不尽感，大便次数减少，粪便干结，可带较多黏液。

4. 腹胀　白天加重，夜间睡眠后减轻，腹围不增加。

5. 其他症状　近半数患者有胃灼热、早饱、恶心、呕吐等上消化道症状；部分患者还有疲乏、头痛、胸痛、心悸、呼吸不畅、尿频、尿急、性功能障碍等胃肠外表现，此类症状较器质性肠病显著多见。

6. 症状出现或加重常与精神因素或遭遇应激状态有关　部分患者尚有不同程度的心理精神异常表现，如抑郁、焦虑、紧张、多疑、敌意等。

（三）体征

通常无阳性体征。部分患者有多汗、血压高、心率快等自主神经失调表现。有时可于腹部触及乙状结肠曲或有压痛的肠袢。行肠镜检查时，极易感到腹痛，对注入气体反应敏感，肠道极易痉挛而影响操作。

四、诊断

（一）诊断标准

首先通过详细询问病史及体格检查，根据罗马Ⅲ诊断标准作出初步诊断，较明确者可试行诊断性治疗，临床随诊。不提倡一开始就做撒网式的详查。

罗马Ⅲ诊断标准：

（1）反复发作的腹痛或不适至少6个月，最近3个月内每个月至少有3d出现症状，合并以下2条或多条：①排便后症状缓解；②发作时伴有排便频率改变；③发作时伴有大便性状改变。

（2）以下症状不是诊断所必备，但属常见症状，这些症状越多，越支持IBS的诊断：①排便频率异常（每天排便>3次或每周<3次）；②粪便性状异常（块状/硬便或稀水样便）；③粪便排出过程异常（费力、急迫感、排便不尽感）；④黏液便；⑤胃肠胀气或腹部膨胀感。

（3）缺乏可解释症状的形态学改变和生化异常。

（二）报警症状

对于存在报警症状的患者，勿轻易诊断IBS，应谨慎除外器质性疾病。报警症状包括：便血、体重下降、持续性腹泻、持续性或顽固性腹胀、贫血、发热、发病年龄在50岁以上、有胃肠肿瘤家族史、新近发病者。

（三）相关检查

对于诊断可疑、症状顽固或治疗无效者，应做进一步检查，主要包括：①血常规、大便常规及隐血、生化检查；②内镜检查，如结肠镜、胃镜、胶囊内镜；③影像学检查，如腹部超声、CT、腹部平片、小肠造影、钡剂灌肠；④粪便培养、脂肪定量；⑤甲状腺功能检查；⑥胰腺功能检查；⑦胃肠通过时间测定；⑧肛门、直肠压力测定；⑨乳糖氢呼气试验；⑩肠腔放置气囊扩张试验、排粪造影等。

（四）鉴别诊断

IBS的诊断关键在于除外器质性疾病（表8－4），包括肠道肿瘤、肠道感染、炎症性肠病、结肠憩室、乳糖不耐受、慢性胰腺炎、消化吸收不良等。

表8－4　IBS与肠道器质性疾病的鉴别

肠易激综合征	肠道器质性疾病
症状	
中青年多，女性多	各年龄均有，老年多
慢性反复，形式类同	进行性加重
腹泻或便秘或两者交替，不带血	可带有脓血及脂肪
一般睡眠中不出现	惊扰睡眠
一般情况较好	消瘦、贫血
下腹痛，进食后加重，排便后缓解	腹痛与排便关系不定
症状与情绪、应激有关	关系不大

续 表

肠易激综合征	肠道器质性疾病
体征	
无发热	可有发热
紧张、焦虑、自主神经功能紊乱（脉速、血压高、多汗）	不明显，如有多属继发
可触及乙状结肠，痛觉过敏	各器质性疾病体征
实验室检查	
粪便镜检一般正常	粪便 >200g/d，可有白细胞、脓细胞、脂肪滴、虫卵等
可有直肠、结肠压力异常，通过时间异常	可有血沉增快、血白细胞增高、贫血
其他实验室检查一般无异常	其他实验室检查可有异常，如甲状腺功能、乳糖氢呼气试验

（五）分型

根据患者的主要症状，IBS 分为三个主要类型：

1. 腹泻型　以腹泻为主要症状，腹痛可轻可重。
2. 便秘型　以便秘及下腹痛为主。
3. 腹泻便秘交替型　腹泻、便秘交替的时间可长可短。

分型的意义在于临床上根据其主要的症状确定对症治疗的方法和预防措施。

五、治疗

根据患者发病特征，在分析其发生原因的基础上，采取个体化的分型治疗方案和循序渐进的综合治疗措施。另外，建立良好的医患关系，认真倾听患者的诉说，必要的解释和承诺，使患者消除顾虑，树立信心，取得信任与合作。只有在此基础上选用适当的药物进行个体化的治疗，才可能取得理想的效果。对腹泻型 IBS 患者，可选用解痉剂、止泻剂，辅以饮食治疗，强调温和、易消化食物；对便秘型 IBS 患者，可选用肠动力药、大便容量扩增剂、轻泻剂，配合高纤维饮食、增加饮水、体力活动，培养定时排便习惯；对腹泻便秘交替型，按主要临床症状选用以上两型主要措施。

（一）饮食治疗

详细了解患者的饮食习惯及其与症状之间的关系，避免敏感食物，减少产气食物，并根据胃肠动力变化特点改变膳食结构。增加膳食纤维，每日不少于 25g。高纤维食物，如麦麸、蔬菜、水果、魔芋等，可刺激结肠运动，对改善便秘有明显效果。高脂食物抑制胃排空、增加胃食管反流、加强餐后结肠运动。苹果汁、葡萄汁可能引起腹泻。奶制品、大豆、洋葱等属于产气食物，可能加重腹胀、腹痛。

（二）药物治疗

种类繁多，且层出不穷。适当地选用或合用几种药物可能效果更佳。对腹泻型 IBS 患者，可选用解痉剂、止泻剂，辅以饮食治疗，强调温和、易消化食物；对便秘型 IBS 患者，可选用胃肠动力药、导泻药。

1. 解痉剂

（1）抗胆碱能药物：常用阿托品、溴－丙胺太林、颠茄、莨菪等，双环维林 10～20mg，每日 3 次。

（2）钙通道阻滞剂：如硝苯地平、维拉帕米，可减弱结肠动力、抑制胃结肠反射，对腹痛、腹泻有一定效果。匹维溴铵为选择性作用于胃肠道平滑肌的钙通道阻滞剂，可有效缓解腹痛、腹泻，副作用较少，用法为 50mg，每日 3 次。

（3）其他：薄荷油是一种天然药物，可松弛胃肠平滑肌，并消除胃肠胀气。

2. 胃肠动力药

（1）莫沙比利：是一种全胃肠促动力药，选择性作用于胃肠肌间神经丛，刺激 $5-HT_4$ 受体，从而增加乙酰胆碱的释放。用法为 5mg，每日 3 次。

（2）伊托必利：具有多巴胺 D_2 受体阻滞和乙酰胆碱酯酶抑制的双重作用，通过刺激内源性乙酰胆碱释放并抑制其水解而增强胃和肠运动，无锥体外系及心脏不良反应。用法为 50mg，每日 3 次。

（3）曲美布汀：对胃肠运动具有兴奋和抑制双向调节作用，一方面，通过抑制细胞膜钾离子通道产生去极化，从而提高平滑肌的兴奋性；另一方面，通过阻断细胞膜钙离子通道，抑制钙内流，从而抑制细胞兴奋，使胃肠道平滑肌松弛。此外，曲美布汀对平滑肌神经受体也具有双向调节作用，在低运动状态下作用于肾上腺受体，抑制肾上腺素释放，增加运动节律；在运动亢进时，作用于胆碱能受体及阿片受体，从而抑制平滑肌运动。用法为 100mg，每日 3 次。

3. 导泻药　通常避免使用，因为副作用较多，且容易导致由便秘转为腹泻。对严重便秘，饮食治疗效果不佳时，可使用导泻药。包括大便容量扩增剂、渗透性泻剂、刺激性泻剂等。

4. 止泻药

（1）地芬诺酯：2.5～5mg，每日 3 次，国内多与阿托品联用，复方地芬诺酯 1～2 片，每日酌情使用。

（2）洛哌丁胺：2～4mg，每日 4 次，可抑制肠蠕动而止泻。

（3）铝乳、蒙脱石：有助于保护肠黏膜，增加其吸附作用而止泻，前者 20～30ml，每日 2～3 次，后者 3g，每日 3 次。

5. 消除胃肠胀气剂　二甲硅油、活性炭，具有消气去泡作用，缓解患者腹胀。

6. 抗焦虑、抗抑郁药　三环类、四环类药物及选择性 5－羟色胺再摄取抑制剂类抗抑郁药，不仅可改善患者的精神状态，而且肠道症状明显减轻，其作用机制可能与其降低内脏敏感性有关。常用的有阿米替林 12.5mg，每日 2 次，丙米嗪 12.5～25mg，每日 2 次，盐酸氟西汀 20mg，每日 1 次，疗程 8～12 周，逐渐减量至停药。

7. 心理行为治疗　包括心理治疗、催眠术、生物反馈疗法等。

六、预后

IBS 呈良性过程，但可反复发作，甚至持续终身，约半数以上患者经适当治疗后症状逐渐好转，甚至消失。一般来说，以便秘为主，病程短、症状诱因明确的患者治疗效果较好。女性患者和有心理障碍者以及过于积极求医者，症状容易反复。

（王会丽）

第十七节　克罗恩病

克罗恩病（Crohn's disease，CD），又称局限性回肠炎、局限性肠炎、节段性肠炎和肉芽肿性肠炎，是一种病因不明的肠道慢性炎症性疾病。本病和慢性非特异性溃疡性结肠炎两者统称为炎症性肠病（innammatory bowel disease，IBD）。克罗恩病在整个胃肠道的任何部位均可发生，但好发于末段回肠和右半结肠。以腹痛、腹泻、肠梗阻为主要症状，且有发热、营养障碍等肠外表现。病程多迁延，常有反复，不易根治。

一、病因和发病机制

病因尚未完全明确，可能为遗传、免疫和环境等多种因素的综合作用所致。

1. 遗传因素　本病有明显种族差异和家族聚集性，高达30%的患者有阳性家族史。单卵双生子共患IBD的危险性高达50%。目前发现确定的连锁基因有7个，分别命名为IBD 1～7。近年来最引人注目的进展是16q 12的IBD1位点，功能研究发现NOD2基因实为一细胞保护性基因。NOD2基因突变使天然免疫反应失调，NF－κB活化，细胞因子生成增加，导致细胞和组织损伤，引起CD发生。深入研究发现其与疾病的表型、并发症和治疗反应有关，如NOD2突变多见于CD末段回肠受累者，易于发生纤维化与狭窄，但是不到30%的CD有此基因突变，而我国与日、韩研究未发现此基因突变，反映了遗传异质性和东西方人种的差异。

2. 免疫异常　肠黏膜免疫系统异常在CD的发病机制中仍然处于中心地位。肠黏膜上皮不仅是天然的屏障，且主动参与黏膜免疫反应，传递抗原刺激的信息、释放各种细胞因子与化学介质，导致局部白细胞和吞噬细胞的聚集和活化，从而启动宿主的免疫反应。而黏膜免疫系统又改变着上皮细胞的功能。

CD的肠黏膜呈T辅助细胞1（Th1）型反应占优势的免疫异常，反复的抗原刺激使肠黏膜免疫细胞聚集、激活，产生多种Th1细胞因子和炎症介质，如IL－1、IL－6、IL－12、IL－23、TNF－α和IFN－γ等，促进Th1型炎症的发生，导致黏膜的炎症。

3. 环境因素　环境因素研究中，涉及最多的是感染问题。由于CD与动物Johne病极其相似，而后者有确切的副结核分枝杆菌（MP）感染，使人们积极搜寻MP感染的证据。但更多的研究认为MP肠炎与CD的免疫病理改变不符，且抗MP的治疗反应也不支持。有人发现CD组织中有麻疹病毒包涵体，推测其可能通过引起肉芽肿性血管炎而致病，但随后的实验的重复性差，难以支持。此外，肠腔内环境改变或正常微生物及其产物影响了肠上皮通透性，促进白细胞激活和促炎因子产生，引起一系列炎症级联反应。不少学者认为感染有可能作为一种启动因子引起肠道炎症。

此外，神经内分泌改变、反应性氧代谢产物（ROM）、一氧化氮（NO）、NSAIDs等药物和精神因素可能通过多个环节参与疾病的发生。早期断奶、儿童期肠道感染和抗生素使用、西化的饮食习惯、吸烟等在CD中的作用均有报告。

总之，Kirsner与Shorter在20年前提出的工作假说认为早期的抗原进入，使胃肠相关淋巴组织致敏，产生一种对正常肠菌抗原的高敏状态。遗传素质加重此敏感过程，即通常所谓的遗传易感性。此后任何破坏肠黏膜屏障的继发因素都将使抗原与这些淋巴组织再度接触，激发局部过度的免疫反应性炎症，这是对该病发病机制的精辟概括。

二、流行病学

本病分布于世界各地，国内较欧美少见。近十余年来临床上已较前多见。据1950—1982年国内文献报道，经手术及病理证实的共523例，而1987—1993年文献报道625例。男女间无显著差别。任何年龄均可发病，但青壮年占半数以上。

三、病理

病变多见于末段回肠和邻近结肠，但从口腔至肛门的整个消化道均可受累，病变局限于小肠（主要为末段回肠）和结肠者各占30%，两者同时受累占40%。

1. 大体病理　肠道病变呈节段性或跳跃性分布，病变肠段之间有正常的肠管。病变早期可呈鹅口疮样溃疡，随后溃疡逐渐增大，形成纵形溃疡和裂沟，将肠黏膜分割成铺路石或鹅卵石样；病变累及全层肠壁，肠壁增厚变硬，并可致肠管狭窄；溃疡穿孔可引起局部脓肿，或穿透至其他肠段、器官、腹壁，形成内瘘或外瘘。肛周疾病，如肛周脓肿、肛瘘等是本病的常见病理改变。

2. 组织病理　常呈全肠壁炎症，伴充血、水肿、淋巴管扩张、淋巴组织增生和结缔组织增生。较典型的改变有裂隙状溃疡，固有膜慢性炎症细胞浸润、固有膜底部和黏膜下层淋巴细胞聚集、黏膜下层增宽、淋巴管扩张及神经节炎，而隐窝结构大多正常，杯状细胞不减少。非干酪性肉芽肿由类上皮细胞和多核巨细胞构成，可发生于肠壁各层和局部淋巴结。裂隙状溃疡呈缝隙状，可深达黏膜下层，甚至肌层。

四、临床表现

本病大多起病缓慢、隐匿，病程较长，常在数月至数年以上。活动期和缓解期长短不一，交替出现，反复发作中呈渐进性进展。少数急性起病，可有高热、毒血症症状和急腹症表现。不同病例临床表现差异较大，与病变的部位、范围、严重程度、病程长短以及有无并发症有关。

（一）消化系统症状

1. 腹痛　为常见症状。多位于右下腹或脐周，间歇性发作，常为痉挛性阵发性疼痛伴腹鸣。常于进餐后加重，排便或肛门排气后缓解。腹痛的发生可能与肠内容物通过炎症、狭窄肠段，引起局部肠痉挛有关。腹痛亦可由部分或完全性肠梗阻引起。出现持续性腹痛和明显压痛，提示炎症波及腹膜或腹腔内脓肿形成。全腹剧痛和腹肌紧张，可能系病变肠段急性穿孔所致。

2. 腹泻　亦为本病常见症状之一，主要由病变肠段炎症渗出、蠕动增加及继发吸收不良引起。腹泻先是间歇性发作，病程后期可转为持续性。多数每日大便2～6次，粪便多糊状，一般无黏液和脓血。病变涉及下段结肠或肛门直肠者，可有黏液血便及里急后重。

3. 腹部包块　约1/3病例出现。由于肠粘连、肠壁和肠系膜增厚、肠系膜淋巴结肿大、内瘘形成以及腹内脓肿等所致。以右下腹和脐周多见。

4. 瘘管形成　因透壁性炎性病变穿透肠壁全层至肠外组织或器官而形成。瘘管形成是CD的临床特征之一。瘘分内瘘和外瘘，前者可通向其他肠段、肠系膜、膀胱、输尿管、阴道、腹膜后等处，后者通向腹壁或肛周皮肤。肠段之间内瘘形成可致腹泻加重及营养不良。肠瘘通向的组织与器官因粪便污染可致继发感染。外瘘或通向膀胱、阴道的内瘘均可见粪便和气体排出。

5. 肛门直肠周围病变　包括肛门直肠周围瘘管、脓肿形成及肛裂等病变，见于部分患者，有结肠受累者较多见。有时这些病变可为本病的首发或突出的临床表现。

（二）全身表现

1. 发热　为常见的临床表现之一。一般为中度发热或低热，常呈间歇性。少数呈弛张热伴毒血症，与活动性肠道炎症及继发感染有关。

2. 营养障碍　由慢性腹泻、食欲减退及慢性消耗等因素所致。表现为消瘦、贫血、低白蛋白血症和维生素缺乏等。青春期前患者常有生长发育迟滞。

（三）肠外表现

本病可有全身多个系统损害，因而伴有一系列肠外表现：杵状指（趾）、关节痛（炎）、结节性红斑、坏疽性脓皮病、口腔黏膜溃疡、虹膜睫状体炎、葡萄膜炎、小胆管周围炎、硬化性胆管炎、慢性活动性肝炎等。

（四）并发症

肠梗阻较常见，其次是腹腔脓肿，可出现吸收不良综合征，偶可发生急性肠穿孔或大量便血。直肠和结肠受累者可发生癌变，国内相对少见。

五、实验室及其他检查

1. 实验室检查　血红蛋白下降、血沉加快、人血白蛋白降低和血清C反应蛋白升高常见。部分患者抗酿酒酵母抗体（anti - saccharomyces cerevisiae antibody，ASCA）阳性。粪便隐血试验常阳性。有吸收不良综合征者粪脂排出量增加并可有相应肠吸收功能改变。

2. X线检查　小肠病变做肠道钡餐造影，结肠病变做钡剂灌肠检查。其表现为肠道的炎性病变，可见黏膜皱襞粗乱、裂隙状溃疡、卵石征、假息肉、单发或多发性狭窄、瘘管形成等X线征象，病变呈节段性分布。

3. 结肠镜检查　结肠镜可行全结肠及回肠末段检查。可见病变呈跳跃式分布，黏膜充血水肿、纵形溃疡、肠腔狭窄、假息肉形成以及卵石征等不同表现。病变肠段之间黏膜外观正常。

4. 病理组织学检查　内镜活检最好包括炎症与非炎症区域，以确定炎症是否节段性分布。病变处黏膜活检较典型的改变有非干酪性肉芽肿、阿弗他溃疡或裂隙状溃疡、固有膜慢性炎症细胞浸润、固有膜底部和黏膜下层淋巴细胞聚集、黏膜下层增宽、淋巴管扩张及神经节炎，而隐窝结构大多正常，杯状细胞不减少。

六、诊断

对中青年患者有慢性反复发作性腹痛、腹泻、腹部包块和发热等症状，X线和（或）结肠镜检查发现肠段炎症性病变主要在回肠末段与邻近肠段，且呈节段性分布，应考虑本病的诊断。本病诊断主要根据临床表现、X线检查、结肠镜检查和病理组织学检查进行综合分析，表现典型者可作出临床诊断（如活检黏膜固有层见非干酪坏死性肉芽肿或大量淋巴细胞聚集更支持诊断），但须排除肠结核、阿米巴痢疾等慢性肠道感染、肠道淋巴瘤、缺血性肠炎、白塞病以及溃疡性结肠炎等。初发病例、临床与影像或内镜及活检改变难以确诊时，应随访观察3~6个月。部分诊断困难者需行手术探查获得病理诊断。WHO推荐的克罗恩病诊断要点可供参考（表8-5）。

表8-5 WHO推荐的克罗恩病诊断要点

临床	X线	内镜	活检	切除标本
①非连续性或节段性病变		+	+	+
②铺路石样表现或纵形溃疡		+	+	+
③全壁性炎症病变	+	+	+	+
	腹部包块	狭窄	狭窄	
④非干酪性肉芽肿			+	+
⑤裂沟、瘘管	+	+		+
⑥肛门部病变	+		+	+

注：诊断标准

（1）具有①、②、③者为疑诊。

（2）再加上④、⑤、⑥三者之一可确诊。

（3）具备第④项者，只要加上①、②、③三者之二亦可确诊。

七、鉴别诊断

1. 肠结核（表8-6）

表8-6 肠结核与克罗恩病的鉴别

鉴别要点	肠结核	克罗恩病
结核病史	常有	常无
肠外结核	伴有	不伴
病程	缓慢，多为进行性	更慢，波动性
瘘管、器官脓肿、肛门病变	少见	多见
活动性便血	少见	多见
X线	回盲部病变为主，多非节段性	末段回肠病变为主，节段性
结肠镜	回盲瓣畸形，不规则溃疡，横形分布多见	节段性、铺路石样改变，非对称性，纵形溃疡，裂沟多见
黏膜活检特征	大、致密且融合的肉芽肿伴干酪样坏死，黏膜下层闭锁，抗酸染色查见TB	小、松散而分散的非干酪样肉芽肿、裂隙状溃疡，黏膜下层增宽、淋巴细胞积聚，抗酸染色未查见TB
TB-PCR	阳性	阴性
抗结核治疗	有效	无效

2. 原发性肠道恶性淋巴瘤　患者年轻男性多，便血多，发热高，病情进展快，预后不良。肠道溃疡常大而不规则，呈多彩性改变，无肉芽肿，局部浸润淋巴细胞具有异形性，基

因重排检测可见淋巴细胞呈单克隆增殖，可资鉴别，必要时早期手术探查。

3. 溃疡性结肠炎（表8-7）

表8-7 溃疡性结肠炎与克罗恩病的鉴别

项目	溃疡性结肠炎	克罗恩病
症状	脓血便多见	有腹泻，但脓血便少见
病变分布	病变连续	呈节段性
直肠受累	绝大多数受累	少见
末段回肠受累	罕见	多见
肠腔狭窄	少见，中心性	多见，偏心性
瘘管形成	罕见	多见
内镜表现	溃疡浅，黏膜弥漫充血水肿，颗粒状，脆性增加	纵形溃疡，伴周围黏膜正常或鹅卵石样改变
组织学特征	固有膜弥漫性炎症、隐窝脓肿、隐窝结构明显异常、杯状细胞减少	裂隙状溃疡、上皮样肉芽肿、黏膜下层淋巴细胞聚集，局部炎症

4. 急性阑尾炎　急性起病，腹泻少见，常有转移性右下腹痛，压痛位于麦氏点，血象白细胞增高更为明显，有时需剖腹探查才能明确诊断。

5. 其他需鉴别的疾病　包括缺血性结肠炎、白塞病、放射性肠炎、药物性肠病（如NASIDs所致）、嗜酸性细胞肠炎和癌等。对于一些难以与IBD鉴别的疾病，应密切随访观察。

八、治疗

治疗目的是控制疾病活动、维持缓解及防治并发症。由于治疗时间长，应注意长期用药的不良反应，治疗措施的综合应用，强调个体化处理原则。

（一）内科治疗

1. 一般治疗　注意休息，进食易消化食物，补充营养、维生素和电解质。重症患者可采用静脉高营养或要素饮食，让肠道充分休息，保证每日2 000kJ热量。

2. 药物治疗

（1）氨基水杨酸制剂：为治疗轻中度病例的主要用药，也是维持缓解最为有效的药物。5-氨基水杨酸（5-ASA）可通过抑制花生四烯酸代谢，抑制前列腺素的合成，清除氧自由基，减轻由天然或获得性免疫引起的肠黏膜炎症反应，目前用于临床的剂型主要有两大类：①水杨酸偶氮磺胺吡啶（sulfasalazine，SASP），这是第一个有效治疗IBD的氨基水杨酸类制剂，用于临床已有60余年，其有效成分5-ASA通过偶氮键与磺胺吡啶连接后，在大肠细菌的作用下断开偶氮键，释放出5-ASA。主要用于大肠IBD的治疗。SASP分解的另一成分磺胺吡啶可致恶心、呕吐、食欲下降、白细胞减少、皮疹、自身免疫性溶血及再生障碍性贫血等不良反应，临床应用时应注意监测；②5-ASA的pH依赖缓释剂，如美沙拉嗪等，则可在小肠及大肠发挥作用，不良反应少。

该类药物维持治疗时间一般不应少于3~5年，有的患者需终身维持，剂量为SASP 2~4g/d或相当剂量的5-ASA。由于SASP干扰叶酸吸收，宜同服叶酸10~15mg/d。

（2）糖皮质激素：适用于氨基水杨酸无效或小肠病变为主的患者。根据病情选用口服泼尼松 40～60mg/d，或静脉滴注氢化可的松 200～300mg/d 或甲基泼尼松龙 40～60mg/d。病情缓解后逐渐减量至停药，结肠病变者以氨基水杨酸维持治疗，而小肠受累者以免疫抑制剂维持治疗。病变局限在左半结肠者，可用激素保留灌肠，布地奈德全身不良反应少，可选用。

（3）免疫抑制剂：适用于对糖皮质激素疗效不佳或依赖的病例的诱导缓解及维持治疗。硫唑嘌呤常用 2～2.5mg/（kg·d），而 6－巯基嘌呤常用 1.5mg/（kg·d）。此两种药物达到最大起效时间需 3～6 个月，维持用药一般 3～5 年，甚至更长。甲氨蝶呤可试用于对硫唑嘌呤或 6－巯基嘌呤不耐受的患者。严重不良反应主要有白细胞减少等骨髓抑制表现。

（4）英利昔单抗（抗 TNF－α 单抗）：是近年开发的新型生物制剂，已用于治疗难治性克罗恩病并取得了良好疗效，但是价格昂贵。用法为每次 5～10mg/kg，控制发作一般需静脉滴注 3 次。

（5）抗菌药物：某些抗菌药物，如甲硝唑、喹诺酮类药物，应用于本病有一定疗效。一般与其他药物联合使用。

（二）外科手术治疗

本病具有复发倾向，手术后复发率高，故应严格把握手术适应证。主要指征为穿孔、出血、梗阻、瘘管、脓肿形成和中毒性巨结肠等并发症，以及顽固性病例内科治疗无效而病情危及生命或严重影响生存质量。术前、术后均应配合药物治疗以控制疾病活动或复发。

九、预后

本病可经治疗好转，也可自行缓解。但多数患者反复发作，迁延不愈，其中部分患者在其病程中出现并发症而手术，预后欠佳。

（王会丽）

第十八节　胃肠道内分泌肿瘤

一、类癌和类癌综合征

类癌（carcinoid）又称类癌瘤（carcinoid tumor），是一种发生于胃肠道和其他器官嗜铬细胞的新生物，其临床、组织化学和生化特征可因其发生部位不同而异。这种肿瘤能分泌 5－羟色胺（5－HT，血清素）、激肽类、组胺等生物学活性因子，引起血管运动障碍、胃肠症状、心脏和肺部病变等，称为类癌综合征（carcinoid syndrome）。

本病为少见病，在胃肠道肿瘤中占 1.5%，日本统计本病占尸检病例的 0.14%～1.8%，占手术病例的 0.06%～0.16%。可发生于任何年龄，阑尾类癌的发病年龄较轻，平均 30 岁，其他部位的类癌发病年龄平均 50 岁左右。除阑尾类癌外，大部分类癌肿瘤发生于男性较多。90% 以上的类癌发生于胃肠道，主要见于阑尾、末段回肠和直肠。近 30 年，类癌的发生有上升趋势，类癌发生明显增加的部位为胃及直肠，同时伴随着阑尾部位发生率的下降。

（一）病因与发病机制

本病病因尚未阐明。类癌是一种能产生小分子多肽类或肽类激素的肿瘤，即 APUD 细胞瘤，它除能分泌具有强烈生物活性的5-HT、胰舒血管素和组胺外，有的还可分泌其他肽类的激素，产生类癌综合征的主要物质是血清素和缓激肽，组胺也参与一部分作用。

正常情况下，食物中摄入的色氨酸仅2%左右被用作5-HT的合成，98%进入烟酸及蛋白合成的代谢途径。但在类癌综合征的患者，60%的色氨酸可被瘤细胞摄取，造成5-HT合成增加，烟酸合成减少。起源于中肠系统（十二指肠至横结肠）的类癌病例占75%以上。

（二）病理

Modine综合分析了13 715个类癌病例，其中发生于胃肠道的类癌占67.5%，呼吸系统的类癌占25.3%，其他部位包括喉头、肝、胰、子宫颈、腮腺、尿道，甚至睾丸或卵巢等。在胃肠道，大多数类癌发生于小肠（41.8%）、直肠（27.4%）及胃（18.7%）。类癌的发生常同时伴有非类癌肿瘤的发生，小肠为29.0%、胃20.5%、结肠20.0%、阑尾18.2%。类癌无局限性损害的病例在盲肠为81.5%~83.2%，胰腺71.9%~81.3%；而有局限性损害的类癌病例在直肠为85.3%、胃67.5%、呼吸系统65.4%。12.9%的类癌患者在确诊时就已有远处转移。

国内有关104例胃肠道类癌的分析报道，其中直肠29例（27.9%），回肠19例（18.3%），结肠15例（14.4%），胃12例（11.5%），阑尾11例（10.6%），十二指肠10例（9.6%），空肠8例（7.7%）。

典型的胃肠道类癌，肿瘤常为细小的黄色或灰白色黏膜下结节样肿块，单发或多发，黏膜表面多完整。回肠类癌常为多发，瘤体较小，直径为3.5cm以下，多在1.5cm左右。类癌细胞在显微镜下呈正方形，柱状，多边形或圆形。细胞核均匀一致，很少有核分裂象，细胞质内含有嗜酸颗粒。

小肠类癌的转移率为30%，结肠38%，十二指肠和胃的类癌比小肠少见。

类癌的转移途径可以直接浸润生长，穿透浆膜至周围组织内，亦可发生淋巴转移或血行转移。血行转移以肝最为多见，亦可转移至骨、肺、脑及其他部位。

（三）胃肠道类癌的发生部位

1. 食管类癌　食管类癌罕见。在食管中下段较多见，常发生食管胃连接处。大多数为高度恶性未分化神经内分泌癌，典型类癌极罕见。肿瘤较大，直径>4cm，呈息肉蕈伞状或溃疡硬化型。进展快，预后差，诊断后平均仅存活6个月。

2. 胃类癌　亦罕见。常发生于萎缩型胃炎或恶性贫血背景上，胃类癌好发于胃底胃体部。常为多发的黏膜下小肿瘤，呈息肉样或结节状；息肉样类癌预后好。胃类癌大多仅有非特异性症状如上腹痛和消化不良等，还可发生胃肠道出血。内分泌症状包括卓-艾综合征、库欣综合征、肢端肥大症等，亦可无内分泌症状。约20%~50%患者手术时已有转移。

3. 小肠类癌　小肠类癌相对较多见，占小肠肿瘤的13%~34%和小肠恶性肿瘤的17%~46%，尸检中小肠类癌的发生率为650/10万，明显高于临床发生率。

小肠类癌的典型症状是间歇性腹痛，腹部肿块为最常见的体征，约见于20%患者。

4. 阑尾类癌　较常见，在34 505例阑尾手术中占0.3%。不少病例是在手术后常规病理检查中偶然发现。多发生于中年人（中位数年龄为40岁）。绝大部分发生于阑尾尖部，仅7%发生在根部，后者有引起阻塞性阑尾炎和黏液囊肿的危险。76%阑尾类癌直径<1cm，>2cm者仅占10%。肿瘤呈结节状或息肉状，呈棕色。

5. 结肠直肠类癌 结肠类癌的发生率较低，但直肠却是胃肠道类癌的好发部位之一，占10% ~20%。直肠类癌99%发生在齿状线以上4 ~13cm的肠段内。多中心者仅为2%左右。

对146例直肠类癌的分析表明，80%直径<1cm，仅5%直径>2cm。预后也和肿瘤大小有直接关系：直径<1cm者100%无转移，而>2cm者则100%有转移。

（四）临床表现

类癌瘤本身症状不明显或仅有局部症状，而类癌综合征则常有明显的全身症状。直肠类癌常常在普查时意外发现。

1. 类癌的局部症状

（1）右下腹痛：阑尾类癌可引起管腔阻塞，故常导致阑尾炎，表现为右下腹痛。

（2）肠梗阻症状：小肠类癌及其转移性肿块可引起肠梗阻，出现腹痛、腹胀、肠鸣、恶心、呕吐等症状。

（3）腹部肿块：少数类癌可发生腹块，恶性类癌侵犯周围组织或转移，常出现腹块。

（4）消化道出血：胃或十二指肠类癌可发生上消化道出血；肠道类癌也可有便血或隐性出血，并可引起贫血。

（5）呼吸道症状：支气管类癌最常见的表现为咳嗽、咳痰、咯血、胸痛等。

2. 类癌综合征的全身症状

（1）皮肤潮红：63% ~94%的患者可以有此症状，多发生于上半身，以面颈部为主。皮肤呈鲜红色的发作改变。胃类癌由于可能分泌组胺，因此可出现类似荨麻疹的皮肤潮红斑块。发作程度及持续时间不等，多数约1 ~5min，久病后可持续数小时。开始时数天或数周发作一次，以后可增加至一天数次。可以在情绪激动、体力活动、饮酒、进食酪胺含量高的食品、注射钙、儿茶酚胺类药物等时促发症状。

（2）胃肠症状：主要表现为肠蠕动亢进，可以引起发作性腹部绞痛、肠鸣，可以有发作性水样便的腹泻、里急后重感等。胃肠道症状见于68% ~84%的患者，多数同时具有皮肤发作性潮红。少数患者可出现吸收不良综合征，引起明显营养状况低下。

（3）呼吸道症状：可以发生小气管痉挛，引起发作性哮喘，见于8% ~25%的患者。

（4）心血管症状：见于11% ~53%的病例。长期患病后可以发生心内膜下纤维化，影响瓣膜部，以右心明显。临床上后期可有半数病例检查出心瓣膜病。以三尖瓣闭锁不全和肺动脉瓣狭窄较为多见，可以引起右心衰竭。

（5）类癌危象：类癌危象是类癌综合征的严重并发症。一般发生于前肠类癌及尿5 - HIAA明显增高的患者（>200mg/d）。可自发地发生或由体力活动、麻醉或化疗等诱发。临床上表现为严重而普遍的皮肤潮红，常持续数小时至数日；腹泻可明显加重并伴有腹痛；中枢神经系统症状常见，自轻度头晕、眩晕至嗜睡和深度昏迷；常伴有心血管异常，如心动过速、心律失常、高血压或严重低血压。在危象发生时尿5 - HIAA常可骤然增高。

（6）其他表现：90%以上的患者有肝转移，常常有肝大的体征。部分病例在后期可以出现皮肤棕黄色色素沉着及过度角化，呈糙皮样改变，也可发生肌病，表现为Ⅰ型和Ⅱ型肌纤维萎缩。关节病，表现为关节部僵硬，活动时疼痛，X线片可见指间关节受侵蚀，指骨内多数囊肿样透亮区，指间关节及掌指关节之近关节区骨质疏松。

（五）实验室检查及辅助检查

1. 生化诊断

（1）5－HT及其代谢产物测定：血5－HT或其代谢产物尿5－HIAA的测定在类癌综合征的诊断中起关键性作用。约84%的患者血5－HT及（或）尿5－HIAA增高。尿5－HIAA特异性很高，甚至可达100%。

正常人尿5－HIAA排量为2～8mg/d，>10mg/d可肯定为阳性。血5－HT正常值为80μg/L，>130μg/L可作为阳性。

（2）激发试验

1）皮肤潮红激发试验：①将10ml乙醇加入15ml橘子汁中口服，3～5min后，约1/3患者出现皮肤潮红；②静脉注射去甲肾上腺素15～20μg，肾上腺素5～10μg。此两种激发试验对诊断有一定的帮助，但有心律失常、心功能不全、哮喘史患者须慎重。

2）有人报告用5肽胃泌素激发试验辅助类癌综合征的诊断。方法是：给患者静脉注射5肽胃泌素（0.6μg/kg，30s内注毕），于注射前和注射后1、3、5、10、15min取血测5－HT。13例有肝转移和尿5－HIAA增高的类癌综合征患者，全部均诱发出皮肤潮红和胃肠道症状，刺激后血5－HT由试验前的（252±56）μg/L升至（422±71）μg/L，全部病例5－HT的升高幅度均>40%或>50%μg/L。

2. 定位诊断

（1）影像诊断：胃肠道X线造影、超声、CT、血管造影、PET等检查，有助于类癌的定位诊断，寻找原发灶和转移瘤，对根治和延长生存期有重要意义。

（2）内镜及超声内镜：内镜检查结合病变部位的活检使很多类癌在早期能够被检出。超声内镜扫描不仅可用来诊断类癌，还可评估类癌的浸润深度及是否有淋巴结转移。

（3）核素显像检查：^{131}I－MIBG（^{131}I metaiodobenzylguanidine）是一种放射标记的儿茶酚胺类似物，可通过钠依赖性神经元泵，被APUD细胞摄取。最早是用于嗜铬细胞瘤的诊断，也可用于类癌和其他神经内分泌肿瘤的诊断，敏感度为55%。^{11}C标记的5－HT正电子扫描诊断率可超过50%。

（六）诊断与鉴别诊断

类癌缺乏特殊征象，诊断颇为困难。当类癌出现类癌综合征时，诊断较易。典型者表现为皮肤潮红、腹泻、腹痛、哮喘、右心瓣膜病变和肝大等。血清5－HT含量增加和尿中5－HIAA排出增多，对诊断有意义，肿瘤的组织学检查可获得确诊。

以下疾病应与类癌及类癌综合征作鉴别：

（1）阑尾类癌应与阑尾炎或Crohn's病作鉴别，消化道钡餐造影和5－HT、5－HIAA测定等，可作出鉴别。

（2）小肠类癌应与小肠其他肿瘤作鉴别，小肠钡餐造影、小肠镜检查和5－HT、5－HIAA测定等，可作出鉴别。

（3）直肠类癌应与直肠腺瘤或腺癌作鉴别，直肠镜检查并取活检，有确诊价值。

（4）类癌综合征应与系统性组织嗜碱性粒细胞增多症作鉴别，后者皮肤潮红历时20～30min或更长，常伴有瘙痒和色素荨麻疹，骨髓涂片检查可查到组织嗜碱性粒细胞异常增生。

（七）治疗

1. 手术治疗　手术切除原发病灶是最有效的治疗方法。早期手术效果好，即使发生转移，切除大的原发病灶也能减轻和消除症状。

2. 内科治疗　主要针对类癌瘤所释放的不同血管活性物质以及对症处理和支持疗法。

（1）生长抑素及类似物的应用：生长抑素具有抑制多种激素释放的功能，因而已用于多种内分泌肿瘤和类癌的治疗。人工合成的生长抑素八肽类似物奥曲肽，半衰期约 100 分钟，每日注射 3 次治疗类癌综合征可获较满意的疗效，可在数分钟内使皮肤潮红消退，数小时内腹泻停止。奥曲肽的一般剂量为每次 150μg 皮下注射，每日 3 次。剂量过大可导致脂肪泻，长期应用有胆石生成等副作用。

奥曲肽对类癌危象亦有很好的疗效，静脉注射剂量为 100μg。最新的一份有关长效生长抑素（sandostatin，LAR）治疗类癌的 3 年回顾性研究表明，27 例类癌患者用长效生长抑素治疗，剂量为 20mg（其中一例体重较轻，予 10mg）肌内注射，每月一次，均能很好地控制症状，仅一例在治疗 8 个月后因腹泻症状加重而加大剂量至 30mg。故而用长效生长抑素治疗类癌更为方便。

（2）干扰素：α－干扰素可抑制类癌生长，有效率达 40%～50%，15% 的肿瘤体积可缩小，主要不良反应为疲劳、类流感症状。Kolby 等报道比较单纯用奥曲肽（n＝35）和奥曲肽联合 IFN－α（n＝33）治疗消化道类癌，结果发现 5 年存活率无明显差异，但后者能抑制肿瘤的生长。

（3）肝动脉阻断和导管化疗：类癌全身化疗的效果不佳。化疗药物包括阿霉素、5－FU、链佐霉素、丝裂霉素、顺铂、环磷酰胺等，但单独使用的有效率仅 6%～26%，中位有效期为 3～5 个月，联合应用肝动脉化疗和栓塞，效果较好，最长存活达 6 年。

（4）血清素拮抗剂有下列两种

1）甲基麦角酰胺：每天 6～24mg 口服。急性发作时，可予 1～4mg/次，静脉注射，或用 10～20mg 加于 100～200ml 生理盐水中在 1～2h 内静脉滴注，能较好地控制潮红、腹泻和哮喘发作。其控制腹泻作用强于赛庚啶。副作用有低血压、晕厥、倦怠和抗药性，长期应用可并发腹膜后、心瓣膜和其他组织纤维化性损害及水潴留。

2）赛庚啶（cyproheptadine）：6～30mg/d，口服。如为了缓解急性症状，可予 50～75mg 加于 100～200ml 生理盐水中静滴，疗效与甲基麦角酰胺相似，但不会引起纤维化病变。

（5）支持疗法：食物应富于营养和热卡，补充蛋白质，给予足够维生素，避免可诱发皮肤潮红和腹泻的食物如牛奶制品、蛋类、柑橘等。

（八）预后

取决于原发肿瘤的部位、转移的范围和程度以及手术治疗的效果。一般认为类癌瘤生长缓慢，即使病程偏晚，亦应尽量切除，疗效仍然较好。阑尾和直肠类癌瘤，常无转移，易于切除根治，预后最佳。其术后 5 年生存率为 99% 和 83%。由胃和回肠类癌引起的类癌综合征者预后也较好，经根治后，可存活 5～25 年。支气管和结肠的类癌引起的类癌综合征预后较差，存活时间仅 1～2 年，多因心、肺和肝功能衰竭而死亡。12.9% 的类癌患者在确诊时已有远处转移，国内报道类癌 3、5、10 年生存率分别为 81.7%、66.7%、44.4%。

二、胃泌素瘤

胃泌素瘤（gastrinoma）是一种具有分泌胃泌素功能的肿瘤，常位于胰和十二指肠。其临床表现主要是由于高胃泌素血症所致的胃液、胃酸分泌过多而引起的多发、难治、非典型部位的消化性溃疡和（或）腹泻等综合征群。此病在 1955 年由 Zollinger 和 Ellison 首先描述 2 例具有严重消化性溃疡、高胃酸分泌，伴有胰岛非 β 细胞肿瘤为特点的临床综合征，故曾命名为 Zollinger - Ellison 综合征。随着对胃泌素瘤的认识不断深入，进一步将其分为两种类型：①单发型，较多见，倾向于恶性腺癌；②Ⅰ型多发性内分泌瘤综合征（multiple endocrine neoplasia type1，MEN - 1）组成中的胃泌素瘤，常染色体显性遗传，多为良性腺瘤，占胃泌素瘤的 20% 左右。

（一）病理

过去认为胃泌素瘤大多数发生在胰腺，近来发现胰外的胃泌素瘤日益增多，主要位于十二指肠，和位于胰内的胃泌素瘤同样多，其次可位于肝、肾、脾门、肠系膜、胃、淋巴结及卵巢等部位，有位于心、胆总管、空肠、网膜的少见报告。80% ~ 90% 的胃泌素瘤位于“胃泌素瘤三角区”内，其上方为胆囊管和胆总管交点，中间为胰腺的颈、体连接部，下方为十二指肠的第 2、3 部接合点。

胃泌素瘤有完整或不完整的包膜，切面呈均质灰白色，大的肿瘤可显示出血、坏死及囊性变。肿瘤由排列成索、巢、带状或弥漫成片的腺泡组织组成，与其他内分泌肿瘤相似，如行免疫组织化学染色可见胃泌素颗粒和嗜铬素 A（chromogranin A）阳性。当肿瘤直径大于 3cm 时应高度怀疑为恶性。

胃泌素瘤释放大量胃泌素，产生高胃泌素血症和高胃酸分泌。由于胃泌素有滋养胃黏膜细胞作用，使胃黏膜细胞增生肥厚，形成巨大胃黏膜皱襞，壁细胞总数可比正常增加 3 ~ 6 倍。有 MEN - 1 的患者可有甲状旁腺、垂体和胰岛细胞腺瘤或增生，也可发生肾上腺皮质肿瘤、类癌瘤、脂肪瘤等。

（二）临床表现

胃泌素瘤的确切发病率不太清楚，据国外估计年发病率 1/100 万左右。发病年龄以35 ~ 65 岁多见，男女比例为 3 ∶ 2。胃泌素瘤虽多数为恶性，但因瘤体小，发展缓慢，所以肿瘤本身很少引起明显的症状，直至疾病的晚期才出现恶性肿瘤浸润或转移的症状。其临床表现主要与大量胃酸分泌有关。

1. 腹痛　常是由于消化性溃疡所致，是最常见的症状，发生率在 80% 以上。疼痛较严重，呈持续进行性。消化性溃疡常为多发性，以在不典型部位（球后十二指肠降段和水平段或空肠近端）为特点，对常规的抑酸药物、根治幽门螺杆菌及手术疗效欠佳，且易发生出血、穿孔及幽门梗阻等并发症。此外疼痛也可以是由于胃酸反流入食管引起胃灼热的症状，约占 20%。

2. 腹泻　是本病的第二个常见症状，约占 60% ~ 70%。有 10% ~ 20% 的患者腹泻可先于消化性溃疡。腹泻量大呈水样或脂肪泻，严重者可产生水、电解质和酸碱平衡紊乱。

3. MEN - 1　是常染色体显性遗传性疾病，常有家族史，最常见的症状是由甲状旁腺增生或肿瘤引起的，90% 以上患者表现为高钙血症和肾结石，80% 的患者伴胰腺内分泌肿瘤，

60%的患者伴垂体肿瘤，部分伴泌乳素瘤，可表现为溢乳和性功能减退等症状。近几年来其基因已被鉴定和克隆，发现第11对染色体q13有变异。

（三）诊断

1. 临床诊断　本病临床上少见，容易被忽视，有下列临床表现者应高度怀疑本病：①难治、多发、非典型部位及胃大部切除术后迅速复发的消化性溃疡，且不伴有幽门螺杆菌感染；②消化性溃疡伴有不明原因的腹泻；③胃镜显示异常粗大的胃黏膜皱襞；④消化性溃疡伴有内分泌疾病家族史；⑤消化性溃疡多次发生出血、穿孔或幽门梗阻和食管狭窄等并发症；⑥消化性溃疡伴有高钙血症、肾结石或其他内分泌疾病的临床表现。

2. 定性诊断

（1）胃液分析：有一定价值。夜间12h胃液总量>1 000ml（正常<100ml），空腹胃液pH<2.5，基础酸分泌量（BAO）绝大多数患者>15mmol/h，胃大部切除术或迷走神经切断术后常> 5mmol/h。本病患者胃内的壁细胞几乎全部处于最大刺激状态，对五肽胃泌素刺激反应较弱，故BAO/MA0>60%。

（2）血清胃泌素测定（放射免疫法）：正常人或十二指肠溃疡的患者空腹血清胃泌素浓度平均为50~150pg/ml。胃泌素瘤的患者中99%~100%空腹血清胃泌素水平是升高的，当空腹血清胃泌素浓度>1 000pg/ml，伴有相应的临床症状和胃酸高分泌，可确定胃泌素瘤的诊断。

（3）激发试验：适用于临床怀疑本病而空腹血清胃泌素水平为临界值或轻度升高者（150~1 000pg/ml），激发试验的方法有三种。

1）促胰泌素（secretin）刺激试验：是激发试验中最可靠、最有价值的一种。常用促胰泌素2 U/kg静脉注射，于注射前5min及注射后2min、5min、10min分别采血样本测定血清胃泌素浓度，本病患者血清胃泌素值可增加200pg/ml以上，称促胰泌素刺激试验阳性。

2）钙输注试验：用于临床高度怀疑本病，而促胰泌素刺激试验可疑者，常使用葡萄糖酸钙每小时5mg/kg静脉滴注3h，于注射前及注射后每30min分别采血样本测定血清胃泌素值。本病患者常在滴注后第3h达高峰，常大量增加>400pg/ml。十二指肠溃疡仅少量增加。高钙血症患者禁做此试验。

3）标准试餐试验：常以一片面包（或等量馒头），200ml牛奶，一只煮熟鸡蛋，50g乳酪（含20g脂肪、30g蛋白质、25g碳水化合物）餐前15min及餐后每隔15min钟采血样本，共90min，分别测定血清胃泌素浓度。本病患者仅少量增加，而胃窦G细胞功能亢进的患者，血清胃泌素水平可增加2倍以上，十二指肠溃疡的患者呈中度增加。

4）MEN-1的胃泌素瘤患者常伴血钙、甲状旁腺素、泌乳素、卵泡刺激素升高。

3. 定位试验

（1）超声、CT、MRI核素扫描：均属无创伤性检查，应首先采用，有助于胃泌素瘤的定位和瘤体大小的诊断，但阳性率较低，尤其对肿瘤直径较小者不易发现。

（2）内镜和超声内镜检查：内镜可发现位于上消化道内的溃疡和黏膜皱襞的变化。超声内镜用于检测胰腺，与生长抑素受体核素成像联用，能检出93%的胃泌素瘤，敏感性75%~85%，特异性95%（对胰腺），最小可检出2~3mm的病损，但对十二指肠胃泌素瘤的检出率仅为50%。

（3）选择性血管造影术：选择性腹腔和肝动脉造影，有助于胃泌素瘤的定位，尤其对判断肿瘤有无肝内转移是最好的检查手段，但对瘤体直径较小者敏感性不高。

（4）经皮经肝门静脉插管采血样本：测定血清胃泌素的浓度检查价值有限，但当所有影像检查阴性时可以试行。

（5）手术探查：因为胃泌素瘤大多数为恶性，故有人主张只要患者无手术禁忌证和多处肝转移，应行外科剖腹探查，有条件的医疗单位可行术中超声。

（四）治疗

对本病的根本治疗是手术切除产生胃泌素的肿瘤，对不能发现肿瘤及肿瘤不能完全切除者可用药物治疗，如肿瘤发生浸润和转移可用化疗药物。

1. 手术治疗　是最佳治疗。胃泌素瘤如为单个、且无转移者，手术切除肿瘤，胃酸分泌和血清胃泌素可迅速恢复正常，临床症状消失，疾病可获治愈。由于术中发现原发灶大于3cm的胃泌素瘤60%已有肝转移，小于3cm的胃泌素瘤只有10%有肝转移，美国国立卫生院（NIH）建议对小于2.5cm的胃泌素瘤手术切除以防转移。对于不能发现原发病灶或已有转移灶无法切除的胃泌素瘤不主张行全胃切除或胃大部切除术。

2. 药物治疗

（1）H_2受体拮抗剂：能有效降低胃酸分泌，促使溃疡愈合，消除消化性溃疡和腹泻等症状。

（2）质子泵抑制剂：是治疗胃泌素瘤的首选药物。其强力抑酸效果能有效控制胃酸高分泌引起的症状，没有减效或失效现象。

（3）生长抑素能减少抑酸剂的用量，抑制胃泌素的分泌，短期内肿瘤不增大。

（4）α-干扰素：短期内肿瘤不增大，但并无减小。

（5）化疗药物：对于肿瘤不能切除，且已发生浸润和转移者，可用链佐星、阿霉素和5-氟尿嘧啶等，可改善症状，但只有短期效果，没有延长生存期的作用。副作用有恶心、呕吐、骨髓抑制和肾衰竭。

（五）预后

一旦胃泌素瘤完全切除，则疾病得到治愈。胃泌素瘤的恶性程度较低，生长缓慢，尽管肿瘤较大或伴有肝或别处转移，患者仍能正常生活多年，据报道胃泌素瘤的5年生存率为62%~75%，10年生存率为47%~53%，伴肝转移者5年生存率为20%，10年生存率为10%。死亡的主要原因为恶性肿瘤的肝转移。

（王忠琼）

第十九节　消化道憩室病

憩室（diverticulum）是消化道的局部囊样膨出，有真性（全层膨出）和假性（仅有黏膜和黏膜下层膨出）两种，绝大多数憩室向消化道腔外膨出，极少数向腔内膨出，称腔内憩室。多个憩室同时存在称为憩室病（diverticulosis），本病见于全消化道，以结肠最为常见、十二指肠次之，胃憩室最少见。有症状或并发症时称为症状性憩室病（symptomatic diverticulosis）或憩室性疾病（diverticular disease），需要治疗。

一、食管憩室

1. 咽－食管憩室（Zenker 憩室） 国外多见，是由于咽食管连接区的黏膜在环状软骨近侧的咽后壁肌肉缺陷处膨出而成。当吞咽时下咽部压力增加，局部黏膜自环咽肌薄弱处膨出从而形成 Zenker 憩室。上消化道钡餐检查时的发现率为 0.1%，其中 70% 发生于 70 岁以上者，男性约占 2/3。

初期憩室很小，可无任何症状，随着憩室逐步增大，临床表现为轻度吞咽困难，潴留在憩室里的食物可反流入口腔。饭后及睡眠时易发生呛咳。晚期表现有喉返神经受压引起的声嘶，饮水时有气过水声及反复发作的吸入性肺炎。体检时可在锁骨上方颈根部发现面团样肿块，按压时发出水过气声。X 线钡餐侧位检查有助诊断。

2. 食管中段憩室 国内多见，常位于肺门水平的食管左侧，为牵拉性的真性憩室。由于气管隆突下淋巴结结核或其他炎症病变与食管前壁产生粘连，牵拉食管全层所致。憩室一般不大，直径多在 1～2cm，呈锥形，无颈。多数无症状，部分病例出现胸骨后疼痛、胃灼热感，少数有吞咽困难，极少数发生纵隔脓肿或食管气管瘘。X 线钡餐检查憩室多呈帐篷状突出，且口部宽大，底部较小，引流通畅而很少出现钡剂残留，这点可供鉴别诊断。

3. 膈上食管憩室（食管中下段憩室） 在食管憩室中最少见，多数患者在 50 岁以上。常发生在贲门食管连接之处上方。常伴食管痉挛、贲门痉挛、反流性食管炎或食管裂孔疝。诊断依赖 X 线钡餐检查，CT 可鉴别纵隔肿瘤、脓肿。

4. 食管壁内假性憩室 多因黏膜下腺体炎症，炎症细胞浸润压迫腺体造成腺体阻塞，扩张形成囊袋，多继发于食管痉挛、胃食管反流和念珠菌病等。憩室常有规则地分布于整个食管，憩室很小，常为 1～3mm。由于炎症及病情逐渐进展，70%～90% 存在食管狭窄。大部分患者表现为间歇性吞咽困难，并伴有胸骨后疼痛。

食管憩室一般病史较长，发展缓慢，属良性病变。不同部位的食管憩室，临床表现各异。通过 X 线钡餐和内镜检查可以发现食管憩室和假性憩室。食管憩室小而无症状者一般不需特殊治疗。一旦出现憩室内食物潴留或夜间反流等症状时，先可进行非手术治疗：①宜进食清淡易消化饮食；②伴有憩室炎或反流性食管炎时应进行抗生素及抑酸剂治疗；③体位引流。如果有明显症状如胸骨后疼痛、吞咽困难等，上述方法无效或伴有并发症及癌变者宜外科治疗。

二、胃憩室

胃肠钡餐检查的发现率为 0.043%～0.1%。绝大多数为单发。直径 2～4cm，最大 10cm。其中 75% 位于胃后壁贲门附近小弯侧，食管胃连接点下 2～3cm 以内。由于流经该处的食物压力较大，而局部胃壁纵行肌发育不良，形成假性憩室。其次发生于幽门区（15%～18%），是由于溃疡或肿瘤病变造成局部胃壁薄弱所致。胃体胃底部较少见，多为胃外疾病引起的牵拉性真憩室。胃憩室多见于 30～60 岁，女性略多于男性（占 56%～68%），大多患者无症状，少数主诉饭后或平卧时有间歇性上腹部饱胀或下胸部疼痛，伴恶心、呕吐、胃灼热感。常见并发症为出血。诊断依赖 X 线钡餐检查和内镜检查。贲门附近憩室的 X 线片可见胃黏膜皱襞经憩室颈部进入憩室内，据此特征可与胃溃疡相鉴别。胃下部的憩室需做病理检查以与恶性病变及穿透性溃疡相鉴别。症状明显者经体位引流、低脂饮食、少食多餐等内科治疗未见改善，又不能除外恶性病变或者发生大出血或穿孔等并发症时，需外科手术。

三、小肠憩室

1. 十二指肠憩室　是小肠憩室中最多见的，也为第二位多见的肠憩室。人群中发生率为2%～22%。任何年龄均可发生，以50～60岁为多见。局部肠壁薄弱和肠腔内压力增高是本病发生的主要原因。憩室可位于十二指肠任何部位，但好发于降部。66%～95%发生于十二指肠内侧，于胆总管开口处2.5cm范围内，亦称为肝胰壶腹周围憩室，与该处有胰管、胆管、血管通过且肌层较薄弱有关。位于十二指肠球部的大多为假性憩室，由于球部溃疡痊愈后瘢痕收缩及局部肠壁变弱所致。腔外憩室较腔内憩室多见，腔内型又称Windsock憩室，部位多在十二指肠第二段。

绝大多数患者无症状，约10%患者主诉上腹胀痛不适，伴恶心嗳气，饱食后加重，并发炎症或溃疡时，症状较重或持久。憩室部位可有压痛、肝胰壶腹周围憩室约有27%伴发胆石症，亦可引起胆总管梗阻、胆管炎、复发性胰腺炎。其他并发症为出血与穿孔，均不常见。出血可由于憩室黏膜糜烂或血管发育不良所致，也可因穿透附近的肠系膜血管引起。穿孔可至门静脉、胆道或胰腺，引起脓肿。十二指肠腔内憩室可并发部分或完全性十二指肠梗阻。细菌过度生长可导致腹泻。

憩室的诊断依赖于X线钡餐检查，如检查未发现憩室而出现下列情况时需重复钡餐检查：①1小时以上尚有钡剂滞留；②腔内有不规则图像。内镜检查不易发现憩室，但对腔内憩室的诊断有意义。憩室常与消化系统其他疾病同时存在，如有腹部症状应首先考虑由后者所致。

无症状的憩室无须治疗，有症状者又与腹部其他疾患同存时，先治疗后者。如果症状确系憩室所致者，则采用内科综合治疗，包括调节饮食，制酸解痉，体位引流。除非有难以控制的并发症或癌变，一般不考虑手术。尤其是憩室周围解剖位置复杂时，手术更应慎重。

2. Merkel憩室　为位于回肠末端的真性憩室，系胚胎期卵黄管之回肠端闭合不全所致。男女发病率相当。尸检中发现率为0.2%～4%，典型的憩室是指状，直径小于回肠，长约0.5～13cm，距回盲瓣2～200cm，平均80～85cm。半数的憩室含有异位组织，其中70%～80%为胃黏膜，其余为胰腺、十二指肠、胆道、空肠及结肠黏膜，幽门螺杆菌可存在于异位胃黏膜内，导致感染。

大部分患者无症状，出现并发症时产生相应症状。并发症的发生率为15%～30%。男性多见，大多发生于10岁前，1岁以内的占1/3。当憩室突向肠腔内时，可引起肠套叠及阻塞性肠梗阻。异位胃黏膜能分泌胃酸和胃蛋白酶，产生憩室消化性溃疡与出血，均是儿童病例常见的并发症。90%合并出血的患者中，憩室内均有异位胃黏膜存在。由于异位胃黏膜对锝（Tc）元素有浓聚作用，故可用^{99m}Tc扫描诊断本病，其特异性为88%。憩室炎是成人中常见的并发症。憩室无系膜附着，在腹腔内无固定位置，如位于右上腹，常误诊为胆囊炎；位于右下腹，类似阑尾炎，如在阑尾旁发生炎症，可穿孔形成憩室阑尾瘘。诊断常不容易，大多为无意中发现。X线钡餐摄片常由于憩室炎症和梗阻不易填满而不显影。婴儿和儿童如有腹部症状，无痛性的消化道大出血，小肠梗阻或腹膜炎，鉴别诊断时均应考虑此病。手术切除适应证为出血、梗阻、炎症或穿孔。大多数无症状Meckel憩室无需治疗。

3. 空、回肠憩室　本病少见，X线钡餐发现率在1%左右，中年以上者多发，男性略多于女性。单发性憩室多无症状，多发性憩室内有大量细菌繁殖时，可有消化不良症状，如腹痛、胀气、腹泻及吸收不良，并出现消瘦、贫血和脂肪泻。空回肠憩室病是引起小肠吸收不良症的常见原因之一。并发症少见，有急性炎症、出血、穿孔、小肠梗阻和憩室内癌肿。X线钡剂造影有诊断价值。无症状者不必治疗，凡出现严重并发症者应及时手术切除。急性炎症合并肠菌过度繁殖时可选用口服抗生素如环丙沙星及甲硝唑治疗。

四、结肠憩室

在西方国家颇为多见，患病率随年龄增加而增长，40 岁以下少见，60 岁约 30%，80 岁以上约 80%。而在亚非国家报道的患病率仅 0.2%，我国发病率远远低于西方。人群平均患病率仅为 0.17% ~1.87%，60 岁以上患病率虽明显提高，但仍低于 5%。西方国家 75% ~90% 憩室发生在乙状结肠，亚洲国家报道 70% ~90% 发生在右半结肠。一般认为本病发生与经济水平和饮食习惯密切相关。经济发达的国家和地区明显高于发展中国家和经济欠发达地区；低渣或无渣饮食者明显高于高渣或多渣饮食者。结肠过敏性炎症、习惯性便秘、肠易激惹综合征、肠道慢性梗阻及炎症性肠患者群有较高的发生率。

结肠多数憩室的直径为 3mm 至 3cm 不等，较大憩室少见。本病病因尚不清楚，肠腔经常处于高压状态、肠壁结构异常和缺陷与本病发生有关。

仅 10% 的单纯结肠憩室病患者具有临床症状，表现为慢性间歇性左下腹痛，典型者主诉便秘伴腹部胀气及消化不良。体检时左下腹可有压痛，扪及坚硬充满粪块的乙状结肠，应与肠道易激综合征和结肠癌作鉴别。钡剂灌肠有助于诊断，低张钡灌肠更易发现憩室。纤维结肠镜检查可排除同时存在的其他病变，如结肠癌、结肠炎等。单纯性憩室病不需要治疗，有症状者治疗同肠道易激综合征，粗纤维饮食（20 ~30g/d）可改善症状，并可预防并发症。并发症发生率为 5%，死亡率 1/110 000。主要为憩室炎和出血。

1. 憩室炎　憩室炎起始于结肠壁微小穿孔导致的憩室周围炎。它发生在 10% ~25% 憩室病患者中，并多见于左半结肠憩室。单纯性憩室炎占 75%。急性憩室炎的表现为急性左下腹痛、大便习惯改变、恶心、呕吐（20% ~60%）、体检可有下腹压痛及包块（20%），白细胞增高（50%），有并发症的憩室炎可出现腹膜炎体征、脓肿或瘘管（25%）。左下腹部可扪及炎性腹块。直肠指检触及脓肿或炎性腹块有助于定位。鉴别诊断应考虑急性阑尾炎、炎症性肠病、缺血性结肠炎、结肠癌、其他原因引起的肠梗阻、卵巢囊肿破裂、肾绞痛等。伴有结肠周围脓肿的憩室炎，其结肠外表现包括关节炎和坏死性脓皮病。如既往钡剂灌肠已显示结肠憩室则有利于诊断，B 超、CT 有助于明确诊断以及发现并发的脓肿和瘘管，尤其当有炎症的乙状结肠位于右下腹，需与急性阑尾炎鉴别时，CT 诊断更有价值。对于可疑憩室炎急性期或憩室炎症性包块与肿瘤难以鉴别的患者，可小心行结肠镜检查，但对于憩室炎急性期禁忌行全结肠镜检查。肠镜或钡剂灌肠检查应于 4 ~6 周后进行。

轻症患者的治疗包括休息、流质饮食和口服广谱抗生素或针对革兰阴性菌及厌氧菌的抗生素如环丙沙星和甲硝唑，饮食可逐渐过渡到软的低渣饮食和每日服用欧车前籽制剂，2 周后做钡剂灌肠明确诊断，1 个月后恢复高渣饮食。对出现严重症状（如疼痛、局限性痉挛）的患者和患有其他并发症（如肠梗阻等）患者需住院治疗，约 80% 患者无需施行手术即可获得满意治疗，治疗以休息、禁食、静脉输液和抗生素治疗为主。40 岁以下患者以及有复发的憩室炎患者应于急性憩室炎控制后 3 个月行外科手术。脓肿形成者，应在 B 超或 CT 引导下穿刺排脓。弥漫性腹膜炎伴或不伴穿孔、不能缓解的肠梗阻、结肠内脏瘘者需急症手术。

2. 憩室出血　5%～10%憩室病患者可发生出血，在所有下消化道出血原因中占40%，是老年人下消化道大出血中最常见的原因之一。出血大多为无痛性并不伴憩室炎，常由于憩室内压增高引起黏膜坏死或憩室内粪石直接损伤黏膜所致。大量出血时患者可出现休克症状，多数患者出血可自行停止，同一憩室反复出血的情况罕见。缓慢间断性出血者，结肠镜检查是出血定位诊断的最佳方法，而大量出血者需行同位素扫描及血管造影术对出血部位进行判断。虽然憩室以左半结肠常见，但出血常见于右半结肠憩室（80%）。

治疗以支持疗法包括输血为主，患者可同时静脉应用奥曲肽。如果出血速度大于每分钟0.5ml，选择性肠系膜血管造影可显示造影剂自出血部位渗出，该情况下可应用动脉导管并通过导管经动脉注入血管加压素或选择性栓塞以对不能行外科手术的患者行止血治疗，50%的患者可有效地止血。结肠镜下直接电凝止血常有效，无效者可考虑手术治疗。

（王会丽）

现代消化病学

（下）

张艳梅等◎主编

吉林科学技术出版社

第九章　肝脏疾病

第九章

肝脏疾病

第一节　甲型病毒性肝炎

甲型病毒性肝炎（甲型肝炎）是由甲型肝炎病毒（hepatitis A virus，HAV）感染引起的、主要通过粪－口途径传染的自限性急性肠道传染病。我国是甲型肝炎的高发区，自20世纪80年代在上海暴发流行后，近年呈现散发和小规模流行的特点。大部分HAV感染表现为隐性或亚临床性感染，少部分感染者在临床上表现为急性黄疸/无黄疸型肝炎。一般而言，甲型肝炎不会转为慢性，发展为重型肝炎者也十分少见，大部分预后良好。

一、病原学

HAV属微小RNA病毒科（picornavirus），1973年Feinston　应用免疫电镜在急性肝炎患者的大便中发现，1987年获得HAV全长核苷酸序列。HAV基因组由7 478个核苷酸组成，包括3个部分：①5′-非编码区；②结构与非结构编码区，单一开放读码框架（ORF）可编码一个大的聚合蛋白和蛋白酶，后者将前者水解为至少3～4个结构蛋白和7个非结构蛋白；③3′－非编码区。目前HAV只有一个血清型和一个抗原－抗体系统，感染HAV早期产生IgM抗体，一般持续8～12周，少数持续6月以上。

HAV对外界抵抗力较强，耐酸碱，能耐受60℃至少30min，室温下可生存1周；于粪便中在25℃时能存活30d，在贝壳类动物、污水、淡水、海水、泥土中能存活数月。采用紫外线（1.1W，0.9cm）1min、85℃加热1min、甲醛（8%，25℃）1min、碘（3mg/L）5min或氯（游离氯浓度为2.0～2.5mg/L）15min可将其灭活。

二、流行病学

（一）传染源

急性期患者和隐性感染者为主要传染源，后者多于前者。粪便排毒期在起病前2周至血清ALT高峰期后1周；黄疸型患者在黄疸前期传染性最强；少数患者可延长至其病后30d。一般认为甲型肝炎病毒无携带状态，近年有报道部分病例表现为病程迁延或愈后1～3个月再复发，但比例极小，传染源的意义不大。

（二）传染途径

HAV 主要由粪－口途径传播。粪便污染水源、食物、蔬菜、玩具等可引起流行。水源或食物污染可致暴发流行，如 1988 年上海市由于食用受粪便污染的未煮熟的毛蚶而引起的甲型肝炎暴发流行，4 个月内发生 30 余万例，死亡 47 人。日常生活接触多为散发病例，输血感染或母婴垂直传播极为罕见。

（三）易感人群

人群普遍易感。在我国，大多在儿童、青少年时期受到隐性感染，人群抗 HAV－IgG 阳性率可达 80%。感染 HAV 后可获持久免疫力，但与其他型肝炎病毒无交叉免疫性。

三、发病机制及病理组织学

甲型肝炎的发病机制尚未完全阐明。经口感染 HAV 后，由肠道进入血液，引起短暂病毒血症。目前认为，其发病机制倾向于以宿主免疫反应为主。发病早期，可能由于 HAV 在肝细胞中大量复制及 CD_8^+ 细胞毒性 T 细胞杀伤作用共同造成肝细胞损害；在疾病后期，体液免疫产生的抗 HAV，可能通过免疫复合物机制破坏肝细胞。

其组织病理学特点包括：以急性炎症病变为主，淋巴细胞浸润，小叶内可见肝细胞点状坏死；也可引起胆汁瘀积（瘀胆型肝炎）和大块或亚大块坏死（重型肝炎）。

四、临床表现

感染 HAV 后，不一定都出现典型的临床症状，大部分患者感染后没有任何症状，甚至肝功能也正常，而到恢复期却产生抗 HAV－IgG，为亚临床型感染。经过 2～6 周的潜伏期（平均为 30d），少部分患者可出现临床症状，主要表现为急性肝炎，少数患者可表现为瘀胆型肝炎（可参见“戊型肝炎”部分）和急性或亚急性重型肝炎（肝衰竭）（可参见“乙型肝炎”部分）。

（一）急性黄疸型肝炎

80% 患者以发热起病，伴乏力，四肢酸痛，似“感冒”。热退后患者出现食欲缺乏，伴恶心或呕吐，腹胀等消化道症状，临床似“急性胃肠炎”。皮肤及巩膜出现黄染，尿颜色深，似浓茶色。极少数患者临床症状重，可出现腹水、肝性脑病及出血倾向等肝功能衰竭的表现。总病程为 2～4 个月。

（二）急性无黄疸型肝炎

占 50%～90%，尤以儿童多见。起病较缓，症状较轻，恢复较快，病程大多在 2 个月内。

（三）HAV 双重或多重感染

按与其他肝炎病毒感染的时间顺序，可分为混合感染、重叠感染。例如，甲肝病毒感染和乙肝病毒感染同时发生，称混合感染。在慢性乙型肝炎或乙肝表面抗原携带者基础上又发生甲肝病毒感染，称重叠感染。无论 HAV 是同时感染或重叠感染所引起的临床症状，少部分患者与单纯 HAV 感染所致的急性肝炎相似。大部分 HAV 与其他肝炎病毒同时感染或重叠感染患者的临床症状严重，病情也较复杂。重叠感染的预后取决于原有肝脏病变的严重程度，大多数患者预后良好。

五、辅助检查

（一）肝功能及凝血象检查

丙氨酸转氨酶（ALT）、天冬氨酸转氨酶（AST）明显升高，AST/ALT 比值常 <10 如果患者可出现 ALT 快速下降，而胆红素不断升高（即所谓酶、胆分离现象）或 AST/ALT >1，常提示肝细胞大量坏死。如果直接胆红素/总胆红素 >10%，且伴血清谷氨酰转肽酶（γ-GT）、碱性磷酸酶（ALP）升高，则提示肝内胆汁瘀积。绝大部分患者血清白蛋白及 γ 球蛋白、凝血酶原活动度（PTA）均在正常范围。PTA <40% 是诊断重型肝炎（肝衰竭）的重要依据之一，亦是判断其预后的重要指标。

（二）病原学检查

1. 抗 HAV-IgM　在病程早期即为阳性，3～6 个月后转阴，极少部分患者的抗 HAV-IgM 在6个月后才转阴，因而是早期诊断甲型肝炎最简便而可靠的血清学标志。但应注意，接种甲型肝炎疫苗后2～3周，有8%～20%接种者可呈抗 HAV-IgM 阳性。

2. 抗 HAV-IgG　于 2～3 个月达高峰，持续多年或终身。因此，它只能提示感染 HAV，而不能作为诊断急性甲型肝炎的指标。

3. HAV-RNA　PCR 检测血液或粪便中 HAV-RNA，阳性率低，临床很少采用。HAV-RNA 载量与轻-中度甲型肝炎患者血清 ALT、PTA 正相关，而与严重甲型肝炎患者血清 ALT、PTA 水平无明显相关。但是，HAV-RNA 载量与血清 C-反应蛋白呈正相关，与外周血血小板计数呈负相关。

六、诊断及鉴别诊断

（一）诊断依据

1. 流行病学资料　发病前是否到过甲型肝炎流行区，有无进食未煮熟海产品如毛蚶、蛤蜊等不洁饮食及饮用可能被污染的水等病史。

2. 临床特点　起病较急，以“感冒”样症状起病，常伴乏力、食欲差、恶心、呕吐、尿颜色深似浓茶色等症状。

3. 病原学诊断　血清抗 HAV-IgM 阳性，是临床确诊甲型肝炎的依据。

4. 临床要注意的特殊情况

（1）HAV 混合感染/重叠感染：患者原有慢性 HBV 感染或其他慢性肝脏疾病，出现上述临床症状；或原有慢性性肝炎、肝硬化病情恶化，均应考虑重叠感染甲型病毒肝炎的可能，应及时进行有关病原学指标检测。

（2）甲型肝炎所致重型肝炎（急性肝衰竭）：占0.5%～1.5%。早期表现极度疲乏；严重消化道症状如腹胀、频繁呕吐、呃逆；黄疸迅速加深，出现胆酶分离现象；中晚期表现出血倾向、肝性脑病、腹水等严重并发症，PTA <40%。

（二）鉴别诊断

1. 其他原因引起的黄疸

（1）溶血性黄疸：常有药物或感染等诱因，表现为贫血、腰痛、发热、血红蛋白尿、网织红细胞升高，黄疸大都较轻，主要为间接胆红素升高，ALT、AST 无明显升高。

（2）梗阻性黄疸：常见病因有胆石症，壶腹周围癌等。有原发病症状、体征，肝功能损害轻，以直接胆红素为主，B 超等影像学检查显示肝内外胆管扩张。

2. 其他原因引起的肝炎

（1）急性戊型肝炎：老年人多见，临床表现与甲型肝炎相似。根据病原学检查可资鉴别。

（2）药物性肝损害：有使用肝损害药物的明确病史，临床常表现为发热伴皮疹、关节痛等症状。部分患者外周血嗜酸性粒细胞增高，肝炎病毒标志物阴性。

（3）感染中毒性肝炎：如流行性出血热，伤寒，钩端螺旋体病等所导致的肝功能试验异常。主要根据原发病的临床特点和相关实验室检查加以鉴别。

七、并发症

甲型肝炎的并发症较少，一般多见于婴幼儿、老年人等免疫功能较低者。临床常见的有胆囊炎、胰腺炎、病毒性心肌炎等。少见并发症如皮疹、关节炎、吉兰－巴雷综合征等，可能与 HAV 感染后血清中有短暂的免疫复合物形成有关。严重并发症还包括再生障碍性贫血，发病率为 0.06%～0.4%，机制尚未明确。

八、治疗

甲型肝炎一般预后良好，在急性期注意休息及给予适当的保肝药物治疗，如甘草酸制剂、还原型谷胱甘肽制剂等，1～2 周临床症状完全消失，2～4 个月肝脏功能恢复正常。HAV 感染，由于病毒血症短，不需要抗病病毒治疗。对于有明显胆汁淤积或发生急性重型肝炎（急性肝衰竭者），则应给予相应的治疗。

九、预防

养成良好的卫生习惯，防止环境污染，加强粪便、水源管理是预防甲型肝炎的主要方法。在儿童及高危人群中注射甲型肝炎疫苗是预防甲型肝炎的有效方法。甲型肝炎减毒活疫苗在我国人群中广泛应用，其价格相对较便宜，但其抗体水平保持时间相对较短，而且必须在冷链条件下运输和保存。灭活疫苗在国内外人群中广泛使用，其抗体水平较高且持续时间较长（至少 20 年）、无需冷链条件下运输和保存，但其价格相对较贵。

十、预后

多在 2～4 个月临床康复，病理康复稍晚。病死率约为 0.01%。妊娠后期合并甲型肝炎病死率 10%～40%。极少数患者的病程迁延超过 6 个月或临床病程出现“复发”，但至今尚未确认真正的慢性甲型肝炎病例。

（张　博）

第二节　乙型病毒性肝炎

一、病原学

乙型肝炎病毒（hepatitis B virus，HBV）属于嗜肝 DNA 病毒科（hepadnavirus）正嗜肝

DNA 病毒属（orthohepadnavirus）。1965 年 Blumberg 等报道在研究血清蛋白多样性中发现澳大利亚抗原，1967 年 Krugman 等发现其与肝炎有关，故称其为肝炎相关抗原（hepatitis associated antigen，HAA），1972 年世界卫生组织将其正式命名为乙型肝炎表面抗原（hepatitis B surface antigen，HBsAg）。1970 年 Dane 等在电镜下发现 HBV 完整颗粒，称为 Dane 颗粒。HBV 基因组由不完全的环状双链 DNA 组成，长链（负链）约含 3 200 个碱基（bp），短链（正链）的长度可变化，为长链的50% ~80%。HBV 基因组长链中有 4 个开放读码框（open reading frame，ORF）即 S 区、C 区、P 区和 X 区，它们可分别编码 HBsAg、HBeAg/HBcAg、DNA 聚合酶及 HBxAg。

二、流行病学

全世界 HBsAg 携带者约 3.5 亿，其中我国约 9 000 万，约占全国总人口的 7.18%（2006 年调查数据）。按流行的严重程度分为低、中、高度三种流行地区。低度流行区 HBsAg 携带率 0.2% ~0.5%，以北美、西欧、澳大利亚为代表。中度流行区 HBsAg 携带率 2% ~7%，以东欧、地中海、日本、俄罗斯为代表。高度流行区 HBsAg 携带率 8% ~20%，以热带非洲、东南亚和中国部分地区为代表。本病婴幼儿感染多见；发病男性高于女性；以散发为主，可有家庭聚集现象。

1. 传染源　乙型肝炎患者和携带者血液和体液（特别是组织液、精液和月经）的 HBV 都可以成为传染源。

2. 传播途径　HBV 通过输血、血液制品或经破损的皮肤、黏膜进入机体而导致感染，主要的传播途径下列几种。

（1）母婴传播：由带有 HBV 的母亲传给胎儿和婴幼儿，是我国乙型肝炎病毒传播的最重要途径。真正的宫内感染的发生只占 HBsAg 阳性母亲的 5% 左右，可能与妊娠期胎盘轻微剥离等因素有关。围生期传播或分娩过程传播是母婴传播的主要方式，系婴儿因破损的皮肤、黏膜接触母血、羊水或阴道分泌物而传染。分娩后传播主要由于母婴间密切接触导致。虽然母乳中可检测到 HBV，但有报道显示母乳喂养并不增加婴儿 HBV 的感染率。HBV 经精子或卵子传播未被证实。

（2）血液、体液传播：血液中 HBV 含量很高，微量的污染血进入人体即可造成感染，如输血及血制品、注射、手术、针刺、血液透析、器官移植等均可传播。

（3）日常生活接触传播：HBV 可以通过日常生活密切接触传播给家庭成员。主要通过隐蔽的胃肠道外传播途径，如共用剃须刀、牙刷等可引起 HBV 的传播；易感者的皮肤、黏膜微小破损接触带有 HBV 的微量血液及体液等，是家庭内水平传播的重要途径。

（4）性接触传播：无防护的性接触可以传播 HBV。因此，婚前应做 HBsAg 检查，若一方为 HBsAg 阳性，另一方为乙型肝炎易感者，则应在婚前应进行乙肝疫苗接种。

（5）其他传播途径：经破损的消化道、呼吸道黏膜或昆虫叮咬等只是理论推测，作为传播途径未被证实。

3. 易感人群　抗 HBs 阴性者均为易感人群，婴幼儿是获得 HBV 感染的最危险时期。高危人群包括 HBsAg 阳性母亲的新生儿、HBsAg 阳性者的家属、反复输血及血制品者（如血友病患者）、血液透析患者、多个性伴侣者、静脉药瘾者、经常有血液暴露的医务工作者等。

三、发病机制与病理学

（一）发病机制

乙型肝炎的发病机制非常复杂，目前尚不完全清楚。HBV 侵入人体后，未被单核－吞噬细胞系统清除的病毒到达肝脏或肝外组织（如胰腺、胆管、脾、肾、淋巴结、骨髓等）。病毒包膜与肝细胞膜融合，导致病毒侵入。HBV 在肝细胞内的复制过程非常特殊，其中包括一个逆转录步骤，同时细胞核内有稳定的 cDNA 作为 HBV 持续存在的来源。

乙型肝炎慢性化的发生机制亦是研究关注的热点和难点。HBeAg 是一种可溶性抗原，其大量产生可能导致免疫耐受。非特异性免疫应答方面的功能障碍亦可能与慢性化有明显关系，慢性化还可能与遗传因素有关。在围生期和婴幼儿时期感染 HBV 者，分别有 90% 和 25% ~30% 发展成慢性感染；在青少年和成人期感染 HBV 者，仅 5% ~10% 发展成慢性。

慢性 HBV 感染的自然病程一般可分为 4 个时期：

第一时期为免疫耐受期，其特点是 HBV 复制活跃，血清 HBsAg 和 HBeAg 阳性，HBV－DNA 滴度较高，但血清丙氨酸氨基转移酶（ALT）水平正常或轻度升高，肝组织学亦无明显异常，患者无临床症状。与围生期感染 HBV 者多有较长的免疫耐受期，此期可持续存在数十年。

第二时期为免疫清除期，随年龄增长及免疫系统功能成熟，免疫耐受被打破而进入免疫清除期，表现为 HBV－DNA 滴度有所下降，但 ALT 升高和肝组织学有明显坏死炎症表现，本期可以持续数月到数年。成年期感染 HBV 者可直接进入本期。

第三时期为非活动或低（非）复制期，这一阶段表现为 HBeAg 阴性，抗－HBe 阳性，HBV－DNA 检测不到（PCR 法）或低于检测下限，ALT/AST 水平正常，肝细胞坏死炎症缓解，此期也称非活动性 HBsAg 携带状态。进入此期的感染者有少数可以自发清除 HBsAg，一般认为每年有 1% 左右的 HB－sAg 可以自发转阴。

第四时期为再活动期，非活动性抗原携带状态可以持续终身，但也有部分患者可能随后出现自发的或免疫抑制等导致 HBV－DNA 再活动，出现 HBV－DNA 滴度升高（血清 HBeAg 可逆转为阳性或仍保持阴性）和 ALT 升高，肝脏病变再次活动。HBV 发生前 C 区和 C 区变异者，可以通过阻止和下调 HBeAg 表达而引起 HBeAg 阴性慢性乙型肝炎。

在 6 岁以前感染的人群，最终约 25% 在成年时发展成肝硬化和 HCC，但有少部分患者可以不经过肝硬化阶段而直接发生 HCC。慢性乙型肝炎患者中，肝硬化失代偿的年发生率约 3%，5 年累计发生率约 16%。

（二）病理学

慢性乙型肝炎的肝组织病理学特点是：汇管区炎症，浸润的炎症细胞主要为淋巴细胞，少数为浆细胞和巨噬细胞；炎症细胞聚集常引起汇管区扩大，并可破坏界板引起界面肝炎（interface hepatltis）。小叶内可见肝细胞变性、坏死，包括融合性坏死和桥形坏死等，随病变加重而日趋显著。肝细胞炎症坏死、汇管区及界面肝炎可导致肝内胶原过度沉积，肝纤维化及纤维间隔形成。如病变进一步加重，可引起肝小叶结构紊乱、假小叶形成最终进展为肝硬化。

目前国内外均主张将慢性肝炎进行肝组织炎症坏死分级（G）及纤维化程度分期（S）。

目前国际上常用 Knodell HAI 评分系统，亦可采用 Ishak、Scheuer 和 Chevallier 等评分系统或半定量计分方案，了解肝脏炎症坏死和纤维化程度，以及评价药物疗效。

四、临床表现

乙型肝炎潜伏期1~6个月，平均3个月。临床上，乙型肝炎可表现为急性肝炎、慢性肝炎及重型肝炎（肝衰竭）。

（一）急性肝炎

急性肝炎包括急性黄疸型肝炎和急性无黄疸型肝炎。具体表现可参见“戊型肝炎”部分。5岁以上儿童、少年及成人期感染 HBV 导致急性乙型肝炎者，90%~95%可自发性清除 HBsAg 而临床痊愈；仅少数患者可转为慢性。

（二）慢性肝炎

成年急性乙型肝炎有5%~10%转慢性。急性乙肝病程超过半年，或原有 HBsAg 携带史而再次出现肝炎症状、体征及肝功能异常者；发病日期不明确或虽无肝炎病史，但根据肝组织病理学或症状、体征、化验及 B 超检查综合分析符合慢性肝炎表现者。慢性乙型肝炎依据 HBeAg 阳性与否可分为 HBeAg 阳性或阴性慢性乙型肝炎。

（三）瘀胆型肝炎

瘀胆型肝炎（cholestatic viral hepatitis），是一种特定类型的病毒性肝炎，可参见“戊型肝炎”部分。

（四）重型肝炎

又称肝衰竭（liver failure），是指由于大范围的肝细胞坏死，导致严重的肝功能破坏所致的临床症候群；可由多种病因引起、诱因复杂，是一切肝脏疾病重症化的共同表现。在我国，由病毒性肝炎及其发展的慢性肝病所引起的肝衰竭亦称“重型肝炎”。临床表现为从肝病开始的多脏器损害症候群：极度乏力，严重腹胀、食欲低下等消化道症状；神经、精神症状（嗜睡、性格改变、烦躁不安、昏迷等）；有明显出血倾向，凝血酶原时间显著延长及凝血酶原活动度（PTA）<40%；黄疸进行性加深，胆红素每天上升≥17.1μmol/L 或大于正常值10倍；可出现中毒性巨结肠、肝肾综合征等。

根据病理组织学特征和病情发展速度，可将肝衰竭分为四类：

1. 急性肝衰竭（acute liver failure，ALF） 又称暴发型肝炎（fulminant hepatitis），特点是起病急骤，常在发病2周内出现Ⅱ度以上肝性脑病的肝衰竭症候群。发病多有诱因。本型病死率高，病程不超过3周；但肝脏病变可逆，一旦好转常可完全恢复。

2. 亚急性肝衰竭（subacute liver failure，SALF） 又称亚急性肝坏死。起病较急，发病15日~26周出现肝衰竭症候群。晚期可有难治性并发症，如脑水肿、消化道大出血、严重感染、电解质紊乱及酸碱平衡失调。白细胞升高、血红蛋白下降、低血糖、低胆固醇、低胆碱酯酶。一旦出现肝肾综合征，预后极差。本型病程较长，常超过3周至数月。容易转化为慢性肝炎或肝硬化。

3. 慢加急性（亚急性）肝衰竭（acute-on-chronic liver failure，ACLF） 是在慢性肝病基础上出现的急性肝功能失代偿。

4. 慢性肝衰竭（chronic liver failure，CLF） 是在肝硬化基础上，肝功能进行性减退导致的以腹水或门脉高压、凝血功能障碍和肝性脑病等为主要表现的慢性肝功能失代偿。

（五）肝炎肝硬化

由于病毒持续复制、肝炎反复活动而发展为肝硬化，其主要表现为肝细胞功能障碍和门脉高压症。

五、实验室检查

（一）血常规

急性肝炎初期白细胞总数正常或略高，黄疸期白细胞总数正常或稍低，淋巴细胞相对增多，偶可见异型淋巴细胞。重型肝炎时白细胞可升高，红细胞及血红蛋白可下降。

（二）尿常规

尿胆红素和尿胆原的检测有助于黄疸的鉴别诊断。肝细胞性黄疸时两者均阳性，溶血性黄疸以尿胆原为主，梗阻性黄疸以尿胆红素为主。深度黄疸或发热患者，尿中除胆红素阳性外，还可出现少量蛋白质、红、白细胞或管型。

（三）病原学检查

1. 乙肝抗原抗体系统的检测意义

（1）HBsAg 与抗 HBs：成人感染 HBV 后最早 1～2 周，最迟 11～12 周血中首先出现 HBsAg。急性自限性 HBV 感染时血中 HBsAg 大多持续 1～6 周，最长可达 20 周。无症状携带者和慢性患者 HBsAg 可持续存在多年，甚至终身。抗 HBs 是一种保护性抗体，在急性感染后期，HBsAg 转阴后一段时间开始出现，在 6～12 个月逐步上升至高峰，可持续多年。抗 HBs 阳性表示对 HBV 有免疫力，见于乙型肝炎恢复期、既往感染及乙肝疫苗接种后。

（2）HBeAg 与抗 HBe：急性 HBV 感染时 HBeAg 的出现时间略晚于 HBsAg，在病变极期后消失，如果 HBeAg 持续存在预示转向慢性。HBeAg 消失而抗 HBe 产生称为血清转换（HBeAgSeroconversion）。一般来说，抗 HBe 阳转阴后，病毒复制多处于静止状态，传染性降低；但在部分患者由于 HBV 前 – C 区及 BCP 区发生了突变，仍有病毒复制和肝炎活动，称为 HBeAg 阴性慢性肝炎。

HBcAg 与抗 HBc 血液中 HBcAg 主要存在于 Dane 颗粒的核心，故一般不用于临床常规检测。抗 HBc – IgM 是 HBV 感染后较早出现的抗体，绝大多数出现在发病第一周，多数在 6 个月内消失，抗 HBc – IgM 阳性提示急性期或慢性肝炎急性活动。抗 HBc IgG 出现较迟，但可保持多年甚至终身。

2. HBV – DNA 测定　HBV – DNA 是病毒复制和传染性的直接标志。目前常用聚合酶链反应（PCR）的实时荧光定量技术测定 HBV，对于判断病毒复制水平、抗病毒药物疗效等有重要意义。

3. HBV – DNA 基因耐药变异位点检测　对核苷类似物抗病毒治疗有重要指导意义。

（四）甲胎蛋白（AFP）

AFP 含量的检测是筛选和早期诊断 HCC 的常规方法。但在肝炎活动和肝细胞修复时 AFP 有不同程度的升高，应动态观察。急性重型肝炎 AFP 升高时，提示有肝细胞再生，对判断预后有帮助。

（五）肝纤维化指标

透明质酸（HA）、Ⅲ型前胶原肽（PⅢP）、Ⅳ型胶原（C－Ⅳ）、层连蛋白（LN）、脯氨酰羟化酶等，对肝纤维化的诊断有一定参考价值。

（六）影像学检查

B 型超声有助于鉴别阻塞性黄疸、脂肪肝及肝内占位性病变。对肝硬化有较高的诊断价值，能反映肝脏表面变化，门静脉、脾静脉直径，脾脏大小，胆囊异常变化，腹水等。在重型肝炎中可动态观察肝脏大小变化等。彩色超声尚可观察到血流变化。CT、MRI 的临床意义基本同 B 超，但更准确。

（七）肝组织病理检查

对明确诊断、衡量炎症活动度、纤维化程度及评估疗效具有重要价值。还可在肝组织中原位检测病毒抗原或核酸，有助于确定诊断。

六、并发症

慢性肝炎时可出现多个器官损害。肝内并发症主要有肝硬化，肝细胞癌，脂肪肝。肝外并发症包括胆道炎症、胰腺炎、糖尿病、甲状腺功能亢进、再生障碍性贫血、溶血性贫血、心肌炎、肾小球肾炎、肾小管性酸中毒等。

各型病毒型肝炎所致肝衰竭时可发生严重并发症，主要有：

（一）肝性脑病

肝功能不全所引起的神经精神症候群，可发生于重型肝炎和肝硬化。常见诱因有上消化道出血、高蛋白饮食、感染、大量排钾利尿、大量放腹水、使用镇静剂等，其发生可能是多因素综合作用的结果。

（二）上消化道出血

病因主要有：①凝血因子、血小板减少；②胃黏膜广泛糜烂和溃疡；③门脉高压。上消化道出血可诱发肝性脑病、腹水、感染、肝肾综合征等。

（三）腹水、自发性腹膜炎及肝肾综合征

腹水往往是严重肝病的表现，而自发性细菌性腹膜炎是严重肝病时最常见的临床感染类型之一。发生肝肾综合征者约半数病例有出血、放腹水、大量利尿、严重感染等诱因，其主要表现为少尿或无尿、氮质血症、电解质平衡失调。

（四）感染

肝衰竭时易发生难于控制的感染，以胆道、腹膜、肺多见，革兰阴性杆菌感染为主，细菌主要来源于肠道，且肠道中微生态失衡与内源性感染的出现密切相关，应用广谱抗生素后，也可出现真菌感染。

七、诊断

病毒性肝炎的诊断主要依靠临床表现和实验室检查，流行病学资料具有参考意义。

（一）流行病学资料

不安全的输血或血制品、不洁注射史等医疗操作，与 HBV 感染者体液、血液及无防护

的性接触史，婴儿母亲是 HBsAg 阳性等有助于乙型肝炎的诊断。

（二）临床诊断

1. 急性肝炎 起病较急，常有畏寒、发热、乏力、纳差、恶心、呕吐等急性感染症状。肝大、质偏软，ALT 显著升高，既往无肝炎病史或病毒携带史。黄疸型肝炎血清胆红素 > 17.1μmol/L，尿胆红素阳性。

2. 慢性肝炎 病程超过半年或发病日期不明确而有慢性肝炎症状、体征、实验室检查改变者。常有乏力、厌油、肝区不适等症状，可有肝病面容、肝掌、蜘蛛痣、胸前毛细血管扩张、肝大质偏硬、脾大等体征。根据病情轻重，实验室指标改变等综合评定轻、中、重三度。

3. 肝衰竭 急性黄疸型肝炎病情迅速恶化，2 周内出现Ⅱ度以上肝性脑病或其他重型肝炎表现者，为急性肝衰竭；15d 至 26 周出现上述表现者为亚急性肝衰竭；在慢性肝病基础上出现的急性肝功能失代偿为慢加急性（亚急性）肝衰竭。在慢性肝炎或肝硬化基础上出现的渐进性肝功能衰竭为慢性肝衰竭。

4. 瘀胆型肝炎 起病类似急性黄疸型肝炎，黄疸持续时间长，症状轻，有肝内胆汁瘀积的临床和生化表现。

5. 肝炎肝硬化 多有慢性肝炎病史。可有乏力、腹胀、肝掌、蜘蛛痣、脾大、白蛋白下降、PTA 降低、血小板和白细胞减少、食管胃底静脉曲张等肝功能受损和门脉高压表现。一旦出现腹水、肝性脑病或食管胃底静脉曲张破裂出血则可诊断为失代偿期肝硬化。

（三）病原学诊断

1. 慢性乙型肝炎

（1）HBeAg 阳性慢性乙型肝炎：血清 HBsAg、HBV - DNA 和 HBeAg 阳性，抗 HBe 阴性，血清 ALT 持续或反复升高，或肝组织学检查有肝炎病变。

（2）HBeAg 阴性慢性乙型肝炎：血清 HBsAg 和 HBV - DNA 阳性，HBeAg 持续阴性，抗 HBe 阳性或阴性，血清 ALT 持续或反复异常，或肝组织学检查有肝炎病变。

2. 病原携带者

（1）慢性 HBV 携带（免疫耐受状态）：血清 HBsAg 和 HBV - DNA 阳性，HBeAg 阳性，但 1 年内连续随访 3 次以上，血清 ALT 和 AST 均在正常范围，肝组织学检查一般无明显异常。

（2）非活动性 HBsAg 携带者：血清 HBsAg 阳性、HBeAg 阴性、抗 HBe 阳性或阴性，HBV - DNA 检测不到（PCR 法）或低于最低检测限，1 年内连续随访 3 次以上，ALT 均在正常范围。肝组织学检查显示：Knodell 肝炎活动指数（HAI） <4 或其他的半定量计分系统病变轻微。

八、鉴别诊断

（一）其他原因引起的黄疸

1. 溶血性黄疸 常有药物或感染等诱因，表现为贫血、腰痛、发热、血红蛋白尿、网织红细胞升高，黄疸大多较轻，主要为间接胆红素升高。治疗后（如应用肾上腺皮质激素）黄疸消退快。

2. 肝外梗阻性黄疸　常见病因有胆囊炎、胆石症、胰头癌、壶腹周围癌、肝癌、胆管癌、阿米巴脓肿等。有原发病症状、体征，肝功能损害轻，以直接胆红素为主。肝内外胆管扩张。

（二）其他原因引起的肝炎

1. 其他病毒所致的肝炎　巨细胞病毒感染、EB 病毒等均可引起肝脏炎症损害。可根据原发病的临床特点和病原学、血清学检查结果进行鉴别。

2. 感染中毒性肝炎　如流行性出血热、恙虫病、伤寒、钩端螺旋体病、阿米巴肝病、急性血吸虫病、华支睾吸虫病等。主要根据原发病的临床特点和实验室检查加以鉴别。

3. 药物性肝损害　有使用肝损害药物的病史，停药后肝功能可逐渐恢复。如为中毒性药物，肝损害与药物剂量或使用时间有关；如为变态反应性药物，可伴有发热、皮疹、关节疼痛等表现。

4. 酒精性肝病　有长期大量饮酒的病史，可根据个人史和血清学检查综合判断。

5. 自身免疫性肝病　主要有原发性胆汁性肝硬化（PBC）和自身免疫性肝炎（AIH）。鉴别诊断主要依靠自身抗体的检测和病理组织检查。

6. 肝豆状核变性（Wilson 病）　先天性铜代谢障碍性疾病。血清铜及铜蓝蛋白降低，眼角膜边沿可发现凯－弗环（Kayser－Fleischer rlng）。

九、预后

（一）急性肝炎

多数患者在 3 个月内临床康复。成人急性乙型肝炎 60% ~90% 可完全康复，10% ~40% 转为慢性或病毒携带。

（二）慢性肝炎

慢性肝炎患者一般预后良好，小部分慢性肝炎发展成肝硬化和 HCC。

（三）肝衰竭

预后不良，病死率 50% ~70%。年龄较小、治疗及时、无并发症者病死率较低。急性重型肝炎（肝衰竭）存活者，远期预后较好，多不发展为慢性肝炎和肝硬化；亚急性重型肝炎（肝衰竭）存活者多数转为慢性肝炎或肝炎后肝硬化；慢性重型肝炎（肝衰竭）病死率最高，可达 80% 以上，存活者病情可多次反复。

（四）瘀胆型肝炎

急性者预后较好，一般都能康复。慢性者预后较差，容易发展成胆汁性肝硬化。

（五）肝炎肝硬化

静止性肝硬化可较长时间维持生命。乙型肝炎活动性肝硬化者一旦发生肝功能失代偿，5 年生存率低于 20%。

十、治疗

（一）急性肝炎

急性乙型肝炎一般为自限性，多可完全康复。以一般对症支持治疗为主，急性期症状明显及有黄疸者应卧床休息，恢复期可逐渐增加活动量，但要避免过劳。饮食宜清淡易消化，适当补充维生素，热量不足者应静脉补充葡萄糖。避免饮酒和应用损害肝脏药物，辅以药物对症及恢复肝功能，药物不宜太多，以免加重肝脏负担。急性乙型肝炎一般不采用抗病毒治疗，但症状重或病程迁延者可考虑给予核苷（酸）类抗病毒治疗。

（二）慢性乙型肝炎

根据患者具体情况采用综合性治疗方案，包括合理的休息和营养，心理疏导，改善和恢复肝功能，系统有效的抗病毒治疗是慢性乙型肝炎的重要治疗手段。

1. 一般治疗　包括适当休息（活动量已不感疲劳为度）、合理饮食（适当的高蛋白、高热量、高维生素）及心理疏导（耐心、信心，切勿乱投医）。

2. 常规护肝药物治疗

（1）抗炎保肝治疗只是综合治疗的一部分，并不能取代抗病毒治疗。对于 ALT 明显升高者或肝组织学有明显炎症坏死者，在抗病毒治疗的基础上可适当选用抗炎保肝药物。但不宜同时应用多种抗炎保肝药物，以免加重肝脏负担及因药物间相互作用而引起不良反应。

（2）甘草酸制剂、水飞蓟宾制剂、多不饱和卵磷脂制剂及还原型谷胱甘肽：他们有不同程度的抗炎、抗氧化、保护肝细胞膜及细胞器等作用，临床应用这些制剂可改善肝脏生化学指标。联苯双酯和双环醇等也可降低血清氨基转移酶的水平。

（3）腺苷蛋氨酸注射液、茵栀黄口服液：有一定的利胆退黄作用，对于胆红素明显升高者可酌情应用。对于肝内胆汁淤积明显者亦可口服熊去氧胆酸制剂。

3. 抗病毒治疗　对于慢性乙型肝炎，抗病毒治疗是目前最重要的治疗手段。目的是抑制病毒复制改善肝功能；减轻肝组织病变；提高生活质量；减少或延缓肝硬化、肝衰竭和 HCC 的发生，延长存活时间。符合适应证者应尽可能积极进行抗病毒治疗。

抗病毒治疗的一般适应证包括：①HBV－DNA $\geqslant 10^5$ 拷贝/ml（HBeAg 阴性肝炎者为 $\geqslant 10^4$ 拷贝/ml）；②ALT $\geqslant 2\times$ ULN；③如 ALT $< 2\times$ ULN，则需肝组织学显示有明显炎症坏死或纤维化。

（1）普通 α－干扰素（IFN－α）和聚乙二醇化干扰素：它通过诱导宿主产生细胞因子，在多个环节抑制病毒复制。以下预测其疗效较好的因素：ALT 升高、病程短、女性、HBV－DNA 滴度较低、肝组织活动性炎症等。

有下列情况者不宜用 IFN－α：①血清胆红素 > 正常值上限 2 倍；②失代偿性肝硬化；③有自身免疫性疾病；④有重要器官病变（严重心、肾疾患、糖尿病、甲状腺功能亢进或低下以及神经精神异常等）。

IFN－α 治疗慢性乙型肝炎：普通干扰素 α 推荐剂量为每次 5MU，每周 3 次，皮下或肌内注射，对于 HBeAg 阳性者疗程 6 个月至 1 年，对于 HBeAg 阴性慢性乙肝疗程至少 1 年。聚乙二醇化干扰素 α 每周 1 次，HBeAg 阳性者疗程 1 年，对于 HBeAg 阴性慢性乙肝疗程至少 1 年；多数认为其抗病毒效果优于普通干扰素。

干扰素者治疗过程中应监测：①使用开始治疗后的第 1 个月，应每 1～2 周检查 1 次血常规，以后每月检查 1 次，直至治疗结束；②生化学指标，包括 ALT、AST 等，治疗开始后每月检测 1 次，连续 3 次，以后随病情改善可每 3 个月 1 次；③病毒学标志，治疗开始后每 3 个月检测 1 次 HBsAg、HBeAg、抗－HBe 和 HBV－DNA；④其他，如 3 个月检测 1 次甲状腺功能、血糖和尿常规等指标，如治疗前就已存在甲状腺功能异常，则应每月检查甲状腺功能；⑤定期评估精神状态，尤其是对有明显抑郁症和有自杀倾向的患者，应立即停药并密切监护。

IFN－α 的不良反应与处理：①流感样综合征，通常在注射后 2～4h 发生，可给予解热镇痛剂等对症处理，不必停药。②骨髓抑制，表现为粒细胞及血小板计数减少，一般停药后可自行恢复。当白细胞计数 $<3.0\times10^9/L$ 或中性粒细胞 $<1.5\times10^9/L$，或血小板 $<40\times10^9/L$ 时，应停药。血象恢复后可重新恢复治疗，但须密切观察。③神经精神症状，如焦虑、抑郁、兴奋、易怒、精神病。出现抑郁及精神症状应停药。④失眠、轻度皮疹、脱发，视情况可不停药。出现少见的不良反应如癫痫、肾病综合征、间质性肺炎和心律失常等时，应停药观察。⑤诱发自身免疫性疾病，如甲状腺炎、血小板减少性紫癜、溶血性贫血、风湿性关节炎、1 型糖尿病等，亦应停药。

（2）核苷（酸）类似物：核苷（酸）类似物作用于 HBV 的聚合酶区，抑制病毒复制。本类药物口服方便、抗病毒活性较强、直接毒副作用很少，但是治疗过程可产生耐药及停药后复发。

1）拉米夫定（lamivudine）：剂量为每日 100mg，顿服。其抗病毒作用较强，耐受性良好。随着其广泛使用，近年来耐药现象逐渐增多。

2）阿德福韦酯（adefovir dipivoxil）：剂量为每日 10mg，顿服。在较大剂量时有一定肾毒性，应定期监测血清肌酐和血磷。本药对初治和已发生拉米夫定、恩替卡韦、替比夫定耐药变异者均有效。目前主张对已发生拉米夫定、恩替卡韦、替比夫定耐药变异者加用阿德福韦酯联合治疗；反之，对于已发生阿德福韦酯耐药变异者，加用另外的三种药物之一治疗仍有效。

3）恩替卡韦（entecavir）：初治患者每日口服 0.5mg 能迅速降低患者 HBV 病毒载量。其耐药发生率很低。本药须空腹服用。

4）替比夫定（telbivudine）：为 600mg，每天 1 次口服。抗病毒活性很强，耐药性较低。

5）特诺福韦（tenofovir）对初治和拉米夫定耐药变异的 HBV 均有效。在美国和欧洲国家已上市。

核苷（酸）类似物的疗程：HBeAg 阳性慢性肝炎患者使用口服抗病毒药治疗时，如 HBV－DNA 和 ALT 复常，直至 HBeAg 血清学转换后至少再继续用药 6～12 个月，经监测 2 次（每次至少间隔 6 个月）证实 HBeAg 血清学转换且 HBV－DNA（PCR 法）仍为阴性时可以停药，最短疗程不少于 2 年。

对于 HBeAg 阴性慢性肝炎患者如 HBV－DNA（定量 PCR 法）检测不出，肝功能正常，经连续监测 3 次（每次至少间隔 6 个月），最短疗程不少于 3 年可以停药观察。

核苷（酸）类似物治疗过程中的监测：一般每 3 个月测定一次 HBV－DNA、肝功能（如用阿德福韦酯还应测定肾功能），根据具体情况每 3～6 个月测定一次乙肝 HBsAg、HBeAg/抗 HBe。

治疗结束后的监测：不论有无应答，停药后 6 个月内每 2 个月检测 1 次，以后每 3～6 个月检测 1 次 ALT、AST、HBV 血清标志和 HBV－DNA。如随访中有病情变化，应缩短检测间隔。

（3）抗肝纤维化：有研究表明，经 IFN－α 或核苷（酸）类似物抗病毒治疗后，肝组织病理学可见纤维化甚至肝硬化有所减轻，因此，抗病毒治疗是抗纤维化治疗的基础。

根据中医学理论和临床经验，肝纤维化和肝硬化属正虚血瘀证范畴，因此，对慢性乙型肝炎肝纤维化及早期肝硬化的治疗，多以益气养阴、活血化瘀为主，兼以养血柔肝或滋补肝肾。据报道，国内多家单位所拟定的多个抗肝纤维化中药方剂均有一定疗效。今后应根据循证医学原理，按照新药临床研究管理规范（GCP）进行大样本、随机、双盲临床试验，并重视肝组织学检查结果，以进一步验证各种中药方剂的抗肝纤维化疗效。

十一、预防

（一）对患者和携带者的管理

对于慢性乙肝患者、慢性 HBV 携带者及 HBsAg 携带者，应注意避免其血液、月经、精液及皮肤黏膜伤口污染别人及其他物品。这些人除不能献血及从事有可能发生血液暴露的特殊职业外，在身体条件允许的情况下，可照常工作和学习，但要加强随访。

（二）注射乙型肝炎疫苗

接种乙型肝炎疫苗是预防 HBV 感染的最有效方法。乙型肝炎疫苗的接种对象主要是新生儿，其次为婴幼儿和高危人群。乙型肝炎疫苗全程接种共 3 针，按照 0、1、6 个月程序，即接种第 1 针疫苗后，间隔 1 及 6 个月注射第 2 及第 3 针疫苗。新生儿接种乙型肝炎疫苗越早越好，要求在出生后 24h 内接种。接种部位新生儿为大腿前部外侧肌肉内，儿童和成人为上臂三角肌中部肌内注射。

对 HBsAg 阳性母亲的新生儿，应在出生后 24h 内尽早注射乙型肝炎免疫球蛋白（HBIG），最好在出生后 12h 内，剂量应≥100IU，同时在不同部位接种 10μg 重组酵母乙型肝炎疫苗，可显著提高阻断母婴传播的效果。新生儿在出生 12h 内注射 HBIG 和乙型肝炎疫苗后，可接受 HBsAg 阳性母亲的哺乳。

（三）切断传播途径

大力推广安全注射（包括针刺的针具），对牙科器械、内镜等医疗器具应严格消毒。医务人员应按照医院感染管理中标准预防的原则，在接触人的血液、体液、分泌物、排泄物时，均应戴手套，严格防止医源性传播。服务行业中的理发、刮脸、修脚、穿刺和文身等用具也应严格消毒。注意个人卫生，不共用剃须刀和牙具等用品。

（邹文爽）

第三节　丙型病毒性肝炎

丙型病毒性肝炎（丙型肝炎）是一种主要经血液传播的由丙型肝炎病毒（hepatitis C virus，HCV）感染引起的急、慢性肝脏疾病。急性丙型肝炎部分患者可痊愈，但转变为慢性丙型肝炎的比例相当高。HCV 感染除可引起肝炎、肝硬化、肝细胞癌等肝脏疾病之外，还可能产生一系列的肝脏外病变。聚乙二醇化干扰素（PEG－IFN）联合利巴韦林是目前治疗慢性丙型肝炎的标准方案。未来的发展趋势是，在此基础上与小分子蛋白酶和 RNA 聚合酶抑制剂的联合应用，有望进一步提高慢性丙型肝炎的抗病毒疗效，使得大部分患者临床治愈。

一、丙型肝炎的病原学

(一) HCV 的特点

HCV 属于黄病毒科（flaviviridae），其基因组为单股正链 RNA，易变异。目前国际广泛采用的 Simmonds 基因分型系统，将 HCV 分为 6 个基因型及不同亚型，以阿拉伯数字表示基因型，以小写英文字母表示基因亚型（如 1a、2b、3c 等）。HCV 基因型和疗效有密切关系。基因 1 型呈全球性分布，占所有 HCV 感染的 70% 以上，对干扰素疗效较差。

(二) HCV 基因组结构

HCV 基因组含有一个开放读码框（ORF），长度约 10kb，编码一种多聚蛋白，然后在其蛋白酶和宿主细胞信号肽酶的作用下，水解成为 10 余种结构和非结构（NS）蛋白。非结构蛋白 NS3 是一种多功能蛋白，其氨基端具有蛋白酶活性，羧基端具有螺旋酶/三磷酸核苷酶活性；NS5B 蛋白是 RNA 依赖的 RNA 聚合酶。针对 NS3 的丝氨酸蛋白酶、针对 RNA 依赖性 RNA 聚合酶的小分子抑制剂，目前已进入新药三期临床的研究阶段。

(三) HCV 的灭活方法

HCV 对一般化学消毒剂敏感，100℃5min 或 60℃ 10h、高压蒸汽和甲醛熏蒸等均可灭活 HCV 病毒。

二、丙型肝炎的流行病学

(一) 世界丙型肝炎流行状况

丙型肝炎呈全球性流行，在欧美及日本等乙型肝炎流行率较低的国家，它是终末期肝病以及肝移植的最主要原因。据世界卫生组织统计，全球 HCV 的感染率约为 3%，估计约 1.7 亿人感染 HCV，每年新发丙型肝炎病例约 3.5 万例。

(二) 我国丙型肝炎流行状况

1992—1995 年全国病毒性肝炎血清流行病学调查结果显示，我国一般人群抗 - HCV 阳性率为 3.2%。各地抗 - HCV 阳性率有一定差异，以长江为界，北方（3.6%）高于南方（2.9%）。普通人群中抗 - HCV 阳性率随年龄增长而逐渐上升，男女间无明显差异。近年的小样本调查显示目前我国的 HCV 感染率可能低于上述数字，但全国丙型肝炎血清流行病学测定尚未完成。

HCV 1b 基因型在我国最为常见，约占 80% 以上，是难治的基因型。某些地区有 1a、2b 和 3b 型报道；6 型主要见于香港和澳门地区，在南方边境省份也可见到此基因型。

(三) 丙型肝炎传播途径

1. 血液传播　主要有：①经输血和血制品传播。我国自 1993 年开始对献血员筛查抗 - HCV 后，该途径得到了有效控制。但由于抗 - HCV 存在窗口期及检测试剂的质量问题及少数感染者不产生抗 - HCV 的原因，目前尚无法完全筛除 HCV - RNA 阳性者，大量输血和血液透析仍有可能感染 HCV。②经破损的皮肤和黏膜传播。这是目前最主要的传播方式，在某些地区，因静脉注射毒品导致的 HCV 传播占 60% ~90%。使用非一次性注射器和针头、未经严格消毒的牙科器械、内镜、侵袭性操作和针刺等也是经皮肤和黏膜传播的重要途径。

一些可能导致皮肤破损和血液暴露的传统医疗方法也与 HCV 传播有关；共用剃须刀、牙刷、文身和穿耳环孔等也是 HCV 潜在的经血传播方式。

2. 性传播　性伴侣为 HCV 感染者及多个性伙伴者发生 HCV 感染的危险性较高。同时伴有其他性传播疾病者，特别是感染人类免疫缺陷病毒（HIV）者，感染 HCV 的危险性更高。

3. 母婴传播　抗 - HCV 阳性母亲将 HCV 传播给新生儿的危险性为 2%，若母亲在分娩时 HCV - RNA 阳性，则传播的危险性可达 4% ~7%；合并 HIV 感染时，传播的危险性增至 20%。母体血液中 HCV 病毒水平高也会增加 HCV 传播的危险性。

4. 其他　部分 HCV 感染者的传播途径不明。接吻、拥抱、喷嚏、咳嗽、食物、饮水、共用餐具和水杯、无皮肤破损及其他无血液暴露的接触一般不会传播 HCV。

（四）HCV 传播的预防

因目前尚无可预防丙型肝炎的有效疫苗，主要靠严格筛选献血人员、医院、诊所、美容机构等场所严格按照标准防护（standard precaution）的规定进行消毒、灭菌和无菌操作，通过宣传教育避免共用剃须刀、牙刷及注射针具，减少性伙伴和不安全性活动。

三、丙型肝炎的自然史

暴露于 HCV 感染后 1 ~3 周，在外周血可检测到 HCV RNA。但在急性 HCV 感染者出现临床症状时，仅 50% ~70% 患者抗 - HCV 阳性，3 个月后约 90% 患者抗 - HCV 阳转。

感染 HCV 后，病毒血症持续 6 个月仍未清除者为慢性感染，丙型肝炎慢性转化率为 50% ~85%。40 岁以下人群及女性感染 HCV 后自发清除病毒率较高；感染 HCV 时年龄在 40 岁以上、男性及合并感染 HIV 并导致免疫功能低下者可促进疾病的进展。合并 HBV 感染、嗜酒（50g/d 以上）、非酒精性脂肪肝（NASH）、肝脏铁含量高、血吸虫感染、肝毒性药物和环境污染所致的有毒物质等，均可促进疾病进展。

儿童和年轻女性感染 HCV 后 20 年，肝硬化发生率为 2% ~4%；中年因输血感染者 20 年后肝硬化发生率为 20% ~30%；一般人群为 10% ~15%。

HCV 相关的 HCC 发生率在感染 30 年后为 1% ~3%，主要见于肝硬化和进展性肝纤维化患者；一旦发展成为肝硬化，HCC 的年发生率为 1% ~7%。上述促进丙型肝炎进展的因素以及糖尿病等均可促进 HCC 的发生。

发生肝硬化和 HCC 患者的生活质量均有所下降，也是慢性丙型肝炎患者的主要死因，其中失代偿期肝硬化最为主要。有报道，代偿期肝硬化患者的 10 年生存率约为 80%，而失代偿期肝硬化患者的 10 年生存率仅为 25%。

四、丙型肝炎的实验诊断

（一）血清生化学检测

急性丙型肝炎患者的 ALT 和 AST 水平一般较低，但也有较高者。发生血清白蛋白、凝血酶原活动度和胆碱酯酶活性降低者较少，但在病程较长的慢性肝炎、肝硬化或重型肝炎时可明显降低，其降低程度与疾病的严重程度成正比。

慢性丙型肝炎患者中，约 30% 的患者 ALT 水平正常，约 40% 的患者 ALT 水平低于 2 倍正常值上限（ULN）。虽然大多数此类患者只有轻度肝损伤，但部分患者可发展为肝硬化。

（二）抗－HCV检测

用第三代ELSIA法检测丙型肝炎患者，其敏感度和特异度可达99%。抗－HCV不是保护性抗体，也不代表病毒血症，其阳性只说明人体感染了HCV；一些血液透析、免疫功能缺陷或自身免疫性疾病患者可出现抗－HCV假阴性或假阳性。

（三）HCV RNA检测

在HCV急性感染期，血浆或血清中的病毒基因组水平可达到10^5～10^7拷贝/ml（实时荧光定量PCR检测技术）。最新的TaqMan技术可以检测到更低水平的HCV RNA的复制。临床上决定是否应该抗病毒治疗及评价抗病毒治疗的疗效，都依赖于HCV RNA病毒载量的检测结果。

五、丙型肝炎的病理学

急性丙型肝炎可有与甲型和乙型肝炎相似的小叶内炎症及汇管区各种病变。但也有其特点：①汇管区大量淋巴细胞浸润、甚至有淋巴滤泡形成；胆管损伤伴叶间胆管数量减少，类似于自身免疫性肝炎。②常见以淋巴细胞浸润为主的界面性炎症。③肝细胞大泡性脂肪变性。④单核细胞增多症样病变，即单个核细胞浸润于肝窦中呈串珠状；病理组织学检查对丙型肝炎的诊断、衡量炎症和纤维化程度、评估药物疗效以及预后判断等方面至关重要。

六、丙型肝炎的临床诊断

（一）急性丙型肝炎的诊断

急性丙型肝炎可参考流行病学史、临床表现、实验室检查，特别是病原学检查结果进行诊断。

1. 流行病学史　有输血史、应用血液制品或有明确的HCV暴露史。输血后急性丙型肝炎的潜伏期为2～16周（平均7周），散发性急性丙型肝炎的潜伏期目前缺乏可靠的研究数据，尚待研究。

2. 临床表现　可有全身乏力、食欲减退、恶心和右季肋部疼痛等，少数伴低热，轻度肝大，部分患者可出现脾大，少数患者可出现黄疸。部分患者无明显症状，表现为隐匿性感染。

3. 实验室检查　ALT多呈轻度和中度升高，抗－HCV和HCV RNA阳性。HCV RNA常在ALT恢复正常前转阴，但也有ALT恢复正常而HCV RNA持续阳性者。

（二）慢性丙型肝炎的诊断

1. 诊断依据　HCV感染超过6个月，或发病日期不明、无肝炎史，但肝脏组织病理学检查符合慢性肝炎，或根据症状、体征、实验室及影像学检查结果综合分析，亦可诊断。

2. 重型肝炎　HCV单独感染极少引起重型肝炎，HCV重叠HBV、HIV等病毒感染、过量饮酒或应用肝毒性药物时，可发展为重型肝炎。HCV感染所致重型肝炎的临床表现与其他嗜肝病毒所致重型肝炎基本相同，可表现为急性、亚急性病程。

3. 肝外表现　肝外临床表现或综合征可能是机体异常免疫反应所致，包括类风湿关节炎、眼口干燥综合征（Sjogren's syndrome）、扁平苔藓、肾小球肾炎、混合型冷球蛋白血症、B 细胞淋巴瘤和迟发性皮肤卟啉症等。

4. 混合感染　HCV 与其他病毒的重叠、合并感染统称为混合感染。我国 HCV 与 HBV 或 HIV 混合感染较为多见。

5. 肝硬化与 HCC　慢性 HCV 感染的最严重结果是进行性肝纤维化所致的肝硬化和 HCC。

6. 肝脏移植后 HCV 感染的复发　丙型肝炎常在肝移植后复发，且其病程的进展速度明显快于免疫功能正常的丙型肝炎患者。一旦移植的肝脏发生肝硬化，出现并发症的危险性将高于免疫功能正常的肝硬化患者。肝移植后丙型肝炎复发与移植时 HCV RNA 水平与移植后免疫抑制程度有关。

七、丙型肝炎的抗病毒治疗

（一）抗病毒治疗的目的

抗病毒治疗的目的是清除或持续抑制体内的 HCV 复制，以改善或减轻肝损害，阻止进展为肝硬化、肝功能衰竭或 HCC，并提高患者的生活质量，延长生存期。

（二）抗病毒治疗的有效药物

干扰素（IFN）特别是聚乙二醇化干扰素（PEG－IFN）联合利巴韦林是目前慢性丙型肝炎抗病毒治疗的标准方法。国内外研究结果表明，最好根据 HCV 基因分型结果决定抗病毒治疗的疗程和利巴韦林的用药剂量。

（三）抗病毒治疗的适应证

只有确诊为血清 HCV RNA 阳性的丙型肝炎患者才需要抗病毒治疗。单纯抗－HCV 阳性而 HCV RNA 阴性者，可判断为既往 HCV 感染者，不需要抗病毒治疗。

（四）一般丙型肝炎患者的治疗

1. 急性丙型肝炎　急性丙型肝炎患者是否需要进行积极的抗病毒治疗，目前尚存在争议。有研究表明，IFN－α 治疗能显著降低急性丙型肝炎的慢性转化率，因此，如检测到 HCV RNA 阳性，即应开始抗病毒治疗。目前对急性丙型肝炎治疗尚无统一方案，建议给予普通 IFN－α 3MU，隔日 1 次肌内或皮下注射，疗程为 24 周，应同时服用利巴韦林 800～1 000mg/d。也可考虑使用 PEG－IFN 联合利巴韦林的治疗方案。

2. 慢性丙型肝炎　①ALT 或 AST 持续或反复升高，或肝组织学有明显炎症坏死（G≥2）或中度以上纤维化（S≥2）者，应给予积极治疗。②ALT 持续正常者大多数肝脏病变较轻，应根据肝活检病理学结果决定是否治疗。对已有明显肝纤维化（S_2、S_3）者，无论炎症坏死程度如何，均应给予抗病毒治疗；对轻微炎症坏死且无明显肝纤维化（S_0、S_1）者，可暂不治疗，但每隔 3～6 个月应检测肝功能。③ALT 水平并不是预测患者对 IFNα 应答的重要指标。最近有研究发现，用 PEG－IFNα 与利巴韦林联合治疗 ALT 正常的丙型肝炎患者，其病毒学应答率与 ALT 升高的丙型肝炎患者相似。因此，对于 ALT 正常或轻度升高的丙型肝炎患者，只要 HCV RNA 阳性，也可进行治疗。

3. 丙型肝炎肝硬化　①代偿期肝硬化（Child－Pugh A 级）患者，尽管对治疗的耐受性和效果有所降低，但为使病情稳定、延缓或阻止肝功能衰竭和 HCC 等并发症的发生，目前有干扰素以外的治疗方案，建议在严密观察下，从小剂量的 IFN 开始，给予抗病毒治疗。②失代偿期肝硬化患者，多难以耐受 IFNα 治疗的不良反应，使用 IFN 的抗病毒治疗部分患者导致肝衰竭等使病情加重，应该慎用，有条件者应考虑行肝脏移植术。

4. 肝移植后丙型肝炎复发　HCV 相关的肝硬化或 HCC 患者经肝移植后，HCV 感染复发率很高。IFNα 治疗对此类患者有一定效果，但有促进对移植肝排斥反应的可能，可在有经验的专科医生指导和严密观察下进行抗病毒治疗。

（五）特殊丙型肝炎患者的治疗

1. 儿童和老年人　有关儿童慢性丙型肝炎的治疗经验尚不充分。初步临床研究结果显示，IFNα 单一治疗的 SVR 率似高于成人，对药物的耐受性也较好。65～70 岁以上的老年患者原则上也应进行抗病毒治疗，但一般对治疗的耐受性较差。因此，应根据患者的年龄、对药物的耐受性、并发症（如高血压、冠心病等）及患者的意愿等因素全面衡量，以决定是否给予抗病毒治疗。

2. 酗酒及吸毒者　慢性酒精中毒及吸毒可能促进 HCV 复制，加剧肝损害，从而加速发展为肝硬化甚至 HCC 的进程。由于酗酒及吸毒患者对于抗病毒治疗的依从性、耐受性和 SVR 率均较低，因此，治疗丙型肝炎必须同时戒酒及戒毒。

3. 合并 HBV 或 HIV 感染者　合并 HBV 感染会加速慢性丙型肝炎向肝硬化或 HCC 的进展。对于 HCV－RNA 阳性、HBV－DNA 阴性者，先给予抗－HCV 治疗；对于两种病毒均呈活动性复制者，建议首先以 IFNα 加利巴韦林清除 HCV，对于治疗后 HBV－DNA 仍持续阳性者可再给予抗－HBV 治疗。

合并 HIV 感染也可加速慢性丙型肝炎的进展，抗－HCV 治疗主要取决于患者的 CD_4^+ 细胞计数和肝组织的纤维化分期。免疫功能正常、尚无立即进行高活性抗逆转录病毒治疗（HAART）指征者，应首先治疗 HCV 感染；正在接受 HAART 治疗、肝纤维化呈 S2 或 S3 的患者，需同时给予抗－HCV 治疗；但要特别注意观察利巴韦林与抗－HIV 核苷类似物相互作用的可能性，包括乳酸酸中毒等。对于严重免疫抑制者（CD_4^+ 淋巴细胞 $<2\times10^8/L$），应首先给予抗－HIV 治疗，待免疫功能重建后，再考虑抗－HCV 治疗。

4. 慢性肾衰竭　对于慢性丙型肝炎伴有肾衰竭且未接受透析者，不应进行抗病毒治疗。已接受透析且组织病理学上尚无肝硬化的患者（特别是准备行肾移植的患者），可单用 IFNα 治疗（应注意在透析后给药）。由于肾功能不全的患者可发生严重溶血，因此，一般不应用利巴韦林联合治疗。

（六）慢性丙型肝炎治疗方案

治疗前应进行 HCV RNA 基因分型（1 型和非 1 型）和血中 HCV RNA 定量，以决定抗病毒治疗的疗程和利巴韦林的剂量。目前临床上有 PEG－IFN－α2a 和 PEG－IFN－α2b 两种，IDEAL 临床研究 3 000 多例患者直接比较两种 PEG－IFN 的临床研究结果表明，两者的持续病毒学应答（SVR）的比率没有显著差别。

HCV RNA 基因为 1 型和（或）HCV RNA 定量 $\geqslant2\times10^6$ 拷贝/ml 者，可选用下列方案之一。PEG－IFNα 联合利巴韦林治疗方案；普通 IFNα 联合利巴韦林治疗方案；一般疗程为 12 个月。

HCV RNA 基因为 2、3 型和（或）HCV RNA 定量 $<2\times10^6$ 拷贝/ml 者，可选用下列方案之一。PEG－IFNα 联合利巴韦林治疗方案；普通 IFNα 联合利巴韦林治疗方案；一般疗程

为6~12个月。

（七）抗病毒治疗应答预测及个体化治疗方案的调整

抗病毒治疗过程中，在不同时间点上的HCV RNA检测结果对于最终的持续病毒性应答（即停药后24周时的应答，SVR）具有很好的预测价值。慢性丙型肝炎抗病毒治疗第4周HCV RNA低于检测限，称之为快速病毒学应答（RVR）。抗病毒治疗第12周HCV RNA低于检测限，称之为完全早期病毒学应答（cEVR）；如果HCV RNA下降2log10以上但仍然阳性，称之为部分早期病毒学应答（pEVR）；如果HCV RNA下降不足2log10，则称之为无早期病毒学应答（nEVR）。

获得RVR或cEVR的患者，完成整个疗程后其疗效较好，取得较高的SVR；但对于只获得pEVR的患者，需要提高用药剂量或延长抗病毒治疗的疗程方能提高SVR。对于nEVR的患者，即使完成全部疗程，获得SVR的概率一般不超过3%，因此，为避免承受不必要的副作用和经济花费，应及时停止治疗。

（八）对于治疗后复发或无应答患者的治疗

对于初次单用IFNα治疗后复发的患者，采用PEG-IFNα或普通IFNα联合利巴韦林再次治疗，可获得较高SVR率（47%，60%）；对于初次单用IFNα无应答的患者，采用普通IFNα或PEG-IFNα联合利巴韦林再次治疗，其SVR率仍较低（分别为12%~15%和34%~40%）。对于初次应用普通IFNα和利巴韦林联合疗法无应答或复发的患者，可试用PEG-IFNα与利巴韦林联合疗法。

八、丙型肝炎患者的监测和随访

对接受抗病毒治疗患者的随访监测

1. 治疗前监测项目　治疗前应检测肝肾功能、血常规、甲状腺功能、血糖及尿常规。开始治疗后的第1个月应每周检查1次血常规，以后每个月检查1次直至6个月，然后每3个月检查1次。

2. 生化学检测　治疗期间每个月检查ALT，治疗结束后6个月内每2个月检测1次。即使患者HCV未能清除，也应定期复查ALT。

3. 病毒学检查　治疗3个月时测定HCV-RNA；在治疗结束时及结束后6个月也应检测HCV-RNA。

4. 不良反应的监测　所有患者在治疗过程中每6个月、治疗结束后每3~6个月检测甲状腺功能，如治疗前就已存在甲状腺功能异常，则应每月检查甲状腺功能。对于老年患者，治疗前应做心电图检查和心功能判断。应定期评估精神状态，尤其是对有明显抑郁症和有自杀倾向的患者，应停药并密切防护。

5. 提高丙型肝炎患者对治疗的依从性　患者的依从性是影响疗效的一个重要因素。医生应在治疗开始前向患者详细解释本病的自然病程，并说明抗病毒治疗的必要性、现有抗病毒治疗的疗程、疗效及所需的费用等。还应向患者详细介绍药物的不良反应及其预防和减轻的方法，以及定期来医院检查的重要性，并多给患者关心、安慰和鼓励，以取得患者的积极配合，从而提高疗效。

（邹文爽）

第四节　丁型病毒性肝炎

一、病原学

1977 年 Rezzetto 在 HBsAg 阳性肝组织标本中发现 δ 因子，它呈球形，直径 35 ~ 37nm，1983 年命名为丁型肝炎病毒（hepatitis D virus，HDV）。HDV 是一种缺陷病毒，在血液中由 HBsAg 包被，其复制、抗原表达及引起肝损害须有 HBV 辅佐；但细胞核内的 HDV RNA 无需 HBV 的辅助即可自行复制。HDV 基因组为单股环状闭合负链 RNA，长 1 679bp，其二级结构具有核酶（ribozyme）活性，能进行自身切割和连接。黑猩猩和美洲土拨鼠为易感动物。HDV 可与 HBV 同时感染人体，但大部分情况下是在 HBV 感染的基础上引起重叠感染。当 HBV 感染结束时，HDV 感染亦随之结束。

二、流行病学

丁型肝炎在世界范围内均有流行，丁型肝炎人群流行率约 1%。急、慢性丁型肝炎患者和 HDV 携带者是主要的传染源。

其传播途径与乙型肝炎相似。HDV 可与 HBV 以重叠感染或同时感染形式存在，以前者为主。

人类对 HDV 普遍易感，抗 HDV 不是保护性抗体。HBV 感染者，包括无症状慢性 HBsAg 携带者是 HDV 感染的高危人群；另外，多次输血者、静脉药瘾者、同性恋者发生 HDV 感染的机会亦较高。

我国由于 HBsAg 携带率较高，故有引起 HDV 感染传播的基础。我国西南地区感染率较高，在 HBsAg 阳性人群中超过 3%；但 HDV 感染也存在于中原及北方地区。

三、发病机制

同乙型病毒性肝炎一样，丁型肝炎的发病机制还未完全阐明。目前的研究认为 HDV 的复制对肝细胞有直接的致病作用。体外实验表明，高水平表达的 HDAg 对体外培养中的肝癌细胞有直接的细胞毒作用。且 HDV 与 HBV 重叠感染时，使得肝细胞损害加重，并向慢性化发展，免疫抑制剂对丁型肝炎肝细胞病变并无明显缓解作用。但最近研究提示，免疫应答可能也是 HDV 导致肝细胞损害的重要原因。因此，在丁型肝炎的发病机制中可能既有 HDV 的直接致病作用，又有宿主免疫应答介导的损伤。

四、临床表现

丁型肝炎的潜伏期 4 ~ 20 周。急性丁型肝炎可与 HBV 感染同时发生（同时感染，concurrent infection）或继发于 HBV 感染（重叠感染，superinfection），这两种感染形式的临床表现有所不同。临床上，乙型及丁型肝炎均可转化为慢性肝炎。

同时感染者临床表现与急性乙型肝炎相似，大多数表现为黄疸型，有时可见双峰型 ALT 升高，分别代表 HBV 和 HDV 感染所致的肝损害，一般预后良好，极少数可发展为重型肝炎。

重叠感染者可发生与慢性乙肝患者或无症状 HBsAg 携带者，其病情常较重，ALT 升高可达数月之久，部分可进展为急性重型肝炎（急性肝衰竭），此种类型大多会向慢性化转化。

五、实验室检查

HDV 的血清学标记如下。

1. HDVAg　是 HDV 唯一的抗原成分，因此 HDV 仅有一个血清型。HDVAg 最早出现，然后分别是抗 HDV - IgM 和抗 HDV - IgG，一般三者不会同时存在。抗 - HDV 不是保护性抗体。

2. HDV - RNA　血清或肝组织中 HDV - RNA 是诊断 HDV 感染最直接的依据。

（1）HDVAg、抗 HDV - IgM 及抗 HDV - IgG：HDVAg 是 HDV 的唯一抗原成分，HDVAg 阳性是诊断急性 HDV 感染的直接证据。抗 HDV - IgM 阳性也是现症感染的标志，当感染处于 HDVAg 和 HDV - IgG 之间的窗口期时，可仅有抗 HDV - IgM 阳性。在慢性 HDV 感染中，由于有高滴度的抗 HDV，故 HDVAg 多为阴性。抗 HDV - IgG 不是保护性抗体，高滴度抗 HDV - IgG 提示感染的持续存在，低滴度提示感染静止或终止。

（2）HDV - RNA：血清或肝组织中 HDV - RNA 是诊断 HDV 感染最直接的依据。可采用分子杂交和定量 RT - PCR 方法检测。

六、诊断

病毒性肝炎的诊断主要依靠临床表现和实验室检查，流行病学资料具有参考意义。

（一）流行病学资料

输血、不洁注射史，有与 HDV 感染者接触史，家庭成员有 HDV 感染者以及我国西南地区感染率较高。

（二）临床诊断

包括急性和慢性丁型肝炎，临床诊断同乙型病毒性肝炎。

（三）病原学诊断

在现症 HBV 感染者，如果血清抗 HDVAg 或抗 HDV - IgM 阳性，或高滴度抗 HDV - IgG 或 HDV - RNA 阳性，或肝内 HDVAg 或 HDV - RNA 阳性，可诊断为丁型肝炎。低滴度抗 HDV - IgG 有可能为过去感染。对于不具备临床表现、仅血清 HBsAg 和 HDV 血清标记物阳性时，可诊断为无症状 HDV 携带者。

七、鉴别诊断

同乙型病毒性肝炎。

八、预后

（一）急性肝炎

多数患者在 3 个月内临床康复。急性丁型肝炎重叠 HBV 感染时约 70% 转为慢性。

（二）慢性肝炎

慢性肝炎患者一般预后良好，小部分发展成肝硬化和HCC。

九、治疗

（一）急性肝炎

急性肝炎一般为自限性，多可完全康复。以一般治疗及对症支持治疗为主，急性期应进行隔离，症状明显及有黄疸者应卧床休息，恢复期可逐渐增加活动量，但要避免过劳。饮食宜清淡易消化，适当补充维生素，热量不足者应静脉补充葡萄糖。避免饮酒和应用肝脏损害药物，辅以药物对症及恢复肝功能，药物不宜太多，以免加重肝脏负担。急性肝炎一般不采用抗病毒治疗。

（二）慢性肝炎

同乙型病毒性肝炎，对于慢性丁型肝炎，目前无特殊专门针对HDV的抗病毒药物。

十、预防

（一）控制传染源

急性患者应隔离至病毒消失。慢性患者和携带者可根据病毒复制指标评估传染性大小。现症感染者不能从事有可能导致血液暴露从而传播本病的工作。应对献血人员进行严格筛选HBsAg，不合格者不得献血。

（二）切断传播途径

在医院内应严格执行标准防护（standard precaution）措施。提倡使用一次性注射用具，各种医疗器械及用具实行一用一消毒措施；对被血液及体液污染的物品应按规定严格消毒处理。加强血制品管理，每一个献血人员和每一个单元血液都要经过最敏感方法检测HBsAg。

（三）保护易感人群

对丁型肝炎尚缺乏特异性免疫预防措施，目前只能通过乙肝疫苗接种来预防HBV感染从而预防HDV感染。

（刘　勇）

第五节　戊型病毒性肝炎

一、概述

戊型病毒性肝炎（viral hepatitis E，戊型肝炎），是由戊型肝炎病毒（hepatitis E virus，HEV）引起的急性消化道传染病，既往称为肠道传播的非甲非乙型肝炎。本病主要经粪-口途径传播，可因粪便污染水源或食物引起暴发流行，多发生于青壮年，儿童多为亚临床型；主要发生在亚洲、非洲和中美洲等发展中国家。临床表现为急性起病，可有发热、食欲减退、恶心、疲乏、肝大及肝生化检查异常，部分病例可出现黄疸，孕妇患病常病情较重，病死率高。

二、流行病学

1. 传染源　主要是潜伏期末期和急性期早期的患者，其粪便排病毒主要出现在起病后3周内。最近文献报道，从猪、羊和大鼠等动物血清中也检测到HEV，因此这些动物有可能作为戊型肝炎的传染源。

2. 传播途径　本病主要是经过消化道传播，包括水、食物和日常接触传播；有报道静脉应用毒品者，抗HEV阳性率明显增高，提示可能存在血液传播。水源传播常常是暴发流行的原因，如1986年9月至1988年4月我国新疆南部发生的粪便污染水源导致的大流行，总计发病近12万例，死亡700人。食物传播可以造成小规模的暴发。

3. 人群易感性　人群普遍易感，但以青壮年发病率高，儿童和老年人发病率较低。儿童感染HEV后，多表现为亚临床型感染，成人则多为临床型感染。孕妇感染HEV后病情较重，病死率较高。我国一般人群的抗HEV阳性率为18%。戊型肝炎流行多发生在农村人群。

4. 流行特征　本病主要发生在亚洲、非洲和中美洲等一些发展中国家，其中印度、尼泊尔、孟加拉国、巴基斯坦和缅甸等国为高流行区，我国和印度尼西亚等为中流行区。我国各省市自治区均有本病发生，其中吉林、辽宁、河北、山东、内蒙古、新疆和北京曾有本病暴发或流行。本病发生有季节性，流行多见于雨季或洪水后。男性发病率一般高于女性，男女发病率之比为（1.3~3）：1。

三、病原学

1989年在日本东京举行的国际非甲非乙型肝炎学术会议上，正式将其命名为戊型肝炎（hepatitisE）和戊型肝炎病毒（hepatitis E virus，HEV），确定戊型肝炎是HEV通过消化道传播引起的急性肠道传染病。

戊型肝炎病毒（HEV）属于嵌杯病毒科，为RNA病毒，呈圆球状颗粒，直径27~38nm，平均33~34nm，无包膜。HEV抵抗力弱，4℃保存易裂解，对高盐、氯化铯、氯仿敏感，其在碱性环境中较稳定，在镁或锰离子存在下可保持其完整性。HEV基因组为单股正链RNA，全长7.2~7.6kb，编码2 400~2 533个氨基酸，由3个开放读码框架（ORF）组成。HEV有8个基因型，1型分布于我国及东南亚和非洲，2型见于墨西哥，3型见于美国，4型见于我国和越南，6~8型分别见于意大利、希腊和阿根廷。

四、发病机制

和甲型肝炎相似，HEV感染所导致的细胞免疫是引起肝细胞损伤的主要原因。HEV病毒血症持续时间在不同个体差异较大，可以是一过性感染，也可持续至发病后100d。HEV可引起急性肝炎、重型肝炎和瘀胆型肝炎，其具体发病机制尚不完全清楚。

五、病理学

急性戊型肝炎的组织病理学改变有其特点，主要表现为汇管区炎症、库普弗细胞增生，肝细胞气球样变、形成双核，常有毛细胆管内胆汁瘀积。可有灶状或小片状肝细胞坏死，重者甚至大面积坏死，尤以门脉周围区严重。

六、临床表现

（一）潜伏期

本病的潜伏期为10～60d，平均40d。我国曾对3次同源性戊型肝炎流行进行调查，结果潜伏期为19～75d，平均42d。

（二）临床类型

人感染HEV后，可表现为临床型或亚临床型感染。临床戊型肝炎可表现为急性肝炎、重型肝炎（肝衰竭）和瘀胆型肝炎，无慢性肝炎发生。

1. 急性肝炎

（1）急性黄疸型肝炎：总病程2～4个月，可分为三期。黄疸前期：持续1～21d，平均5～7d；起病较急，有畏寒、发热和头痛等上呼吸道感染的症状，伴有全身乏力、食欲减退、恶心、呕吐、厌油、腹胀、肝区痛、尿色加深等。黄疸期：持续2～6周；发热消退，自觉症状好转，但尿黄加深，出现眼黄和皮肤黄疸，肝脏肿大，可有压痛和叩击痛，部分患者可有脾大。部分患者可有一过性灰白色大便、皮肤瘙痒等梗阻性黄疸表现。恢复期：本期持续2周至4个月，平均1个月；表现为症状逐渐消失，黄疸消退。

（2）急性无黄疸型肝炎：除无黄疸外，其他临床表现与黄疸型相似，但较黄疸型轻，恢复较快，病程大多在3个月内。部分患者无临床症状，呈亚临床型，易被忽视。

2. 重型肝炎（肝衰竭）　在急性黄疸型基础上发生，多见于孕妇和既往有HBV感染者，以及老年患者等。孕妇感染HEV后易发展成急性或亚急性重型肝炎（肝衰竭），尤其是妊娠晚期的孕妇，其病死率可达20%。其他诱因如过度疲劳、精神刺激、饮酒、应用肝损药物、合并细菌感染等。具体可参见“乙型肝炎”部分。

3. 急性瘀胆型肝炎　曾称为“毛细胆管肝炎”、“胆汁瘀积性肝炎”。起病类似急性黄疸型肝炎，但自觉症状较轻。黄疸较深，持续3周以上，甚至持续数月或更长。有皮肤瘙痒，大便颜色变浅，肝大。肝生化检查血清胆红素明显升高，以直接胆红素为主，常伴γ－谷氨酰转肽酶（GGT）、碱性磷酸酶（ALP）、总胆汁酸及胆固醇等升高，而自觉症状常相对较轻。血清转氨酶常轻度至中度增高。大多数患者可恢复。

七、实验室检查

1. 肝生化检查　主要表现为丙氨酸氨基转移酶（ALT）和天冬氨酸氨基转移酶（AST）明显升高；重型肝炎时常表现为酶胆分离；瘀胆型肝炎时则表现为肝内胆汁瘀积，即除ALT和AST升高外，可伴有GGT和ALP明显升高。在重型肝炎时常有血清白蛋白明显下降、凝血酶原时间延长和凝血酶原活动度下降至40%以下。

2. 病原学检查

（1）抗HEV－IgM和抗HEV－IgG：抗HEV－IgM阳性是近期HEV感染的标志。急性肝炎患者抗HEV－IgM阳性，可诊断为戊型肝炎。抗HEV－IgG在急性期滴度较高，恢复期则明显下降。如果抗HEV－IgG滴度较高，或由阴性转为阳性，或由低滴度升为高滴度，或由高滴度降至低滴度甚至阴转，亦可诊断为HEV感染。少数戊型肝炎患者始终不产生抗HEV－IgM和抗HEV－IgG，故两者均阴性时不能完全排除戊型肝炎，需结合详细的流行病学暴露史进行诊断。

（2）HEV－RNA：采用 RT－PCR 法在粪便和血液标本中检测到 HEV－RNA，可明确诊断。但本方法尚未作为临床常规检测手段应用。

八、诊断

应根据患者的流行病学史、临床表现、实验室检测和病原学检查综合诊断。

1. 流行病学史　HEV 主要经粪－口途径传播，戊型肝炎患者多有饮生水史、进食海鲜史、生食史、外出用餐史、接触戊型肝炎患者史或到戊型肝炎地方性流行地区出差及旅游史。

2. 临床表现　戊型肝炎为自限性疾病，一般仅根据临床表现很难与其他型肝炎区分，尤其是甲型肝炎。但一般而言，急性黄疸型戊型肝炎的黄疸前期持续时间较长，病情较重，黄疸较深；孕妇常发生重型肝炎，在中、轻度黄疸期即可出现肝性脑病，常发生流产和死胎，产后可导致大出血，出血后常使病情恶化并导致多脏器功能衰竭而死亡。

3. 实验室诊断　急性戊型肝炎患者血清抗－HEV 阳转阴或滴度由低到高，或抗 HEV 阳性滴度 >1 ：20，或逆转录聚合酶链反应法（RT－PCR）检测血清和（或）粪便 HEV－RNA 阳性。

九、鉴别诊断

需要和其他肝炎病毒所导致的肝炎及药物等其他原因所致的肝损害相鉴别，请参见甲型肝炎。

十、治疗

戊型病毒性肝炎目前无特效治疗方法，主要是休息、支持和对症治疗，以及抗炎、抗氧化等保肝治疗，可以参考甲型肝炎的治疗。

十一、预防

本病的主要预防策略是以切断传播途径为主的综合性预防措施，包括保护水源，防止水源被粪便污染，保证安全用水；加强食品卫生和个人卫生；改善卫生设施，提高环境卫生水平。

目前尚无批准的戊型肝炎疫苗可用于预防。

十二、预后

戊型肝炎为自限性疾病，一般预后良好，总的病死率为 1% ~2%。

（张　博）

第六节　肝硬化

肝硬化（Cirrhosis of liver）是一种常见的由一种或多种病因长期或反复作用引起的肝脏慢性、进行性、弥漫性病变。其特点是在肝细胞坏死基础上发生纤维化，并形成异常的再生结节和假小叶。临床早期可无症状，晚期可累及多系统，以肝功能损害和门静脉高压为主要表现，常出现消化道出血、肝性脑病和继发感染等严重并发症。

一、流行病学

肝硬化是消化系统的常见疾病，2002 年肝硬化在美国最常见死亡原因中排第 12 位，导致 27 257 名患者死亡（9.5/10 万），主要累及男性。大约 40% 的肝硬化患者无症状，经常是在常规体检或尸检中发现。2000 年美国有 360 000 位出院患者与肝硬化相关。在美国酒精性肝病导致的肝硬化，其死亡率明显高于其他原因所致肝硬化。在我国，肝硬化更为常见，但是目前尚无准确的统计数字。我国是乙肝高发区，约有 1.2 亿慢性 HBV 感染者。在肝硬化患者中有 40% ~80% HBsAg 阳性。部分肝硬化患者血清 HBsAg 阴性，但仍可有 HBV 低水平复制（血清 HBVDNA 常 $<10^4$ 拷贝/ml），这是由于 HBV 的 S 基因变异导致的隐匿性 HBV 感染，提示由 HBV 感染引起的肝硬化所占的比例可能会更高。

二、病因

引起肝硬化的病因很多，且具有地区差异性。亚洲和非洲以乙肝后肝硬化为多见，而美国、欧洲以酒精性肝硬化多见。部分肝硬化可能是多种致病因素共同作用的结果。

（一）病毒性肝炎

在我国，病毒性肝炎是导致肝硬化的主要原因，可以由乙型、丙型、丁型肝炎病毒重叠感染后演变而来，甲型和戊型肝炎不发展成肝硬化。多数表现为大结节或大小结节混合性肝硬化。

（二）慢性酒精中毒

为西方国家及地区肝硬化的常见病因，我国近年来有上升趋势。其发病机制主要是长期大量饮酒（每日摄入乙醇量男性 40g，女性 20g，>5 年）时，乙醇及其中间代谢产物乙醛对肝脏直接损害，形成脂肪肝、酒精性肝炎，严重时发展为酒精性肝硬化。乙醇量换算公式为：乙醇量（g）=饮酒量（ml）×乙醇含量（%）×0.8。

（三）长期胆汁淤积

长期胆汁淤积由于胆酸及胆红素的作用引起肝细胞变性、坏死及纤维组织增生，最终可以发展为胆汁性肝硬化。与自身免疫有关者称为原发性胆汁性肝硬化；继发于肝外胆管阻塞者称为继发性胆汁性肝硬化。

（四）遗传和代谢疾病

由遗传性和代谢性疾病导致某些物质因代谢障碍而沉积于肝脏，引起肝细胞变性坏死、结缔组织增生而逐渐发展成的肝硬化称为代谢性肝硬化。主要有以下几种：①血色病。铁代谢障碍，肝组织中铁沉积过多引起的肝硬化；②肝豆状核变性（又称 wilson 病）。由于先天性铜代谢异常，导致铜过量沉积于肝脏、脑基底节及角膜，临床上表现为肝硬化、铜蓝蛋白降低、精神障碍等；③半乳糖血症。半乳糖代谢缺陷以致大量半乳糖和半乳糖 -1 -磷酸堆积在肝细胞，在数月和数年后可发展为肝硬化；④α_1 抗胰蛋白酶缺乏症。α_1 抗胰蛋白酶基因异常导致 α_1 抗胰蛋白酶缺乏引起的先天性代谢病。婴幼儿 15% ~20% 的肝脏疾病可由 α_1

抗胰蛋白酶缺乏所致，成人 α_1 抗胰蛋白酶缺乏常表现为无症状性肝硬化，可伴肝癌；⑤糖原贮积症Ⅳ型（又称 Anderson 病）。因分支酶缺陷导致糖原在肝细胞内聚集引起进行性肝脏肿大，肝功能损害逐渐加重引起肝硬化；⑥肝脏淀粉样变性。由于淀粉样物质浸润于肝细胞之间或沉积于网状纤维支架所致，常伴其他脏器淀粉样变。临床表现多样，最突出表现为巨肝，肝功能轻度异常；⑦遗传性果糖不耐受症。由于缺乏磷酸果糖醛缩酶，使机体不能使用果糖，果糖的副产物果糖－1－磷酸半乳糖在体内累积，可引起肝硬化；⑧其他。如纤维性囊肿病、先天性酪氨酸血症，也可引起肝硬化。

（五）肝静脉回流受阻

长期肝静脉回流受阻，导致肝脏被动充血。病理特点为肝细胞肿胀、肝脏肿大、肝小叶中心性坏死及纤维化；外观为槟榔肝。常见病因有：①慢性充血性心力衰竭和慢性缩窄性心包炎。病程较长，往往＞10 年，肝脏肿大且质地中等硬度，也称为心源性肝硬化。②Budd－Chiari 综合征。原发性肝静脉狭窄，多见于日本女性，其病理特点为肝静脉内膜下微血栓形成、血管壁增厚。目前认为其可能与口服避孕药及抗肿瘤药、X 线放射治疗有关。另外，本症有先天性的痕迹，如血管蹼、膜状闭锁、狭窄两端对位不良等。但由于本病发病多在 20～40 岁，所以推测多由先天性的胚胎遗迹，在生长发育过程中不断增长所致；③肝静脉或下腔静脉血栓。临床多见。常见病因有骨髓增生异常疾病，如真性红细胞增多症、镰状细胞贫血、阵发性血红蛋白尿症、正常凝血抑制物（如抗血栓素、蛋白 C、蛋白 S、FV-Leidin）的遗传缺陷、腹部外伤、化脓性肝内病灶、肝静脉内肿瘤特别是原发性肝癌和肾细胞癌等。

（六）化学毒物或药物

由于吸入、摄入或静脉给予许多药物及化学制剂，如甲基多巴、双醋酚酊、四环素、磷、砷、四氯化碳等引起的中毒性肝炎，最后可演变为肝硬化。

（七）免疫紊乱

自身免疫性肝炎可进展为肝硬化。其病因和发病机制仍不十分清楚，临床上以女性多见，肝功能损害较轻。伴有其他系统自身免疫病如系统性红斑狼疮，可出现多种自身抗体及异常免疫球蛋白血症等。

（八）隐源性肝硬化

并不是一种特殊类型的肝硬化，而是限于诊断技术一时难以确定发病原因的肝硬化。病毒性肝炎和儿童脂肪性肝炎可能是隐源性肝硬化的重要原因。随着诊断技术的进步，隐源性肝硬化所占的比例将逐渐减少。

（九）其他

长期食物中缺乏蛋白质、维生素等可降低肝细胞对其他致病因素的抵抗力，成为肝硬化的间接病因。长期或反复感染血吸虫病者，虫卵在门静脉分支中沉积引起纤维组织增生，导致窦前性门静脉高压，在此基础上发展为血吸虫性肝硬化。

有的患者可同时具有以上几种病因，由混合病因引起者病程进展较快。

三、病理

在大体形态上，由于肝脏硬化失去原有的形态，体积变小，重量减轻，边缘变薄、变锐，外观由暗红色变为棕黄或灰褐色，肝左、右叶间裂隙增大，表面有大小不等的结节形成，肝包膜变厚。切面可见肝正常小叶被散在的圆形或不规则状大小不等的岛屿状再生结节取代，结节周围有灰白色结缔组织包绕。

病理特点是在肝细胞炎症坏死的基础上，小叶结构塌陷，发生弥漫性纤维化，再生肝细胞结节形成，由纤维组织包绕形成假小叶。以肝再生结节形态和大小作为分类标准，可分为3类。

（一）小结节性肝硬化

酒精性肝硬化常属此型。结节大小均匀，直径 <3mm，结节间有纤细的灰白色纤维组织间隔。中央静脉位置和数目不规则，可有两三个中央静脉或一个偏在一边的中央静脉，或无中央静脉。

（二）大结节性肝硬化

病毒性肝炎导致的肝硬化常属此型。结节粗大，大小不均，直径 >3mm，也可达 5cm 甚至更大，结节间的纤维组织间隔一般较宽。结缔组织增生导致汇管区显著增宽，常见程度不等的炎症细胞浸润和假胆管增生。

（三）大小结节混合性肝硬化

以上两型的混合，肝内同时存在大、小结节两种病理形态。肝炎后肝硬化也可属此型。

值得注意的是，肝硬化再生结节的大小与病因并非绝对相关。慢性持续的少量肝细胞坏死，其再生结节往往是小结节；而较大范围的肝细胞大量坏死，其再生结节一般是大结节。即一种病因可导致不同病理类型的肝硬化，不同的病因也可发展为同一种类型的肝硬化。

四、发病机制

肝脏内细胞 - 细胞、细胞 - 基质、基质 - 介质之间的相互作用构成了复杂的网络系统，参与肝纤维化的发生、发展。肝星状细胞激活并转化为肌成纤维细胞是肝纤维化发生、发展的核心环节，也是进一步向肝硬化发展的主要中间环节。在正常情况下，肝星状细胞是位于肝细胞和肝窦内皮细胞之间窦周隙内的贮脂细胞，当各种致肝硬化因素持续作用于肝脏时，通过复杂的机制激活肝星状细胞。肝星状细胞激活后，通过自分泌作用不断刺激自身的分裂增殖，凋亡减少，使细胞因子及其受体表达增强，对化学因子刺激的敏感性增加，释放胶原酶及其抑制物并大量合成分泌胶原、透明质酸、层粘连蛋白等各种细胞外基质，减慢新生胶原的降解，最终导致细胞外基质的过度沉积。同时肝星状细胞还可通过旁分泌作用激活其他尚处于“静止”状态的肝星状细胞，这导致即使原发的刺激因素解除，肝纤维化仍能继续发展。除肝星状细胞外，窦周的肝细胞、Kupffer 细胞、肝窦内皮细胞均参与肝纤维化的发生、发展。

肝硬化的形成发展过程主要包括：①肝星状细胞活化，细胞外基质合成增加、降解减少，肝窦周围胶原沉积，内皮下基底膜形成（即肝窦毛细血管化）；②正常肝窦不存在基底膜，由于肝窦毛细血管化，减少了肝细胞与血液的物质交换，造成肝细胞缺氧和养料供应障碍，加重了肝细胞的损伤；③肝星状细胞活化表达 ET - 1 受体，接受 ET - 1 等缩血管物质的刺激而发生收缩，使肝窦和纤维隔收缩，与门静脉高压的发生有密切关系；④纤维隔的血管交通支使高压的肝动脉血进入低压的门静脉，还能使进出肝脏的血供相交通，导致肝脏微循环紊乱，同时结缔组织增生牵拉血管分支及再生结节的压迫造成血管扭曲、闭塞，使肝内血液循环进一步障碍；⑤胆管周围纤维化和胆汁淤积加重了小叶周围的机械压力，小叶中心纤维化阻碍血流进入肝静脉，促使肝功能障碍和肝内循环紊乱；⑥增生的结缔组织包绕再生结节，分隔肝小叶，形成假小叶，而假小叶的肝细胞没有正常的血液供应，可再次发生纤维化和坏死。以上改变是肝硬化的发生及造成肝功能不全、门静脉高压的基础。

五、临床表现

起病常隐匿，早期可无明显的症状、体征，当病程进展至超过肝脏的代偿范围时，将出现明显的临床表现和并发症。据此，将肝硬化分为代偿期和失代偿期。

（一）代偿期肝硬化

全身症状一般无异常，少部分患者可表现为轻度乏力和食欲不振等非特异性消化道症状，部分患者面色灰暗，亦可见肝掌和（或）蜘蛛痣。肝功能正常或轻度异常，肝脏不肿大或轻度肿大，脾脏轻、中度肿大。人血白蛋白常在正常下限，球蛋白可偏高。此阶段肝硬化的确诊需肝穿刺组织学诊断。

（二）失代偿期肝硬化

症状显著且突出，可分为肝功能减退和门静脉高压症两大类。

1. 肝功能减退的临床表现

（1）全身症状：患者一般情况较差，体重减轻，面色灰暗，皮肤干枯，可有不同程度的色素沉着，部分患者可有口角炎、水肿。主要症状包括：①不同程度的乏力感，可由轻度乏力发展为卧床不起，常与肝病严重程度相一致，可能由于食欲减退、电解质紊乱、营养物质代谢障碍等；②不规则低热，主要原因为肝细胞炎症反应、内毒素血症、肝脏对某些致热物质的灭活减少等，少部分患者可因合并肝癌而导致癌性发热。持续高热常提示感染；③体重下降，这与胃肠道功能障碍、组织分解代谢增强有关。水肿和腹水有时会使体重减轻不明显。

（2）消化道症状：为较早出现且较为突出的症状，包括食欲不振甚至厌食，伴有恶心、呕吐、腹胀、腹痛、腹泻等症状。主要原因有：①肝硬化门静脉高压性胃病，肝硬化门静脉高压引起消化道黏膜充血、水肿，导致胃肠功能障碍，影响对食物的消化、吸收；②肠道菌群失调，肝硬化患者肠道球/杆菌比值异常，细菌毒素刺激胃肠蠕动，引起腹泻；③肝脏对激素代谢异常导致胃肠激素分泌障碍，影响胃肠蠕动及消化功能；④胰腺外分泌功能减退，胰酶分泌减少；⑤电解质紊乱，尤其是低钾、低钠均可加重胃肠道症状；⑥腹水量 $>200ml$ 可出现腹胀。

呕血和便血也是肝硬化较常见且特异的消化道症状，其主要原因为：①食管胃底静脉曲张破裂出血，为最多见，也最为凶险，出血量大且不易止，是肝硬化患者死亡的主要原因，胃镜检查是唯一可靠的诊断方法；②消化性溃疡出血，在肝硬化患者较正常人更为常见，可能原因为肝脏解毒功能下降，一些促胃液分泌的物质如组胺、5－羟色胺等不经肝脏灭活直接进入体循环，刺激胃酸分泌增加引起溃疡；③门静脉高压性胃病出血，门静脉高压性胃炎多为浅表性，伴有糜烂时可引起上消化道出血，出血量较少；④肝硬化患者合并反流性食管炎、胆系感染、食管癌、胃癌等亦可引起出血。

（3）血液系统表现：出血倾向及贫血是其重要的临床表现之一，有时是肝硬化患者就诊的首发症状。临床常表现为头晕、乏力、牙龈出血、鼻出血、皮肤黏膜出血点或瘀斑、女性月经过多等。主要为脾亢、凝血因子合成减少、毛细血管脆性增加、肠道吸收障碍、胃肠失血等因素引起。

（4）内分泌系统表现：患者面部、颈部、上胸部、肩背等上腔静脉引流区出现蜘蛛痣。手掌大、小鱼际部位有红斑，称为开掌。男性患者常有性欲减退、睾丸萎缩、毛发脱落、乳房发育等女性化特征。女性患者有月经失调甚至闭经、不孕等。主要原因是肝功能减退对雌激素灭活作用减弱，致使雌激素在体内堆积，通过负反馈抑制腺垂体的分泌功能，影响垂体-性腺轴、垂体-肾上腺皮质轴的功能，致使雄激素和糖皮质激素减少，雌激素有扩张血管作用，形成蜘蛛痣和肝掌。近年来有研究认为这种表现可能还与肝硬化患者血循环中舒血管因子增加有关。肝功能减退对醛固酮和抗利尿激素灭活减少导致水钠潴留，对腹水的形成起到重要的促进作用。

2. 门静脉高压症的临床表现　门静脉压力由肝静脉楔嵌压和游离肝静脉压的差异估计而得。肝硬化时门静脉阻力增加是发生门静脉高压的始动因素，而门静脉血流量的增加是促进门静脉高压发展的重要因素。肝硬化引起的门静脉高压是窦性的。脾大、侧支循环形成、腹水是门静脉高压的三大临床表现。

（1）脾大：脾脏因被动充血而肿大，上消化道出血时脾脏可暂时缩小。脾脏肿大伴红细胞、白细胞、血小板减少称为脾亢；血吸虫性肝硬化可表现为巨脾，肝功能损害程度反而较轻。

（2）侧支循环形成：当门静脉压力增高到10~12mmHg，门静脉与体循环之间的侧支循环建立和开放，主要有：①腹壁静脉曲张，为脐静脉开放与副脐静脉、腹壁静脉相连接而形成。血流方向为脐以上向上，脐以下向下。腹壁静脉曲张显著者可呈海蛇头状改变；②食管胃底静脉曲张，被认为是反映肝硬化门静脉高压症最客观的指标，由胃冠状静脉与食管静脉丛吻合形成。食管静脉曲张是肝硬化患者发生上消化道大出血的主要原因；③痔静脉丛扩张，是由直肠上静脉与直肠中、下静脉沟通而形成，可扩张形成痔核。极少部分肝硬化患者以痔破裂出血为首发症状。

（3）腹水：肝硬化出现门静脉高压症时，腹腔内液体的形成速度超过重吸收速度，常导致腹水的发生。腹水发生的机制复杂，主要与门静脉压力升高、低蛋白血症、淋巴液生成过多、继发性醛固酮和抗利尿激素生成增多等因素有关。总的来说，腹水主要来自细胞外液的渗出。腹水可突然或逐渐发生。前者常有诱因，如上消化道大出血、感染、酗酒等，导致肝功能迅速恶化，去除诱因后腹水较易消除；后者常无明显诱因，腹水发生前往往先有腹胀，腹水量呈持续增加且不易消除。少量腹水仅有轻微腹胀，随腹水量的增多出现腹壁膨隆、腹胀加重、行走困难、呼吸困难甚至心功能障碍。部分患者伴有右侧胸腔积液，是腹水通过膈淋巴管进入胸腔所致。

六、并发症

肝硬化失代偿期常出现许多严重的并发症，危及患者生命。

（一）上消化道出血

为肝硬化最常见的并发症，但是与门静脉压力升高的程度无直接关系。出血量较大可有呕血和黑便，如出血量超过循环血量的20%会出现低血容量性休克；出血量较少时可仅有黑便。出血原因除食管胃底静脉曲张破裂出血外，还应考虑到消化性溃疡、门静脉高压性胃炎出血及反流性食管炎等。出现上消化道出血可使肝功能进一步受损，并且极易引发肝性脑病和继发感染。

（二）感染

由于机体免疫力低下且长期存在内毒素血症，肝硬化患者易并发各种感染，较常见的为肺部感染，以革兰阴性杆菌和真菌感染为多见。自发性细菌性腹膜炎指腹腔内无脏器穿孔而发生的急性腹膜炎症，常发生于有大量腹水的患者，以革兰阴性杆菌感染为多，其原因为肠道细菌繁殖过多且移位进入腹腔引起感染。可表现为发热、腹胀、腹水增多、血压降低，严重者可有休克表现。

（三）肝性脑病

为肝硬化最严重的并发症，由有毒物质进入大脑引起中枢神经系统功能失调的综合征，病死率很高。临床上可表现为行为异常、意识错乱、昏睡甚至昏迷，检查可发现血氨升高、脑电图异常。

（四）肝肾综合征

失代偿期肝硬化出现大量腹水时，由于有效血容量不足引起肾皮质血流量减少、肝脏合成舒张血管物质减少而缩血管物质增多，以及高胆红素对肝脏的损害等因素，可引起肝肾综合征。其特征为少尿或无尿、低血钠和低尿钠，而肾脏本身无器质性病变，因而又称为功能性肾衰竭。多在大量放腹水、大量应用利尿剂和上消化道大出血后发生。

（五）原发性肝癌

多数原发性肝癌发生在肝硬化的基础上。临床上出现肝区疼痛、肝脏进行性肿大，或迅速出现大量腹水，出现黄疸、不规则发热等要警惕原发性肝癌。AFP是最重要的血清学指标，同时需结合超声波、CT，必要时行肝活检。

七、诊断

肝活检是证明肝硬化，鉴别病因和评估瘢痕形成程度的金标准。活检标本要足够大，并应包括汇管区和中央静脉区。超声和CT可描述硬化肝脏的特征性改变，如肝结节、体积缩小、肝左叶突起物，以及门静脉高压的存在，如脾大、静脉曲张等，但不能用于确诊。非侵入性肝纤维化的血清学标记物发展较快但不宜广泛应用。

肝脏具有重要的合成、解毒、排泄和生物转化等生理功能。临床工作中，常通过各种生化试验方法检测与肝脏功能有关的各项指标，以评估肝脏的基本功能状况。

（一）蛋白质合成功能

1. 血清总蛋白和白蛋白、球蛋白比值　90%以上的血清总蛋白和全部的人血白蛋白由肝脏合成，因此血清总蛋白和白蛋白含量是反映肝脏功能的重要指标。白蛋白是正常人体血清中的主要蛋白质组分，半衰期为15～19d，在维持血浆胶体渗透压，体内代谢物质转运及营养等方面起着重要作用。总蛋白减去白蛋白含量，即为球蛋白含量。球蛋白是多种蛋白质的混合物，与机体免疫功能及血浆黏度密切相关。根据白蛋白与球蛋白的量，可计算出白蛋白与球蛋白的比值（A/G）。正常成人血清总蛋白 60～80g/L，白蛋白 35～55g/L，球蛋白 20～30g/L，A/G 为 1.5 ：1～2.5 ：1。

临床意义：在肝损伤时，白蛋白合成、细胞内运输和释放发生障碍，引起人血白蛋白减少。白蛋白含量与有功能的肝细胞数量成正比，白蛋白持续下降，提示肝细胞坏死进行性加重，预后不良。急性轻型肝炎患者人血白蛋白正常或轻度减少，亚急性重型肝炎、中度以上慢性肝炎、肝硬化及肝癌患者，人血白蛋白可明显降低，并且减少程度与疾病严重程度成正比。慢性肝病患者在白蛋白降低的同时，往往伴有球蛋白增高，甚至出现 A/G 倒置。

2. 血清蛋白电泳　若将血清做蛋白电泳，蛋白分子量小者电泳速度快，依次可分为：前白蛋白、白蛋白、α_1 球蛋白、α_2 球蛋白、β 球蛋白和 γ 球蛋白 6 条区带。

临床意义：

（1）血清前白蛋白（Prealbumin，PA）：分子量最小，为 61kD，在肝脏合成，半衰期为 1.9d，正常值为 280～350mg/L。PA 更能敏感地反映肝实质的损害，故对急性重型肝炎有特殊的诊断价值。PA 下降与肝细胞损害程度一致，重型肝炎可处于低值，甚至接近零。随着病情恢复，PA 也迅速恢复。

（2）α_1 球蛋白：为糖蛋白，其中一部分为黏蛋白，在肝实质细胞病变时，其浓度下降，与血浆白蛋白浓度平行。在急性细菌性感染和广泛癌肿转移时增高。

（3）α_2 和 β 球蛋白：在肝内或肝外胆汁淤积，特别是慢性胆汁淤积伴高脂血症时，可有明显增高。急性肝衰竭时，α_2 和 β 球蛋白可能降得很低。

（4）γ 球蛋白：由免疫球蛋白、抗体、补体、血型球蛋白及冷球蛋白等构成。在慢性肝病，尤其是失代偿肝硬化时，γ 球蛋白多增高。在急性肝炎时，γ 球蛋白正常或暂时性轻度增高，如持续性增高，提示向慢性发展。

3. 血浆凝血因子测定　人体绝大部分凝血因子都在肝脏合成，其半衰期比白蛋白短得多，尤其是维生素 K 依赖因子（Ⅱ、Ⅶ、Ⅸ、Ⅹ）。因此在肝功能受损的早期，白蛋白尚在正常水平，维生素 K 依赖的凝血因子即有显著降低。在肝脏疾患时，通常进行以下过筛试验。

（1）凝血酶原时间测定（Prothrombin time，PT）：PT 和凝血因子Ⅱ、Ⅴ、Ⅶ和Ⅹ有关，这些因子均在肝脏合成，因而急慢性肝脏疾病时，PT 延长。PT 一般用秒或活动度（%）表示，现采用国际标准化比值（International normal ratio，INR），即通过校正系统计算患者与正常人 PT 的比值，INR >1.2 为异常。

（2）部分活化凝血酶原时间测定（Activated partial thromboplastin time，APTT）：在受检血浆中加入接触因子激活剂、部分磷脂和 Ca^{2+} 后，观察其凝血时间。正常参考值：30～42s。严重肝病时，凝血因子Ⅸ、Ⅹ、Ⅺ、Ⅻ合成减少，致使 APTT 延长。

（3）凝血酶时间测定（Thrombin time，TT）：正常参考值：16～18s。TT 延长主要反映血浆纤维蛋白原含量减少或结构异常。肝硬化和（或）急性暴发性肝衰竭合并 DIC 时，TT 是一个常用的检测指标。

（二）血清酶学

1. 血清氨基转移酶　是反映肝细胞损伤的最重要指标，主要指丙氨酸氨基转移酶（alanine aminotransferase，ALT）和天门冬氨酸氨基转移酶（aspartate aminotransferase，AST）。ALT 主要存在于肝细胞胞质中，其次是骨骼肌、肾、心肌等组织中。AST 主要存在于心肌，其次是肝脏、骨骼肌和肾脏。肝源性 AST 有 ASTS 和 ASTM 两种同工酶，ASTS 位于肝细胞胞质中，ASTM 位于线粒体中，ASTM 约占 80%。因此，正常血清中主要为 ASTS。ALT 及 AST 的正常参考值均为 10~40U/L。

临床意义：急性病毒性肝炎时，ALT 与 AST 均显著升高，可达正常上限的 20~50 倍，甚至上百倍。ALT 升高更明显，因此 ALT/AST>1。ALT、AST 下降多是肝细胞损害恢复的标志，但也可能是肝细胞严重坏死的结果。此时转氨酶下降而胆红素升高，称为“酶胆分离”现象，是肝细胞坏死殆尽的表现，常为临终前表现，病死率高达 90%。

慢性病毒性肝炎时，ALT 及 AST 仅轻度上升或正常；肝硬化患者转氨酶水平取决于肝细胞进行性坏死的程度。酒精性肝病时，AST 显著升高，AST/ALT>2.0。

2. 碱性磷酸酶（Alkaline phosphatase，ALP） ALP 主要分布在肝、骨骼、肾、小肠、胎盘中，血清中 ALP 以游离形式存在。由于大部分 ALP 来源于肝脏与骨骼，因此常作为肝脏疾病的检查指标之一。成人正常参考值：35~130U/L。

临床意义：ALP 随胆汁排泄，故在肝内外梗阻时 ALP 反流入血，血中 ALP 增高且其升高程度往往与梗阻程度、持续时间成正比，且与血清胆红素升高相平行。在升高幅度上，肝外梗阻>肝内梗阻，完全梗阻>不完全梗阻，恶性肿瘤引起的梗阻>结石引起的梗阻。当患者黄疸日趋严重，胆红素逐渐升高而 ALP 反而下降时，则提示肝脏损害严重而且不断发展；反之黄疸逐渐减退，胆红素下降而 ALP 上升，则说明肝细胞逐步再生，一般认为，ALP 持续低水平升高，胆汁淤积性黄疸可能性不大，多为肝细胞性黄疸。

由于血液内的 ALP 有相当一部分来自骨骼，因此各种骨病，如佝偻病、甲状旁腺功能亢进症、恶性骨肿瘤、畸形性骨炎等，酶活力亦常增高，应注意鉴别。

3. γ-谷氨酰转移酶（γ-glutamyl transferase，GGT） GGT 在体内主要分布于肾、肝、胰腺、肠、脑等组织，但血清中的 GGT 主要来自肝胆系统，因此具有较强的特异性。GGT 在肝脏广泛分布于肝细胞的毛细胆管一侧和整个胆管系统，亚细胞定位于细胞膜及微粒体。正常参考值：<50U/L。在多数情况下与 ALP 的变化一致，临床意义类似于 ALP，但骨病时 GGT 正常。

（三）胆红素代谢

胆红素（Bilirubin）是血液循环中衰老的红细胞在肝、脾及骨髓的单核-吞噬细胞系统中分解和破坏的产物。总胆红素（Total bilirubin，TB）包括非结合胆红素（Unconjugatedbilirubin，UCB）和结合胆红素（Conjugated bilirubin，CB）两种形式。非结合胆红素是血红蛋白的代谢产物，肝细胞摄取后经与葡萄糖醛酸结合成水溶性的结合胆红素，从胆管排出。上述任何一个环节出现障碍，均可出现血清胆红素浓度增高，发生黄疸。成人正常参照值范围，总胆红素：3.4~17.1μmol/L，结合胆红素：0~6.8μmol/L，非结合胆红素：1.7~10.2μmol/L。

临床意义：

（1）血清总胆红素：①判断有无黄疸及程度，总胆红素>17.1μmol/L 而<34.2μmol/L 为隐性黄疸。34.1~171μmol/L 为轻度黄疸。171~342μmol/L 为中度黄疸。>342μmol/L 为重度黄疸；②初步判断黄疸病因，溶血性黄疸通常<85.5μmol/L。肝细胞性黄疸多在 17.1~171μmol/L。>171μmol/L 多提示胆汁淤积性黄疸。

（2）结合胆红素与非结合胆红素：根据 CB 与 TB 比值，可协助鉴别黄疸类型，如 CB/

TB<20%，提示溶血性黄疸；CB/TB 在 20% ~ 50%，常为肝细胞性黄疸；CB/TB>50%，为胆汁淤积性黄疸。

（3）尿胆红素：正常人为阴性，尿胆红素阳性提示各种梗阻因素导致的胆汁排泄受阻。病毒性肝炎、酒精或药物性肝损害时也可为阳性。

（4）尿中尿胆原：正常人为阴性或弱阳性，尿胆原增多见于肝细胞受损或溶血等；尿胆原减少或缺如见于胆管梗阻。

（四）脂类代谢功能

血清脂类包括胆固醇、胆固醇酯、磷脂、甘油三酯及游离脂肪酸。体内的胆固醇除少数来自于肠道吸收外，主要由肝组织合成。肝脏是合成和贮存胆固醇的主要器官。血清总胆固醇为游离胆固醇和胆固醇酯的总和。当肝细胞损伤时，脂肪代谢发生异常，因此测定血浆脂蛋白及脂类成分，尤其是胆固醇及胆固醇酯的改变，是评价肝脏脂肪代谢功能的重要手段。血浆总胆固醇正常参考值为 2.9 ~ 6.0mmol/L，胆固醇酯正常参考值为 2.34 ~ 3.38mmol/L。

临床意义：肝细胞受损时，血中胆固醇酯减少；肝细胞严重损害时，血中总胆固醇也降低。胆汁淤积时，血中总胆固醇增加，如原发性胆汁性肝硬化患者常有高胆固醇血症。

（五）摄取、排泄功能

肝脏有两条输出通路，即肝静脉与体循环之间联系、胆管系统与肠道之间联系。体内代谢产物及外界进入体内的药物、染料及毒物等均可经肝脏摄取、代谢、转运，最后随胆汁的分泌而排出体外。当肝功能受损及肝血流减少时，对上述物质的排泄功能降低，外源性给予人工染料（吲哚氰绿等）可用来了解肝脏的摄取与排泄功能。

吲哚氰绿（indocyanine green，ICG）试验是一种定量肝功能试验，其原理是：ICG 注入人体后，迅速与血浆白蛋白、α_1 脂蛋白结合，由肝细胞选择性摄取，以游离形式排泄到胆管，汇入胆汁排入肠道，不存在肠肝循环，也不经肾脏排出，单位时间内测定其滞留率或分析其在血浆的浓度 - 时间曲线，可以定量评估肝脏的储备功能。目前，ICG 15min 滞留率（ICG - R15）是国际上较为公认的评估肝脏功能的指标。剂量为 0.5mg/kg，静脉注射 15min 后测定其滞留率，正常参考值为 0% ~ 10%。用脉搏光度分析法通过色素密度测定 ICG - R15 是一种无创性检查方法。

临床意义：慢性肝炎时 ICG - R15 多为 15% ~ 20%，慢性活动性肝炎则更高，肝硬化失代偿期平均为 35% 左右。另外，ICG - R15 对于肝癌患者外科术式的选择也具有一定意义。

（六）胆汁酸代谢

胆汁的主要成分是胆汁酸盐、胆红素和胆固醇，其中以胆汁酸盐含量最多。肝细胞以胆固醇为原料直接合成的胆汁酸称为初级胆汁酸，包括胆酸和鹅去氧胆酸。初级胆汁酸在肝微粒体内与甘氨酸和牛磺胆酸结合，形成结合胆汁酸，然后进入小肠。在末段回肠，绝大部分初级胆汁酸被重吸收，经门静脉到肝脏，完成胆汁酸的肠肝循环。未被吸收的胆汁酸进入结肠，在肠道细菌的作用下形成次级胆汁酸，约 50% 被重吸收进入肝脏。由于肝脏在胆汁酸盐合成、排泄和肠肝循环中起重要作用，肝脏疾病时必然影响到胆汁酸盐的代谢。胆汁酸的正常参考值为 0 ~ 10μmol/L。

临床意义：胆汁酸增高见于各种原因引起的肝脏损害，胆管梗阻、门静脉分流等也可引起胆汁酸盐增高。

（七）血氨

肝脏是体内利用氨合成尿素的唯一器官。在严重肝细胞损害或有广泛性门－体分流时，血氨水平可以增高。正常人血氨浓度为12～59μmol/L。

临床意义：

（1）血氨浓度，特别是动脉血氨浓度，与肝病患者的神经精神症状有一定的联系。但在急性重型肝炎有大面积肝细胞坏死时，血氨浓度可能增高，但不显著。

（2）门静脉高压患者做门静脉－腔静脉吻合术后（特别在进食蛋白质、服利尿剂后），血氨浓度往往增高，并且可造成慢性门－体分流性脑病，经适当治疗后，血氨浓度可下降，脑病症状改善。

肝功能试验尚不能全面反映肝功能的真实状况，在轻度或局限性肝病时，由于肝脏强大的储备能力和代偿能力，肝功能试验可正常，造成假阴性。此外，很多肝功能试验都是非特异性的，肝外疾病或生理因素（如妊娠等）等均可致肝功能异常，而造成假阳性。肝脏具有多方面功能，而一种试验只能反映某一侧面，只有结合多项肝功能检查、临床症状及影像学信息，才能对肝功能做出较为真实的估计。

八、治疗

肝硬化目前尚无特效治疗，主要是一般支持治疗及预防、治疗各种并发症。

（一）一般治疗

1. 休息　在肝硬化代偿期应动静结合，可参加轻体力活动，但均以不引起疲乏感为原则。肝功能明显异常，合并有肝硬化并发症时，则应以卧床休息为主。

2. 饮食治疗　肝硬化患者以高热量、高蛋白、高维生素及适量脂肪饮食为原则。出现肝性脑病前兆的患者应少用甚至不用蛋白质。出现腹水时应严格控制水分和盐的摄入量。禁用损害肝功能的药物。

3. 支持治疗　失代偿期患者可静脉补充葡萄糖、维生素和氯化钾等营养物质，补液应特别注意维持水、电解质和酸碱平衡，白蛋白严重降低时可静脉补充白蛋白。

（二）药物治疗

病毒复制活跃的患者应根据情况选择干扰素或核苷类似物，给予抗病毒治疗。秋水仙碱有分解胶原和抗炎症作用，剂量为1mg/d，分2次服用，每周5d。水飞蓟宾可保护肝细胞膜，促进肝细胞再生，每次2片，每日3次。可适量补充维生素，维生素C有促进代谢和解毒作用，维生素E有抗氧化和保护肝细胞作用，有凝血障碍者可注射维生素K_1，B族维生素有防止脂肪肝和保护肝细胞作用。

（三）腹水的治疗

1. 钠、水的摄入　腹水患者必须限钠，给予低盐饮食，每日钠摄入量应控制在<90mmol/d（5.2g/d）。对于有低钠血症的患者，血钠在126～135mmol/L且血清肌酐正常者，可继续利尿疗法，无需限水；血钠在121～125mmol/L且血清肌酐正常者应停止利尿；血钠在121～125mmol/L且血清肌酐升高>150μmol/L者，应停止利尿，给予扩容疗法；血钠≤120mmol/L者应停止利尿，用胶体物质或盐类给予扩容，但应控制血钠升高速度，避免每24h血钠升高>12mmol/L。

2. 应用利尿剂　首选螺内酯，剂量可由 100mg/d 增加至 400mg/d。如效果不佳，可加用呋塞米，最大可用 160mg/d。使用螺内酯和呋塞米的剂量比例为 100mg ∶ 40mg，同时密切检测临床和生化指标。

3. 治疗性腹腔穿刺术　是治疗大量腹水或顽固性腹水的首选治疗方法。抽吸腹水量 < 5L 时，应补充血浆扩容剂，如 150 ~ 200ml 琥珀酰明胶（佳乐施）或尿素交联明胶，不需要用白蛋白扩容。抽吸大量腹水时应补充白蛋白 8g/L 扩容，即 20% 白蛋白 100ml/3L 腹水。

4. 经颈静脉肝内门 - 体分流术（TIPS）　TIPS 是一种治疗难治性腹水很有效的方法，在很大程度上代替了门 - 腔分流术。TIPS 可使肾素 - 血管紧张素 - 醛固酮系统功能继发性降低，从而增加钠和水的排出。行 TIPS 后有大约 25% 患者发生肝性脑病，60 岁以上患者发生率更高。需要频繁行穿刺术的患者（一般在每月 3 次以上）可考虑 TIPS 治疗。还有研究表明，TIPS 可使 60% ~ 70% 患者的胸腔积液消退。

5. 肝移植　所有肝硬化腹水患者都应考虑肝移植。

（四）并发症的治疗

1. 上消化道出血　根据症状及体征估计出血量，迅速恢复血容量（静脉补液或输血），并密切检测生命体征，采取有效止血措施并预防肝性脑病、肝肾综合征等严重并发症。止血措施可根据实际情况，采用内镜下注硬化剂至曲张的静脉或用皮圈套扎曲张静脉，或两种方法同时使用。药物止血治疗，如食管胃底静脉曲张破裂出血，可使用垂体后叶素、血管加压素等降低门静脉压力的药物；如消化性溃疡所致出血，可使用抑制胃酸分泌的药物。

2. 自发性细菌性腹膜炎　腹水中性粒细胞计数 $>250\times10^6$/L 的患者可经验性地使用抗生素治疗。无症状、有肠鸣音的患者可使用口服抗生素治疗，第三代头孢菌素已被证明为有效。如抗生素治疗 2d 后腹水中性粒细胞计数比治疗前降低不到 25%，应考虑治疗失败，应高度怀疑继发性腹膜炎。SBP 患者如出现肾功能不全的体征，应输注白蛋白，前 6h 为 1.5g/kg，然后 1g/kg，用 3d。所有 SBP 患者都应考虑肝移植。

3. 肝性脑病　目前尚无特效疗法，需采取综合措施。去除诱发肝性脑病的诱因如上消化道出血、感染等，纠正低钾低氯性碱中毒等代谢紊乱，促进氨等毒性物质的清除，清洁肠道、控制肠道菌群及降低肠道 pH。

4. 肝肾综合征　无有效治疗方法。可采取以下措施：去除诱因，如上消化道出血、感染等；限制水、钠摄入，保持水、电解质平衡；输注右旋糖酐 40、白蛋白或腹水回输等方法，对低排高阻型肝肾综合征有疗效；使用八肽加压素、多巴胺舒张肾血管，增加肾皮质血流量，提高肾小球滤过率。

（五）肝移植

肝移植是目前治疗肝硬化及其并发症最有效的方法。

（张　博）

第七节　自身免疫性肝炎

自身免疫性肝炎（Auto immune hepatitis，AIH）是由于自身免疫所引起的一组慢性肝炎综合征，呈慢性活动性肝炎表现，检查可见高球蛋白血症和肝脏相关自身抗体出现，可以发展为肝硬化。该病是一类以自身免疫反应为基础，以高丙种球蛋白血症、高血清自身抗体为特征的肝脏炎症性病变。汇管区大量浆细胞浸润并向周围肝实质侵入形成界板炎症是其典型病理组织学特征。此病最早于1950年由Waldenstren提出，由于本病与系统性红斑狼疮存在某些相似的临床表现和自身抗体，最初被称为“狼疮样肝炎”。以后发现本病与系统性红斑狼疮患者在临床表现和自身抗体上有明显差别。1992年，国际会议将“自身免疫性肝病”和“自身免疫性慢性活动性肝炎”统称为“自身免疫性肝炎”，并取消了病程6个月以上的限制，确定本病为非病毒感染性的自身免疫性疾病。

自身免疫性肝炎分3型：Ⅰ型（经典自身免疫性肝炎）以女性多见，有抗核抗体及抗平滑肌抗体（抗肌动蛋白）；Ⅱ型则以儿童多见，以存在抗肝、肾微粒体型抗原的抗体为特征；Ⅲ型以存在抗肝脏可溶性抗原的抗体为特征。Ⅱ、Ⅲ型较少见。

AIH的流行率约为170/10万左右，本病女性多见，男性与女性比例为1 ∶ 3.6。年龄一般在15 ~40岁之间，青少年期是发病高峰期，女性绝经期为另一小高峰。该病有明显的种族倾向和遗传背景，在北欧、英格兰、爱尔兰和犹太等白种民族中发病率高，而在亚洲黄种民族中相对少见。该病任何年龄均可发病。如不治疗易发展为肝硬化，AIH的病死率很高，超过50%的严重AIH患者大约5年左右死亡，自行缓解比例很低。

一、病因和发病机制

本病为遗传倾向疾病，具备易患基因的人群可在环境、药物、感染等因素激发下起病。患者由于免疫调控功能缺陷，导致机体对自身肝细胞抗原产生反应，表现为以细胞介导的细胞毒性作用和肝细胞表面特异性抗原与自身抗体结合而产生的免疫反应，并以后者为主。自身免疫性肝炎反映了诱发因素、自身抗原、基因易感性和免疫调节网络之间的综合作用结果。

AIH的病因和发病机制至今尚未完全清楚，可能涉及遗传、病毒感染、药物和毒素、免疫等多种因素。

（一）病毒感染

所有主要的嗜肝病毒都可能引起AIH，包括麻疹病毒、甲型肝炎病毒（HAV）、乙型肝炎病毒（HBV）、丙型肝炎病毒（HCV）、丁型肝炎病毒（HDV）、单纯疱疹病毒Ⅰ型和EB病毒。一些观察提示，甲型肝炎后可能发展为AIH，也有报道乙型肝炎有类似现象。HCV感染不引起AIH，但常伴有AIH时可见的自身免疫标记阳性。HDV感染也可伴有大量的自身免疫反应，特别是出现一些自身抗体，然而，尚无证据说明HDV感染可以引起AIH。AIH患者中约有9% ~15%的根据血清学检查可见庚型肝炎病毒RNA（HGV RNA），但此比例也见于隐源性慢性肝炎，并低于其他肝脏疾病，如慢性病毒性肝炎。

（二）遗传学机制

抗原必须由抗原呈递细胞（APC）呈递给T细胞。在此过程中，抗原首先与表达在APC表面的MHC Ⅱ类分子的抗原结合区结合，形成抗原复合物，APC再将此复合物呈递给CD_4^+ T辅助细胞。MHC Ⅱ类分子的抗原结合区由DRβ链构成，该区域内的氨基酸种类、空间结构影响APC呈递抗原的能力。β链的序列有多态性，这种多态性影响了抗原的结合、影响了CD_4^+ T细胞的激活。人类的MHC分子（即HLA），目前已基本明确HLA－

DRB130301，-DRB130401 是北欧白人Ⅰ型 AIH 的易感基因。上述等位基因 β 链的 67272 短肽氨基酸组成相同，均为 LLEQKR，其中 DRβ71 位的赖氨酸（K）是影响抗原结合和呈递的关键氨基酸残基。赖氨酸位于 HLA Ⅱ类分子抗原结合区边缘上，能够影响 HLA Ⅱ类分子——抗原复合物的空间构型，从而影响免疫细胞的激活。日本、阿根廷、比利时及墨西哥人Ⅰ型 AIH 的易感基因与北欧白人不同（-DRB130404，-DRB130405），原因是不同人种 HLA Ⅱ类分子结合区内的氨基酸序列略有差异。日本和墨西哥人的 HLA-DRβ71 位赖氨酸由精氨酸（R）替代。由于赖氨酸与精氨酸均为极性氨基酸，因而这种多态性对 APC 的抗原结合和呈递功能影响不大。但是如果 DRβ71 位被一个中性氨基酸取代，将大大降低其抗原结合和呈递能力，因而北欧白种人 HLA-DRB131501 等位基因是抗Ⅰ型 AIH 的基因。HLA-DRB130301 及 30401 位点还与疾病的严重程度相关。其影响机制尚未阐明，推测可能在 HLA-DR3 或 DR4 区内还存在另一个影响病情的相关基因和/或在 HLA2DR 分子中存在其他的决定免疫反应的关键氨基酸。

（三）免疫学机制

目前有关机体对自身抗原免疫耐受丧失的机制尚未阐明，相关的假设、理论较多，其中最令人感兴趣的机制是分子模拟机制，即病原体感染机体后，由于病原体上的某些抗原表位与人体组织蛋白的抗原表位相同或相似，导致病原体刺激机体产生的激活淋巴细胞或抗体与组织抗原发生交叉反应，导致组织器官的损伤。如病毒（HCV、麻疹病毒等）和药物（酚酊、呋喃妥因、苯妥英钠、肼苯达嗪等）等通过分子模拟机制导致肝脏自身免疫性损伤。

其他辅助因素女性激素和环境因子，它们可以上调或下调免疫系统的介质或成分，甚或自身抗原。环境因素，例如尼古丁、酒精和营养，可以上调或下调药物代谢酶而后变成自身抗原。

二、临床表现

AIH 约有 30% 的患者的表现是急性的。AIH 也可以表现为暴发性肝衰竭。其余的患者发病隐匿，直到疾病进展到肝脏严重受损时才被确诊。相当比例的患者会出现黄疸、纳减、乏力，女性患者月经紊乱常见。约 10%～40% 的患者由于肝脏胀痛而引起腹痛，超过 20% 的患者有发热，大多数患者有肝脏肿大，约半数患者可触及脾脏，患者常出现蜘蛛痣，30%～80% 的患者在发病时已出现肝硬化，10%～20% 的患者已经出现失代偿性肝硬化，伴有腹水、甚至肝性脑病。约 20% 的患者出现食管静脉曲张。

AIH 的肝外表现很常见，约 63% 的患者至少有肝脏以外的一个脏器疾病证据。6%～36% 的患者有关节病变和关节肿胀，影响到双侧的大、小关节，这些通常是短暂的，但可反映病变活动，偶尔也会发生侵蚀性关节炎。约 20% 的患者出现皮疹，表现为多形性、丘疹样或痤疮样皮疹，常见过敏性毛细血管炎、扁平苔藓和下肢溃疡。

AIH 还可伴有其他疾病，特别是溃疡性结肠炎，甚至严重的原发性硬化性胆管炎。特别是儿童，原发性硬化性胆管炎最初可表现为慢性肝炎。AIH 患者也有其他自身免疫性疾病和其他疾病发病率的增高，包括自身免疫性甲状腺炎、干燥综合征、肾小管性酸中毒、纤维化性齿槽炎、周围神经炎和肾小球肾炎。

自身免疫性肝炎大多数隐匿或缓慢起病，起先可有关节酸痛、低热、乏力、皮疹、闭经等。易被误诊为关节炎、结缔组织病或月经不调，直到出现黄疸时才被诊断是自身免疫性肝炎。约 20% ~25% 患者的起病类似急性病毒性肝炎，常表现为乏力、恶心、食欲不振、腹胀、黄疸、肝脾肿大、皮肤瘙痒和体重下降不明显等症状，体格检查时常发现患者肝脏呈进行性肿大，有肝掌、黄疸、脾肿大，面、颈、前胸可见蜘蛛痣。病情发展至肝硬化后，可出现腹水、肝性脑病、食管静脉曲张出血。血清 ALT 和 AST 增高，伴 AKP 和 γ - GT 正常或轻度增高。有些患者表现为轻度的肝功异常，有些表现为严重的肝功异常。

自身免疫性肝炎的肝外表现：

（1）对称性、游走性关节炎，多侵犯大关节，可反复发作，伴疼痛及僵直，无关节畸形。

（2）低热、皮疹、皮肤血管炎和皮下出血。

（3）内分泌失调，有类柯氏面容，紫纹，痤疮，多毛，女性闭经；男性乳房发育，桥本甲状腺炎，甲状腺功能亢进，糖尿病等。

（4）肾小管酸性中毒，肾小球肾炎（常为轻型），肾活检示肾小管有结节状免疫球蛋白淤积。

（5）胸膜炎，间质性肺炎、肺不张、纤维性肺泡炎和肺间质纤维化。偶有肺动—静脉瘘形成、肺动脉高压症。

（6）血液学改变有轻度贫血，白细胞和血小板减少，后两者由于脾功能亢进或免疫性自身抗白细胞或抗血小板抗体所致。

（7）偶见溃疡性结肠炎，干燥综合征可见于半数病例。

三、实验室检查

（1）肝功能试验：转氨酶持续或反复增高，常为正常的 3 ~5 倍以上，一般为 ALT > AST，有时 AST > ALT；γ - GT 和腺苷脱氨酶常增高，白蛋白多正常，γ - 球蛋白增高更为突出，以 IgG 增高最明显，其次为 IgM 和 IgA，血清胆红素常明显升高。

（2）免疫血清学检查：多种自身抗体阳性为本病特征。

1）抗核抗体阳性，见 60% ~80% 患者，滴度一般低于 1 ∶ 160。

2）平滑肌抗体，约 30% 病例阳性，且为高滴度。

3）线粒体抗体，约 30% 病例阳性，一般为低或中等滴度。

4）肝细胞膜抗体（LSP 抗体和 LMA），对诊断本病有相对特异性，但亦可见于其他肝病。

四、诊断与分型

（一）AIH 的临床诊断

AIH 患者可能表现为与肝炎、慢性肝病和暴发性肝衰竭（偶然情况下）等有关的非特异性症状。其生化特点为慢性肝酶水平升高，而缺乏诸如乙型肝炎、丙型肝炎、血色病、酒精性肝炎、药物性肝炎、脂肪肝、肝豆状核变性以及 α_2 胰蛋白酶缺乏性肝病等的证据。

对 AIH 的诊断而言，排除包括丙型肝炎等在内的常见病毒性肝炎是十分重要的。对非典型肝病或具有 HCV 感染危险因素的患者而言，为排除可能相伴的 HCV 感染，有必要应用多聚酶链反应（PCR）进行有关 HCV RNA 的检测。另外，应用干扰素 2α 进行治疗的 HCV 感染者和具有 HCV 感染的原发性胆汁性肝硬化（PBC）也可能具有 AIH 的某些特点。

（二）分型和亚型的血清学诊断

AIH 的分型主要依靠自身抗体的检测来进行。随着血清学试验研究的进展，一些新的自身抗体得到证实，AIH 分型取得发展。

经典（Ⅰ型）AIH 的诊断包括血清免疫球蛋白水平升高，ANA 或抗平滑肌抗体（SMA）阳性以及肝活检显示门脉区内浆细胞浸润。针对细胞色素 P450 - D6 的抗肝肾微粒体（LKM）抗体的发现可以确诊Ⅱ型 AIH。当存在高滴度 LKM 抗体而不伴有病毒性肝病时，则可诊断为Ⅱa 型 AIH。慢性 HCV 感染也可能产生低滴度 LKM 抗体，此谓之Ⅱb 型 AIH ，但此类 AIH 不应视为典型的 AIH ，其一线治疗应为抗病毒治疗；丁型肝炎也可能产生 LKM 抗体；LKM 阳性的其他罕见疾病包括苯妥英钠、肼苯达嗪等引起的慢性肝病。

可溶性肝抗原（SLA）抗体阳性为Ⅲ型 AIH。其他较新发现的自身抗体还有肝膜脂蛋白抗体、抗中性粒细胞胞浆蛋白抗体（ANCA）、无唾液酸糖蛋白受体抗体和肝胰抗体等。虽然这些自身抗体在 AIH 分型中的意义尚不清楚，但其存在（一种或多种）有助于判断预后。当 SMA 和 ANA 阴性而肝活检强烈提示 AIH 时，上述自身抗体进行检测甚至有助于 AIH 的诊断。由于大约三分之二的Ⅰ型 AIH 和原发性硬化性胆管炎（PSC）患者 ANCA 可能阳性，部分 PBC 患者也可能阳性，因而其对 AIH 不具特异性。

AIH 主要发生于青年女性，常导致严重的肝炎表现，并可快速进展至肝硬化。血清转氨酶水平升高、界面性肝炎伴或不伴小叶性肝炎或中央——汇管区桥接样坏死以及存在自身抗体是主要的诊断依据。

任何年轻的肝病患者，尤其是没有酒精、药物、病毒病原学的变化的危险因素的患者，都应考虑是否是自身免疫性肝炎。血清蛋白电泳和自身抗体的检测对自身免疫性肝炎的诊断是非常重要的。一部分自身免疫性肝炎的患者血清丙种球蛋白是正常值的两倍，且有抗核抗体或抗平滑肌（抗肌动蛋白）抗体。

交界性肝炎和门脉浆细胞浸润是本病的组织学特征，然而，上述组织学发现并非 AIH 必须具备的，没有门脉浆细胞浸润并不能除外 AIH 的诊断。所有拟诊 AIH 的患者必须彻底除外遗传性疾病（wilson 病、α_1 - 胰蛋白酶缺乏症和遗传性血色病）、感染性疾病（甲型肝炎、乙型肝炎及丙型肝炎等）和药物性肝脏损害（米诺霉素、呋喃坦啶、异烟肼、丙硫氧嘧啶和 α 甲基多巴等所致）。这些疾病中有些会伴有自身免疫现象，最易与 AIH 相混淆，如 Wilson 病、药物性肝脏损害和慢性病毒性肝炎特别是慢性丙型肝炎，自身免疫性肝炎的病毒性肝炎血清学标志阴性，而有多种自身抗体存在。肝活检能够较好地予以确诊。

五、治疗

自身免疫性肝炎的治疗原则主要是抑制异常的自身免疫反应，治疗指征主要根据炎症活动程度，而非肝功能受损程度。

（一）一般治疗

活动期要求卧床休息，限制体力活动，禁酒，进食富含维生素饮食。寻找和去除感染灶，忌用对肝脏有损害的药物。

（二）药物治疗

一般治疗同慢性肝炎，肾上腺皮质激素、硫唑嘌呤可使病情缓解，但这些免疫抑制剂长期服用不良反应大，常常影响治疗能否进行下去，如若患者出现症状明显，病情进展快或γ球蛋白≥正常值的2倍，以及谷草转氨酶≥正常值5倍、谷丙转氨酶≥正常值10倍等情况时，可考虑使用皮质类固醇治疗。经使用免疫抑制剂治疗后，65%的患者可获得临床、生化和组织学缓解。有肝硬化和无肝硬化患者10年生存率分别为89%和90%，因此，有必要严格规范用药。其他新药疗法包括环孢霉素、FK506，也取得一定成效。中医中药辨证施治也有一定疗效。

1. 免疫抑制剂　AIH的首选治疗方法是免疫抑制剂。标准的治疗方法是单用强的松龙或合用硫唑嘌呤，两种疗法均可起到缓解症状的作用。单用强的松龙适用于儿童和有白细胞减少、恶液质、妊娠、准备妊娠的年轻妇女，以及硫唑嘌呤不能耐受者。如果没有应用硫唑嘌呤的禁忌证，成年人均应合用硫唑嘌呤，绝经妇女、骨痛、肥胖、脆性糖尿病、不稳定性高血压、情绪不稳和痤疮患者，应该使用强的松龙和硫唑嘌呤联合治疗。联合治疗比单用强的松龙的药物相关性不良反应要少得多。强的松和强的松龙均可使用，但强的松在体内要经肝脏转化为强的松龙，肝脏功能损害严重的患者不应使用。标准的治疗剂量已在全世界广泛应用多年，免疫抑制剂能够提高严重AIH患者的存活率。轻到中度炎症活动的患者无需治疗，临床缓解在生化和组织学缓解后出现。大概有65%的患者可在治疗后有18个月的临床、生化和组织学缓解，从治疗开始到缓解的时间约为22个月（6个月~4年）。20年存活率超过80%，预期寿命与年龄、性别无关。如果治疗24个月未得完全缓解，继续治疗似无必要。超过80%的治疗有反应者会在2年治疗期结束后复发，如果这样，长程、小剂量的免疫抑制剂维持治疗直到缓解。

超过10%的AIH患者经用常规免疫抑制剂治疗失败，这些患者再用大剂量的强的松并不能导致组织学缓解，反而会引起严重的药物不良反应。

2. 其他免疫抑制剂　如单用强的松龙或联合应用硫唑嘌呤治疗失败，则可试用其他免疫抑制剂，包括环孢素A、FK506、霉酚酸和环磷酰胺，然而，这些对强的松龙和/或硫唑嘌呤无效的患者仅有一小部分对此治疗有较好反应。

3. 局部类固醇治疗　丁地去炎松是一种具有糖皮质激素受体的高效亲和力的第二代皮质类固醇药物（比强的松龙强15倍），代谢产物无糖皮质激素活性，药物在被代谢前到达相应的淋巴细胞。肝脏代谢可出现严重的副反应，如骨病等。丁地去炎松可以降低AIH患者的ALT水平至正常。

4. 辅助性治疗　患AIH的中年妇女，维生素D（50 000U/d）和钙制剂（1 000mg/d）应与免疫抑制剂联合应用以预防或治疗骨病。

5. 肝移植　肝移植被确定作为伴有肝硬化的终末期AIH的非常有效的治疗方法。虽经长程免疫抑制剂治疗获得完全的生化指标缓解，AIH患者仍会进展到肝硬化。AIH是肝移植最好的适应证之一，5年长期存活率比例超过90%。有报道肝移植后AIH会复发，因此，肝移植后立即应用免疫抑制剂既可以预防排异，又能预防或治疗AIH的复发。

6. 中医药治疗　自身免疫性肝炎属中医学黄疸范畴。黄疸的发病，主要是湿浊之邪为患。故《金匮要略·黄疸病脉证并治》有“黄疸所得，从湿得之”的论断。外表湿浊，湿热疫毒等时邪自口而入，蕴结中焦，脾胃运化失常，湿热熏蒸于脾胃，累及肝胆，以致肝失疏泄，胆液不循肠道，随血泛溢，外溢肌肤，上注于目，下流膀胱，使身目小便俱黄，而成黄疸。茵陈蒿汤加减方中茵陈清热利湿，疏肝利胆退黄；大黄通腑化瘀、泄热解毒；虎杖、栀子清泄三焦湿热，利胆退黄；郁金、金钱草、牡丹皮、白芍药疏肝利胆化瘀；砂仁、苍术、木香化湿柔肝利胆；泽泻、猪苓、茯苓渗利湿邪，使湿热分消，从二便而去。中西药物相互配合，中药则清热利湿退黄，西药则消炎、利胆、保肝，两者协同作用，故取得良好的疗效。

六、预后

自身免疫性肝炎的预后与炎症活动严重程度及宿主遗传因素有关，重型病型可突然起病，发热，黄疸持续不消失或反复出现，肝脏功能有明显损伤，严重时可出现肝性腹水、肝性昏迷。因是慢性经过，病情可时好时坏，反复发作，每发作一次，病情就加重一次，最后可发展成肝硬化或肝功能衰竭而死亡。重症患者不经治疗10年后死亡率为90%。

自身免疫性肝病的病因尚未十分明确，主要是积极预防肝炎病毒（甲、乙、丙型）的感染，以及避免化学物品或某些药物（替尼酸、双肼屈嗪、氟烷、米诺环素、呋喃妥因）的诱发因素。

点特异性干预能对自身免疫反应的关键环节起作用，但尚处于研究阶段。用合成的多肽与自身抗原竞争结合MHC Ⅱ类分子的位点可阻断免疫细胞激活的一级信号途径，已被用于风湿性关节炎的治疗，在相关抗原特征明确后可用于AIH。细胞毒性T淋巴细胞抗原24（CTLA24）可干扰二级共刺激信号途径，可溶性CTLA24已被用于错配的骨髓受体的免疫抑制。口服自身抗原以产生免疫耐受的疗法已被用于多发性硬化症和风湿性关节炎等。此种疗法可能对AIH特别有效，因为摄入的抗原首先经过门脉循环直接释放入肝脏。动物实验表明，通过T细胞疫苗可能对激活的细胞毒T细胞行克隆性摧毁，在人类运用的关键是找到靶向的T细胞克隆。其他有药物破坏细胞内的信号传导途径或调控细胞因子表达，以及基因疗法抗衡调节性细胞因子的过度表达等。

（王忠琼）

第八节　原发性肝癌

原发性肝癌（Primary carcinoma of the liver，以下简称肝癌）是我国常见的恶性肿瘤之一。据20世纪90年代统计，肝癌的死亡率为20.37/10万，在恶性肿瘤死亡顺位中占第2位，在城市中仅次于肺癌；农村中仅次于胃癌。由于血清甲胎蛋白（alpha - fetoprotcin，AFP）的临床应用和各种影像学技术的进步，特别是AFP和超声显像用于肝癌高危人群的监测，使肝癌能够在无症状和体征的“亚临床期”做出诊断，加之外科手术技术的成熟，以及各种局部治疗等非手术治疗方法的发展，使肝癌的预后较过去有了明显提高。

原发性肝癌的发病率以东南亚及非洲撒哈拉沙漠以南地区为最高，而欧美、大洋洲较低。国内沿海高于内地，东南和东北高于西北和西南。广西的扶绥和江苏的启东等高发区，其肝癌的年死亡率可达40/10万。男女性别之比在肝癌高发区中约3∶1~4∶1，低发区为1∶1~2∶1。高发区发病以40~49岁年龄组最高，低发区多见于中老年。

一、病因和发病机制

根据高发区流行病学的调查及分子生物学研究的进展，以下因素和肝癌的发病有关。

（一）病毒性肝炎和肝硬化

在我国，特别是东南沿海的肝癌高发区，乙型肝炎慢性携带者占人群的10%～15%，而在原发性肝癌的患者中，有乙型肝炎感染背景者占90%以上。乙型肝炎病毒引起肝癌的可能机制包括：①肝炎引起的反复的肝细胞损伤和肝细胞的再生，增加了肝细胞对其他的致癌因素如黄曲霉毒素的敏感性；②乙型肝炎病毒 DNA 整合人肝细胞的基因组中，病毒的启动子或增强子可能激活癌基因；③乙型肝炎病毒转录翻译产物如 X 蛋白具有反式激活作用，可能具有致癌作用，而且 X 蛋白还可干扰体细胞 DNA 的修复，增加发生癌变的机会。在日本、欧洲的肝癌患者中丙型肝炎抗体阳性率显著高于普通人群，如在西班牙，肝癌患者中抗 HCV 的阳性率为75%，而无肝炎对照人群只有7.3%；在意大利，肝癌患者中抗 HCV 的阳性率为65%，在日本，肝癌患者中抗 HCV 的阳性率为70.3%。不过，在中国，肝癌患者中抗 HCV 的阳性率在10%以下。丙型肝炎的致癌机制还不够明确，HCV 可能通过非特异的机制，例如 HCV 引起肝细胞反复的损害和增生与肝癌的发生有关。在我国的500例肝癌的尸检材料中，肝癌和肝硬化的合并率为83.6%，显示肝硬化和肝癌的密切关系。在我国，肝硬化的主要病因为病毒性肝炎，特别是乙型病毒性肝炎，而在西方国家，酒精是引起肝硬化的主要病因。例如，在德国，93%的肝癌患者有肝硬化，其中只有9.3%的患者是乙型肝炎表面抗原阳性。肝硬化是肝细胞受到肝炎病毒、酒精等因素长期损害的结果，在这些病理因素的长期损害下，肝细胞反复损害、增生，甚至不典型增生，从而对各种致癌因素敏感，经多病因、多阶段的损害，多基因突变的事件而发生癌变。

（二）黄曲霉毒素

在流行病学上，黄曲霉毒素（aflatoxin B1，AFB1）与肝癌有密切的关系，在我国的东南沿海，气候温暖、潮湿，适宜于黄曲霉的生长，在谷物中黄曲霉毒素的污染较为普遍，这些地区也是肝癌的高发地区。研究表明，AFB1 的摄入量与肝癌的死亡率呈正相关。迄今为止，AFB1 是已知为自然界最强的致癌物，可使多种动物发生肝癌，但尚缺乏导致人患肝癌的直接证据。

（三）饮用水污染

我国的流行病调查材料显示，饮用水污染和肝癌的发生有密切关系。如上世纪70年代调查江苏启东饮用沟塘水者肝癌的发病率为（60～101）/10万，饮用井水者仅（0～19）/10万。饮用沟塘水发生肝癌的相对危险度为3.0。沟塘水中的致癌物质至今尚未能完全了解，近年来由于水质分析技术的进步，发现在沟塘水中有百余种有机物有致癌、促癌或具有致突变作用，如六氯苯、苯丙芘、多氯联苯、氯仿等。近年来的研究发现，沟塘水中滋生的蓝绿藻可产生藻类毒素，具有促癌、甚至致癌作用。

（四）其他因素

长期饮酒和抽烟增加患肝癌的危险性，特别是增加乙肝病毒感染者患肝癌的危险性，例如，在台湾进行的一项前瞻性的研究中，HBsAg 阳性患者发生肝癌的相对危险性为13.1～19.2，而 HBsAg 阳性患者有长期饮酒和抽烟习惯的患者患肝癌的相对危险性为17.9～26.9。在我国的肝癌高发区，可发现肝癌的家族聚集现象，多提示为乙肝病毒的垂直传递，肝癌似亦具有遗传的倾向，尚待进一步的证实。

二、病理

原发性肝癌主要有三种类型，即肝细胞性肝癌、胆管细胞性肝癌和混合型肝癌。约4/5为肝细胞性肝癌，1/5为胆管细胞性肝癌和混合型肝癌。

（一）具体分型

国内肝癌协作组在Eggel经典分类的基础上对500例肝细胞性肝癌尸检材料进行分析，提出以下分类。

1. 块状型　占74%（370/500），癌块直径在5cm以上，超过。10cm者为巨块型。此型又可区分为单块、多块和融合块状三个亚型。肿块边缘可有小的、散在的卫星结节。

2. 结节型　占22.2%（111/500），癌结节最大直径不超过5cm。此型又可分为单结节、多结节和融合结节三个亚型。有时结节旁有细小的癌结节。

3. 弥漫型　占2.6%（13/500），癌结节较小，弥漫分布于整个肝而与肝硬化不易区别。

4. 小癌型　占1.2%（6/500），单结节肿瘤直径≤3cm，或相邻两个癌结节直径之和≤3cm。多无临床症状。

胆管细胞性肝癌的癌肿多为单个肿块，因有较多结缔组织间质，色泽灰白，质坚实，且趋向于向四周不规则浸润。

（二）组织学分型

1. 肝细胞型　大多伴有肝硬化。癌细胞呈多角形，核大，核仁明显，胞质丰富。癌细胞排列成巢状或索状，癌巢之间有丰富的血窦。癌细胞有向血窦内生长的趋势。肿瘤分化程度按Edmondson标准分四级，Ⅰ级分化最好，癌细胞形态和正常肝细胞相似，Ⅳ级分化最差，癌细胞核大，形态变异大，Ⅱ、Ⅲ级介于两者之间。肝细胞癌中以Ⅱ、Ⅲ级为多见，同一病例的癌组织可呈现不同的分化程度。透明细胞癌属肝细胞癌，在肝细胞癌中约占10%，胞浆中因富含糖原物质而在HE染色上呈透明状，属分化较好的肝细胞性肝癌。纤维板层肝癌是肝细胞癌的一种特殊类型，以癌细胞巢间出现大量平行排列的板层状纤维组织为特点，多见于年轻人，常不伴有HBV感染和肝硬化，甲胎蛋白可呈阳性，但多为低浓度阳性，预后较好。

2. 胆管细胞型　癌细胞呈柱状或立方状，胞质呈嗜碱性，无胆汁小滴，偶有黏液分泌；排列成腺泡、囊或乳头状；间质组织多。

3. 混合型　癌组织中部分似肝细胞，部分似胆管细胞，或细胞形态介于两者之间。

电镜下，分化较好的肝细胞肝癌的癌细胞结构与肝细胞相似，胞质中有较多线粒体，粗面内质网和核糖体颗粒增多，尚可见糖原颗粒和毛细胆管。细胞核体积增大，核质比例增大，核膜丧失平滑性，皱褶增多至陷窝形成，核质不均匀，核仁增大不规则。分化较差者膜上微绒毛和毛细胆管减少或消失，线粒体数减少，可出现平行的长嵴，内质网也少，糖原颗粒消失，核不规则，反映细胞未分化状态。

（三）转移

转移约占尸检病例的占66.2%。

1. 肝内转移　肝内血行转移发生最早，也最常见，是肝癌切除术后早期复发的主要原因。肝癌容易侵犯门静脉而形成癌栓。门静脉主干癌栓形成可导致肝功能的恶化、门静脉高压和顽固性腹水。肝静脉也可发生癌栓后，进一步侵犯下腔静脉，甚至达右心腔。

2. 肝外转移　占尸检病例的50%。有以下几种类型：①血行转移：以肺转移最高，在207例中占46.7%。其他常见的转移部位有骨、肾上腺、肾、脑和软组织；②淋巴转移：肝门淋巴结转移最常见（占12.6%），也可转移至主动脉旁、胰周、锁骨上淋巴结；③种植或直接浸润：腹腔种植可形成腹腔肿块，种植于腹膜可形成血性腹水。肝癌也可直接浸润邻近的器官如膈肌、胃、十二指肠和结肠等。

三、临床表现

（一）亚临床肝癌或小肝癌

肝癌起病常隐匿，不少肝癌是在体检或普查中发现，这些肝癌患者既无症状也无体征，只表现为甲胎蛋白升高和影像学上的肿块，这些患者称之为亚临床肝癌。在这些亚临床肝癌中，相当一部分肝癌直径小于5cm，称之为“小肝癌”。故多数小肝癌为亚临床肝癌，但也有不少肿瘤直径大于5cm，没有症状和体征，故亚临床肝癌也包括了一部分直径大于5cm的肝癌。

（二）症状

肝痛、乏力、食欲缺乏、消瘦是最具有特征的临床症状：一旦出现症状而来就诊者则大多已处于中晚期。不同阶段的肝癌，其临床表现有明显的差别。

1. 肝区疼痛　最常见，多为肝区的间歇或持续性的钝痛或胀痛，由癌肿迅速生长使包膜绷紧所致。如肿瘤侵犯膈肌，疼痛可放射至右肩而被误诊为肩周炎；左叶肝癌可出现上腹疼痛，而被误诊为溃疡病、胃炎等。向右生长的肿瘤可致右腰疼痛。突然发生的剧烈的肝区疼痛或腹痛提示有癌结节的破裂出血，可有腹水、腹膜刺激征和休克的体征。

2. 消化道症状　胃纳减退、消化不良、恶心、呕吐，因缺乏特异性而易被忽视。腹水或门静脉癌栓可导致腹胀、腹泻等症状。

3. 消耗表现　乏力、消瘦、全身衰弱，晚期患者可呈恶病质状。

4. 发热　一般为低热，偶达39℃以上，呈持续性或午后低热或弛张型高热。

5. 转移灶症状　肿瘤转移之处有相应的症状，有时成为肝癌的首发症状。如转移至肺可引起咳嗽咯血，胸膜转移可引起胸痛和血性胸水。癌栓栓塞肺动脉及其分支可引起肺栓塞，可突然发生严重的呼吸困难、低氧血症和胸痛。癌栓阻塞下腔静脉，可出现下肢严重水肿，甚至血压下降；阻塞肝静脉可出现Budd－chiari综合征，亦可出现下肢水肿。转移至骨可引起局部疼痛，或病理性骨折。转移至脊柱或压迫脊髓神经可引起局部疼痛和截瘫。颅内转移可出现相应的症状和体征，颅内高压亦可导致脑疝而突然死亡。

6. 其他全身症状　癌肿本身代谢异常或癌组织对机体发生各种影响引起的内分泌或代谢方面的综合征称之为伴癌综合征，有时可先于肝癌本身的症状，提示肝癌的诊断，应予重视。常见的有：①自发性低血糖：10%～30%的患者可出现，系因肝癌细胞的异位分泌胰岛素或胰岛素样物质；或肿瘤抑制胰岛素酶或分泌一种胰岛β细胞刺激因子或糖原贮存过多；亦可因肝癌组织过多消耗葡萄糖所致。此症严重者可引起昏迷、休克而导致死亡，正确判断和及时对症处理可避免患者死亡；②红细胞增多症：2%～10%患者可发生，可能系循环中红细胞生成素增多引起；③其他：罕见的有红细胞增多症、高钙血症、类癌综合征、性早熟和促性腺激素分泌综合征、皮肤卟啉症和异常纤维蛋白原血症等，可能与肝癌组织的异常蛋白合成，异位内分泌及卟啉代谢紊乱有关。

（三）体征

1. 肝大　进行性肝大为最常见的特征性体征之一。肝质地坚硬，表面及边缘不规则，常呈结节状，少数肿瘤深埋于肝实质内者则肝表面光滑，伴或不伴明显的压痛。肝右叶膈面癌肿可使右侧膈肌明显抬高。

2. 脾大　多见于合并肝硬化与门静脉高压的病例。门静脉或下腔静脉癌栓形成或肝癌压迫门静脉或下腔静脉也能引起充血性脾大。

3. 腹水　草黄色或血性，多因为合并肝硬化、门静脉高压、门静脉或下腔静脉癌栓所致。腹腔内种植可引起血性腹水，肝癌破裂可从腹腔内抽出不凝血。

4. 黄疸　当癌肿广泛浸润可引起肝细胞性黄疸；如侵犯或压迫肝内胆管或肝门淋巴结压迫肝管可引起梗阻性黄疸。

5. 转移灶相应的体征　可有锁骨上淋巴结肿大，胸膜转移可出现胸腔积液或血胸。骨转移可见骨骼表面向外突出，有时可出现病理性骨折。脊髓转移压迫脊髓神经可表现截瘫，颅内转移可出现偏瘫等神经病理性体征。

四、并发症

并发症可由肝癌本身或并存的肝硬化引起，常见于病程的晚期，故常是致死的原因。

（一）肝性脑病

常为终末期的并发症，占死亡原因的34.9%。消化道出血、大量利尿或高蛋白饮食等是常见的诱因。

（二）消化道出血

占死亡原因的15.1%。合并肝硬化或门静脉、肝静脉癌栓者可因门静脉高压而引起食管或胃底静脉曲张破裂出血。也可因胃肠黏膜糜烂、凝血机制障碍等出血。

（三）肝癌结节破裂出血

发生率约9%~14%。肝癌组织坏死、液化可致自发破裂或因外力而破裂。如限于包膜下可有急骤疼痛，若破入腹腔可引起急腹痛，腹膜刺激征，严重者可致出血性休克或死亡。轻者经数天出血停止，疼痛减轻。

（四）血性胸腹水

膈面肝癌可直接浸润或经血流或淋巴转移引起血性胸水，常见于右侧。血性腹水可因腹腔种植转移或肝硬化凝血障碍而致。

（五）继发感染

因癌肿长期消耗，机体抵抗力减弱，尤其在放射或化学治疗后血白细胞下降者，易并发各种感染，如肺炎、肠道感染、自发性腹膜炎、真菌感染等。

五、诊断

早期的肝癌多无临床症状，待出现临床症状则多属于晚期，因此，肝癌的早期诊断应该是亚临床期肝癌的诊断，主要依赖 AFP 和超声显像的检查，特别是在肝癌高危人群的定期筛查。年龄在 35 岁以上，有慢性肝炎、肝硬化或 HBV 慢性携带者每年至少 2 次的筛查可有效检出早期肝癌。对于筛查发现的 AFP 升高或肝占位性病变，尚需进一步给予增强 CT 或 MRI 的检查，进一步明确诊断。

肝癌的临床诊断有赖于：

（一）临床表现

凡遇有不明原因肝区不适或疼痛，或原有肝病症状加重伴全身不适、胃纳减退、乏力、发热、体重减轻均应纳入检查范围。肝进行性肿大、压痛、质地坚硬和表面有结节隆起为有诊断价值的体征，但此时已属晚期。

（二）实验室和辅助检查

1. 血清学检查

（1）AFP：AFP 是诊断肝细胞肝癌特异的标志物。AFP 是胎儿时期肝合成的一种胚胎蛋白，出生后消除，但当肝细胞恶变后又可重新获得这一功能。由于孕妇、新生儿及睾丸或卵巢的生殖腺胚胎癌亦可出现 AFP。故 AFP 用于诊断肝细胞肝癌时应先除外此类情况。因检测方法灵敏度的提高，在一部分肝炎、肝硬化及少数消化道癌如胃癌、结肠癌、胰腺癌等转移性肝癌亦可测得低浓度 AFP。故 AFP 检测结果，必须结合临床情况才有诊断意义。

正常人血清中可测出微量 AFP，正常值小于 20μg/L。肝细胞癌 AFP 升高者占 70% ~ 90%。通常血清 AFP 水平与肿瘤大小相关，但个体差异较大。对于 AFP 升高者，因为肝癌发生在慢性肝病的基础上，在确立肝癌的临床诊断时，需和慢性肝病引起的 AFP 升高相鉴别。慢性肝炎、肝硬化有 19.9% ~44.6% 的患者，AFP 升高，水平多在 25 ~400μg/L 之间，良性肝病活动常先有谷丙转氨酶明显升高，AFP 呈相随或同步关系，一般在 1 ~2 个月内随病情好转，转氨酶下降，AFP 随之下降呈“一过性”，有时良性肝病活动 AFP 亦可呈反复波动、持续低浓度等动态变化，但必须警惕肝病活动的同时可能有早期癌存在。同时肝癌根治术后定期复查 AFP 亦是判断肝癌治疗效果及监测是否复发的重要指标之一。

（2）AFP 异质体（FucAFP）：原发性肝癌、继发性肝癌、胚胎细胞癌和良性活动性肝病均可合成 AFP，但其糖链结构不同，通过对植物凝集素反应时呈现亲和性的不同，可分出不同异质群。常用的植物凝集素有小扁豆凝集素（LCA）和刀豆凝集素（Con A），前者更能反映肝组织处于再生或癌变时 AFP 分子糖基化的差异。应用亲和层析和电泳技术可将人血清 AFP 分成 LCA（或 Con A）结合型（AFP - R - L）和非结合型 AFP（AFPN - L）。在肝占位性病变尚不明确的情况下，有助于鉴别良性肝病或肝癌引起的 AFP 升高。

（3）其他肝癌标志物的检测：由于 AFP 的阳性率和特异性有一定的局限，其他肝癌标志物的研究便有了一定的临床意义。由于基因组学和蛋白组学技术的成熟，其他的肝癌标志物探索研究也受到重视，不过，迄今为止，AFP 以外的肝癌标志物的研究进展不大，相对而言，下述标志物有一定的应用价值。

1）γ - 谷氨酰转肽酶及其同工酶（γ - GT）：γ - GT 是一种糖蛋白，它是 γ - 氨基酸循环中的关键酶之一，血清中 γ - GT 主要来自肝，是细胞分泌酶。其活性在正常成人中极低，而在胎肝和肝细胞癌中明显升高，慢性活动性肝炎、肝内外胆道梗阻、急性胰腺炎、继发性肝癌及心肌梗死后期均可引起升高。故对肝癌诊断的特异性较差，但在临床反应肝功能慢性受损伤，估计手术根治性及肝癌预后等方面有一定应用价值。

γ-GT同工酶（γ-GTⅡ）：用聚丙烯酰胺凝胶电泳可将血清γ-谷氨酰转肽酶分出9～13条区带，其中Ⅰ、Ⅱ、Ⅱ带是原发性肝癌的特异条带，阳性率为27%～63%，经改良用聚丙烯酰胺凝胶梯度垂直平板电泳可提高阳性率至90%，特异性达97.1%，非癌肝病和肝外疾病假阳性小于5%，γ-GTⅡ与AFP浓度无关，在AFP低浓度和假阴性肝癌中的阳性率亦较高。在14例小肝癌中γ-GTⅡ阳性率达78.6%，可先于超声或CT显示异常前出现阳性，具有一定的早期诊断价值。

2）异常凝血酶原（DCP或AP）：不同于正常凝血酶原，在于其氨基酸特定位置上的亮氨酸残基未经羧基化。肝合成凝血酶原无活性前体，经维生素K，γ羧化为活性形式，肝癌时，肝癌细胞的微粒体内维生素K依赖性羧化体系功能障碍，羧化酶活力下降，导致谷氨酸羧化不全，从而形成异常凝血酶原。异常凝血酶原以≥250μg/L为诊断标准，肝癌阳性率为69.4%，AFP低浓度和AFP阴性肝癌的阳性率分别为68.3%和65.5%，小肝癌符合率为62.2%，多数资料表明异常凝血酶原对原发性肝癌有一定的特异性，各种非癌性肝病、继发性肝癌及良性肝肿瘤的假阳性较低，可能成为有价值的肝癌标志物。

3）血清岩藻糖苷酶（AFu）：AFu属溶酶体酸性水解酶类，主要生理功能是参与含岩藻糖基的糖蛋白、糖脂等生物活性大分子的分解代谢。近年来AFu作为诊断肝癌新的标志物引起人们的重视，国内报道AFu诊断原发性肝癌的阳性率为70%～80%，与AFP浓度及肿瘤大小无关，对AFP阴性肝癌和小肝癌阳性率分别为76.1%和70.8%，继发性肝癌、良性肝占位病变均阴性，但肝硬化、慢性肝炎的假阳性较高。

肝癌标志物对原发性肝癌诊断价值的评估，国内外学者的看法大致相似。对肝癌有诊断价值的是AFP、γ-GTⅡ、DCP等，普查中确认有早期诊断价值。尤其是AFP不仅诊断的特异性较强且作为提示疗效及预示复发的指标。γ-GTⅡ与DCP虽不及AFP，但若与AFP联合检测，则诊断价值将显著提高。对肝癌有一定的诊断价值，但特异性不高，如AFu等。但与AFP联合检测可用作AFP阴性肝癌病例的辅助诊断。

临床分析中尚应结合病史、影像诊断学或组织学资料综合判断，才能得出准确结论。

2. 肝癌影像诊断学检查

（1）实时超声显像（US）：超声显像以其显示实质软组织脏器病变的灵敏度高和对人体组织无损伤两大特点以及费用低廉而广泛用于临床，与AFP结合超声检查是早期诊断的主要方法。声像图中随小肝癌逐渐增大超声显像显示内部回声由低回声向高回声、混合回声变化。直径小于2cm的肿瘤常见低回声结节型；2～3cm者显示低回声与周围低回声频率相同；3～5cm者多为等回声或混合回声，周围低回声；而5cm以上者多为高回声或混合回声。

彩色多普勒血流成像（DCFI）已广泛用于肝内结节的鉴别诊断优于普通超声。除了可显示占位性病变外尚可测量肿瘤内部的血流，根据占位病灶的血供情况，鉴别肿瘤性质。肝癌结节内血流丰富，多为高阻力动脉频谱，借此可鉴别肝内的良性结节如硬化结节等。此外，尚可根据肿瘤内部血流的情况判断治疗效果，如经过瘤内无水酒精注射后，如血流信号消失，则肝癌多已完全坏死。

近年来，利用超声造影诊断和鉴别肝癌使超声诊断的灵敏性、准确性进一步提高。通过外周静脉注射超声造影剂后，可观察肝癌结节内动态的增强，如肝癌结节表现为快进快出，动脉期较周围肝组织显著增强，门静脉期显示较周围肝组织更低回声。超声造影也可用于肝癌局部治疗如射频毁损的随访，根据肿瘤结节内有无增强而判定肿瘤的坏死是否完全。

在手术术中采用高分辨率的术中超声显像可精确定位，还可避免超声衰减和腹壁肋骨的干扰及避免部分体外检查的盲区，对发现小肝癌病灶大有裨益，通常可发现肿瘤直径5cm的微小肝癌，从而大大提高手术切除的根治率。

（2）CT：为了进一步了解肿瘤的侵犯范围，通常需要在超声检查的基础上做CT扫描。

肝癌的CT平扫表现为：病灶一般多为低密度，低于周围肝实质密度，部分病灶周围有一层更低密度的环影（晕圈征）。结节型边缘较清楚，巨块型和混合型边缘多模糊或部分清楚。肝癌CT增强表现：采用团注法动态扫描或螺旋CT快速扫描，早期（肝动脉期）病灶呈高密度增强，高于周围正常肝组织时间10～30s，随后病灶密度迅速下降，接近正常肝组织为等密度，此期易遗漏；病灶密度继续下降，在门静脉期表现为低于肝组织的低密度灶，此期可持续数分钟，动态扫描早期增强图易于发现肿块直径小于1cm或1～2cm的卫星灶，亦有助于小病灶的发现。

门脉癌栓和肝静脉癌栓的表现：在CT平扫上表现为门静脉增宽，门静脉内显示低密度占位，增强扫描显示强化不明显的癌栓与明显强化的血液间差异大，表现条状充盈缺损致门脉主干或分支血管不规则或不显影。少数患者可肝静脉和下腔静脉癌栓形成。肝门侵犯可造成肝内胆管扩张，偶见腹膜后淋巴结肿大，腹水等。肺部转移在胸部CT检查时呈现结节样改变，比常规X线胸片敏感。

近年来多排螺旋CT机器的应用，使CT检查肝癌的敏感性进一步提高，甚至可以发现直径在1cm以下的肝癌。

也可在肝动脉内插管直接注射造影剂作CT增强的血管造影（CT－angiography，CTA）、于肠系膜上动脉或脾动脉注射造影剂于门静脉期行CT体层扫描（CTAP），以及血管造影时肝动脉内注入碘化油后间隔2～3周行CT平扫的Lipiodol CT（Lp－CT）等方法，对小肝癌特别是1cm以下的微小肝癌的检出率进一步提高。但上述多种方法中仍以CT平扫加增强列为常规，可疑病灶或微小肝癌选用CTA和CTAP等更敏感的方法。

（3）磁共振成像（MRI）：肝癌时的。MRI检查方法可分为平扫（包括SET_1、T_2和质子加权图等常规序列）和增强扫描（常规增强扫描为SET_1加权图＋Gd－DTPA增强；动态增强扫描为梯度回波快速序列扫描＋Gd－DTPA增强。而以后者效果较好）。平扫SET_1和T_2加权图所见肝癌的表现为：T_1加权图显示为低信号，T_2加权图显示为高信号。这是由于肝癌的水分增加，T_1和T_2弛豫时间延长所致。肝癌时T_1和T_2弛豫时间延长，半数以上病例T_1加权图肿瘤表现为较周围肝组织低信号强度或等信号强度，而在T_2加权图上均显示高信号强度，肝癌MRI的特征性表现：①癌结节内有脂肪变性时，T_1弛豫时间短，T_1加权图产生等或高信号，T_2加权图示不均匀的高信号强度，病灶边缘不清楚，而肝癌伴纤维化者T_1弛豫时间长则产生低信号强度；②肿瘤包膜存在，T_1加权图表现为肿瘤周围呈低信号强度环，T_2加权图显示包膜不满意；③肿瘤侵犯血管，MRI优点是不用注射造影剂即可显示门静脉肝静脉分支、血管的受压推移，癌栓时T_1加权图为中等信号强度，T_2加权图呈高信号强度；④子结节在T_2加权图为较正常肝实质高的信号强度。常规SE平扫辅以梯度回波快速和超快速序列与Gd－DT－PA动态增强扫描的联合应用进一步提高了MRI对肝癌病灶的检出率和诊断正确性。Gd－DTPA用量一般为0.1～0.15mmol/kg，以团注法注入，比较增强前后病灶的动态变化。HCC在增强10s后病灶强度达高峰者占55%，在增强高峰为轻到中度增强者占73%。5min延迟扫描HCC病灶无增强或极少增强。

一般来说，通过CT检查即能满足诊断和疾病评估的要求。但对于临床怀疑肝癌而CT未能发现病灶，或病灶性质不能确定时，可应用磁共振检查。

（4）血管造影：非侵入性方法如超声、CT、MRI已能发现很多小肝癌，但血管造影在肝癌的诊断中仍占重要地位，对1~2cm的小肝癌造影术往往能更精确地做出诊断。正确诊断率为74%~94%，如合并低压灌注法造影确诊率可高达97%。目前国内外仍沿用Seldinger经皮穿刺股动脉插管法行肝血管造影。数字减影血管造影（DSA）逐渐普及，即利用电子计算机把图像的视频信号转换成数字信号，再将相减后的数据信号放大转换成视频信号，重建模拟图像输出，显示背景清晰，对比度增强的造影图像。为诊断肝癌，了解肝动脉走向和解剖关系，导管插入肝总动脉或肝固有动脉即可达到目的，如疑血管变异可加选择性肠系膜上动脉、胃左动脉、右膈动脉等造影。

肝癌的血管造影表现有：①肿瘤血管和肿瘤染色，是小肝癌的特征性表现，动脉期显示肿瘤血管增生紊乱，毛细血管期示肿瘤染色，小肝癌有时仅呈现肿瘤染色而明显的肿瘤血管。治疗后肿瘤血管减少或消失和肿瘤染色变化是判断治疗反应的重要指标；②较大肿瘤可显示以下恶性特征如动脉拉直、扭曲和移位；肿瘤湖，动脉期造影剂积聚在肿瘤内排空延迟；肿瘤包绕动脉征，肿瘤生长浸润使被包绕的动脉受压不规则或僵直；动静脉瘘，即动脉期显示门静脉影；门静脉癌栓形成，静脉期见到门静脉内有与其平行走向的条索状“线纹征”提示门静脉已受肿瘤侵犯，有动静脉瘘同时存在时此征可见于动脉期。血管造影对肝癌检测能力取决于病灶新生血管多少，多血管型肝癌即使1cm以下或更小亦易显示。肝血管造影检查意义不仅在诊断和鉴别诊断，在术前或治疗前可用于估计病变范围，特别是了解肝内播散的子结节情况为血管解剖变异和重要血管的解剖关系以及门静脉浸润可提供正确客观的信息。对判断手术切除可能性和彻底性以及决定合理的治疗方案有重要价值。

由于肝动脉造影属于侵入性检查，不作常规检查之用。通常用于临床怀疑肝癌存在，而普通的影像学检查如超声、CT、MRI未能发现肝癌病灶的情况下。

（5）放射性核素显像：肝胆放射性核素显像采用单光子发射计算机体层仪（SPECT），因分辨率低而应用价值不大。正电子发射计算机体层成像技术（positronemission computerized tomography，PET）的应用，为肝癌的诊断提供了一种全新的显像技术。PET的产生是核医学发展的一个新的里程碑，PET与SPEICT比较，灵敏度高且能作精确定位。它所使用的放射性核素，如^{11}C、^{15}O、^{13}N、^{18}F等均是人体组织的重要组成成分。这些元素标记的化合物并不改变生命大分子的代谢特性，如^{18}F-FDG用于失踪剂用于全身扫描，有较高的灵敏性。由于PET检查价格昂贵，目前不作为常规检查。仅用于搜寻临床上可能存在的隐匿病灶。

3. 肝组织活检或细胞学检查　近年来在实时超声或CT导引下细针活检性行组织学检查，其准确性和安全性得以提高。对于影像学检查难以确定性质的肝占位性病变，或需要确定肿瘤的组织学类型，可行活检检查。但近边缘的肝癌易引起肝癌破裂，此外，并有针道转移的危险。

综上所述，若AFP明显升高，加上典型超声图像可初步诊断原发性肝癌；对AFP阴性或低浓度者可适当选择AFP以外的肝癌标志物联合检测。影像诊断亦有定性、定位诊断价值，CT检查造影剂增强或动态增强扫描，有助于肝癌诊断。磁共振的特征性表现可助肝癌的诊断和鉴别诊断。肝血管造影、Lp-CT、CTA、CTAP、PET等技术用于检查微小肝癌病灶。

六、鉴别诊断

原发性肝癌有时需与下列疾病相鉴别。

（一）继发性肝癌

继发性肝癌大多为多发性结节，临床上大多无肝病背景，如临床上考虑继发性肝癌的可能，则需要检查胸部 CT、胃镜、肠镜等，多可发现原发癌。少数可仅有继发性肝癌的征象如肝大、肝结节、肝区痛、黄疸等，但不能明确原发癌。除少数来源于胃、胰腺、结肠的继发性肝癌病例外，血清 AFP 多呈阴性，但其他血清标志物如癌胚抗原、CA19－9 糖抗原可阳性。肝穿刺活检有助于鉴别原发性肝癌和继发性肝癌。

（二）肝硬化、肝炎

需要鉴别的主要有两种情况：一是 AFP 升高。肝炎活动可引起 AFP 升高，但多伴有血清转氨酶升高，随着肝炎活动的恢复，转氨酶恢复正常，AFP 可逐渐下降，并恢复正常；而肝癌引起的 AFP 升高，血清 AFP 水平会逐步升高，不随肝功能的恢复而下降。通过同期检测 AFP 和肝功能多可鉴别。不过，需要注意的是，即便 AFP 的升高是肝炎活动引起的，这些患者以后发生肝癌的发生率较高，相当一部分患者后来还是出现了肝癌，因此，对这些患者更应密切随访。二是肝硬化结节。肝硬化结节有时和小肝癌难以鉴别，如超声检查可表现肝内低回声结节或高回声结节；CT 表现为低密度占位。但通过增强 CT 或 MRI，以及超声造影，多可以鉴别。

（三）肝脓肿

临床表现发热、肝区疼痛和压痛明显，白细胞总数及中性粒细胞增高，反复多次超声检查常可发现脓肿的液性暗区，四周多有较厚的炎症反应区，增强 CT 可见到肿块周边的炎症反应带。在超声导引下诊断性肝穿刺或药物试验性治疗有助于确诊。

（四）其他肝良恶性肿瘤或病变

如肝海绵状血管瘤、肝细胞腺瘤、炎性假瘤、局灶性结节样增生等良性病变，或邻近部位的肿瘤如病、胆囊癌、结肠肝曲癌、胃癌、肾上腺肿瘤等需和肝癌相鉴别。鉴别主要依赖影像学，如超声造影、增强 CT 或 MRI 检查。有时需要穿刺活检或剖腹探查方能确诊。

1. 肝海绵状血管瘤　多无肝病背景，AFP 阴性。超声表现为高回声，呈网格状结构，彩色多普勒超声显示内部血流为静脉血流。CT 或 MRI 增强扫描在动脉增强期呈边缘部点状或结节状的增强，在门静脉期或延迟期仍为增强的高密度或高信号。在各种影像学检查中，MRI 的准确性最高。

2. 肝细胞腺瘤　多无肝病背景，部分患者有避孕药服用史，超声显示病灶边缘清楚且规则，彩色多普勒超声可见动脉频谱，但阻力指数多较低。CT 平扫为低密度，增强后在动脉期呈明显的强化，强化程度类似于主动脉，而在门静脉期呈等密度或稍高密度，可与肝癌相鉴别。

3. 炎性假瘤　多无肝病背景，AFP 阴性。超声显示形态不规则，呈哑铃或葫芦状，内部多无彩色血流信号。CT 平扫为低密度，增强后几乎无增强。

4. 局灶性结节样增生　多无肝病背景，AFP 阴性。超声显示多为低回声，有时可在内部见低回声的条状或星状瘢痕。CT平扫为低密度，可在结节的内部见有更低密度的星状区域，增强后在动脉期明显强化，强化程度类似于主动脉。

5. 肝邻近的肿瘤的鉴别　多依赖超声、CT分析肿块和肝的关系，有时较难鉴别，需剖腹探查方能确诊。

七、预后

肝癌的预后主要和肝癌的病期有关。早期肝癌多能接受根治性治疗，如手术切除、局部消融等。由于肝癌多发生在乙型肝炎或丙型肝炎的基础上，肝癌合并的肝硬化程度和肝癌的预后有密切关系，因此，我国的肝癌分期以及巴塞罗那肝癌分期将肝功能的状态作为分期的主要因素之一，对于肝功能为Child－Pugh C级的肝癌，即便是小肝癌，其预后也很差。

近年来，随着基因组学和蛋白组学的应用，对肝癌患者预后的估计已经不再满足于肿瘤的大小、血管侵犯等病理学水平的特征，而从分子水平估计患者的预后。例如，对于预防肝癌切除术后的复发，可以在分子水平预测患者术后复发的危险性，从而估计患者的预后，在临床发现复发前即采取适当的措施进行干预。

八、治疗

早期发现和早期治疗是改善肝癌预后的最主要因素，早期肝癌应尽量采取手术切除。对于不能切除的肝癌，可根据肿瘤的分期、肝功能的代偿情况，应用多模式的综合治疗。

（一）常用的治疗方法

1. 手术治疗　肝癌的治疗方案以手术切除为首选，早期发现而行手术切除是提高生存率的关键，肿瘤越小，5年生存率越高。手术切除的指征主要根据：①肿瘤的累及范围：通常病变局限于一叶或半肝者，无远处转移，估计能根治性切除；②肝功能状态。患者的肝功能状态应能够耐受手术切除；③全身状况。无严重的心、肺、肾功能障碍。

肝癌切除术后，复发率较高，术后5年累计复发率可达61.5%～79.9%。故应该密切随访，以便能够早期发现复发，及时治疗。好在术后复发超过80%发生在肝内，如能及时发现，再手术切除后五年生存率仍可达38.7%。射频毁损治疗或瘤内无水酒精注射治疗术后复发也可获得较好的效果。

2. 肝移植治疗　肝癌除了可完全切除肝癌外，还可治疗肝癌合并的肝硬化，特别适用于合并严重肝硬化的小肝癌，治疗小肝癌可获得较好的效果。但是，由于肝癌容易发生肝内和远处转移，移植术后应用免疫抑制剂，如适应证选择不严格，术后容易复发。因此肝移植治疗肝癌应该严格掌握适应证。目前肝癌肝移植的适应证有Milan标准（即单个肿瘤直径≤5cm或多发肿瘤数目≤3个，且最大直径≤3cm）和UCSF标准（单个肿瘤直径≤6.5cm，或多发肿瘤数目≤3个且每个肿瘤直径均≤4.5cm、所有肿瘤直径总和≤8cm）。有研究显示，以Milan标准，肝癌肝移植后4年总的生存率为75%。不过，虽然UCSF标准较Milan标准宽，但术后生存率不低于Milan标准，术后5年生存率可达到75.2%。我国肝癌发病率甚高，而供肝紧缺，故肝移植当不可能作为常规治疗手段加以考虑。

3. 肝动脉化疗栓塞（TACE）　主要适用于手术不能切除的肝癌。如大肝癌伴肝内转移，或多发肝癌不能根治性手术。其理论基础主要基于肝动脉局部给药的药理学优势和肝癌主要由肝动脉供血的特点。常用的化疗药物有5－氟尿嘧啶（5－FU）、顺铂（DDP）、丝裂霉素（MMC）、阿霉素等。常用的栓塞剂有碘化油（Lipoidol）或明胶海绵（Gelfoam）。在数字减影血管造影后明确肿瘤的供血动脉，经动脉灌注栓塞剂，可合并应用化疗药物灌注或和碘化油混合成混悬剂。对于体积较大、血供丰富的肿瘤，可加用明胶海面栓塞。一般需要隔1~2个月需重复治疗。

肝功能失代偿的患者不适合用肝动脉栓塞化疗，因可加重功能损害，且不能延长患者的生存期。

由于肝动脉栓塞对肝功能有损害，且肝癌患者多合并有肝硬化，因此，对于肝动脉栓塞化疗是否能延长患者的生存有争议。早期的随机对照研究未能得到阳性的结果，但近年来的随机对照研究和荟萃分析结果显示，对于 Child - Pugh A 级或 B 级的患者，无论是以支持治疗或全身化疗作对照，肝动脉栓塞化疗均能显著地延长肝癌患者的生存期，从而肯定了肝动脉栓塞化疗的疗效。

经过肝动脉栓塞化疗后病灶缩小，如有可能根治性切除，宜不失时机地手术切除。较小的病灶也可合并应用局部毁损治疗如瘤内无水酒精注射或射频毁损治疗等。

4. 无水酒精瘤内注射（PEI） 可在超声导引下经皮穿刺至肿瘤内，注射适量的无水酒精，导致肿瘤坏死。该方法主要适用于肿瘤直径在3cm以下，结节数量在三个以下的患者。因无水酒精局部注射对肝损害较小，特别适用于合并肝硬化、而肿瘤体积较小的患者。

在适应证的范围内，有报道显示瘤内无水酒精注射的远期疗效类似于手术切除。如日本的研究显示，PEI治疗小于3cm的小肝癌，5年生存率达到60.3%，其中单结节，直径小于2cm，肝功能为 Child - Pugh A 级的小肝癌，5年生存率可达到78.3%。

PEI治疗小肝癌安全有效，但对于凝血功能障碍或肝功能为 Child - Pugh C 级的患者不适合。

5. 射频毁损治疗（RFA） 射频技术的发展和射频电极的改进，使该技术成功地应用于肝癌的局部治疗。射频治疗可在超声导引下经皮治疗，也可经腹腔镜或开腹治疗。其主要适用于肿瘤直径在5cm以下，结节数量在3个以下的患者。有严重肝功能失代偿和凝血功能障碍的患者不适合该方法。该方法通常一次治疗可达到肿瘤的完全坏死，术后可利用动态增强CT或MRI检查判断肿瘤的坏死情况。

随机对照研究的结果显示射频毁损治疗小肝癌的远期总的生存率类似于手术切除，例如国内研究报道的随机对照研究结果显示：射频毁损治疗后1年，2年，3年和4年总的生存率为95.8%、82.1%、71.4%、67.9%，而手术切除为93.3%、82.3%、73.4%、64.0%，两者无显著差异。但一般认为，对于小肝癌仍应该首选手术切除。不过，对于位于肝实质内的小肝癌，特别是 Child - Pugh B 级的小肝癌，则更适合射频毁损治疗。

射频毁损治疗的主要并发症是术后出血或邻近器官的损伤。对于经皮超声观察困难或部位邻近腹腔脏器部位的肝癌，如采用经腹腔镜或开腹射频毁损则更安全有效。

6. 氩氦刀靶向冷冻损毁术（targeted cryoablation therapy） 是近年来开展的冷冻治疗新技术。利用常温高压的氩气在超导刀尖释放产生低温的原理治疗肿瘤。可在超声导引下经皮穿刺治疗，也可开腹术中治疗。经皮穿刺治疗主要适用于肿瘤直径在5cm以下，结节数量在3个以内的患者，对于较大体积的肿瘤，可在术中多刀组合治疗。

7. 经皮微波凝固治疗（MCT） 在超声导引下将微波电极刺入肿瘤内，利用微波的能量使肿瘤发生凝固性坏死。其适应证类似于射频毁损治疗。有临床对照研究显示其安全性和远期疗效类似于射频毁损治疗。

8. 放射治疗　由于放射源、放射设备和技术的进步，各种影像学检查的准确定位以及三维适形放疗技术的应用使放射治疗的效果进一步提高。

放射治疗主要适用于肝门区肝癌的局部放射治疗，也可用于门静脉癌癌栓、下腔静脉癌栓、肝门淋巴结或腹腔淋巴结转移、远处转移病灶的姑息性治疗。严重的肝功能失代偿（Child C）或全身情况差（如 Karnofsky 评分，即 KPS 评分，在 40 以下）不宜放射治疗。

局部放射治疗的剂量应根据病灶的大小、部位及患者的一般情况而定，常用的剂量为 40～60Gy/5～6 周。放射治疗过程中应随访肝功能，也可辅助健脾、理气的中药治疗，可提高缓解率和减轻放射治疗的不良反应。

9. 全身化疗　全身化疗传统的肝癌治疗方法。然而，由于肝癌不属于对化疗敏感的肿瘤，全身化疗的效果较差，无论是单个化疗药物的应用或是联合化疗，几乎没有可重复的达到 20% 以上的化疗药物或化疗方案。常用的化疗药物有 5－氟尿嘧啶（5－fluorouracil，5－FU）、替加氟（tegafur）、去氧氟尿苷（doxifluridine）、卡培他滨（eapecitabine）、顺铂（Cisplatin，PDD）、奥沙利铂（oxaliplatin）、丝裂霉素 C（mitomycin C，MMC）、阿霉素（doxorubicin，ADM）、表柔比星（epirubicin）等。一般常用这些药物组成联合化疗方案。

全身化疗主要用于有远处转移的肝癌，并且患者一般情况好，KPS 评分在 80 分以上。一般情况差，或者肝功能失代偿的患者不适合全身化疗。

近年来的研究显示，干扰素和化疗药物（如 5－FU、顺铂）有协同作用。临床试验表明，包含干扰素的化疗方案治疗肝癌，疗效似有提高。如持续静脉灌注 5－FU［200mg/(m^2·d)×21d，28d 为一循环］，合并皮下注射干扰素 a2b（4MU/m^2，每周 3 次），25% 的肝细胞癌患者和 62.5% 的纤维板层肝癌患者获客观缓解。

10. 生物治疗　生物治疗在理论上不仅起配合手术、化疗、放疗以减轻对免疫的抑制，也有消灭残余肿瘤细胞的作用。目前临床已普遍应用干扰素（IFN）进行治疗，随机对照研究结果显示：如在肝癌切除术后大剂量应用 α－干扰素有降低术后复发率的作用。也有研究提示与化疗合用，可提高化疗的缓解率。此外，淋巴因子激活的杀伤细胞（LAK）、肿瘤浸润淋巴细胞（TIL）等过继细胞免疫治疗在肝癌切除术后应用，可降低术后的复发率。生物治疗往往比较昂贵，在应用时，应掌握适应证，一般多与其他有效的抗肿瘤方法合用，才可发挥其优势，但如用于肝癌的晚期，多无价值。

11. 分子靶向治疗　近年来，针对和癌细胞增殖有关分子的靶向药物应用于恶性肿瘤的治疗，取得了较好的效果。一种针对血管内皮生长因子受体以及 Raf 激酶的多靶点药物索拉菲尼开始应用于肝癌的治疗。在欧洲和亚太地区进行的随机对照研究结果显示能显著延长肝癌患者的生存期，联合其他治疗方法，进一步提高效果的探索正在进行中。不过，目前分子靶向药物多较昂贵，尚难以广泛应用。

12. 中药　中医通过调整机体的抗肿瘤能力方面而发挥作用，如果和手术治疗、放射治疗配合可促进患者恢复、减轻治疗的不良反应。此外，对于晚期的肝癌患者，亦可用以缓解症状。

（二）综合治疗

近年来临床肝癌治疗的方法颇多，多学科综合治疗代替了传统的单一治疗，提高了肿瘤的治疗效果。

1. 不能切除肝癌综合治疗方案　肝动脉栓塞化疗或肝动脉结扎加插管化疗或导管内灌注化疗药物。肿瘤缩小后，如有根治性切除的可能，应手术切除，如不能切除，尚可应用瘤内无水酒精注射、射频毁损治疗，力求使肿瘤完全坏死。

2. 肝癌切除术的辅助性治疗　肝癌切除前如估计能获根治性切除，一般不主张进行辅助性的化疗或肝动脉栓塞化疗。但对于怀疑有肝内转移灶的患者，可在术前给予肝动脉造影和或肝动脉栓塞化疗。对于根治性切除术后的辅助性化疗的利弊，目前尚无定论，尚无证据表明辅助行全身化疗或肝动脉化疗栓塞有减低复发率或延长生存期的作用。但对于存在复发危险因素（如肿瘤体积大、多发结节、有血管侵犯）的患者，术后辅助性动脉栓塞化疗则有助于控制微小的残癌。有随机对照的研究表明，术后应用干扰素治疗可降低肝癌切除术后的复发率。

3. 姑息性手术切除后的综合治疗方案　切除术中可在肝动脉留置动脉导管，术后给予动脉灌注化疗，或术后给予经皮肝动脉化疗栓塞。如残癌为孤立性，直径在5cm以内，亦可结合射频毁损、瘤内无水酒精注射等治疗。

九、预防

积极防治病毒性肝炎，对降低肝癌发病率有重要意义。乙肝疫苗预防注射不仅起防治肝炎效果，对肝癌预防必将起一定作用。避免不必要的输血和应用血制品。预防粮食霉变、改进饮水水质、戒除饮酒嗜好亦是预防肝癌的重要措施。

对于有应用抗病毒药治疗指征的患者，应积极给予抗病毒治疗，对于减少肝癌的发病有重要的意义。对乙肝、丙肝病毒慢性感染状态的育龄妇女，准备生育时应进行医学咨询，对病毒复制活跃者可能需先考虑抗病毒治疗，再择机受孕，以减少乙肝、丙肝病毒的垂直传递而减少今后子代发生肝癌的机会。

在肝癌的预防尚未完善之际，肝癌的早期发现、早期诊断、早期治疗在肿瘤学上被称之为“二级预防”则显得十分重要，自实施肝癌普查以来，原发性肝癌的诊断进入了亚临床水平，早期肝癌比例不断增高，5年生存率亦明显提高。对高危人群（肝癌高发区35岁以上、非高发区40岁以上有乙肝、丙肝病毒感染史者）每6个月一次采用检测AFP与超声进行筛查，可检出早期肝癌，经过早期诊断、早期手术切除，能有效地降低肝癌的死亡率。

（张　博）

第九节　急性肝功能衰竭

急性肝功能衰竭（Acute liver failure，ALF）是指无基础肝病史，急性起病，2周内出现以Ⅱ度以上肝性脑病为特征的肝衰竭症候群。在美国，每年大约2 000人次发生ALF。最主要的原因是药物诱发性肝损伤，病毒性肝炎，自身免疫疾病和休克或低灌注状态，约有20%的患者无明确原因。年轻人发病率高于其他人群，病死者年轻人更多；儿童发病者少，但病死率可达70%。开展肝移植前，ALF的存活率不足15%，近年来，由于肝移植的广泛开展，目前移植后短期存活率可达65%以上。

一、病因

寻找 ALF 的病因对诊断、处理和预后评估均有重要作用。ALF 病因中，我国以病毒性肝炎（乙、丙型）最为多见，欧美国家 40% ~54% 是由对乙酰胺基酚中毒所致，其次是血清阴性肝炎和病毒性肝炎；感染性原因包括细菌感染如脓毒症、败血症，寄生虫病感染如血吸虫病，病毒性感染如巨细胞病毒（CMV）、EB 病毒、肠道病毒等；中毒性原因包括毒蘑菇中毒，药物诱发性肝毒性如抗结核药、化疗药、乙醇等；值得关注的是，随着目前我国人民生活水平的提高，保健品的滥用亦是造成急性肝衰竭的不可忽略的因素。代谢异常如肝豆状核变性（Wilson 病）、遗传性代谢障碍等；自身免疫性肝炎；肝损伤如休克，急性缺血性肝损伤，充血性心衰致肝淤血性损伤，创伤性肝损伤，辐射性肝损伤；急性妊娠脂肪肝综合征；Budd - Chiari 综合征；恶性肿瘤肝浸润；肝移植、外科手术后等；不明原因性肝功能衰竭。

二、临床表现

急性肝衰竭急性起病，2 周内出现定向力障碍、嗜睡、昏睡，甚至昏迷等Ⅱ度以上肝性脑病表现，并有极度乏力，明显厌食或食欲减退、恶心、呕吐、腹胀等严重消化道症状；短期内皮肤巩膜黄染进行性加深；出血倾向明显，随着病情加重或病程延长可有皮肤瘀斑、消化道出血、鼻衄、齿衄等。因胆红素等毒素刺激、电解质紊乱等可出现心动过速，甚至心率失常；如合并感染可出现肺部啰音；腹水征阳性；肝脏进行性缩小。

三、辅助检查

（1）实验室检查：血常规，血型；生化检查如血钠、血钾、血氯、碳酸氢盐、血钙、血镁、血磷、血糖等；肝功能检查如 AST、ALT、ALP、GGT、胆红素（结合/游离），白蛋白/球蛋白、前白蛋白、总胆汁酸、血内毒素、肿瘤坏死因子、白介素 -2、白介素 -6、白介素 -8 等炎性因子；肾功能如 Cr、BUN；凝血功能如凝血酶原时间（PT）/国际标准化比率（INR）；动脉血气分析；动脉血乳酸；血淀粉酶和脂肪酶。

（2）病毒性肝炎血清学检查：如抗 HAV IgM，HBsAg，抗 HBc IgM，抗 HEV，抗 HCV；血氨水平检测；自身抗原如抗核抗体（ANA）、抗中性粒细胞抗体、抗线粒体抗体，以及免疫球蛋白水平等；疑为中毒性肝衰竭者应在病史询问基础上，选择性进行毒物检测；育龄妇女应做妊娠试验检查；疑有 AIDS 者应监测 HIV。

（3）其他检查：如心肌酶谱变化，大小便常规等。

（4）影像学检查：肝脏 B 超，必要时行 CT 扫描，以了解肝脏大小、结构变化，以及胆道系统、脾脏、胰腺情况，有无腹水等。胸片检查有助于排除肺部病变，胸腔积液情况。ECG 检查了解心电变化，特别是有无心肌缺血性改变等。

四、诊断评估与鉴别

所有临床或实验室提示中到重度急性肝炎的患者均应立即检测凝血四项，并认真检查评估患者的意识状态，如果 PTA <50% 或 INR≥1.5，并有精神行为异常者，可诊断为急性肝功能衰竭，应立即入院治疗。因为，急性肝衰竭进展迅速，数小时内会发生病情变化，甚至

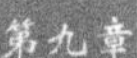

危及生命，一旦确诊，便应立即专科治疗，病情危重者，可转入ICU救治。

各期肝衰竭命名及鉴别：

（1）急性肝衰竭：是指急性起病，2周内出现以Ⅱ度以上肝性脑病（四度划分法）为特征的肝衰竭，表现为极度乏力，伴有明显厌食、腹胀、恶心呕吐等消化道症状，数天内黄疸进行性加深，出血倾向明显，凝血酶原活动度（PTA）低于40%，肝脏进行性缩小；病理表现为肝细胞呈一次性坏死，坏死面积大于肝实质的2/3，或亚大块坏死，或桥接坏死，伴存活肝细胞严重变性，肝窦网状支架不塌陷或非完全性塌陷。

（2）亚急性肝衰竭：是指起病较急，15d至26周出现肝衰竭的临床表现，如极度乏力，明显消化道症状，黄疸迅速加深，血清总胆红素大于正常值上限10倍或每日上升≥17.1μmol/L，PT明显延长，PTA≤40%，排除其他原因者；病理表现为肝组织呈新旧不等的亚大块坏死或桥接坏死，较陈旧的坏死区网状纤维塌陷，或有胶原纤维沉积，残留肝细胞有程度不等的再生，并可见细、小胆管增生和胆汁淤积。

（3）慢加急性（亚急性）肝衰竭：是指在慢性肝病基础上，出现急性肝功能失代偿；病理表现为在慢性肝病损害的基础上，发生新的程度不等的肝细胞坏死性病变。

（4）慢性肝衰竭：是指在肝硬化基础上，出现慢性肝功能失代偿，如出现腹水或其他门静脉高压表现，可有肝性脑病，血清总胆红素升高，白蛋白明显下降，有凝血功能障碍，PTA≤40%；病理表现为弥漫性肝脏纤维化以及异常结节形成，可伴有分布不均的肝细胞坏死。

五、治疗方案

（一）一般支持治疗

（1）持续低流量吸氧，卧床休息，减少体力消耗，减轻肝脏负担。

（2）清淡低蛋白饮食，减轻肝脏代谢负担，减少氨的吸收。

（3）加强病情监测处理，密切监测患者生命体征、出入量、反复多次复查肝肾功能、电解质、血糖、凝血四项、内毒素、炎性因子、血常规、血气分析等。

（4）静脉营养、能量支持，维持水电解质平衡。每日静脉补给足够的热量、氨基酸、维生素等。

（5）注意消毒隔离，加强口腔护理及肠道管理，预防院内感染。

（二）基础治疗

1. 人血白蛋白的应用　白蛋白可以：①维持胶体渗透压；②物质结合和转运：白蛋白能结合许多内源性和外源性化合物，与药物、营养物质的给予和疗效、解毒和抗氧化作用密切相关；③协调血管内皮完整性；④保护血细胞，调节凝血：白蛋白是人体血液的天然组成部分，所以白蛋白有着很好的血细胞保护和调节凝血的功能；⑤不激活炎症反应：白蛋白的巯基基团能基于氧化还原状态，发出炎症细胞调节变化信号，从而减少了因为炎性物质白介素、干扰素的大量释放对人体造成的进一步的伤害；⑥白蛋白改善低白蛋白血症重症患者的器官功能，对提高肝肾功能和血液动力学有疗效，并减少大脑水肿和肝性脑病的发生。⑦抗氧化，损伤修复等。基于白蛋白的以上作用，目前白蛋白已成为救治肝衰竭的一线抢救药物，晚期肝衰竭可按体重1g/kg给予白蛋白。

2. 血浆的应用　血浆可维持胶体渗透压；组成血液缓冲体系，参与维持血液酸碱平衡；运输营养和代谢物质；营养功能，血浆蛋白分解产生的氨基酸，可用于合成组织蛋白质或氧化分解供应能量；富含凝血因子，可改善凝血功能。

3. 保护未受打击的肝细胞、保护肝脏的贮备功能　保护肝脏剩余的贮备功能，使其不致进一步削弱。积极用药保护肝细胞，促进肝细胞再生，改善肝内微环境，避免肝脏进一步损害。应用还原型谷胱甘肽，清除氧自由基，改善肝细胞代谢，促进糖、脂肪及蛋白质代谢，保护肝脏的合成、解毒、灭活激素等功能，并促进胆酸代谢，有利于消化道吸收脂肪及脂溶性维生素（A、D、E、K）；应用前列地尔，扩张血管、抑制血小板凝集，改善肝脏微循环，有利于肝细胞炎症的修复，促进肝细胞再生。

（三）积极防治并发症是救治的关键环节

积极防治并发症，可阻止病情进一步恶化，降低死亡风险，是救治成功的关键环节。

1. 肝性脑病

（1）去除诱因：限制蛋白饮食；合并感染者，应积极应用抗生素；纠正电解质紊乱。

（2）减少氨的吸收：应用乳果糖口服、高位乳果糖及白醋灌肠，以酸化肠道，促进氨的排出；静滴精氨酸、门冬氨酸鸟氨酸等降氨药物。

（3）纠正氨基酸失衡：应用支链氨基酸抑制大脑中假性神经递质的形成。

（4）麻醉镇静剂的应用：

患者极度躁狂，危及自身、他人安全，不能配合治疗，可给予小剂量非那根、咪达唑仑等镇静剂，给予大剂量镇静剂将诱发肝性脑病进一步加重，成为治疗的矛盾。

选用短效麻醉药丙泊酚小剂量持续给药以镇静、催眠，起效快，半衰期短，迅速从机体消除，对肝脏几乎无毒副作用，不会加重肝性脑病，既避免了患者因狂躁能量大量消耗，又避免了对己对他人的误伤，确保了各项治疗顺利进行。

2. 肝肾综合征　肝肾综合征是肝衰竭常见并发症，患者一旦并发肾功能衰竭，死亡率将大大增加。通过密切监测尿量及肾功能，及时了解肾脏病变，应用白蛋白提高胶体渗透压、前列地尔注射液改善肝肾微循环，中药活血化瘀通络，避免了肝肾综合征的发生。

3. 出血　患者肝衰竭，肝细胞大量死亡，凝血因子合成减少，凝血功能障碍，极易发生多脏器出血。给予积极补充血浆、维生素 K1 以纠正凝血障碍。

（四）发挥中医药疗效优势

1. 基本治疗　中医药处方用药当紧贴患者病机特点，辨证用药。

2. 不同病理环节病证结合治疗方案

（1）清除肠源性内毒素血症：肠源性内毒素是肝功能衰竭发生的物质基础，内毒素不仅加重肝损害，而且是促进门脉高压、肝脏能量代谢障碍、多器官病变的重要因素。肠屏障的破坏与细菌内毒素的移位是肠源性内毒素血症形成的基本机制。以护肠清毒汤结肠滴注给药，治以健脾调肠、活血解毒。可保护肠粘膜屏障、稳定内环境，改善肠上皮细胞的营养状态、降低肠道通透性，从而有效阻断肠源性内毒素血症，避免内毒素对肝脏的“二次打击”，减轻肝细胞的炎性反应和氧化应激，从而增加肝脏的氨清除，大大提高肝衰竭患者的救治率。

（2）对肝性脑病的促苏醒作用：应用中成药安宫牛黄丸 1 丸口服 BID，醒脑静注射液静滴 QD，治以清热解毒、凉血活血、开窍醒脑。

（五）人工肝系统支持治疗

患者肝衰竭并发肝性脑病，病情进展迅速，肝细胞短时间内大量死亡，肝细胞的再生需要过程，肝功能严重障碍，单靠药物治疗难以短时间内收效，死亡率高达 80% ~90%。人工肝支持系统是治疗肝衰竭有效的方法之一，其治疗机制是基于肝细胞的强大再生能力，通过一个体外的机械、理化和生物装置，清除各种有害物质，补充必需物质，改善内环境，暂时替代衰竭肝脏的部分功能，为肝细胞再生及肝功能恢复创造条件。

1. 适应证

（1）各种原因引起的肝衰竭早、中期，INR 在 1.5 ~2.5 之间和血小板 $>50\times10^9$/L 的患者为宜；晚期肝衰竭患者亦可进行治疗，但并发症多见，治疗风险大，临床医生应评估风险及利益后作出治疗决定；未达到肝衰竭诊断标准，但有肝衰竭倾向者，亦可考虑早期干预。

（2）晚期肝衰竭肝移植术前等待供体、肝移植术后排异反应、移植肝无功能期的患者。

（3）内科药物治疗效果欠佳的顽固高胆红素血症（肝内胆汁淤积、术后高胆红素血症等）以及临床医生认为适合人工肝治疗的其他疾病。

2. 相对禁忌证

（1）严重活动性出血或并发 DIC 者。

（2）对治疗过程中所用血制品或药品如血浆、肝素和鱼精蛋白等高度过敏者。

（3）循环功能衰竭者。

（4）心脑梗死非稳定期者。

（5）妊娠晚期。

3. 并发症　人工肝支持系统治疗的并发症有出血、凝血、低血压、继发感染、过敏反应、低血钙、失衡综合征等，需要在人工肝支持系统治疗前充分评估并预防并发症的发生，在人工肝支持系统治疗中和治疗后要严密观察并发症，随着人工肝技术的发展，并发症发生率将进一步下降。

根据患者病情，选用 DPMAS（血液灌流吸附 + 血浆置换模式），可有效清除体内毒素及炎性介质，降低血清胆红素，补充凝血因子，改善机体内环境，为肝细胞再生创造有利条件，降低了患者死亡风险。

（孙欢娜）

第十节　药物性及中毒性肝病

药物性肝病是指在治疗过程中，药物或其代谢产物引起的肝脏损害。已知约有近千种药物包括中草药，可引起肝脏损害。据统计，约 10% 的肝脏疾病与药物有关，约 5% 因黄疸住院的患者可能由药物引起，50 岁以上的患者，因为可能接触的药品较多，药物性肝病发生率更高，达 20% 以上。药物引起的肝脏损害的类型繁多，可以具有肝胆疾病的所有表现，严重程度也有很大差异。大多数药物性肝病为一过性，仅表现为肝血清酶学异常的亚临床肝损害，停药后迅速恢复，少数会发生暴发性肝衰竭。

一、发病机制与病理

药物在肝脏内的生物转化主要通过肝微粒体药物代谢酶（如细胞色素 P－450、细胞色素 C 还原酶等）以及非微粒体代谢酶来实现，通过氧化还原或水解反应（Ⅰ相反应），使药物加上极性基团（如－OH、－COOH、－SH 等），水溶性增强，溶解度增加，后与葡萄糖醛酸或其他氨基酸结合（Ⅱ相反应），形成水溶性的产物，经肠道与肾脏排出。

各种药物的生物转化过程不尽相同，多数需要经过上述两相反应过程，其中Ⅰ相反应可能产生更具化学活性的代谢产物，可能引起肝细胞损害。

药物对肝脏毒性的发病机制归纳为药物或其代谢产物直接对肝脏产生损害和个体对药物的特异质反应两方面，后者再分为代谢异常和变态反应两类。直接肝毒性引起的药物性肝病与药物剂量相关，临床上大多可预测，而特异质反应引起的药物性肝病的发生与剂量无明显相关，临床上多不可预测。

药物产生肝损害的机制：在肝脏内经过药酶作用后，转化为毒性代谢产物，如亲电子体或自由基等，这些代谢后的物质和肝细胞内大分子物质包括蛋白质和核酸形成共价化合物，或造成脂质过氧化，破坏膜的完整性和膜 Ca^{2+}－ATP 酶系，使细胞内外钙离子失衡，激活磷脂酶、核酸酶等，导致肝细胞损害和死亡。部分药物则是作用于某些代谢环节，引起肝细胞变性坏死、胆汁淤积等。

某些药物如四环素、氯丙嗪，对肝脏毒性作用的机制则是干扰肝细胞正常代谢的某些环节，抑制酶的活性或阻碍正常合成、分泌环节，表现为不同程度的肝细胞变性、胆汁淤积，少数也可造成严重肝细胞坏死。甲睾酮类同化激素和口服避孕药、氯丙嗪等药物或是通过干扰微粒体酶的羟化作用，或是与胆盐形成不溶性复合物，改变肝细胞的超微结构，使肝细胞对胆盐摄取和排泄减少，非胆盐依赖性胆汁流等作用，从而引起毛细胆管型胆汁淤积。苯妥英钠、异烟肼等影响胆红素代谢的多个环节，引起黄疸。

特异质反应引起的肝损伤机制：代谢异常，由于遗传基因的变异，不同个体肝脏药物代谢酶功能存在不同，甚至缺陷，从而造成肝毒性；变态反应，药物为半抗原，在代谢过程中，与肝内某些特异蛋白质结合形成特异性抗原，引起特异性免疫应答，引起肝脏损害，此机制包括体液免疫和细胞免疫。

药物性肝病的临床病理表现：急性药物性肝病可有区带肝细胞坏死，部分进展为亚大块或大块性坏死，急性脂肪肝可有小泡性脂肪肝及大泡性脂肪肝，肝内胆汁淤积可有毛细胆管型、肝毛细胆管型及胆管型等淤胆表现，慢性药物性肝病病理变化与自身免疫性肝炎及慢性病毒性肝炎相近。

二、临床表现

药物性肝病临床表现十分繁杂，程度不同，主要与药物的种类与发生机制不同有关。临床上根据病情分为急性和慢性药物性肝病两类。

根据临床表现，急性药物性肝病可分为肝细胞损害型、肝内胆汁淤积型和混合型三型。

急性肝细胞损害型与急性病毒性肝炎相似，常有乏力、食欲减退、恶心、呕吐等胃肠道症状并有黄疸，肝脏肿大，重者可发展为急性重型肝炎，出现凝血功能障碍和肝性脑病，导致死亡、靛青绿（ICG）滞留率及 PT 等的变化与病变程度相关。

肝内胆汁淤积型药物性肝病，临床上消化道症状较轻，主要有皮肤瘙痒、尿黄、大便色淡或白陶土样、肝大，黄疸，血清 AKP、γ－谷氨酰转肽酶（γ－GT）、结合胆红素明显升高，胆盐、脂蛋白 X、胆固醇也常升高，黄疸持续数周，但预后较好，少数向慢性化发展可形成继发性胆汁性肝硬化。

肝细胞损害与肝内胆汁淤积有时区别困难，可根据 ALT、AKP 升高程度及两者的比值（R）来鉴别，AKT 大于正常上限的 2 倍且 R≥5 为急性肝炎型，ALP 大于正常上限的 2 倍且 R≤2 为肝内胆汁淤积，ALT 和 AKP 均高于正常上限 2 倍而 2＜R＜5 为混合型。

过敏性药物性肝病常在接触药物 4 周内发生，可有皮疹、淋巴结肿大、嗜酸细胞增高等表现，再次接触后，发病更快，病情更重。

慢性药物性肝病相对少见，但种类繁多，表现不一。慢性药物性肝炎起病缓慢，往往有长期服药史，症状与慢性病毒性肝炎或自身免疫性肝炎相似，有乏力、纳差、腹胀、肝区隐痛、黄疸，部分患者伴有关节炎等肝外表现，血清转氨酶、胆红素升高，凝血酶原时间延长，肝脏排泄功能试验异常，部分自身抗体如抗核抗体、抗平滑肌抗体等可阳性，预后一般较好，停药后可恢复，少数患者肝脏损伤呈慢性进行性过程，并发展至肝硬化。某些药物尚可引起肝血管性疾病如长期口服避孕药、抗肿瘤药可引起肝静脉栓塞，临床表现与 Budd－Chiari 综合征类似，有肝区隐痛、肝脾大、腹水等症状，肝功能损害相对较轻，影像学上 B 超可见门静脉、脾静脉增宽，肝静脉消失，MRI、CT 肝静脉成像可提示肝静脉闭塞。此外，少数药物可引起肝肉芽肿、肝腺瘤、肝细胞癌等病变。

三、诊断

临床明确诊断药物性肝病有一定难度，容易误诊或漏诊，其原因在于药物性肝损害的临床表现、实验室检查和病理变化无特异性，部分药物性肝病，临床表现轻，难以发现，在原有急慢性肝脏疾患基础上并发药物性肝病时，药物性肝损害往往被原有疾病掩盖，不能及时诊断。

药物性肝病的诊断最重要的是应用药物的病史，应了解近 3 个月内所用药品种类、时间、剂量、合并用药、停药时间及过敏史等，并排除其他疾病如病毒性肝炎、自身免疫性肝炎、原发性胆汁性肝硬化等。病理检查对诊断有一定帮助，同时尚可通过组化检查排除 HBV 感染等。变态反应性药物性肝病诊断标准：①用药开始后 3 个月内，及离最后 1 次用药 15d 内，出现肝损害；②初发时可有发热、皮疹、黄疸、皮肤瘙痒等表现；③外周血嗜酸性粒细胞＞6%；④药物敏感试验：淋巴细胞转化试验或巨噬细胞移动抑制试验阳性；⑤停药后肝损害多数恢复，偶然再次给药又诱发肝损害。具①、④或①、⑤者可诊断，具①、②或①、③者拟诊。

四、预防

药物性肝病最重要的在于预防，安全用药、定期监测是有效的预防措施，一旦发现，应停用可疑药物，将药物性肝病控制在发病之初，并积极治疗，阻断病情的进一步发展。

（1）针对病情，不滥用药物，对可能引起肝损害的药物应严格注意使用剂量、时间，及时停药。

（2）了解患者的药物过敏史，有无过敏体质，避免使用过敏药物。

(3) 用药期间注意观察患者有无和药物相关的不适症状和体征，定期监测血象、肝肾功能等变化，一旦有药物性肝损害表现，立即停药。

(4) 对于儿童、妊娠、营养障碍、肿瘤消耗严重及肝肾功能已经有损害的患者，更应该注意选择药物的种类，适当降低剂量，避免加重肝肾功能损害。

(5) 对于既往有药物性肝损害病史患者，应避免再次给予相同或化学结构类似的药物。

五、治疗

(一) 停药

轻症的药物性肝病，停用药物后，病变可自行消退。严重的药物性肝病，停用药物是减少药物对肝脏的持续性损害的重要措施。

(二) 支持疗法

对于重症者应积极支持治疗，维持内环境稳定，保护重要脏器功能。

1. 饮食和休息　应以清淡、易消化、富含维生素和蛋白质饮食为主，病情严重者应该卧床休息。

2. 维持正氮平衡　提供足够热能 6 300 ~ 8 400kJ，支链氨基酸如 15 - 氨基酸 250 ~ 500ml/d。新型脂肪乳剂是由中链三酰甘油（MCT）与长链三酰甘油（LCT）按照一定比例组成，如 10% ~20% 的力保肪宁，它主要在外周组织线粒体内由脂蛋白脂肪酶水解，可补充必须脂肪酸及热能，250 ~ 500ml，缓慢静脉滴注，1 次/d。

3. 维持水电解质、酸碱平衡　注意出入量及有无电解质、血气等变化，并及时纠正。

4. 血液制品　重症者可适当补充新鲜全血、血浆，低白蛋白患者应补充人血白蛋白 10 ~ 20g/d，凝血时间延长应补充凝血酶原复合物 300U/d。

(三) 清除胃肠道残留药物

短期内口服摄入药物，在药物未完全吸收之前，如没有禁忌证，可以通过洗胃清除尚未吸收的残余药物。

硫酸镁导泻（50% 硫酸镁 30 ~ 50ml，口服或鼻饲）促进残留药物由粪便中排出，口服药用炭（成人 60 ~ 100g，小儿 30 ~ 60g，每 4h 口服 1 次，持续 48h）也可以吸附肠道内的药物，阻断肝肠循环，促进排泄。

(四) 清除体内残留药物

对于水溶性高，经肾脏排泄的药物，可适当给予渗透性利尿药如甘露醇 100 ~ 250ml 静脉滴注，利尿药如呋塞米 20 ~ 80mg 静脉推注等促进药物从尿中排出。

(五) 特效解毒药

对乙酰氨基酚引起的肝坏死可用 N - 乙酰半胱氨酸解毒。N - 乙酰半胱氨酸：初次口服 140mg/kg，以后每小时 70mg/kg，共 72h。或首剂静脉滴注 150mg/kg（500ml/4h），最后 100mg/kg（1 000ml/16h）。

还原型谷胱甘肽：为三肽化合物，促进肝脏解毒，减少氧化反应，促进还原，减少自由基的生成，用于治疗多数的药物性肝损害，为基本用药。还原型谷胱甘肽 1 200mg 静脉滴注 1 次/d。

（六）常用护肝解毒药物

1. 水飞蓟宾　从菊科水飞蓟属植物水飞蓟果实中分离而得，具有保护肝细胞膜作用，帮助代谢和解毒作用等。77mg，口服3次/d。

2. 葡醛内酯　促进肝糖原增加，和药物、毒物结合成无毒的葡萄糖醛酸结合物排出体外。0.1～0.2g，口服3次/d。0.1～0.2g，肌内注射，1次/d。0.2～0.4g加入5%～10%葡萄糖注射液500～1 000ml中静脉滴注。

3. 齐墩果酸　减轻肝细胞炎症坏死，减轻纤维化，促进肝细胞再生，稳定肝细胞膜。30～50mg，口服，3次/d。

4. 甘利欣　主要成分为甘草酸，具类固醇样作用，可减轻肝细胞炎症，减轻肝纤维化。甘草酸片75～150mg，口服，2次/d，甘利欣注射液30～60ml加入葡萄糖注射液，静脉滴注，1次/d。

门冬氨酸钾镁：使钾、镁离子易于进入肝细胞内，增强肝细胞代谢药物及毒物的能力。2片，口服，3次/d。每日20～60ml加入生理盐水或葡萄糖注射液250～500ml中静脉滴注。

前列地尔：具有扩张微血管，改善肝脏血液供应，保护肝细胞膜等作用。10～20μg加入5%葡萄糖注射液100～250ml中静脉滴注1次/d。

易善复：含有重要的磷脂－C活性成分、不饱和脂肪酸、多种维生素，可以和肝细胞膜相结合，修复肝细胞的生理性结构，促进肝细胞功能恢复，增强各种磷脂依赖性酶的活性。456mg，口服3次/d。465～930mg，加入100～250ml葡萄糖注射液中静脉滴注1～2次/d。

（七）利胆药物

药物常常引起肝内胆汁淤积，可适当应用利胆药物。

茴三硫：能增加胆酸、胆色素及胆固醇等固体成分的分泌，特别是增加胆色素分泌，直接兴奋肝细胞，改善肝脏解毒功能，并具有一定的利尿作用。

熊去氧胆酸：能增加胆汁酸的分泌，增加胆汁流，促进药物的胆管排泄，减少药物在肠道内的重吸收，同时具有保护肝功能及免疫调节作用。250mg，口服3次/d。

蛋氨酸：有促进肝内脂肪代谢及保肝、解毒作用，肝性脑病忌用。0.5～1.0g静脉滴注1次/d或0.5～1.0g，口服3次/d。

考来烯胺：为不吸收阴离子交换树脂，口服不吸收，在肠道内和胆汁酸结合成稳定的络合物后排出，阻断胆汁酸的肠肝循环，用量：3～5g，口服3～4次/d，临床已不常用。

苯巴比妥：有诱导肝微粒体葡萄糖醛酸转移酶活性，有利于肝细胞内的运载蛋白Y和Z的生成，促进胆红素与葡萄糖醛酸结合，降低血胆红素浓度，改善胆红素代谢。15～30mg口服3次/d。

皮质类固醇及类似药物：胆汁淤滞者可试用泼尼松，泼尼松可减轻毛细胆管的炎症，增加胆汁流量，对过敏性药物性肝病则有抗过敏作用。泼尼松：根据病情可短期应用。急性肝损害、轻中度药物性肝病患者不适宜激素治疗，激素对于慢性肝病表现患者，可能会改善症状，但不能缩短病程及降低病死率。

（八）促进肝细胞再生

当有明显肝细胞破坏时应用，尤其是发生急性肝衰竭时。可选择应用促肝细胞生长素、高血糖素、常规胰岛素和生长激素等。

（九）维生素类药物

维生素C：在体内发挥递氢功能，在生物氧化及细胞呼吸过程中起重要的作用，参与解毒，消除氧自由基。0.2～0.3g，口服3次/d。2～4g加入5%葡萄糖注射液或生理盐水中静脉滴注。

维生素E：可增强肝细胞的抗氧化作用，为自由基的清除药，参与多种酶的活动，维持血管正常通透性等。10～100mg，口服2～3次/d或5～10mg肌内注射1～3次/d。

（十）免疫调节药物

1. 核糖核酸（RNA） 从猪肝细胞中提取，能促进肝细胞蛋白质合成，降低转氨酶，调节机体免疫。6mg肌内注射1次/d和（或）隔日或30mg静脉滴注1次/d或50mg静脉滴注隔日1次。

2. 云芝多糖 云芝多糖胶囊，2粒，口服3次/d。云芝多糖溶液，2.5ml，口服2次/d。云芝肝泰冲剂，1袋，冲服，3次/d。

3. 胸腺素 为动物（猪、牛）胸腺提取多种蛋白组分混合物，增强细胞免疫。胸腺素1.6mg皮下或肌内注射2次/周。

六、药物性肝病的预后

对于药物性肝病的预后，急性患者如果能及时诊断，停药治疗，预后较好，一般1～3个月左右肝功能可逐渐恢复，若未及时诊治，病死率可高达10%。肝细胞损害型预后相对较差，并发暴发性肝衰竭、肾衰竭患者预后极差。慢性药物性肝病由于临床症状相对隐匿，如未能及时发现停药治疗，预后欠佳，进展到细胞坏死后性肝硬化及胆汁淤积性肝硬化的患者，预后不良。

（张　博）

第十一节　酒精性肝病

酒精性肝病（alcoholic liver disease，ALD）是由乙醇及其代谢产物对肝细胞的破坏与毒性作用所引的，以肝脏代谢紊乱为基础的急、慢性肝损伤。临床上表现为脂肪肝、酒精性肝炎和肝硬化。这三类病变可以代表酒精性肝损伤的三个不同发展阶段，但是经常前后二种甚至三种病变合并存在，也可以单独出现一种。病变不仅与饮酒量、时间及频度有关，还常与性别、遗传因素、免疫机制及营养状况等有密切的关系。此病多见于欧美，然而近年来，随着我国酒精消耗量的增多，其发病率有逐年增多的趋势，已成为常见多发病。ALD的预后直接与戒酒密切相关，与其他原因引起的肝病相比预后较好，但如不戒酒，上消化道出血、黄疸、腹水的发生率亦高，从而增加病死率。

一、酒精对肝脏的损害与毒性作用

肝脏是酒精代谢的主要器官。然而，乙醇本身对肝细胞有直接损伤作用，且其衍生物乙醛的毒副作用导致肝脏的代谢紊乱，分述如下。

（一）乙醇的肝损害作用

ALD 患者的肝细胞线粒体常有肿胀和嵴的异常改变，并且这些线粒体内含有颗粒样沉积及包涵体等，以致肝细胞结构及功能异常。酒精可改变微细胞器浆膜理化性质，同时影响糖蛋白的装配，致使细胞表面无涎酸糖蛋白与胰高血糖素受体数目减少。乙醇可通过增强羟自由基的损坏作用或降低氧自由基的正常保护机制，使两者之间失去平衡。长期饮酒者肝细胞谷胱甘肽水平降低，产生线粒体过氧化变化。ALD 患者的小叶中央区肝细胞氧含量很低，大量饮酒增加氧的消耗可使中央肝细胞缺氧，造成肝细胞坏死，亦可发生星群样透明样细胞坏死。乙醇抑制中链脂肪酸的氧化，改变乙酰辅酶 A 的氧化功能，从而抑制多种三羧酸循环酶的活性。另外，乙醇促使脂肪酸的合成，并增加脂肪的储存。乙醇还可以增加脂肪酸的分解率，从而来自不同组织的脂肪酸又被肝脏摄取，肝内甘油三酯的合成率增加并堆积，又因缺乏极低密度脂蛋白而载脂蛋白减少，导致脂肪分泌障碍造成脂肪肝。由于乙醇的氧化作用抑制葡萄糖合成的谷氨酸盐脱氢酶使三羧酸循环运转发生障碍，可减少肝内葡萄糖的合成。酒精诱导 P450 生物转换系统，这一系统对多种致癌前体有激活作用，这是酒精中毒患者肿瘤发病率增高的原因。长期饮酒也增加部分药物的肝毒性作用，微粒体内 P450 系统影响肝微粒体的药物转化酶，使某些药物作用增强，但另一些药物的清除率增加而减低其作用。乙醇还可改变巨噬细胞功能，正常人给予试验剂量的乙醇，血清中出现细胞毒因子。

（二）乙醛的肝毒性作用

80% 的乙醛脱氢酶活性位于线粒体，乙醇所造成线粒体结构与功能的改变，降低乙醛的清除率，血内乙醛水平增高又进一步降低线粒体转运与呼吸功能，抑制其氧化磷酸化及脂肪酸的氧化。乙醛与肝微粒体蛋白共价结合，可选择性的与某种 P450 结合形成稳定的复合物，还与半胱氨酸和谷胱甘肽结合，影响氧自由基的清除，造成膜的过氧化损伤。还可取代奥古蛋白内的磷酸吡哆醛，限制维生素 B_6 的活性。乙醛蛋白复合物作为一种新抗原，在人体可引起免疫应答反应而加重肝损伤。乙醛显著降低肝内聚合的微管蛋白含量，使微管减少，影响细胞间蛋白质的转运及分泌。乙醛可增加胶原合成及 mRNA 的合成，促进肝纤维化的形成。乙醛诱导姐妹染色体互换，降低 DNA 的修复，亦有利于癌症的发生。

二、酒精在肝脏的代谢转化

乙醇 80% ~95% 在人体内转化为乙醛，再转化为乙酸，5% ~10% 不变从肺、肾、皮肤排出。肝脏是酒精代谢的主要器官，小量在肾脏、肌肉、肠道及肺组织内氧化。在肝脏其氧化位于肝细胞的胞质液及光面内质网，从被氧化量的角度来看，前者更为主要。人类乙醇脱氢酶（ALDH）有 20 种同工酶，从分子生物学的催化性能可分为Ⅰ、Ⅱ、Ⅲ型，不同型酶的作用底物不同，其生物学功能也异。亚洲人有半数缺乏活动性 ALDH2，其肝内存在一种针对 ALDH2 的抗体。致使血内乙醛浓度较高，饮酒后易致面红，因此，酒精中毒频率较欧美人为高。微粒体乙醇氧化系统（MEOS）主要依赖细胞色素 P450 系，乙醇与 P450 结合干扰经 P450 的药物转化。MEOS 仅占肝内乙醇氧化的 10%，大部分仍经可溶性乙醇脱氢酶途径，但当后者达到饱和时，由 MEOS 发挥更大作用。

乙醛在肝脏被乙醛脱氢酶氧化为乙酸，主要发生于线粒体。肝线粒体的乙醛氧化与呼吸链上 NAD^+ 依赖的脱氢酶密切相关。肝病患者饮酒后，乙醛水平为正常人数倍高。饮酒后外周静脉血可测出的乙醛浓度为2μmol，正常人乙醛99%在肝内氧化，另外红细胞也能氧化乙醛，这两个因素构成外周血乙醛的低水平，但酒精性肝病及无肝病的饮酒者血内乙醛的浓度仍高，可能是肝和红细胞内乙醛脱氢酶浓度较低之故。

三、发病机制

乙醇经过肝细胞质内的乙醇脱氢酶的催化，氧化为乙醛，再经乙醛脱氢酶催化转化为乙酸，最终形成二氧化碳。在乙醇氧化过程中脱下的大量氢离子与辅酶Ⅰ结合。辅酶Ⅰ被还原成还原型辅酶Ⅰ，则使其与辅酶Ⅰ的比值上升，以致细胞的氧化、还原反应发生变化，成为代谢紊乱和致病的基础。乙醛为高活性化合物，能干扰肝细胞多方面的功能，如影响线粒体对ATP的产生、蛋白质的生物合成和排泌、损害微管使蛋白、脂肪排泌障碍而在肝细胞内蓄积，引起细胞渗透性膨胀乃至崩溃。由于酒精被氧化时，产生大量的还原型辅酶Ⅰ，而成为合成脂肪酸的原料，从而促进脂肪的合成。乙醛和大量还原型辅酶Ⅰ可以抑制线粒体的功能使脂肪酸氧化发生障碍，导致脂肪肝的形成。

酒精引起高乳酸血症，通过刺激脯氨酸羟化酶的活性和抑制脯氨酸的氧化，而使脯氨酸增加，从而使肝内胶原形成增加，加速肝硬化过程。并认为高乳酸血症和高脯氨酸血症，可作为酒精性肝病肝纤维化生成的标志。

近年证明酒精性脂肪肝与以下有关：游离脂酸进入血中过多；肝内脂肪酸的新合成增加；肝内脂肪酸的氧化减少；甘油三酯合成过多；肝细胞内脂蛋白释出障碍。目前认为酒精对肝细胞的直接毒性作用是脂肪肝的主要原因。

酒精性肝炎有免疫因素的参与，且有重要意义。目前认为肿大的肝细胞不能排出微丝且在肝细胞内聚积形成酒精性透明小体，并引起透明小体的抗体产生。自身肝抗原和分离的酒精性透明小体可以刺激患者淋巴细胞转化和抑制游走移动因子的活力。在酒精性肝硬化可查出自身免疫性特征的天然DNA抗体，和肝细胞膜产生IgG和IgA抗体。这些抗体能被肝浸液吸附。酒精和乙醛还可以改变肝细胞的膜抗原。

四、病理解剖

（一）酒精性脂肪肝

脂肪肝在酒精性肝病中最为常见，它可表现为部分肝细胞脂肪浸润或波及所有肝细胞，受累的肝细胞约20%～75%时，使肝重量增加了2～3倍，肝细胞内有甘油三酯呈泡状，迫使细胞核偏边呈“印戒状”。充满脂肪的细胞可破裂、融合而形成“脂囊”，但很少引起炎症反应。戒酒后，病变可消失。

（二）酒精性肝炎

可有脂肪浸润、肝细胞变性坏死，常伴有透明小体，可见多核粒细胞浸润，小叶内结缔组织增加。透明小体在伊红染色时，细胞内可见嗜酸性丝状聚集的致密蛋白质物质，直径2～3μm，PAS阴性。急性酒精性肝炎发作数周至数月，透明小体渐丢失。脂肪变性及气球样变性、炎症的消失早于透明小体，透明小体起初分布于中央区，随其他变化退失转而分布于汇管区。小叶内中性粒细胞浸润为急性酒精性肝炎典型特点，它包围在貌似健康与脂肪变性及气球样变性的肝细胞、甚至在坏死的肝细胞或含透明小体的肝细胞周围。酒精性肝炎反复急性发作可导致小叶结构变形，网状纤维和胶原使肝窦闭塞并包围肝细胞群，进行性病变导致小叶内纤维化，中央区和汇管区的纤维分隔伸展并相互连接。

（三）酒精性肝硬化

是 ALD 终末期病变，酒精性肝硬化初起时常为小结节性肝硬化，但由于酒精性肝炎的反复发作，门脉高压并发胃肠道出血及低血压，肝窦血流量的减少，可转变为混合结节性肝硬化，最后也有发展为大结节性肝硬化，其肝小叶结节可大至 5cm。

五、临床表现

ALD 的发生与饮酒时间长短、饮酒量多少及营养状态呈正相关。遗传因素对酒精有不同的敏感性，酒精性肝炎和肝硬化，以 HLA－B8、B40 者多见。

（一）脂肪肝

酒精性脂肪肝常无临床症状或生化变化，症状隐袭，有轻度上腹不适、肝区痛，偶见黄疸、水肿及维生素缺乏。肝、脾肿大不常见。重者有门脉高压表现，常有腹水，但无硬化，甚至可因低血糖、脂肪栓塞而死亡。

（二）酒精性肝炎

消化道症状较重，可有恶心、呕吐、食欲减退、乏力、消瘦、肝区疼痛等。严重者可呈爆发性肝炎或急性肝功衰竭。

（三）肝硬化

除一般肝硬化症状外，营养不良、贫血、蜘蛛痣、肝掌、男乳女性化、神经炎、肌萎缩等症状比肝炎肝硬化多见。白指甲、Dupuytren 掌挛缩、腮腺增大也可见到。肝大常见，伴有压痛，表明酒精性肝炎并存，但也可不肿大反见萎缩。脾肿大常见，腹水及侧支静脉明显，表明有门脉高压。继发性营养不良及反复的内毒素血症患者，可导致恶病质及高丙种球蛋白血症。

六、诊断

（1）有饮酒病史，严重的肝硬化可伴大细胞性贫血。

（2）丙氨酸氨基转移酶（ALT）及天门冬氨酸氨基转移酶（AST）：是检测 ALD 的最敏感的检查方法。43%～100% 患者的 AST 增高，但增高的程度并不明确提示病变严重程度。在酒精性肝病，ALT 水平多低于 AST，AST/ALT 应 >1。ALT 若超过 30.0KarmenU，则可认为肝病非酒精引起。酒精性肝损害时 ALT 为何正常而 AST 却增高的机制尚不明了，可能与乙醇中毒影响吡哆醇的代谢使其缺乏有关。

（3）γ－谷氨酰胺转肽酶（GGT）：血清 γ－谷氨酰胺转肽酶是诊断酒精中毒与酒精性肝损害的敏感指标，但缺乏特异性。目前认为，慢性酒精饮入过量者多有增高，但增高程度不反映酒精消耗量。其活性变化是一种很敏感的酶学变化，在各种肝病都可增高，但此酶活性恢复也快，有些酒精中毒患者含量正常可能与此有关。

（4）谷氨酸脱氢酶（Glutamate dehydrogenase）：是 ALD 小叶损伤最严重的 Rappaport 第三区带肝细胞线粒体酶。血清谷氨酸脱氢酶含量与肝细胞坏死量呈比例，比天门冬氨酸转移酶更能提示组织损伤程度。

(5) 血浆 α－氨基 N－丁酸与亮氨酸比例：在酒精中毒时敏感而有特异性，但此种比例改变是肝细胞功能异常的非特异表现，因此仅供参考。

(6) 线粒体天冬氨酸氨基转移酶（mAST）：正常人及病毒性肝炎患者线粒体天冬氨酸氨基转移酶仅占血清中总天冬氨酸氨基转移酶活性的3%，而酒精中毒时，线粒体天冬氨酸氨基转移酶活性可高达11%～13%。线粒体天冬氨酸氨基转移酶是比血清总天冬氨酸氨基转移酶、γ－谷氨酰胺转肽酶、谷氨酸脱氢酶更为敏感的检查项目。

(7) 碱性磷酸酶（AKP）：ALD 患者碱性磷酸酶常增高 1～2.5 倍，个别者可达 5 倍。对此酶异常增高同时伴有胆红素增高时，需与其他病因引起的黄疸鉴别。

(8) 血清胆红素含量与凝血酶原时间测定：能预测 ALD 预后，根据酒精性肝炎的临床表现可分为轻、中、重组。凡胆红素少于 85.5μmol/L 为轻病组，胆红素大于 85.5μmol/L 且凝血酶原时间延长达 4 秒为中度严重组，胆红素超过 85.5μmol/L 且凝血酶原时间延长超过 4 秒者为重病组。此二项检查有参考价值。

(9) 血尿素氮及肌酐含量：血清尿素氮及肌酐含量可随酒精性肝炎严重程度不同而呈相应地增高。轻病组血尿素氮为 3.57mmol/L，肌酐为 88μmol/L。重病组血尿素氮为 10.4mmol/L，肌酐为 202μmoL/L。死亡组患者血尿素氮为 13.5mmol/L，肌酐 238μmol/L。

(10) 糖分子缺少转铁蛋白（carbohydrate deficient transferin，CDT）：酒精中毒特异的标志物。转铁蛋白为具有微异质性的糖蛋白，其中有末端缺少三糖分子的一种同类物。末端缺少糖分子转铁蛋白是乙醛有抑制糖基转移酶活性所致。敏感性达 80%，特异性 97%，假阳性少。

(11) 血液葡萄糖及甘油三酯水平：酒精中毒者葡萄糖及脂质代谢异常，有些酒精性脂肪肝患者血液葡萄糖及甘油三酯水平增高。

(12) 血液胰岛素样生长因子－1（IGF－1）。酒精性肝硬化患者血液 IGF－1 含量降低，低至 3.1nmol/L 者预后不佳。

(13) 肝活检对诊断具有重要的意义，然而 20% 的酗酒者可有其他疾病。

(14) 超声、CT 检查可见脂肪肝或明亮肝。

(15) 血清 IgA 及 IgG 等免疫球蛋白含量均增高，尤其是 IgA 增高更为明显。抗核抗体或平滑肌抗体部分患者呈阳性。抗肝特异蛋白（liver－specific protein）抗体阳性。酒精性透明小体（alcoholic hyaline）抗原抗体重症时均阳性，恢复期抗原阴性，抗体仍在短时间内呈阳性。若抗原抗体持续阳性表明病情正在处于进展阶段。

七、治疗

治疗的主要目的为减轻酒精性肝炎的严重程度和防止与逆转肝纤维化，并改善已存在的继发性营养不良。

（一）戒酒

及时戒酒可使病死率明显下降，戒酒后几周或几月内临床和病理表现可以改善，伴有凝血酶原活动度降低和腹水时，病程可有反复，但最终可取得缓解。脂肪肝可望于数周至数月内消退，同时补充蛋白质或氨基酸对肝细胞恢复也很重要。

（二）去脂药

腺苷酸可减少肝内甘油三酯的增加，刺激线粒体氧化脂肪酸的作用。ATP 有同样的作用。氯贝丁酯可减少甘油三酯的合成，诱导氧化长链脂肪酸。卵磷脂亦有效。

（三）抗纤维化

秋水仙碱和青霉胺能抑制胶原与前胶原合成，并增加胶原酶的产生。但因疗程长，药物可影响肝细胞的正常生理功能。抑制肝纤维化的中药桃仁、丹参、当归、川芎、赤勺、粉防已碱等，分别有改善肝脏微循环，防止肝细胞变性坏死，减少胶原纤维的产生或增强胶原酶的活性等作用，有助于酒精性肝炎纤维化的治疗。最近还发现多烯非饱和性磷脂酰胆碱可防止乙醛介导的肝胶原堆积，并能刺激胶原酶活性增加，对酒精性肝纤维化有用。

（四）氧自由基清除剂

谷胱甘肽、超氧化物歧化酶、丹参，均有清除引起炎症的氧自由基的作用，对酒精性肝炎还可减轻甚至避免激活肝内巨噬细胞、库普弗细胞及贮脂细胞所致病变。

（五）辅酶Ⅰ

可使γ-GT升高已半年者，经1~2周治疗明显下降或恢复正常，改善肝细胞氧化还原作用。

（六）丙基硫尿嘧啶

基于酒精性肝炎代谢率高及肝细胞相对缺氧的情况，用药后发现可改善酒精性肝病的临床症状，但不延长生存期，同时有严重的药物副反应。

（七）胰岛素与胰高血糖素

每日静滴胰岛素及胰高血糖素12h，治疗3周，肝功能可有改善，但需防低血糖反应。如先给予上皮生长因子，然后再给胰岛素及胰高血糖素，效果可望更好。

（八）营养支持

酒精性肝炎的患者可有继发性蛋白质热量不足性营养不良，与疾病的严重度和病死率有关。可改善患者的营养状态，免疫功能，可加速病情恢复。

至于酒精性肝硬化后期伴有的并发症如：肝性脑病、肝肾综合征、大量腹水、门脉高压、食管静脉曲张破裂出血，其治疗与肝硬化类同。

八、预后

戒酒后脂肪肝可完全恢复，急性酒精性肝炎约50%转为非活动性肝炎，少部分可发展为肝硬化。肝硬化者约25%可完全恢复，比其他原因的肝硬化预后好。但不戒酒急性酒精性肝炎、酒精性肝硬化的死亡率分别占50%和70%。值得注意的是戒酒者的肝癌发生率增高，其原因认为戒酒后患者的生命得到延长外，酒精对肝细胞再生抑制被解除，肝细胞再生过程中细胞凋亡发生异常所致。

（牛国超）

第十二节　代谢性肝病

一、糖原累积病

糖原累积病（glycogen storage disease，GSD）是一种遗传性疾病，主要病因为先天性糖代谢酶缺陷所造成的糖原代谢障碍，导致糖原在肝脏、肌肉和肾脏贮积量增加，少数类型糖原贮积量正常，而糖原分子的结构异常。由于酶缺陷的种类不同，临床表现多种多样，根据临床表现和生化特征，共分为13型，其中以Ⅰ型GSD最为多见。

（一）Ⅰ型糖原累积病（Von Gierke病）

1. 病因和发病机制　Ⅰ型糖原累积病是由于肝、肾等组织中葡萄糖-6-磷酸酶系统活力缺陷所造成，是糖原累积病中最为多见者，约占总数的25%。在正常人体中，由糖原分解或糖原异生过程所产生的6-磷酸葡萄糖必须经葡萄糖-6-磷酸酶系统水解以获得所需的葡萄糖，该酶系统可提供由肝糖原分解所得的90%葡萄糖，在维持血糖稳定方面起主导作用。葡萄糖-6-磷酸酶缺乏可致葡萄糖生成障碍，引起低血糖症；由于葡萄糖生成不足，致蛋白质分解代谢增加，引起小儿生长发育障碍。糖代谢异常同时还造成了脂肪代谢紊乱，亢进的葡萄糖异生和糖酵解过程不仅使血中丙酮酸和乳酸含量增高导致代谢性酸中毒，还生成了大量乙酰辅酶A，为脂肪酸和胆固醇的合成提供了原料，低血糖还使胰岛素水平降低，促进外周脂肪组织分解，使游离脂肪酸水平增高，临床表现为高脂血症和肝脂肪变性。6-磷酸葡萄糖的累积促进了戊糖旁路代谢，促进嘌呤代谢并使其终末代谢产物尿酸增加，导致高尿酸血症。

2. 临床表现　出生后患儿可出现肝大、反复发作低血糖、软弱无力、出汗、恶心呕吐、惊厥、昏迷和酮症酸中毒症状。如果未经治疗，患儿生长发育延缓，智力无障碍，体型矮小肥胖，肤色淡黄。腹部膨隆，肝脏显著肿大，质地坚硬，有时肾脏可触及。肌肉发育差，无力，尤其下肢为甚，致行走困难。由于血小板功能不良，患儿有出血倾向。可发生感染。

3. 实验室检查　常见空腹低血糖、高脂血症和乳酸增高。胰高血糖素或肾上腺素负荷试验结果，血糖不升高或反应差，在注射胰高血糖素后，血乳酸明显升高。半乳糖或果糖耐量试验中血葡萄糖水平不升高。常有慢性代谢性酸中毒，有时可见高尿酸血症。X线检查可见骨质疏松及骨骺延迟出现。肝穿刺活组织检查及组织化学检查，可见肝组织糖原累积并发现葡萄糖-6-磷酸酶缺乏，肠黏膜和血小板内糖原增加。

4. 诊断　根据病史、体征和血生化检测可做出初步临床诊断。糖代谢功能试验有助于诊断，确诊根据肝穿刺活组织检查及组织化学检查。

5. 治疗　治疗一般采用多餐饮食，每2～3h进食1次，以高糖、低脂和高蛋白饮食为主，维持血糖水平在4～5mmol/L水平，可以消除临床症状，并且还可使患儿获得正常的生长发育。其他治疗包括防止感染，纠正酸中毒。高尿酸血症如采用饮食疗法不能控制时，可用别嘌呤醇5～10mg/kg·d。激素治疗有益于维持正常血糖水平，提高食欲。

6. 预后　未经正确治疗的本病患儿因低血糖和酸中毒发作频繁常有体格和智能发育障碍。患者在成年期的心血管疾病、胰腺炎和肝脏腺瘤（或腺癌）的发生率高于正常人群。

（二）Ⅱ型糖原累积病（Pompe病）

1. 病因和发病机制　Ⅱ型糖原累积病系溶酶体α-1，4-葡萄糖苷酶缺乏所致的糖原累积病，属常染色体隐性遗传。糖原不能在溶酶体内分解为麦芽糖和葡萄糖，溶酶体内充满糖原颗粒，致心、肝、舌肿大和骨骼肌无力。

2. 临床表现　本病可分为婴儿型、青少年型及成年型。婴儿型表现为吮吸及咽下困难，四肢肌肉萎缩无力，呼吸浅；心脏肥大，早期出现心力衰竭。肝脏中度肿大，并有巨舌，

EKG可表现为QRS波增宽，PR间期缩短，一般在出生2～4年内死于心衰或呼吸困难。青少年型表现为进行性肌营养不良，患者有步态异常，但无心脏表现。成年患者主要表现为慢性肌病。

3. 诊断　患者多有典型的临床表现。肌酶如肌酸磷酸酶和醛缩酶常增高，肌肉、皮肤或肝脏活检缺乏α－1、4－葡萄糖苷酶，可确诊本病。

4. 治疗　本病尚无有效治疗手段，控制饮食无效。

（三）Ⅲ型糖原累积病（Cori病）

1. 病因和发病机制　Ⅲ型糖原累积病系缺乏淀粉－1，6－葡萄糖苷酶（脱支链酶）所致，属常染色体隐性遗传。病变主要累及肝、肌肉和心脏。由于淀粉－1，6－葡萄糖苷酶缺乏，糖原中1，6糖苷键水解有困难，仅能经磷酸化酶分解糖原分子中1，4－糖苷键，直至糖原分子脱落而成极限糊精，使受累组织出现糖原及极限糊精积聚，导致相应的损害。

2. 临床表现　在婴儿和儿童期，可出现肝脏肿大，肌肉容易疲劳，生长发育延缓，随年龄增长而好转，有的可发展为肝硬化。生化检查有低血糖、高脂血症，高脂血症不显著。乳酸和尿酸不增高，饥饿时对胰高血糖素和肾上腺素反应差。成人可表现为进行性肌无力，可出现心肌病，如左室肥大、心律失常等。

3. 诊断　患者有典型的临床表现。极限糊精试验有助于诊断，即作肝或肌肉活检，可用碘测定有无糊精存在（呈紫色反应），还可用血红、白细胞试验，证实有极限糊精存在。依靠穿刺活检及酶学检查，发现结构异常的糖原累积于肝、骨骼肌、心肌、白细胞和红细胞内，上述组织皆缺乏淀粉－1，6－葡萄糖苷酶。

4. 治疗　防治方法同Ⅰ型相似，饮食上需给予高蛋白饮食，补充足够量的葡萄糖。

（四）Ⅳ型糖原累积病（Anderson病）

1. 病因和发病机制　Ⅳ型糖原累积病系淀粉－1，4－1，6－葡萄糖苷酶（枝化酶）缺乏所致，属常染色体隐性遗传，为支链淀粉型糖原累积病，糖原结构异常，呈少分支具长外侧链结构。所积贮的异常糖原溶解度远低于正常糖原。

2. 临床表现　患儿可出现非特异性消化道症状，有肝、脾肿大，肝功能不全表现。生长迟缓，肌肉张力低、萎缩。随病情发展可出现肝硬化失代偿期的表现如腹壁静脉曲张、腹水、出血倾向等。血清转氨酶和碱性磷酸酶升高，晚期胆固醇轻度升高，在肝功能衰竭发生后，可有一系列变化如低蛋白血症、胆红素升高、球蛋白升高及血氨变化。口服葡萄糖和蔗糖耐量试验都正常。血清乳酸和丙酮酸正常。

3. 诊断　根据典型的临床表现和相关的实验室检查可以初步诊断。确诊依靠肝组织、红细胞、骨骼肌、单核巨噬系统细胞内发现结构异常的支链淀粉样糖原颗粒，白细胞和肝细胞证实缺乏枝化酶。

4. 治疗　本病无特效治疗。

（五）Ⅵ型糖原累积病（Hers病）

1. 病因和发病机制　Ⅵ型糖原累积病系肝和白细胞缺乏磷酸化酶引起，属常染色体隐性遗传，又称肝磷酸化酶缺乏症。具体发病机制不详。

2. 临床表现　临床上与Ⅰ型糖原累积病轻型相似，可出现肝大和低血糖，生长发育延迟，但智力正常。代谢性酸中毒少见，可有高三酰甘油血症、高胆固醇血症和血清转氨酶升高。成年患者多无症状。

3. 诊断　根据病史和相关实验室检查可以拟诊。检测白细胞、红细胞发现磷酸化酶缺乏，肝脏活检进行磷酸化酶研究可以确诊。

4. 治疗　治疗应少吃多餐，以进高蛋白、中等量碳水化合物为宜。应避免长时间饥饿。

二、肝豆状核变性（Wilson's 病）

肝豆状核变性，又称 Wilson's 病，是一种累及肝脏和神经系统的铜代谢紊乱性疾病，为常染色体隐性遗传病。其临床特点为肝硬化、大脑基底节软化和变性、角膜色素环（kayser－fleischer 环），伴有血浆铜蓝蛋白缺少和氨基酸尿症。

本病散见于世界各地不同的民族。其发病率约为 1/（50 万～100 万）。大多数在少年或青年期发病，以 10～25 岁最多，男女发病率相等。幼儿发病多呈急性，在数月或数年内死亡，30 岁以后发病多属慢性型。

（一）病因和发病机制

本病的基本病因是铜在体内各个组织尤其是肝、脑、肾、角膜等沉积过多，导致病变和损害。

本病的发病机制迄今未明，其基本代谢缺陷是肝不能合成铜蓝蛋白和自胆汁中排泄铜量减少。可能有以下几种原因：①肝脏的溶酶体参与了铜的代谢，肝细胞溶酶体缺陷干扰了铜由溶酶体分泌到胆汁中去的过程，从而导致了 Wilson 病患者肝脏含铜量的增加；②胆汁中与铜结合的正常物质缺陷，可能是鹅脱氧胆酸与牛磺酸结合缺陷，导致胆汁分泌铜功能障碍。但也有人认为与此无关；③可能是肝脏铜结合蛋白合成异常，导致蛋白对铜的亲和力增加。

（二）临床表现

本病可以累及多个脏器，主要为肝病和神经系统损害症状。早期可以无任何症状，随着肝脏细胞中铜沉积量的增加，逐渐出现肝脏受损的表现，即反复出现疲乏，食欲不振、呕吐、黄疸、浮肿或腹水等。神经系统的早期症状主要是构语困难（讷吃）、动作笨拙或不自主运动、表情呆板、吞咽困难、肌张力改变等，发展到晚期时精神症状更为明显，常见行为异常和智能障碍。眼部出现 Kayser－Fleischer 角膜色素环。病程中常出现急性血管内溶血；肾病症状包括肾结石、蛋白尿；可有膝关节或其他大关节疼痛和僵硬；心律失常、心肌病和自主神经功能异常；年轻女性有闭经，男性发育迟缓，乳房发育；胰腺受损有胰功能不全和糖尿病，指甲弧呈蓝色，含铜量增加。

（三）实验室检查及特殊检查

（1）血清铜蓝蛋白：正常值 1.3～2.6μmol/L（20～40mg/dl），在肝豆状核变性时可以出现血清铜蓝蛋白降低，但不具有特异性。

（2）非铜蓝蛋白血清铜：正常人与白蛋白和氨基酸结合的铜为 15～20μg/L，在肝豆状核变性时可明显升高，达到 500μg/L，不具有特异性。

（3）尿铜：正常人 <40μg/24h，在肝豆状核变性时可明显升高，不具有特异性。

（4）肝铜：正常人含量为 15～55μg/g 干重，在肝豆状核变性时可明显升高，不具有特异性。

（5）放射性核素铜渗入试验：口服 Cu 2mg，于 1h、2h、4h、24h、48h，测血清核素活力，正常人口服后 1～2h 出现高数，以后下降，随后用 ^{64}Cu 参与铜蓝蛋白合成而释放至血液，在 48d 内缓慢上升，肝豆状核变性时，起始 1～2h 出现高峰，但下降后，^{64}Cu 很少或根本不能参与铜蓝蛋白合成，因而血清放射活性不再升高。

（四）诊断和鉴别诊断

主要根据临床症状、铜测定和 K－F 环的出现进行诊断。应注意排除其他原因所致的肝硬化、慢性肝炎和爆发性肝炎。

（五）治疗

本病是可治性的，治疗开始愈早，预后愈好，治疗的原则是减少铜的摄入和增加铜的排出，以改善其症状。

1. 低铜饮食　每日食物中含铜量应低于 1mg，不宜进食动物内脏、鱼虾海鲜、巧克力和坚果等含铜量高的食物。

2. 铜络合剂　①青霉胺：首选药，用法为初始剂量每日 1～2g，分 4 次餐前服用，病情缓解程度有个体差异，可加大用量至每日 4g，症状明显改善，病情稳定后可减至每日 1g，终身服药。副反应有过敏反应、白细胞和血小板减少、再生障碍性贫血、蛋白尿和红斑狼疮样综合征；②盐酸三乙撑四胺：剂量为每日 0.5～2g；③连四硫代钼酸铵（TTM）：可与铜络合成 $Cu(MoS_4)_2$，自尿液排出，短期内即可改善症状。

3. 锌剂　硫酸锌或醋酸锌，每日口服量以相当于 50mg 锌为宜，分 2～3 次餐间服用，可减少肠道铜吸收。

4. 支持治疗　肝功能受损、高铜血症时可输白蛋白、左旋多巴，可改善精神症状。

5. 肝移植术　经上述各种治疗无效者可考虑进行肝移植。

三、遗传性血色病

遗传性血色病（hereditary hemochromatosis，HH）是先天性铁代谢障碍导致铁在组织中进行性沉积，形成肝硬化、糖尿病、皮肤色素沉着等多系统表现的遗传性疾病。HH 系 HLA 相关遗传性疾病，主要与 6 号染色体上的一种基因，即血色病基因（HFE）突变有关。HFE 基因的突变造成体内铁代谢路径的改变，造成肝脏等多脏器的损害。

HH 发病遍及全球，以白种人发病居多，北欧人群发病率可高达 1/200，大约 1/10 的白种人是 HFE 突变基因的携带者。国内 HH 发病率无确切的统计数据，只有零星的报道。

（一）病因和发病机制

HH 最多见的原因是 HFE 变异引起其功能的异常所致，大多数 HH 患者都携带有两个拷贝的缺陷 HFE 基因，这个缺陷基因导致从饮食中吸收过剩的铁，使机体内的铁含量过多，引起一系列器官损伤。HFE 调节铁流量的精确作用还不明确。体内铁沉积过多导致肝损害和肝硬化，可能与以下因素有关：①含铁血黄素在溶酶体的酸性环境中，将铁释放出来，使溶酶体膜不稳定，其中的水解酶类进入胞质内，造成破坏；②过多的游离铁使细胞器的类脂发生脂质过氧化，线粒体和细胞膜进一步破坏，使细胞死亡；③肝内铁过多，直接刺激胶原纤维的合成，导致肝纤维化和肝硬化。

（二）临床表现

HH 患者只有当体内铁贮积量达到 25～50g 时才出现症状，出现症状的常常发生在 40～60 岁，男性多见，男女比例为 8∶1。患者常出现以下症状：乏力、嗜睡、肝大、腹痛、皮肤色素沉着、糖尿病症状、体毛稀少、关节痛、性欲减退、心功能衰竭等症状。

（1）肝脏表现：肝大常见，肝硬化形成后多出现肝功能减退和门脉高压的表现。

（2）皮肤色素沉着：几乎所有患者均有皮肤色素沉着，尤其是裸露部位。

（3）糖尿病：有糖尿病的临床表现，也可出现糖尿病的并发症如视网膜病变、神经病变、肾脏病变和周围血管病变。

（4）心脏表现：可表现为心律失常如左室异位节律、室上和室性心动过速、室颤以及不同程度的心跳停顿。也可表现为心力衰竭。

（5）关节病变：可出现关节痛，检查可见关节病变，X 线可发现有病变，如囊性变和关节边缘硬化改变，多见于第二、三掌指关节，膝、髋关节也可受累。关节病变可作为首发表现或唯一表现。

（6）内分泌腺异常：男性患者可出现性欲减退和阳痿，并伴有第二性征的改变，女性可出现闭经。

（三）实验室检查及特殊检查

HH 的实验室检查可以血清铁、血清铁饱和度、血清铁蛋白增高，血液检测可发现 HFE 基因的变异。血清转氨酶、血糖、心电图，关节和骨 X 线检查可以协助诊断。见表 9－1。

表 9－1　血色病的实验室检查

指标	血色病	正常
血清铁（mg/ml）	1.8～3.0	0.5～1.5
总铁结合力（mg/L）	2.0～3.0	2.5～3.7
转铁蛋白饱和度（%）	80～100	20～50
血清铁蛋白（μg/L）		
男性	500～6 000	20～300
女性	500～6 000	15～250
肝含铁量（mg/g）	10～30	0.3～1.8

（四）诊断和鉴别诊断

根据患者典型的临床表现，包括肝硬化、皮肤色素沉着、糖尿病等，临床诊断不困难，可以结合实验室检查，必要时行肝活检。

应排除其他类型的肝硬化，如酒精性肝硬化、肝炎后肝硬化，也需要与 Addison 病、糖尿病、肝豆状核变性、黑病变等进行鉴别。

（五）治疗

本病应早期诊断，早期治疗，最根本的治疗方法是驱除体内过多的铁。

（1）低铁饮食：减少铁的吸收。

（2）铁螯合剂：肌注去铁胺 0.5g，每日 2 次，可排铁 10～20mg。睡前静脉缓慢滴注去铁胺 200mg，每晚可从尿中排出铁 50mg 以上。

（3）静脉放血：每周可放血400mg，至少坚持两年以上，以使血清铁降至150μg/dl左右，血红蛋白不低于11g/dl为度。正常后，可将时间间隔改为3～4个月放血一次。一般患者能承受而不会产生不良影响。不适合贫血的患者。

（4）对症治疗：针对肝硬化、心功能不全、糖尿病等进行相应的治疗。

四、半乳糖血症

半乳糖血症（galactosemia）是由于半乳糖代谢途径中酶的遗传性缺陷，导致1－磷酸半乳糖和半乳糖醇在组织中沉积，从而引起肝、肾、眼晶体及脑组织等主要受累器官受损的代谢性疾病，为常染色体隐性遗传病。依据酶的缺陷可以分为半乳糖－1－磷酸尿苷酰转移酶缺乏症、半乳糖激酶缺乏性半乳糖血症和尿苷二磷酸半乳糖－4－表异构酶缺乏症。

（一）病因和发病机制

半乳糖（Gal）是乳糖的一种成分，在半乳糖激酶的催化下经磷酸化生成半乳糖－1－磷酸，后在半乳糖－1－磷酸尿苷酰转移酶作用下，与尿苷二磷酸葡萄糖发生糖基交换，使半乳糖－1－磷酸变为葡萄糖－1－磷酸，再经差向异构酶作用生成葡萄糖－6－磷酸，参与进一步代谢。参与半乳糖代谢的任何一种酶的缺乏都可导致半乳糖、半乳糖－1－磷酸和半乳糖代谢旁路生成的半乳糖醇在各种组织中积累。1－磷酸半乳糖具细胞毒性，对糖代谢途径中的多种酶有抑制作用，可阻断糖原分解过程；高浓度的1－磷酸半乳糖还抑制葡萄糖异生过程，半乳糖进入晶体后即被醛糖还原酶还原成为半乳糖醇，沉积在晶体中，形成白内障。肝、肾、眼晶体及脑组织是主要受累器官。

（二）临床表现

出生患儿在喂食母乳或牛乳后出现呕吐、厌食、腹泻、倦怠、体重不增等。肝脏受损害后出现肝大、黄疸，可因低血糖引起惊厥，易患白内障。重型者起病早，若未及时停止乳食，症状将迅速发展，出现肝硬化、脾大、腹水及出血倾向。较轻型可无其他症状，仅表现为智能障碍、生长迟缓。

（三）实验室检查

可检测尿中是否有还原糖。尿液中可能排出的还原糖种类较多，如葡萄糖、半乳糖、乳糖、果糖和戊糖等，故在定性试验阳性时，应进一步采用滤纸或薄层层析方法进行鉴定。尿班氏试验阳性，可出现半乳糖尿，蛋白尿及氨基酸尿。肝功能有异常。血中半乳糖浓度增高，Beutler荧光法测定红细胞中半乳糖－I－磷酸尿苷酰转移酶（GPUT）活性可确定诊断。对新生儿进行群体筛查可以达到早期诊断和治疗的目的。

（四）诊断和鉴别诊断

初生婴儿出现胃肠道症状、肝大和白内障等，应警惕此病。对新生儿行常规尿筛查（有无还原糖）。血糖水平低、凝血酶原含量少和蛋白尿等也有助于拟诊，直接检测红细胞中GPUT活性的Beutler试验。

本病与婴儿肝炎综合征的鉴别，后者在于肝功能损害明显，黄疸以直接胆红素升高为主。

（五）治疗

限制患儿乳类食物的摄入，改用豆浆、米粉等，开始摄食辅助食物以后，必须避免半乳糖和乳糖制品，这样可使病情得到明显的改善和恢复。

（牛国超）

第十三节　肝性脑病

肝性脑病（hepatic encephalopathy，HE）是由肝功能严重失调或障碍所致、以代谢紊乱为主要特征的中枢神经系统功能失调综合征。有肝功能失调或障碍（病史、临床表现和生化异常）的患者，出现神经、精神方面的异常，如意识障碍、行为失常和昏迷以及神经系统体征，在排除其他大脑或精神疾病后，即可诊断为肝性脑病。HE 的这些异常临床表现的程度和范围很广。过去采用“肝昏迷（hepatic coma）”，现在认为是 HE 程度相当严重的第四期，并不代表 HE 的全部。

一、发病机制

目前关于肝性脑病的一个共同概念是：在肝功能不正常和（或）存在门体静脉分流时，一些能对神经功能起重要作用、主要来自肠道的、正常情况下能被肝有效代谢的物质，未被肝解毒和清除，经侧支进入体循环，透过通透性改变了的血脑屏障而至脑部，在脑组织内增多，多层面地引起神经生化的改变，影响相应神经递质系统，从而导致神经功能紊乱。因此肝性脑病的病因可归结为各种原因导致的肝功能异常（代谢或分流），其发病是多种因素共同作用的结果，但确切的发病机制仍未完全清楚。

迄今对于解释肝性脑病发病机制提出的学说，大都集中在肝功能损害及分流、循环毒素和受到不同影响的脑内靶“器官”此 3 个环节。经典的氨中毒学说依然占有重要的位置，除了公认的干扰脑的能量代谢、影响神经递质以外，晚近对氨影响星形胶质细胞的功能等有了更多的研究，而且还发现，氨与其他假说或理论之间有密切的联系，如 γ-氨基丁酸/苯二氮䓬（GABA/BZ）复合受体学说等。

1. 氨中毒学说　氨代谢紊乱引起的氨中毒是 HE、特别是门体分流性脑病的重要发病机制。在严重肝疾病时，主要从肠道来源的氨生成和吸收增加，而过多的氨由于肝实质的严重损害不能充分通过鸟氨酸循环合成尿素来清除，且存在门体分流时，肠道的氨未经肝解毒而直接进入体循环，导致血氨增高，高含量的血氨能通过血脑屏障进入脑组织，产生对中枢神经系统的毒性。大脑对氨的去毒作用是通过与 α-酮戊二酸结合成谷氨酸、谷氨酸与氨结合成谷氨酰胺，在大量三磷腺苷（ATP）的供能条件下，消耗大量的辅酶等重要的代谢物质而实现的。过量消耗三羧酸循环中的重要中间产物——α 酮戊二酸则使大脑细胞的能量供应不足，不能维持正常功能。而大脑的重要兴奋性神经递质——谷氨酸的缺少则使大脑抑制增加。新近研究认为，氨的毒性还体现在它能直接作用于神经膜，干扰神经细胞的功能及其电活动，并干扰谷氨酸能神经途径。晚近认为，星形胶质细胞是氨神经毒性的主要靶细胞，形成了“星形细胞学说”。另外，通过 PET 研究发现 PSE 患者脑氨代谢率升高，氨从血中极易转移到脑中，因此即使血氨正常也会发生脑功能障碍，这可以部分解释血氨不高情况下发生 HE 以及降氨治疗不一定能完全达到预期目的的原因。还必须重视的是，血氨及其代谢的异常与其他发病机制有协同作用。

2. 星形细胞异常学说　该假说的提出是基于实验和病理学证据。星形细胞是肝性脑病中主要受影响的细胞，特征性变化是呈阿尔茨海默（Alzheimer）Ⅱ型改变，即体积增大，核变小且淡染，染色质向核膜周边分布，这种变化缘于细胞的肿胀。由于脑内缺乏鸟氨酸循环的酶，故脑内清除氨的主要途径依靠谷氨酰胺合成，而谷氨酰胺合成酶存在于星形细胞中，故谷氨酸氨基化生成谷氨酰胺的“解氨毒”作用完成于星形细胞。谷氨酸是脑内重要的兴奋性神经递质。谷氨酰胺是一种很强的细胞内渗透剂，其增加可导致脑细胞肿胀。研究发现脑脊液和脑中谷氨酰胺的含量和肝性脑病的程度有较好相关性。HE 时，超量的氨经谷氨酰胺合成酶的作用，不仅使具有活性的谷氨酸形成减少，还耗费了大量能量，并可导致谷氨酰胺的蓄积使胞内渗透压增加使细胞肿胀，肿胀的星形细胞的功能受损进一步影响氨的代谢，并可影响神经元有效摄入或释放细胞外离子和神经递质的能力，出现 HE 的表现。

3. GABA/BZ 受体学说　γ－氨基丁酸（gamma－aminobutyric acid，GABA）是哺乳动物大脑的主要抑制性神经递质。血浆中的 GABA 由谷氨酸经肠道细菌谷氨酸脱羧酶作用衍生而来，肝功能衰竭和门体分流时，一方面肝对 GABA 的清除明显降低，另一方面 GABA 可绕过肝直接进入体循环，导致血中 GABA 浓度增高。随着 GA－BA 穿过异常的血脑屏障摄取增加，脑脊液和脑组织的浓度也增加。另外还在部分患者或动物模型的血中和脑脊液中发现内源性苯二氮草类（benzodiazepines，BZ，弱安定类）物质，大脑突触后神经元膜面的 GABA 受体显著增多。这种受体不仅能与 GABA 结合，在受体表面的不同部位也能与巴比妥类（BARB）和 BZ 物质结合，故称为 GABA/BZ 复合受体或超级受体复合物。在肝功能严重受损时，这一复合受体与其三种配位体的结合位点的亲和性亦增高。无论 GABA、BARB 或 BZ 中任何一种与复合受体结合后，都能促进氯离子由神经元胞膜的离子通道进入突触后神经元的细胞质，使膜超极化，引起神经传导抑制。部分患者经 GABA 受体拮抗剂或 BZ 受体拮抗剂治疗后，症状有所减轻。有学者提出 GABA/BZ 与氨可协同引起 HE，晚近还有对于不同于中枢 GABA 相关的外周型 BZ 受体的作用的研究。未阐明的问题依然存在，包括内源性 BZ 类物质的来源、增加的 GABA 或 BZ 的程度与疾病的相关性等。因此，降低 HE 患者血氨浓度并显著减少已增加的 GABA 能神经张力为手段，来促使患者的中枢神经功能恢复到正常生理水平为目的的治疗方法有一定的依据，但也非完全有效。多种已知或未知的因素之间的相互作用可产生 HE 患者氨水平的不同、对 BZ 受体拮抗剂反应的不同、降氨处理效果的不同等现象。

4. 假性神经递质和氨基酸代谢失衡学说　主要与作为真性神经递质（包括去甲肾上腺素多巴胺等）前体的芳香族氨基酸代谢有关。由于肝解毒功能降低或门－体分流形成，肠道产生的胺类（苯乙胺和酪胺），在肝内清除发生障碍，致使两者在体循环中的浓度增高，大量的苯乙胺和酪胺透过血脑屏障进入脑内，在 β－羟化酶的作用下分别生成苯乙醇胺和鲱胺（β－多巴胺）。这两种物质在化学结构上与去甲肾上腺素和多巴胺十分相似，可被脑干网状结构中的肾上腺素能神经元摄取、贮存和释放，但其对突触后膜的生理效应很低，仅相当于去甲肾上腺素 1/10 左右，所以两者被称为假性神经递质，当其神经突触堆积至一定程度时，则排挤或取代正常神经递质，致使神经传导发生障碍。研究还发现，肝硬化失代偿患者血浆芳香族氨基酸（AAA，如苯丙氨酸、酪氨酸、色氨酸）增多而支链氨基酸（BCAA，如缬氨酸、亮氨酸、异亮氨酸）减少，两组氨基酸代谢呈不平衡现象。前组在肝中代谢分解，肝功能衰竭时分解减少，故血浓度增高。后组在骨骼肌而不在肝代谢分解，胰岛素有促使这类氨基酸进入肌肉的作用。肝功能衰竭时由于胰岛素在肝内的灭活作用降低，血浓度升高，因而促使支链氨基酸大量进入肌肉组织，故血浓度降低。最后使 BCAA/AAA 由正常的3∶1～3.5∶1降至1∶1或更低。上述两组氨基酸是在互相竞争和排斥中通过血脑屏障进入大脑的支链氨基酸减少，而芳香族氨基酸增多，使脑内假性神经递质增多而正常神经递质的合成减少，最终导致肝性脑病的发生。

5. 锰沉积或锰中毒假说　流行病学资料提示锰中毒和肝性脑病的锥体外系症状相似。肝是锰排泄的重要器官，当其功能受到影响或存在门体分流及胆汁排泄减少时均可使血锰浓度升高。通过 MRI 的 T_1 加权发现80%以上急性肝炎和肝硬化患者血浆中锰含量急剧增高，HE 患者大脑基底神经节中苍白球密度增高（部分高2～7倍），组织学证实为锰沉积而致，提示可能引起多巴胺功能紊乱。锰沉积除直接对脑组织造成损伤外，还影响5－HT、去甲肾上腺素和 GABA 等神经递质的功能，也造成星形细胞功能障碍，且与氨有协同作用。但血锰含量和肝性脑病的严重程度还没有持续可靠的相关性，这可能与锰的慢性沉积有关。磁共振成像改变是否为锰沉积的特异性表现，还有待更多的研究证实。清除锰对改善肝性脑病患者的症状和神经系统征象是否有效还未确定，需要进一步验证。

6. 其他学说　氨及硫醇等毒素和短链脂肪酸的协同毒性作用、5－羟色胺假说（氨基酸代谢失衡特殊类型）、最近10年有学者提出的幽门螺杆菌尿素酶作用的学说、阿片类物质、内毒素及肿瘤坏死因子、褪黑素、乙型肝炎病毒本身等，在 HE 发病机制中有所研究并可能与其他学说有协同作用。

二、诱因

HE 特别是 PSE，多有明显的诱因，它们通过促进毒素（主要为含氮物，如氨）的生成和进入体循环和脑组织加重肝功能的损伤；或改变脑组织对毒素的敏感性，增强毒素对神经系统的损伤，诱发肝性脑病的发生。这些因素实际也是 HE 预防及治疗中最重要的可控制因素。

1. 摄入过多的含氮物质　如含氮食物或药物，或上消化道出血（每100ml 血液约含20g 蛋白质）时，肠内产氨增多。

2. 低钾性碱中毒　进食少、呕吐、腹泻、利尿排钾、放腹水、继发性醛固酮增多症等均可导致低钾血症，H^+ 交换进入细胞且尿排出增加，导致代谢性碱中毒，使细胞外液中 NH_4^+ 减少，有利于 NH_3 透过血脑屏障进入脑细胞产生毒性作用。

3. 低血容量与缺氧　见于上消化道出血、大量放腹水、利尿等情况。休克与缺氧可导致肾前性氮质血症，使血氨增高。脑细胞缺氧可降低脑对氨毒的耐受性。

4. 便秘　使含氨类等有毒衍生物与结肠黏膜接触的时间延长，有利于毒物的吸收。

5. 感染　增加组织分解代谢从而增加产氨，缺氧和高热增加氨的毒性；感染和内毒素导致血清 TNF－α 水平增加，后者增加中枢神经系统内皮细胞中氨的弥散作用，增加脑中氨浓度。

6. 低血糖　低血糖时能量减少，脑内去氨活动停滞，毒性增加。

7. 药物　镇静、安眠药可直接抑制大脑和呼吸中枢，造成缺氧；且 BZ 类及巴比妥类药物均可激活 GABA/BZ 受体复合物而诱发 HE。

8. 其他　应激，如麻醉和手术增加肝、脑、肾的负担。

三、病理

急性肝衰竭所致的HE患者的脑部常无明显的解剖异常，但38% ~50%有脑水肿，可能是本症的继发性改变。慢性HE患者可能出现大脑和小脑灰质以及皮质下组织的原浆性星形细胞肥大和增多，病程较长者则大脑皮质变薄，神经元及神经纤维消失，皮质深部有片状坏死，甚至小脑和基底部也可累及。

四、临床表现

HE的临床表现往往因原有肝病的性质、肝细胞损害的轻重缓急以及诱因的不同而很不一致。A型HE与急性肝功能衰竭相关，可无明显诱因，患者在起病数日内即进入昏迷直至死亡，昏迷前可无前驱症状。C型HE与慢性肝衰竭和大量门体侧支循环所致，多见于肝硬化患者和（或）门腔分流手术后，以慢性反复发作性木僵与昏迷为突出表现，常有诱因，如进大量蛋白食物、上消化道出血、感染、放腹水、大量排钾利尿等。在肝硬化终末期所见的HE起病缓慢，昏迷逐渐加深，最后死亡。最常见的C型HE时，除了患者有性格、行为改变外，还常有肝功能严重受损的表现，如明显黄疸、出血倾向、肝臭和扑翼样震颤等，随着疾病的进展，有些患者可并发各种感染、肝肾综合征、脑水肿和心、肾、肺等主要脏器损害，导致低血压、少尿、呼吸衰竭、DIC、昏迷等相应的复杂临床表现。

为了观察脑病的动态变化，有利于早期诊断和处理及分析疗效，一般根据意识障碍程度、神经系统表现和脑电图改变，采用West Haven分法，将HE自轻度的精神改变到深昏迷分为四期：一期（前驱期）：轻度性格改变和行为失常，例如欣快激动或淡漠少言，衣冠不整或随地便溺。应答尚准确，但吐词不清且较缓慢。可见睡眠改变，多为昼夜倒错。扑翼样震颤（亦称肝震颤）（flappingtremor或asterixis）可引出。检查方法：嘱患者两臂平伸，肘关节固定，手掌向背侧伸展，手指分开，可见患者手向外侧偏斜，掌指关节、腕关节，甚至肘与肩关节的急促而不规则的扑翼样震颤。另外，嘱患者手紧握医生的手一分钟，医生能感到患者抖动。病理反射多阴性。患者脑电图多数正常。此期历时数日或数周，有时症状不明显，易被忽视。二期（昏迷前期）：以意识错乱、睡眠障碍、行为失常为主。前一期的症状加重，定向力和理解力均减退，对时间、地、人的概念混乱，不能完成简单的计算和智力构图（如搭积木、用火柴梗摆五角星等）。言语不清、书写障碍、举止反常也很常见。睡眠时间倒错明显，昼睡夜醒，甚至有幻觉、恐惧、狂躁，而被看成一般精神病。此期患者有明显神经体征，如腱反射亢进、肌张力增高、踝痉挛及阳性Babinski征等。此期扑翼样震颤存在，脑电图有特征性改变θ波。患者可出现不随意运动及运动失调，并有肝臭。三期（昏睡期）：以昏睡和精神错乱为主，各种神经体征持续或加重，大部分时间，患者呈昏睡状态，但可以被唤醒。醒时尚可应答问话，但常有神志不清和幻觉。扑翼样震颤仍可引出。肌张力增加，四肢被动运动常有抗力。锥体束征常呈阳性，脑电图有异常波形（θ波）。四期（昏迷期）：神志完全丧失，不能被唤醒。浅昏迷时，对痛刺激和不适体位尚有反应，腱反射和肌张力仍亢进；由于患者不能合作，扑翼样震颤无法引出。深昏迷时，各种反射消失，肌张力降低，瞳孔常散大，可出现阵发性咀嚼、踝阵挛和换气过度。脑电图明显异常（极慢的δ波）。以上各期的分界不很清楚，前后期临床表现可有重叠，病情发展或治疗好转时，程度可进级或退级。少数慢性HE患者由于中枢神经不同部位有器质性损害而出现智能减退、共济失调、锥体束征阳性或截瘫，这些表现可能暂时存在，也有可能成为永久性的。B 型 HE 少见，其临床症状的产生源自门体分流，故类似与 C 型，但无肝病的表现，或由其导致门体分流的本身疾病的特征。

轻微 HE 患者缺乏临床常规手段可检测的大脑功能失调，但具有可计量的智力检测和脑诱发电位的异常。

五、实验室和辅助检查

除了常规的肝功能损害、肾功能、电解质等的指标外，目前对肝性脑病常用的辅助检查方法包括氨的测定、脑电图、心理智能测验、神经生理测试和神经影像学检查等。

1. 血氨　正常人空腹静脉血氨为血清 6 ~ 35μmol/L，全血 40 ~ 70μg/dl，动脉血氨含量为静脉血氨的 0.5 ~ 2 倍。B 型和 C 型的症状性 HE 多半有血氨升高，但在急性肝衰竭所致的 A 型脑病，血氨多正常。曾有报道动脉血氨浓度和动脉血氨分压与 HE 的相关性更好，但进一步的研究显示，从临床角度来说这三者在的诊断和指导治疗方面的作用类似，而静脉血氨浓度的测定可操作性更强。

2. 脑电图（EEG）检查　早在生化异常或精神异常出现前，脑电图即已有异常。脑电图不仅有诊断价值，且有一定的预后意义。典型的改变为节律变慢，可采用电脑分析，主要出现散在的或普遍性每秒 4 ~ 7 次的 θ 波，有的也出现每秒 1 ~ 3 次的 α 波。随着意识障碍加深两侧同时出现对称的高波幅的 δ 波及三相波。对于 MHE 和 Ⅰ 级 HE 脑电图改变特异性变化不强，但在排除其他可能原因，如低血糖、尿毒症、呼吸衰竭、维生素 B_{12} 缺乏等之后仍具有一定的诊断意义和鉴别意义。

3. 神经生理测试　主要是各种诱发电位（EP）的测定。根据刺激的感官不同分为视觉诱发电位（VEP）、脑干听觉诱发电位（BAEP）、躯体感觉诱发电位（SSEP）和事件相关电位（ERPs）P300，被认为对 MHE 的筛选、诊断、疗效观察等方面优于常规 EEG 检查，其中以 BAEP、SSEP、P300 价值较大。与心理智能测试相比，神经生理检查更客观，且不受年龄和教育的影响，但其缺点是检测需要复杂仪器。最近研究认为，VEP 检查在不同人、不同时期变化太大，缺乏特异性和敏感性，不如简单的心理或智力测试有效。

4. 心理智能测试　使用各种心理智能测验以测试患者在认知或精确运动方面的细微改变，如 Weschsler 成人智力量表。WCOG 工作小组推荐的主要有 4 种：数字连接试验 NCT - A、NCT - B、数字 - 符号试验和木块图试验，另外还有线追踪试验（LTT）和系列打点试验（SDT）。这几种方法相对简便、易行、价廉，但单独应用时敏感性低，应至少采用两种或以上的方法。在分析结果时还要注意年龄、性别、职业、教育和文化程度差异的影响。其他的测试方法还有计算机辅助神经心理测试等，后者不受上述因素的影响。智力测验对于诊断早期 HE 包括 MHE 最有用，对Ⅱ级以上 HE 不适用。

5. 影像学检查　除了有助于排除其他原因的脑病以外，近年在开发相伴的功能性检查方面有很大进步。CT 检查可发现急性 HE 患者有脑水肿，慢性 HE 患者多有不同程度的脑萎缩。MRI 研究表明 80% 以上的 PSE 有不同程度的脑萎缩，45.5% MHE 亦有脑萎缩。大多数肝硬化患者可出现双侧苍白球及壳核对称的 T_1 加权信号增强，提示可能与顺磁性物质锰在基底神经节的沉积有关。使用质子（H1）磁共振波谱分析（MRS）检测慢性肝病患者发现脑部的代谢改变，包括谷氨酸或谷氨酰胺增加、肌醇与胆碱减少。谷氨酰胺可作为光谱分析的标志信号，这种改变比神经心理学检查更敏感，但 MRS 与 HE 的分级的相关性仍有待进一步研究。正电子发射断层摄影（PET）能采用不同的示踪剂可反映脑内不同的生理生化过程，但其价格昂贵，且花费时间，不宜作为首选检查。

6. 其他 脑脊液检查可示谷氨酰胺、谷氨酸和氨的浓度升高，目前少做；血浆氨基酸分析也因较烦琐而在临床应用得不多。临界视觉闪烁频率（CFF）检测测定患者视觉功能的变化、判定视网膜胶质细胞的病变，间接反映大脑胶质星形细胞肿胀（AlzheimerⅡ型）和神经传导功能障碍，初步研究结果发现是发现和监测 HE 的一项敏感、简单而可靠的指标，可对症状性 HE 进行定量诊断，可用于发现 MHE 及监测。CFF 不受受试者文化程度、年龄、职业等因素的影响，但易受兴奋剂或镇静剂及疲劳等因素的干扰。

六、诊断与鉴别诊断

根据 HE 的定义，症状性 HE 的主要诊断依据为：①有严重肝病史和（或）广泛门体侧支循环分流；②出现精神紊乱、昏睡或昏迷；③有常见的诱因；④存在明显肝功能损害或血氨增高。扑翼样震颤和典型的脑电图或诱发电位的改变有重要参考价值。并可根据患者意识障碍程度、神经系统表现和脑电图改变将 HE 作Ⅰ~Ⅳ期的严重程度区别。以精神症状为唯一突出表现的 HE 易被误诊为精神病，因此凡遇精神错乱患者，应警惕 HE 的可能性。肝性昏迷还应与可引起昏迷的其他疾病，如代谢性（糖尿病、低血糖、糖尿病酸中毒、Wilson 病）、缺氧、高/低钠血症、尿毒症、颅内损伤/创伤、脑血管意外（颅内出血、硬膜下和硬膜外血肿）、脑部肿瘤或感染、癫痫、中毒、酒精相关性、某些药物（镇静剂、催眠药、麻醉剂等）、特殊的营养缺乏（维生素 B_1）等相鉴别。进一步追问肝病病史，检查肝脾大小、肝功能、血氨、相关影像学、脑电图等项有助于诊断和鉴别诊断。

诊断 MHE 的前提是除外症状性 HE。对于高危人群，WCOG 工作小组推荐至少采用 NCT－A、NCT－B、数字一符号试验和木块图试验中的 2 种，标准试验组合包括 NCT（A 和 B）、线追踪试验（LTT）和系列打点试验（SDT）。对上述神经智能测试筛选正常者可进一步进行神经生理测试，如 P300 听觉诱发电位、EEG 平均优势频率等。两种测试或之一异常者可诊断为 MHE。有条件的，还可尝试磁共振波谱（MRS）和临界视觉闪烁频率（CFF）等检查。

七、治疗

HE 目前尚无特效疗法，针对其发病机制和相关的学说，治疗应采取综合措施，一般包括以下几方面：支持治疗，维持内环境稳定；病因治疗；鉴别并去除诱因；减少肠源性毒物生成及吸收；促进体内毒物尤其是氨的清除；调节神经递质的平衡。

1. 病因治疗 对 A 型 HE 患者，采取综合治疗措施（如抗病毒治疗、促进肝细胞再生等）治疗急性肝衰竭；对 B 型 HE 患者或 C 型某些与门体分流相关的自发型 HE 患者，临床上可用介入治疗技术或手术阻断门－体侧支循环，以降低 HE 的复发率；C 型 HE 患者，病因治疗的重点是肝移植，包括原位肝移植和肝细胞移植，目前的外科和免疫抑制技术的发展使肝移植得以广泛开展。因此，对于有适应证的患者，肝移植是 HE 的最理想和最根本的治疗。如何选择手术适应证和把握手术时机对移植后的长期存活甚为重要。肝移植后一年生存率为 65%。

2. 消除诱因　必须及时控制感染和上消化道出血并清除积血，避免快速和大量的排钾利尿和放腹水。注意纠正水、电解质和酸碱平衡失调。缓解便秘，并控制使用麻醉、止痛、安眠、镇静等药物。当患者狂躁不安或有抽搐时，禁用吗啡及其衍生物、水合氯醛、哌替啶及速效巴比妥类。必要时可减量使用（常量的1/2或1/3）地西泮（安定）、东莨菪碱，并减少给药次数。异丙嗪、氯苯那敏（扑尔敏）等抗组胺药有时可作为安定药代用。

3. 支持治疗　维持内环境稳定。

（1）营养治疗：重点不在于限制蛋白质的摄入，其主要目的在于促进机体的合成代谢，抑制分解代谢，保持正氮平衡。为减少氨的来源，传统上建议肝性脑病患者应限制蛋白质的摄入，尤其是重症患者，应停止所有蛋白质的摄入，应随病情好转逐渐增加蛋白质的摄入量直至临床耐受的最大限度。目前这个建议已受到质疑。因为大多数肝硬化患者存在营养不良，长时间限制蛋白饮食会加重营养不良的严重程度。且负氮平衡会增加骨骼肌的动员，反而可能使血氨含量增高。最近的研究显示，与限制蛋白质的摄入相比，正常摄入蛋白1.2g/(kg·d）是安全的，对血氨和肝性脑病的恢复没有负面影响。在摄入蛋白质的问题上应把握以下原则：①急性期首日患者禁蛋白饮食，给以葡萄糖保证供应能量，昏迷不能进食者可经鼻胃管供食，但短期（4d）禁食不必要；②慢性肝性脑病患者无禁食必要；③蛋白质摄入量为1~1.5g/（kg·d）；④口服或静脉使用支链氨基酸制剂，可调整AAA/BCAA比值；⑤蛋白质加双糖饮食可增强机体对蛋白质的耐受；⑥植物和奶制品蛋白优于动物蛋白，前者含甲硫氨酸、芳香族氨基酸较少，含支链氨基酸较多，还可提供纤维素，有利于维护结肠的正常菌群及酸化肠道。以上观点值得进一步验证。

（2）其他支持治疗：维持水电解质及酸碱平衡，保证每日进出水量的平衡，保证糖类和维生素的供应；积极纠正低钾血症、高钾血症、低钠血症、低钙血症、低镁血症及代谢性碱中毒；加强基础治疗，控制并发症、酌情输注鲜血血浆或白蛋白，提高血浆胶体渗透压；积极治疗低氧血症和脑水肿；预防和治疗出血和细菌感染。

4. 减少肠内毒物的生成和吸收

（1）灌肠或导泻：清除肠内积食、积血或其他含氮物质，可用生理盐水或弱酸性溶液（如稀醋酸液）灌肠，或口服或鼻饲25%硫酸镁30~60ml导泻。对急性门体分流性脑病昏迷者用乳果糖500ml加水500ml灌肠作为首选治疗，已为国内外公认。其他可用的药物包括乳梨醇、甘露醇、大黄等。

（2）抑制肠道细菌生长：可使用一些不吸收的口服抗生素，如新霉素、卡那霉素、甲硝唑或替硝唑、氟喹诺酮类等，但长期使用必须注意它们的不良反应。近年来对利福昔明治疗肝性脑病做了多项研究，利福昔明是1种口服后肠道吸收极少的广谱抗生素（利福平的衍生物），多中心随机双盲对照临床研究结果显示其对肝性脑病有良好的疗效，具有耐受性好、起效快等优点。可作为Ⅰ~Ⅲ度肝性脑病的辅助治疗，推荐剂量是1 200mg/d。

（3）乳果糖：等双糖乳果糖在结肠内被乳酸菌、厌氧菌等分解为乳酸和醋酸，降低结肠pH，使肠腔呈酸性，从而减少氨的形成与吸收；其轻泻作用有助于肠内含氮毒性物质的排出；肠道酸化后，促进乳酸杆菌等有益菌大量繁殖，抑制产氨细菌生长，氨生成减少。日剂量30~100ml，每日3~4次口服，也可鼻饲。从小剂量开始，以调节到每日排粪2~3次，粪pH5~6为宜。乳果糖无毒性，常见副作用为饱胀，有时出现腹痛、恶心、呕吐等。乳梨醇（β－半乳糖山梨醇）也是一种类似的双糖，其作用与乳果糖相同。对改善HE的效果与乳果糖相同，但乳梨醇甜度低、口感好，腹胀、腹痛等不良反应也比乳果糖少，甜味较轻，更易接受，可制成片剂或糖浆剂，易保存，剂量为 30～45g/d，分 3 次口服。对忌用新霉素或需长期治疗的患者，乳果糖或乳山梨醇为首进药物。

（4）含有双歧杆菌、乳酸杆菌等的微生态制剂：可起到维护肠道正常菌群，抑制有害菌群、减少毒素吸收的作用。

（5）根除幽门螺杆菌（Hp）：治疗以及尿素酶抑制剂（乙酰羟酰胺、辛酰羟酰胺或烟酰羟酰胺等）可特异地抑制肠内各种尿素酶，包括 Hp 的尿素酶，减少氨的形成，但 Hp 对 HE 发生的贡献及根除治疗的价值仍需进一步研究。

5. 促进氨的转化和代谢　临床上常用的有谷氨酸钠、谷氨酸钾、门冬氨酸钾镁及盐酸精氨酸，但均为经验用药，其确切疗效仍有争议。目前有效的降氨药物有：①L－鸟氨酸－L－天门冬氨酸（OA），近年来用于临床处理的有效、安全的药物。OA 中的鸟氨酸能增加氨基甲酰磷酸合成酶和鸟氨酸氨基甲酰转移酶活性，其本身也是鸟氨酸循环的重要素质，可促进尿素合成。天门冬氨酸可促进谷氨酰胺合成酶的活性，促进脑、肝肾的利用和消耗氨以合成谷氨酸和谷氨酰胺而降低血氨，减轻脑水肿。每日静脉滴注 20g，能显著降低 HE 患者血氨；②L－卡尼汀（L－carnitine），是广泛存在于机体内的 1 种特殊氨基酸，是人体长链脂肪酸代谢产生能量必需的一种物质，近几年临床试验证实有降低肝硬化患者血氨和改善肝性脑病的作用，可试用。

6. 调节神经递质、改善神经传导

（1）GABA/BZ 复合受体拮抗剂：中枢性 BZ 受体拮抗剂氟马西尼（flumazenil），已试验性用于临床，临床和脑电图反应率不同。国内对 7 个和国外对 13 个临床试验的 meta 分析发现，氟马西尼治疗的有效性集中在肝硬化合并急性肝性脑病的患者，可一过性的改善临床症状并使脑电图趋向正常。但各组报道的应用剂量有较大的幅度，用药方法也不尽相同，加之氟马西尼的半衰期很短，不能降低 HE 的病死率，临床工作中也不作推荐。

（2）支链氨基酸：口服或静脉输注以支链氨基酸为主的氨基酸混合液，在理论上可纠正氨基酸代谢的不平衡，减少大脑中假性神经递质的形成，但对门体分流性脑病的疗效尚有争议，现在已经不提倡作为此目的的使用。另外，供给肌肉支链氨基酸也减少了肌蛋白分解，有利于氨的代谢。支链氨基酸比一般食用蛋白质的致昏迷作用较小，如患者不能耐受蛋白食物，摄入足量富含支链氨基酸的混合液对恢复患者的正氮平衡是有效和安全的。

（3）其他：如多巴胺能物质，包括溴隐亭和左旋多巴，阿片类受体纳洛酮等，试验性疗效不肯定，也不作临床推荐。

7. 人工肝支持治疗　主要用于 A 型患者，也可用于临床表现较重急的 C 型患者，目的在于清除血液中的氨和其他毒性物质，提供正常的由肝合成的物质（如蛋白质及凝血因子），纠正水电解质紊乱及酸碱平衡失调，它还能提供肝细胞再生的条件和时间，也是等待肝移植患者的过渡疗法。临床上有多种方式可供选择，如血浆置换、血液透析、血液灌流、分子吸附再循环系统（MARS）以及生物人工肝等。MARS 是一种新的人工肝支持系统，其可以清除血浆白蛋白结合毒素。不同情况下的肝性脑病患者都可以使用，是一种有效的肝性脑病治疗措施，尤其是对于那些经传统治疗效果不佳的患者。生物型人工肝是含有猪肝细胞、人肝细胞等的人工肝，已经运用于肝性脑病的治疗，尤其是急性肝衰竭，可有效降低颅内压，减轻脑水肿，并可作为肝移植的过渡疗法。

8. 其他治疗

(1) 促使肝细胞再生：如使用从幼年动物肝提取的促肝细胞生长素（PHGF）治疗急性重症肝炎及其引起的HE。

(2) 抗病毒治疗：主要适用于肝炎病毒感染导致肝功能衰竭的早期。

(3) 介入疗法或直接手术：永久性地或暂时地堵塞门体分流管道或缩小管径以减少分流。

(4) 其他：高压氧治疗、锰螯合剂依地酸钙二钠等尚无明确依据。

9. 对MHE的预防和治疗　关键要增强对MHE重要性的认识，对高危人群及早进行筛查，早期预防和治疗。对从事潜在危险性工作的MHE患者要进行教育。

八、预后

HE的预后主要取决于肝细胞衰竭的程度。诱因明确且容易消除者（如出血、缺钾等）的预后较好。肝功能较好，作过分流手术，由于进食高蛋白而引起的门体分流性脑病预后较好。有腹水、黄疸、出血倾向的患者提示肝功能很差，其预后也差。暴发性肝衰竭所致的HE预后最差。

九、预防

积极防治肝病。肝病患者应避免一切诱发HE的因素。临床医生应重视指导肝硬化患者合理饮食，严密观察肝病患者，及时发现HE的前驱期和昏迷前期的表现并进行适当的治疗。对已发生的HE，在去除诱因的基础上首先选用药物治疗。存在门体分流的患者，若对所有药物均无效，反复发生HE，可根据患者情况及医院条件选用门体分流栓塞术。对于符合肝移植指征，且无手术禁忌证的HE患者，可行肝移植。

（牛国超）

第十四节　门脉高压症

门脉系统血流受阻和（或）血流量增加，导致门脉及其属支静水压升高，称为门脉高压症（portal hypertenstion，PHT）。正常门静脉压力一般为0.67～1.33kPa，门静脉压超过1.33～1.60kPa称为门静脉高压症。

一、诊断

（一）病史采集

1. 起病情况　多数起病缓慢，也有以上消化道出血和肝性脑病等并发症表现急性起病。

2. 主要临床表现

(1) 门－体侧支循环：最主要的是食管胃底静脉曲张，是肝硬化上消化道出血的主要原因；其次是直肠静脉丛形成痔核，痔核破裂可导致便血和慢性失血性贫血。

(2) 脾肿大和脾功能亢进：脾大是本病的主要临床表现之一，有时是临床最早发现的体征。但脾大小与门静脉高压的高低无明显的关系。由于脾内大量储血，脾内血流减慢，血细胞被单核－巨噬细胞吞噬，可出现血细胞减少。

（3）腹水：是门脉高压常见的表现，有些患者可出现肝性胸水。

（4）门静脉高压性胃肠血管病：是长期门脉高压所致胃肠黏膜血管病变，其发病部位依次为胃、小肠、大肠和直肠。病理改变为胃肠道微循环障碍、黏膜缺血。诊断主要依靠内镜。

（5）肝性脑病：门体侧支循环可使血氨增高，产生慢性肝性脑病。

3. 既往病史　有病毒性肝炎、血吸虫病、酒精性、药物性肝病、代谢性肝病，以及腹水、黄疸，肝性脑病史常可有助诊断。

（二）体格检查要点

可有脾大和腹水的体征，如有腹壁静脉曲张，应注意血流回流方向，正常为脐上往上，脐下往下。如脐下往上说明下腔静脉阻塞。

（三）继续检查项目

1. 实验室检查　血常规检查可呈全血细胞减少。肝功能检查白蛋白下降，球蛋白增高，白/球比例倒置。肝硬化活动期，转氨酶和胆红素常增高，凝血酶原时间延长。

2. 超声扫描　可发现脾大及扩大的门静脉、脾静脉、胃底静脉及其他侧支循环，以及腹水、门静脉海绵样变、门静脉血栓等。

3. 内镜和 X 线钡剂检查　内镜诊断食管胃底静脉曲张优于食管吞钡，可判断范围、大小、有无红色征。

4. CT 检查　可显示肝大小、形态、边缘，脾大小及侧支循环情况，特别是孤立性胃底静脉曲张。

5. 门静脉造影　有经脾门静脉造影、经皮肝穿刺门脉造影，可显示门静脉高压的血流动力学变化。

6. 门脉血流动力学测定　肝静脉嵌入压及其静脉血流量测定，以及经胃镜测定食管曲张静脉压力。

（四）诊断要点

1. 门静脉高压症的确立　门静脉高压症的三大临床表现：脾大、腹水、侧支循环的建立和开放，特别是侧支循环开放的证据。

2. 门静脉高压症的病因　应根据患者的病史及临床表现，进行必要的实验室及辅助检查。80% 的门静脉高压是由肝硬化引起，在我国多为乙型病毒性肝炎肝硬化，但也应注意门脉高压症的其他原因。按门静脉高压发生部位可分为肝前型、肝内型和肝后型。

3. 门静脉高压症的程度及食管静脉曲张出血的危险性　可通过为胃镜检查、肝静脉压力梯度测量、门静脉系统血流动力学及彩色多普勒检查，以及肝功能检查来评估。

（五）鉴别诊断要点

1. 与脾大疾病鉴别　如慢性血吸虫病、疟疾、溶血性贫血、淋巴瘤、白血病、特发性血小板减少性紫癜、风湿性疾病等。

2. 与腹水为主要表现疾病鉴别　须与心源性、肾性、营养不良性、癌性及腹膜、妇科疾病等所致腹水鉴别，除腹水检查外，还需根据病史体征作其他相关检查。

3. 与上消化道出血疾病鉴别　如消化道溃疡、胃癌、食管癌等鉴别。

二、治疗

（一）治疗原则

门脉高压症病治疗大多相当困难，急性出血时止血及预防食管静脉曲张首次及再次出血以及针对其他并发症治疗是治疗主要目的。

（二）治疗计划

1. 急性出血期治疗

（1）非手术治疗：根据出血情况积极补充血容量，但注意避免输血和输液量过多或速度过快，以免短期内门脉压增高引起复发出血。尽早行急诊胃镜检查明确出血原因及部位，门脉高压急性上消化道出血的主要原因是食管静脉曲张破裂，但也可来自消化性溃疡、门脉高压性胃病，均应给予降门脉压治疗。此外静脉应用抑制胃酸分泌的药物，如 H_2 受体阻滞剂、质子泵抑制剂等，以控制胃黏膜糜烂及出血。

1）药物治疗：a. 生长抑素：可减少内脏血流量、降低门脉压，不良反应少。天然生长抑素（思他宁）首先缓慢静注 250μg，然后以每小时 250μg 持续静滴，维持 5d。人工合成生长抑素（善宁）首先缓慢静注 0.1mg，然后以每小时 25～50μg 速度持续静滴，维持 5d。b. 垂体后叶素：直接收缩内脏血管床的小动脉和毛细血管前括约肌，使内脏循环血容量减少，门脉血流量减少，减少侧支循环血流量。用法 0.2～0.4 单位/分钟持续静滴，与硝酸甘油联用，可有效克服相互不良反应，加强降门脉压作用。三甘氨酰赖氨酸加压素效果优于垂体后叶素，不良反应少，但价格昂贵。

2）内镜下硬化剂注射或套扎治疗：此方法相对简单、安全，肝功能不良的患者也能用此法治疗，应作为食管静脉曲张出血治疗的首选方法。注射方法有静脉旁、静脉内注射及上述两者混合法，常用硬化剂有鱼肝油酸钠、乙氧硬化醇。硬化治疗的主要并发症有食管狭窄、溃疡形成、发热和胸腔积液，有时尚可发生异位栓塞如肺、肾栓塞。内镜下曲张静脉套扎术技术和设备要求高，但更加方便和安全，目前已广泛应用。

3）三腔二囊管：一般不作为首选措施，往往作为手术和内镜治疗前的一种临时止血措施。

4）经颈静脉肝内门体分流术：本方法技术要求高，价格昂贵，且存在肝性脑病及支架易堵塞等问题，目前已较少开展。

（2）手术治疗：大出血时有效循环血量减少，肝血流量减少，可导致肝功能进一步损害，患者对急症手术的耐受性低，应尽量选用非手术治疗法，如仍不能止血可作食管胃底静脉缝扎术或门奇静脉断流术，术后择期行脾切除加门奇静脉断流或分流术。

2. 非止血期的治疗

（1）降门脉压药物：主要有两类：血管收缩药和血管扩张药。缩血管药可减少门脉血流量，常用的非选择性 β－受体阻滞剂普萘洛尔；从小剂量开始，要求心率不低于 60 次/分，切忌突然停药。扩血管药可降低门脉系统血管阻力，常用的有哌唑嗪、可乐定、硝酸酯类、钙通道拮抗剂等。普萘洛尔加单硝酸异山梨酯可预防食管静脉曲张首次及再次出血，并可减少彼此不良反应。利尿药可通过降低有效血容量，反射性引起内脏血管收缩，从而降低门静脉压。

（2）内镜治疗：对重度食管静脉曲张并有红色征者可选择内镜下套扎和（或）硬化剂注射以预防首次出血。

（3）手术治疗：对肝功能良好，存在脾功能亢进及食管静脉曲张严重者可考虑行脾切除加门奇断流术。

（4）介入治疗：如脾功能亢进明显，还可考虑经股动脉插管脾动脉栓塞治疗，也可行经皮经肝胃左静脉栓塞术（PTO）。

三、介入治疗

（一）经颈静脉肝内门体静脉分流术

经颈静脉肝内门体静脉分流术（transjugular intrahepatic portal - systemicstenting shunt，TIPSS）是近十余年来逐步成熟的用于治疗肝硬化门脉高压症的一项介入治疗技术。它集穿刺、血管成形、支架植入等多项介入技术为一体。是最具代表性的综合介入放射学技术。TIPSS 的发明源于一个偶然的机会，美国学者 Rosch 在经颈门静脉行胆管造影时，误刺入门静脉而想到这是一种治疗门静脉高压的方法。而球囊导管和金属支架的出现为这项技术的临床应用和推广，提供了方便条件。

TIPSS 的基本原理：采用特殊介入治疗器材，在 X 线透视导引下，经颈静脉入路，在肝内建立一个肝静脉与门静脉之间的人工分流通道，使部分门静脉血流直接分流入下腔静脉，从而使门静脉压力降低，控制和预防食管胃底静脉曲张破裂出血，促进腹水吸收。TIPSS 技术在 20 世纪 80 年代初应用于临床，至 90 年代技术日臻完善，疗效肯定，但至今尚未根本性地解决分流道再狭窄的问题。

1. 适应证与禁忌证

（1）适应证

1）难以控制的食管、胃底静脉曲张破裂出血。

2）食管、胃底静脉曲张破裂出血经内镜治疗后复发。

3）门脉高压性胃病。

4）顽固性腹水。

5）肝性胸水。

6）布 - 加氏综合征（Budd - chiari's Syndrome）。

（2）禁忌证

TIPSS 技术无绝对禁忌证，但下述情况因易引起并发症而作为相对禁忌证。

1）右心或左心压力升高。

2）心功能衰竭或心脏瓣膜功能衰竭。

3）肝功能进行性衰竭。

4）重度或难以纠正的肝性脑病。

5）难以控制的全身感染或败血症。

6）难以解除的胆道梗阻。

7）肝脏多囊性病变。

8）肝原发或转移性恶性肿瘤范围巨大。

9）重度或难以纠正的凝血功能障碍。

2. 治疗方法

（1）择期患者术前准备

1）心肺肝肾功能检查，功能不全者予以纠正。

2）凝血时间检查，不良者予以纠正。

3）血常规检查，失血性贫血者予以纠正。

4）肝脏彩色超声检查，增强 CT 及三维重建，或 MRI 检查，必要时可先行间接门脉造影。重点了解肝静脉与门静脉是否闭塞，两者空间关系以及拟建分流道路径情况。门脉分支的拟穿刺部位如无肝实质包裹则不能行该手术。

5）术前 3d 预防性应用抗生素及做肠道清洁准备。

6）术前 2d 低蛋白饮食，避免应用含氨浓度高的血制品。

7）穿刺部位备皮。

8）术前 1d 做好碘过敏试验。

9）术前 6h 禁食水。

10）向患者本人及家属说明手术目的、方法和可能出现的各种并发症并签署患者知情同意书。同时强调术后长期保肝、抗凝治疗的必要性，以及随访和分流道再次介入手术修正的重要性。

11）术前给予镇静，必要时可给予止痛处理。

（2）急诊患者术前准备：急诊患者应尽可能完成择期患者的术前准备，尤应行急诊 CT 以明确肝脏及门脉血管情况可否行 TIPSS，并于术中行间接门脉造影，以确定穿刺角度、方位。

（3）器材及药品准备

1）门脉穿刺系统：如 RUPS 100（Cook 公司）和 RTPS 100（Cook 公司）肝穿装置。

2）球囊导管：如直径 8 ~ 12mm。

3）管腔内支架：如目前主张选择直径 8 ~ 10mm 的激光切割或编织式钛合金自膨式支架。

4）造影导管等：0.035 英寸（1 英寸 = 2.54cm）的超滑导丝，超硬导丝，穿刺针，导管鞘等常规器材。

5）术中用药：局麻药，常用 1% 普鲁卡因或 2% 利多卡因。抗凝剂，常用肝素。对比剂，离子型或非离子型对比剂。止痛镇静剂。

（4）主要操作步骤与方法

1）颈内静脉穿刺术：患者仰卧，头偏向左侧或右侧。以右或左侧胸锁乳突肌中点的外缘即胸锁乳突肌三角区的头侧角为中心，行常规皮肤的消毒和局部麻醉。在拟穿刺点皮肤横切口 3mm 后，充分扩张皮下通道，采用静脉穿刺针呈负压状态进针，行颈内静脉穿刺术。穿刺针成 45° 角进针，针尖指向同侧乳头方向，进针深度约 3 ~ 5cm。穿刺成功后，将导丝送入下腔静脉，并用 10 ~ 12F 扩张鞘扩张局部穿刺通道；引入静脉长鞘，通过导丝及肝静脉管选择性插入肝静脉，一般选择右肝静脉进行测压、造影，在少数情况下，选择左或中肝静脉具有优势。

2）经肝静脉门静脉穿刺术：当静脉长鞘送入靶肝静脉后，根据造影确定门脉穿刺点，一般选择距肝静脉开口 2cm 左右的静脉点，此点向前距门脉右干约 1.5cm，向下距门脉右干 2 ~ 3cm；少数肝硬化后严重肝萎缩或大量腹水的患者，应适时选择更高或更低的位置。根据门静脉穿刺针柄部方向调节器的指引穿刺针方向和深浅度进行门脉穿刺。当穿入肝内门脉1级或2级分支后，将导丝引入门脉主干，将5F穿刺针外套管沿导丝送入门脉，置换超硬导丝，沿导丝将肝穿刺装置插入门脉主干后，保留带标记长鞘导管，经此导管插入带侧孔造影导管行门脉造影及压力测定。

3）肝内分流道开通术：门脉造影后，将超硬导丝送入肠系膜上静脉或脾静脉，沿该导丝置换球囊导管行分流道开通术，分别充分扩张门静脉入口、肝实质段、肝静脉出口。

4）管腔内支架植入术：分流遭并通后，沿导丝将装有管腔内支架的输送器送入分流道，精确定位后释放，一般推荐选用直径8～10mm，长度60～80mm的自扩式金属内支架。

5）食管下段胃底静脉硬化栓塞术：肝内分流道建立后，对胃冠状静脉、胃短静脉及所属食管、胃底静脉血流仍然较明显或有活动性出血患者，可同时行此项治疗。其步骤为：经TIPSS入路送入单弯导管，根据门脉造影情况，将导管插入胃冠状静脉等侧支血管，经导管注入硬化栓塞剂。常用硬化剂推荐5%鱼肝油酸钠和（或）无水乙醇；栓塞剂推荐钢圈、明胶海绵或聚乙烯醇颗粒。

3. 并发症的预防与处理

（1）心包填塞：为TIPSS操作时器械损伤右心房所致。术中应谨慎操作，避免动作粗暴。如发生应紧急做心包引流或心包修补术。

（2）腹腔内出血：术前充分研究肝静脉、门脉立体关系，减少盲穿次数。有条件者在超声指引下穿刺，推荐术中经肝静脉 CO_2 造影显示门脉系统的方法。若术中患者出现急性失血性休克表现，应及时行肝动脉造影，明确有无肝动脉损伤，必要时应行肝动脉栓塞术止血。若为门脉损伤导致的腹腔内出血，往往比较凶险，患者可很快出现失血性休克表现，在抗休克的同时行外科门脉修补术。

（3）胆系损伤：穿刺损伤肝内胆管或分流道阻塞了肝内胆管，术后可出现胆系出血或梗阻性黄疸，发生率较低，对症处理多可缓解。

（4）术后感染：以胆系及肺部感染多，强调围手术期抗生素的应用。

（5）肝性脑病：术前肝功能储备的评估是预防肝性脑病的关键，分流量的控制和充分的肠道准备是围手术期的重要环节，辅以保肝降氨治疗。

4. 疗效判定

（1）TIPSS技术成功的标准：一般认为TIPSS建立以后门脉压力与肝静脉压力梯度低于2.66kPa，静脉曲张消失，是TIPSS成功的客观标准。

（2）临床成功的标准：包括：出血立即停止和随访未发生出血。技术成功标准肝内分流道成功建立，管腔内支架释放准确，展开程度达到目的要求，分流道通畅。

5. 随访与预后　TIPSS近期止血效果虽确切，但中远期效果并不理想。TIPSS主要存在以下两个方面的问题：①肝性脑病；②分流道狭窄；术后半年狭窄率为20%～30%，1年为40.5%～55%，再狭窄的发生率随时间延长呈增加趋势，但主要发生在术后1年内。其分流道狭窄或闭塞的机理不完全清楚，一般认为，早期（3个月内）与内支架留置不当和术后抗凝不足有关，中、远期主要与支架内的假性内膜过度增生有关。尽管早、中期分流道再狭窄发生率较高，但本项技术可重复性操作较强，90%左右的患者可通过溶栓、球囊扩张或内支架置入获得再通，能保持中长期的有效分流，从一定程度上解决了TIPSS中远期疗效不佳的问题。因此，TIPSS仍是食管胃底静脉脉曲张破裂大出血的有效止血方法，随着技术的不断进步和研究的深入，相信 TIPSS 有着更加光明的前景。

6. 注意事项

（1）术中注意事项

1）颈内静脉穿刺：应选择三角区的顶角或颈动脉搏动外侧 2 ~ 5mm 处作为穿刺点，并负压进针。注意回血颜色以区别于动脉；穿刺不宜过低，以免引起气胸；有条件者可在超声指引下穿刺，必要时也可术中经股静脉植入导丝于颈内静脉内作为穿刺指引。

2）肝内穿刺：入门脉后，试推对比剂“冒烟”，观察有无门脉显示及显示哪些结构，以判断入门脉的部位。一般选择门静脉分叉部偏右侧主干 1 ~ 2cm 处，若门脉左右干均显影，可疑穿刺入分叉部或分叉下门脉，应特别小心肝外分流所致的出血；注意与肝静脉和肝动脉的鉴别，密切注意有无对比剂外溢。

3）球囊：其有效长度以 4 ~ 6cm 为宜，推荐选用长度在 4cm 以下的超薄高压球囊；球囊的直径可根据门脉的自然分流量（侧支循环的多少）确定，一般选择 8 ~ 12mm，必要时选用 6mm 直径的小球囊作预扩张。球囊扩张完成后，抽空球囊但勿急于撤出，密切观察患者血压和脉搏变化；如发生肝外门脉撕裂引起大出血，则可充盈球囊止血以争取手术时间。

4）管腔内支架：所选管腔内支架的管径应与扩张分流道所用的球囊导管直径一致或略大 1 ~ 2mm；支架应伸入门脉内 1 ~ 2mm；伸入肝静脉内可略长或覆盖肝静脉。

5）硬化栓塞剂：导管插入胃冠状静脉后，应先行造影观察，并充分了解血流状态和方向再注入硬化栓塞剂。注入硬化剂的量一般为 10 ~ 15ml，若发现有反流或血管“铸型”应立即停止注射，以防止硬化剂反流入门脉导致门脉系统栓塞。

（2）术后注意事项

1）注意患者生命体征，发现异常及时对症处理。

2）常规应用广谱抗生素以预防感染。

3）注意肝肾功能变化，加强保肝及水化保肾治疗。

4）抗凝治疗。

5）降氨、促代谢治疗。

6）分流道通畅性的监测，推荐术后分流道留置管早期干预策略。

（二）经球囊闭塞法逆行性静脉栓塞术

近年来，Kanagawa 采用经球囊闭塞法逆行性静脉栓塞术（balloon - ocdudedretrograde transvenolls obliteration，BRTO）治疗存在较大门体通道的胃静脉曲张。此法与以往其他方法比较，创伤小，疗效肯定，几乎无并发症，重复性好。B - RTO 技术采用经股静脉进入下腔静脉，通过门体侧支或交通进入门脉，其解剖基础是胃静脉曲张主要由胃短静脉和胃后静脉出血，部分有胃冠状静脉参与。在门脉高压症时，食管胃静脉形成广泛的门体侧支循环，其中主要有脾 - 胃、胃 - 肾分流和经左膈下静脉的胃 - 下腔分流。Watanabe 对一组 230 例食管胃静脉曲张的分析，发现 39% 的胃静脉曲张伴有胃 - 肾分流。曲张的胃静脉多通过左。肾静脉与下腔静脉相通，并可同时经胃 - 肾和胃 - 下腔途径分流。

1. 适应证与禁忌证　在影像学资料显示存在经自发性脾 - 肾或胃 - 肾分流道的前提下，下列各项如下。

（1）适应证

1）确诊为食管胃底静脉曲张破裂出血、而以胃底静脉曲张为主者。

2）有出血既往史，经血管造影或内镜检查有再出血的危险者。

3）门脉高压症食管胃底静脉曲张破裂出血，经血管加压素或垂体后叶素治疗、三腔气囊压迫等常规内科治疗失败者。

4）手术后或内镜硬化剂注射止血治疗后再出血者。

5）不能耐受紧急手术治疗的出血者。

6）TIPSS 术中同时以球囊闭塞分流道远端后对胃冠状静脉、胃短静脉进行栓塞，避免了栓塞物质经自发分流道进入肾静脉造成误栓，可使栓塞更为彻底。

（2）禁忌证

1）肝功能严重损害。

2）大量腹水。

3）有出血倾向。

4）败血症或肝脓肿。

2. 治疗方法

（1）BRTO 术前，患者需进行内镜检查，腹部增强 CT 扫描或动脉性门脉造影（经脾动脉、肠系膜上动脉或胃左动脉），以确定曲张静脉和门体侧支的存在及形态。

采用 Seldinger 技术穿刺股静脉，选用 5F 或 6F 导管，确定流出道，若流出道为左肾静脉，则导管经下腔静脉、左肾静脉及胃 - 肾通道进入曲张静脉流出道远端，若流出道为胃 - 下腔静脉通道，导管则经下腔静脉左侧壁进入其流出道。经球囊导管注入对比剂扩张球囊，使之阻断流出道远端血流后造影。显示流入道、流出道及曲张静脉的形态，以估计栓塞硬化剂的用量。球囊充分阻断远端血流，向靶血管注入栓塞硬化剂，并留置 30min，注射结束后开始逐渐抽出部分药物，直至治疗结束，将剩余药物全部回抽。栓塞硬化过程中，其量要用足，以保证栓塞效果。当门 - 体侧支显示为胃 - 肾通道和胃 - 下腔静脉通道共存时，可经双侧股静脉穿刺，球囊闭塞导管分别进入两条门 - 体侧支，同时栓塞硬化。最近，有报道通过采用经颈静脉途径，行球囊导管闭塞法逆行栓塞静脉曲张，认为更易操作且有效。

（2）栓塞材料：选用5% 乙醇胺碘乐混合物（ethanolamine oleate iopamidol，EOI），其用量需通过曲张胃静脉的造影表现而定，通常一般为 20 ~ 60ml（平均 30ml）。也有报道可同时加入无水乙醇。EOI 能有效地凝集血小板，破坏血管内皮细胞，激活凝血因子，从而形成血栓，逐渐使曲张静脉消失。通常产生的血小板凝集活动作用迅速，因此，即便是流向靶血管外，也不会产生血栓。

3. 并发症　BRTO 最常见的并发症是血红蛋白尿和发热。EOI 能引起血管内溶血，导致血浆游离血红蛋白，促成肾小管功能失调和肾功能不全。其处理通常可在经球囊导管注射 EOI 的同时给予输注结合珠蛋白，以阻止血管内溶血的发生。Koito 通过对 30 例胃静脉曲张行 BRTO 术，同时输注结合珠蛋白后，追踪观察肝、肾功能有无进一步损害，并认为血红蛋白尿和发热呈短暂发生，一般多在 5d 内消失。最严重的并发症是使食管静脉曲张恶化，对于同时合并食管静脉曲张的患者在 BRTO 后可能有恶化倾向，通过内镜硬化可有效阻止破裂出血。Koito 认为 BRTO 后食管静脉曲张是否恶化取决于门脉血流方向，假如术前通过胃静脉曲张的血流流入食管静脉，其食管静脉曲张加重，恶化；若 BRTO 后经胃 - 肾的血流仍存在，就不会出现进一步加重。

4. 疗效分析　BRTO 治疗胃静脉曲张疗效满意，技术操作容易，且可重复进行治疗。

Koito 对一组30 例胃静脉曲张的 BRTO 治疗，平均追踪17 个月（10～30 个月），全部显示胃静脉曲张消失。3 例先前伴有的食管静脉曲张显示加重，通过内镜硬化治疗后消失，并未见新的食管静脉曲张出现。30 例中仅有 3 例分别在 12、15、16 个月后复发，通过再次 BRTO 后消失。此法不仅适合于治疗代偿期肝硬化门脉高压症胃静脉曲张患者，对于失代偿期亦可施行，同时伴有食管静脉曲张的患者，辅经内镜硬化治疗，可进一步有效提高食管胃静脉曲张的治疗效果。

BRTO 对门脉高压症胃静脉曲张的治疗，创伤小，技术操作简单，安全可靠，且可重复治疗，故可作为孤立性胃－静脉曲张的治疗方法之一。对伴有食管静脉曲张，同时辅以内镜硬化治疗，可望提高治疗效果。进一步的研究是 BRTO 后离肝血流的血流动力学改变及长期疗效。

（三）经皮经肝食管胃底静脉曲张栓塞术

经皮经肝食管胃底静脉曲张栓塞术（percutaneous transhepatic obliteration，PTO）是一种经皮经肝穿刺途径将导管植入门静脉并超选择地插入胃冠状静脉和胃短静脉，然后经导管注入造影剂及栓塞剂，从而阻断门脉血流达到止血目的的一种介入治疗方法。1972 年 Rosch 等报道用栓塞出血部位供血动脉的方法治疗消化道出血获得成功。1974 年 Lunderquist 等首创经皮经肝穿刺门静脉插管至食管静脉的侧支胃冠状静脉内，然后注入各种不同的栓塞剂，栓塞胃冠状静脉以达到治疗食管胃底静脉曲张破裂出血的目的，其近期止血率为 50%。1982 年由 Yune 等系统报道了本疗法的主要操作步骤，并建议其主要适用于常用治疗方法无效而又不能紧急作外科分流手术的患者。Viamonte 报告 32 例急性出血和 35 例非急性出血患者栓塞后全部止血。Keller（1985）报告的32 例中，30 例（93.7%）成功。

胃冠状静脉和（或）胃短静脉栓塞后，门静脉压力进一步增高，联合部分脾动脉栓塞术可以降低门脉压力，同是缓解脾功能亢进。胃冠状静脉和（或）胃短静脉栓塞后，增加了门静脉血的向肝灌注，解决了单纯部分脾动脉栓塞后，门脉压力下降，门静脉血向肝的灌注减少，肝功能损害的问题，有利于肝细胞的再生和其功能的改善。

1. 适应证和禁忌证

（1）适应证：食管胃冠状静脉栓塞术主要用于临床保守治疗或内镜下治疗无效的食管胃底静脉曲张破裂出血，治疗主要在出血期进行。

（2）禁忌证：有明显出血倾向者或终末期患者。

2. 治疗方法　在 DSA 电视监视下，取右腋中线肋膈角下方 2cm 或剑突下偏右侧穿刺，采用 22G 千叶针对准肝门方向进针，进针深度 5～7cm。边退针边用注射器回抽，见血后注入对比剂观察是否进入门静脉分支。如进入门静脉分支则经穿刺针插入 0.018 英寸（1 英寸＝2.54cm）导丝，导丝头端进入门静脉主干，经导丝插入 4F 导管鞘，建立表皮到门静脉系统的通道。经导管鞘插入 4F 单弯导管或 cobra 导管，导管头端分别置于脾静脉近脾门处，肠系膜上静脉主干，以 5ml/s，总量 15～20ml 注入对比剂，观察门静脉血流方向和胃冠状静脉、胃短静脉、食管静脉及门静脉体静脉交通等。将导管尾端连接测压玻璃管，导管头端置于门静脉主干、脾静脉测压。用导丝配合将导管分别插入胃冠状静脉、胃短静脉逐一造影，判断血流速度和方向，然后分别给予栓塞。对于血流速度快，曲张静脉增粗明显的分支，先用 5～10mm 直径的钢圈栓塞以减慢血流，部分患者加用明胶海绵颗粒，然后缓慢注射无水乙醇。每注入 3～5ml，等待 3min 后即手推对比剂观察栓塞程度，直至曲张的血管团不再显示。栓塞完毕后再次行门静脉测压、造影。栓塞完毕撤出导管，将导管鞘退出门静脉，保留在肝实质内，经此鞘送入1~3枚弹簧钢圈栓塞穿刺通道。介入治疗术后给予护肝、营养支持治疗，用抗生素3d，继续给予抑酸药物及消化道黏膜保护剂3~5d。

3. 并发症

（1）腹腔内出血：其主要原因为患者凝血功能差及操作损伤所致，一般采用内科保守治疗，若大量出血则急症手术。

（2）血胸及气胸：主要因穿刺点过于偏高或偏向头侧进入胸腔所致。少量可自行吸收，大量则需胸腔引流、排气。

（3）门静脉血栓形成：较少见。

（4）其他：肺动脉栓塞、脑动脉栓塞、不锈钢圈移位等，多与栓塞剂应用不当及操作不熟练有关。

4. 疗效评价　胃冠状静脉栓塞术既能使曲张血管广泛形成血栓，又能使其主干血流完全阻断，急性出血止血率可达100%，联合部分脾动脉栓塞术或TIPSS，可明显降低远期再出血率；部分脾动脉栓塞面积应在60%~70%，既保留了部分脾脏功能，又缓解了脾功能亢进，降低了门静脉压力，手术成功率80%~90%。不成功的原因有：肝内门静脉相对较细，门静脉与食管胃底静脉丛间侧支较多，胃冠状静脉和（或）胃短静脉起始段与门静脉角度、方向、扭曲程度使导管导丝不易进入，胃短静脉距穿刺点较远，导管导丝不易调节等。与分流手术比较，栓塞术后肝性脑病的发生率较低；与断流手术比较，不会使胃黏膜病变加重；适应证相对较广，创伤小；与内镜下治疗比较，不仅对食管曲张静脉破裂出血有效，对贲门胃底曲张静脉破裂出血也有效。

5. 注意事项　由于肝硬化患者肝脏缩小，且伴有腹水，应在透视下选择穿刺点，避免穿入胸膜腔形成血气胸。腹水较多的患者可于术前先放腹水2 000~3 000ml，以提高门静脉穿刺成功率。导管进入胃冠状静脉或胃短静脉后，注入无水乙醇前应先造影，证实造影剂无反流方可进行栓塞。注入无水乙醇时要分次缓慢，注入10min左右才能观察是否有血流停滞。切忌急于复查和追加栓塞剂，注入过量的栓塞剂可造成门静脉系统血栓形成。也可与造影剂混合在透视下注入。如数次注入无水乙醇仍未完全闭塞时，可与明胶海绵颗粒混合使用；或用不锈钢圈栓塞粗大的静脉后，再将导管头越过钢圈，追加少量无水乙醇。注入无水乙醇时患者可出现疼痛，可于栓塞前先注入利多卡因。不锈钢圈的直径应与要栓塞的血管直径一致。为防止穿刺道出血，可于穿刺道内放置明胶海绵或不锈钢圈。

（四）部分性脾栓塞术

门静脉高压伴脾功能亢进者，采用脾切除术改善脾功能亢进所致的血液学改变是多年来传统治疗方法。但由于对脾生理和病理生理的进一步认识，脾切除不再被认为是无关紧要的了。因为脾脏是产生抗体和非特异性免疫球蛋白的器官，它在全身防卫体制中起重要作用，脾切除后发生严重感染的机会明显增多。1973年Maddison首次报道门脉高压伴脾功能亢进患者用自体血凝块进行脾动脉栓塞获得成功，1980年Spigos对脾动脉栓塞术进行改进，采用部分性脾栓塞术（portional splenk embolization，PSE）获得成功，并认为部分性脾栓塞能够保留部分脾脏以完成其免疫功能，同时有效地改善患者的外周血象，以此来替代脾切除术。这就是后来被称作的“内科脾切除”。

1. 适应证与禁忌证

（1）适应证

1）各种原因所致的脾肿大并有脾功能亢进，具有外科手术指征者。

2）脾功能亢进导致全血细胞显著减少者。

3）门静脉高压，充血性脾肿大并有脾功能亢进，具有上消化道出血史及出血倾向者。

4）门静脉高压，经颈静脉肝内分流术失败者。

（2）禁忌证

1）继发性脾功能亢进，其原发疾病已达终末期者，有恶液质及脏器功能衰竭者。

2）严重感染及脓毒血症，脾栓塞有发生脾脓肿的高危患者。

3）凝血酶原时间低于正常70%者，需纠正凝血功能后再行介入治疗。

4）巨脾症，严重黄疸，大量腹水者为相对的禁忌证。

5）其他常规介入操作的不适应者。

2. 治疗方法

（1）术前准备

1）常规检查血象、凝血三项、肝功能等。

2）穿刺部位备皮。

3）术前抗生素应用以预防感染：一般方案为青霉素 80 万单位，庆大霉素 16 万单位，静脉滴注，必要时可加用甲硝唑 0.2g，术前两天开始。也有报道应用喹诺酮类抗生素。

（2）栓塞步骤和方法

1）步骤：常规消毒铺巾，局麻下以 Seldinger 技术穿刺股动脉。小儿可由麻醉医师施以静脉麻醉和镇静，以保证不影响操作。小儿可应用 18G 穿刺针和 4F 动脉鞘，较大的穿刺针成功率会减低，现有新型的多重交换的小穿刺套件较适合小儿股动脉的穿刺。穿刺成功及保留血管鞘后，引入4～5F 的导管做腹腔动脉甚至脾动脉的插管造影，并将导管借助导丝超选择插管至脾动脉干的末段或者不同的脾支内，要求导管前端越过胰尾动脉，然后经导管注入栓塞剂进行栓塞。

2）栓塞方法：采用适当大小的明胶海绵条使一定大小的脾内分支栓塞，由于脾的解剖决定了脾小梁之间没有血管互相吻合，因此引起栓塞动脉远端的脾梗死，栓塞过程通过造影证实形成脾梗死范围在40%～60%，可达到“部分性脾切除”的效果，既改善了临床症状，又保留脾的免疫功能。该方法较安全，并发症较少。但由于末梢脾窦未能栓塞，仍有充血空间，当动脉压力减低后，带细菌的肠系膜静脉血和门静脉血倒流入脾，易引起梗死区的感染形成脓肿，而且脾功能亢进较易复发。

3）栓塞部位的控制：其一是超选择脾下极的动脉分支，认为优点是脾下极有大网膜相邻包裹，即使产生坏死，很快能被周围的大网膜包裹，不易弥散引起全腹膜炎，同时左下胸膜腔和肺的反应较轻，另外栓塞范围也易控制。其二是在脾动脉远端以低压流控法注入栓塞剂，利用血液的流动分布栓塞末端脾组织，通过反复造影与栓塞前比较，控制栓塞范围大小。或根据血流的速度的改变来估计，如脾内造影药剂流速减慢约 50%～60%，造影药剂停滞时超过 80%。

4）栓塞程度的控制：采用全脾周围性栓塞，将导管置于脾动脉主干远端（避开胰背动脉和胃短动脉）利用低压流控技术注入栓塞剂，栓子顺血流随机均匀阻塞相应口径脾动脉分支。过去常根据脾动脉主干血流速度来估计栓塞程度。但因目测者的经验以及血管痉挛等因素影响，栓塞不足或过度栓塞难以避免。有研究表明在欲栓塞脾脏体积一定的条件下，脾脏内 1mm 的动脉分支数与 2mm ×2mm ×2mm 大小新鲜明胶海绵颗粒数呈正相关，与脾脏大小无关，并总结出经验公式：G = （E－11.5） A/50.5。E 表示新鲜的大小约 2mm ×2mm ×2mm 或经高压消毒后 1mm × 1mm × 1mm 的明胶海绵颗粒数，式中 G 为预期栓塞程度 × 100%，A 表示直径约 1mm 左右的脾内动脉分支数。

3. 并发症及处理原则

（1）脾脓肿：可由导管导丝及栓塞剂污染引起，体内其他感染灶的带菌血逆流进脾静脉也是一个原因。较小的脓肿可经保守治疗而愈。较大的脓肿可经皮穿刺引流辅助治疗。如果脓肿破裂并引起腹膜炎，应及早行外科手术治疗。

（2）误栓：导管前端位置过近或注入栓塞剂的压力过大，栓塞剂反流误栓塞胃、胰的动脉，严重者可导致急性胰腺炎。因此，栓塞剂应伴造影剂在透视下进行缓慢推注，压力应小，确保无反流，可减少意外栓塞非靶器官的机会，轻度胰腺炎用抗生素对症处理，一般可痊愈。

（3）左下胸腔积液及左下肺炎发生率约 18%：脾上部栓塞后局部反应可刺激左膈及左下胸膜而引起炎症及疼痛，左下肺呼吸受限易诱发肺炎及胸腔积液。对此，可应用抗生素、镇痛及局部理疗等方法，多能恢复正常。

（4）栓塞后综合征：发生率几乎 100%，但程度不同，可有一过性发热、左上腹不适、食欲不振、腹痛等，经用抗生素消炎、止痛、退热的治疗可逐渐缓解，多在 1 周左右消失。

4. 疗效评价

（1）脾动脉栓塞术后的影像学改变：脾动脉属终末动脉，栓塞后可引起局部梗死性坏死，其典型的超声声像图表现为尖端朝向脾门的楔形或不规则形回声区，边界清楚，未液化坏死或局部钙化后形成强回声区或有声影的强回声斑。栓塞后 1 周内在 CT 上难以显示，2 周时在 CT 上呈低密度区。2 周后，在 CT 上表现为明显的低密度区，有的类似于囊性病灶，边缘多较清楚。1 个月以后，在 CT 上因瘢痕收缩，脾包膜向内凹陷，表现为脾内的低密度区。术后远期复发常意味着脾功能亢进复发。

（2）脾动脉栓塞术后外周血象的变化：脾动脉栓塞术后 1d 即可见白细胞升高，并在 1 周内达峰值，血小板可在 1 周内明显升高，甚至超过正常值。红细胞的增长速度较缓慢，一般在 1 个月左右可以达峰值。对于特发性血小板减少性紫癜，一次性栓塞治愈率约 80%，但有一定的复发率。对脾功能亢进引起的白细胞、血小板和红细胞减少，近期疗效达 90% 以上，半年复发率约 20% ~30%，可以再次栓塞治疗。

5. 注意事项

（1）栓塞范围的控制：文献报道脾栓塞范围应控制在 40% ~70%，绝对不能过度栓塞，但是栓塞范围过小临床症状改善效果不明显，应视患者的全身情况及耐受程度而定。代谢旺盛的小儿患者、全身情况好或血液病所致的脾功能亢进者栓塞范围略放宽，较差的患者采用分期多次栓塞的方法达到治疗目的又减少并发症的出现。

（2）术后处理：股动脉穿刺部位要彻底压迫止血加压包扎，由于脾功能亢进者血小板明显减少，凝血功能较差，注意有无穿刺点再出血是必要的。术后卧床，为保持穿刺点的加压包扎，禁屈穿刺侧髋关节 24h。严密观察生命体征、神智、腹部的症状、体征等。使用有效的抗生素和皮质激素3d以上，预防感染和减轻术后并发症。连续观察血象变化，必要时做B超或CT检查以了解脾内的变化或腹腔的情况。

四、预后

与门脉高压的病因、肝功能及并发症有关，肝功能越差，并发症越多，其预后也越差。如有条件行肝移植手术，可改善门脉高压患者预后。

（牛国超）

第十五节　肝肾综合征

肝肾综合征（hepatorenal syndrome，HRS）是慢性肝病患者出现进行性肝功能衰竭和门静脉高压时，以肾功能不全、内源性血管活性物质异常和动脉循环血流动力学改变为特征的一组临床综合征。

一、流行病学

HRS是终末期肝硬化的常见并发症。目前对肝硬化患者的HRS发生率尚不明了。有学者报道肝硬化合并腹水患者5年内HRS的发生率为40%。

二、病因

HRS常发生于各种病因引起的肝硬化、重症肝炎患者，尚可发生于妊娠特发性脂肪肝、肝脏恶性肿瘤和肝切除术后等患者。一些患者在HRS发生前无明显诱因，另一些患者可有循环障碍及继发性肾衰竭的诱发因素。已知的诱发因素包括消化道出血、强力利尿、腹腔穿刺放液、特发性细菌性腹膜炎，以及肾毒性、非甾体消炎药（NSAIDs）应用等。

三、发病机制

HRS患者的肾脏并无解剖和组织学方面的病变，而完全是由于肝脏病变后代谢产物、血流动力学及血流量的异常，导致肾脏血流量的减少和滤过率降低所致。这和肾炎后期引起的肾衰竭完全不同，因后者是属于器质性的，是不可逆转的。HRS的发病机制尚不完全明了，血管扩张理论是目前最广为接受的解释HRS发病的理论（图9-1）。根据这个理论，门静脉高压是导致HRS发生的初始事件，其机制可能与血管扩张物质有关，如一氧化氮（NO）、一氧化碳（CO）、细胞因子和其他血管扩张物质。这些血管扩张物质主要存在于内脏循环中，导致有效动脉血容量下降及继发性血管收缩系统活性升高。在疾病的早期阶段，血管收缩物的活性增高能代偿动脉的扩张，但随着疾病的进展，血管收缩系统的激活则导致水钠潴留和腹水形成，肾血管的收缩最终发生HRS（图9-1）。

四、临床表现

HRS临床表现包括肝硬化失代偿期及功能性肾衰竭两方面的症状和体征。患者常有脾大、门静脉高压；黄疸、腹水、各种肝功能障碍、氮质血症、少尿、低钠血症等。其肾脏无原发和特有的器质性改变。

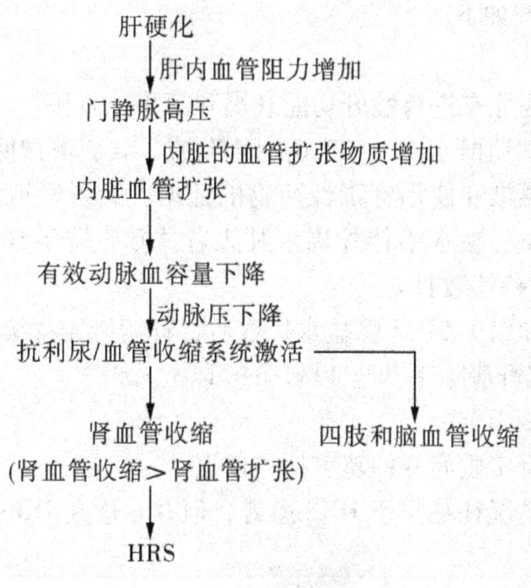

图 9-1　HRS 的发病机制

（1）突然出现的少尿、无尿，这是 HRS 患者重要的标志。但也有少数患者可无上述表现。

（2）HRS 时绝大部分患者都有腹水和程度不同的黄疸，黄疸可波动，最终出现重度腹水。

（3）常合并血压降低、乏力、恶心、呕吐、嗜睡、胃肠道出血、抽搐等。

（4）有 HRS 的肝硬化患者约 50% 以上可出现肝性脑病。

五、辅助检查

（1）尿液检查

1）尿常规：尿常规可正常，尿液 pH 常呈酸性，尿中无蛋白、管型、红细胞、白细胞。此项检验结果与肾炎所致的尿毒症完全不同。

2）尿渗透压：尿渗透压常大于血浆渗透压的 1.5～3 倍，尿比重 >1.020。

3）尿钠：尿钠常 <10mmol/L，甚至可降至 1mmol/L。

（2）血液生化检测

1）血钠：血钠常降低 <130mmol/L，在氮质血症晚期血钠 <120mmol/L。

2）血钾：早期常低血钾，至 HRS 晚期可出现高血钾。

3）血清尿素氮、肌酐均见增高：因肝硬化患者常有营养不良、低蛋白血症，其升高程度不如原发性肾疾患明显。

（3）肾小球滤过率（GFR）、肾血浆流量（RPF）均下降，滤过分数（GFR/RPF）稍低或正常。

六、诊断

（一）诊断标准

在做出 HRS 诊断前，一定要除外任何其他能引起肾衰竭的原因。1996 年国际腹水研究小组推荐的 HRS 诊断标准如下。

1. 主要标准

（1）慢性或急性肝病伴有进行性肝功能衰竭和门静脉高压。

（2）GFR 下降，血清肌酐水平 >132.6μmol/L 或 24h 肌酐清除率 <40ml/min。

（3）无休克、细菌感染和使用肾毒性药物的证据。无胃肠道体液丢失（反复呕吐或剧烈腹泻）或肾性体液丢失（腹水不伴外周水肿患者体重下降 >500g/d，或伴外周水肿的患者体重减轻 >1 000g/d，持续数日）。

（4）在停用利尿剂和以 1.5L 等渗盐水扩容后，肾功能无持续性改善（血清肌酐下降至 132.6μmol/L 以下，或肌酐清除率升至 40ml/min 以上）。

（5）尿蛋白 <500mg/d。

（6）无尿路梗阻或肾实质病变的超声检查证据。

2. 附加标准　这些情况往往见于 HRS 患者，但并非诊断 HRS 所必须。

（1）尿量 <500ml/d。

（2）尿钠 <10mmol/L。

（3）尿渗透压大于血浆渗透压。

（4）尿红细胞数 <50/HPF。

（5）血清钠浓度 <130mmol/L。

（二）临床分型

HRS 按发病情况和预后可分为两型。

1. Ⅰ型　为 HRS 的急性型。肾衰竭自发地发生于严重的肝脏疾病患者，并迅速进展。肾功能急剧恶化为其主要临床特征，其标准为 2 周内血清肌酐超过原水平 2 倍至 >221μmol/L（2.5mg/L），或肌酐清除率下降 >50% 以上或肌酐清除率 <20ml/min。HRSⅠ型预后差，平均存活时间仅为 2 周。若肝功能得以恢复，肾功能则也可能自发恢复。HRS Ⅰ型常见于急性肝功能衰竭或酒精性肝炎及肝硬化肝功能急性失代偿患者。死亡原因多由于肝功能衰竭合并肾衰竭或肝功能衰竭合并内脏出血所致。

2. Ⅱ型　通常见于肝硬化肝功能相对稳定、利尿剂无效的难治性腹水患者。肾衰竭相对缓慢，GFR 逐渐下降，可能在持续数周或几个月内逐步发生肾衰竭。与Ⅰ型比较，其肾功能损害相对较轻，进展较慢。HRSⅡ型患者平均存活时间为 6～12 个月。

（三）临床分期

1. 氮质血症前期　一般为期数日至月余。此期表现为少尿，少数患者早期可无此现象，经使用利尿剂治疗无效。此期测定血清尿素氮可正常或呈短暂偏高，但测定内生肌酐清除率、对氨马尿酸清除率、自由水清除率均减少。

2. 氮质血症期　一般为期 3～7d，此时患者有明显尿毒症的症状表现，有恶心、呕吐、烦躁、乏力、嗜睡、尿量进行性减少，经使用利尿剂治疗，尿量仍 <400ml/d，测定血清尿素氮常 >9mmol/L，血清肌酐 >178μmol/L，血钠 <125mmol/L。

3. 终末期　此时患者出现无尿、低血压、扑翼样震颤、深昏迷，终致死亡。测血清尿素氮、肌酐显著升高，血钠显著降低，常 <120mmol/L。

七、鉴别诊断

（一）肾前性氮质血症

常有急性消化道出血、大量放腹水等导致血容量不足等诱因。一般经扩容治疗后有明显疗效。

（二）急性肾小管坏死

常有中毒性休克及肾毒性抗生素应用等诱因，有肾小管功能损害的表现，尿比重降低常 <1.015，尿钠 >40mmol/L，尿溶菌酶阳性，尿渗透压降低 <350mmol/L，尿常规有多量蛋白尿和管型尿，肾衰指数 >2。

（三）肝硬化合并慢性肾小球肾炎

乙肝或丙肝相关性膜性或膜增殖性肾小球肾炎，或肝硬化合并慢性肾小球肾炎，病程均较长，常先有高血压、水肿、尿比重固定低，尿纳显著增高。

（四）假性肝肾综合征

指累及多脏器的许多全身性疾病，如败血症、中毒、肿瘤、多动脉炎、结缔组织病、淀粉样变性等，也可出现肝肾衰竭，应注意鉴别。

（五）肾后因素致氮质血症

如各种原因引起的尿路梗阻。

八、治疗

失代偿期肝硬化患者一旦发生了 HRS，治疗上十分困难。最根本的治疗是治疗原发病，促进肝细胞功能的尽快恢复；对于终末期肝病，肝移植是治疗 HRS 最有效的方法。同时，针对 HRS 发病机制各个环节的治疗，以及消除、及时治疗引起肾衰竭的一切诱因仍是最基本的，常见诱因如消化道出血、过量利尿、大量且多次放腹水、严重感染等。对有过量利尿、大量或多次放腹水及出血、脱水等引起血容量减少因素的患者，或血流动力学呈低排高阻型（心排血量及血容量降低，外周末梢血管阻力增加）的患者可试用扩容治疗，如采用右旋糖酐、白蛋白、血浆、全血及自身腹水回输等，但每日液体的输入量应严格控制在 1 000ml以内。如在血容量补足的同时给予大量利尿剂，可消除组织水肿、腹水，减轻心脏负荷，对心、肝、肾等脏器都有积极作用。要纠正不合适的利尿措施，治疗腹泻与脱水，维持水与电解质的平衡，同时保证足够的热量供给，供给优质蛋白质每日 0.5g/kg，减少组织蛋白质分解。积极消除体内存在的感染灶，禁用肾毒性药物如氨基糖苷类抗生素、新霉素及前列腺素合成酶抑制剂如吲哚美辛等。

由于 HRS Ⅰ型和Ⅱ型的临床进展与预后不同，故应结合分型采用不同的治疗。

（一）Ⅰ型治疗

1. 一般治疗　被怀疑Ⅰ型的患者应收治入院，密切随访患者的生命体征、尿量和血清生化指标。由于大多数患者有稀释性低钠血症，因此应该限制入液量。大多数情况下，总液体的摄入量应控制在每日 1 000ml。勿给予盐水，以免增加腹水和水肿。由于同样的原因，除非患者有严重的代谢性酸中毒，也不推荐给予碳酸氢钠。停用保钾利尿剂，以免造成严重的高钾血症。早期识别感染，并给予广谱抗生素治疗。

2. 肝移植　肝硬化伴有 HRS Ⅰ型患者的治疗首选是肝移植。因为 HRS 患者的肾脏病变是属于功能性的，是可以逆转的，如将这种患者的肾脏移植给肝脏正常的尿毒症患者，移植肾功能也恢复正常，组织解剖学也证实此种肾脏是正常的。因此，肝移植能治愈肝脏疾病和并发的肾衰竭。肝移植通常的禁忌证是：高龄、酒精中毒和感染。HRS Ⅰ型患者接受肝移植最大的问题是许多患者在等待肝移植的过程中即死亡。据文献报道，在肝移植前接受血管收缩药物如特利加压素治疗的 HRS 患者，与无 HRS 的患者移植后结果相似，因此认为 HRS 患者应在移植前给予此药改善肾功能，从而获得较好的移植后的临床结果。

3. 血管收缩药物　血管收缩药物是目前治疗 HRS 的唯一有效的药物治疗。目前血管收缩药物有 2 类：抗利尿激素的类似物（鸟氨酸加压素和特利加压素）及 α 受体激动剂（去甲肾上腺素和米多君），分别作用于 V_1 血管加压素受体和 α_1 肾上腺素能受体。血管加压素的类似物与白蛋白联合用药能显著改善绝大多数 HRS 患者的肾功能，这种改善发生在开始用药数日后。鸟氨酸加压素因其严重的缺血并发症，故不推荐使用。特利加压素是使用最多的治疗 HRS 的血管收缩药物。使用方法是：0.5 ~ 2mg，每 4 ~ 6h 1 次静脉输注，至血清肌酐降低至 132.6μmol/L（1.5mg/dl）以下（有反应者）或最多使用 15d。其作用机制是使内脏循环血管收缩，改善系统血流动力学，降低血管收缩系统的活性，从而改善肾脏的血流动力学。50% ~ 75% HRS 患者对特利加压素的治疗有反应。无反应的预测因子包括高龄、严重肝功能衰竭（Child - Pugh 分级 > 13）以及未与白蛋白联合用药。对特利加压素有反应的患者较无反应的患者存活率高，提示特利加压素不仅可以改善患者肾功能，还可以提高其存活率。

4. 经颈肝内门体分流术（TIPS）　只有少数研究报道 TIPS 对 HRS 型患者的治疗有效。该方法的主要局限是 TIPS 被认为禁用于严重肝功能衰竭的患者（Child - Pugh 评分 > 12）或有严重肝性脑病的患者，因为 TIPS 有导致不可逆的肝功能衰竭或慢性肝性脑病的风险。而许多 HRS 患者往往已有严重的肝功能衰竭。TIPS 应推荐给无严重肝功能衰竭且缩血管药物治疗失败的患者。

5. 血液透析　对治疗 HRS 无效，不能增加 HRS 患者的存活率。透析治疗本身是一种暂时的支持治疗，只应用于特殊的临床适应证，如对药物治疗无效的严重肺水肿、代谢性酸中毒和高钾血症。可选择性地应用于部分急性肝功能衰竭或慢性肝病并发 HRS 准备肝移植的患者。

6. 分子吸附再循环系统（MARS）　最近报道 MARS 能改善一些 HRS Ⅰ型患者的肾功能，该结果有待于进一步研究的证实。

（二）Ⅱ型治疗

1. 一般治疗　对这类患者的治疗主要是针对难治性腹水。只有当尿钠排泄 > 30mmol/d 时才考虑用利尿剂治疗腹水。慎用保钾利尿剂，以免引起高钾血症。限制钠的摄入（40 ~ 80mmol/d）非常重要。反复放腹水及静脉输注白蛋白可能是治疗这类患者大量腹水的一个选择。如果存在稀释性低钠血症，应控制入液量在 1 000ml/d。如有细菌感染，应早期抗感染治疗，以免进展为 HRS Ⅰ型。

2. 肝移植　肝移植是对合适患者的治疗选择。移植前治疗 HRS 可能改善移植后的短期和长期结局。

3. 血管收缩药物　有文献报道，与Ⅰ型患者相似，对Ⅱ型患者予血管收缩药物治疗，同样能改善这些患者的肾脏功能。

4. TIPS　TIPS应用于Ⅱ型患者能改善肾功能、控制腹水，并降低Ⅱ型进展至Ⅰ型的风险。但有报道，TIPS治疗与反复放腹水加静脉输注白蛋白相比，前者并不能提高患者的存活率，反而增加了肝性脑病的发生率，并且价格昂贵。

九、预防

近年有2项随机对照研究报道了HRS在一些特殊的临床背景下是可预防的。第一项随机对照研究提示，伴有自发性腹膜炎的肝硬化患者予白蛋白及头孢噻肟联合治疗与单用头孢噻肟相比，前者明显降低发生循环功能受损率（10% vs33%）、住院死亡率（10% vs 29%）以及3个月的死亡率（22% vs41%）。第二项研究对象为严重的急性酒精性肝炎患者，肿瘤坏死因子抑制剂治疗组与对照组相比，HRS发生率明显降低（8% vs 35%），住院死亡率明显降低（24% vs46%）。由于感染和急性酒精性肝炎是HRSⅠ型的两项重要的促发因素，因此这些预防措施可能降低HRS的发生率。

十、预后

在所有肝硬化的并发症中，HRS的预后最差，存活率极低，自发恢复极其少见。存活率的主要决定因子是HRS的类型。HRSⅠ型患者住院存活率 < 10%，平均存活时间仅为2周。相反，Ⅱ型患者存活时间相对较长（6个月）。第二个存活率的决定因子是肝脏疾病的严重程度。Child - Pugh C级的患者预后较B级者明显为差。多年来，HRS预后差被认为仅取决于肝脏疾病，肾衰竭不起作用。然而，近期的研究发现，肾衰竭本身是重要的预后的决定因子，治疗后肾功能改善的患者比无改善的患者存活时间更长。

（牛国超）

第十六节　脂肪肝

脂肪肝是常见的弥散性肝病，表现为肝内蓄积脂肪量的异常。正常肝组织内脂质含量占肝湿重的3% ~5%，包括甘油三酯（TG）、脂肪酸（FA）、磷脂、胆固醇和胆固醇酯。由于疾病或药物等因素导致肝细胞组织内脂质超过肝湿重的5%，或组织学上每单位面积见1/3以上肝细胞脂变时，称之为脂肪肝。大多数脂肪肝属于甘油三酯（TG）含量异常增高，脂肪肝轻者无症状，实验室检查常缺乏特异性，常需肝穿刺活检确诊。脂肪肝多属可逆性疾病，及早诊断和治疗常可恢复正常。脂肪肝继续发展可出现脂肪性肝炎，肝纤维化，肝硬化。

一、流行病学

五十年代流行病学调查显示脂肪肝检出率3.2%，随后检出率逐渐增加，最近我国学者用B超普查发现脂肪肝的发生率高达12.9%。脂肪肝检出率的增高，与人们生活方式改变有很大关系，而且由于影像学诊断技术的发展，尤其是超声显像在集体筛查中的应用，脂肪肝的报道日渐增多。脂肪肝的病因也发生了变化，欧美国家酗酒所致的脂肪肝仍占首位（45%），其次为肥胖（25%）、非胰岛素依赖性糖尿病（10%）和其他因素如药物、蛋白质—热量营养不良等所致的脂肪肝（20%），我国过去以营养缺乏为常见病因，80 年代后，营养过剩所造成的肥胖引起的脂肪肝日见增多，另外酒精，糖尿病也为常见的因素。脂肪肝的发生与年龄、性别、血脂、血糖、血压、肥胖有密切关系，嗜酒、高脂高蛋白饮食、睡前加餐、睡眠过多均是脂肪肝的危险因素，因此脂肪肝发生的流行病学因素是多方面的。高甘油三酯血症在脂肪肝中的作用较为复杂，很难与肥胖和饮食习惯分割开来。

二、病因

脂肪肝病因复杂，依病因不同可做如下分类。

（一）营养性脂肪肝

（1）营养不良：蛋白质、胆碱缺乏、维生素缺乏。

（2）肥胖。

（3）高脂高糖摄入：包括静脉输注过多。

（4）小肠旁路术、胃成形术、胃分隔术、小肠大面积切除等。

（5）Kwashiorkor 病。

（6）全胃肠外营养（TPN）。

（二）中毒性脂肪肝

1. 酒精　嗜酒。

2. 药物与毒物　药物有四环素、糖皮质激素、阿司匹林、胺碘酮、氨甲蝶呤、雌激素、异烟肼、环己胺、哌克昔林、心舒灵（Perhexiline maleate）等。毒物有氯仿、黄磷、四氯化碳、蓖麻碱、依米丁、银、汞、砷、铅、Jamaican 呕吐病。

（三）妊娠期急性脂肪肝

又称产科急性假性黄色肝萎缩。

（四）内分泌及代谢性脂肪肝

（1）糖尿病。

（2）Cushing 综合征。

（3）甲亢或甲减。

（4）高脂血症。

（5）遗传性脂质贮积病。如遗传性胆固醇贮积病（Wolman 病）、Farber 病、Taysach 病、Gaucher 病。

（6）性腺异常。

（7）低 β 脂蛋白血症或异常 β 脂蛋白血症。

（8）Reye 综合征。

（9）半乳糖或果糖不耐受症。

（10）Wilson 病。

（11）高酪氨酸血症。

（12）结节性非化脓性脂膜炎（Weber－Christica 病）。

（13）乙酰辅酶 A 脱氢酶缺乏。

（五）化疗及放射性肝炎性脂肪肝

也有人将其病因归为两大类。

1. 酒精性肝病（ALD）

（1）酒精性脂肪肝。

（2）酒精性肝炎。

（3）酒精性肝纤维化。

（4）酒精性肝硬化。

2. 非酒精性肝病

（1）肥胖。

（2）糖尿病。

（3）药物及毒物。

（4）内分泌及代谢。

（5）其他。

三、发生机制

（一）肝脏与脂肪代谢

脂类包括脂肪和类脂，脂肪（即甘油三酯，TG）主要作用是贮能和供能，类脂包括磷脂，胆固醇及胆固醇酯等。肝脏是脂类代谢的主要器官，包括脂类的摄取、转化、运输、分解及合成等代谢。体内脂肪来源于肠道吸收的乳糜微粒（CM）和体内脂肪组织，经肝脏代谢后氧化供能，组成结构脂肪或重新形成极低密度脂蛋白（VLDL）进入脂肪组织重新贮存起来。

人体每日从膳食中摄入的脂质，95%为TG，即外源性脂肪，其余为磷脂，胆固醇（酯）。脂质在小肠腔内经胆盐乳化，胰脂酶水解，生成游离脂肪酸（FA），β-甘油一酯，溶血磷脂酰胆碱及胆固醇，并形成混合胶粒，在抵达小肠黏膜细胞后，已消化的脂质分解产物被吸收，并在内质网重新合成TG及磷脂等，在细胞内载脂蛋白作用下，装配成CM，经淋巴进入血循环。乳糜微粒进入肝脏后先被库普弗细胞分解成甘油和脂肪酸。肝脏主要摄取来自血中和CM水解生成的脂肪酸，还摄取血中糖代谢的三碳化合物转化的脂肪酸。FA进入肝细胞后，部分在线粒体内进行β氧化提供能量，部分重新合成甘油三酯，磷脂和胆固醇酯（CE），大部分甘油与载脂蛋白合成VLDL，释放入血。

肝细胞内内质网和高尔基参与VLDL的合成与分泌。粗面内质网合成载质蛋白（Apoprotein，Apo），尤其是Apo-B。脂质不溶于水，必须以可溶性形式才能在血液中转运，这种可溶性形式即脂蛋白。载脂蛋白B和光面内质网合成的TG、磷脂、胆固醇等在粗面内质网和光面内质网连接处共同装配成脂蛋白，进入高尔基体糖化最后形成VLDL，在微管运动的帮助下，经胞吐作用分泌入Disse腔。CM是外源性脂肪的一种转运形式，VLDL是内源性脂肪的一种转运形式。另外肝细胞内也有脂蛋白的分解系统：高尔基体-内质网-溶酶体复合物（GERL）。

机体的脂肪代谢受神经-体液调节，如交感神经、促肾上腺皮质激素、促甲状腺激素、甲状腺激素、生长素、胰高糖素等。还受某些药物影响。

（二）脂肪肝发生的一般机制

1. 脂肪来源过多　FA从食物和脂肪组织来源过多，摄食过多或饥饿。肝内TG或FA

合成过多。

2. 脂肪从肝中排出减少　载脂蛋白合成不足，如蛋白质，胆碱缺乏；VLDL 合成、分泌障碍；GERL 功能障碍；FA 氧化减少。

脂肪肝的发生是上述各步骤中一项或几项异常的结果。肝脏酯化 FA 合成 TG 的能力较强而氧化 FA 和合成脂蛋白的能力有限，因而上述因素常造成肝脏代谢脂肪能力相对/绝对不足，脂质贮积形成脂肪肝。

（三）几种常见的脂肪肝

1. 肥胖　不管是成人或是儿童，其肥胖均与脂肪肝的发生有关，甚至有早至 6 岁发生肥胖性脂肪肝的报道。有研究表明几乎所有显著肥胖患者和 75% 中重度肥胖症（超过体重标准 10%）有肝脏脂肪变性，体脂分布研究表明，腹部和臀脂比例高的个体发生脂肪肝的危险性大。肝炎后不适当地增加营养而又缺乏运动所致的肥胖是我国常见的引起脂肪肝原因之一。肥胖者虽然可存在其他辅助因素，如嗜酒、糖尿病、蛋白质营养不良、药物反应等，但多数肥胖的脂肪肝患者不存在这些辅助因素，说明单一肥胖本身即可引起脂肪肝。肥胖患者周围脂肪组织过多，（尤其是肠系膜的脂肪较皮下脂肪更易在肝内蓄积），释出的 FA 增多，肝内脂肪贮积速度超过转化和分解速度，加上肥胖患者常有营养失衡，进食碳水化合物多而蛋白质少，存在饮食蛋白质 - 热量失衡，导致脂肪肝的发生。肥胖患者虽常有血中胰岛素水平升高，但其调节作用被过多的脂肪组织总量所抵消，表现为胰岛素耐受。患者体重增高与肝内脂肪贮积程度正相关，体重得到控制后，肝内脂肪浸润程度有所减少。多数肥胖性脂肪肝患者无症状，一般也不发生肝硬化，但如果出现脂肪性肝炎，则可恶化为脂肪性肝硬化，出现肝硬化的表现。80% 肥胖性脂肪肝患者胆碱酯酶升高，对其病因有一定鉴别诊断意义。

2. 糖尿病　2 型糖尿病是脂肪肝的原因之一，尸检中发现 1/3 非肥胖 2 型糖尿病患者有脂肪肝，也有资料显示 50% 的糖尿病患者伴发脂肪肝，51% 糖尿病酮症酸中毒患者尸检中发现脂肪肝。另外超声发现的脂肪肝患者较无脂肪肝者糖耐量异常和胰岛素基线水平上升现象多见。有人认为 2 型糖尿病脂肪肝的发生与慢性胰岛素水平升高有关，而与高血糖症关系不大，因为 2 型糖尿病者肝脏发生脂肪变较 1 型糖尿病多见。但也有人认为 2 型糖尿病者由于糖类摄入过多而出现肥胖，从而导致脂肪肝，统计资料表明 50% ~80% 的 2 型糖尿病患者为肥胖患者，而且用胆碱去脂治疗，对脂肪浸润疗效甚微，控制血糖，减轻体重后肝内脂肪浸润改善。1 型糖尿病少见脂肪肝的发生，1 型糖尿病脂肪肝的发生可能与胰岛素缺乏，脂肪分解，血浆脂蛋白清除能力降低有关。糖尿病在脂肪肝发展至非酒精性脂肪性肝炎（NASH）和肝纤维化中的因果作用尚有争议，尚无明确证据表明单有糖尿病而无其他伴发因素（如肥胖）作用下可以发展成慢性肝病。糖尿病所伴发的脂肪肝约 75% 其脂肪浸润既不呈现小叶中心型也不呈弥散分布，肝内脂肪浸润与糖尿病控制程度或病程长短无相关性，肝内脂肪变性的出现对糖尿病的预后影响较小。

3. 营养不良　营养失调的原因很多，与脂肪肝有关的因素主要是蛋白质缺乏，胆碱缺乏而糖、脂肪过多。

（1）长期摄入高脂、高糖：长期摄入高脂饮食即外源性脂肪增加可致高脂血症，肝脏摄取外源性 FA 及其酯化作用增强，而 Apo - B 及磷脂合成相对减少，TG 合成超过其转运，从而在肝内沉积。高糖摄入见于饮食中碳水化合物过多或输注糖液，摄入的糖在满足糖原合成后，其代谢生成的三碳化合物由肝细胞摄取转化为 FA，并酯化成 TG 在肝内沉积。

（2）营养缺乏：严重慢性炎症性肠病如溃疡性结肠炎、克罗恩病、小肠旁路术、胃成形术、胃分隔术、慢性消耗性疾病、恶性营养缺乏均可致营养缺乏。由严重慢性炎症性肠病及小肠旁路等手术所致的吸收不良，导致 Apo - B 及磷脂合成所需成分缺乏，脂蛋白生成不足，TG 不能及时转运而沉积于肝内。慢性消耗性疾病时，摄入的热量不足以满足基本的能量需求，出现糖皮质激素分泌增多，交感神经兴奋性增强，体内脂肪库中脂肪动员增加，大量 FA 释放入血，肝细胞摄取后酯化为 TG，超过了肝脏转运能力即可引起脂肪肝。恶性营养缺乏病（Kwashiorkor 病）多见于非洲儿童，由于食物中蛋白质长期摄入不足，Apo - B 和磷脂合成不足引起脂蛋白合成相应减少，加上总热量摄入不足，贮脂动员，TG 合成增强而引起脂肪肝。以低蛋白血症性水肿、皮肤色素减少、脂肪肝为特点。

脂蛋白合成的绝对或相对不足引起营养失调性脂肪肝，其具体机制如下：①胆碱和甲基供体不足。胆碱是合成磷脂的原料，体内胆碱可以由食物摄取，也可以由丝氨酸合成，丝氨酸合成胆碱时需由甲基供体（蛋氨酸甲硫氨酸等）提供甲基。因而摄入胆碱和甲基供体不足均可引起磷脂合成减少，进而影响脂蛋白的合成；②必需脂肪酸缺乏，磷脂中的脂肪酸多为不饱和脂肪酸，机体不能合成，必须由食物中摄入，故称必需脂肪酸，如其摄入减少或吸收不良，则影响磷脂合成。长期高胆固醇膳食时，由于胆固醇可与磷脂竞争必需脂肪酸，故也可导致磷脂形成减少；③合成 Apo - B 的氨基酸缺乏，饮食中蛋白质摄入不足或吸收不良，合成 Apo - B 所需的氨基酸如精氨酸、苏氨酸、亮氨酸、异亮氨酸等缺乏，Apo - B 合成减少影响脂蛋白合成。轻者一般无临床症状，中、重度者常呈非特异性肝病表现。本病营养失调纠正后，肝内沉积的脂肪可逐渐消退，但若同时伴肝细胞炎症、坏死病变，可发展至肝纤维化，进展至肝硬化者少见。

4. 药物及毒物　很多药物具有肝毒性，可表现为急性肝毒性或慢性肝毒性，而且其引起肝损伤的表现多种多样，如肝细胞坏死、肝炎、肝硬化、胆汁淤积等。引起脂肪肝的常见药物有四环素、放线菌素、糖皮质激素、雌激素、门冬酰胺酶、降脂药、抗心绞痛药（如胺碘酮）。常见的毒物有氯仿、四氯化碳、黄磷等。药物性脂肪肝多为大泡型脂肪肝如乙醇、皮质激素、别嘌呤醇、氟烷、异烟肼、甲基多巴、乙酰氨酚等，患者出现肝大、转氨酶升高，肝功能多保持完好，这种形式的脂肪肝多由药物的直接肝毒性所引起。也有表现为小泡型脂肪肝，如四环素、阿米庚酸、丙戊酸、苯基丙酸、Valproic acid 等。

皮质激素引起的脂肪肝和肝脏释放脂质的功能障碍有关，其临床表现与肝脏脂肪浸润程度有关。四环素通过抑制氧化磷酸化而抑制蛋白质的合成，肝内脂蛋白合成减少，导致 TG 在肝内沉积，四环素常引起急性脂肪肝，出现类似急性病毒性肝炎的表现，病理检查可见肝细胞内脂肪浸润以小叶中央区最显著，也可波及整个小叶，荧光检查提示四环素定位于线粒体。甲氨蝶呤是一种叶酸拮抗剂，能可逆性地抑制二氢叶酸还原酶，间接干扰蛋氨酸和胆碱合成，从而影响脂蛋白形成。四氯化碳可抑制蛋白质合成；降低肝内脂肪酸氧化率，使 TG 合成障碍，从而引起脂肪肝。黄磷主要是影响肝内载脂蛋白合成而使脂类分泌减少，在肝内大量沉积。异丙醇可使肝内 2 - 磷酸甘油增加，脂肪细胞分解脂肪增多，FA 大量入肝，使肝脏 TG 合成增多而出现脂肪肝。

Jamaican 呕吐病，由 hypoglycin 的代谢产物所致，它存在于 ackee 树不成熟的果实中，进入体内后变成辅酶 A 硫脂和卡尼汀衍生物，后二者不能被进一步代谢而明显贮积于卡尼汀池中，影响脂肪酸的氧化，ATP 产生和糖异生减少，脂肪酸酯化 TG 增多，可引起小脂滴性脂肪肝。

5. 遗传及代谢性疾病

(1) 低β脂蛋白血症：是一种常染色体隐性遗传病，其特点是Apo－B血浆水平降低，常表现营养不良，棘红细胞血症，色素性视网膜炎、神经肌肉退行病和脂肪肝。纯合子者常有Apo－B和LDL－胆固醇（LDL－chol）极度降低，杂合子者多无症状，Apo－B和LDL－chol轻度降低。其脂肪肝的发生是由于肝细胞脂蛋白分泌缺陷，尤其是Apo－B_{100}缺陷所致。肝大不明显，肝细胞脂肪沉积多为大泡型，可出现肝纤维化和肝硬化。本病无特异治疗方法，可用中链TG代替长链TG促进肠道吸收，维生素缺乏者需补充维生素。

(2) 家族性高密度脂蛋白缺乏症：也称Tangier病，常染色体隐性遗传。其特点是血中高密度脂蛋（HDL）减少或完全缺乏，肝脏、脾、肠系膜、淋巴结等组织胆固醇浸润。虽然血浆胆固醇水平减低，但TG水平正常或增多，此点有助于诊断。无特殊治疗方法。

(3) 酸性脂酶缺乏症（Wolman病和胆固醇酯贮积症）：本病是溶酶体酸性脂酶A缺乏引起的中性脂肪代谢障碍。

Wolman病，常染色体隐性遗传，其溶酶体酸性脂酶A缺乏较重，使胆固醇酯和TG不能降解，而贮积在网状内皮系统的溶酶体中。患儿出生后一年发病，主要是消化道症状，几乎所有器官均有中性脂肪浸润（胆固醇酯和TG）。患儿多在发病6月内死亡。

胆固醇酯贮积症，其溶酶体酸性脂酶A缺乏较上者为轻，发病较晚。本病经过缓和，预后较好。

(4) Reye综合征：其特征是急性脑病伴内脏脂肪浸润，病因不明，常有先期病毒感染（如流感A或B或水痘病毒），随后出现呕吐和神经系统表现。可见于儿童，也可发生于成人。其发生原因可能与感染（病毒、细菌）、药物（如阿司匹林）、某些内源性毒物（如脂酸分解的二羧酸）和宿主的易感性有关。肝脏病变特点为：①小泡型脂肪浸润；②虽然线粒体改变显著，但肝内浓度不减少；③肝病与脑病损害程度一致，一般为可逆性的，历时短、变化快。线粒体变化特点是基质扩张与基质致密体进行性丧失，少数表现为多态性线粒体；严重时基质解体或明显肿胀。由于线粒体广泛损害，造成机体代谢紊乱，出现脑水肿等表现，并且为内源性毒素产生创造了条件，这些毒素又进一步加重线粒体损伤，形成恶性循环。患者常在病毒等前驱感染好转后又出现急性脑病，伴有呕吐、惊厥等。及早治疗，尤其是脑水肿的治疗，可使患者很快痊愈，若未能控制脑病。病死率可达4%～50%。其预后取决于脑病的程度和病变范围，而与肝功能损害程度无直接关系。

(5) β脂蛋白缺乏症：遗传性疾病，小肠黏膜活检绒毛结构正常，但上皮细胞因脂肪过度而致空泡状改变，患者呈吸收不良综合征表现，有脂肪泻，低胆固醇血症，红细胞畸形，色素性视网膜炎，共济失调等。

四、病理

脂肪变的肝细胞可弥散分布，以肝小叶静脉周围（Ⅲ带）或汇管区周围（Ⅰ带）为主；也有在肝内呈灶状分布，偶尔形成脂肪性肉芽肿。肝细胞内的脂滴可以是大泡型，小泡型或混合型。大脂滴直径>25μm，脂滴增多、融合将肝细胞核推向细胞边缘，使肝细胞呈现脂肪细胞样外观。大的脂滴可融合形成微脂囊肿，甚至脂肪性肉芽肿，此型脂肪变多见于肝腺泡Ⅲ带，预后较好，若累及Ⅰ带则预后差。小泡型脂滴直径多为3～5μm，肝细胞核无移位，肝小叶结构无紊乱，无坏死或炎症，不发展为肝硬化。

（一）脂肪肝的病理分型

有学者根据肝脏脂肪的含量占肝湿重的比例或肝活检病理切片脂肪染色，将脂肪肝分为三型。

（1）轻度：含脂肪5%～10%或光镜下每单位面积有1/3～2/3肝细胞脂肪产生。

（2）中度：含脂肪10%～25%或光镜下每单位面积有2/3以上肝细胞脂肪产生。

（3）重度：含脂肪25%～50%或光镜下每单位面积几乎所有肝细胞均质变。

（二）脂肪肝的病理分期

（1）Ⅰ期，单纯性脂肪肝：不伴炎症反应，依肝细胞脂肪变的范围又分弥漫性脂肪肝、局灶性脂肪肝，弥漫性脂肪肝伴正常肝岛。单纯性脂肪肝属良性病变，临床多无症状。单纯性脂肪肝的脂质沉积与肝组织炎症和纤维化及最终肝硬化的因果关系尚未确定，但临床和动物实验研究表明肝脏内脂质沉积的程度和炎症程度有关，而且可进展至肝纤维化和肝硬化。

（2）Ⅱ期，脂肪性肝炎：出现汇管区炎症和纤维化。此期除了肝细胞脂肪变性外，可见如下变化：Mallory小体，或叫酒精透明小体，位于肝细胞质内，是细胞内骨架蛋白在胞浆内聚积而成的嗜酸性物质，在AH和非酒精性脂肪性肝炎（NASH）中均可出现。但以AH中较常见而且较大。如果检出大的鹿角状Mallory小体提示其病为酒精性；肝细胞气球样变性，并出现灶状坏死；炎症细胞浸润，AH以淋巴细胞、单核细胞、多形核白细胞浸润。NASH常为轻度的中性粒和单核细胞浸润，而且很少有明显的汇管区炎症细胞浸润，中性粒细胞并不一定是炎症细胞的主要类型，但可在局灶性坏死中出现；纤维化，早期多出现于中央静脉周围和肝窦周围，随后发展至汇管区，NASH的纤维化常较AH轻。另外还可有淤胆现象。

（3）Ⅲ期，脂肪性肝纤维化：脂肪肝及脂肪性肝炎、原发性病因的存在，可激活库普弗细胞，枯否氏细胞增生并释放与肝纤维化有关的因素如TGFβ/α、PDGF等。这些因子使肝脏间质中的贮脂细胞（Ito细胞）激活、增生。Ito细胞的主要功能是贮存及代谢维生素A，合成及分泌细胞外基质（ECM），并有一定产生胶原酶能力。脂肪肝时Ito细胞在库普弗细胞产生的细胞因子及其他因素作用下活化、增生，大量产生Ⅰ、Ⅲ型胶原；同时又产生Ⅳ型胶原酶，破坏正常的ECM。最终Ⅰ型胶原代替基底膜，窦间隙毛细血管化，肝功能进一步受到损害，肝内血管阻力增加，这些因素又可促使库普弗细胞释放细胞因子，激活Ito细胞，形成恶性循环，大量ECM沉积，形成纤维条索和纤维间隔。其组织学特点是：窦周围及细胞周围纤维化；终末静脉周围纤维化；汇管区及汇管区周围纤维化，随后向实质呈条索状延伸侵蚀界板，可出现桥接纤维化分布。

（4）Ⅳ期，脂肪性肝硬化：虽然有研究证明，每年约有12%酒精性脂肪肝发展为肝硬化，但一般认为由脂肪肝直接发展而来的很少，多数来自AH。AH时由于肝细胞坏死，炎症细胞浸润，最终出现纤维化，相邻肝小叶纤维化条索相互连接，使肝小叶正常结构被分割破坏，发展成假小叶和肝细胞结节状再生，形成酒精性肝硬化（AC）。AC一般为小结节性，但一些戒酒后的患者可发展为小结节为主的大小结节混合性肝硬化。非酒精性肝硬化也多为小结节性，有报道称肥胖者1.5%～8.0%可有肝硬化，也有人发现NASH初次肝活检呈重度纤维化和非活动性肝硬化者达15%～50%。

五、临床表现

脂肪肝常无特异的临床表现，轻症者多无症状，仅在体检时发现转氨酶升高或 B 超有阳性发现。中重度脂肪肝可有上腹不适等症状而就诊。

（一）病史

经详细询问可发现酗酒、肝炎、药物及毒物接触、糖尿病史，少数患者有相应的遗传病家族史。

（二）症状

轻症者可无症状。中重度脂肪肝者可出现以下表现：上腹部隐痛或不适感，多在右上腹、纳差、恶心、呕吐、腹胀、腹泻，还可有阳痿、闭经、男性乳房肥大、肝掌、蜘蛛痣，鼻出血、皮下瘀血、末梢神经炎、舌炎、角膜干燥等。

（三）体征

肝脏肿大、表面光滑、边缘钝、质地柔软或韧硬，少数患者可出现脾大，可有门脉高压症（如腹水、水肿、上消化道出血），体重可减轻，但有全身脂质沉着者体重增加。

多数脂肪肝呈慢性经过，但也有呈急性经过，如 Reye 综合征，可有急性脑病表现，妊娠期急性脂肪肝可有妊高征等表现。

六、诊断

由于单纯脂肪肝多无特异性临床症状，或其症状常与其他肝病尤其是慢性肝病相似，因而必须通过实验室，影像和病理组织学检查才可确诊，完整的诊断应包括病因、病理及分型等。

肥胖者如无肝炎、输血、使用导致肝损害的药物，或有肥胖倾向并可排除由其他疾病所致，而且血浆中脂质增高，应做 B 超检查以确定有无肥胖性脂肪肝。对于长期、大量饮酒者，出现轻度疲乏，肝大而质地柔软，消化不良，转氨酶升高者，应考虑有脂肪肝的可能。头胎或双胎妊娠，妊娠晚期迅速出现消化道症状、黄疸、出血倾向，应考虑妊娠期合并重症肝炎或妊娠期急性脂肪肝。有药物及毒物接触史或婴幼儿急性脑病伴肝功能异常者应考虑相应的病因所致的脂肪肝。

（一）辅助检查

生化检查，脂肪肝的生化检查常有阳性发现，但表现多较轻，而且其异常程度与脂肪肝的病变范围和严重程度并不一致，所以诊断意义不大。生化检查可用于筛选一些肝脏疾病以及动态观察原发病的肝脏情况。

1. 血清酶学检查

（1）ALT、AST：一般为轻度升高，达正常上限的 2～3 倍。酒精性脂肪肝的 AST 升高明显，AST/ALT >2 有诊断意义。非酒精性脂肪肝时则 ALT/AST >1。ALT >130U/L，提示肝小叶脂肪浸润明显，ALT 持续增高提示有脂肪性肉芽肿。

（2）γ-GT、AKP：酒精性脂肪肝时 γ-GT 升高较常见，AKP 也可见升高，达正常上限的 2 倍；非酒精性脂肪肝患者 γ-GT 可以升高。

（3）GST：可反映应激性肝损伤，较 ALT 更敏感。

（4）谷氨酸脱氢酶（GDH）、鸟氨酸氨甲酰转移酶（DCT）：GDH 为线粒体酶，主要在肝腺泡Ⅲ带富有活性，DCT 为尿素合成酶，参与转甲基反应。脂肪肝时两酶都升高。尤其是酒精性脂肪肝，其 GDH/OCT >0.6。

（5）胆碱酯酶（CHE）、磷脂酰胆碱胆固醇酰基转移酶（LCAT）：80%脂肪肝血清 CHE 和 LCAH 升高，但低营养状态的酒精性脂肪肝升高不明显。CHE 对鉴别肥胖性脂肪肝有一定意义。

2. 血浆蛋白变化

（1）β 球蛋白，α_1、α_2、β 球蛋白多升高。

（2）白蛋白多正常。

（3）肥胖性脂肪肝时，LDL－C 升高，HDL－C 显著降低，Apo－B，Apo－e，Apo－CⅡ和Ⅲ升高。

3. 血浆脂类　TG、FA、胆固醇、磷脂常升高，其中胆固醇升高显著，常 >13mmol/L。

4. 色素排泄试验　BSP、ICG 排泄减少。在肥胖性和酒精性脂肪肝时，因为脂肪贮积多在肝腺泡Ⅲ带，而色素处理也在此部位。肝脏脂肪贮积影响了肝细胞排泄色素的功能。排泄减少的程度与肝脏脂肪浸润程度有关。

5. 胆红素　严重脂肪肝时可有血胆红素升高，轻中度脂肪肝胆红素多正常。

6. 凝血酶原时间（PT）　非酒精性脂肪肝多正常，部分可延长。

7. 血胰岛素　血胰岛素水平，呈高反应延迟型，糖耐量曲线高峰上升，下降延迟。

8. 其他　血尿素氮、尿酸偶见升高。

（二）影像检查

1. B 超　B 超检查经济、迅速、无创伤、有实用价值，可作为首选方法。B 超在脂肪含量 >30% 时即可有阳性发现，>50% 时的脂肪肝其检出率达 90%，近年来趋向于把 B 超指标量化，以综合积分判断脂肪肝的程度。彩色多普勒的应用也有助于来定量分析。

弥漫性脂肪肝：肝脏轻中度增大，回声增强，呈“明亮肝”：①肝肾对比可见其回声差异，肝实质回声强度 >肾回声强度；②肝近场和远场回声差异，近场回声密集增强，远场回声减弱；③肝内管道结构特别是静脉变细不清；④肝脏轻中度增大。

B 超可将脂肪肝分三度：

（1）轻度：近场回声增强，远场回声衰减不明显，肝内管状结构可见。

（2）中度：近场回声增强，远场回声衰减不明显，肝内管状结构模糊。

（3）重度：近场回声显著增强，远场回声明显衰减，肝内管状结构辨认不清。

局限性脂肪肝，可表现为单个或多个强回声结节，呈椭圆形。有时因其间所含正常肝组织呈低回声而出现“假瘤征”，应和其他占位性病变相鉴别。

有时 B 超不能区别和脂肪沉积相似的病变。如血管瘤通常是强回声，但周围有更高密度的肝脂肪变时，它可表现为低密度损伤，常需动态 CT 扫描进行鉴别。另外，超声常难以检测脂肪肝时的肝内扩张的胆管，因为脂肪肝时肝和胆管壁间的超声对比消失。

2. CT　其准确性优于 B 超，除可对脂肪肝进行分型外，还可观察治疗前后肝脏大小和密度变化。但费用较昂贵且具有放射性，限制了它的应用。

弥漫性脂肪肝，肝实质密度普遍低于脾脏、肾脏和肝内血管，而相比之下，门静脉内回声增强。增强后肝内血管显影清楚，形态、走向均正常。CT 值的高低与肝内脂肪沉积量呈明显负相关，因脾脏 CT 值较恒定，故肝/脾 CT 值的比值可作为衡量脂肪浸润程度的参考标准，或作为随访疗效的依据。酒精性脂肪肝时，肝脾 CT 值之比可小于 0.85。

局灶性脂肪肝，常发生于左叶内侧段，表现为局灶性肝内低密度影，呈扇形/不规则形，密度一般较均匀，增强后有轻度强化，其内可见正常形态和走行的血管影。

3. MRI　价格昂贵而少用。MRI 可清晰区分水和脂肪信号差异。脂肪肝为低信号，与正常肝实质信号相比明显降低。此项检查不但可检出脂肪肝，而且可很好的鉴别脂肪肝和肝脏占位性病变，后者呈高信号。

4. ^{99m}Tc 核素扫描　有助于区别局限性脂肪肝和肝内占位性病变。脂肪肝时肝弥漫性不均，肝肾摄取比值下降，肝骨髓摄取比值上升，其诊断脂肪肝的敏感性达 86%。但由于其准确性不高于 B 超，临床很少应用。

（三）肝活检

肝活检是诊断脂肪肝的重要方法。如果影像学检查发现肝脏有脂肪变，应该明确是否需要进行肝脏活检。如同时有血清转氨酶升高，常需活检；若转氨酶正常而仅有影像的异常发现，多不需活检。对于局灶性脂肪肝，B 超引导下肝穿刺，定位准确，安全。必要时对活检组织进行特殊染色、免疫组化、组织生化测定及特殊细胞学检查，以提高诊断的目的性。另外，偶然的影像学检查发现肝内弥漫性或灶性脂肪浸润但酶学正常，不能作为肝活检的依据。肝活检有创伤性，患者难以接受，目前主要用于：

（1）确定有无脂肪浸润，有无肝纤维化。

（2）探明某些少见疾病，如白血病、胆固醇贮积病、糖原贮积病。

（3）灶性脂肪肝和肝脏肿瘤的区别。

（4）无症状性可疑 NASH，肝活检是唯一诊断手段。

（5）戒酒后 ALD 或有 ALD 不能解释的临床或生化异常表现者。

（6）肥胖者体重减 10% 后，肝脏酶学异常仍存在者，需肝活检寻找其他病因。

（7）任何怀疑不是单纯肝细胞脂肪变或怀疑有多病因者。

（四）鉴别诊断

1. 病毒性肝炎及病毒性肝炎合并脂肪肝　脂肪肝和病毒性肝炎患者常有相似的临床表现如乏力、纳差、恶心、呕吐、黄疸等，而且影像检查都可表现为弥漫性肝损害，常不易鉴别。流行病学、病原学及血清学阳性有助确诊。

2. 肝占位病变　局限性脂肪肝与肝占位性病变（如肝癌、肝血管瘤、肝脓肿、肝囊肿等）常不易区别。肝细胞癌常呈超声衰减，有包膜和门脉侵犯。转移性肝癌多为超声增强，多结节，无门脉系统侵犯，CT 显示肝癌多呈边界较清楚的低密度区，加注造影剂后扫描组织对比增强。肿瘤血管和血管瘤用选择性肝动脉造影可以很好地显示。

七、治疗

治疗原则：①去除病因；②合理饮食；③合理锻炼；④降脂药物治疗。

（一）病因治疗

应针对不同病因采取合理的治疗措施。酒精性脂肪肝患者治疗的关键在于戒酒；营养不良性脂肪肝需改善营养状况；肥胖性脂肪肝和肝炎后肥胖所致的脂肪肝在保证营养的前提下，应适当减少糖、脂肪和总热量的摄入，并适当加强锻炼。如果能成功地控制体重，B 超可发现肝脏脂肪沉积减轻，血清转氨酶水平也得到改善。减重的方法很重要，饥饿可以降低体重，但由于减少了蛋白质和其他营养物质的摄入，导致外周脂库动员，脂肪酸进入肝脏增加而加重脂肪肝的病情，甚至出现NASH；糖尿病性脂肪肝应给予低热量、低脂肪和高纤维素饮食，并积极治疗糖尿病，对Ⅰ型糖尿病控制血糖水平很重要，对Ⅱ型糖尿病最重要的是减重，血糖控制次之；药物和毒物引起的脂肪肝应停用肝毒性药物，避免毒性化学物质的接触；胃肠道旁路术引起的脂肪肝，应重新恢复正常肠道的解剖和生理功能。妊娠期急性脂肪肝应立即终止妊娠。

全胃肠道外营养（TPN）所致脂肪肝应注意以下几点：

（1）由于TPN常伴有其他引起脂肪肝的疾病，故首先应针对这些疾病进行治疗。

（2）TPN期间，肠道革兰氏阴性细菌过量繁殖，产生内毒素使巨噬细胞不断释放TNF，后者可导致肝脂变，抗α-TNF多克隆抗体能显著减低此种肝脂肪变。

（3）TPN期间常有胆碱缺乏，应注意补充。

（二）合理饮食

饮食治疗是脂肪肝治疗的重要方法。合理的饮食应是高蛋白，适当热量和低糖类饮食。蛋白质是脂肪肝患者的主要营养素，可促进脂蛋白的合成，同时血浆白蛋白水平升高，有利于纠正重症患者的低蛋白血症，防止水肿和腹水形成。一般按1.5~2g/kg体重给予。

酒精性脂肪肝禁酒和纠正营养不良可使大部分脂肪肝在1~6周内消退，但也有需更长时间者。其饮食应高热量、高蛋白，并补充少量维生素。如总热量足够而蛋白质摄入不足，可促使脂肪肝继续发展。饮食脂肪总量以不超过总热量的15%~20%为宜，同时应含有必需脂肪酸。维生素的治疗可纠正临床及实验室检查异常，但对肝内脂肪浸润并无影响。

肥胖引起的脂肪肝应合理饮食以减轻体重。可以400~800cal/d逐渐增至1 000~1 500cal/d,短期内减肥速度过快，易致脂肪性肝炎、电解质紊乱、高尿酸血症、酮症酸中毒及体重反跳。

营养不良性脂肪肝应以高蛋白饮食，足量糖类和脂肪为原则，同时给予高维生素和低纤维素，病情严重者应加用复合氨基酸制剂。

糖尿病性脂肪肝应低热量、低脂肪、高纤维素饮食，合并肾病者应限制蛋白摄入［<1g/（kg·d）］，以减轻肾脏负担。

肝炎后脂肪肝除了加强原发病的治疗外，饮食中应适当降低脂肪、糖及总热量，并加强适当锻炼。

（三）运动治疗

对肥胖、糖尿病、高脂血症、肝炎后脂肪肝患者应加强运动，运动量和运动方式结合具体情况，应长期坚持有氧运动。一般以中等量运动为度，心率达到一定标准（20~30岁130次/min，40~50岁120次/min，60~70岁110次/min），每次10~30min，每周3次以上。对肥胖者运动疗法比单纯节食减肥更重要，因为运动去除的脂肪主要是腹部内脏脂肪，可使TG、LDL-C下降，HDL-C上升，葡萄糖耐量改善及血压下降。

（四）药物治疗

脂肪肝目前尚缺乏有效治疗的理想药物，而且有些药物的作用还有争议。

1. 胆碱蛋氨酸和L-肉碱　仅适用于相关的营养不良性脂肪肝，如恶性营养不良和静脉高营养所致的脂肪肝，同时应注意其诱发肝性脑病的作用。胆碱是构成磷脂的成分之一，也参与体内甲基转换作用；蛋氨酸在体内可转化成胆碱；L－肉碱可促进脂肪酸氧化及膜修复。常用氯化胆碱0.3～1.0g每日3次口服或复方胆碱2ml每日1～2次肌注。

2. 多价不饱和磷脂酰胆碱　如肝得健，是一复合制剂，主要成分是磷脂，维生素B、E等。是目前临床应用较多的药物。磷脂是肝细胞器及肝细胞质膜的基本组成部分，可增加膜的流动性和稳定性，可起到保护肝细胞的作用。

3. S－腺苷甲硫氨酸　通过质膜磷脂和蛋白质的甲基化影响其流动性和微黏性，通过转硫基化增加肝内谷胱甘肽（GSH）、硫酸根及牛磺酸水平，对恶性营养不良，肝毒性物质及酒精性脂肪肝有效。

4. 抗氧化剂　还原型谷胱甘肽、牛磺酸、β－胡萝卜素，维生素E、月见草－E、硒有机化合物（Ebselen）、Silymarin及氨基类固醇衍化物Iazaroid等。本类药物可减少氧应激性损害及脂质过氧化导致的肝纤维化，但有待进一步证实其疗效。

5. 熊去氧胆酸　可以降低血脂，稳定肝细胞膜，抑制单核细胞产生细胞因子，有报道可改善患者ALP、ALT、γ－GT及肝脂肪浸润情况。

6. 降脂药物　烟酸类，苯氧乙酸（氯贝丁酯、苯扎贝特等）、HMG－CoA还原酶抑制剂（如辛伐他丁等）。许多降脂药物具有潜在肝毒性，降低糖耐量，升高血尿酸等不良反应，而肝内脂肪沉积无改善甚至加重。烟酸的衍生物如烟酸肌醇、烟酸果糖酶、烟酸戊四醇酯不良反应相对较少。

另外实验发现前列腺素E具有提高细胞cAMP水平，抑制肝细胞胆固醇和中性脂肪合成，防止肝细胞脂肪浸润的作用。

7. 中医中药治疗　常用中药有丹参、泽泻、何首乌、山楂、枸杞子、黄芩、姜黄、大黄等，可按中医辨证施治原则组方治疗，如肝郁气滞型患者，可用柴胡肝散加减，气血淤阻以逐淤汤加减，痰浊内阻用四逆散合导痰汤加减，正虚淤结用八珍汤合积丸加减。中医药治疗缺乏系统的临床试验，疗效尚难肯定，但其最大优点是不良反应小，具有广泛开发前景。

八、预后

由于病因复杂，远期随访资料也较少，各种治疗尤其是药物治疗效果评价标准差异，因此对各种影响预后的因素的评价尚缺乏全面资料。对脂肪肝预后的争论有二。脂肪肝是否会引起演变为肝硬化；脂肪肝是否会引起严重肝损害。一般情况下，肥胖性脂肪肝很少引起肝损害，酒精与药物是引起肝纤维化和肝硬化的主要原因。糖尿病性脂肪肝和蛋白质摄入不足易引起脂肪性肝炎。特殊类型的脂肪肝如妊娠期急性脂肪肝如未及时终止妊娠，死亡率很高，多达60%～80%。

（陈文霞）

第十七节　肝脓肿

一、细菌性肝脓肿

细菌性肝脓肿是由化脓性细菌侵入肝脏所致。起病急骤，寒战、高热、肝区痛、肝肿大伴压痛，毒血症症状显著。如未能及时有效治疗，可发生脓肿破入胸腔或腹腔，形成胸、腹膜炎、膈下脓肿、败血症等严重并发症。

（一）病因、发病机制

本病的致病菌主要为金黄色葡萄球菌和大肠杆菌。细菌可以下列途径进入肝脏：①胆道：胆道蛔虫症，胆管结石等并发化脓性胆管炎时，细菌沿着胆管上行，是引起细菌性肝脓肿的主要原因；②肝动脉：体内任何部位的化脓性病变，如骨髓炎，中耳炎、痈等，特别在发生脓毒血症时，细菌可经肝动脉进入肝脏；③门静脉：已较少见，如痔核感染、坏疽性阑尾炎、菌痢等，引起门静脉属支的血栓性静脉炎，脓毒栓子脱落进入肝内，即可引起脓肿；④其他：包括临近脏器化脓灶侵入、肝肿瘤坏死并发感染、肝外伤等。在机体抵抗力下降时发病。

细菌侵入肝脏后，即引起炎症反应，进而形成小脓肿，小脓肿逐渐扩大，互相融合成较大脓肿。来源于胆道的病变者，脓肿以左叶多见，且多与胆管相同，和肝内胆管病变相一致，呈节段性。来源于门静脉系统者，脓肿以右叶多见。

（二）诊断步骤

1. 病史采集要点　细菌性肝脓肿多为继发性病变，但也可在原发疾病已经好转后独立存在。典型表现是在原发病的基础上骤起寒战、高热、大汗，肝区或右上腹痛并伴有厌食、乏力和体重减轻等。单个脓肿表现多不典型，起病隐匿，常有低热、不适、倦怠、腹胀、吸气后右上腹痛、恶心呕吐等，且通常病史超过 15d，要求临床医生要有早期诊断的高度警惕性。口服类固醇激素、糖尿病、慢性酒精中毒和原因不明的出现右肺异常也应怀疑细菌性肝脓肿。

2. 体格检查要点　肝肿大和右上腹触痛是最常见的体征。肝肿大程度不一，有叩击痛或压痛，若脓肿在右肝下缘且较浅在，则右上腹有触痛及肌紧张。若肝脏病灶广泛或严重时，可出现黄疸和腹水。

3. 门诊资料分析

（1）血常规：白细胞计数及中性粒细胞增多，白细胞升高可达（20～30）$\times 10^9$/L，50%出现贫血。

（2）肝功能试验可出现不同程度的损害，包括总胆红素升高、低蛋白血症、凝血酶原时间延长。

（3）X 线检查可见病侧膈肌抬高和固定，常有胸腔积液、右下肺炎和肺不张。

（4）B 超诊断符合率 85%～96%，它可以了解脓肿部位及大小，其特征表现常与病程及脓肿的液化程度有关。是门诊最重要的筛查手段。

4. 进一步检查项目

（1）CT 对脓肿的检出率为 90%～97%，其准确性不受肠道气体和体位的影响，能发现肝内直径小到 0.5cm 的病变，还可标出脓肿空间的位置，指导穿刺和导管引流。

（2）磁共振（MRI）对小脓肿有早期诊断价值。

（3）选择性肝动脉造影，对直径 <2cm 多发性小脓肿有诊断价值，有助于确定手术途径。

（4）诊断性肝穿刺抽脓，是确诊的重要手段。应在超声波探查引导下进行，通常在疼痛最明显部位进针。抽出的脓液应在严格无氧和微嗜氧条件下培养，检查需氧和厌氧菌及真菌。约 1/3 的化脓性肝脓肿是需氧菌感染，另有 1/3 是厌氧菌，余者为混合感染。

（三）诊断对策

1. 诊断要点

（1）有潜在或原发疾病，如胆道疾病、败血症、腹部化脓性感染、恶性肿瘤、糖尿病、肝硬化、慢性酒精中毒、艾滋病、口服类固醇激素等，或是近期有介入治疗史。

（2）出现寒战、肝区痛及叩痛、肝肿大并有触痛等，及发热等非特异临床症状。

（3）原发病灶清除后持续发热，伴有右上腹痛或肝功能损害应排除并发肝脓肿可能。

（4）结合上述辅助检查，其中肝穿刺穿脓及细菌培养是确诊标准。

（5）明确诊断后注意探查膈下、心包以及胸膜腔和下肺，排除脓肿侵犯。

2. 鉴别诊断要点

（1）阿米巴性肝脓肿：单纯阿米巴肝脓肿临床表现较缓和，肝区压痛较轻，黄疸少见，白细胞增加不显著且以嗜酸性粒细胞居多。脓液呈巧克力，可找到 Charcot - Leyden 晶体，具有鉴别意义。阿米巴血清检查间接血凝法阳性（1 ：128 为临界值，1 ：32 为阴性）。但目前单纯阿米巴脓肿并不多见，常伴有细菌感染，血培养阳性率为 48%，脓液细菌培养阳性率为 90%，可发现致病菌。

（2）结核性肝脓肿：临床表现轻重不一，复杂多样，无特异性。和细菌性肝脓肿难以鉴别，有时需要依靠肝穿刺或腹腔镜直视下、肝组织学和（或）病原学检查才能确诊。结核性肝脓肿在抗结核药物治疗后 2 个月体温降至正常，6 ~ 9 个月病灶可以消散，通过治疗也可协助诊断，但要有耐心并取得患者配合。

（3）肝癌坏死液化：与脓肿相比，病程较慢，无急性感染表现。肝呈进行肿大坚硬、表面高低不平而无显著压痛。血清甲胎蛋白测定常呈阳性，超声波检查等有助于鉴别。但当肝癌并发高热或癌块坏死合并感染时，易导致误诊。

（4）临床类型：细菌性肝脓肿的严重并发症是向膈下，腹腔、胸腔穿破以及胆源性肝脓肿引起胆道大出血。

（四）治疗对策

1. 治疗原则

（1）重视一般支持疗法，输血、输液，纠正体液和电解质紊乱，补充各种维生素，合理应用抗生素；尤其要注意血浆白蛋白水平要尽可能维持正常。

（2）穿刺置管或手术切开引流。

（3）注意原发病的治疗，如胆结石等。

2. 治疗计划

（1）抗生素：尽早应用大量有效抗生素是治疗本病的关键，常采用二种以上抗生素联合应用。在未证实病源菌前，脓液样本的革兰染色检查可以指导抗生素的选择。一般来说，可先选用针对大肠杆菌和金黄色葡萄球菌给药，待敏感试验报告后再调整抗菌药物。大肠杆菌所致之肝脓肿，用氨苄青霉素加庆大霉素或卡那霉素；或庆大霉素加氯霉素。近期使用的头孢菌素或喹诺酮类与之联用，效果更好。葡萄球菌所致肝脓肿，首选青霉素 G，红霉素或第三代头孢菌素，次选庆大、卡那霉素。若有厌氧菌感染或同时并有阿米巴脓肿时加用灭滴灵，每日1.5~2g静滴。

(2) 对脓肿的处理：单发性脓肿，首选穿刺，抽脓。穿刺抽脓时应尽量将脓液抽尽，若脓液稠厚，可用生理盐水或5%碳酸氢钠溶液反复冲洗。一般需每天或隔天抽脓一次。行置管引流时，应反复脓腔冲洗。

(3) 手术切除引流：指征为：①巨大肝脓肿，抽脓困难或脓液不易抽出者；②脓肿已经穿破到胸、腹腔者；③肝左叶脓肿或肝右叶前下方脓肿，穿刺抽脓或置管引流困难者；④较大的多发性脓肿或已融合为较大脓腔者；⑤脓液黏稠或坏死组织堵塞针头或导管，引流不畅者；⑥穿刺抽脓不畅，药物治疗后脓肿不见减少者；⑦脓肿伴有腹膜炎体征者。

(4) 治疗方案的选择：①单个脓肿小脓肿可先内科抗感染治疗；较大脓肿在B超引导下穿刺置管引流；②较大脓肿有穿破可能或已经穿破手术切开引流；③多发性肝脓肿不适于手术治疗，应采用内科保守治疗，注意营养支持；④慢性肝脓肿手术切开引流。慢性局限性的厚壁肝脓肿可行肝叶切除；⑤肝脓肿是消耗性疾病，营养支持很重要。

(五) 病程观察及处理

1. 病情观察要点　观察腹痛、体温和引流物的性状和体积。血常规及血生化检查，病程较长者注意白蛋白等营养指标，定期B超检查脓腔大小。如果腹痛突然好转而体温未降，警惕脓肿穿破可能。引流物计量时需减去冲洗脓腔所用的液体量。

2. 疗效判断与处理　腹痛好转、体温正常、脓性引流物逐渐减少是好转的指标。如果不再排脓，临床症状消失，B超下脓腔小于2cm后，可将导管拔出。

(六) 预后评估

细菌性肝脓肿的预后，取决于脓肿数目、部位、细菌的种类和毒力，患者的一般状态、治疗开始早晚、是否彻底、有无并发症等因素。在同时应用抗生素、穿刺、导管或切开引流条件下，多发性细菌性肝脓肿死亡率为50%左右，单发性肝脓肿死亡率较低约20%左右。若伴有低蛋白血症、肾功能改变、胸腔渗出、梗阻性黄疸、脓毒性休克和贫血者，死亡率升高。

(七) 出院随访

随访注意脓腔是否完全消失，有无其他部位转移灶发展为脓肿。对巨大脓肿或多发性肝脓肿注意随访肝功能恢复情况，尤其是对本来已有肝脏疾病的患者。

二、阿米巴肝脓肿

阿米巴肝脓肿是由阿米巴原虫所引起的肝脏感染性疾病，是最常见的肠外阿米巴病。主要表现为长期发热、右上腹或右下胸痛、全身消耗、肝肿大及压痛、血白细胞增高等。由于并发问题复杂多变，易造成误诊。

(一) 病因及发病机制

溶组织内阿米巴是引起人体阿米巴的病原体，有滋养体和包囊两种形态。滋养体为活动期，它以细菌及组织为食，在大肠的肠腔或黏膜内繁殖、寄生，有时侵犯组织和器官；有些滋养体在结肠腔内变为包囊并随粪便排至体外，污染食物、水源而再感染新的宿主。

当酗酒、饮食不当、营养障碍、肝区外伤及其他感染削弱人体抵抗力时，居于肠腔的阿米巴，借其伪足的机械作用和溶组织酶的化学作用而侵入肠壁组织，随血液进入门脉系统。

首先到达肝脏，因肝小叶微静脉有过滤作用而停留在微静脉末端。若侵入肝脏的原虫数量不多，且人体抵抗力强，可将原虫消失而不造成损害；若机体抵抗力下降或肝脏内环境发生改变，侵入肝脏的阿米巴滋养体可引起微静脉及其周围组织的炎性反应，滋养体繁殖，形成微静脉栓塞，导致该处肝组织缺血、缺氧，滋养体从破坏的血管逸出，引起肝组织的灶性坏死、液化而成为微小脓肿，相近之脓肿互相融合，最后形成临床上的巨大脓肿。除经门静脉外，肠道阿米巴还可直接透过肠壁或经淋巴道侵入肝脏形成脓肿。

（二）诊断步骤

1. 病史采集要点

（1）起病情况：本病起病多缓慢，急性者少见，常于酗酒、暴饮暴食、营养障碍、肝区外伤或其他疾病使抵抗力下降而诱发。

（2）主要临床表现：常见的症状为发热和肝区疼痛。发热呈弛张热或不规则发热，体温大多午后上升，傍晚达高峰，夜间热退时伴盛汗。肝区疼痛的性质和程度与脓肿距肝包膜之远近、脓肿发展之急缓以及患者的痛阈有关，和脓肿大小无平行关系。若脓肿位于膈下，则疼痛可位于右上腹、上腹、胸部或右肩部。

（3）既往史半数以上肝脓肿患者病前有腹泻或痢疾的病史。阿米巴肝脓肿一般发生在腹泻发作后 1 个月，但也可早到和腹泻同时发生，或迟到痢疾已愈数月或数年、甚至数十年后发生。

2. 体格检查要点　肝脏往往呈弥漫性肿大，病变所在部位有明显的局限性压痛及叩击痛，肝脏下缘钝圆，有充实感，质中坚。部分患者肝区有局限性波动感。黄疸少见且多轻微，多发性脓肿的黄疸发生率较高。

3. 门诊资料分析

（1）血象检查：急性期白细胞总数中度增高，中性粒细胞 80% 左右，有继发感染时更高。病程较长时白细胞计数大多接近正常或减少，贫血较明显，血沉增快。

（2）粪便检查：少数患者可查获溶组织阿米巴。

（3）肝功能检查：碱性磷酸酶增高最常见，胆固醇和白蛋白大多降低。

（4）血清学检查：同阿米巴肠病，抗体阳性率可达 90% 以上。阴性者基本上可排除本病。

（5）肝脏显影：超声波探查无创伤，准确方便，成为诊断肝脓肿的基本方法。脓肿所在部位显示与脓肿大小基本一致的液平段，并或作穿刺或手术引流定位，反复探查可观察脓腔的进展情况。B 型超声显像敏感性高，但与其他液性病灶鉴别较困难，需作动态观察。CT、超声造影、肝动脉造影、放射性核素肝扫描、磁共振均可显示肝内占位性病变，对阿米巴肝病和肝癌、肝囊肿鉴别有一定帮助，其中 CT、超声造影尤为方便可靠，有条件者可选用。

（6）X 线检查：常见右侧膈肌抬高，运动受限，胸膜反应或积液，肺底有云雾状阴影等。左叶肝脓肿时胃肠道钡餐透视可见胃小弯受压或十二指肠移位，侧位片见右肋前内侧隆起致心膈角或前膈角消失。偶尔在平片上见肝区不规则透光液气影，颇具特征性。

4. 进一步检查项目　B 超定位下抽取脓液，是确诊的线索。

（三）诊断对策

1. 诊断要点　确诊需从脓液中查到病原体。但由于各种原因，检出病原体十分困难，故临床上多用综合分析诊断本病。临床上有发热、右上腹疼痛、肝肿大，同时X线检查右侧膈肌抬高、运动减弱，或超声波检查显示肝液性暗区者，再具下述任何一项：

（1）肝穿刺抽脓呈巧克力色。

（2）脓液中找到阿米巴滋养体。

（3）经抗阿米巴治疗取得显著疗效或痊愈者，诊断可成立。

2. 鉴别诊断要点

（1）细菌性肝脓肿：常先有原发感染灶，发病急骤而重，伴明显脓毒症状（如畏寒发热，白细胞计数尤其中性粒细胞显著增高）。超声显示多为较小的多个脓肿，穿刺脓液呈黄白或黄绿色、有臭味，涂片或培养有菌，抗生素有效。但与继发细菌感染的阿米巴肝脓肿颇难鉴别。

（2）肝囊肿：慢性阿米巴肝脓肿，临床无明显炎症表现；或肝囊肿伴感染者亦需细心鉴别。超声显像与穿刺所得脓液的特征有助鉴别。

（3）肝包虫囊肿：疫区居住史与包虫皮试阳性是肝包虫囊肿的两个特征。通常不难鉴别，但若合并感染者宜细察。肝包虫病是穿刺禁忌，安排脓肿穿刺前应先排除。

（4）原发性肝癌：中心液化坏死伴癌性发热的肝癌患者宜细心鉴别，尤其是和阿米巴肝脓肿尚未完全成熟液化者，很难鉴别。对未完全液化的病灶，肝穿刺宜谨慎。若患者为老年，有肝炎或肝硬化史，血象白细胞正常或降低，肝功能慢性损害，AFP阳性，超声显像示占位性病变周围有晕圈，血管造影提示肿瘤血管及肿瘤染色，均提示原发性肝癌可能。氯喹治疗后热退，也不能完全排除肝癌，应仔细分析，有时需短期随访观察其动态变化。

3. 并发症　阿米巴肝脓肿可产生三类并发症，血源播散、继发细菌感染及脓肿穿破。

（1）血源播散：罕见，阿米巴原虫偶可侵入肝内血管，经肝静脉回流至右心，并随血流播散至全身而形成肺、脑、脾、胰、肾等处阿米巴病。

（2）继发细菌感染：发生率4.1%～23.3%，阿米巴肝脓肿发生感染后持续高热，中毒症状明显。单纯抗阿米巴药物治疗无效，必须加用有效抗生素。大肠杆菌和金黄色葡萄球菌为最常见致病菌，其次为变形杆菌、产气杆菌等。不能单依靠脓液颜色判断是否发生继发性细菌感染。第一次抽脓时，均应常规细菌培养。

（3）穿破：发生率23%～30.9%。脓肿穿破与病程较长、脓肿居肝脏边缘、脓肿较大、抽脓次数较多及腹压增高等因素有关。若脓肿穿破横膈进入胸腔，形成脓胸；穿破入肺引起肺脓肿；如和支气管相通时，导致肝－胸膜－肺－支气管瘘；若脓肿向腹膜穿破，可致急性腹膜炎。有时脓肿可穿破于胃、胆、肾等处，左叶脓肿还可向心包及纵隔穿破。发生脓肿穿破后，临床表现变得复杂多变，易致误诊。脓肿穿破到一些特殊部位后治疗困难，预后差，穿破至心包及腹腔者预后最差。

（四）治疗对策

1. 治疗原则　内科治疗为主，关键在于合理而及时地应用抗阿米巴药物，酌情辅以肝穿刺抽脓。必要时行外科治疗。

2. 治疗计划

（1）内科治疗

1）抗阿米巴治疗：选用组织内杀阿米巴药为主，辅以肠内杀阿米巴药以根治。多首选甲硝唑，剂量1.2g/d，疗程10～30d，治愈率90%以上。无并发症者服药后72h内肝痛、发热等临床情况明显改善，体温于6～9d内消退，肝肿大、压痛、白细胞增多等在治疗后2周左右恢复，但脓腔吸收要延迟至4个月左右。第二代硝基咪唑类药物的抗虫活力、药代动力学特点与甲硝唑相同，但半衰期更长，疗效优于阿米巴肠病。东南亚地区采用短程（1～3d）治疗，可取代甲硝唑。少数甲硝唑疗效不佳者可换用氯喹或依米丁，但前者有较高的复发率，后者心血管和胃肠道反应较多。治疗后期常规加用一疗程肠内抗阿米巴药，预防复发达到根治目的。

2）肝穿刺引流：多数阿米巴肝脓肿已无穿刺的必要。对恰当的药物治疗5～7d、临床情况无明显改善，或肝局部隆起显著、压痛明显，有穿破危险者采用穿刺引流。穿刺最好在抗阿米巴药物治疗2～4d后进行。穿刺最好在超声引导定位下进行，部位常选右腋前线第8或第9肋间，或右中腋线上第9或10肋间或肝区隆起、压痛最明显处。穿刺次数视病情需要而决定，每次穿刺应尽量将脓液抽净，脓液量在200ml以上者常需在3～5天后重复抽吸。脓腔大者经抽吸可加速康复。穿刺放置导管持续闭合引流，可免去反复穿刺、继发性感染之缺点，有条件者采用。

3）抗生素治疗：有混合感染时，视细菌种类选用适当的抗生素全身应用。

（2）外科治疗：手术切开，置管闭式引流。

3. 治疗方案的选择　首选药物治疗和穿刺引流。

阿米巴肝脓肿需手术引流者一般<5%，适应证为：①抗阿米巴药物治疗及穿刺引流失败者；②脓肿位置特殊，贴近肝门、大血管或位置过深（>8cm），穿刺易伤及邻近器官者；③脓肿穿破入腹腔或邻近内脏而引流不畅者；④脓肿中有继发细菌感染，药物治疗不能控制者；⑤多发性脓肿，使穿刺引流困难或失败者；⑥左叶肝脓肿易向心包穿破，穿刺易污染腹腔，也应考虑手术。

（五）病程观察及处理

1. 病情观察要点　肝区疼痛、体温、血常规及血生化检查，病程较长者注意白蛋白等营养指标。定期B超动态观察脓腔大小。有闭式引流者需要记录引流量。有穿破危象者要高度注意邻近器官情况。

2. 疗效判断与处理　肝脓肿的治愈标准尚不一致，一般以症状及体征消失为临床治愈，肝脓肿的充盈缺损大多在6个月内完全吸收，10%可持续迁延至1年。少数病灶较大者可残留肝囊肿。血沉也可作为参考指标。

（六）预后评估

阿米巴肝脓肿患者痊愈后具有一定的免疫保护力，很少发生再感染。

（七）出院随访

随访注意脓腔是否完全消失，有无其他部位转移灶发展为脓肿。

（王忠琼）

第十章

胆囊疾病

第一节　急性胆囊炎

急性胆囊炎起病多与饱食、吃油腻食物、劳累及精神因素等有关，常突然发病，一开始就出现右上腹绞痛，呈阵发性加剧，并向右肩或胸背部放射，伴有恶心及呕吐。在发病早期可以没有发冷及发热，当胆囊有化脓感染时，则可出现寒战及发热。有些患者还可以出现双眼巩膜黄染。当炎症波及胆囊周围时，病情日益严重，腹痛加重，范围也比原来扩大。这时右上腹部不能触碰，稍加用力按压更感疼痛难忍。

一、病因病机

（一）单纯性胆囊炎

常常多见于炎症发生的早期，此时胆囊充血、水肿、炎性细胞浸入胆囊黏膜。

（二）急性化脓性胆囊炎

胆囊黏膜高度水肿，细菌感染及胆囊积脓淤血。

（三）坏疽性胆囊炎

除了急性炎症外，主要由于胆囊的循环障碍引起出血及胆囊组织坏死。

（四）胆囊穿孔

由于胆囊坏死，囊壁穿孔，常见穿孔在胆囊底部血管分开较少的部位，穿孔后的脓性胆汁污染整个胆管而引起胆汁性腹膜炎及肝内、外胆管炎等。

急性结石性胆囊炎的起病是由于结石阻塞胆囊管，造成胆囊内胆汁滞留，继发细菌感染而引起急性炎症。如仅在胆囊黏膜层产生炎症、充血和水肿，称为急性单纯性胆囊炎。如炎症波及到胆囊全层，胆囊内充满脓液，浆膜面亦有脓性纤维素性渗出，则称为急性化脓性胆囊炎。胆囊因积脓极度膨胀，引起胆囊壁缺血和坏疽，即为急性坏疽性胆囊炎。坏死的胆囊壁可发生穿孔，导致胆囊性腹膜炎。胆囊穿孔部位多发生于胆囊底部或结石嵌顿的胆囊壶腹部或者颈部。如胆囊穿孔至邻近脏器中，如十二指肠、结肠和胃等，可造成胆内瘘。此时胆囊内的急性炎症可经内瘘口得到引流，炎症可很快消失，症状得到缓解。如胆囊内脓液排入胆总管可引起急性胆管炎，少数患者还可发生急性胰腺炎。致病菌多数为大肠埃希菌、肺炎克雷白杆菌和粪链球菌，厌氧菌占10%～15%，但有时可高达45%。

1. 结石　在胆囊管嵌顿引起梗阻、胆囊内胆汁滞积，浓缩的胆盐损害胆囊黏膜引起炎症。

2. 细菌感染　常见的致病菌为大肠埃希菌、产气杆菌、绿脓杆菌等，大多从胆管逆行而来。

3. 化学刺激　如胰液经“共同通路”反流入胆管内引起胰酶性胆囊炎。近年来，随着国人的饮食习惯的改变，城市人的胆囊结石发病率明显升高，故急性胆囊炎以城市居民为多，成年人发病率高，尤其是肥胖女性，据统计女：男为2：1。本病急性症状反复发作可转为慢性胆囊炎。目前本病外科治疗治愈率高。病情轻的单纯性胆囊炎可选用药物治疗；对于化脓性或坏疽性胆囊炎应及时手术治疗，避免并发症发生。

二、临床表现

有以下临床表现：①突发性右上腹持续性绞痛，伴向右肩胛下区放射，伴有恶心、呕吐。②发冷、发热、纳差、腹胀。③10%的患者可有轻度黄疸。④过去曾有类似病史，脂餐饮食易诱发。胆囊结石引起者，夜间发病为一特点。⑤右上腹肌紧张，压痛或反跳痛，Murphy征阳性。30%～50%的患者可触及肿大胆囊有压痛。

三、辅助检查

（一）口服法胆囊造影

口服法胆囊造影可见：①胆囊不显影（20%的正常人也可因其他原因而不显影）；②胆囊显影浅淡、延迟，胆囊缩小或增大，是诊断慢性胆囊炎较为可靠的征象；③胆囊收缩功能不良，对诊断价值有限。静脉法胆系造影如胆管显影良好而胆囊不显影或胆囊显影延迟、密度浅淡而轮廓模糊，可诊断有胆囊疾病存在。

口服法胆囊造影，根据胆囊不显影而作胆囊炎的诊断时，必须排除引起胆囊不显影的其他因素，包括造影剂剂量不足（过分肥胖或体重超过80kg）；服造影剂后呕吐、腹泻；幽门梗阻；造影剂崩解不良或停留于食管或十二指肠憩室内；肝功能明显受损；小肠吸收不良；妊娠期或哺乳期的妇女；胆管与肠管间有异常通道或Oddi括约肌松弛，使含碘胆汁不进入胆囊；严重的糖尿病；胆囊位置异常胆囊先天性缺如；照片太小未能将胆囊包括在内；胆囊已切除等。

（二）实验室检查

当医生检查患者的腹部时，可以发现右上腹部有压痛，并有腹肌紧张，大约在1/3的患者中还能摸到肿大的胆囊。化验患者的血液，会发现多数人血中的白细胞计数及中性粒细胞增多。

（三）B超

B超检查可发现胆囊肿大、囊壁增厚，并可见结石堵在胆囊的颈部。

四、诊断

（一）B超

急性结石性胆囊炎主要依靠临床表现和B超检查即可得到确诊。B超检查能显示胆囊体积增大，胆囊壁增厚，厚度常超过3mm，在85%～90%的患者中能显示结石影。在诊断有疑问时，可应用同位素^{99m}Tc－IDA作胆系扫描和照相，在造影片上常显示胆管，胆囊因胆囊管阻塞而不显示，从而确定急性胆囊炎的诊断。此法正确率可达95%以上。急性非结石性胆囊炎的诊断比较困难。诊断的关键在于创伤或腹部手术后出现上述急性胆囊炎的临床表现时，要想到该病的可能性，对少数由产气杆菌引起的急性气肿性胆囊炎中，摄胆囊区平片，可发现胆囊壁和腔内均有气体存在。

①有典型的阵发性腹绞痛发作及右上腹压痛、肌紧张征象。②血白细胞总数剧增，中性粒细胞比例增高。③B型超声检查，胆囊增大，囊壁增厚，可能看到结石的影像。

（二）诊断依据

急性胆囊炎是一种临床常见病，多发生于有结石的胆囊，也可继发于胆管结石和胆管蛔虫等疾病。多由化学性刺激和细菌感染等因素引发此病。

诊断依据：①白细胞总数$>10\times10^9/L$，核左移。②腹部X线摄片胆囊区可见阳性结石。③B超检查示胆囊增大，壁厚>3.5mm，内有强光团伴声影：④静脉胆管造影胆囊不显影。⑤CT或MRI显示胆囊结石。

（三）临床表现

急性胆囊炎的症状主要有右上腹疼、恶心、呕吐和发热等。急性胆囊炎会引起右上腹疼痛，一开始疼痛与胆绞痛非常相似，但急性胆囊炎引起的腹痛其持续的时间往往较长，作呼吸和改变体位常常能使疼痛加重，因此患者多喜欢向右侧静卧，以减轻腹疼。有些患者会有恶心和呕吐，但呕吐一般并不剧烈。大多数患者还伴有发热，体温通常在38.0～38.5°C，高热和寒战并不多见。少数患者还有眼白和皮肤轻度发黄。

（四）体格检查

急性结石性胆囊炎患者体检时，常表现为急性病容、痛苦表情和呼吸短浅以及虚脱现象。此与急性胆囊炎相同，但尚可出现以下特点：①胆绞痛发作后1～2d内，可见轻度眼巩膜黄染和尿色变深，很快自然消退；如黄疸较深或持久不退，须考虑伴有胆总管结石的存在。②患者取平卧位，检查者用右手指触压患者的右上腹部时，患者诉腹痛或有痛苦的表情，同时右上腹肌呈局限性轻度紧张感。③患者取直立位深吸气时，检查者用右手食、中及无名指深压胆囊区，患者诉说疼痛。④患者取平卧位，检查者用右手指深压右上腹部时，患者有轻痛感。⑤患者取右侧卧位或俯卧位时感有上腹部疼痛。⑥检查者用左手掌置于患者的右季肋部，右手握拳用中度力叩击左手背时，患者诉说疼痛。

根据以上的症状、体格检查和各种辅助检查，医生一般能及时做出急性胆囊炎的诊断。

五、鉴别诊断

本病多见于40岁以上的肥胖女性。根据典型症状、体征、B型超声波、X线，急性胆囊炎的诊断大多都能明确。但需与以下疾病进行鉴别：如急性病毒性肝炎、急性胰腺炎、急性阑尾炎、消化性溃疡急性穿孔和右心衰竭等疾病，一般经过有关的辅助检查，结合病史及体格检查，均能做出正确的诊断。

青年女性患者应与Fitz－Hugh－Curtis综合征相鉴别，这是由于急性输卵管炎所伴发的肝周围炎，可有右上腹部疼痛，易误诊为急性胆囊炎：如妇科检查发现附件有压痛，宫颈涂片可见淋球菌或沙眼包涵体可资鉴别。如鉴别有困难则可进行腹腔镜检查，本病可见肝包膜表面有特殊的琴弦状粘连带。

六、治疗

（一）急性胆囊炎的治疗措施

1. 卧床休息、禁食　严重呕吐者可行胃肠减压。应静脉补充营养，维持水、电解质平衡，供给足够的葡萄糖和维生素以保护肝脏。

2. 解痉、镇痛　可使用阿托品、硝酸甘油、哌替啶、盐酸美沙酮等，以维持正常心血管功能和保护肾脏等功能。

3. 抗菌治疗　抗生素使用是为了预防菌血症和化脓性并发症，通常选用氨苄西林、克林霉素和氨基糖苷类联合应用，或选用第二代头孢霉素治疗，抗生素的更换应根据血培养及药敏试验结果而定。

在进行上述治疗的同时，应做好外科手术的准备，在药物治疗不能控制病情发展时，应及时改用手术疗法切除胆囊。

（二）急性胆囊炎的治疗方法

1. 非手术治疗　妊娠合并急性胆囊炎，绝大多数合并胆石症，主张非手术疗法。多数经非手术治疗有效。

（1）饮食控制：应禁食，必要时胃肠减压，缓解期给予低脂肪、低胆固醇饮食。

（2）支持疗法：纠正水、电解质紊乱和酸碱失衡。

（3）抗感染：需选用对胎儿无害的广谱抗生素，如氨苄西林以及头孢唑林钠、头孢噻肟钠等。

（4）对症治疗：发生胆绞痛时给予解痉镇痛药，如阿托品、哌替啶肌注。缓解期给予利胆药物，如苯丙醇、非布丙醇等。

非手术疗法对大多数（80%～85%）早期急性胆囊炎的患者有效。此法包括解痉镇痛，抗生素的应用，纠正水电解质和酸碱平衡失调，以及全身的支持疗法。在非手术疗法治疗期间，必须密切观察病情变化，如症状和体征有发展，应及时改为手术治疗。特别是老年人和糖尿病患者，病情变化较快，更应注意。据统计约 1/4 的急性胆囊炎患者将发展成胆囊坏疽或穿孔。

2. 手术治疗　目前对于手术时机的选择还存在着争论，一般认为应采用早期手术。早期手术不等于急诊手术，而是患者在入院后经过一段时期的非手术治疗和术前准备，并同时应用 B 超和同位素检查进一步确定诊断后，在发病时间不超过 72h 的前提下进行手术。早期手术并不增加手术的死亡率和并发症的发生率。对非手术治疗有效的患者可采用延期手术（或称晚期手术），一般在 6 周之后进行。

手术方法有 2 种，一种为胆囊切除术，在急性期胆囊周围组织水肿，解剖关系常不清楚，操作必须细心，此免误伤胆管和邻近重要组织。有条件时，应用术中胆管造影以发现胆管结石和可能存在的胆管畸形。另一种手术为胆囊造口术，主要应用于一些老年患者，一般情况较差或伴有严重的心肺疾病，估计不能耐受胆囊切除手术者，有时在急性期胆囊周围解剖不清而致手术操作困难者，也可先作胆囊造口术。胆囊造口手术可在局麻下进行，其目的是采用简单的方法引流胆囊炎症，使患者度过危险期，待其情况稳定后，一般于胆囊造口术后 3 个月，再作胆囊切除以根治病灶。对胆囊炎并发急性胆管炎者，除作胆囊切除术外，还须同时作胆总管切开探查和T管引流。

对症状较轻微的急性单纯性胆囊炎，可考虑先用非手术疗法控制炎症，待进一步查明病情后进行择期手术。对较重的急性化脓性或坏疽性胆囊炎或胆囊穿孔，应及时进行手术治疗，但必须作好术前准备，包括纠正水电解质和酸碱平衡的失调，以及应用抗生素等。

对于急性非结石性胆囊炎患者，由于病情发展较快，一般不采用非手术疗法，宜在做好术前准备后及时进行手术治疗。关于急性胆囊炎应用抗生素的问题，由于胆囊管已阻塞，抗生素不能随胆汁进入胆囊，对胆囊内的感染不能起到预期的控制作用，胆囊炎症的屉和并发症的发生与否，并不受抗生系应用的影响。但是抗生素的应用可在血中达到一定的药物治疗浓度，可减少胆囊炎所造成的全身性感染，以及能有效地减少手术后感染性并发症的发生。对发热和白细胞计数较高者，特别是对一些老年人，或伴有糖尿病和长期应用免疫抑制剂等有高度感染易感性的患者，全身抗生素的应用仍非常必要。一般应用于广谱抗生素，如庆大霉素、氯霉素、先锋霉素或氨苄西林等，并常联合应用。

3. 针灸治疗　急性胆囊炎的针灸治疗，始见于50年代末。60年代初，已有人就针刺治疗胆囊炎的机制作了初步探讨。但有关资料还不太多。近30年来，在方法上有较大发展，电针、穴位注射、耳针、光针、腕踝针等法竞相应用，使治疗效果有所提高。从目前情况看，针灸及其各种变革之法对急性单纯性胆囊炎疗效确切，如属急性化脓型、急性坏疽型胆囊炎或伴中毒性休克的胆囊感染则宜采用中西医综合治疗，甚或手术处理。

（三）慢性胆囊炎的治疗方法

1. 内科治疗　内科治疗主要是消炎利胆的方法，如消炎利胆片、苯丙醇、曲匹布通、胆通、去氢胆酸以及熊去氧胆酸等，有些患者有效，但难根治。

2. 外科治疗　反复发作胆绞痛、胆囊无功能、有急性发作，尤其是伴有结石者，应手术治疗。80%的胆囊癌并有慢性胆囊炎胆石症，手术可起到预防胆囊癌的作用。

经常保持愉快的心情，注意劳逸结合，寒温适宜。劳累、气候突变、悲观忧虑均可诱发此病急性发作。常服用利胆药物及食物，保持大便通畅。

（四）其他措施

其他措施有以下几点：①急性发作时应卧床休息、禁食。静脉输液以纠正脱水和酸中毒。在右上腹热敷等。待急性发作缓解后，酌情给予流质或半流质饮食。②严重病例，应配合中西药物抗感染治疗。③针灸效果不显时，须即改用其他有效疗法（包括手术疗法）。

七、并发症

（一）气肿性胆囊炎

是急性胆囊炎的变型，应及时进行外科手术治疗。

（二）开放性穿孔

是少见的并发症，死亡率可高达25%，应及时手术治疗，同时应用抗生素治疗感染。

（三）局限性穿孔

多数可施行胆囊切除术，严重者也可进行胆囊造瘘和脓肿引流术治疗。

（四）胆石性肠梗阻

该病极易延误诊断，故死亡率可达15%～20%，一般给予手术治疗。

八、预防

（一）注意饮食

食品以平淡为宜，少食油腻和炸、烤食品。

（二）保持大便畅通

六腑以通为用，肝胆湿热，大便秘结时，症状加重，保持大便畅通很重要。

（三）要改变静坐生活方式

多走动，多运动。

（四）要养性

长期家庭不睦，心情不畅的人可引发或加重此病，要做到心胸宽广，心情愉快。

（杨　洁）

第二节　慢性胆囊炎

慢性胆囊炎（chronic cholecystitis）系指胆囊慢性炎症性病变，大多为慢性结石性胆囊炎，占85%～95%，少数为非结石性胆囊炎，如伤寒带菌者。本病可由急性胆囊炎反复发作迁延而来，也可慢性起病。临床表现无特异性，常见的是右上腹部或心窝部隐痛，食后饱胀不适，暖气，进食油腻食物后可有恶心，偶有呕吐。在老年人，可无临床症状，称无症状性胆囊炎。

一、流行病学

本病分成慢性结石性胆囊炎与慢性非结石胆囊炎。临床上最为多见的是结石性胆囊炎，其发病率高达85%～95%，胆囊急性炎症消退后遗留下来的病理状态，是慢性胆囊炎最常见的类型。

二、病因病机

（一）慢性结石性胆囊炎

与急性胆囊炎一样，因为胆囊结石引起急性胆囊炎反复小发作而成，即慢性胆囊炎和急性胆囊炎是同一疾病不同阶段的表现。

（二）慢性非结石性胆囊炎

在尸检或手术时，此型病例占所有胆囊病变患者的2%～10%。

（三）伴有结石的慢性萎缩性胆囊炎

又称瓷瓶样胆囊。结石引起的炎症与刺激，导致胆囊壁钙化所形成，钙化可局限于黏膜、肌层或两者皆有。以65岁以上的女性患者多见。

（四）黄色肉芽肿样胆囊炎

比较少见，约占胆囊炎性疾病的0.7%～1.8%。系由于胆汁脂质进入胆囊腔的结缔组织致炎性反应形成。

三、临床表现

在不同患者可有甚大区别，且与实际的病理变化也常不一致；大多数患者合并有胆囊结石，过去多有胆绞痛发作史。患者症状可以明显地继急性胆囊炎首次发作后即不断出现，也有发病隐匿，症状轻微，甚至诊断确定后才注意有症状存在。

主要症状为：①消化不良：表现为上腹饱闷、不适、饱食后上腹不适。②对脂肪性食物不耐受。③右上腹痛：患者还常感右肩胛骨下或右腰部隐痛，有时和胆绞痛相仿。④体检除右上腹轻度触痛外，常无阳性体征。偶可扪及肿大的胆囊，亦可在第 8 ~ 10 胸椎右侧有压痛。

四、辅助检查

十二指肠引流收集胆汁进行检查，可发现胆汁内有脓细胞、胆固醇结晶、胆红素钙沉淀、寄生虫卵等。胆汁培养可发现致病菌。

（一）B 超检查

B 超检查最有诊断价值，可显示胆囊大小、囊壁厚度、囊内结石和胆囊收缩情况。

（二）放射学检查

腹部 X 线平片可显示阳性结石、胆囊钙化及胆囊膨胀的征象；胆囊造影可显示结石、胆囊大小、形状、胆囊收缩和浓缩等征象。

（三）造影

口服、静脉胆管造影除可显示结石、胆囊大小、胆囊钙化、胆囊膨胀的征象外，还可观察胆总管形态及胆总管内结石、蛔虫、肿瘤等征象，对本病有很大诊断价值。有条件时以逆行胰胆管造影为好，不仅结果可靠，并可行十二指肠镜下治疗。

五、诊断

本病的诊断主依据：临床症状及体征；实验室及其他辅助检查。

六、鉴别诊断

慢性胆囊炎应与以下疾病相鉴别。

（一）反流性食管炎

因有胃 - 食管酸性或碱性液体的反流，故胸骨后烧灼感或疼痛是主要症状，部分患者同时伴上腹部隐痛或不适，故易与慢性胆囊炎相混淆。胃镜检查及 24h 食管内 pH 值动态监测对反流性食管炎有重要诊断价值。如系碱性反流，则测定食管内胆汁酸含量对诊断有帮助（Bilitec - 2000 胆汁监测仪）。而 B 超检查可确定慢性胆囊炎的诊断。

（二）慢性胃炎及消化性溃疡

多为上腹部的隐痛与饱胀等，常无慢性胆囊炎急性发作时的右上腹绞痛。消化性溃疡的上腹部疼痛常具有节律性，疼痛与饮食关系更加密切。十二指肠溃疡除有饥饿痛外，还常有夜间痛，同时常伴有反酸症状。胃镜检查对慢性胃炎及消化性溃疡的诊断有重要帮助。必须指出，少数患者慢性胆囊炎可与慢性胃炎或消化性溃疡并存。

（三）慢性胰腺炎

慢性胰腺炎的上腹部疼痛等症状常与慢性胆囊炎、胆石症相类似（但需注意，慢性胆囊炎患者有时可并存有慢性胰腺炎）。慢性胰腺炎还常有左侧腰背部的疼痛，疼痛常与体位有关，即平卧位时疼痛加重，躯体前倾时疼痛可减轻。B 超、CT 或 MRI、ERCP 及胰腺外分泌功能检查等，均有利于慢性胰腺炎与慢性胆囊炎的鉴别。

（四）右侧结肠病变

升结肠或肝曲部癌可引起右上腹疼痛不适，易误诊为慢性胆囊炎（有时两者也可并存）。但升结肠或肝曲癌多有大便习惯的改变。钡剂灌肠或结肠镜检查可发现肿瘤。B 超检查对结肠癌的诊断也有重要的辅助价值。

（五）心绞痛

有少数心绞痛患者的疼痛可位于剑突下，与慢性胆囊炎的疼痛部位与性质相类似。但前者的疼痛持续时间比胆绞痛要短，多数患者休息后疼痛可缓解。心电图、血清肌酸磷酸激酶等测定有利于心绞痛的诊断。少数慢性结石性胆囊炎患者可出现期前收缩等心脏病症状，但其心脏本身并无病变，在行胆囊切除术后，期前收缩等心脏症状也随之消失。这种因胆囊病变而引起的心脏症状，称之为“胆心综合征”。

七、治疗

（一）内科治疗

1. 一般治疗　低脂饮食，可减少发病机会。

2. 解痉、镇痛　一般情况下可给予 33% 硫酸镁 10～30ml，口服利胆，或单用抗胆碱能药物，如阿托品 0.5mg，或山莨菪碱 10mg 肌内注射，解除 Oddi 括约肌痉挛。

3. 驱虫治疗　如十二指肠引流物发现有梨形鞭毛虫或华支睾吸虫感染者，应进行驱虫治疗。

4. 溶石疗法　口服熊去氧胆酸、鹅去氧胆酸溶石，但疗效不肯定。近年来，通过逆行胰胆管造影放置鼻胆管，鼻胆管内直接将溶石药物注入胆管及胆囊内，可提高疗效，但疗程较长，费用也较昂贵。

5. 抗菌治疗　对于感染性胆囊炎或其他类型胆囊炎合并细菌感染者，应给予抗生素抗感染治疗，抗生素应用方案与急性胆囊炎基本相同。

（二）外科治疗

一些非结石的慢性胆囊炎可通过饮食控制及内科治疗而维持不发病，但疗效不可靠。对伴有结石者，由于其反复急性发作的可能性大，且可引发一系列并发症，因而目前普遍认为手术仍是慢性胆囊炎的最佳治疗方案。

1. 有症状的患者　尤其是反复发作伴有胆囊结石的慢性胆囊炎患者，手术切除胆囊，根本去除感染病灶，防止一切并发症，是首选的治疗方案。

2. 对临床症状　轻微、不典型或诊断不确定的患者手术切除胆囊疗效可能较差，所以手术时应注意适应证的选择。

3. 对于全身情况 较差而不利于手术的患者应先给予积极的内科治疗，待全身情况好转后再行手术治疗。

（三）内镜治疗

1. 腹腔镜下胆囊切除术 对于与周围组织无明显粘连的慢性胆囊炎或合并胆囊结石的胆囊炎，尤其是全身一般情况不宜实施普通外科手术者，可通过该方案切除胆囊。

2. 十二指肠镜下 Oddi 括约肌切开术 对于伴有胆管结石的慢性胆囊炎患者，有条件的情况下必须在手术前作 ERCP 及乳头括约肌切开取石术，再根据情况决定是否手术切除胆囊。

八、并发症

（一）胆囊积水

慢性胆囊炎时，胆囊黏膜上皮分泌黏液过多。当胆石阻塞于胆囊管时不断增加的黏液使胆囊缓慢地无痛地逐渐扩张（如迅速地扩张会引起疼痛）。若无急性炎症发生，则胆汁为无菌。此时右上腹可扪及一无痛性肿大的胆囊。胆囊积水应与因胆总管缓慢阻塞引起胆囊扩张相鉴别。后者的扩张不是因为黏液分泌引起，并伴有黄疸，而胆囊积水不伴有黄疸。

（二）白胆汁

当胆囊积水持续数周，胆色素被分解、吸收后，胆汁变成无色透明。

（三）石灰乳胆汁

糊状或乳状，胶状石灰石沉积于胆囊内称之为石灰乳胆汁。1.3% ~3.4% 的胆石症手术患者可见有石灰乳胆汁。男女之比为 1 ∶ 2.7。1911 年 Churchman 报道首例石灰乳胆汁以来，目前对此病已有深入了解。

（四）瓷器样胆囊

所谓瓷器样胆囊是胆囊壁钙化，似瓷器样硬而易碎。瓷器样胆囊见于 0.06% ~0.80% 的胆囊摘除术，男女之比为 1 ∶ 3，平均发病年龄为 54 岁，癌变率大于 25%。

九、预防

注意饮食卫生防止感染发生；当炎症出现时及时应用有效的抗生素。合理调配食谱不宜过多食用含动物脂肪类食物，如肥肉和动物油等；当有肠虫（主要为蛔虫）时及时重点应用驱虫药物，用量要足，以防用药不足，虫活跃易钻入胆管造成阻塞，引起胆管蛔虫症。

（杨 洁）

第三节 胆结石

胆结石病又称胆系结石病或胆石症，是胆管系统的常见病，是胆囊结石、胆管结石（又分肝内、肝外）的总称。胆结石应以预防为主，发病后应即时治疗，一般有非手术及手术治疗两类治疗手段。

一、流行病学

胆结石患病随年龄增加而增加，并且好发于女性。育龄妇女与同龄男性的患病比率超过

3 ：1，而 70 岁以后则下降到 2 ：1。怀孕、肥胖、西化的饮食、全胃肠外营养等因素可增加胆结石的患病风险。另外，人种因素亦与发病相关，如美国西部印第安人患病率超过 75%，是全球胆石最高发的人群。

1983—1985 年对我国 26 个省市 11 342 例胆石患者调查显示，胆石的分布、类型与地域、饮食、职业、感染相关。在饮食习惯中，凡蛋白质、脂肪、或糖类其中任何一类吃得多者，其胆囊结石或胆固醇结石发病率较高，而普通饮食或蔬菜吃的多得则胆管结石和胆色素结石增高。城市胆管结石：胆管结石约为（3 ~5）：1，农村为 15 ：1。职业中职员胆囊结石接近 70%，胆管为 20%；工人中胆囊结石接近 60%，胆管为 30%；农民中胆囊结石仅 25%，胆管占 65%。胆固醇结石 73% 在胆囊，17% 在肝内外胆管；胆色素结石 62% 在肝内外胆管，胆石症每年造成约 10 000 人死亡。因与胆石有关的疾病而每年都有 50 多万人的胆囊被切除，其费用超过 60 亿美元。

二、病因病机

作为结石形成的一般规律，其具有胆汁成分的析出、沉淀、成核及积聚增长等基本过程。其发病机制包括几种要素，首先，胆汁中的胆固醇或钙必须过饱和；其次，溶质必须从溶液中成核并呈固体结晶状而沉淀；第三，结晶体必须聚集和融合以形成结石，结晶物在遍布于胆囊壁的黏液，凝胶里增长和集结，胆囊排空受损害有利于胆结石形成。

胆固醇结石 - 胆固醇结石形成的基础为胆汁中胆固醇、胆汁酸以及卵磷脂等成分的比例失调，导致胆汁中的胆固醇呈过饱和状态而发生成品、析出、结聚、成石。大部分胆汁中的胆固醇来源于肝细胞的生物合成，而不是饮食中胆固醇的分泌。胆固醇结石的形成，主要是由于肝细胞合成的胆汁中胆固醇处于过饱和状态，以及胆汁中的蛋白质促胆固醇晶体成核作用，另外的因素则应归因于胆囊运动功能损害，它们共同作用，致使胆汁淤滞，促发胆石形成。此外，目前还有一些研究显示，胆囊前列腺素合成的变化和胆汁中钙离子浓度的过高也可能促发胆石形成。在部分患者中，胆石形成的前提条件是胆泥生成。所谓胆泥，是由含胆固醇晶体的黏滞的糖蛋白组成。这种胆泥在超声下可以查见，并且可能是胆绞痛、胰腺炎或胆管炎患者进行辅助检查所能发现的唯一异常处。

胆色素结石 - 包括黑色结石和棕色结石两种。黑色结石主要在患有肝硬化或慢性溶血性疾病患者的胆囊内形成，而棕色结石则既可在胆囊，又可在胆管内形成。细菌感染是原发性胆管结石形成的主要原因。原发性胆管结石在亚洲十分常见，感染源可能归咎于寄生虫如华支睾吸虫或其他不太清楚的病因。

三、临床表现

（一）发热与寒战

发热与胆囊炎症程度有关。坏疽性胆囊炎及化脓性胆囊炎可有寒战、高烧。

（二）胃肠道症状

胆囊结石急性发作时，继腹痛后常有恶心、呕吐等胃肠道反应。呕吐物多为胃内容物，呕吐后腹痛无明显缓解。急性发作后常有厌油腻食物、腹胀和消化不良等症状。

（三）黄疸

部分胆囊结石患者可以出现一过性黄疸，多在剧烈腹痛之后，且黄疸较轻。胆囊结石伴胆管炎，肿大胆囊压迫胆总管，引起部分梗阻，或由于感染引起肝细胞一过性损害等，都可造成黄疸，表现为眼睛巩膜颜色变黄。

（四）腹痛

腹痛是胆囊结石主要临床表现之一。胆囊结石发作时多有典型的胆绞痛。其特点为上腹或右上腹阵发性痉挛性疼痛，伴有渐进性加重，常向右肩背放射。腹痛原因为结石由胆囊腔内移动至胆囊管造成结石嵌阻所引起。由于胆囊管被结石梗阻，使胆囊内压升高，胆囊平滑肌收缩及痉挛，并企图将胆石排出而发生剧烈的胆绞痛。

90%以上胆绞痛为突然发作，常发生在饱餐、过度劳累或剧烈运动后。平卧时结石容易坠入胆囊管，部分患者可以在夜间突然发病。除剧烈疼痛外，常有坐卧不安，甚至辗转反侧、心烦意乱、大汗淋漓、面色苍白等表现。每次发作可持续10min至数小时，如此发作往往需经数日才能缓解。疼痛缓解或消失表明结石退入胆囊，此时其他症状随之消失。

四、辅助检查

胆石症的辅助检查主要有：超声检查；口服或静脉胆囊造影；计算机断层扫描（CT）；经内镜逆行胆胰管造影术（ERCP）；经皮肝穿刺胆管造影（PTC）；超声内镜（EUS）；核磁共振胆管成像MRCP；螺旋CT胆管成像；放射性核素扫描。

五、鉴别诊断

主要为胆石症与胆囊炎的鉴别诊断。

急性胆囊炎，可出现右上腹饱胀疼痛，体位改变和呼吸时疼痛加剧，右肩或后背部放射性疼痛，高热，寒战，并可有恶心、呕吐。慢性胆囊炎，常出现消化不良，上腹不适或钝疼，可有恶心，腹胀及嗳气，进食油腻食物后加剧。

胆石症的表现很多与胆石的大小和部位有关。如果结石嵌入并阻塞胆囊管时，可引起胆绞痛，中上腹或右上腹剧烈疼痛，坐卧不安，大汗淋漓，面色苍白，恶心，呕吐，甚至出现黄疸和高热。但也有症状不典型，不感疼痛的，称“无疼性胆石”。

胆囊炎并发胆石症者，结石嵌顿时，可引起穿孔，导致腹膜炎，疼痛加重，甚至出现中毒性休克或衰竭。胆囊炎胆石症可加重或诱发冠心病，引起心肌缺血性改变。专家认为：胆囊结石是诱发胆囊癌的重要因素之一。胆囊炎胆石症常可引起胰腺炎，由胆管疾病引起的急性胰腺炎约占50%。因此，胆囊炎要及时调治。

七、治疗

（一）胆结石的非手术疗法

1. 溶石疗法（口服胆酸等药物溶石）　形成胆囊结石的主要机制是胆汁理化成分的改变，胆汁酸池的缩小和胆固醇浓度的升高。通过实验发现予口服鹅去氧胆酸后，胆汁酸池便能扩大，肝脏分泌胆固醇减少，从而可使胆囊内胆汁中胆固醇转为非饱和状态，胆囊内胆固醇结石有可能得到溶解消失。1972年Danjinger首先应用鹅去氧胆酸成功地使4例胆囊胆固醇结石溶解消失。但此药对肝脏有一定的毒性反应，如谷丙转氨酶有升高等，并可刺激结肠引起腹泻。

目前溶石治疗的药物主要是鹅去氧胆酸和其衍生物熊去氧胆酸。治疗适应证：①胆囊结石直径在2cm以下；②胆囊结石为含钙少的X线能透过的结石；③胆囊管通畅，即口服胆囊造影片上能显示有功能的胆囊；④患者的肝脏功能正常；⑤无明显的慢性腹泻史。治疗剂量为每日15mg/g，疗程为6~24个月。溶解结石的有效率一般为30%~70%。治疗期间每半年作B超或口服胆囊造影1次，以了解结石的溶解情况。由于此种溶石治疗的药物价值昂贵，且有一定的副作用和毒性反应，又必须终生服药，如停药后3个月，胆汁中胆固醇又将重新变为过饱和状态，结石便将复发，据统计3年复发率可达25%，目前此种溶石治疗还有一定的限制。此外，一些新的药物，如Rowachol、甲硝唑（metronidazole）也有一定的溶石作用。苯巴比妥与鹅去氧胆酸联合应用常能增加溶石效果。1985年更有人报告应用经皮肝穿刺胆囊插管注入辛酸甘油单脂或甲基叔丁醚，直接在胆囊内溶石，取得一定的疗效。

2. 中医药溶石碎石促排石　适于结石细沙样而且少胆囊功能完好的患者。

（二）胆结石的手术疗法

胆结石的手术疗法主要有：①传统开腹手术切除胆囊取石；②开腹探查胆管取石；③腹腔镜微小切口切除胆囊；④腹腔镜联合胆管镜探查胆管取石；⑤小切口保胆取石方法（适合于那些胆囊功能完好、年轻的患者，也是目前比较好的既可以把结石取出又可以保住胆囊的方法）。

（三）体外冲击波震波碎石（ESWL）

体外冲击波震波碎石世界范围内得到推广，疗效相当肯定。体外冲击波震波碎石机的主要类型，按体外冲击波发生器不同分为3种类型：①液电冲击波；②电磁冲击波，应用电磁脉冲发生器的工作原理碎石；③压电冲击波，是利用反压电效应的原理碎石。

八、并发症

（一）癌变

胆结石可能会癌变，胆结石是胆囊癌的发病诱因。胆囊长期受慢性炎症和胆结石内胆酸、胆碱的刺激容易使胆囊黏膜发生癌变。由于胆囊癌患者往往都有胆结石，因此诊断时经常误诊。

（二）继发性胆管结石

继发性胆管结石是指该结石的原发部位在胆囊而不是在胆管，是胆囊结石通过扩大的胆囊管进入胆总管内，所以胆囊内的结石与胆管内的结石其形态和性质基本相同。继发性胆管结石多为胆固醇性混合结石，大约有14%的胆囊结石患者可有继发性胆管结石，国内报道胆管内同时存在结石者占5%~29%，平均高达18%。

（三）继发性感染

胆管蛔虫及细菌感染可以继发性感染。

九、预防

饮食调控是防止胆石症、胆囊癌发生的最理想预防方法。预防胆结石应注意饮食调节，膳食要多样，此外，生冷、油腻、高蛋白、刺激性食物及烈酒等易助湿生热，使胆汁淤积，也应该少食。富含维生素 A 和维生素 C 的蔬菜和水果、鱼类及海产类食物则有助于清胆利湿、溶解结石，应该多吃。

生活要有规律，注意劳逸结合，经常参加体育活动、按时吃早餐、避免发胖、减少妊娠次数等也是非常重要的预防措施。每晚喝 1 杯牛奶或早餐进食 1 个煎鸡蛋，可以使胆囊定时收缩，排空，减少胆汁在胆囊中的停留时间。

最近的研究还发现，坚果的摄取似乎能降低患胆结石的危险。健康饮食的脂肪来源，有大部分是来自于坚果类。

（杨 洁）

第四节 胆囊癌

一、概述

胆囊癌（gallbladder carcinoma，GBC）是指发生在胆囊（包括胆囊管）的癌肿，由于胆囊管特异的解剖结构和生物学行为，部分学者认为将胆囊管癌列为一种独立的疾病更为合理。尽管目前对胆囊管癌的定义存在争议，但国内外主要文献和著作仍将胆囊管癌定义为胆囊癌。

胆囊癌是最常见的胆道恶性肿瘤，在消化道肿瘤中仅次于胃、结肠、直肠、食管、胰腺占第 6 位，占胆囊手术的 1% ~2%，尸检检出率 0. 55% ~1%。胆囊癌好发于 50 ~ 70 岁的老年人，约 3/4 以上的胆囊癌患者年龄超过 65 岁。女性患者约为男性患者的 2 ~3 倍，其中部分原因是由于女性的胆囊结石病发病率高于男性。近年来国内外的流行病学资料显示，胆囊癌的发病率有逐年上升的趋势，上海市肿瘤研究所 2005 年的流行病学调查资料显示，上海市胆道癌（胆囊癌、胆管癌）的发病率以约 5% 逐年递增。不同地区和种族的人群发病率有明显差异，以欧裔犹太人及美国的印第安人发病率最高，女性中胆囊癌的发病率以智利（27/100 000）和波兰（14/100 000）最高。在美国每年有 6 000 ~7 000 例新增胆囊癌确诊病例，尽管总的发病率不到 2/100 000，但新墨西哥州的土著女性的发病率高达 14. 5/100 000。美国墨西哥裔、西班牙裔和印第安人的发病率高于平均水平的 6 倍以上，黑人的发病率最低。在我国则以西北部较高，且胆囊癌的发病率低于胆管癌的发病率。我国胆囊癌占同期胆道疾病的构成比为 0. 14% ~3. 18%，平均为 1. 153%。中华外科学会胆道外科学组对全国 1 098 例胆道癌手术病例的分析，其中胆囊癌 272 例（24. 8%），肝外胆管癌 826 例（占 75. 2%）。

胆囊癌恶性程度高，早期缺乏特异性症状而不易诊断，癌肿极易向肝等邻近器官浸润和出现远处淋巴结转移而不能根治性切除，预后极差。西方国家的文献报道胆囊癌总的 5 年生存率仅为 5% ~38%，出现淋巴结转移或远处转移的患者 5 年生存率更低，平均生存时间不足 6 个月。除少数病人因胆囊结石病等症状就医而获得早期诊断外，绝大多数病人出现明显的临床症状时，已属晚期。因此，改善胆囊癌预后的关键是早期诊断、早期治疗，以及合理的综合治疗方案，有效控制胆囊癌的浸润和转移。近年来，随着对胆囊癌分子生物学特性以及对肿瘤耐药、放化疗增敏、新一代化疗药物、生物治疗和靶向治疗等方面研究的深入，为从根本上改善中晚期胆囊癌预后指明治疗方向，同时也必将会改变以往对胆囊癌综合治疗不佳的固有观念，更加重视胆囊癌的综合治疗。

二、病因学

胆囊癌的确切原因尚不明确，但以下危险因素可能与之相关。

（一）胆石症

胆石症是与胆囊癌相关的最主要危险因素：75% ~95% 的胆囊癌合并胆囊结石；胆囊结石患者胆囊癌的发生率比无结石者高 7 倍；结石直径 >3cm 比 <1cm 患胆囊癌的危险性高 10 倍；症状性胆囊结石患者（特别是有反复发作的胆囊炎）患胆囊癌的风险明显高于无症状性胆囊结石患者；胆囊结石患者发生胆囊癌的比例约为 0.4%，未经治疗的胆囊结石患者 20 年内发生胆囊癌的危险性为 0.2% ~0.4%；约 1% 的因胆石症行胆囊切除术的胆囊标本可发现隐灶癌。

胆囊结石致癌机制是综合作用的结果，包括结石的机械刺激、炎症、胆固醇的代谢异常、胆汁刺激和致癌物质的作用等。慢性黏液损伤是胆囊新生物恶性转化的重要促发因素。结石可引起胆囊黏膜慢性损伤或炎症，进而导致黏膜上皮发育异常，后者具有癌变倾向。胆石长期机械刺激胆囊黏膜—胆汁排空障碍、胆汁淤滞与感染→不典型增生或肠上皮化生→癌变。胆汁中的厌氧菌（梭状芽胞杆菌）使胆胺 + 核脱氢反应→去氧胆酸、石胆酸（致癌物质）。

（二）胆胰管连接异常（anomalous pancreato biliaryduct junction，APBDJ）

APBDJ 易发生包括胆囊癌在内的胆道恶性肿瘤。胆总管囊肿患者患胆道肿瘤的风险均增加，其中胆囊癌的发生率约为 12%。可能的机制是：胆汁成分的改变、基因突变和上皮细胞增生。胰液反流—胆汁中的卵磷脂被胰液中的磷酸肽酶 Aa 水解→产生脱脂酶卵磷脂→被胆囊吸收→积聚在胆囊壁内→胆囊上皮细胞变性和化生→癌变；慢性炎症→胆囊黏液损伤→再生修复→不典型增生或上皮异形化→癌变。

（三）细菌感染

有文献报道，伤寒和副伤寒杆菌的慢性感染和携带者患胆囊癌的危险性比正常人高 100 倍以上，印度最近的临床对照研究发现，伤寒杆菌携带者的发病率是非携带者的 8 倍以上，具体机制不明。最近的研究发现，胆汁和胆囊癌组织中可检测到幽门螺旋杆菌，其是否与胆囊癌的发生相关值得进一步研究。

（四）胆囊腺瘤

胆囊腺瘤是癌前病变，癌变率为 6% ~36%；单发、无蒂、直径 >lcm 的胆囊息肉恶变的危险性增高，如合并结石则更增加了癌变的危险性。癌变机制可能为：腺瘤 - 腺癌的顺序性病变（adenoma - adenocarcinoma sequence）。

（五）胆囊腺肌瘤

又称胆囊腺肌增生症，是以胆囊黏液和肌纤维肥厚、罗 - 阿氏窦（R - Asinuses）数目增多、窦腔扩大并穿入肌层为特征的一种增生性疾病。病变通常位于胆囊底部，形成结节，癌变率为 5% ~15%。其发病机制可能与胆囊内长期高压有关。病变区 R - A 窦扩大、增多并形成假憩室，可深达黏液下层和肌层，窦隙内衬以柱状上皮，呈腺样结构，周围为增厚的平滑肌纤维所包绕。扩大、增多的 R - A 窦形成假憩室，内含黏液或胆砂、胆石，有管道与胆囊相连，故亦有胆囊憩室之称。病变分为弥漫型、节段型和局限型，以局限型最为常见。

（六）溃疡性结肠炎

胆囊癌的发病率为一般人群的10倍，发病机制不明，可能为：胃肠道中的梭状芽胞杆菌使肠肝循环中的胆汁酸→还原→3→甲基胆蒽；胆道梗阻感染→胆汁中的胆酸→去氧胆酸、石胆酸（致癌物质）。

（七）瓷性胆囊

慢性胆囊炎合并胆囊壁钙化，即“瓷胆囊”，恶变率为12.5%～61%。

（八）Mirizzi综合征

大多数学者认为，胆囊结石可以引起胆囊黏膜持续性损害，并可导致胆囊壁溃疡和纤维化，上皮细胞对致癌物质的防御能力降低，加上胆汁长期淤积，有利于胆汁酸向增生性物质转化，可能是胆囊癌发生的原因，而Mirizzi综合征包含了上述所有的病理变化。

（九）肥胖

体重指数>30的年龄在20～44岁的女性，患胆囊癌的风险是2.53倍。

（十）其他因素

原发性硬化性胆管炎，雌激素，以及致癌物质如：偶氮甲苯、亚硝胺、甲基胆蒽、二氧化钍等。

（十一）与胆囊癌发生相关的分子机制

文献报道与胆囊癌关系比较密切的基因有p53，K-ras，CDKN2（9p21），Bcl-2，Cmyc和COX-2。Bcl-2基因是被发现的第一个凋亡抑制基因，Bcl-2表达可抑制细胞凋亡、延长细胞寿命、增加细胞其他突变机会或使突变基因在细胞内聚积，导致细胞恶性转化。研究发现，Bcl-2表达增加是抑制胆囊病变组织中细胞凋亡的机制之一，与胆囊癌的分化程度有密切关系。C-myc基因可能通过促进survlvln的表达来抑制胆囊癌细胞凋亡，有待进一步的实验证实。最近有文献报道环氧化酶-2（COX-2）在血管内皮生长因子介导的肿瘤发生中具有重要作用。

三、病理学

（一）大体分型

胆囊癌多发生在胆囊底部，其次为胆囊壶腹和颈部。通常表现为胆囊内的肿块（图10-1），也可表现为局部胆囊壁增厚或息肉样新生物。根据大体外观可分为乳头状和非乳头状。日本胆道外科协会将GBC分为隆起型和扁平型。隆起型可以为乳头状或结节状。也可分为浅表型和浸润型。

（二）组织学分型

分为5种：腺癌（90%）、未分化癌（4%）、鳞癌（3%）、混合型（1%）、其他少见肿瘤如腺鳞癌、燕麦细胞癌、癌肉瘤等（2%）。

90%以上为腺癌，可分为①硬癌（60%）：纤维组织丰富、质地硬，早期表现为胆囊壁的局限性硬结或增厚；常早期侵犯肝，淋巴转移率较高；晚期整个胆囊壁可增厚、胆囊腔闭塞成为较大硬块；胆囊管阻塞时，胆囊可积液、肿大。②乳头状癌（25%）：肿瘤软而呈胶状，细胞内含有较多假黏液蛋白，可长至较大，充满胆囊内腔；较少直接侵犯肝，淋巴转移率低。③黏液腺癌（15%）：质软、突入胆囊腔内，可生长至较大的体积，肿瘤常发生坏死及出血（图10-1）。

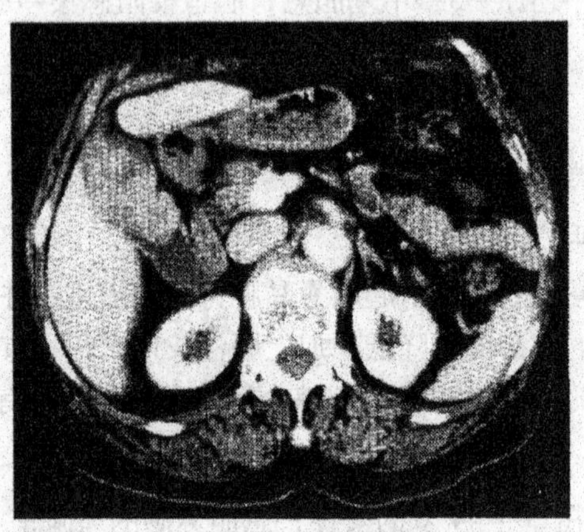

图10-1　胆囊癌（CT）：肿块型；肿块向胆囊腔内生长，增强后可强化

其余5%~20%为分化不良或未分化癌：未分化癌恶性程度高，转移早，预后极差。按癌细胞分化程度的差异，可分为高、中、低和未分化腺癌，分化程度高则预后较好，分化差或未分化癌预后最差。

（三）转移途径

胆囊癌可多种途径播散，包括直接侵犯、淋巴、血行、沿神经血管丛播散、腹腔内种植、胆管腔内播散等。直接侵犯（肝脏及周围脏器）和淋巴转移是胆囊癌的主要转移方式。在确诊的胆囊癌病例中，癌肿局限在胆囊壁仅约为25%，出现局部淋巴结转移或侵犯肝脏等邻近脏器35%，40%存在远处淋巴结或脏器转移。

1. 直接侵犯　占65%~90%，因胆囊床一侧的胆囊壁没有浆膜层，胆囊癌通过胆囊床直接侵犯肝（第Ⅳ和Ⅴ肝段）比较多见。同时由于胆囊静脉丛直接回流入附近的肝，癌肿既可沿血管神经丛直接侵犯肝实质，晚期也可经血行途径引起肝内远处转移或远处脏器转移。癌肿可直接侵犯胆囊周围邻近脏器（胆总管、胃窦、十二指肠、胰腺和横结肠等），或经血管神经丛沿肝十二指肠韧带上下蔓延，直接侵犯肝外胆管或肝门周围淋巴结转移压迫胆总管而致梗阻性黄疸。

2. 淋巴转移　占40%~85%。当胆囊肌层受犯时，即可出现淋巴结转移，胆囊癌淋巴结转移的模式和范围与胆囊的淋巴引流途径是一致的：淋巴结转移绝大多数首先发生在胆囊管淋巴结，其次是胆总管周围淋巴结和肝门淋巴结，最后转移至其他区域淋巴结：胰腺周围、十二指肠旁、门静脉周围、腹腔干、肠系膜上动脉周围淋巴结等：少数可逆行向上转移至沿肝门部。

3. 血行转移　占20%~25%，经胆囊深静脉回流至肝方叶，表现为近原发灶处肝内局部肿块，伴或不伴卫星结节；肺转移较少见。

4. 沿神经蔓延　少见，占10%~15%。可沿胆囊壁内或肝十二指肠韧带内神经丛蔓延。

5. 胆管内播散　少见，肿瘤沿胆囊颈管下行至胆总管，在颈部和胆总管内壁种植，癌组织也可脱落进入胆总管，造成梗阻性黄疸。

6. 腹腔种植　少见，胆囊癌破溃或穿孔致腹腔广泛种植。

四、诊断

胆囊癌的诊治流程见图 10－2。

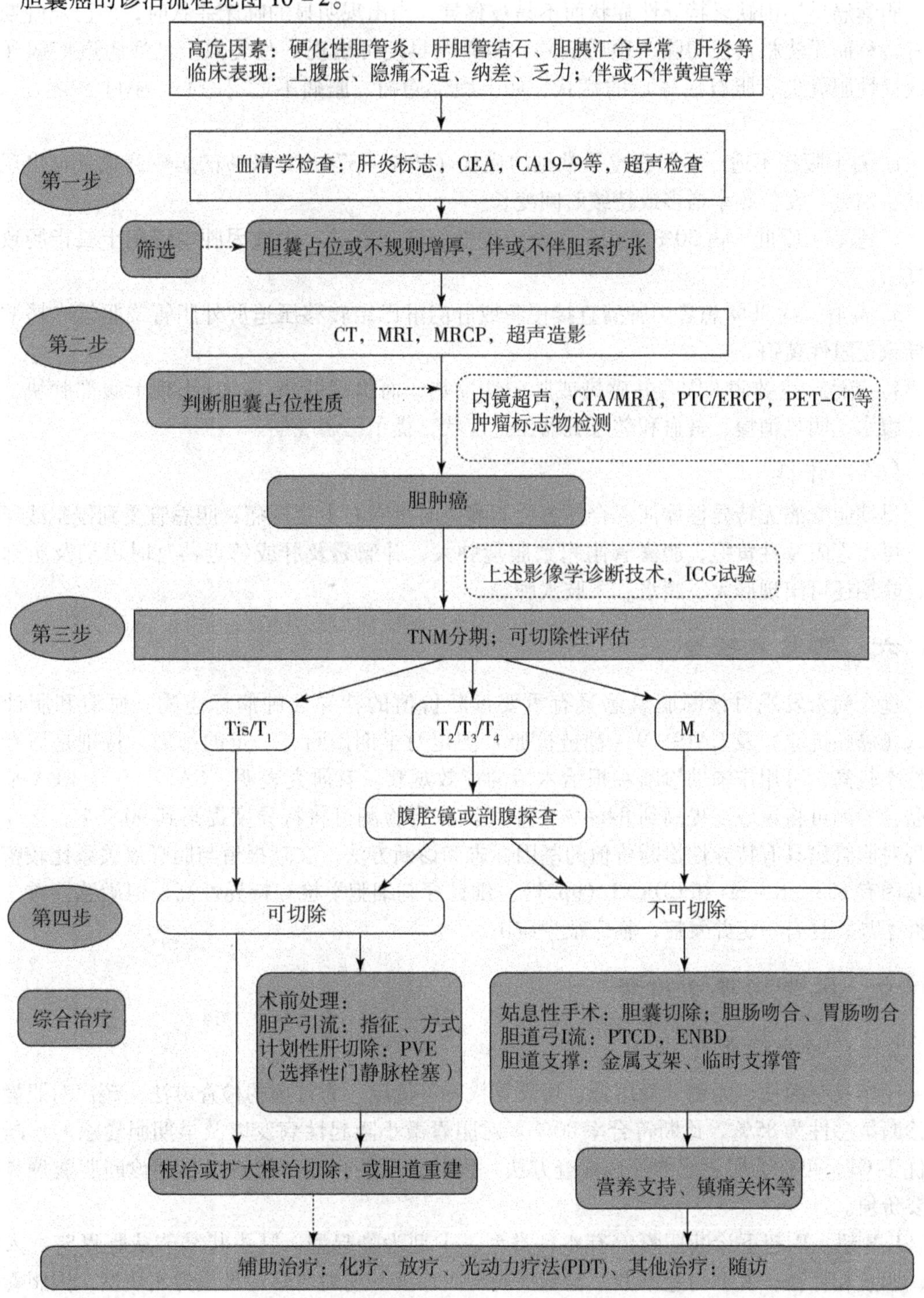

图 10－2　胆囊癌诊治流程图

五、临床表现

（一）症状

胆囊癌早期因缺乏特异性症状而不易被察觉，当出现明显的临床症状时，多已属晚期并已有转移而无法根治性切除，预后极差。胆囊癌早期可出现一些类似于良性胆道疾病（急性或慢性胆囊炎、胆石症等）的症状，如上腹部隐痛、胀痛不适、恶心、呕吐、乏力、纳差等。

1. 右上腹痛不适　是胆囊癌最常见的症状（60% ~87%），40%的胆囊癌患者可出现腹痛症状加重、发作频率增多或持续时间变长。

2. 恶心、呕吐　占30% ~40%，与急慢性胆囊炎有关，少数因肿瘤侵犯十二指肠致幽门梗阻。

3. 黄疸　约30%患者因肿瘤直接侵犯或肝门淋巴结转移压迫肝外胆管或胆管内播散均可导致梗阻性黄疸。

4. 其他　少数病人因合并感染或肿瘤性发热，而出现低热。一旦出现上腹部肿块、黄疸、腹水、明显消瘦、贫血和邻近脏器压迫症状，提示已属晚期。

（二）体征

早期胆囊癌无特异性体征。合并急性胆囊炎时可有右上腹压痛；胆总管受到侵犯或压迫时，可出现阻塞性黄疸；胆囊管阻塞致胆囊肿大、肿瘤累及肝或邻近器官时可扪及腹部肿块；晚期还可出现肝大、腹水、下肢水肿等。

六、实验室检查

迄今尚未发现对诊断胆囊癌具有重要诊断价值的特异性肿瘤标志物。血清和胆汁中CEA（癌胚抗原）及CA19 -9（糖链抗原）测定对早期诊断有一定的帮助，特别是后者的阳性率较高，可用作辅助诊断和根治术后的疗效观察。有研究表明，CA19 -9及CEA平行法联合检测可将灵敏度提高到84.4%，系列法联合检测可将特异度提高到90.7%。迄今未发现对胆管癌具有特异性诊断价值的基因标志和诊断方法，文献报道与胆囊癌关系比较密切的基因有p53，K -ras和CDKN2（9p21）。细针穿刺细胞学检查特异性高，但敏感性差、假阴性率高，且有一定并发症，临床很少应用。

七、医学影像学检查

（一）超声检查

超声具有简便、无创、费用低、可反复检查等优点。为首选的检查方法。超声对胆囊癌的诊断敏感性为85%，诊断符合率80%。对胆囊微小隆起性病变以及早期胆囊癌的诊断价值优于CT，可作为胆囊癌的筛选检查方法，因此，定期行超声检查对早期诊断胆囊癌具有重要价值。

1. B超　B超下诊断胆囊癌有4种类型：Ⅰ型为隆起型，乳头状结节从胆囊壁突入腔内，胆囊腔存在；Ⅱ型为壁厚型，胆囊壁局限或弥漫不规则增厚；Ⅲ型为实块型，因胆囊壁被肿瘤广泛浸润、增厚，加之腔内癌块充填形成实质性肿块；Ⅳ型为混合型。超声能清晰显示病变的大小、部位、数目、内部结构以及胆囊壁的厚度和肝受犯范围。其不足是：易受胃肠道气体干扰，对同时患有胆囊结石的微小胆囊黏液隆起性病变检出率低。

2. 彩色多普勒超声　彩色多普勒超声能测及肿块内血流，可与胆囊胆固醇性息肉和结石鉴别。对胆囊隆起性病变的鉴别诊断具有重要价值。同时能无创地精确显示胆管和肝受犯范围和程度，以及肝门区主要血管（肝动脉、门静脉等）的受犯情况，与 CT 和 MRI 血管成像价值相近，甚至可替代血管造影。对胆囊癌的精确分期和手术可切除性评估有较高价值。此外，近来开展的超声造影检查对胆囊癌诊断准确率更高。

3. 实时谐波超声造影（CEUS）　通过周围静脉注射六氟化硫微泡造影剂，随后用 CnTI 谐波技术在低声压下对病灶进行观察，可以实时观察肿块增强的方式及回声强度变化，并且与周围肝实质进行对比，有利于对病灶范围做出判断。

4. 内镜超声（EUS）　EUS 是近年来发展起来的一项技术，采用高频探头隔着胃或十二指肠对胆囊进行扫描，避免了肠道气体的干扰，不仅能检出 <5mm 的病变，并可清晰地显示出胆囊壁的 3 层结构，能精确判定胆囊壁各层结构受犯深度和范围、周围血管受犯情况以及区域淋巴结有无转移，因而对胆囊癌早期诊断、精确分期及手术可切除性评估具有更高价值，可作为超声和彩超检查的补充手段。

（二）动态增强 CT

1. CT 的优势　CT 具有较高的软组织分辨率，对胆囊癌的诊断、分期、评估手术切除可能性均有帮助，是术前不可缺少的检查，对治疗方案的决定、术式的选择和预后判断具有很高价值，在这方面 CT 明显优于超声检查。增强 CT 能够精确显示肿瘤直接侵犯肝或肝门部、是否有肝转移、淋巴结及邻近脏器转移情况。

2. CT 的典型表现　①胆囊壁局限或整体增厚，多超过 0.5cm，不规则，厚薄不一，增强扫描有明显强化。②胆囊腔内有软组织块影，基底多较宽，增强扫描有强化，密度较肝实质低而较胆汁高。③合并慢性胆囊炎和胆囊结石时有相应征象。厚壁型胆囊癌需与慢性胆囊炎鉴别，后者多为均匀性增厚；腔内肿块型需与胆囊息肉和腺瘤等鉴别，后者基底部多较窄。薄层和增强 CT 扫描可精确显示胆囊壁厚度及胆囊壁的浸润深度、肝及邻近器官和组织的受犯范围和程度、有无区域淋巴转移和肝内转移等。

3. 螺旋 CT 血管成像（CTA）　CTA 能对门静脉、肝动脉等周围血管受犯情况可做出精确判断，对术前可切除性评估具有重要价值。CT 对判断胆囊癌可切除和不可切除的准确率分别为 80% 和 89%。

（三）磁共振（MRI）

1. MRI 的优势　与 CT 相比，MRI 具有更高的对软组织分辨率，在对腔内小结节型早期胆囊癌的显示优于 CT。磁共振胆管成像（MRCP）可无创地获取整个肝内外胆道树的影像，对胆管受犯范围和程度可做出精确判断；磁共振血管成像（MRA）能精确地显示肝门区血管的受犯情况，与 CTA 价值相近。MRI 对胆囊癌的术前分期、可切除性评估、手术方式的选择及评估预后等具有较高价值。

2. 胆囊癌的 MRI 典型表现

Ⅰ期：胆囊壁局限性或弥漫性不规则增厚，胆囊内壁毛糙不光整或凹凸不平，可伴有突向腔内的菜花状或结节状肿块。T_1W_1 呈低信号，T_2W_1 呈等偏高信号，MRCP 可见胆囊内充盈缺损影，但胆囊壁的浆膜面光整。

Ⅱ期：胆囊窝内不规则异常软组织肿块，与胆囊壁分界不清，胆囊壁外层即浆膜面毛糙，胆囊窝脂肪间隙模糊不清，但与胆囊窝邻近肝组织分界尚清晰。

Ⅲ期：胆囊窝脂肪间隙消失，胆囊区见不规则软组织肿块，T_1W_1 呈等偏低信号，T_2W_1 呈等偏高信号，肿块占据胆囊大部分囊腔，胆囊基本形态不同程度消失，MRCP 表现为胆囊不显影或胆囊显示不清。胆囊窝周围邻近肝实质内出现异常信号，T_1W_1 呈偏低信号，T_2W_1 呈高信号，边缘不规则，与胆囊分界不清。

Ⅳ期：胆囊癌的 MRI 和 MRCP 表现除了上述Ⅲ期的表现外，还可有直接侵犯胃窦部、十二指肠，侵犯邻近腹膜、肝十二指肠韧带的表现，侵犯肝内外胆管和结肠等，以及腹腔肝门淋巴结转移、胰腺及胰头周围淋巴结转移、后腹膜淋巴结转移等的相应 MRI 征象。

MRA 能精确地显示肝门区血管的受犯情况，同时 MRCP 还能精确显示肝内外胆管受犯范围和程度。Kim 等报道 MRI 结合 MRA 和 MRCP 可以用于检查血管侵犯情况（灵敏度100%，特异度 87%）、胆管受犯（灵敏度 100%，特异度 89%）、肝受犯（灵敏度 67%，特异度 89%）和淋巴结转移（灵敏度 56%，特异度 89%）。但由于存在运动伪影，缺乏脂肪和部分容积效应，MRI 往往难以评估胆囊癌对十二指肠的侵犯，且 MRI 也难以显示网膜转移。磁共振 B－TFE（balanced－turbo fieldecho）序列是近年来采用的一种新的成像序列，属于梯度回波序列中的真稳态进动快速成像序列，具有扫描速度快、运动伪影少等特点，目前在临床中主要用于心脏、大血管的检查。有研究说明该技术能够清楚地显示增厚的胆囊壁、胆囊内的肿块及胆囊腔的改变，对于病变的检出率明显高于 MRI 常规序列。该序列除了能显示胆囊本身的改变外，还能清晰地显示病变对邻近肝、胆道等有无侵犯。而且在该序列中血液亦呈现为高信号，故也可以清楚显示病变对血管的包绕、侵犯及血管内有无癌栓，也有利于血管与淋巴结的鉴别。B－TFE 能够提供较多的胆囊癌的术前分期信息，对临床客观地评价患者术前情况、确定手术方式、评估预后提供了很大帮助。

（四）正电子发射——断层扫描（PET－OT）

PETCT 是目前判断胆囊占的良恶性、胆囊癌根治术后的有无复发和转移的最精确的检查方法，同时能精确显示意外胆囊癌行胆囊切除术后的肿瘤残余情况以及远处淋巴结和脏器的转移情况。一项研究对 16 例临床症状、影像学检查均提示良性胆囊病变的患者行 FDG－PET，诊断胆囊癌灵敏度为 80%，特异度为 82%。目前，FDG－PET 在诊断胆囊癌中的作用仍在研究，其不足是检查费用昂贵，应根据患者个体情况来选择。

（五）内镜逆行胰胆管造影（EROP）

ERCP 对胆囊癌常规影像学诊断意义不大，仅有一半左右的病例可显示胆囊，早期诊断价值不高，适用于鉴别肝总管或胆总管的占位病变或采集胆汁行细胞学检查。

八、鉴别诊断

胆囊癌的鉴别诊断根据肿瘤的病程而不同：早期的胆囊癌主要与胆囊息肉、胆囊炎和胆囊结石鉴别。对老年女性、长期患有胆囊结石、胆囊萎缩或充满型结石、腹痛症状加重、发作频率增多或持续时间变长时，应警惕胆囊癌的可能，宜做深入检查。晚期胆囊癌需要与原发性肝癌侵犯胆囊鉴别，肝癌侵犯胆囊后可在胆囊区和肝门部形成较大肿块，类似晚期胆囊癌侵犯肝门胆管或淋巴结转移。胆囊颈管癌可直接侵犯或通过淋巴转移发生高位的胆管阻塞，临床表现类似肝门部胆管癌。胆囊癌常需与以下疾病鉴别。

1. 胆囊腺瘤性息肉　与早期胆囊癌鉴别困难，年龄 >50 岁；单发息肉，直径 >1.2cm；蒂宽、胆囊壁厚者，应高度怀疑恶变，尽早手术。

2. 胆囊胆固醇沉着症　常多发，超声为等回声团，无声影，直径多 <10mm；彩超不能测及血流。

3. 胆囊结石　B 超为强光团回声伴声影，可多发，位置可随体位变化。

4. 黄色肉芽肿性胆囊炎　患者一般情况好；常有反复胆囊炎发作病史；胆囊壁明显增厚但形态较光整、内壁光滑。

5. 原发性肝癌侵犯胆囊　多有肝病史，AFP 明显升高，肿块较大、多位于胆囊窝区或肝门部。

九、临床分期

目前胆囊癌的主要分期有 3 种：Nevin 分期（1976 年）、美国抗癌联盟（AJCC）分期和日本胆道外科学会分期（淋巴结分站）。其中 AJCC 的 TNM 分期是目前被广泛接受的分期方法，正确的分期是选择合理治疗方案和判断预后的主要依据。

（一）Nevin 分期

根据肿瘤侵犯胆囊壁的深度分期。Ⅰ期：肿瘤位于黏液内：Ⅱ期：肿瘤侵犯黏液下层和肌层；Ⅲ期：肿瘤侵犯胆囊壁全层，无淋巴结转移；Ⅳ期：肿瘤侵犯全层伴胆囊周围淋巴结转移；Ⅴ期：肿瘤直接侵犯肝或邻近脏器或远处转移。

（二）AJCC 分期

美国癌症联合委员会（AJCC）推出了肿瘤 TNM 分期第 7 版（2009 年 10 月，芝加哥）。其中胆囊癌 TNM 分期发生了较大变化。

1. 胆囊管癌　在第 6 版是属于肝外胆管癌，现并入胆囊癌范畴。

2. 淋巴结　分为两站，N_1，肝门淋巴结：胆囊管淋巴结，胆总管、肝动脉、门静脉旁淋巴结；N_2，其他区域淋巴结：腹腔干、十二指肠旁、胰腺周围、肠系膜上动脉周围淋巴结等。与第 5 版的淋巴结分站相似（但具体的淋巴结归属略有不同：门静脉旁淋巴结从第 5 版的 N_2 变成了第 7 版的 N_1）。淋巴结转移明确作为确认ⅢB（N_1）和ⅣB（N_2）的标准。

3. 胆囊癌　分期的改变可对肿瘤的可切除性和患者的预后做出更准确的判断。不能根治性切除的丁 4 期重新并入Ⅳ期。

4. 强调意外胆囊癌　再次根治性手术的必要性及胆囊癌生物学特性的特殊性。

（三）JSBS 分期：日本胆道外科学会（淋巴结分站）

N_1 胆囊颈淋巴结及胆总管周围淋巴结。

N_2 胰十二指肠后上淋巴结、肝总动脉旁淋巴结和门静脉后淋巴结。

N_3 腹腔动脉淋巴结、主动脉旁淋巴结和肠系膜上动脉淋巴结。

N_4 其余更远处的淋巴结。

十、治疗原则

胆囊癌的治疗目标是：根治；延长生存期，提高生活质量；缩短住院时间。治疗原则也

有三，即早期治疗、根治治疗、综合治疗。改善预后的关键是：重预防。早发现早治疗，规范胆囊

（一）早期治疗

早期治疗的关键在于早期诊断。由于胆囊癌早期症状不典型，临床上不易早期诊断。大多数是在常规胆囊切除术中或术后（包括开放胆囊切除术和腹腔镜胆囊切除术）快速冷冻活检或石蜡病理中确诊。这类患者多为 Nevinl 期、Ⅱ期或 TNM 分期为 0 期、Ⅰ期，以往认为仅行胆囊切除术即可达治疗目的。但近年的研究表明，由于胆囊壁淋巴管丰富，胆囊癌可有极早的淋巴转移，并且早期发生肝转移也不少见。因而，尽管是早期病例，亦有根治性切除的必要。

对有胆囊癌易患因素的病变行预防性胆囊切除术，特别是对 50 岁以上的慢性萎缩性胆囊炎、结石直径 >3cm，瓷性胆囊、胆囊息肉、胆囊腺肌病、原发性硬化性胆管炎（PSC）、胰胆管汇合异常等患者，应行预防性胆囊切除术。

（二）根治治疗

胆囊癌根治性手术的目标是肿瘤完全切除，病理学切缘阴性，切除范围至少应包括胆囊、受累的肝（切除胆囊附近 2cm 以上肝组织，甚至肝右叶切除或扩大肝右叶切除）和区域淋巴结。淋巴清扫要求将整个肝十二指肠韧带、肝总动脉周围及胰头后方的淋巴结缔组织连同血管鞘一并清除，真正使肝门骨骼化才符合操作规范，必要时还需游离胰头十二指肠，行腹主动脉周围骨骼化清扫。若位于胆囊颈部的肿瘤侵犯胆总管，或胆囊管手术切缘不够，应该进行胆总管切除和肝管空肠吻合。

（三）综合治疗

不能切除或不宜切除的胆囊癌，可采用综合治疗，包括化疗、放疗、免疫治疗、中医治疗和靶向治疗等。对放化疗等辅助治疗的效果存在争议，传统的观念认为胆囊癌对放化疗均不敏感，疗效有限。但随着辅助治疗的研究深入，新的放化疗技术方法的进步以及新的化疗药物的应用，越来越多的前瞻性研究显示了令人振奋的结果，放疗、化疗及免疫治疗等综合治疗能明显地提高胆囊癌患者的生存时间和生活质量，因此，随着胆囊癌的综合治疗的研究不断深入，综合治疗将会更加受到重视。

十一、整体治疗方案

（一）胆囊癌治疗方法选择的依据

在选择胆囊癌的治疗方法前，需弄清以下情况。

1. 肿瘤情况　TNM 分期是国际公认的确定治疗方法的依据之一，包括肿瘤的大小、胆囊壁的浸润深度、肝受犯范围和程度、淋巴结转移情况，肝外胆管和血管（尤其是门静脉和肝静脉）的受犯范围和程度，邻近脏器（胃、十二指肠、胰腺和横结肠等）受犯情况，以及远处脏器是否有转移等。通常 0～Ⅲ期可选择手术治疗，Ⅳ期则根据具体情况可选择手术和姑息性治疗。

2. 肝功能情况　对需要行较大范围肝切除的患者，术前应对肝储备情况进行精确评估。

3. 全身情况　包括年龄、心肺功能、糖尿病、其他脏器严重病变。

（二）治疗方法的选择

应严格按照病理分期（TNM 分期）、邻近器官受犯情况、肝功能情况及病人的全身情况，选择合理的治疗方案。

1. 手术治疗

（1）单纯胆囊切除术：沿肝将胆囊完整切除。Tis 及Ⅰ期切缘阴性患者 5 年生存率可达 90% 以上。

（2）胆囊癌根治术：包括完整切除胆囊及胆囊床外 2cm 以上的肝组织，将肝十二指肠韧带骨骼化清扫（包括肝门区后胰头后淋巴结）。Ⅱ期、Ⅰ期切缘阳性患者，5 年生存率 70% ~90%。

（3）扩大根治术：胆囊癌根治术同时需切除邻近脏器（胃、十二指肠、结肠等），累及肝外胆管时，同时行肝外胆管切除、胆管空肠鲁氏 Y 形吻合术，甚至胰十二指肠切除术。Ⅲ期及部分ⅣA 期患者，5 年生存率可达 20% ~40%。

（4）姑息性手术：对部分Ⅳ期胆囊癌患者出现相关的并发症，为延长患者生存时间或改善患者生活质量而施以相应的手术，5 年生存率 0% ~5%。

姑息性减黄术：对无法根治性切除或不能耐受手术的胆囊癌患者出现梗阻性黄疸时，可行 PTCD 外引流或置入金属内支架管，或经 ERCP 置入塑料胆道内支撑管或金属内支架管，近来可回收胆道金属内支架及具有内放射治疗作用的金属胆道支架管，也开始应用于临床。部分能耐受手术的患者，也可行肝胆管空肠鲁氏 Y 形吻合术、U 管或 T 管支撑引流术、金属胆道支架置入术。

胃空肠吻合术：伴有十二指肠梗阻。

姑息性胆囊切除术：对伴有胆囊炎患者，出现局限性腹膜炎，胆囊可能发生坏疽甚至穿孔时。

2. 规范胆囊癌的活检方法　不应剖开胆囊取组织活检，应整块切除胆囊送检，避免胆汁外溢、癌细胞播散和种植。

方法：在胆囊肿块周围正常肝、胃、肠处解剖和分离，整块切除胆囊游离缘肿块，将胆囊从胆囊床全层切下。肿瘤位于胆囊床一侧或向肝浸润性生长应行肝楔形切除；肿块向横结肠、十二指肠、胃窦部浸润性生长则应行胃、肠部分切除术；黄色肉芽肿性胆囊炎和胆囊胃肠道瘘：肿块处穿刺活检，化学胶封堵。

高度癌疑照此方法处理而病理为良性病变者，亦不应视为违反医疗常规，但对此观点，因受现行的医疗规范的限制，目前尚有争议。

3. 腹腔镜在胆囊癌诊治中的相关问题　当腹腔镜胆囊切除未及时发现肿瘤时，关于腹壁戳孔处肿瘤种植和胆囊切除几个月内便有腹腔内广泛播散的事实（发生率约 6%，发生戳孔种植或腹腔播散的患者平均生存时间不足 10 个月），已越来越引起人们关注，因此，术前高度怀疑或已确诊为胆囊癌的患者，一度被视为腹腔镜手术的禁忌。若在腹腔镜手术下怀疑为胆囊癌（可切除）时，应立即中转开腹手术。腹腔镜胆囊切除术中应避免胆囊破裂、胆汁外溢，应用标本袋装入标本后取出，并常规剖检胆囊，对可疑病灶，应及时送快速病理检查。

随着腹腔镜技术的完善以及对术中操作的重视和改进，由于 50% 以上的胆囊癌患者在手术时被发现不能切除，因此，部分学者主张：对 TNM 分期Ⅰ~Ⅲ期胆囊癌患者，先行腹腔镜探查，如经探查发现肿瘤能被切除则转开腹手术，如不能切除则终止手术，或选择其他治疗方法。优点是创伤小、恢复快，可明显改善病人的生活质量、缩短住院时间，也有利于其他综合治疗方法的尽早实施。

4. 化疗

（1）术后辅助治疗：以往的文献报道显示胆囊癌的化疗效果不佳，常用的药物有氟尿嘧啶（5－FU）、丝裂霉素（MMC）、多柔比星、表柔比星、顺铂等。近年来，一些新的化疗药开发并应用于胆管癌的治疗，以及化疗增敏方面的研究的进展，胆管癌的辅助化疗值得期待。例如：紫杉醇、紫杉特尔（docetaxel）、依立替康（irinotecan）、吉西他滨（gemcitabine）等。单一用药的有效率约为10%：联合化疗：FAM 方案（5－FU＋ADM＋MMC）、吉西他滨＋顺铂、吉西他滨＋紫杉特尔、吉西他滨＋氟尿嘧啶等，有效率为15%～30%。有文献报道口服希罗达（xeloda）对胆管肿瘤效果较好，对晚期胆囊癌有效率为50%。

复旦大学中山医院普外科对胆囊癌和肝外胆管癌体外药敏实验的研究发现，药物敏感性由高到低依次为紫杉醇（TAL）100%，吉西他滨（G2）75%，米托蒽醌（Mito）66.7%，长春新碱（VCR）58.3%，羟喜树碱（HPT）58.3%，丝裂霉素（MMC）48.9%，卡铂（CP）48.5%，顺铂（DDP）46.7%，表柔比星（EADM）46.7%，多柔比星（ADM）30.3%，氟尿嘧啶（FU）33.3%，甲氨蝶呤（MTX）15.6%。结果提示，胆囊癌和胆管癌对 TAL，GZ，Mito，VCR，HPT 较敏感，MMC，CP，DDP，EADM 次之。

近年来有关胆囊癌化疗的系列性研究报道逐年增加，尤其是一些新的化疗药开发并应用于胆道癌的治疗，以及化疗增敏方面的研究的进展，辅助化疗的价值将日益受到重视。目前较为常用的胆囊癌化疗方案有：紫杉醇或紫杉特尔或吉西他滨联合奥沙利铂的方案。

（2）术前辅助化疗：胆囊癌的新辅助化疗，临床应用少，鲜有报道。

（3）选择性动脉插管灌注化疗：有报道在手术中经胃网膜右动脉置管入肝动脉，经皮下埋藏灌注药泵，于切口愈合后，选用 FMP 方案等化疗药物进行灌注化疗，根据病情需要间隔数周重复使用。此外，通过门静脉注入碘化油加入化疗药物，使其微粒充分进入肝窦后可起到局部化疗和暂时性阻断肿瘤扩散途径的作用，临床应用取得了一定效果，为无法切除的胆囊癌伴有肝转移的病人提供了可行的治疗途径。

（4）腹腔化疗：腹腔内灌注顺铂和氟尿嘧啶对预防和治疗胆囊癌的腹腔种植转移有一定的疗效。亦有报道开腹手术直视下置入缓释氟尿嘧啶，未开腹术后患者通过腹腔引流管在B 超指导下将缓释氟尿嘧啶洒于胆囊床周围，可能会延长生存期。

5. 放疗

（1）适应证：胆囊癌根治术后、不能切除或姑息性切除的晚期胆囊癌、术后局部复发者。

多组前瞻性的研究结果显示，胆囊癌对放疗有一定敏感性，可减少胆囊癌根治术后的复发率，对术后局部复发的病例以及不能切除或姑息性切除的晚期胆囊癌可缓解症状和延长生存时间。其中以 Kresl 和 Coworkers 的报道效果最好，外照射联合氟尿嘧啶等化疗可使根治性切除术患者的；年生存串由33%提高到64%。近年来，伽马刀、射博刀等定向放射也有应用于胆囊癌原发灶和转移灶的治疗，可能有一定疗效，但缺乏大宗资料的研究。

（2）放疗方法选择：放疗方法有术前、术中、术后放疗以及经 PTCD 导管实施腔内照射，临床上应用最多的是术后放射治疗。术前放疗的目的是：降低肿瘤细胞的活性，减少术中转移的机会；尽可能地缩小肿瘤，增加手术切除的机会。但术前放疗临床应用少，鲜有报道。根据手术中明确的肿瘤部位和大小，并以金属夹对术后放疗的区域做出标记，进行外照射治疗。照射的剂量为40～70Gy，分5～7周完成。术中放疗的剂量通常为20～30Gy，术后可联合外照射和化疗治疗：45Gy外照射、氟尿嘧啶350mg/m^2第1～5和第28～32天滴注化疗。

体外照射范围，原则上应包括原发灶和区域淋巴结。病灶局限又无远处转移的非根治性切除是术后体外照射的最好适应证。综合各家术后放疗结果报道，接受术后放疗的病人中位生存期均高于对照组，尤其是对于NevinⅢ期、Ⅳ期或非根治性切除的病例，相对疗效更为明显。术后放射治疗一般在术后4～5周开始，外照射4～5周，选择的剂量既为肿瘤的治疗量又应在正常组织耐受范围之内。一般每周照射5d，l/d，每次为1.8～2.0Gy。治愈性切除的预防性照射进行5周，总量为50Gy，非治愈性切除的放射总量为60～65Gy。腔内照射是指通过PTCD的导管将^{226}镭、^{60}钴及^{192}铱等密封的小放射源送入胆管腔内的放疗。腔内照射具有局部病灶照射剂量大、周围脏器放射损伤小的优点，尤其适用于胆管狭窄。但对远离放射源的胆管断端及手术剥离面照射剂量不够，所以一般将腔内照射与体外照射联合应用，剂量分别为10～20Gy和40～50Gy。

6. 介入治疗

（1）介入性胆道引流术：对已失去手术机会伴有黄疸的晚期胆囊癌，尚可采用介入性胆道引流术减黄，如PTCD外引流或经PTCD或ERCP途径置入胆道内支撑管或金属内支架引流等。

（2）介入区域性化疗：对肿瘤姑息性切除和肝转移患者还可行介入区域性化疗。具体方法是首先行选择性腹腔动脉造影，导管进入肝总动脉后，30min内持续输注丝裂霉素20mg，以后隔6周重复1次上述治疗。从第2次起每次丝裂霉素剂量为10～15mg，每个患者至少接受5～7次治疗，总剂量为75～85mg。也可选用紫杉醇、吉西他滨和奥沙利铂等化疗药物。结果表明，高选择性动脉内化疗对肿瘤局限于胆囊壁（NevinⅠ～Ⅲ期）者效果较好；如果肿瘤侵犯胆囊壁以外，区域性化疗起不到控制肿瘤生长的作用。介入区域性化疗的优点是：①靶器官的药物浓度高；②术前应用使肿瘤和周围血管之间产生炎性间隙，有助于提高手术切除率；③术后应用可杀死体内残留的肿瘤细胞，减少术后复发和转移；④对于不能切除的胆囊癌患者，介入性区域性化疗能有效地抑制肿瘤生长，延长患者生存期；⑤减轻全身性的毒副作用。

7. 靶向治疗　有关胆囊癌的靶向治疗的研究报道不多，但研究已证实表皮生长因子受体（EGFR）和C－Erb－B_2在胆囊癌组织中均有表达，因此，厄洛替尼（erlotinib），一种口服的表皮生长因子的酪氨酸激酶抑制药物，可用于胆囊癌的靶向治疗。环氧化酶－2（COX－2）在血管内皮生长因子介导的肿瘤发生中具有重要作用，预示COX－2抑制药可用于胆囊癌的靶向治疗药物，也可与化疗联合。

8. 其他治疗　其他治疗方法包括免疫治疗、生物治疗、中医治疗、射频消融治疗等，疗效尚不确定。有文献报道应用干扰素a－2b及胸腺素或胸腺喷丁、白介素－Ⅱ等生物制剂联合化疗，可提高疗效。

（三）意外胆囊癌的诊治

意外胆囊癌是指在术中未能及时发现而在术后经病理证实的胆囊癌，常见原因有：术中未能认真剖检胆囊而漏诊：急性胆囊炎手术因胆囊壁明显增厚而不易发现病灶；胆囊息肉行腹腔镜胆囊或开腹手术以及胆囊壁增厚误诊为黄色肉芽肿性胆囊炎等，术中未送病理检查。1997 年 6 月至 2001 年 5 月，上海市 40 家二三级医院手术病理证实胆囊癌 390 例，其中意外胆囊癌 78 例，所有病例 TNM 分期均在Ⅲ期以下（0 期 9 例，Ⅰ期 27 例，Ⅱ期 31 例，Ⅲ期 11 例），无一例再手术。

2009 年 10 月，AJCC 会议强调了意外胆囊癌再次根治性手术的必要性，应根据癌肿的部位、大小、浸润深度、累及范围、病理分期、术中是否播散，决定是否再手术及手术方式。①病理分期：查阅原始病历资料、术前术后影像学资料、手术记录、病理巨检和镜检报告；②癌肿是否播散：了解术中胆囊破裂、癌组织破碎、胆囊大部分切除残留黏液烧灼、LC 穿刺孔种植、有无腹块、腹水。一般而言，Ⅱ～Ⅲ期的意外胆囊癌应再手术治疗，术前应行相关检查，排除癌症转移或播散。

其实大多数意外胆囊癌只要术中仔细剖检胆囊并及时送病理检查是可以发现的，因此，意外胆囊癌防治的关键首先是在术中仔细剖检胆囊并及时送病理检查，对符合再手术条件的应及时再手术（图 10－3）。

（四）胆囊癌并发症的处理

1. 胆囊癌相关并发症的处理　合并急性胆囊炎胆囊肿大坏疽甚至穿孔，可行姑息性胆囊切除或胆囊造口术；出现阻塞性黄疸时，可根据具体情况选择合适的减黄方法，如内引流或外引流等。出现十二指肠梗阻时可行胃空肠吻合术等。

2. 胆囊癌术后并发症的处理　胆囊癌的术后并发症发生率为 20%～30%，死亡率为 0%～4%，主要包括：腹腔脓肿、胆汁瘤、胆道感染、肺部和伤口感染、胆道狭窄严重时可出现黄疸等。对胆汁漏、腹腔感染可在超声引导下穿刺置管引流，并加强营养支持和积极抗感染治疗；对出现黄疸患者，可采用介入性胆道引流减黄术，如 PTCD 外引流或经 PTCD 或 ERCP 途径置入胆道内支撑管或金属内支架引流减黄。

（五）出院后建议

（1）适当休息。

（2）调节饮食，加强营养。消炎利胆、保肝治疗。

（3）门诊定期随访复查：定期复查 B 超或 CT、肝功能、CEA 及 CA19－9 变化等。

（4）行胆道外引流患者，保持引流通畅，并记录每日引流量。

（5）胆道梗阻患者，如出现腹痛、发热和黄疸，及时到医院就诊。

（6）根据整体治疗方案安排辅助放化疗等治疗。

（六）胆囊癌的预后

目前胆囊癌的预后仍很差，系列的大宗病例资料回顾性研究显示，胆囊癌患者（包括手术和非手术）的 5 年生存率不足 5%，平均生存时间不足 6 个月，根本原因是 40% 以上的患者就诊时已属晚期，不能根治性切除，根治性切除率仅约 25%。根治性手术可明显提高生存率，其生存时间主要取决于肿瘤侵犯胆囊壁的深度和范围以及淋巴结转移情况根治性切除患者的总的 5 年生存率超过 40%，T_1 期行单纯胆囊切除术患者的 5 年生存率接近 100%，112 及 T_3 期没有淋巴结转移的患者根治性切除术后 5 年生存率超过 50%，出现黄疸、淋巴结转移或远处转移的患者 5 年生存率为 0%～10%。

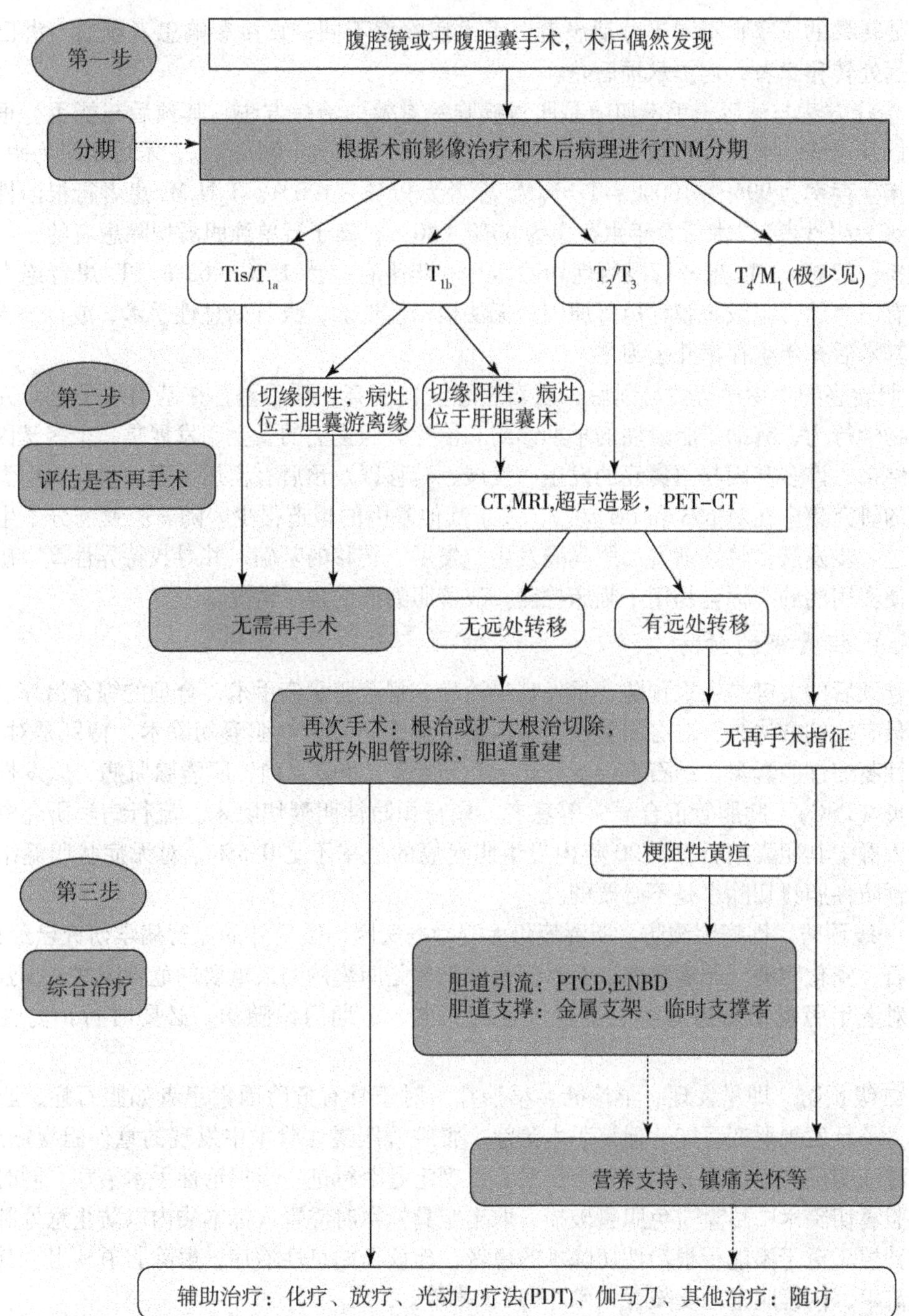

图 10－3　意外胆囊癌的诊治流程图

1. 影响预后的因素　临床因素中，意外胆囊癌预后最好，中位生存期 26.5 个月；可疑胆囊癌患者中位生存期为 9.2 个月。同时，因肿瘤引起的梗阻性黄疸、胆道感染以及肠梗阻这一系列合并症均影响其预后。

病理因素方面，与绝大多数恶性肿瘤一样，胆囊癌预后与 TNM 分期明显呈正相关，分期越晚预后越差，其中 T 分期尤其重要。T 分期不但指肿瘤侵犯深度，同时预示淋巴结转移以及远处转移的概率；不同T分期患者，手术切除率不同，直接影响患者预后。淋巴结转移以及远处转移患者，均提示预后差。

2. 治疗方法与预后　手术切除是胆囊癌唯一有效的治疗方法，其预后与能否行根治性切除术以及切缘是否阴性密切相关。TaN_0M_0 患者，行单纯胆囊切除术，术后切缘为阴性者，术后5年生存率为99%～100%；$T_1bN_0M_0$ 患者为95%～100%。$T_2N_0M_0$ 患者行根治性切除术（切缘为阴性者），术后5年生存率为60%～80%，高于行单纯胆囊切除患者的；年生存率（10%～22%）。T_3 患者行根治性切除术后；年生存率为15%～63%。T_4 患者绝大部分由于伴有门静脉侵犯或腹膜种植等原因，无法根治性切除，故行姑息性手术、或行内支架置入术，其术后5年生存率几乎为零。

3. 胆囊癌的生物学特性与预后　胆囊癌恶性程度高、预后差，在基因水平上研究胆囊癌的生物学行为，有助于胆囊癌的早期诊断和治疗。胆囊癌的发生、发展是一个多基因共同作用的结果，许多基因与胆囊癌的发生、发展、转移以及预后有密切关系。目前对胆囊癌相关基因的研究集中在对p53和ras基因，关于其他基因的报道很少。随着胆囊癌分子生物学研究的进一步发展，将逐渐揭示胆囊癌发生、发展、转移的基础，并寻找特异性高、敏感性高、简便实用的肿瘤标记物用于临床检测，改善胆囊癌的预后情况。

（七）胆囊癌的预防

改善预后的关键是：重预防，早发现早治疗，规范胆囊癌手术，合理的综合治疗。预防胆囊癌最有效的方法是：对有胆囊癌易患因素的病变行预防性胆囊切除术，特别是对50以上的慢性萎缩性胆囊炎、结石直径>3cm、瓷性胆囊、胆囊息肉、胆囊腺肌病、原发性硬化性胆管炎（PSC）、胰胆管汇合异常等患者，应行预防性胆囊切除术。流行病学研究资料显示，全人群中其胆囊结石患者20年内发生胆囊癌的概率不足0.5%，对无症状胆囊结石患者，行预防性胆囊切除术是不必要的。

1. 一级预防　即病因预防。胆囊癌仍无明确的病因，国内外的流行病学研究已经证明：胆囊结石、瓷化胆囊、胆囊息肉以及沙门菌感染等是胆囊癌的最重要的危险因素。加强卫生宣教，对老年胆囊结石患者等有危险因素的人群，定期门诊随访，必要时行预防性胆囊切除。

2. 二级预防　即早发现、早诊断、早治疗。对于具有危险因素患者如胆石症、胆囊息肉患者，一旦发现恶变可能，建议手术治疗。腹腔镜胆囊切除术中发现的意外胆囊癌患者，需术中冷冻明确肿瘤病理分期和切缘情况，以确定是否行进一步根治性手术治疗。同时建议腹腔镜胆囊切除术中尽量避免胆囊破损，取出胆囊标本时应置入标本袋内以防止意外肿瘤造成切口种植。对于不能行根治性切除术的患者，建议行姑息性治疗，解除胆道梗阻，其方法如内引流术、内镜胆道内支架置入术、PTCD术等。

3. 三级预防康复预防　对不能手术或手术后的患者，争取康复治疗，包括减黄、保肝支持治疗以及中西医结合治疗，以减轻痛苦，提高生活质量。

4. 预防复发转移的措施　①预防性全身化疗：根据个人具体情况制定个体化治疗方案；②局部放疗：根据个人具体情况制定相关治疗方案；③细胞因子免疫治疗；④细胞过继免疫治疗；⑤分子靶向治疗；⑥中医治疗。

附加：胆管良性肿瘤

胆管良性肿瘤相当少见，其中以乳头状瘤为多见，其次为腺瘤和囊腺瘤，纤维瘤、平滑肌瘤、神经鞘瘤等则更罕见。乳头状瘤有可能发生恶变，一般为单发性，少数为多发性，称为乳头状瘤病。

临床表现和治疗：

一般无症状，只有当肿瘤长到足以造成胆管梗阻时才会出现症状。此时可有上腹部疼痛、黄疸和出现胆管炎等症状。早期诊断较困难。在肿瘤较大时，静脉胆道造影片中可见胆管内有充盈缺损，造影剂有排空延迟现象。X 线胃肠钡剂检查有时可见十二指肠乳头处有增大现象。CT 检查有时可见胆管腔内肿瘤，增强后瘤体强化。诊断主要依靠手术探查后明确。瘤体处胆管有扩张，内扪及质软可推动的肿物；术中胆道镜检查能见到肿瘤全貌，但必须做冷冻切片或快速石蜡切片检查，才能与恶性肿瘤相鉴别。

治疗原则应将胆管局部切除，以免术后复发。位于高位胆管者，切除后如胆管重建有困难，可考虑做肝方叶切除，以利肝胆管显露和行胆肠吻合。位于肝、胆总管游离段者，可做胆管对端吻合、T 管支撑引流，或胆管空肠鲁氏 Y 形吻合。位于壶腹部者，可切开肝胰壶腹括约肌做肿瘤局部切除。如肿瘤位于胆总管胰腺段，难以做胆总管局部切除，则只能做胰十二指肠切除术。

（杨　洁）

第五节　胆囊息肉

胆囊息肉又称胆囊隆起样病变或胆囊肿瘤。胆囊息肉样病变是泛指胆囊壁向腔内呈息肉状生长的所有亲切非结石性病变总称。大多数胆囊息肉的症状其他与慢性胆囊炎相似，主要表现为右上腹轻度不适，伴有结石时可出现胆绞痛，但也有相当数量的患者并无症状，只是在做健康体检时才被发现，一般认为胆囊息肉是胆囊癌的诱发因素。该病应以手术治疗为主，非手术治疗为辅。

一、流行病学

文献报道的胆囊息肉流行率差别很大，在 1.5% ~9.5%，但国内外大多数大宗资料统计的人群流行率为 5.0% 以上，且男性居多，最常见于 30 ~40 岁，糖尿病人群的流行率为 6.7%，但非糖尿病患者的流行率并无区别，认为胆囊息肉相当多见，但息肉直径 <10mm 时恶性可能性小。调查年龄、性别、身体指数（BI）、吸烟、饮酒、血糖、血脂、肝功能、乙肝病毒携带者等因素的相关性，结果发现胆囊息肉的危险因子为男性和葡萄糖不耐受，除于吸烟呈负相关以外，其他参数均无相关性。

二、病因病机

胆囊息肉样病变的病因尚不清楚，但一般认为该病的发生与慢性炎症有密切关系，其中炎性息肉和腺肌增生症都是一种炎性反应性病变，胆固醇性息肉更是全身脂质代谢紊乱和胆囊局部炎症反应的结果，有人认为胆囊息肉与胆囊炎症或结石症，甚或两者都有关。

胆囊息肉为一组表现形式相同但却包含很多不同病理状态的胆管疾病。病理分类为非肿瘤病变与肿瘤性病变两大类，后者又分为良、恶性。

（一）非肿瘤性胆囊息肉

1. 胆固醇息肉　非肿瘤性病变中以胆固醇息肉（cholesterol polypus，CPs）最为多见。其次为炎症性息肉、腺瘤样增生及腺肌瘤等。CPs是胆固醇代谢异常的局部表现，是血中胆固醇类脂质析出并被胆囊壁的组织细胞吞噬所致，可发生于胆囊的任何部位，大部分多发，外观黄色分叶状，桑葚样，柔软易脱落。组织学显示，息肉由积聚的泡沫组织细胞构成，表面由单层柱状上皮覆盖，具有结缔组织带，微血管，分支的绒毛样凸起。CPs的病理特点为多发性小息肉。Shinkai报道74例中97%的CPs直径<10mm，50%为多发性，而肿瘤性息肉往往为单个。CPs质脆蒂细，易与黏膜分离，不伴肠化生及不典型增生，也不含其他基质成分。即使伴有炎症也很轻微，迄今未见癌变的报道。关于CPs与胆固醇沉着病，有人认为系同一疾病，有人认为胆固醇沉着是CPs的病因。胆固醇沉着于胆囊黏膜固有膜的巨噬细胞内，逐步向黏膜表面突起，促使黏膜上皮增生，罗-阿窦（Rokitanski-Aschoffsinuses）增多和肌层增厚而形成息肉；但也有人认为两者并无相关性。

2. 炎症性息肉　炎症性息肉为慢性炎症刺激所致，可单发，或多发，一般为3～5mm大小，蒂粗或不明显，颜色与邻近黏膜相似或稍红，单发或多发的广基性结节。组织学显示，灶性腺上皮增生伴血管结缔组织间质和明显的炎细胞炎症性息肉，为炎症刺激所致的肉芽肿，息肉周围的胆囊壁有明显炎症。尚无癌变报道，但从胆囊癌合并胆石的致癌机制研究中，认为细菌性慢性胆囊炎可能是因素之一，所以对炎性息肉不能放松观察。

3. 腺瘤样增生、腺肌瘤　腺瘤样增生是一种由于胆囊上皮和平滑肌增生而引起的胆囊壁肥厚性病变，分为3型：①局限型：胆囊底部呈锥帽状增厚。②节段型：局部增厚的囊壁向腔内突入形成“三角征”，呈弥漫性向心性增厚，内壁凹凸不平，内腔狭窄，有时伴有结石，脂餐试验显示胆囊收缩亢进。③广泛型：胆囊壁呈广泛性肥厚，内壁不平整，壁内可见扩张的罗-阿窦呈小囊状低回声区。上皮的增生在病变的中心最明显，周围的腺体常呈囊状扩张，并充满黏液，扩张的腺体内有钙质沉积。腺瘤样增生与腺肌瘤病都是既非炎症，也非肿瘤的增生性病变。前者为黄色质软的疣状物，直径为5mm左右，单发或多发。成分为丰富的结缔组织中含平滑肌束及杯状细胞，表面的上皮增生并伴有肠化生。后者则为黏膜上皮局部变化、肌纤维增生与局限性腺肌增生，又称腺肌瘤病（adenomyomatosis）。上述2种病变均有癌变可能。

（二）肿瘤性胆囊息肉

肿瘤性病变中良性以腺瘤为主，恶性则主要为胆囊癌。

1. 腺瘤　腺瘤多为单发的有蒂息肉。根据外形可分为乳头状或非乳头状，恶性率约为30%。乳头状腺瘤可再分为有蒂和无蒂两种，镜下显示为分支状或树枝状结构，带有较细的血管结缔组织蒂，与胆囊壁相连，有单层立方或柱状上皮覆盖，与周围正常胆囊黏膜上皮移行较好。非乳头状腺瘤大部分有蒂，镜下见多数增生的腺体被中等量的结缔组织间质包绕，偶尔腺体显示囊样扩张。该型腺瘤以腺体的管状增殖为主体，故称为腺管腺瘤，有时可见杯状细胞或基底颗粒细胞的肠上皮化生改变。Koga观察良性胆囊息肉病变94%为胆囊息肉直径<10mm者，69%的患者年龄<60岁；而恶性胆囊息肉88%的患者息肉直径>10mm，75%的患者年龄>60岁。但Smok 10年内施行的12 153例胆囊切除标本中，仅81例为胆囊息肉，患病率为0.7%，其中仅9.6%为腺瘤；而同期人群中发现胆囊癌225例，占1.85%。

因此，腺瘤的发病率很低，虽有癌变可能性，但并不构成临床威胁。

2. 良性间叶组织肿瘤　良性间叶组织肿瘤是来源于支持组织的胆囊良性肿瘤。主要包括纤维瘤、平滑肌瘤、血管变，直径均 < 20mm；而浸润型不属于胆囊息肉，绝大多数直径 > 20mm。因此，表现为胆囊息肉的癌往往属于早期。其中乳头型腺癌绝大多数限于黏膜和肌层内，预后较好。

三、临床表现

大多数胆囊息肉的症状与慢性胆囊炎相似，主要表现为右上腹轻度不适，伴有结石时可出现胆绞痛，但也有相当数量的患者并无症状，只是在做健康体检时才被发现。一般认为，胆囊息肉是胆囊癌的诱发因素，近些年来国内外也有许多关于胆囊息肉癌变的报道，尤其在伴有结石时，癌变概率会明显提高。

胆囊息肉在临床上可分 3 个时期即：活跃增长期、相对稳定期、吸收消散期。在治疗中，一般都要经过“活跃增长期 - 相对稳定期 - 吸收消散期”的过程，各个时期的特点见表 10 - 1。

表 10 - 1　胆囊息肉各时期特点

项目	活跃增长期	相对稳定期	吸收消散期
胆囊息肉体积	不断增大	不变化	逐渐减小
胆囊息肉数量	不断增多	不变化	逐渐减少

四、辅助检查

（一）B 超检查

方法灵活、准确、无创伤、可重复、费用低、易为多数患者接受，能准确地显示息肉的大小、位置、数量、囊壁的情况。B 超典型的表现为胆囊壁有点状、小片状、片状的强或稍强回声光团，其后多无声影，可见到球状、桑葚状、乳头状及结节状突出，甚至可显示出息肉的蒂。B 超的准确性明显高于 CT，认为 BUS 能清晰地显示出胆囊息肉的部位、大小、数目及局部胆囊壁的变化，是一种简便、可靠的诊断方法。

（二）三维超声成像

可使胆囊具有空间方位的立体感，透声性好，有直视胆囊剖面的效果，可弥补二维图像的某些不足。不仅可观察胆囊息肉的大小、形态，更可分清息肉和胆囊壁的关系，尤其在胆囊后壁的息肉二维图像常不能清楚地分辨是否有蒂以及蒂与胆囊壁附着的范围和深度。三维重建能通过不同切面的旋转来观察病变的连续性及病变表面的情况等信息，有助于提高胆囊息肉—胆囊腺瘤或癌肿的鉴别。

（三）内镜超声（endoscopic ultrasonography，EUS）

即经内镜超声扫描，是将超声微小探头安置在内镜顶端，探头为高频，将内镜插入消化道，进入十二指肠壶腹后此探头更接近胆囊，可排除胆汁黏稠度等影响。EUS 可将胆囊壁分为 3 层，内层为高回声的黏膜及黏膜下层，中层为低回声的肌纤维层，外层为高回声的浆膜下层及浆膜层。如为息肉样病变可见清晰的 3 层囊壁，而胆囊癌则囊壁的 3 层结构有不同程度的浸润、破坏。早期胆囊癌绝大多数是在结石和息肉等病变的掩盖下发展的，早期缺乏特征性声像图表现，鉴别困难。而EUS检查发现息肉样病变与胆囊壁之间的关系，有助于鉴别诊断。EUS内层的回声方式为细小声点（tiny echonic spot）、声点聚集（aggregation ofe－chogenic spot）、微小囊肿（microcyst）及彗星尾征（comet tailartifact）。如EUS证实既无细小声点与声点聚集，又无微小囊肿与彗星尾征时，应怀疑为腺瘤或癌肿。两者无法鉴别，除非已浸润至肝脏，但若为无蒂病变，则强烈提示为癌肿。结合组织学研究，一个细小声点表示一群含有胆固醇泡沫的组织细胞，而无回声区则为腺上皮增生。多个小囊肿和彗星尾征则分别为罗－阿窦增多和胆囊壁内结石所致。

（四）CT仿真胆囊镜（computed tomographic virtual endoscopy of thegallbladde，CTVEGB）

可以清晰显示胆囊腔内正常的解剖结构；可以清晰地显示胆囊息肉的大小，最小可见1.5mm×2.2mm×2.5mm的息肉，可较为准确地观察息肉生长部位、形态、表面、基底等影像改变，与彩超及手术病理基本一致；可准确观察胆囊单发息肉。

CT仿真胆囊镜在胆囊息肉检查诊断中较为突出，但是也存在着一些不足：①对扁平广基底的息肉显示不佳，胆囊内壁粗糙会影响小息肉的检出。②扫描参数、工作站后处理技术及阈值选择不当会造成病变的丢失。③受呼吸运动影响较大。④碘过敏患者不宜做此项检查及易受胆囊对碘浓缩的影响。

五、诊断

胆囊息肉往往无临床症状或症状轻微。诊断主要依靠影像学。对胆囊息肉样病变的诊断方法较多，如口服胆囊造影、B超、CT、磁共振胆胰管成像（MRCP）、腔内超声（EUS）等，但目前诊断胆囊息肉最主要的手段仍是B超检查。实验室检查：目前尚无有关资料。

胆囊息肉样病变又称胆囊隆起样病变，该病临床症状无特异性，大部分患者为查体时所发现。主要症状为中上腹部隐痛（占46.9%）。发病年龄30～50岁者占57.8%，以中青年为主。主要依靠B超检查诊断胆囊息肉。但常难以定性，临床对其良恶性的鉴别诊断亦较困难。目前主要诊断手段是超声检查，对直径<5mm者的检出率可达90%以上，诊断的灵敏度和准确率均较高。如发现多发高强回声，且有漂浮感和慧尾征者提示为胆固醇息肉，位于胆囊底部的小隆起，病变中有小圆形囊泡影和散在回声光点提示腺肌瘤病，而根据病变回声性质、蒂的有无和粗细，病变处的黏膜改变，对区分良恶性疾病有一定价值。但B超检查对本病的诊断、定性及鉴别诊断又有一定局限性和假阴性率。如当病变小且位于胆囊颈部时，或伴有胆囊结石时易造成漏诊，且对定性和鉴别亦有一定困难。

六、鉴别诊断

（一）良性肿块和转移癌

彩色多普勒超声在肿块内和胆囊壁内出现高速动脉血流信号，是原发性胆囊癌区别于良性肿块和转移癌的重要鉴别特征。如胆固醇性息肉血流为直线状，<20cm/s；而胆囊癌内血流多呈树枝状，流速>20cm/s。RI越小越倾向于恶性，但对于早期胆囊癌肿块过小者

（<3mm）有时并不敏感，此外还与操作者技术水平有重要关系。

（二）单纯胆囊结石

B超引导下胆囊穿刺细胞学检查，有助于鉴别诊断，可提高术前诊断率，早期胆囊癌在胆汁中找到癌细胞的阳性率为64%，而在病变胆囊壁的阳性率为91%。因此，强调要在B超引导下选择性地穿刺病变壁组织。还有学者在胆囊穿刺时抽取胆汁行癌胚抗原（CEA）浓度测定，并与单纯胆囊结石相比，其浓度升高有统计学意义，亦具有辅助诊断价值。

七、治疗

胆囊息肉病变临床并不少见，手术是根治的方法，但并非所有胆囊息都需手术治疗。因其病变类型不同，大小不一，疾病转归亦不尽相同，因此其手术适应症各家掌握也不一致。

手术时机选择：胆囊息肉样病变术前有时难以定性。根据胆囊息肉样病变恶变可能性的高危因素我们提出下列手术指征：①单发病变，大于10mm，蒂粗大者，尤其是位于胆囊颈部，年龄大于50岁。②多发病变，伴有胆囊结石，有症状，年龄大于50岁。③单发病变，小于10mm，无症状，年龄小于50岁，允许观察、随访；病变增大或形态有变化则应手术治疗。④多普勒彩超检查病变有丰富血供提示为恶性新生物。⑤CEA（肿瘤标志物），测值明显升高且除外其他胃肠道肿瘤。⑥胆囊息肉样病变，有明显症状且反复发作。⑦对直径小于5mm无症状患者应间隔3～5个月随访检查，一旦病变增大或症状明显亦须行手术治疗。

近几年，非手术和中药治疗胆囊息肉病已引起医疗界的广泛重视，各种偏方、配方、验方等在消炎、利胆，控制胆囊炎、胆囊息肉等方面都取得了一定的效果，针对胆囊息肉的专科用药也取得了很大成就，随着中医中药研究的深入，非手术治疗胆囊息肉的治愈率，也在迅速提高。

八、并发症

息肉样胆囊癌占9%～12%，BUS特征为>10mm，单发为主（82%），多数位于胆囊颈部（占70%），病变以中、低回声为主，约50%伴有胆石。具有上述特征时，应早期作根治性胆囊切除，应将胆囊管上下的结缔组织及胆囊床的纤维、脂肪组织一并清除。

九、预防

（一）禁酒及含酒精类饮料

酒精在体内主要通过肝脏分解、解毒，所以，酒精可直接损伤肝功能，引起肝胆功能失调，使胆汁的分泌、排出过程紊乱，从而刺激胆囊形成新的息肉及（或）使原来的息肉增长、变大，增加胆囊息肉的癌变系数。

（二）饮食要规律、早餐要吃好

规律饮食、吃好早餐对胆囊息肉患者极其重要。人体内肝脏主管分泌胆汁，分泌的胆汁存储入胆囊内，而胆汁的功能主要是消化油性食物。如果不吃早餐，则晚上分泌的胆汁利用不上，存留于胆囊内，胆汁在胆囊内滞留时间过长，即可刺激胆囊形成胆囊息肉或使原来的息肉增大、增多，所以早餐最好吃些含植物油的食品。

（三）低胆固醇饮食

胆固醇摄入过多，可加重肝胆的代谢、清理负担，并引起多余的胆固醇在胆囊壁结晶、积聚和沉淀，从而形成息肉，所以，胆囊息肉患者应降低胆固醇摄入量，尤其是晚上，应避免进食高胆固醇类食品如：鸡蛋（尤其是蛋黄）、肥肉、海鲜、无鳞鱼类、动物内脏等食品。

（杨　洁）

第十一章

脾脏、腹膜及腹膜后疾病

第一节　脾脏损伤

正常脾脏包膜菲薄，仅1～2mm厚，脾实质内间质较少，柔软脆弱，故易在直接或间接暴力作用下破裂，发生率占各种腹部伤的40%～50%。有慢性病理改变（如血吸虫病、疟疾、黑热病、传染性单核细胞增多症、淋巴瘤等）的脾脏更易破裂。脾损伤20%～30%合并有其他内脏伤，按其频数依次为左胸、左肾、颅脑、肝及胃肠道等。这些多器官伤表明损伤严重，也增加了治疗的复杂性，故其并发症及病死率较单纯脾破裂有显著的增加。

一、病因及病理

脾破裂依病因分成两大类。①外伤性破裂，占绝大多数，都有明确的外伤史，裂伤部位以脾脏的外侧凸面为多，也可在内侧脾门处，主要取决于暴力作用的方向和部位。外伤性脾破裂又可分为：a. 闭合性腹外伤，脾破裂，临床上占多数，多为钝性伤所致，如交通事故、钝性打击、坠落伤等；b. 开放性腹外伤，脾破裂，如刀刺伤、火器伤等，和平时期较少见。②自发性破裂，更少见，且主要发生在病理性肿大的脾脏；如仔细问题病史，多数仍有一定的诱因，如剧烈咳嗽、打喷嚏或突然体位改变等。

根据损伤的范围，脾破裂可分为中央型破裂（破在脾实质深部）、被膜下破裂（破在脾实质周边部分）和真性破裂（破损累及被膜）三种。前两种因被膜完整，出血量受到限制，故临床上并无明显出血征象而不易被发现。如未被发现，可形成血肿而最终被吸收。但有些血肿（特别是被膜下血肿）在某些微弱外力影响下，可以突然转为真性破裂，导致诊治中措手不及的局面，这种情况常发生于外伤后1～2周，应予警惕。

临床所见脾破裂，约85%是真性破裂，破裂部位较多见于脾上极及膈面。破裂如发生在脏面，尤其是邻近脾门者，有撕裂脾蒂的可能，在这种情况下，出血量大，患者可迅速发生休克，甚至未及抢救以致死亡。在武汉召开的脾座谈会，把脾外伤分为脾包膜下血肿、脾实质伤、脾门伤及伴发多器官伤等。Barret等则将脾破裂分为四度，并根据分度采用不同的术式：Ⅰ度为脾包膜挫裂，而基本上无脾实质损伤；Ⅱ度为脾包膜及脾实质的部分破裂，但裂口未累及脾门的血管支（叶、段支）；Ⅲ度脾破裂指裂口已累及脾门的血管；Ⅳ度脾破裂是脾已大部分碎裂或脾蒂动静脉已部分断裂或脾蒂已完全撕裂分离。

二、临床表现

脾破裂的临床表现常随脾外伤的程度、部位、出血的数量与速度，以及有无合并伤等而表现不同。97%有腹痛及腹部压痛，以左腹上区最为明显；88.4%有腹肌紧张，而由于左膈下血液或脾包膜紧张刺激，30%～70%的患者会出现左肩牵涉痛，有的可先以血腹症状出现。30%～40%可检得左上腹脾浊音区扩大。

三、辅助检查及诊断

据观察，脾破裂90%以上有明显的外伤史。腹腔诊断性穿刺或灌洗阳性者更可作为重要的诊断依据。少数病例症状不典型，会发生诊断困难，若患者情况允许，可进行B型超声波检查，会发现脾外形缺损、左上腹积血或包膜下积血的征象。腹部CT也可发现脾裂口及脾内或脾区积血图像。选择性脾动脉造影更可显示脾破裂及出血。当然，外伤性脾破裂患者绝大多数属重危急诊，一般不宜作过多地搬动检查，以免造成继发性大出血，故B超、CT检查等只能在特殊情况下采用，不宜作为常规的诊断检查。

脾破裂中，有10%～20%的病例会表现为延迟性脾破裂，或由于无明确外伤史而称为自发性脾破裂。延迟性脾破裂多发生于腹部闭合伤后，其形成的原因有：①外伤仅造成了脾的包膜下或中心性破裂，先引起脾内血肿，继而由于血肿增大、内压增高或体位活动，再造成脾包膜破裂而有内出血症状；②外伤造成脾脏膈面或侧面的小破裂，出血量少，血凝块堵住裂口而暂时止血，此后由于体位活动或血凝块纤溶亢进而引起继发性出血。由于脾包膜平滑肌发育极差，无自动收缩能力，故脾破裂出血少有自止的倾向。延迟性脾破裂多于伤后2周以内出现，但也有报道外伤1年后再次破裂出血的，故脾破裂非手术治疗的成功率亦需予以慎重评价。自发性脾破裂是指无明显外伤史的情况下出现的脾破裂，一般多发生在原有脾病变的患者。由于脾被膜菲薄、实质脆弱又原有病变，故在弯腰、转体，或日常生活中的轻微冲撞、咳嗽等，甚至熟睡时的转侧都可发生脾破裂。这种类型的脾破裂，由于无明显外伤史，且在失血性休克出现之前，常有多种症状和体征，有的以口渴、乏力为主诉，有的以腹胀为主诉，血腹体征也常不典型，故极易延误诊断而增加并发症及病死率。

四、治疗

（一）非手术治疗

1. 非手术治疗的适应证　对非手术治疗脾破裂应持慎重态度，其适应证应限于以下情况。

（1）4岁前的婴幼儿，其脾包膜较韧柔，脾髓发育尚未成熟，间质相对较丰富，而且婴幼儿外伤常较轻，在证实无其他内脏损伤、血流动力学一直保持稳定的情况下，方可考虑采用。

（2）成人、非老年患者、外伤轻、排除其他内脏伤、腹内失血量少、全身血流动力学一直维持稳定者，与脾损伤相关的输血量少于2U，有连续检测条件，随时可手术治疗。

（3）来院时已超过24h，一般情况良好，无合并伤，也无继续出血征象，可在做好一切术前准备情况下，进行观察治疗。

（4）CT或B超检查证实为0～1级脾损伤。

（5）患者神志清楚，有利于观察腹部体征变化。

2. 非手术的一般症状治疗　确定非手术治疗以后注意患者要绝对卧床、禁食、补液，必要时输血，动态观察腹部体征及监测循环稳定情况，辅助腹穿、B 超、CT 和诊断性腹腔灌洗检查。若病情稳定，住院治疗 2～3 周，出院限制活动 3 个月。如在观察中有继续出血的表现，应及时中转手术。保守治疗应严格选择病例。

总的说来，因为采用脾切除治疗脾破裂是安全可靠、风险较少、并发症与病死率都相当低的疗法。若为减少脾切除术后因危险性感染（OPSI）的发生而采用的任何会增加并发症及病死率的疗法，看来都是不可取的。相反，如确有保脾的把握，则亦未尝不可。

3. 脾动脉栓塞　脾动脉栓塞是另一种比较安全的非手术治疗方法，因为脾脏有多支动脉供血。脾动脉栓塞或结扎后并不会造成脾脏缺血坏死，对脾脏损害也不太严重。选择性腹腔动脉造影是一种侵入性检查，操作较复杂，有一定危险性，但诊断脾破裂的准确性颇高，经脾动脉栓塞治疗脾破裂取得较好的效果，应严格掌握适应证，方法如下。采用 Seldinger 技术经股动脉穿刺插管，进行选择性脾动脉造影，明确脾破裂活动性出血后，用较大的栓塞材料如不锈钢螺网及明胶海绵条进行脾动脉近端栓塞，远离脾门，栓塞后造影，若未发现造影剂外溢，说明出血停止，栓塞治疗成功。

（二）手术疗法

1. 全脾切除术　脾损伤是外科临床的严重急诊，应力争在最短时间内做好一切术前准备，包括确定血型、备足血源、补足血容量、恢复血流动力学平衡等。但如术前无休克征象，脉搏不超过 100 次/min，血压不低于 13.3kPa（100mmHg）者，则不必过多的输血、输液，以免引起血容量骤增而血压回升过快促使脾裂口再次出血。若来院时已有休克征象，则应迅速输血、输液，待血压回升到 10～13.3kPa（80～100mmHg），即开始手术。若迅速输血达 400～800mL 后仍不能纠正低血容量休克，则表明体内仍有持续出血病灶，应在加速输血情况下迅速进腹，控制出血点，才能纠正休克。

切口选择应根据有无合并伤，一般脾破裂选用左上腹直肌贯穿切口，进腹后先用左手从脾上极托住脾脏，同时控制脾蒂以制止出血，吸尽腹内积血及血凝块，若无合并胃肠道破裂伤，腹内积血经抗凝过滤后可以回输。有的外伤已超过 24h，回输积血也未发生严重输血反应。控制出血后，患者情况一般多能趋于稳定，这时应全面探查腹腔内脏情况，常见的合并伤有肝破裂、肾破裂、腹膜后或肠系膜血肿及胃肠道挫伤或穿孔等，都应根据各种具体情况，给予妥善的处理。

2. 脾的保留性手术　对脾破裂患者能否采用脾保留性手术，主要取决于脾损伤的程度与伤者的全身情况，不宜勉强。若患者情况稳定，脾裂伤轻微且腹内无其他合并伤者，尚可采用保留脾脏功能的术式，如单纯缝合或用大网膜包裹缝合等。若患者情况不稳定，或脾损伤较严重无法保留，为挽救患者生命，应毫不犹豫地进行脾切除术，迅速结束手术，术中根据脾破裂程度及患者情况，分别采用不同方法。

（1）脾修补术：脾修补术能保留一个形态、功能都完整的脾脏，操作一般也不太困难，只要全身情况允许，可作为Ⅰ、Ⅱ度脾破裂的首选术式。具体操作如下。

①进腹后，轻柔地分离脾肾及脾肠韧带（多数病例无此韧带），关键是防止损伤脾包膜，并控制脾蒂。②按其自然应力，轻柔地把脾托出切口下，脾床垫用温的盐水纱布巾。③检查全脾损伤情况，勿漏检上极及后侧面。④除去裂口处的血块及失去生机的脾组织。

⑤缝扎脾裂口内的活动性出血点。⑥以细针和3－0肠线做直达裂口底部的褥式“8”字缝合，肠线必须充分浸泡柔软以免割裂脾组织，否则改用4－0号丝线缝合，更易操作。若裂口较大，我们一般先行缝合而暂不结扎，待全部缝好之后将裂口两边组织对合后，再轻轻地抽拉结扎缝线。为防止脾内腔隙形成血肿，较大、较深的裂口可拉一块网膜充填。

正常脾包膜较菲薄，脾实质内间质少而质脆弱不耐拉扎，故缝合时进针、抽线及拉扎操作必须轻柔均匀，这是手术成功的关键。只要对合良好，脾有极强的再生修复能力，一般不会在修补后发生继发性出血和（或）血肿继发感染等情况。

（2）脾部分切除术：Ⅰ度脾破裂或部分脾组织之严重挫裂伤，脾修补术已难以施行，则可采用脾部分切除术。据观察，若能保留25%～30%血供正常的脾组织，即能维持正常的脾功能。部分切除后留存的脾组织，一般能保持正常的血供，而且术后能代偿性再生，故能维持完全正常的功能，不失是一种安全可靠的术式。脾部分切除可分为规则性切除及不规则性切除术。按照脾内血管的分布而做脾段、脾叶、半脾或大部分切除术，称为规则性脾部分切除。一般脾动脉沿胰腺上缘至脾门2～4cm处先分出2支较小的上、下极动脉，其主干在脾内再分为2～5支脾段动脉，脾极及脾段动脉各自独立地供应相应的脾段，各段之间有一个相对的无血管平面。根据脾组织破碎情况，可结扎相应血管，再从缺血的脾组织面切除该段，创面缝扎止血后外加大网膜包裹。国内绝大多数单位均采用规则性脾部分切除术以保留脾功能。不规则性脾部分切除术的切口、探查、托脾及控制脾蒂血管等步骤与脾修补术相同。将脾分为上、中、下3部分，按照损伤无活力脾组织范围切除、结扎血管支，切面在缝扎活动性出血之后，以6－0号丝线做横向贯穿脾脏的褥式缝合，必要时加用网膜覆盖。不规则性切除可分别切除脾的上、下极或半脾，因此可保留较多的脾组织。

3. 其他手术

（1）应用脾动脉结扎以代替脾切除术：手术具体方法是进腹探查，对Ⅰ～Ⅱ度脾破裂的病例，即从脾胃韧带的无血管区进入小网膜腔，在胰上缘找到最表浅的脾动脉干，给予结扎，结扎后即可见脾体积缩小，裂口出血即可停止或大为减少，此时处理裂口就较容易。若裂口不大，在清除血块和失去生机的脾组织后，放几块明胶海绵，若无继续出血即可关腹；若裂口较大，或仍有渗血不止者，则以大网膜填塞缝扎。若结扎在脾段支时，则有引起梗死的可能，而且脾脏的功能与脾的血流量密切相关，主干结扎后的脾组织即使不坏死，能否保持完整的功能实属可疑。为此，尚有待积累更多经验及更长时间的观察，方能对此术式做出适当的评价。

手术探查时如发现脾外伤属Ⅲ～Ⅳ度，即脾已碎裂或甚至脾蒂也断裂，则不宜做脾修补术或脾部分切除术，应迅速做脾切除术。若止血后患者情况稳定，腹内又无合并伤者，可考虑做脾自体移植术，以期恢复部分脾功能。

（2）脾移植：可采用脾片移植及带血管蒂脾组织移植。①脾片移植将切下的脾脏用等渗盐水青霉素溶液清洗后，将无损伤之脾脏组织用利刀切成2cm×2cm×0.5cm或2cm×1cm×0.5cm大小的脾组织片，植入大网膜做成的囊袋内；为使脾组织易于获得血液供应，一般可沿大网膜的血管弓的走向，缝固在血管弓上而成“V”形或“W”形排列，植入的脾组织总量应达原脾的1/3～1/2为宜。据实验观察，这种脾组织移植后能否存活，取决于移植脾片能否从宿主获得充分的血供。移植的脾片都需依序经历从缺血、变性、萎缩、存活和再生的过程。移植2周内，脾组织出现缺血、变性萎缩或甚至坏死，若未坏死则在第3～4

周可逐步存活再生，体积增大。血供良好的最终可增大至植入时的 2～3 倍；若血供不良，则可出现移植片坏死、溶解机化，并增加腹腔内粘连。故对于年老有血管硬化倾向者，或肥胖、网膜上充满脂肪者，移植片难以存活，则以植入肌层或腹膜后较好。②带血管蒂脾组织移植带血管蒂的脾叶、段移植是一种保留脾功能的术式。用于严重脾破裂不能做脾修补及脾部分切除时。方法是把切下的脾脏像其他器官移植一样，立即以肝素平衡液充分灌洗，并修去碎裂无生机的脾组织，结扎缝补准备移植的脾块（一般是半脾）后，再植于左盆腔内，将脾动静脉分别与髂内动静脉的分支做吻合。

总的说来，尽管业已证明脾有多种功能，而且目前已有多种保留脾的手术方法，但任何保留性手术都会延长手术时间，增加手术难度。为此，对于广泛的脾挫裂伤和全脾碎裂，出血量大而快或伴有多器官损伤，致全身情况不佳者，应以患者生命安全为重，断然采用脾切除术以迅速结束手术，切忌勉强施行脾保留性手术而危及患者生命或增加术后并发症。

（陈文霞）

第二节　脾脓肿

脾脓肿首先由 Grand 和 Mousel 报道。尸检发生率为 0.4%～0.7%，男女发病率大致相同，年龄为 11 个月至 87 岁，平均年龄为 45 岁，以青壮年多见。

一、病因

脾脓肿多继发于全身性感染，血源播散至脾。据 Gadacz 收集的 173 例分析，63% 原有亚急性细菌性心内膜炎、化脓性门静脉炎或化脓性腹膜炎等感染源，约 31% 合并有脾损伤、脾梗死或在严重损伤性休克之后，其他则合并有血液病，如白血病、血红蛋白病、再生障碍性贫血等病，其他少见原因为从邻近器官病变发展而来，如肾周围脓肿、膈下脓肿、坏死性胰腺炎等。

二、临床表现

脾脓肿常继发于全身其他急性或慢性疾病，起病隐匿，除非脓肿引起脾包膜炎及脾周围炎才出现左上腹定位症状。脾脓肿早期无特殊表现，大部分患者均有某种先驱感染史，以后出现败血症。典型的临床表现如下所述。

1. 畏寒、发热　大多数患者均有畏寒、发热表现，体温多达 38～39.0℃或更高，呈弛张热或稽留热型。发热与畏寒是脾脓肿的前驱症状。部分患者发热后数日即出现脾脓肿，但有些可相隔数周、数月，甚至 1～2 年。

2. 腹痛　80% 以上患者左上腹持续性钝痛或胀痛，呼吸时疼痛加重。疼痛表示炎症累及脾包膜及脾周围炎。约 35% 的疼痛向左肩部放射痛，表示炎症侵犯膈肌。

3. 脾大　约 50% 患者左上腹可触及肿大脾脏，局部压痛、反跳痛及肌紧张；左上腹或左季肋部局限性皮肤水肿。

4. 白细胞增高　有 70%～90% 的患者白细胞增高，核左移伴中毒颗粒。

5. 血培养　多发性脓肿血培养阳性率达 70%，孤立性脓肿仅为 10%～15%。

三、辅助检查及诊断

1. 实验室检查　约1/3病例的血细胞比容低于30%，约80%病例的白细胞计数在14×10^9/L以上。

2. X线检查　X线检查发现胸腔积液者有28.4%，左横膈抬高18.3%，腹部X线平片见左上腹脾区阴影扩大的有35.6%，11.1%可见到左上腹有液气平面。吞钡造影检查约1/3可见胃底有压迹或局部刺激征。钡剂灌肠约1/4可见脾曲下降或局部有刺激征象。

3. 放射性核素扫描　以放射性核素^{99}Tc或^{67}Ga扫描可发现80%～90%的病例局部有放射线缺损区，但直径小于2cm的脓肿易出现假阴性结果。

4. B型超声图及CT检查　这种检查有较高的分辨率，配合放射性核素扫描则准确性可提高到95%以上。B超检查可见脾增大，内有呈囊性液性暗区，并可确定其部位、大小和性质；CT检查可见脾大及液性暗区，以及脓肿的大小、部位及性质。

5. 选择性脾动脉造影　选择性脾动脉造影也有较高的准确性，但属侵入性检查，准确性并未优于B超，故近来已较少应用。具有以上临床表现及影像学检查阳性的患者，诊断并不困难。

四、治疗

良好的支持治疗及应用广谱抗生素是治疗的基础，而特效治疗是脾切除，故诊断一旦明确，应积极做好术前准备，及早手术。延误诊断和延迟手术是造成脾脓肿死亡的主要原因。

手术应争取做脾切除，一般脾周围都会有不同程度的粘连，若分离有困难，应先游离脾胃韧带，控制脾蒂后切除脾脏。腹内以抗生素溶液冲洗后，于脾窝留置引流管。脾与周围组织有广泛的致密粘连，切除确有困难者，可改用脓肿引流术，但疗效不如脾切除满意。降低手术病死率的关键是及早诊断，积极的支持治疗，强有力的广谱抗生素及充分的术前准备，然后及时做脾切除。脾切除具体手术操作如下所述。

1. 麻醉的选择　脾位于左上腹的背侧，经腹切口显得深而远，良好的暴露及顺利的操作，必须依赖于良好的麻醉，要求止痛完善及腹肌充分松弛，否则胃肠鼓胀于手术野，脾各韧带的游离难以顺利进行，更难以进行可靠的缝扎。术者常被迫徒手盲目分离脾肾韧带强行托脾，易造成大出血甚至撕裂脾蒂，导致严重后果。故良好的麻醉是手术的基本条件，一般可选用硬膜外麻醉或复合麻醉。

2. 切口的选择　脾切除术的切口可选用上腹纵切口、左下腹肋缘下斜切口或胸腹联合切口。

（1）上腹纵切口：包括上腹正中切口、左旁正中切口及经腹直肌切口，起自剑突或肋缘，下至脐下3～5cm。本切口组织损伤少，操作简捷，出血少，适用于急诊或一般脾切除。纵切口中以经腹直肌切口暴露最好，组织愈合也好，应用最普遍，在广泛粘连的脾手术中，又可改变成胸腹联合切口，或加一横切口成“T”形或“I”形，以便完成困难的脾切除术。上腹正中切口则用于腹部损伤，疑有内脏多处伤者，可兼顾右腹脏器的探查处理。

（2）左肋缘下斜切口：切口自剑突右侧沿肋缘下3cm直达左腋中线。这种切口在暴露脾的膈面、胃底贲门区比纵切口为佳，尤其在身材粗壮的患者更宜采用。但这种切口须横断腹上区的所有肌肉及神经，腹肌功能恢复较纵切口差，仅用于肠面可能有粘连的病例。

（3）胸腹联合切口：一般先作经腹直肌切口探查，如发现脾与膈或脾与左肝有广泛的血管性粘连，为改善手术野的暴露，减少大出血的危险，切口向左第7或第8肋间延伸，切断肋软骨及肋间肌，剪开膈肌，直达脾的膈面。在门静脉高压症，这种切口也可顺利完成Sugiura的门奇离断术。这种切口需加做气管内插管，损伤也较大，仅在少数情况中采用。

3. 粘连巨脾的手术　脾是一个血窦样器官，实质柔软脆弱，通过各韧带与周围组织器官有广泛的血管性交通，出血是手术的最大危险，尤其在门静脉高压的情况下，脾更易与膈面、侧腹壁粘连形成侧支循环，切脾手术出血的危险性就更大。我国自20世纪六七十年代起为消灭血吸虫病，大规模地开展切脾治疗，在处理广泛血管性粘连巨脾方面，积累了丰富的经验，使手术病死率下降到1%以下。具体方法如下所述。

（1）扩大切口：根据探查结果，可考虑做胸腹联合切口或“T”形、“I”形切口。

（2）控制脾蒂或结扎脾动脉：粘连脾的分离一般由浅入深，先易后难，先打开胃脾韧带，在胰腺上沿找到脾动脉表浅处分离结扎，减少脾的动脉血供，脾的体积也会相应缩小，便于操作，减少出血。一般可在分离脾胃韧带及脾结肠韧带之后，在胰尾下缘剪开后腹膜，术者以食指在胰尾与脾蒂的背面沿疏松组织仔细地向上分离，直至脾动静脉及整个脾蒂在拇指和食指的控制之下。分离时必须轻柔，严防损伤脾静脉及侧支血管引起出血；若有可能，将胰尾从脾蒂分开后，可用粗丝线结扎脾动脉，若与胰尾分离困难，则可用一细条带先行结扎控制出血。

（3）分离脾周粘连：脾与侧腹壁的粘连一般可逐步钳夹结扎分离，由前缘到下极的脾结肠韧带游离完成后，则可把脾向内上推移以暴露脾肾韧带，也逐步作钳夹分离，并尽可能在明视下分离切断脾胃韧带及胃短动静脉；肠面及肝面的粘连应尽可能采用逐步分离结扎的方法以确保安全。多数情况下，可采用脾包膜下剥离的方法处理，即在肝膈面粘连处，切开脾包膜，剥离脾脏，立即以大块纱布巾填塞压迫膈面的剥离面，托出脾脏。若有可能，可把脾包膜对合缝合以消灭粗糙面。仔细检查各剥离面，尤其是胃底、贲门区及脾膈韧带区位置深，常被胃底所掩盖，应把胃底向内推开，彻底缝扎该处的剥离面。此外，脾肾韧带的剥离面也常需缝扎止血。脾切除术后常规在脾窝处留置橡皮引流管，以引出残血或渗血，并便于观察有无继续出血情况。引流管一般存留24～48小时后拔去。

4. 脾切除术后持续发热问题　脾切除术后，有持续38℃以上发热的病例较其他腹部手术后多见。切脾术后持续发热主要原因是感染，诱因是：①脾窝积血；②大量缝扎，异物存留及组织坏死增加；③脾切除术后感染的易感性增高；④胰尾损伤、结扎坏死等。故脾切除术后持续发热首先应考虑是腹内感染，应多次测定血白细胞，包括胸部在内的全身体格检查。若出现胸腔积液、左肺感染、左肋间饱满压痛，或左上腹压痛、左腰背部压痛等，都是膈下感染的征象，若患者诉左胸腹部或左腰背部胀痛不适，也提示有膈下感染。应作胸腹透视及拍摄胸腹部平片检查，若可见液气平面或膈下积液、左胸积液等，都提示为膈下脓肿，应在穿刺确诊后给予引流。近年来采用B型超声图检查，可获得较准确的定位，并可在B超引导下作穿刺，穿刺抽得脓液后应作细菌培养加抗生素敏感试验以选用有效的抗生素。脓肿经保守治疗无效者都应作切开引流，一般采用背部第11肋间切口，经胸膜外直达脓腔引流。

持续发热的另一个原因是栓塞性静脉炎，脾切除术后，脾静脉成一长的盲管，加上脾切除术后血小板的急骤上升，脾静脉不可避免地会有血栓形成，导致持续的发热。若脾静脉血栓延至门静脉可以引起高热、腹痛、腹胀、腹水、血便、黄疸等门静脉栓塞症的表现。故在术后血小板升高达 500×10^9/L 以上者，应考虑应用水杨酸制剂以抑制血小板聚集和血栓形成。脾术后持续发热是否由脾切除后免疫功能紊乱所引起，目前尚无定论。总之，脾术后发热大多数是由于感染、吸收热、血栓形成等原因引起，应竭力寻找原因，进行处理。对少数“不明原因”者，可采用吲哚美辛等退热药加抗生素治疗，持续 1～2 周，停药后若反复发热，仍应考虑有潜在感染病灶，若停药后体温正常，则可认为是原因不明的“脾热”。

（陈文霞）

第三节　结核性腹膜炎

一、概述

结核性腹膜炎是由结核菌引起的特异性感染，均继发于身体其他部位的结核病灶，又称腹膜结核。结核菌侵犯腹膜的途径有二：一是由腹盆腔的结核病灶，如肠结核、肠系膜淋巴结结核或结核性输卵管炎经淋巴管或直接蔓延至腹腔；二是由远位的结核病灶，主要是肺结核经血行播散至腹膜。腹膜受侵后可很快发生炎症，也可先形成潜在病灶，在机体抵抗力下降时始发病。结核性腹膜炎在肺外结核中并不少见，任何年龄均可发生，多见于 20～40 岁，女性较男性发病率高。目前死亡率低于 5%。

二、诊断

（一）病史要点

多数患者呈慢性发病，先有一段时间的结核病全身症状如低热、乏力、食欲不振、排便不畅或便秘、盗汗、消瘦等，逐渐感觉脐周或全腹隐痛不适，或者因腹水渐增而感到腹胀，也可出现慢性肠梗阻症状。少数患者发病较急，常为粟粒型结核血行播散引起，也可以是由于腹腔内结核病灶突然破裂所致，表现为急性腹痛，部位不定，但很快蔓延至全腹。由于腹膜大量渗出，患者觉腹胀。一般均有低热或中度发热，个别有高热。

由于结核性腹膜炎多为慢性过程，对有慢性腹痛病史、原因不明的腹水、不全肠梗阻或腹部出现包块的患者，特别是患者比较衰弱或消瘦，伴有低热、盗汗等症状者，应想到结核性腹膜炎的可能。

（二）查体要点

腹水型有明显的腹水征。粘连型腹部有广泛的轻度压痛及特有的柔韧感。包裹型则可触及不规则的肿块，或呈实性，或呈囊性，或囊实性兼而有之，常有明显的压痛。物理检查见全腹压痛、轻度肌紧张以及反跳痛，常可叩出移动性浊音。

（三）辅助检查

1. 实验室检查　贫血，血沉增快，白细胞计数多在正常范围，可作为诊断的参考。

2. 结核菌素皮内注射试验　80% 的患者为阳性，但阴性并不能排除结核病的诊断，因重症结核患者免疫功能低下，多种淋巴因子缺乏，对常规试验剂量的结核菌素不产生变态反应之故。

3. 影像学检查　腹部平片可显示腹膜增厚或发现钙化淋巴结。钡餐造影常有肠粘连的表现，或有不全肠梗阻或肠管局限性狭窄的征象。B 型超声或 CT 检查可显示腹水或包裹性积液以及粘连团块，但无特异性。

4. 腹腔穿刺　有腹水征者可行腹腔穿刺，粘连者禁用，包裹性积液者也可在 B 型超声引导下穿刺。腹水富含蛋白，蛋白定量常在 25g/L 以上，如患者有低蛋白血症，血浆和腹水白蛋白之差多在 11g/L 以下。镜检白细胞以淋巴细胞和单核细胞为主，找到结核菌的机会不足 5%，结核菌培养阳性率约 40%。一升腹水离心沉淀物做豚鼠接种，阳性率较高，可达 80%。

5. 腹腔镜检查　对可能有腹腔广泛粘连者不适用，因充气困难，视野不清，且易损伤肠管。对合适的病例通过腹腔镜可看到腹膜的粟粒样结核结节或个别粘连带，还可取肠系膜或腹膜以及盆腔的病变组织做病理检查。

6. 剖腹探查　对与恶性肿瘤不能鉴别的病例，比如回盲部有狭窄或充盈缺损，兼有局部粘连团块不能排除盲肠癌；或顽固性腹水，排除了肝硬化，但不能排除恶性肿瘤，如腹腔恶性淋巴瘤或间皮瘤时，应及时开腹探查。注意腹膜和肠系膜淋巴结的病变，送冰冻及常规病理切片检查以明确诊断，给予相应的处理。

对于急性结核性腹膜炎，如腹膜粟粒型结核或腹腔内结核病灶破裂，需和外科急腹症鉴别，值得注意的是腹腔结核和肠结核引起的急性肠梗阻或肠穿孔，本身就是外科急腹症，结核是其发病原因。

（四）诊断流程

诊断流程见图 11－1。

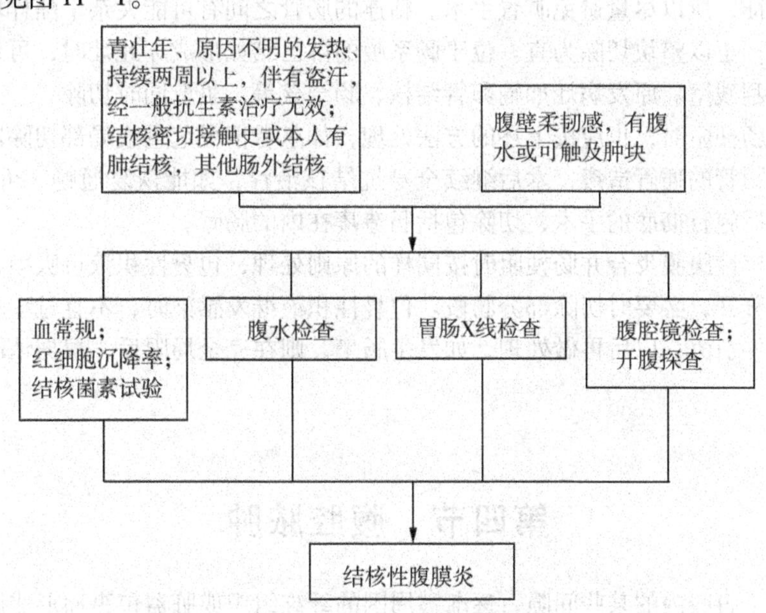

图 11－1　结核性腹膜炎诊断流程

三、治疗

（一）一般治疗

无并发症的结核性腹膜炎属于内科治疗范畴，休息、加强营养和给予抗结核药物是基本治疗方法。利福平、异烟肼、链霉素、对氨基水杨酸钠、乙胺丁醇、吡嗪酰胺等是常用的有效抗结核药物，应根据患者具体情况选用或联合使用，但疗程要够长，一般持续用药 18 ~ 24 个月。在用药过程中注意耐药情况的发生和毒副作用，特别是肝功能损害以及链霉素所特有的听神经损害，及时调整用药。腹水型结核，尤其是急性渗出阶段，采用定期穿刺放腹水，注入抗结核药物，结合全身用药，疗效较好。

（二）手术治疗

当结核性腹膜炎出现腹部其他并发症，特别是肠梗阻时则需外科治疗。粘连型以及某些包裹型结核性腹膜炎常伴有慢性不全性肠梗阻症状，当饮食过量或肠道发生急性炎症水肿可导致完全性梗阻而出现急性肠梗阻症状，按一般急性肠梗阻的原则处理，给予禁食、胃肠减压、静脉输液，多能自行缓解。由于肠管之间广泛粘连，位置固定，不易发生绞窄。急性肠梗阻缓解后仍会遗有不全肠梗阻症状或反复急性发作。对急性肠梗阻经非手术治疗数日甚至一周以上仍不缓解，或慢性肠梗阻症状明显，进食受影响，不能维持营养和体重的患者，应行手术治疗。手术方案根据腹腔内粘连的情况制定，疏松而范围比较局限的粘连可进行分离松解，紧密而广泛的粘连，分离时容易损伤肠壁，甚至穿破进入肠腔，而且分开后肠管浆膜面往往缺如，遗有很多创面，术后极易再次粘连，所以应尽可能将紧密粘连成团块的肠管切除，行端端吻合。有时粘连团块很难和周围分离开来，无法整块切除，可在辨明远近段肠管后做侧侧吻合，形成短路，以解除梗阻，但术后由于病变肠管被旷置以及抗结核治疗难以奏效，原有的梗阻肠段可以恢复通畅，使肠内容物通过原来的肠段后又经过短路返回，而发生侧侧吻合综合征，所以尽量避免旷置手术。粘连的肠管之间有可能夹杂干酪样坏死病灶，甚至有内瘘形成，也以整块切除为宜。位于肠系膜的淋巴结如形成坏死灶时，可切开清除干酪样组织，并搔刮残壁。原发病灶如输卵管结核、肠结核等，争取同时切除。

发生急性肠梗阻时，也应按上述的方法处理，如患者情况危重或局部切除困难时，也可暂行梗阻近端肠管的插管造瘘，术后继续全身抗结核治疗，如能恢复通畅，可拔除造瘘管，或过一段时间后施行彻底的手术，切除包括肠造瘘在内的肠管。

包裹型结核性腹膜炎合并肠梗阻时按同样的原则处理，包裹性积液可吸净，周围粘连的肠管尽量剥离分开，必要时切除部分肠段。包裹性积液继发感染时，不宜过多剥离，由肠间隙进入脓腔做外引流，以后再做处理，如发生肠瘘，则在完全局限后，根据情况切除病变肠段及瘘管。

（陈文霞）

第四节　腹腔脓肿

脓液积聚于腹腔内的某些间隙，逐渐被周围的纤维组织或脏器包裹而形成脓肿。脓肿可发生于腹腔内的任何间隙，可分为膈下脓肿、盆腔脓肿、肠间隙脓肿。通常是化脓性腹膜炎的后遗症或者是腹部污染或感染性手术的并发症。腹腔脓肿的病原菌和化脓性腹膜炎一样，多来自胃肠道，以大肠杆菌为主，常有厌氧菌和其他阴性杆菌的混合感染。腹腔脓肿位置隐蔽，诊断和治疗较复杂，病程较长，拖延时日，对患者的消耗和危害很大，是腹部外科中难于处理的一个问题，以下分述几种常见的脓肿。

一、膈下脓肿

（一）概述

凡位于膈肌以下、横结肠及其系膜以上的上部腹腔内脓肿都泛称为膈下脓肿。膈下脓肿均为感染性液体积存而直接形成，病因主要有以下三种：①弥漫性腹膜炎。②手术后并发症。③邻近脏器的化脓性感染。

腹腔感染性液体进入膈下间隙后，经过炎症阶段，一般都可自行吸收，但如果患者抗感染能力差，致病菌毒性强，患者因衰弱或腹痛呼吸变浅，横膈运动减弱，加以体位不当，积存液体不能排除，间隙腹膜的炎症继续发展，若治疗再不得当，则大约1/3的患者形成膈下脓肿。脓肿大小不一，可单发也可多发，或脓肿较大而有间隔。脓肿形状复杂，随占据的空间被纤维包裹，与周围的脏器紧密粘连。脓汁的性质因致病菌的不同而异，一般为大肠杆菌为主的混合感染，为有臭味的灰白色黏稠脓汁，有铜绿假单胞菌感染时，脓汁成淡绿色，有特殊臭味，如混有产气菌感染，则脓肿中存在气体。肝上间隙脓肿，膈胸膜可出现反应性渗出，感染也可经淋巴途径蔓延至胸腔或直接破入胸腔。右肝下脓肿偶可破入结肠。小网膜囊脓肿易侵及胰腺或脾门血管而发生出血。膈下区域血循环及淋巴丰富，加之横膈不停地运动，感染易扩散而发生脓毒症。

（二）诊断

1. 病史要点　由于膈下脓肿实际是继发性感染或其他原发疾病的后遗症，一般均在原发疾病的基础上或术后发生。根据原发病或近期手术的历史，患者出现全身感染中毒的症状而又找不到明显的原因，血象白细胞计数显著升高，或分类出现核左移，参考腹部检查所见，应考虑有膈下脓肿的可能，需及时做进一步检查。

2. 查体要点　上腹部有明显压痛及肌紧张者不足50%，可有饱满感，个别患者能触及边界不清的肿块。肝区可以有叩击痛，侧胸部或后腰部有时出现指凹性水肿。听诊患侧呼吸音弱或有湿性啰音。肠蠕动音正常或减弱，感染中毒症状明显时，可出现肠淤胀。

3. 辅助检查

（1）X线检查：透视下可发现患侧横膈运动受限，胸片常有患侧横膈抬高，肋膈角模糊，或有胸腔积液。膈下偶见占位阴影，或有胃外的液气面。左肝下脓肿可显示胃泡移位。约50%患者X线检查有阳性发现。

（2）B超检查：约80%的患者可发现脓肿，逐日做动态观察对诊断很有帮助，可作为首选的检查方法。

（3）CT检查：约95%的患者可显示脓肿，并明确定位，是必要的诊断方法。

（4）脓肿穿刺：脓肿较大时，可在B超引导下穿刺，如抽吸出脓汁即可确诊，但难以准确定位。脓汁应送细菌学和药敏检查。如穿刺未能抽吸出脓汁，并不能排除脓肿的诊断，为脓肿不规则或脓汁过于黏稠之故。

4. 诊断流程（图11-2）。

（三）治疗

1. 一般治疗　患者因不能进食，输液、维持水电平衡是必要的。消耗严重者应给予全胃肠道外营养。有肠瘀胀的患者行胃肠减压。静脉滴注给予抗生素是重要的治疗方法，宜选用有效的广谱抗生素，并给予抗厌氧菌药物，如甲硝唑。如曾穿刺获取细菌学资料，应根据药敏结果调整抗生素的应用。

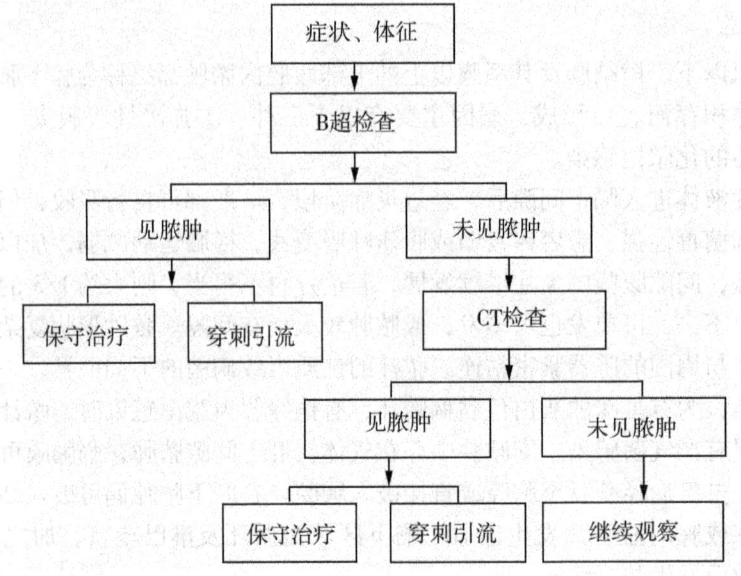

图 11-2 膈下脓肿诊断流程

2. 脓肿穿刺　如脓肿形成，脓腔较大，可在 B 超引导下穿刺，将脓肿尽可能吸净，并注入抗生素，可间隔数日反复进行。如脓肿位置较浅，估计不致损伤空腔脏器时，可试行经导丝插管留置引流，并经导管注入抗生素。

3. 手术引流　多数患者需手术引流。术前应再次用 B 超定位，选择合适的切口，原则上采用腹膜外入路，以免污染游离腹腔或损伤肠管。胸膜损伤也应避免。

（1）腹壁前入路：适用于右肝上、右肝下位置较靠前的脓肿及左膈下位置较靠前的脓肿。做左或右侧肋缘下切口，逐层切开，至腹膜后将腹膜向横膈方向分离。如腹膜下粘连成块，层次不清，也切开腹膜，小心剥离，切勿损伤粘连的肠管，在膈肌与粘连的胃、结肠或小肠之间分离至脓腔，穿刺吸出脓汁证实后，即可切开脓腔，吸净脓汁，放置引流管。

（2）后腰入路：适合于右肝下、右膈下靠后的脓肿。沿第 12 肋做切口，显露并切除第 12 肋，平第 1 腰椎平面横行切开肋骨床，注意不可顺肋骨床斜形切开，以免切除肋膈角的胸膜隐窝而进入游离的胸膜腔。切开肋骨床后即进入腹膜后，可触及较硬的脓腔后壁，将肾脏向下推移，试验穿刺，抽吸出脓汁后，切开脓肿，吸尽脓汁，放置引流管。

（3）胸壁入路：适合于右肝上间隙的高位脓肿。为了避免进入胸膜腔，手术分两期进行。第一期可在右胸侧壁第 8 或第 9 肋处沿肋骨做切口，切除部分肋骨，直达胸膜外，然后用碘纺纱布填塞伤口，使胸膜和膈肌形成粘连，5～7d 后行二期手术，将充填的纱布取出，在基底创面试行穿刺，切开引流，切口部分缝合。

无论经何入路切开脓腔，引流必须充分，可酌情放置 1 根或 2～3 根引流管，以带侧孔的双套管为佳，引流管要妥善固定于皮肤，术后可虹吸引流或负压吸引，可定时冲洗脓腔。随着引流量的减少，逐渐分次拔出引流管。必要时在拔管前做窦道造影，以了解有无残腔。

膈下脓肿即或治疗得法，至今仍有 5% 左右的死亡率，故应注意预防。腹膜炎患者宜采取半坐位，避免腹腔内渗出液上流。选用抗生素要有效。腹部手术关腹前，根据腹腔污染情况，充分吸净腹腔渗出液或脓液，需要冲洗时应大量等渗盐水冲洗后洗净。腹腔内如遗有创面或有吻合口瘘的可能时，应放置引流管，麻醉恢复后尽早行半坐位。

二、盆腔脓肿

（一）概述

盆腔指腹腔最下方直肠上端前壁腹膜反折以上及直肠乙状结肠交界处两侧的间隙，腹膜反折处构成直肠膀胱凹，在女性因子宫存在于直肠和膀胱之间，又分隔为前后两个间隙，有临床意义的是直肠子宫凹。下腹部及盆腔脏器的化脓性感染，如急性阑尾炎、急性输卵管炎以及弥漫性腹膜炎或腹部手术后腹腔内有渗出，因体位原因，感染的液体易于向下流至盆腔各间隙，形成盆腔脓肿，是腹腔脓肿较为常见的一种。由于盆腔腹膜吸收毒素能力较小，炎症范围也较局限，全身感染中毒症状较轻。

（二）诊断

根据急性腹膜炎治疗过程中，特别是下腹部脏器的化脓性感染以及近期腹部手术史，患者有全身感染症状及直肠受刺激的表现，应想到盆腔脓肿的可能。腹部检查多无阳性发现，直肠指诊触及压痛包块，则基本上可肯定诊断。已婚女性应做盆腔检查，以除外妇科疾病引起的炎性包块，必要时经阴道做后穹隆穿刺，如吸出脓汁即可确诊，B 型超声和 CT 检查有助于明确诊断，并可显示脓肿的具体位置和大小。

诊断流程见图 11 –3。

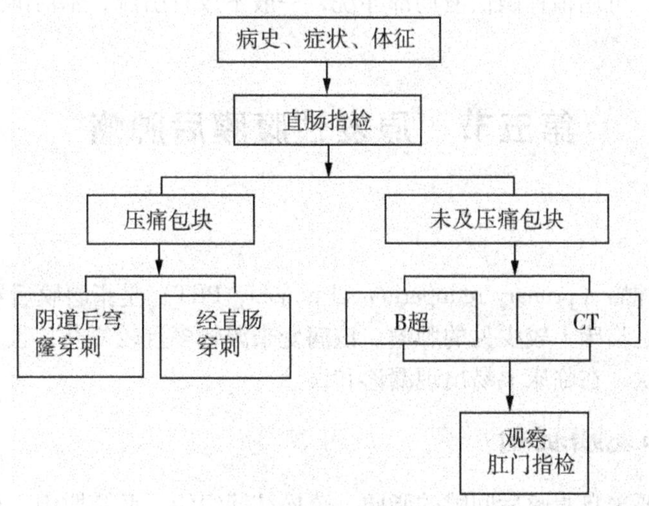

图 11 –3 盆腔脓肿诊断流程

（三）治疗

盆腔脓肿较小或尚未形成时，可采用非手术治疗，给予有效抗生素，辅以湿热盐水灌肠和物理透热疗法，多可自行吸收消散。如脓肿较大，临床症状较重，经一段抗感染治疗后收效不显著，需手术治疗。如直肠指诊触及包块，可经直肠先做局部穿刺，吸出脓液，然后即可在直肠内穿刺的进针部位切开，有脓液流出后，用止血钳扩大切口，吸净脓液，放入引流管引流。盆腔脓肿经引流后，由于小肠的下沉和体位引流的通畅，脓肿容易闭合。数日后患者如有便意，即可将引流管拔除，必要时指诊探查一下引流口及脓腔，并可结合 B 超检查，如脓腔已消失，可行高锰酸钾热水坐浴，并日后再行直肠指诊复查。

三、腹腔内其他脓肿

腹腔内感染性液体有时也可积聚在其他间隙形成脓肿。胃十二指肠溃疡急性穿孔，消化液沿右结肠旁沟下流，有可能形成右结肠旁脓肿或再向下行形成右下腹脓肿。化脓性阑尾炎的渗出液在平卧时也可流向盲肠外下方形成右下腹脓肿。弥漫性腹膜炎的渗出液可以在肠管之间和肠管肠系膜之间形成肠间脓肿，这种脓肿一般较小，常多发。

上述的几种脓肿同样有全身感染症状或有腹痛，但除非脓肿较大，一般症状都不很严重。肠间脓肿偶可因粘连而发生不完全性或完全性肠梗阻。腹部检查在脓肿部位有压痛，可以摸到包块，但肠间脓肿很少能触及肿物。B 超有助于诊断及定位。

关于治疗，非手术治疗如给予抗生素、腹部理疗等，脓肿多可自行吸收，或包裹局限，症状逐渐消失，无须特殊处理。如脓肿较大，伴有感染症状，非手术治疗无效，或出现急性肠梗阻时则需要手术治疗。

手术的原则是切开引流。在脓肿部位做切口。右下腹脓肿多采用麦氏切口，结肠旁脓肿可在右或左侧腹壁做直切口，切开至腹膜后，如已和腹膜发生粘连，在穿刺证实有脓后，直接切开引流，注意勿伤及肠管。如尚未与腹膜粘连，可于腹膜外剥离至脓肿部位穿刺后切开。肠间脓肿合并急性肠梗阻时需进入腹腔，分离粘连，常有脓汁溢出，解除梗阻后，将脓汁吸净，敞开脓腔，可用稀释碘伏液局部冲洗，一般不放置引流，术后继续抗感染治疗。

（陈文霞）

第五节　原发性腹膜后肿瘤

一、概述

原发性腹膜后肿瘤（primary retroperitoneal tumors，PRT）是指腹膜后器官以外的组织和结构来源的肿瘤，是临床上较少见的肿瘤。该病变来源较多且较复杂，且腹膜后间隙大，肿瘤早期不易引起症状，在临床上易出现漏诊和误诊。

二、病因和发病机制

腹膜后肿瘤主要来自腹膜后间隙的脂肪、疏松结缔组织、筋膜肌肉、血管神经、淋巴组织以及胚胎残留组织。约 80% 的肿瘤是恶性的。良性肿瘤中最常见的为纤维瘤、神经纤维瘤、囊性畸胎瘤；恶性肿瘤以纤维肉瘤、神经纤维肉瘤、恶性神经鞘瘤及恶性淋巴肿瘤为多。

一组 44 例原发性腹膜后肿瘤的病例的病理组织学诊断分布显示，恶性占 30 例，其中脂肪肉瘤、精原细胞瘤各 6 例，恶性淋巴瘤、平滑肌肉瘤各 4 例，恶性神经鞘瘤、横纹肌肉瘤各 2 例，恶性纤维肉瘤 3 例，其他恶性肿瘤 3 例。良性肿瘤 14 例，其中神经纤维瘤、脂肪瘤、神经鞘瘤、畸胎瘤各 3 例；节细胞神经瘤、嗜铬细胞瘤各 1 例。

三、临床表现

1. 占位症状　腹膜后肿瘤可以长得很大，巨大肿瘤易产生明显的腹部胀满感，甚至可影响呼吸。当肿瘤有内出血、坏死，肿块可突然增大，症状加重，并可出现剧烈疼痛。

2. 压迫症状　腹膜后肿瘤最常见的临床表现是对脏器的压迫和刺激而产生的症状，如刺激胃肠可产生恶心、呕吐；刺激直肠可产生排便次数增多、里急后重感等；刺激膀胱可产生尿频、尿急等症状。压迫肠道可出现部分肠梗阻症状；压迫泌尿系可出现肾盂积水的症状，双侧受压严重者可出现尿毒症症状；压迫或侵犯脏器和神经可以出现腹背痛、会阴部痛及下肢痛，也可出现神经支配区域皮肤知觉减退、麻木等感觉；压迫静脉及淋巴管引起回流障碍，可以出现阴囊、下肢水肿和腹壁静脉曲张等。

3. 全身症状　腹膜后肿瘤发展到一定时期，也会出现体重减轻、食欲下降、发热、乏力甚至恶病质等恶性肿瘤的表现。恶性肿瘤的全身症状出现较早。

4. 内分泌症状　腹膜后有分泌功能的肿瘤，如嗜铬细胞瘤，因分泌肾上腺素和去甲肾上腺素，可出现阵发性高血压的症状。另一种为巨大的纤维组织肿瘤，分泌胰岛素类物质，引起低血糖症状。

5. 体征　腹膜后肿瘤的体征取决于肿瘤的病理性质、部位和病期的早晚。患者就诊时最多发现的体征为肿块，可在腹部或盆腔触及位置固定的肿块，肿瘤肿块本身的质地、外表、硬度和形态等不一致。良性肿瘤除肿块外一般体征少而轻，多数无压痛和腹肌紧张。恶性肿瘤体征相对较多，可出现压痛、腹肌紧张、腹水、下肢浮肿、腹壁静脉曲张、下肢皮肤知觉减退等体征。压迫胃肠道和胆道可出现肠梗阻和黄疸的体征。肿瘤压迫血管的还可听到血管杂音。

四、诊断方法

1. B 超　B 超可作为腹膜后肿瘤的首选检查。B 超检查能了解肿块的大小、位置和数目，并能鉴别肿块是实性还是囊性。在 B 型超声引导定位下，可对肿瘤进行穿刺活检，有利于明确肿瘤的性质和组织类型。多普勒超声检查能了解肿瘤与重要血管的关系，对确定治疗方案有指导作用。

2. CT 和 MRI 检查　CT 检查能显示腹膜后肿瘤的部位、大小及邻近结构关系，对部分肿瘤能够提示组织来源和性质，有助于肿瘤的诊断、治疗方案的设计，同时对诊断治疗后肿瘤的早期复发有帮助。也可以在 CT 引导下行肿瘤穿刺活检。螺旋 CT 同时进行冠状位和矢状位成像，并行二期图像重建，清晰度和分辨率明显优于普通 CT。MRI 特别适合腹膜后肿瘤的检查，因为 MRI 检查不需要造影剂，图像质量比 CT 好。

3. X 线检查　腹部平片发现畸胎瘤、纤维肉瘤、神经纤维瘤或恶性神经鞘瘤均可出现钙化；腰椎摄片如椎间孔有扩大甚至有骨质破坏，是来源于神经根肿瘤的特征。胃肠钡餐造影或钡剂灌肠以及泌尿系造影，应摄正侧位或斜位片。根据十二指肠、升降结肠、直肠的移位或受压，肾和输尿管、膀胱的移位受压，可以确定肿瘤位于腹膜后；如有食管下端拉长、受压也表示膈下腹膜后有肿瘤。

4. 血管造影检查　包括腹主动脉造影、选择性腹腔动脉造影、下腔静脉造影等。根据动脉造影所显示的腹主动脉及其主要分支的行径、分布及形态等改变，以及肿瘤的血管来源，可以区分腹腔内或腹膜后肿瘤。腹膜后肿瘤的血供来源为：上腹部的来自肋间动脉；肾上方的来自膈下动脉、腰动脉；肾周的来自肾、肾上腺、肾周血管；下腹部的来自腰动脉、髂动脉、卵巢动脉等。所以血管造影检查对判断是否存在腹膜后肿瘤有十分重要的价值。另外，血管造影检查还能了解血管有无移位、有无异常血管、重要血管是否被侵犯，为手术方式的选择提供依据和防范手术风险。

5. 术前活检　B 型超声引导定位下，可对肿瘤进行穿刺活检；术前采用小切口切取一小块瘤组织作病理检查，可以确定肿瘤的病理性质以决定治疗方针，比采用穿刺活检更可靠。

五、诊断要点

95% 以上的患者就诊时均可触及肿块，因此诊断腹膜后肿瘤的目的主要是为了明确腹部肿块的来源和性质等生物学特征。综合 B 超、X 线、CT、MRI、血管造影检查能达到部分目的。但要确诊往往需要行术前活检或剖腹探查，病理组织学、免疫组化检查以确定肿瘤性质。

六、治疗

和其他肿瘤一样，腹膜后肿瘤的治疗应采取综合疗法。手术切除对大多数腹膜后肿瘤仍是主要的治疗方法。切除后复发病例，只要情况许可，恶性程度不高者，仍应积极再次以至多次手术。对于一些原发的未分化癌、恶性淋巴肿瘤等，放射疗法有一定效果。除恶性淋巴瘤外，药物化疗效果一般不满意。

早期肿瘤、体积小、与重要脏器或大血管牵连不大时，手术切除并无特殊困难；但若肿瘤巨大、血液循环丰富、基底广、与重要脏器或腹膜后重要血管紧密粘连时，手术就很复杂，术中常易损伤内脏，发生大出血，有死亡的危险。因此对手术应有充分的准备，才能得到预期的效果。肿瘤侵犯下腔静脉并不是手术禁忌，有的病例可行肝下肾静脉段下腔静脉切除，同时切除右肾，结扎左肾静脉根部，依靠左肾静脉的侧支仍可保存左肾功能。

覃谦等回顾性分析 1985 年 5 月至 2002 年 7 月经手术治疗 116 例 PRT 患者的诊断方法和手术治疗效果。肿瘤完整切除 95 例（良性 48 例，恶性肿瘤 47 例）；姑息性切除术 15 例；肿瘤探查和活检 6 例。47 例恶性肿瘤完全切除 1 年、3 年和 5 年的生存率分别为 100.0%、80.9% 和 23.4%；姑息性切除 1 年、2 年、3 年的生存率分别为 33.3%、20.0% 和 6.7%。结果表明，CT 和 MR 对判断肿瘤周围器官是否受累和切除范围有重要意义，充分的术前准备和受累器官的联合切除可以提高 PRT 切除率和治愈率。

随着腹腔镜技术的成熟，通过腹腔镜手术治疗腹膜后肿瘤成为可能。Walz 等曾报道过 9 例腹膜后副神经节瘤（其中 1 例为局部复发）通过腹腔镜手术切除，无 1 例中转开腹，无手术死亡，并发症发生率较低。

PRT 中除了恶性淋巴瘤及生殖源性肿瘤外，大多数对放疗和化疗不敏感。放疗包括术前、术后外照射和术中放疗（IORT）。Gieshen 等服道了 37 例腹膜后肉瘤采用术前外照射、手术切除肿瘤和术中放疗患者，与 13 例未加用术中放疗者对比显示 IORT 有极好的预防局部复发和延长无瘤生存的作用，但 IORT 对 5 年生存率并无影响。

化疗则包括全身静脉化疗、介入化疗、腹腔内化疗以及新辅助化疗。由于缺乏敏感和特异性的化疗药物，故国内外使用的化疗药物不尽相同，常用的有长春新碱（VCR）、阿霉素（ADM）、环磷酰胺（CTX）等一些对软组织肿瘤相对敏感的药物，而恶性淋巴瘤则多采用经典的CHOP方案（CTX，ADM，VCR，PDL）。介入化疗则多用于复发肿瘤不能手术切除或仅行姑息性切除者。陈方满等曾经对7例恶性PRT行腹腔动脉灌注化疗，6例临床症状明显缓解，故此认为，对失去手术机会的恶性PRT，采用联合抗癌药物区域内动脉灌注是一种有效的治疗方法。Eroglu，等曾对11例腹膜后软组织肉瘤在完全切除术后采用高热全腹腔灌洗（HTAP）方法进行局部化疗，与22例不行HTAP者对比研究，行HTAP者生存时间明显延长。由此可见以手术为主的综合治疗手段在原发性腹膜后肿瘤治疗中的作用已越来越为人所重视。

（张　博）

第十二章

消化系统常用药物

第一节　胃肠解痉药

一、东莨菪碱（Scopolamine）

1. 其他名称　东莨菪胺、亥俄辛、金玛特、可弥特、使保定。

2. 药理作用　本品为外周作用较强的抗胆碱药，阻断 M 胆碱受体。本品的外周作用较阿托品强而维持时间短，对呼吸中枢具兴奋作用，对相应皮质具抑制作用，能抑制腺体分泌，解除毛细血管痉挛，改善微循环，扩张支气管，解除平滑肌痉挛。

3. 适应证

（1）用于全身麻醉前给药、晕动病、震颤麻痹、狂躁性精神病、有机磷农药中毒等。

（2）用于抢救极重型流行性乙型脑炎呼吸衰竭（常伴有剧烈频繁的抽搐）。

（3）眼部用药主要用于对阿托品过敏或仅需较短时间麻痹睫状肌的患者。

4. 用法用量

（1）口服给药：每次 0.2～0.6mg，每日 0.6～1mg；极量：每次 0.6mg，每日 2mg。

（2）皮下注射：每次 0.2～0.5mg；极量：每次 0.5mg，每日 1.5mg。

（3）静脉滴注：抢救乙型脑炎呼吸衰竭：用 10% 葡萄糖注射液 30ml 稀释后静脉滴注，常用量为 0.02～0.04mg/kg，用药间歇时间一般为 20～30 分钟，用药总量最大达 6.3mg。

（4）静脉注射：抢救乙型脑炎呼吸衰竭：以 1ml 含药 0.3mg 的注射液直接静脉注射，常用量为 0.02～0.04mg/kg，用药间歇时间一般为 20～30 分钟，用药总量最大达 6.3mg。

（5）经眼给药：0.5% 滴眼液滴眼，次数酌情增减。

5. 不良反应

（1）心血管系统：心动过速是常见的不良反应，尤其用量较大时。还有引起低血压的报道。

（2）中枢神经系统：大剂量使用时，可引起眩晕、坐立不安、震颤、疲乏和运动困难。经皮肤给药也可引起嗜睡、坐立不安、记忆障碍、幻觉。儿童出现定向力障碍、易激惹、幻觉和震颤的概率比成人高。有引起昏迷、高热、惊厥的报道。还有经皮肤给药后导致精神病的报道。

（3）消化系统：口干是最常见的不良反应，还可发生便秘。

（4）泌尿生殖系统：可引起排尿困难和尿潴留，老年患者尤应注意。

（5）眼：长时间用眼部制剂可引起局部刺激，即结膜炎、血管充血、水肿和湿疹性皮炎。此外，也可发生幻视。本品有散瞳作用，可引起视物模糊和畏光。较大剂量时，还可发生睫状体麻痹。经皮肤给药可发生眼睛干涩、发红或瘙痒，还可导致急性闭角型青光眼。有引起瞳孔大小不等及内斜视的报道。

（6）皮肤：皮肤贴片外用可引起皮疹、红斑、接触性皮炎等。

（7）戒断症状：某些患者停用东莨菪碱皮肤贴片后出现戒断症状，包括眩晕、恶心、呕吐、头痛和平衡障碍。用药超过 3 日者，这些戒断症状较常见。

6. 禁忌

（1）对本品有过敏史者禁用。

（2）青光眼患者禁用。

（3）前列腺肥大者禁用。

7. 注意事项

（1）为避免经眼给药时引起全身吸收，可在滴眼后用手指在泪囊上加压 2 ~ 3 分钟。

（2）用药前应估计前房深度，避免诱发闭角型青光眼。

（3）用于眼科时，本品的毒性反应发生率较其他抗胆碱药高，故不宜作为首选药物。

（4）用药期间避免驾驶或从事有危险的活动。

（5）以下情况应慎用：①儿童和老年患者。②充血性心力衰竭、冠心病、高血压、心动过速患者。③甲状腺功能亢进患者。④回肠造口术后或结肠造口术后。⑤轻度肝脏或肾脏疾病。

（6）FDA 对本药的妊娠安全性分级为 C 级。

8. 药物相互作用

（1）普鲁卡因胺与本品同用，可能对房室结传导产生相加的抗迷走神经作用。

（2）对于晕动病，预防性用药效果好，与苯海拉明合用可增加疗效。

（3）本品与西沙必利同用时，会抵消西沙必利的胃肠动力作用，使西沙必利失效。

9. 规格　片剂：0.2mg；0.3mg。注射液：1ml：0.3mg；1ml：0.5mg。滴眼液：0.5%。眼膏：0.15%；0.5%；1%。贴片：每贴含 1.5mg。

二、山莨菪碱（Anisodamine）

1. 其他名称　京通泰、氢溴酸山莨菪碱、盐酸山莨菪碱。

2. 药理作用　本品是我国从茄科植物山莨菪中分离出的生物碱，现临床常用制剂为人工合成的山莨菪碱氢溴酸盐。本品是作用于 M 胆碱受体的抗胆碱药，有明显外周抗胆碱作用，作用与阿托品相似或稍弱，能松弛平滑肌，解除微血管痉挛，故有镇痛和改善微循环作用。其扩瞳和抑制腺体分泌的作用是阿托品的 1/20 ~ 1/100 因不能通过血脑屏障，故中枢作用较弱。与阿托品相比，具有选择性较高、毒副作用较低的优点。

3. 适应证

（1）用于缓解胃肠道、胆管、胰管、输尿管等痉挛引起的绞痛。

（2）用于感染中毒性休克（如暴发型流行性脑脊髓膜炎、中毒性痢疾等）。

（3）用于血管痉挛和栓塞引起的循环障碍（如脑血栓、脑栓塞、脑血管痉挛、血管神经性头痛、血栓闭塞性脉管炎等）。

（4）用于抢救有机磷农药中毒。

（5）用于各种神经痛（如三叉神经痛、坐骨神经痛等）。

（6）用于眩晕症。

（7）用于眼底疾病（如中心性视网膜炎、视网膜色素变性、视网膜动脉血栓等）。

（8）用于突发性耳聋。

4. 用法用量

（1）成人

1）口服给药：①一般用法：一次 5 ~ 10mg，一日 3 次。②胃肠道痉挛绞痛：服用本品氢溴酸盐，一次 5mg，疼痛时服，必要时 4 小时后可重复 1 次。

2）肌肉注射：①一般慢性疾病：一次 5 ~ 10mg，一日 1 ~ 2 次，可连用 1 个月以上。②严重三叉神经痛：必要时可加大剂量至一次 5 ~ 20mg。

3）静脉注射：①抢救感染中毒性休克：根据病情决定剂量。一次 10 ~ 40mg，需要时每隔 10 ~ 30 分钟重复给药，随病情好转逐渐延长给药间隔时间，直至停药。如病情无好转可加量。②血栓闭塞性脉管炎：一次 10 ~ 15mg，一日 1 次。

4）静脉滴注：治疗脑血栓，一日 30 ~ 40mg，加入 5% 葡萄糖注射液中滴注。

（2）儿童：静脉注射用于抢救感染中毒性休克，一次 0.3 ~ 2mg/kg。其余参见成人“静脉注射”项下内容。

5. 不良反应

（1）常见口干、面红、轻度扩瞳、视近物模糊等。

（2）少见有心率加快及排尿困难，多在 1 ~ 3 小时消失，长期应用无蓄积中毒。

（3）用量过大时可出现阿托品样中毒症状。

6. 禁忌

（1）对本品过敏者。

（2）颅内压增高者。

（3）出血性疾病（如脑出血急性期等）患者。

（4）青光眼患者。

（5）前列腺增生者。

（6）尿潴留者。

（7）哺乳期妇女。

7. 注意事项

（1）本品不宜与地西泮在同一注射器中应用，为配伍禁忌。

（2）皮肤或黏膜局部使用本品，无刺激性。

（3）本品可延长胃排空时间，故能增加很多药物的吸收率，使发生不良反应的危险性增加。

（4）治疗感染性休克时，在应用本品的同时，其他治疗措施（如与抗菌药合用）不能减少。

（5）若口干明显时可口含酸梅或维生素 C 缓解。静脉滴注过程中，若排尿困难，可肌肉注射新斯的明0.5~1mg或氢溴酸加兰他敏2.5~5mg以解除症状。

（6）以下情况应慎用：①严重心力衰竭者。②心律失常患者。③严重肺功能不全者。

8. 药物相互作用

（1）盐酸哌替啶与本品合用可增强抗胆碱作用。

（2）维生素K与本品合用治疗黄疸型肝炎，在降低氨基转移酶、消退黄疸方面优于常规治疗。

（3）本品可拮抗西沙必利对胃肠道的动力作用。

（4）因为本品阻断M受体，减少唾液分泌，可使舌下含化的硝酸甘油、戊四硝酯、硝酸异山梨酯的崩解减慢，从而影响吸收，作用减弱。

（5）与甲氧氯普胺、多潘立酮等合用，各自的效用降低。

（6）本品可拮抗去甲肾上腺素所致的血管痉挛。

（7）本品可拮抗毛果芸香碱的促分泌作用，但抑制强度低于阿托品。

（8）本品可减少抗结核药的肝损害。

9. 规格　片剂：5mg；10mg。注射液：1ml：5mg；1ml：10mg；1ml：20mg。氢溴酸山莨菪碱片：5mg。氢溴酸山莨菪碱注射液：5mg。

三、阿托品（Atropine）

1. 其他名称　迪善、颠茄碱。

2. 药理作用　本品为抗M胆碱受体药，具有松弛内脏平滑肌的作用，从而解除平滑肌痉挛，缓解或消除胃肠平滑肌痉挛所致的绞痛，对膀胱逼尿肌、胆管、输尿管、支气管都有解痉作用，但对子宫平滑肌的影响较少。虽然可透过胎盘屏障，但对胎儿无明显影响，也不抑制新生儿呼吸。治疗剂量时，对正常活动的平滑肌影响较小，但对过度活动或痉挛的内脏平滑肌则有显著的解痉作用。大剂量可抑制胃酸分泌，但对胃酸浓度、胃蛋白酶和黏液的分泌影响很小。随用药剂量增加可依次出现如下反应：腺体分泌减少、瞳孔扩大和调节麻痹、心率加快、膀胱和胃肠道平滑肌的兴奋性降低、胃液分泌抑制；中毒剂量则出现中枢症状。本品对心脏、肠和支气管平滑肌的作用比其他颠茄生物碱更强、更持久。麻醉前用药可减少麻醉过程中支气管黏液分泌，预防术后引起肺炎，并可消除吗啡对呼吸的抑制。经眼给药时，可阻断眼部M胆碱受体，从而使瞳孔括约肌和睫状肌松弛，形成扩瞳。

3. 适应证

（1）用于多种内脏绞痛：对胃肠绞痛、膀胱刺激症状（如尿频、尿急等）疗效较好，但对胆绞痛或肾绞痛疗效较差。

（2）用于迷走神经：过度兴奋所致的窦房传导阻滞、房室传导阻滞等缓慢性心律失常，也可用于继发于窦房结功能低下而出现的室性异位节律。

（3）用于抗休克：①改善微循环，治疗严重心动过缓、晕厥合并颈动脉窦反射亢进以及Ⅰ度房室传导阻滞。②治疗革兰阴性杆菌引起的感染中毒性休克（中毒性痢疾休克、肺炎休克等）。

（4）作为解毒剂：可用于锑剂中毒引起的阿-斯综合征、有机磷农药中毒、氨基甲酸酯类农药中毒、急性毒蕈碱中毒、乌头中毒、钙通道阻滞药过量引起的心动过缓。

（5）用于麻醉前：以抑制腺体分泌，特别是呼吸道黏液分泌。

（6）可减轻帕金森病患者的强直及震颤症状，并能控制其流涎及出汗过多。

（7）眼用制剂可用于：①葡萄膜炎（包括虹膜睫状体炎）。②检查眼底前、儿童验光配镜屈光度检查前及白内障手术前后的散瞳。③弱视和斜视的压抑疗法。

4. 用法用量

（1）成人

1）口服给药：一次0.3～0.6mg，一日3次。极量：一次1mg，一日3次。

2）静脉注射：①一般情况：一次0.3～0.5mg，一日0.5～3mg。一次用药的极量为2mg。②抗休克：一次1～2mg，或0.02～0.05mg/kg，用50%葡萄糖注射液稀释后于5～10分钟注射，每15～30分钟1次，2～3次后如情况未好转可逐渐增加用量，直到患者面色潮红、四肢温暖、瞳孔中度散大，收缩压在10kPa（75mmHg）以上时，逐渐减量至停药。③抗心律失常：一次0.5～1mg，按需可每1～2小时1次，最大用量为2mg。④解毒：锑剂引起的阿－斯综合征：一次1～2mg，15～30分钟后再注射1mg，如患者未再发作，按需每3～4小时皮下或肌肉注射1mg。有机磷农药中毒：一次1～2mg（严重有机磷农药中毒时可加大5～10倍），每10～20分钟重复1次，至发绀消失，继续用药至病情稳定后用维持量，有时需连用2～3日。

3）静脉滴注：抗休克改善微循环：一次0.02～0.05mg/kg，用葡萄糖注射液稀释后滴注。

4）肌肉注射：①一般情况：参见“静脉注射”项下相关内容。②麻醉前用药：术前0.5～1小时给予，单次0.5mg。③解毒：锑剂引起的阿－斯综合征：参见“静脉注射”项下相关内容。有机磷农药中毒：参见“静脉注射”项下相关内容。乌头中毒及钙通道阻滞药过量中毒：一次0.5～1mg，每1～4小时1次，至中毒症状缓解。

5）皮下注射：①一般情况：参见“静脉注射”项下相关内容。②缓解内脏绞痛：一次0.5mg。③麻醉前用药：单次0.5mg。④解毒：参见“静脉注射”项下相关内容。

6）经眼给药：①眼用凝胶：滴入结膜囊，一次1滴，一日3次。②滴眼液：滴入结膜囊，一次1滴，一日1～2次。③眼膏：用细玻璃棒涂少许在下穹隆，一日1～2次。

（2）儿童

1）口服给药：一次0.01mg/kg，每4～6小时1次。

2）静脉注射：①抗心律失常：一次0.01～0.03mg/kg。②抗休克：改善微循环：一次0.03～0.05mg/kg。抢救感染中毒性休克：一次0.03～0.05mg/kg，每15～30分钟1次，2～3次后如情况未好转可逐渐增加用量，至情况好转后即减量或停药。

3）皮下注射：麻醉前用药：体重3kg以下，单次0.1mg；7～9kg，单次0.2mg；12～16kg，单次0.3mg；20～27kg，单次0.4mg；32kg以上，单次0.5mg。

4）经眼给药：①滴眼液：验光，检查前1～3日给予，一次1滴，一日2次。②眼膏：葡萄膜炎：用细玻璃棒涂少许在下穹隆，一日1～3次。验光：检查前1～3日给予，用细玻璃棒涂少许在下穹隆，一日3次。

5. 不良反应

（1）常见便秘、出汗减少（排汗受阻可致高热）、口鼻咽喉干燥、视物模糊、皮肤潮红、排尿困难（尤其是老年患者有发生急性尿潴留的危险）、胃肠动力低下、胃－食管反流。

（2）少见眼压升高、过敏性皮疹或疱疹。

（3）眼部用药后可出现皮肤黏膜干燥发热、面部潮红、心动过速、视物模糊、短暂的眼部烧灼感和刺痛、畏光、眼睑肿胀等，少数患者眼睑出现瘙痒、红肿、结膜充血等过敏反应。

6. 禁忌

（1）对本品或其他抗胆碱药过敏者。

（2）青光眼患者。

（3）前列腺增生患者。

（4）高热患者。

（5）急性五氯酚钠中毒者。

7. 注意事项

（1）20 岁以上患者存在潜隐性青光眼时，使用本品有诱发的危险。

（2）本品对正常眼压无明显影响，但对眼压异常或闭角、浅前房眼患者，应用后可使眼压明显升高而有激发青光眼急性发作的危险。角膜穿孔或有穿孔倾向的角膜溃疡患者慎用本品眼用制剂。

（3）前列腺增生引起的尿路感染（膀胱张力减低）及尿路阻塞性疾病的患者，使用本品后可导致完全性尿潴留。

（4）本品静脉注射宜缓慢。小量反复多次给药，虽可提高对部分不良反应的耐受，但同时疗效也随之减弱。

（5）由于用本品治疗儿童屈光不正时可出现毒性反应，故儿童用药宜选用眼膏，或浓度较低的滴眼液（如选 0.5% 的溶液而不用 1% 的溶液），以减少全身性吸收。用药后立即将过多的药液或药膏拭去。滴眼时压迫泪囊部以防吸收中毒。

（6）本品用于验光时因其作用持续过长，扩瞳可维持 1 ~ 2 周，调节麻痹也可维持 2 ~ 3 日，故现已被作用持续时间较短的合成代用品取代。只有儿童验光配眼镜时仍用，因儿童的睫状肌调节功能较强，须发挥充分的调节麻痹作用。

（7）本品用于幼儿、先天愚型患者、脑损害或痉挛状态患者时，应经常按需调整用量。

（8）用于缓慢性心律失常时，需谨慎调整本品剂量。剂量过大则引起心率加快，增加心肌耗氧量，并有引起室颤的危险。

（9）用药后可出现视物模糊（尤其是看近物体时），此时应避免驾驶、操作机器和进行其他任何有危险的活动。

（10）使用眼用制剂后瞳孔散大畏光，可在阳光和强烈灯光下戴太阳眼镜。

（11）本品长期滴眼引起局部过敏反应时，应立即停药，改用后马托品或东莨菪碱等。

（12）一般情况下，本品口服极量为一次 1mg；皮下或静脉注射极量为一次 2mg。用于抢救感染性中毒性休克、治疗锑引起的阿 - 斯综合征和有机磷农药中毒时，往往需用至接近中毒的大剂量，使之达到有效阿托品化，此时即出现瞳孔中度散大、面颊潮红、口干、心率加快、轻度不安等症状，此为正常的治疗反应。治疗有机磷农药中毒所需阿托品化剂量、维持量及总量与毒物种类、中毒程度、染毒途径、急救时机、合用的胆碱酯酶复活药、并发症、年龄及个体差异有关，用药期间须密切观察病情变化，及时调整剂量。

（13）治疗有机磷农药中毒时初量宜大，2 ~ 10mg 静脉小壶给入，每隔 10 ~ 20 分钟 1 次。出现阿托品化现象时（即上述轻度阿托品中毒表现）即减量维持，不可突然停药，以免症状反跳。

（14）FDA 对本药的妊娠安全性分级为 C 级。

8. 药物相互作用

（1）与异烟肼合用，本品的抗胆碱作用增强。

（2）与盐酸哌替啶合用，有协同解痉和止痛作用。

（3）与奎尼丁合用，可增强本品对迷走神经的抑制作用。

（4）胆碱酯酶复活药（碘解磷定、氯解磷定等）与本品有互补作用，合用时可减少本品用量和不良反应，增强治疗有机磷农药中毒的疗效。

（5）抗组胺药可增强本品的外周和中枢效应，也可加重口干或一过性声音嘶哑、尿潴留及眼压增高等不良反应。

（6）氯丙嗪可增强本品致口干、视物模糊、尿潴留及促发青光眼等不良反应。

（7）与金刚烷胺、吩噻嗪类药、扑米酮、普鲁卡因胺、三环类抗抑郁药合用，可增强本品的不良反应。

（8）与碱化尿液的药物（包括含镁或钙的制酸药、碳酸酐酶抑制药、碳酸氢钠、枸橼酸盐等）合用时，本品排泄延迟，作用时间和（或）毒性增加。

（9）与单胺氧化酶抑制药（包括呋喃唑酮、丙卡巴肼等）合用时，可发生兴奋、震颤或心悸等不良反应，必须合用时本品应减量。

（10）本品可增加地高辛、维生素 B_2、镁离子的吸收。本品中毒忌用硫酸镁导泻。

（11）本品可加重胺碘酮所致心动过缓。

（12）普萘洛尔可拮抗本品所致心动过速。

（13）地西泮、苯巴比妥钠可拮抗本品的中枢兴奋作用。

（14）含重金属离子的药物与本品合用易产生沉淀或变色反应，从而减弱药效。

（15）本品可拮抗丹参、人参的降压作用，且可部分拮抗罗布麻的降压作用。

（16）本品可解除槟榔中毒所致的毒蕈碱反应。

（17）本品可抑制麻黄的升压和发汗作用。

（18）本品可拮抗巴豆致肠痉挛的作用。

（19）本品可缓解大黄致腹痛和腹泻的作用。

（20）本品可使左旋多巴吸收量减少。

（21）在使用本品的情况下，舌下含化硝酸甘油、戊四硝酯、硝酸异山梨酯的作用可减弱。因本品阻断了 M 受体，减少唾液分泌，使舌下含化的硝酸甘油等崩解减慢，从而影响其吸收。

（22）甲氧氯普胺对食管下端括约肌的影响与本品相反，本品可逆转甲氧氯普胺引起的食管下端张力升高；反之，甲氧氯普胺可逆转本品引起的食管下端张力降低。

（23）抗酸药能干扰本品的吸收，故两者合用时宜分开服用。

9. 规格　片剂：0.3mg。注射液：1ml：0.5mg；1ml：1mg；1ml：2mg；1ml：5mg；2ml：1mg；2ml：5mg；2ml：10mg；2ml：20mg。滴眼液：10ml：50mg；10ml：100mg。眼膏：0.5%；1%；2%；3%。眼用凝胶：5g：50mg。

四、匹维溴铵（Pinaverium Bromide）

1. 其他名称　吡喹利乌、溴藜蒎吗啉。

2. 药理作用　匹维溴铵是作用于胃肠道的解痉剂，它是一种钙离子通道拮抗剂，通过抑制钙离子流入肠道平滑肌细胞发挥作用。动物实验中观察到，匹维溴铵可以直接或间接地减低致敏性传入的刺激作用。匹维溴铵没有抗胆碱能作用，也没有对心血管系统的副作用。

3. 适应证

（1）用于肠易激综合征相关症状（如腹痛、排便紊乱和肠道不适）的对症治疗。

（2）用于与胆道功能障碍有关的疼痛及胆囊运动障碍。

（3）用于钡剂灌肠前准备。

4. 用法用量　口服给药。

（1）一般剂量：一次50mg，一日3次，进餐时服用。必要时，一次剂量可达100mg，一日可达300mg。

（2）用于钡灌肠准备时：检查前3日起一次100mg，一日2次，在检查当日清晨再口服100mg。

5. 不良反应　本药耐受性良好，少数患者有腹部不适、腹痛、腹泻或便秘，偶见皮疹或瘙痒。

6. 禁忌　孕妇及儿童禁用。

7. 注意事项

（1）本品应整片吞服，切勿掰碎、咀嚼或含化药片，同时宜进餐时服用，不宜睡前吞服。

（2）本品无明显的抗胆碱能不良反应，故可用于前列腺增生、尿潴留和青光眼患者的肠易激综合征。

8. 药物相互作用　体外研究表明，本品对氯化钡、乙酰胆碱、去甲肾上腺素和卡巴胆碱引起的平滑肌收缩有剂量依赖性的抑制作用。

9. 规格　片剂：50mg。

五、奥替溴铵（Otilonlum Bromide）

1. 其他名称　施巴敏、斯巴敏、屋替罗龙。

2. 药理作用　本品系胃肠解痉药，对于消化道平滑肌具有选择性和强烈的解痉挛作用，因此适用于所有的运动功能亢进、不同原因和不同部位以及由于平滑肌纤维病理性萎缩引起的痉挛反应。

3. 适应证　用于肠易激综合征、胃肠痉挛性疼痛。

4. 用法用量　口服，一次40mg，一日2~3次。

5. 不良反应　临床剂量下尚未发现不良反应。

6. 禁忌　对本品过敏者禁用。

7. 注意事项　以下情况应慎用：①青光眼患者。②前列腺增生者。③幽门狭窄患者。

8. 药物相互作用　尚不明确。

9. 规格　片剂：40mg。

六、美贝维林（Mebeverine）

1. 其他名称　杜适林、麦皮凡林、Duopatdin。

2. 药理作用　本品是一亲肌性解痉药，直接作用于胃肠道平滑肌解除痉挛症状，同时不影响正常肠运动。该作用不通过自主神经系统，因此，无抗胆碱作用，因而本品也适用于前列腺肥大和青光眼患者。

3. 适应证　对症治疗由肠易激综合征引起的腹痛痉挛、肠功能紊乱和肠部不适，治疗由于器质性疾病继发引起的肠痉挛。

4. 用法用量

（1）成人口服：片剂，每次135mg，每日3次；混悬液，每次150mg，每日3次。

（2）儿童口服：10岁以上同成人；9～10岁者，混悬液每次100mg，每日3次；4～8岁者，混悬液每次50mg，每日3次；3岁者，混悬液每次25mg，每日3次。

5. 不良反应　偶有过敏反应的报道，主要表现为皮疹和荨麻疹。

6. 禁忌

（1）对本品过敏者禁用。

（2）肠梗阻患者禁用。

（3）粪便嵌塞和结肠弛缓（如老年巨结肠症）患者禁用。

（4）严重肝功能不全者禁用。

7. 注意事项

（1）片剂宜于餐前20分钟服用，并应整片吞服，勿咀嚼。

（2）应注意对驾驶及操作机械者精神运动能力的影响。

（3）轻中度肝肾功能不全者慎用。囊性纤维化者及心脏疾病患者慎用。

（4）动物实验未显示胚胎毒性，尚无孕妇用药安全性资料，孕妇慎用。

（5）本品混悬液中含有苯甲酸，故勿接触眼、皮肤及其他黏膜。

（6）药物过量可引起中枢神经系统应激反应，无特异性解救药，建议洗胃及对症处理。

8. 规格　片剂：135mg。

七、曲美布汀（Trimebutine）

1. 其他名称　三甲氧苯丁氨酯、马来酸曲美布丁、马来酸三甲氧苯丁氯酯、舒丽启能、双迪。

2. 药理作用　本品为不同于胆碱能药物和抗多巴胺类药物的胃肠道功能调节药，具有对胃肠道平滑肌的双向调节作用。在胃肠道功能低下时，本品能作用于肾上腺素能受体，抑制去甲肾上腺素释放，从而增加运动节律；而在胃肠道功能亢进时，本品主要作用于K受体，从而改善运动亢进状态。其作用特点如下。

（1）对消化道运动的作用：①胃运动调节作用：当给切断胸部迷走神经的麻醉犬静脉注射3mg/kg后，可使胃的不规则运动趋于规律化。胃幽门部运动功能亢进时使其受抑制，运动功能低下时使其活动增强。②对消化系统推进性运动诱发作用：对人空肠内用药4～6mg/kg后发现，本品可诱发成人消化系统生理性消化道推进运动。③对胃排空功能的改善：本品不但可使胃排空功能的减弱得到改善，还可使胃排空功能亢进得到抑制。④肠运动调节作用：离体豚鼠结肠标本的实验证实，10^{-5}g/ml本品对肌肉紧张度有调节作用，当其紧张度低下（低负荷时）时，本品可使其增强，当其紧张度亢进（高负荷时）时，本品可使其减弱。此外，300mg本品可抑制肠易激综合征的心理劳累负荷引起的大肠运动亢进；对于新斯的明负荷引起的运动亢进患者，静脉给药50mg后，可使回肠、上行结肠、S状结肠运动减至负荷前水平。⑤食管下端括约压（LESP）的调节作用：对麻醉犬的食管下端括约压实验证实，静脉给予本品0.6mg/kg能降低四肽促胃泌素负荷引起的内压上升，同时也能使肠促胰液素引起的内压降低得到回升。⑥对消化道平滑肌的直接作用：应用阿托品、酚妥拉明、心得安及河豚毒素后，本品仍能直接作用于胃平滑肌。对乙酰胆碱引起的豚鼠离体回肠的作用，本品可产生非竞争性抑制作用。

（2）末梢性镇吐作用：对犬的实验发现，尽管本品对阿扑吗啡诱发的呕吐抑制作用较弱，但对因硫酸铜诱发的呕吐，在静脉注射3mg/kg或口服60mg/kg后，可以明显延长诱发呕吐所需时间。

3. 适应证

（1）用于胃肠运动功能紊乱引起的食欲缺乏、恶心、呕吐、嗳气、腹胀、腹鸣、腹痛、腹泻、便秘等症状的改善。

（2）用于肠易激综合征。

4. 用法用量　口服给药。

（1）慢性胃炎：一次0.1g，一日3次。可根据年龄、症状适当增减。

（2）肠道易激惹综合征：一次0.1～0.2g，一日3次。

老年人宜减量给药。

5. 不良反应　偶有口渴、口内麻木、心动过速、困倦、眩晕、头痛、皮疹、丙氨酸氨基转移酶及门冬氨酸氨基转移酶升高等。

6. 禁忌　对本品过敏者禁用。

7. 注意事项

（1）出现皮疹患者应停药观察。

（2）孕妇、哺乳期妇女及儿童慎用。

8. 药物相互作用

（1）与普鲁卡因胺合用可对窦房结传导产生相加性的抗迷走神经作用。两者合用时，应监测心率和心电图。

（2）与西沙必利合用可发生药理拮抗作用，减弱西沙必利的胃肠蠕动作用。

9. 规格　片剂：0.1g；0.2g。胶囊剂：0.1g。

八、屈他维林（Drotaverine）

1. 其他名称　羟戊丁氨酯、诺仕帕、定痉灵、氢喹维林、氢乙罂粟碱。

2. 药理作用　本品为异喹啉类衍生物，是直接作用于平滑肌细胞的亲肌性解痉药。它通过抑制磷酸二酯酶，增加细胞内环磷酸腺苷的水平，抑制肌球蛋白轻链肌酶，使平滑肌舒张，从而解除痉挛，其作用不影响自主神经系统。

3. 适应证

（1）用于胃肠道平滑肌痉挛、肠易激综合征等，也用于减轻痢疾患者的里急后重症状。

（2）用于胆绞痛和胆道痉挛、胆囊炎、胆囊结石、胆道炎等。

（3）用于肾绞痛和泌尿道痉挛、肾结石、输尿管结石、肾盂肾炎、膀胱炎。

（4）用于子宫痉挛、痛经、先兆流产、子宫强直。

（5）用于冠状动脉功能不全、闭塞性动脉内膜炎、心绞痛。

4. 用法用量

（1）成人：①口服给药：一次 40～80mg，一日 120～240mg。②皮下注射：一次 40～80mg，一日 3 次。③肌肉注射：同皮下注射。④静脉注射：用于急性结石绞痛，可用 40～80mg（以葡萄糖注射液稀释）缓慢给药。

（2）儿童：口服给药。1～6 岁：一次 20～40mg，一日 80～120mg。6 岁以上：一次 40mg，一日 80～200mg。

5. 不良反应　偶有头晕、恶心。

6. 禁忌

（1）对本品过敏者禁用。

（2）严重心功能不全（如严重房室传导阻滞）者禁用。

（3）严重肝、肾功能不全者禁用。

（4）孕妇及哺乳期妇女禁用。

7. 药物相互作用　本品可能使左旋多巴的抗帕金森病作用减弱。

8. 规格　片剂：40mg。注射液：2ml：40mg。

（陈文霞）

第二节　助消化药

一、胃蛋白酶（Pepsin）

1. 其他名称　百布圣、蛋白酵素、胃酶、胃液素、酸腈酶、胃蛋白酵素。

2. 药理作用　本品为一种蛋白水解酶，能在胃酸参与下使凝固的蛋白质分解成脲、胨和少量多肽。

3. 适应证　用于胃蛋白酶缺乏或消化机能减退引起的消化不良症。

4. 用法用量　口服，一次 240～480U，一日 3 次。

5. 不良反应　未见不良反应。

6. 禁忌　对本品过敏者禁用。

7. 注意事项　本品应在餐前服用。

8. 药物相互作用

（1）不宜与抗酸药同服。

（2）在碱性环境中活性降低。

（3）本品与铝制剂相拮抗，不宜合用。

9. 规格　片剂：120U；240U。颗粒剂：480U。

二、胰酶（Pancreatin）

1. 其他名称　胰酵素、胰腺酶、胰液素、消得良、胰酶素。

2. 药理作用　本品为助消化药。胰蛋白酶能使蛋白转化为蛋白胨，胰淀粉酶使淀粉转化为糊精与糖，胰脂肪酶则使脂肪分解为甘油和脂肪酸。本品在中性或弱碱性条件下活性较强，在肠液中可消化淀粉、蛋白质及脂肪，从而起到促进消化和增进食欲的作用。

3. 适应证　用于各种原因引起的胰腺外分泌功能不足的替代治疗，以缓解消化不良或食欲减退等症状。

4. 用法用量　口服给药。成人一次0.3～1g，一日3次，餐前服用。5岁以上的儿童一次0.3g，一日3次。

5. 不良反应

（1）本品可引起颊部及肛周疼痛、消化道的任何部位出血、过敏或刺激引起呼吸道症状（如喷嚏、流泪、皮疹、鼻炎甚至哮喘）。

（2）囊性纤维化的患者应用本品治疗时，可见尿中尿酸增多，且与剂量相关。

（3）偶见腹泻、便秘、胃不适感、恶心及皮疹。

6. 禁忌

（1）对本药过敏者。

（2）急性胰腺炎早期患者。

7. 注意事项

（1）胰酶有微臭但无腐败臭气，煮沸或遇酸即失去活力。

（2）本品口服常用肠溶制剂，以避免被酸灭活，但肠衣可能会影响胰酶在十二指肠和空肠上段的生物利用度。

（3）服用时不可嚼碎，以免药粉残留于口腔内，导致严重的口腔溃疡。

（4）胰腺外分泌功能测定前应至少停用本品3日。

（5）孕妇及哺乳期妇女慎用。

8. 药物相互作用

（1）与等量碳酸氢钠同服可增强疗效。

（2）西咪替丁能抑制胃酸分泌，增加胃和十二指肠内的pH值，故能防止胰酶失活，增强口服胰酶的疗效。因为所有的H_2受体拮抗药均可降低胃内酸度，故推测雷尼替丁、法莫替丁、尼扎替丁等与胰酶也存在此相互作用。合用时可能需要减少胰酶剂量。

（3）本品在酸性溶液中活性减弱，甚至被分解灭活，故忌与酸性药物同服。

（4）本品与阿卡波糖或米格列醇合用时，后者的药效降低，故应避免同时使用。

（5）胰酶可干扰叶酸的吸收，故服用胰酶的患者可能需要补充叶酸。

9. 规格　肠溶片：0.3g；0.5g。胶囊剂：0.15g。

（陈文霞）

第三节　促胃肠动力药

一、甲氧氯普胺（Metoclopramide）

1. 其他名称　灭吐灵、灭吐宁、胃复安、呕感平、扑息吐。

2. 药理作用　本品为多巴胺受体阻断药，其结构类似普鲁卡因胺，但无麻醉和心脏作用，具有较强的中枢性镇吐和胃肠道兴奋作用。本品主要通过抑制中枢催吐化学感受区（CTZ）中的多巴胺受体而提高CTZ的阈值，从而呈现较强的中枢性镇吐作用。同时，本品可抑制胃平滑肌松弛，使胃肠平滑肌对胆碱能的反应增加，胃排空加快，增加胃窦部时相活性。同时促使上段小肠松弛，因而促使胃窦、胃体与上段小肠间的功能协调。食管反流减少则由于本品使下食管括约肌静止压升高，食管蠕动收缩幅度增加，因而使食管内容物廓清能力增强所致。此外，本品尚有刺激催乳素释放的作用。

3. 适应证

（1）用于多种原因（如胃肠疾患、放化疗、手术、颅脑损伤、海空作业以及药物等）所致恶心、呕吐、嗳气、消化不良、胃部胀满、胃酸过多等症状的对症治疗。

（2）用于胃食管反流性疾病（如反流性食管炎、胆汁反流性胃炎、功能性胃滞留、胃下垂等）。

（3）用于残胃排空延迟症、迷走神经切除后胃排空延缓。

（4）用于糖尿病性胃轻瘫、尿毒症以及硬皮病等胶原疾患所致的胃排空障碍。

（5）用于幽门梗阻及对常规治疗无效的十二指肠溃疡。

（6）可用于胆道疾病和慢性胰腺炎的辅助治疗。

（7）用于十二指肠插管、胃肠钡剂 X 线检查。

（8）可试用于乳量严重不足的产妇。

4. 用法用量

（1）成人

1）口服：①一般性治疗：一次 5 ~ 10mg，一日 3 次，餐前 30 分钟服用。②糖尿病性胃排空功能障碍：于症状出现前 30 分钟服 10mg；或一次 5 ~ 10mg，一日 4 次，于三餐前及睡前服用。

2）肌肉注射：用于不能口服或急性呕吐者，一次 10 ~ 20mg。

3）静脉滴注：同肌肉注射。

严重肾功能不全患者剂量至少需减少 60%，因为这类患者容易出现锥体外系症状。

（2）儿童

1）口服：5 ~ 14 岁一次 2.5 ~ 5mg，一日 3 次，餐前 30 分钟服用。

2）肌肉注射：6 岁以下，一次 0.1mg/kg，6 ~ 14 岁，一次 2.5 ~ 5mg。

3）静脉注射：同肌肉注射。

5. 不良反应

（1）较常见的不良反应：昏睡、烦躁不安、疲乏无力。

（2）少见的反应：乳腺肿痛、恶心、便秘、皮疹、腹泻、睡眠障碍、眩晕、严重口渴、头痛、容易激动。

（3）大剂量长期应用可能因阻断多巴胺受体，使胆碱能受体相对亢进而导致锥体外系反应（特别是年轻人），可出现肌震颤、发音困难、共济失调等。

6. 禁忌

（1）对普鲁卡因或普鲁卡因胺过敏者。

（2）癫痫患者（因癫痫发作的频率与严重性均可因用药而增加）。

（3）胃肠道出血、机械性肠梗阻或穿孔患者（本品可使胃肠道的动力增加，病情加重）。

（4）嗜铬细胞瘤患者（可因用药出现高血压危象）。

（5）因行化疗或放疗而致呕吐的乳腺癌患者。

（6）有抗精神病药致迟发性运动功能障碍患者。

（7）孕妇。

7. 注意事项

（1）本品对晕动病所致呕吐无效。

（2）用于十二指肠插管、胃肠钡剂X线检查时，本品可减轻检查时的恶心、呕吐反应，促进钡剂通过，并有助于顺利插管。可增加食管括约肌压力，从而减少全身麻醉时胃肠道反流所致吸入性肺炎的发生率。

（3）本品具有中枢镇静作用，并能促进胃排空，故对胃溃疡胃窦潴留者或十二指肠球部溃疡合并胃窦部炎症者有益。但对一般消化性溃疡的治疗效果不明显，不宜用于一般的十二指肠溃疡。

（4）用药期间可出现乳汁增多，这是由于催乳素的刺激所致。

（5）静脉注射本品时速度须慢，于1～2分钟注完，快速给药可出现躁动不安，随即进入昏睡状态。

（6）本品遇光变成黄色或黄棕色后，毒性可增高。

（7）由于其可释放儿茶酚胺，正在使用单胺氧化酶抑制药的原发性高血压患者，使用时应注意监控。

（8）无论成人还是儿童，本品的一日剂量不宜超过0.5mg/kg，否则易引起锥体外系反应。

（9）以下情况应慎用：①肝功能衰竭者。②肾衰患者（因重症慢性肾衰竭使本品发生锥体外系反应的危险性增加）。

8. 药物相互作用

（1）与对乙酰氨基酚、左旋多巴、锂化物、四环素、氨苄西林、乙醇和安定等同用时，胃排空增快，使后者在小肠内吸收增加。

（2）与乙醇或中枢抑制药等同时并用，镇静作用均增强。

（3）与抗胆碱能药物和麻醉止痛药物合用有拮抗作用。

（4）与抗毒蕈碱麻醉性镇静药并用，甲氧氯普胺对胃肠道的能动性效能可被抵消。

（5）与扑热息痛、四环素、左旋多巴、乙醇、环孢素合用时，可增加其在小肠内的吸收。

（6）与阿扑吗啡并用，后者的中枢性与周围性效应均可被抑制。

（7）与西咪替丁、慢溶剂型地高辛同用，后者的胃肠道吸收减少，如间隔2小时服用可以减少这种影响。本品还可增加地高辛的胆汁排出，从而改变其血药浓度。

（8）与能导致锥体外系反应的药物，如吩噻嗪类药等合用，锥体外系反应发生率与严重性均可有所增加。

9. 规格　片剂：5mg；10mg；20mg。注射剂：1ml：10mg；1ml：20mg。

二、多潘立酮（Domperidone）

1. 其他名称　吗丁啉、哌双咪酮、吗西哼、岛姆吡唑、咪哌酮、胃得灵、路得啉、丙哌双苯醚酮、丙哌双酮。

2. 药理作用　本品为外周多巴胺受体阻滞剂，直接作用于胃肠壁，可增加食道下部括约肌张力，防止胃食道反流，增强胃蠕动，促进胃排空，协调胃与十二指肠运动，抑制恶心、呕吐，并能有效地防止胆汁反流，不影响胃液分泌。

本品不易透过血脑屏障。动物实验结果表明，多潘立酮在脑内的浓度很低，同时显示出多潘立酮对外周多巴胺受体有极强的作用。在使用者（尤其成人）中罕见椎体外系反应，但多潘立酮会促进脑垂体催乳素的释放。

3. 适应证

（1）由胃排空延缓、胃食管反流、慢性胃炎、食管炎引起的消化不良症状（如上腹部胀闷感、腹胀、上腹疼痛、嗳气、肠胃胀气、恶心、呕吐、口中带有或不带有反流胃内容物的胃烧灼感等）。

（2）各种原因引起的恶心、呕吐：①外科、妇科手术后的恶心、呕吐。②抗帕金森综合征药物（如苯海索、莨菪碱等）引起的胃肠道症状及多巴胺受体激动药（如左旋多巴、溴隐亭）所致的不良反应。③细胞毒性药物（如抗癌药）引起的呕吐。但对氮芥等强效致吐药引起的呕吐，只在不太严重时有效。④消化系统疾病（如胃炎、肝炎、胰腺炎等）引起的呕吐。⑤其他疾病（如偏头痛、痛经、颅脑外伤、尿毒症等）、检查（如胃镜检查）和治疗措施（如血液透析、放射治疗）引起的恶心、呕吐。⑥儿童因各种原因（如感染等）引起的急性和持续性呕吐。

4. 用法用量

（1）成人

1）口服给药：一次 10mg（片剂、滴剂或混悬液），一日 2～3 次，餐前 15～30 分钟服用。临床也有下列用法：①胃动力低下和消化不良，一次 10mg，一日 3～4 次。②呕吐及其他药物所致的胃肠道反应，一次 20mg，一日 3～4 次。

2）直肠给药：一次 60mg，一日 2～4 次。

（2）儿童

1）口服给药：①片剂：一次 0.3mg/kg，一日 3～4 次，餐前 15～30 分钟服用。②混悬液：用法用量见表 12－1。③滴剂：用法用量见表 12－2。

表 12－1　儿童口服混悬液用法用量表

年龄（岁）	体重（kg）	每次用量（mg）	每日次数
1～3	10～14	3	2～3
4～6	16～20	5	2～3
7～9	22～26	6	2～3
10～12	28～32	8	2～3

表 12－2　儿童口服滴剂用法用量表

年龄（岁）	体重（kg）	每次用量（mg）	每日次数
1～3	10～15	3～4	一日 3 次，餐前 15～30 分钟服用。
4～6	16～21	5～6	
7～9	22～27	7～8	
10～12	28～32	9～10	

2）直肠给药：2 岁以下儿童，一次 10mg，一日 2～4 次；2 岁以上儿童，一次 30mg，一日 2～4 次。

5. 不良反应

（1）中枢神经系统：偶见头痛、头晕、嗜睡、倦怠、神经过敏等。在常用剂量时本品极少出现中枢神经系统症状，罕见出现张力障碍性反应的报道。

（2）代谢与内分泌系统：临床上如使用较大剂量可引起非哺乳期泌乳，并在一些更年期后的妇女及男性患者中出现乳房胀痛的现象，也有致月经失调的报道。

（3）消化系统：偶见口干、便秘、腹泻、短时的腹部痉挛性疼痛等。

（4）心血管系统：可能导致 QT 间期延长和扭转型室性心动过速。

（5）皮肤：偶见一过性皮疹或瘙痒。

6. 禁忌

（1）对本品过敏者禁用。

（2）胃肠道出血患者禁用。

（3）乳腺癌患者禁用。

（4）机械性肠梗阻患者禁用。

（5）嗜铬细胞瘤患者禁用。

（6）孕妇禁用。

7. 注意事项

（1）本品不宜用作预防手术后呕吐的常规用药。

（2）慢性消化不良者，以口服本品为佳。用于对抗急性或亚急性症状时，可用本品栓剂。儿童患者口服给药时，建议使用本品混悬液。

（3）儿童使用未稀释的本品注射液时，可导致注射部位疼痛，应予生理盐水稀释后注射。

8. 药物相互作用

（1）本品主要经 CYP3A4 酶代谢。体内试验的资料表明，与显著抑制 CYP3A4 酶的药物（如唑类抗真菌药物、大环内酯类抗生素、HIV 蛋白酶抑制药、奈法唑酮、选择性 5－羟色胺再摄取抑制药）合用，会导致本品的血药浓度升高及 QT 间期轻度延长。

（2）与甘露醇合用，有协同作用，可提高疗效。

（3）本品可增加对乙酰氨基酚、氨苄西林、左旋多巴、四环素等药物的吸收速度。对服用对乙酰氨基酚的患者，本品不影响其血药浓度。

（4）与多种引起 QT 间期延长的药物合用，可增加发生扭转型室性心动过速的风险。

（5）胃肠解痉药（如痛痉平、溴丙胺太林、颠茄片、山莨菪碱、阿托品等抗胆碱药）与本品合用时，可发生药理拮抗作用，减弱本品作用，故两者不宜联用。

（6）与 H_2 受体拮抗药（如西咪替丁、雷尼替丁、法莫替丁、尼扎替丁等）合用，可能由于 H_2 受体拮抗药改变了胃内 pH 值，从而可减少本品在胃肠道的吸收，两者亦不宜合用。

（7）维生素 B_6 可抑制催乳素分泌，减轻本品泌乳反应。

（8）制酸药会降低本品的口服生物利用度，不宜合用。

（9）由于本品具有胃动力作用，因此理论上会影响合并使用的口服药品的吸收，尤其是缓释或肠衣制剂。

（10）含铝盐、铋盐的药物（如硫糖铝、胶体枸橼酸铋钾、复方碳酸铋、乐得胃等），口服后能与胃黏膜蛋白结合形成络合物，保护胃壁，而本品能增强胃蠕动，促进胃排空，缩短上述药物在胃内的作用时间，降低这些药物的疗效。

（11）与氨茶碱合用时，氨茶碱血药浓度第一峰出现提前约 2 小时，第二峰出现却延后 2 小时，氨茶碱的血药浓度峰值下降，维持有效血药浓度的时间却延长，类似缓释作用。两药联用时需调整氨茶碱的剂量和服药间隔时间。

（12）助消化药（如胃酶合剂、多酶片等消化酶类制剂）在胃内酸性环境中作用较强，由于本品加速胃排空，使助消化药迅速到达肠腔的碱性环境中而减低疗效，故两者不宜联用。

（13）本品可使胃膜素在胃内停留时间缩短，难以形成保护膜，故两者不宜联用。

（14）本品可减少多巴胺受体激动剂（如溴隐亭、左旋多巴）的外周不良反应，如消化道症状、恶心及呕吐，但不影响其中枢作用。

（15）本品可使普鲁卡因、链霉素的疗效降低，两者不宜合用。

（16）本品可减少地高辛的吸收。

（17）锂剂和地西泮类药与本品合用时，可引起锥体外系症状（如运动障碍等）。

（18）甲氧氯普胺也为多巴胺受体拮抗药，与本品作用基本相似，两者不宜合用。

9. 规格　片剂：10mg。分散片：10mg。栓剂：10mg；30mg；60mg。滴剂：1ml：10mg。混悬液：1ml：1mg。

三、西沙必利（Cisapride）

1. 其他名称　优尼比利、西沙普雷特、优尼必利、西沙比利、普瑞博斯、西沙比得。

2. 药理作用　本品为全胃肠促动力药。可加强并协调胃肠运动，防止食物滞留与反流。其作用机制主要为通过选择性促进肠肌间神经丛节后神经乙酰胆碱释放，从而增强胃肠运动。动物实验证实，本品能加速胃蠕动，增强胃窦－十二指肠的消化活性，协调胃窦－十二指肠、小肠和大肠的运动，缩短肠运动时间。在人体，本品能增强食管蠕动，增加食管下端括约肌的张力，防止胃内容物反流入食管并改善食管的清除率；能加强胃和十二指肠的收缩，改善胃窦－十二指肠的协调功能，防止十二指肠－胃反流，促进胃和十二指肠的排空；能促进小肠和大肠蠕动。

本品不影响胃肠黏膜下神经丛，因此不改变胃肠黏膜的分泌。同时由于本品不抑制乙酰胆碱酯酶的活性，也无多巴胺受体阻断作用，因此不增加胃酸分泌，也不影响血浆催乳素的水平，基本上无中枢抑制作用。

3. 适应证

（1）主要用于功能性消化不良，缓解上腹饱胀、早饱、恶心、呕吐、嗳气、上腹灼痛等症状。对采取体位和饮食措施仍不能控制的幼儿慢性、过多性反胃及呕吐也可试用本品治疗。

（2）用于胃食管反流性疾病，包括食管炎的治疗及维持。

（3）用于由神经损伤、迷走神经切断术、部分胃切除术引起的胃轻瘫。

（4）可恢复结肠的推进性运动，用于慢性便秘的长期治疗。

（5）可用于与运动功能失调有关的假性肠梗阻导致的推进性蠕动不足和胃肠内容物滞留。

4. 用法用量

（1）成人

口服给药：根据病情的程度，一日总量为 15～40mg，分 2～4 次给药。①一般病情：一次 5mg（剂量可加倍），一日 3 次。②病情严重者（如胃轻瘫、食管炎、顽固性便秘）：一次 10mg，一日 3～4 次，于三餐前及睡前服用，或一次 20mg，一日 2 次，于早餐前及睡前服用。③食管炎的维持治疗：一次 10mg，一日 2 次，早餐前和睡前服用，或一次 20mg，一日 1 次，睡前服用。病情严重者剂量可加倍。④上消化道功能紊乱的治疗：于餐前至少 15 分钟及睡前与饮料同时服用。⑤便秘的治疗：一日总量宜分为 2 次服用，个体差异较大（如用药剂量、一日服用次数、疗程、是否需要维持治疗等）。常于治疗 1 周内可改善症状，但对严重便秘者要达到理想的疗效，疗程可能需 2～3 个月。

肝肾功能不全者初始剂量可减半，以后可根据临床反应及时调整剂量。老年人应酌情减少用量。

（2）儿童：口服给药，体重为 25～50kg 的儿童，一次最大剂量为 5mg，一日 4 次。体重不足 25kg 的儿童，一次 0.2mg/kg，一日 3～4 次，宜使用混悬液。

5. 不良反应

（1）少数患者可发生瞬时性腹部痒挛、腹鸣和腹泻，减量可消失。

（2）偶有过敏反应（如红疹、荨麻疹、瘙痒、支气管痉挛）、轻度短暂的头痛或头晕、与剂量相关的尿频的报道。

（3）罕见：①有极少心律失常（包括室性心动过速、室颤、尖端扭转型室性心动过速、QT 间期延长）的报道，多数患者常同时服用其他药物（包括 CYP3A4 酶抑制药），或已患有心脏病，或已有心律失常的危险因素存在。②罕见可逆性肝功能异常（可能伴有胆汁淤积）的报道。③也有男子乳腺发育和乳溢的报道（与本品的关系尚不明确）。个别报道，本品可影响中枢神经系统，导致癫痫、锥体外系反应等。

6. 禁忌

（1）对本药过敏者。

（2）心动过缓者。

（3）QT 间期延长（包括先天性 QT 间期延长）或有先天性 QT 间期延长综合征家族史的患者。

（4）肺、肝、肾功能不全者。

（5）婴幼儿。

7. 注意事项

（1）对体位和饮食措施仍不能控制溢乳（反胃）、呕吐的幼儿可服用本品混悬液。

（2）需确定与本品相关的药物的剂量时，宜监测这些药物的血药浓度。

（3）用药期间如出现晕厥、心率加快或心律不齐，或心电图 QT 间期超过 0.45 秒，应立即停用本品。

（4）用药后如出现腹部痉挛，可将剂量减半。

（5）以下情况应慎用：①胃肠道功能增加可引起危险的患者。②有猝死家族史者。

（6）FDA 对本药的妊娠安全性分级为 C 级。

8. 药物相互作用

（1）与可使 QT 间期延长的药物如Ⅰa 类抗心律失常药（如奎尼丁、丙吡胺、普鲁卡因胺）、Ⅲ类抗心律失常药（如胺碘酮、索他洛尔）、三环类抗抑郁药（如阿米替林）、四环类抗抑郁药（如马普替林）、抗精神病药（如吩噻嗪、匹莫齐特）、抗组胺药（如阿司咪唑、特非那定）、苄普地尔、卤泛群合用，可增加心脏毒性，故本品禁止与这些药物联用。

（2）抑制 CYP3A4 酶的药物如奈法唑酮、唑类抗真菌药（如酮康唑、伊曲康唑、咪康唑、氟康唑）、大环内酯类抗生素（如红霉素、克拉霉素、醋竹桃霉素）、蛋白酶抑制药（如茚地那韦、利托那韦、安普那韦）可抑制本品的代谢，升高血药浓度，从而引起心脏毒性（如 QT 间期延长、尖端扭转型室性心动过速、室颤、心脏停搏等），故接受本品治疗期间，应禁止服用这些药物。

（3）西咪替丁可使本品血药浓度升高，但无临床意义。

（4）与溴哌利多、氟哌啶醇合用时，可促进后者的吸收，抑制其代谢，使精神症状加重。

（5）与环孢素合用，可增加后者的吸收率，增强其毒性（如肾功能障碍、胆汁淤积等）。

（6）本品可加速中枢神经抑制药（如巴比妥类药物）的吸收。

（7）本品可减少他克莫司的代谢，使其发生不良反应（如中毒性肾损害、高血糖、高钾血症）的危险性增加。

（8）与左旋多巴合用，有增加后者不良反应（如不随意运动、震颤、恶心和呕吐、心血管刺激作用）的危险。

（9）本品可加速胃排空，从而降低需经胃吸收药物的吸收速率，相反，可能增加需经小肠吸收的药物（如苯二氮䓬类、抗凝药、对乙酰氨基酚、H_2 受体拮抗药等）的吸收速率。与抗凝药合用时，可延长凝血时间，两者合用时应注意检查凝血时间，以确定适宜的抗凝药剂量。

（10）本品系通过促进肠壁肌层节后神经释放乙酰胆碱而发挥胃肠动力作用，因此抗胆碱药（如阿托品、苯扎托品、颠茄制剂）可降低本品疗效。

（11）本品可减少地高辛的吸收，但无临床意义。

9. 规格　片剂：5mg；10mg。胶囊剂：5mg；10mg。混悬液：10ml：10mg。干混悬剂：100mg。

四、莫沙必利（Mosapride）

1. 其他名称　贝络纳、枸橼酸莫沙必利、加斯清、快力、立维宁、瑞琪、新络纳、盐酸莫沙必利。

2. 药理作用　本品为选择性 5-羟色胺 4（5-HT_4）受体激动剂，能促进乙酰胆碱的释放，刺激胃肠道而发挥促动力作用，从而改善功能性消化不良患者的胃肠道症状，但不影响胃酸的分泌。本品与大脑神经细胞突触膜上的多巴胺 D_2 受体、肾上腺素 α_1 受体、5-HT_1 及 5-HT_2 受体无亲和力，故不会引起锥体外系症状及心血管不良反应。

3. 适应证

（1）用于功能性消化不良、慢性胃炎伴有胃灼热、嗳气、恶心、呕吐、早饱、上腹胀、上腹痛等消化道症状。

（2）也可用于胃食管反流性疾病、糖尿病性胃轻瘫及胃部分切除患者的胃功能障碍。

4. 用法用量　口服，一次 5mg，一日 3 次，餐前服用。

5. 不良反应　主要表现为腹泻、腹痛、口干、皮疹及倦怠、头晕等。偶见嗜酸性粒细胞增多、甘油三酯升高及丙氨酸氨基转移酶、天门冬氨酸氨基转移酶、碱性磷酸酶、γ-谷氨酰转肽酶升高。

6. 禁忌

（1）对本品过敏者。

（2）胃肠道出血、穿孔及其他刺激胃肠道可能引起危险的疾病患者。

（3）肠梗阻患者。

7. 注意事项

（1）服用本品一段时间（通常为 2 周）后，如功能性消化道症状无改善，应停药。

（2）老年患者出现不良反应时，应减量并采取相应措施。

（3）由于可能出现肝功能障碍、黄疸，因此应对患者密切观察，如发现异常应停药并采取相应措施。

（4）孕妇及哺乳期妇女慎用。

8. 药物相互作用

（1）与红霉素合用，可使本品血药浓度升高、半衰期延长、曲线下面积增大。

（2）与可引起低钾血症的药物和可延长 QT 间期的药物（如普鲁卡因、奎尼丁、氟卡尼、索他洛尔、三环类抗抑郁药等）合用，可增加心律失常的危险，应谨慎。

（3）与抗胆碱药（如硫酸阿托品、溴化丁基东莨菪碱等）合用，可能会减弱本品的作用，因为本品的消化道促进作用取决于胆碱能神经的活化，因此与抗胆碱药并用时应分开间隔使用。

9. 规格　片剂：5mg。分散片：5mg。口服溶液：10ml：5mg。颗粒剂：100g：1g（以无水枸橼酸莫沙必利计）。胶囊剂：5mg。

五、替加色罗（Tegaserod）

1. 其他名称　开乐宁、马来酸替加色罗、泽马可。

2. 药理作用　本品是吲哚类选择性 5 - HT_4 受体部分激动剂，通过激动胃肠道 5 - HT_4 受体刺激胃肠蠕动反射和肠道分泌，并抑制内脏的敏感性。本品与人体 5 - HT_4 受体有高亲和力，但与 5 - HT_3 受体或多巴胺受体没有明显亲和力。马来酸替加色罗作为神经元 5 - HT_4 受体的部分激动剂，激发神经递质如降钙素基因相关肽从感觉神经元的进一步释放。体内试验显示本品可以增强胃肠道基础运动，纠正整个胃肠道的异常动力，减轻结肠、直肠膨胀时内脏的敏感性。

3. 适应证　用于 55 岁以下女性便秘型肠易激惹综合征患者缓解症状的短期治疗。

4. 用法用量　口服，一次 6mg，一日 2 次，4 ~ 6 周为一疗程，必要时可加服一个疗程。轻、中度肾功能不全患者不需调整剂量。轻度肝功能不全患者不需调整剂量。尚缺乏中、重度肝功能不全患者使用本品的安全性资料。老年患者不需调整剂量。

5. 不良反应

（1）本品主要不良反应为腹泻：有报道，腹泻者多为单次发作，于治疗的第一周内出现腹泻。

（2）其他不良反应包括恶心、呕吐、腹痛、腹胀、头痛、头晕、眩晕、失眠、偏头痛、心绞痛、心律失常、束支传导阻滞、室上性心动过速、低血压、卵巢囊肿、哮喘、蛋白尿、尿频、皮疹、关节病、背痛、流感样症状和腿部疼痛及意外损伤等。

（3）尚有用药后出现心慌、缺血性结肠炎、肠系膜缺血、肠坏死、直肠出血、昏厥、可疑肝胰壶腹括约肌痉挛、胆管结石、伴氨基转移酶升高的胆囊炎的报道。

6. 禁忌

（1）对本药过敏者。

（2）严重肾功能不全者。

（3）中重度肝功能不全者。

（4）肠梗阻患者。

（5）症状性胆囊疾病患者。

（6）可疑肝胰壶腹括约肌功能障碍者。

（7）有肠粘连史者。

（8）缺血性心血管疾病患者及可增加心血管缺血事件发生危险的患者。

（9）有经常腹泻症状者。

7. 注意事项

（1）因本品可导致心脏病发作、心肌梗死和心前区疼痛加重等严重心脏疾病的不良反应（甚至有少数患者因此而丧命），FDA 于 2007 年 3 月 30 日宣布将本品撤市。并给出以下参考信息：①如用药期间患者出现突发虚弱、头晕、严重胸部疼痛、呼吸短促、行走或言语困难以及心脏病发作或脑卒中症状，应立即予急诊救治。②建议停用本品，采用其他替代治疗方法。

（2）腹泻随着治疗而消失，但如出现直肠出血、血性腹泻、腹痛或腹痛加剧，应停药。有报道，如出现腹泻并发症（低血容量、低血压和昏厥）时需补液治疗，并停药。

（3）以下情况应慎用：①胃肠道出血或穿孔患者。②腹泻或与肠易激综合征相关的复发性腹泻患者。③增加胃肠道动力可能导致不良影响的患者。④轻中度肾功能不全及轻度肝功能不全者。

（4）FDA 对本药的妊娠安全性分级为 B 级。

8. 药物相互作用　目前尚未发现本品与其他药物的相互作用。现有资料表明，本品与其他药物合用，两者均无需调整剂量。

9. 规格　片剂：2mg；6mg。胶囊剂：6mg。

（刘　勇）

第四节　止吐药与催吐药

一、昂丹司琼（Ondansetron）

1. 其他名称　安美舒、安斯欣、奥丹色创、奥丹色子、奥丹西龙、奥丹西酮、奥一麦、恩丹西酮、恩复德、恩诺平、富米汀、康达立特、欧贝、欧吉克、欧可亭、时泰、枢丹、枢复宁、斯欣、维泽。

2. 药理作用　本药是一种强效、高度选择性的 5 - 羟色胺 3（5 - HT_3）受体拮抗剂，其控制恶心、呕吐的确切作用方式尚未清楚。化疗药和放射治疗可引起小肠的 5 - 羟色胺释放，通过 5 - HT_3 受体引起迷走传入神经兴奋而导致呕吐反射。本药的作用是阻断这种反射的发生。迷走传入神经的兴奋也可引起位于第四脑室的后支区释放5－羟色胺，这也可以通过中枢机制触发呕吐。故此本药控制由细胞毒性化疗药和放射治疗引起的恶心呕吐的机理可能是由于拮抗外周和中枢的神经元（5－HT_3）受体。控制手术后的恶心呕吐作用机制不详。

3. 适应证　用于放疗和化疗引起的恶心和呕吐，也可用于防治手术引起的恶心呕吐。

4. 用法用量

（1）成人

1）口服给药：①由化疗和放疗引起的恶心呕吐：对于化疗药引起的呕吐，一次8mg，每8～12小时1次，连用5日。对于放疗引起的呕吐，一次8mg，每8小时1次，首次需于放疗前1～2小时给药，疗程视放疗的程度而定。②预防手术后呕吐：一次8mg，于麻醉前1小时及麻醉后8小时各服用1次。

2）静脉注射：用于化疗和放疗引起的恶心呕吐。对于高度催吐的化疗药引起的呕吐，在化疗前15分钟、化疗后4小时及8小时各注射8mg，停止化疗后改为口服给药。对于催吐程度一般的化疗药引起的呕吐，化疗前15分钟注射8mg，此后改为口服。

3）静脉滴注：用于防治手术后呕吐，于麻醉诱导的同时静脉滴注4mg预防呕吐，已出现呕吐时，可缓慢静脉滴注4mg进行治疗。

肾功能不全时不需要调整剂量。中度或重度肝功能不全者，一日剂量不应超过8mg。65岁以上老人用药时无须调整剂量及给药途径。

（2）儿童

1）口服给药：用于化疗和放疗引起的恶心呕吐。化疗前静脉注射，12小时后再口服4mg；化疗后口服，一次4mg，一日2次，连服5日。

2）静脉注射：用于化疗和放疗引起的恶心呕吐。化疗前静脉注射5mg/m^2。对于3～12岁儿童，体重超过40kg者，单次给予4mg，低于40kg者，单次给予0.1mg/kg，静脉注射时间不低于2～5分钟。

5. 不良反应　可有头痛、发热、呃逆，偶有短暂性无症状的转氨酶增加副作用。偶见便秘。罕见服药后立即出现过敏性休克。其他如心律失常、低血压、心动过缓、不随意运动失调、癫痫发作。

6. 禁忌

（1）对本品过敏者禁用。

（2）胃肠道梗阻患者禁用。

（3）腹部手术后禁用。

（4）心功能不全者禁用。

7. 注意事项

（1）使用何种给药途径和剂量应视病情因人而异。

（2）本品经稀释液（0.9%氯化钠注射液、5%葡萄糖注射液、复方氯化钠注射液或10%甘露醇注射液）稀释后，在室温下或冰箱中可保持稳定1周。

（3）本品注射剂不宜与其他药物配伍。

（4）可用一般的解热止痛药（如对乙酰氨基酚）治疗本品所引起的头痛。

（5）如用药过程中出现便秘，可增加食物纤维的摄入（食用水果、蔬菜、全麦面包等），增加运动和多饮水，或给予新斯的明治疗。

（6）治疗腹部手术后或化疗引起的恶心、呕吐时，本品可能掩盖进行性肠梗阻和（或）肠胀气的发生。

8. 药物相互作用

（1）本品与地塞米松或甲氧氯普胺合用，可显著增强止吐效果。

（2）本品与其他降压药并用时，降压作用也有增强的可能，故用药时应注意。

（3）与细胞色素 P450 酶（包括 CYP1A2、CYP2D6、CYP3A4）诱导剂或抑制剂合用，可能改变本品的半衰期和清除率，因为本品通过该酶系统代谢。但根据目前获得的有限数据，与此类药合用时无须调整剂量。

（4）尚没有证据表明本品会诱导或抑制其他同时服用药物的代谢。研究表明，本品与替马西泮、呋塞米、曲马朵及丙泊酚无相互作用。卡莫司汀、依托泊苷及顺铂不影响本品的药代动力学。

（5）对司巴丁及异喹胍代谢差的患者，对本品的消除半衰期无影响。对这类患者重复给药后，药物的血药浓度与正常人无差异，故用药剂量和用药次数无须改变。

9. 规格　片剂（以昂丹司琼计）：4mg；8mg。胶囊剂（以昂丹司琼计）：8mg。注射液（以昂丹司琼计）：1ml：4mg；2ml：4mg；2ml：8mg；4ml：8mg。注射用盐酸昂丹司琼（以昂丹司晾计）：8mg。氯化钠注射液：50ml（昂丹司琼8mg、氯化钠0.45g）；100ml（昂丹司琼8mg、氯化钠0.9g）。葡萄糖注射液：50ml（昂丹司琼8mg、葡萄糖2.5g）；50ml（昂丹司琼32mg、葡萄糖2.5g）；100ml（昂丹司琼8mg、葡萄糖5g）。

二、托烷司琼（Tropisetron）

1. 其他名称　托品西隆、曲匹西龙、托普西龙、博迪琼、博康宁、迪欧平、盖格恩、广迪、和太、吉力泰、罗亭、耐诺、尼泰美、欧力司宁、欧宁、晋洛林、瑞齐泰、赛格恩、司坦美、维瑞特、欣贝、欣顺尔。

2. 药理作用　托烷司琼是一种外周神经元及中枢神经系统 5 - HT_3 受体的高效、高选择性竞争拮抗剂。某些常用癌症化疗药物可引起肠黏膜嗜铬细胞释放出 5 - 羟色胺（5 - HT），从而诱发伴恶心的呕吐反射。

托烷司琼能选择性地阻断外周神经元突触前 5 - HT_3 受体的兴奋；在中枢神经系统内，本品对调节传入最后区的迷走神经活动的 5 - HT_3 受体可能有直接作用。本品的作用时限为 24 小时，故只需每天给药 1 次。本药的临床研究表明，在 2 ~ 3 个癌症化疗周期中连续使用本品也不会减低疗效。临床研究表明不引起锥体外系副作用。

3. 适应证　主要用于预防和治疗肿瘤化疗引起的恶心和呕吐。

4. 用法用量

（1）成人

1）静脉给药：防治肿瘤化疗引起的恶心和呕吐，疗程第 1 日，在化疗前将本品 5mg 溶于 100ml 常用的注射液中静脉滴注（不少于 15 分钟）或缓慢静脉注射（注射速度不超过 2mg/min）。疗程第 2 ~ 6 日，一次 5mg，于早餐前至少 1 小时服用，一日 1 次。轻症者可适当缩短疗程。

2）口服给药：参见“静脉给药”。

肝肾功能不全时，如果采用一日 5mg，共用 6 日的给药方案，则不必减量。

（2）儿童

1）静脉给药：防治肿瘤化疗引起的恶心和呕吐，2 岁以上儿童，必须用药时，推荐一日 0.1mg/kg（最大可达一日 5mg）。在疗程的第 1 日，化疗前将本品溶于 100ml 常用的注射液中静脉滴注或静脉注射；疗程第 2～6 日改为口服，将本品稀释于橘子汁或可乐中，晨起时（至少于早餐前 1 小时）服用。

2）口服给药：防治肿瘤化疗引起的恶心和呕吐，参见“静脉给药”。

5. 不良反应　最常见的不良反应为应用 2mg 时的头痛（22%）和应用 5mg 时的便秘（11%）。这些反应在代谢不良者中的发生率更高。偶有关于头晕、疲劳和腹痛、腹泻等胃肠功能紊乱的报道（0.1%～5%）。与其他 5－HT_3 受体拮抗剂相似，个别病例出现虚脱、晕厥、心血管意外，但未明确本药与这些不良反应的关系，有可能是由于细胞毒药物或原有疾病所引起。

6. 禁忌

（1）对本品或其他 5－HT_3 受体拮抗剂过敏者禁用。

（2）严重肝肾功能不全者禁用。

（3）孕妇禁用。

7. 注意事项

（1）可用生理盐水、林格液或 5% 葡萄糖注射液稀释本品注射剂。

（2）对司巴丁或异喹胍代谢不良者用药后，本品消除半衰期延长，但使用推荐剂量时未见有药物引起毒性反应的报道，故不需减量。

（3）高血压未控制者使用本品的日剂量不宜超过 10mg。

（4）单用本品效果不佳时，可合用地塞米松，不需要增加本品剂量。

（5）用药后驾驶或操纵机器时须谨慎。

8. 药物相互作用

（1）托烷司琼胶囊与食物同时摄入可能延缓吸收，绝对生物利用度有轻度增加（从约 60% 至约 80%），但无相应的临床表现。

（2）与利福平或其他肝酶诱导药物（如苯巴比妥和保泰松）合用，可使托烷司琼的血浆浓度降低。

（3）细胞色素 P450 抑制剂如西咪替丁对托烷司琼的血浆浓度影响极微，无需调整剂量。

9. 规格　注射液：1ml：5mg；5ml：5mg。胶囊剂：5mg。

三、格拉司琼（Granisetron）

1. 其他名称　爱奇、巴泰、百宏、邦可舒、比立、达芬可泉、迪康立舒、尔通、格雷西隆、格奈雅、格瑞同、古迪、欧立平、润丹、舒尔止、斯诺康欣、盐酸格雷西龙、佐坦。

2. 药理作用　本品是一种高选择性的 5－羟色胺 3（5－HT_3）受体拮抗药，与“盐酸托烷司琼”相似，也具有双重作用机制。

本品与 5－HT_3 受体的亲和力比与其他受体（包括 5－HT_1、5－HT_2、多巴胺 D_2、组胺 H_1、苯二氮䓬和阿片受体等）的亲和力高 13 000 倍。与盐酸昂丹司琼比较，治疗中等致吐的抗肿瘤化疗时，两者的疗效相同；治疗由顺铂引起的强烈呕吐时，本品疗效优于盐酸昂丹司琼。

3. 适应证　主要用于防治因化疗、放疗引起的恶心和呕吐。也用于防治术后恶心、呕吐。

4. 用法用量

（1）成人

1）口服给药：一次1mg，一日2次，于化疗前1小时（首次）及首次给药后12小时服用（第2次）。

2）静脉注射：常用量为一次3mg（或40μg/kg），稀释于20～50ml注射液中，在化疗、放疗前静脉注射（注射时间不少于5分钟）。大多数患者只需单次给药，必要时可增加1～2次。24小时内最大剂量不超过9mg，每一疗程可连续使用5日。

（2）儿童：静脉注射，2～16岁儿童，推荐一次10μg/kg。

5. 不良反应　人体研究显示，本品具有良好的耐受性。与其他同类药物一样，常见的不良反应仅为头痛和便秘，但多数为轻至中度。偶有过敏反应，个别较重（如过敏性休克）。其他过敏反应还包括出现轻微皮疹。临床试验中还发现肝转氨酶一过性升高，但仍在正常范围。

6. 禁忌

（1）对本品过敏者。

（2）胃肠道梗阻患者。

7. 注意事项

（1）本品注射制剂可用生理盐水、5%葡萄糖注射液稀释，宜现配现用，稀释后的注射液在避光和室温条件下贮存不得超过24小时。

（2）本品注射液不宜与其他药物混合后给药。

（3）高血压未控制者使用本品的一日剂量不宜超过10mg，以免引起血压进一步升高。

8. 药物相互作用

（1）地塞米松可增强本品的药效。

（2）体外研究表明，酮康唑可能通过作用于CYP3A同工酶系而抑制本品的代谢，但其临床意义尚不清楚。

9. 规格　片剂（以格拉司琼计）：1mg。分散片（以格拉司琼计）：1mg。胶囊剂（以格拉司琼计）：1mg。注射液（以格拉司琼计）：1ml：1mg；3ml：3mg。葡萄糖注射液：50ml（格拉司琼3mg、葡萄糖2.5g）；100ml（格拉司琼3mg、葡萄糖5g）。氯化钠注射液：50ml（格拉司琼3mg、氯化钠0.45g）；100ml（格拉司琼3mg、氯化钠0.9g）。

四、雷莫司琼（Ramosetron）

1. 其他名称　艾可安、艾生素、必廷、辰佑、恒凯艾、奈西雅、善成、维意舒、悦丹、正良。

2. 药理作用　本品为选择性5－羟色胺3（5－HT_3）受体拮抗剂，具有强力、持久的5－HT_3受体拮抗作用，能有效地抑制化疗药物（如顺铂）诱发的呕吐。其作用机制为：顺铂等抗恶性肿瘤药物可使5－HT_3从消化道的嗜铬细胞中游离出来，与存在于消化道黏膜的迷走神经传入末梢中的5－HT_3受体结合，进而刺激呕吐中枢，诱发呕吐。一般认为，本品是通过阻断此处的5－HT_3受体而发挥止吐作用，本品对外周5－HT_3受体的抑制作用强于中枢 5-HT_3 受体。动物实验表明，本药拮抗 5-HT_3 受体作用较格拉司琼和昂丹司琼强，与 5-HT_3 受体有高度亲和力（较昂丹司琼强 40 倍），而对多巴胺 D_2 受体及 5-HT_3 受体以外的受体无拮抗作用。本品对顺铂、多柔比星及丝裂霉素的抗肿瘤作用无影响。静脉注射 100μg/kg 对中枢神经系统、呼吸系统、循环系统、非自主神经系统、消化系统及泌尿系统均未见不良反应，也未见其代谢产物的不良反应。

3. 适应证　用于预防抗恶性肿瘤治疗时出现的恶心、呕吐等消化道症状。

4. 用法用量

（1）口服给药：一次 0.1mg，一日 1 次，于化疗药物给药前 1 小时服用。必要时可根据年龄、症状酌情增减。

（2）静脉注射：一次 0.3mg，一日 1 次。可根据年龄、症状不同适当增减用量。效果不明显时，可以追加相同剂量，但一日总量不能超过 0.6mg。

5. 不良反应　主要的不良反应是头昏、头痛、潮热、舌麻木、腹泻等。也可出现丙氨酸氨基转移酶、天门冬氨酸氨基转移酶、胆红素升高。

6. 禁忌　对本品有过敏史者。

7. 注意事项

（1）本品与甘露醇、布美他尼、呋塞米等呈配伍禁忌。

（2）本品仅限用于抗癌药（顺铂等）引起的恶心、呕吐。

（3）本品口腔崩解片主要用于预防恶心、呕吐，可在口腔内崩解，但不会经口腔黏膜吸收。可用水送服。

（4）建议在抗恶性肿瘤治疗前给药，已出现恶心、呕吐等症状的患者只能注射给药。

8. 药物相互作用　尚不明确。

9. 规格　口腔崩解片：0.1mg。注射液：2ml：0.3mg。

五、阿扑吗啡（Apomorphine）

1. 其他名称　丽科吉、去水吗啡、盐酸去水吗啡、盐酸缩水吗啡、意森、尤立玛。

2. 药理作用　本品系吗啡衍生物，是一种半合成的中枢性催吐药，其结构与多巴胺相似，能直接刺激延脑的催吐化学感受区，反射性兴奋呕吐中枢，产生强烈的催吐作用。运动可增加本品的催吐作用。此外，本品尚保留有吗啡的某些药理性质，如有轻微的镇痛作用和呼吸抑制作用。

3. 适应证

（1）用于抢救意外中毒及不能洗胃的患者。

（2）用于治疗石油蒸馏液（如煤油、汽油、煤焦油、燃料油或清洁液等）吸入者，以防止严重的吸入性肺炎。

4. 用法用量　皮下注射，一次 2～5mg，一次最大剂量 5mg。儿童一次按体重 0.07～0.1mg/kg，一次最大剂量为 5mg。

5. 不良反应

（1）中枢抑制的呼吸短促、呼吸困难或心动过缓。

（2）用量过大可引起持续性呕吐。

（3）昏睡、晕厥和直立性低血压等。

（4）快速或不规则的呼吸、疲倦无力、颤抖或心率加快以及中枢神经刺激反应。

6. 禁忌

（1）心力衰竭或有心衰先兆者禁用。

（2）腐蚀性中毒者禁用。

（3）张口反射抑制患者禁用。

（4）醉酒状态明显者禁用。

（5）已有昏迷或有严重呼吸抑制者禁用。

（6）阿片、巴比妥类或其他中枢神经抑制药所导致的麻痹状态者禁用。

（7）癫痫发作先兆者禁用。

（8）休克前期者禁用。

（9）士的宁中毒者禁用。

（10）开放型肺结核患者禁用。

（11）胃及十二指肠溃疡患者禁用。

（12）有中枢神经系统器质性病变者禁用。

7. 注意事项

（1）本品注射剂的安瓿中不应含有空气，应充氮气或其他惰性气体；溶液应采用无菌过滤消毒而不可热压消毒。

（2）本品注射剂遇光氧化分解变色，变为浅绿、绿色或析出沉淀，氧化产生的醌式有色化合物无催吐作用，此时不能再使用。

（3）一般药物过量或吞服毒物，首选洗胃及导泻，只有在禁忌洗胃情况下才用催吐剂。

（4）本品在胃饱满时催吐效果较好，故在皮下给药前，宜先饮水200～300ml。

（5）对麻醉药物中毒的患者，由于中枢已被抑制，本品常难奏效，甚至可能加重其抑制作用，故不适用。

（6）本品不应重复给药，一般若首次剂量无催吐效果，重复给药也无效。

（7）以下情况应慎用：①过度疲劳的患者。②有恶心和呕吐倾向的患者。

8. 药物相互作用

（1）恩他卡朋为儿茶酚－氧位－甲基转移酶（COMT）抑制药，而本品已知由COMT代谢，两者合用时可使发生心动过速、高血压和心律不齐的风险增加，故联用时应谨慎，并应监测心律和血压。

（2）与吩噻嗪类镇吐药合用，可导致严重的呼吸和循环抑制，产生不良反应或延长睡眠。两者不能合用。

（3）本品的化学结构与多巴胺相似，与左旋多巴合用时可提高抗震颤麻痹作用。

（4）纳洛酮可对抗本品的催吐作用及其对中枢神经系统与呼吸系统等的抑制作用。

（5）如先期服用止吐药，可降低本品的催吐效应。

（6）口服避孕药可减弱本品的镇痛作用。

9. 规格　注射液：1ml：5mg。

（张艳梅）

第十三章

脾胃病症

第一节　呕吐

一、概述

呕吐是由胃失和降而引起的病证。临床上可单独出现，亦常并发于其他疾病之中。呕吐之发生，必先感胃脘不适或心中懊侬、恶心，而后将食物吐出。

历代医家以有物有声谓之呕，有物无声为之吐，有声无物为之干呕（或谓“哕”）。但实际上呕之与吐常常是同时出现，很少单独发生的。

呕吐之症皆由胃失和降，气逆而上所引起，然脏腑相连，阴阳会通，其他脏腑有病也可引起胃气之和降失职，上逆而为呕吐。

应该指出，如胃中有痈脓、痰饮、食滞，或误吞毒物等而致的呕吐，乃人体正气奋起抗邪，驱邪外出之机，不可遽止，而应因势利导，荡涤病邪，以冀邪去病除。

呕吐与反胃，噎膈之病无论在病因、病机症状等方面均有相似之处，然三者同中有异，必须严加区别；“呕吐与反胃、噎膈不同。呕吐是胃失和降，气逆于上；反胃是朝食暮吐，暮食朝吐，为虚寒瘀滞，胃之下口阻碍，幽门不放所致；噎膈是食入则吐，或食已则吐，为胃之上口阻碍，贲门不纳所形成”

呕吐的病因虽然很复杂，但总的来说，可以归纳概括为虚实两大类：实者多为外邪内迫，饮食所伤，情志过激，饮痰内阻，瘀积留滞等因素所致；虚者多由饥饱劳倦，久病耗伤，中气衰败，胃阴亏乏所致。

一般来说，新病多实，若呕吐久久不止，损伤胃气，饮食水谷不化精微，则每多转为虚证。现代临床依据病因，八纲、脏腑辨证的方法，将呕吐分成 7 个症候类型；①外邪犯胃；②饮食停滞；③痰停内阻；④肝气郁结；⑤胃热（火）；⑥脾胃虚弱；⑦胃阴不足；⑧胃寒。以上证型中，①~⑤为实证；⑥~⑧为虚证。

西医学中急、慢性胃炎、食源性呕吐，胃黏膜脱垂症，贲门痉挛，幽门梗阻，肠梗阻、肝炎、胆囊炎、颅脑病证，以呕吐为主要表现时，可参考本篇辨证论治。

二、辨证治疗

（一）外邪犯胃

（1）主症：突然呕吐，发病暴急，脘部痞痛，泛恶，心中懊侬，或腹泻，伴有恶寒，发热头痛等，舌苔薄白或白腻，脉浮。

（2）治法：解表和中，理气化浊。

（3）首选方剂：藿香正气散。方解：藿香芳香辟秽，理气和中；紫苏、白芷、桔梗解表邪，利气机；厚朴、大腹皮燥湿除满；半夏、陈皮理气化痰；茯苓、白术、甘草和中健脾化湿。诸药合用则有解表和中，理气化浊的作用。本方对四时感冒，外客表寒，内有湿浊阻滞中焦，气机升降失常而引起的胃气上逆之呕吐用之有效。

（4）备用方剂：小柴胡汤加减。方解：柴胡透达少阳半表之邪；黄芩清泄少阳半里之热；半夏、生姜以和胃降逆；人参、甘草、大枣以扶正达邪。同时姜、枣相配，可以调和营卫，通行津液。小柴胡汤为和剂诸方之首。本方亦适应于半表半里证之少阳病呕吐。

（5）随症加减：兼有宿滞，胸闷腰胀者，可加鸡内金、焦三仙；如表邪偏重，寒热无汗，可加防风、荆芥穗以祛风解表；兼心烦，呕吐不止，口苦脉数者，多为胃火上逆，去厚朴之类香燥药，加栀子、枇杷叶、竹茹；中暑呕吐多为感受秽浊之气，来势较凶，可加用玉枢丹以辟秽止呕；夏令感受暑湿，呕吐而兼心烦口渴者，本方去甘温之药，加入黄连、佩兰、荷叶、六一散之属，以清暑解热。

（二）饮食停滞

（1）主症：呕吐酸腐，脘腹痞闷，嗳气厌食，疼痛拒按，得食尤甚，吐后感觉舒畅，大便秘结或泄利腐臭，舌苔厚腻，脉滑实。

（2）治法：消食化滞，和胃降逆。

（3）首选方剂：保和丸加减。方解：山楂酸温，消肉食最佳；神曲辛温，能醒酒悦胃、善除陈腐之积；莱菔子善消面积，更兼豁痰下气，宽畅胸膈；半夏、陈皮、茯苓和胃利湿；连翘散结清脾热。诸药合用，有和胃消食之功，对食滞中脘而致呕吐者，用之颇宜。

（4）备用方剂

1）越鞠丸加减：方解：香附开郁散滞；川芎行气活血，气血通畅，郁结自解，脾胃自和；苍术燥湿健脾；神曲消食和胃；栀子清热泻火。本方着重于行气解郁，气行则血行，气畅则痰、火、湿、食诸郁自解，呕吐自止。

2）小承气汤：方解：大黄通涤肠胃，破结行瘀；厚朴下气除满、宽胸厚肠胃；枳实破气消积、化痰除痞。本方宜用于因宿食停滞化热结于肠胃，中焦痞满不通而致呕吐，兼见大便秘结或泄利腐臭者。

（5）随症加减：腹满便秘，可加枳实、大黄以导滞通腑，使浊气下行；伴有发热、舌苔黄腻，酌加黄连、黄芩、连翘。消导积滞，当根据患者伤于何种食物，而选用相应药物，如猪、羊肉积滞者重用山楂；由于米、麦食积者加谷麦芽；若积面食者重用莱菔子；酒积滞者用豆蔻仁、葛花、枳椇子；鱼蟹积滞者加紫苏叶、生姜；豆类及其制品积滞者加用生萝卜汁。如误食不洁食物，兼见腹中疼痛，欲吐不得者，先用盐汤探吐，促使吐尽宿食，然后再用上方施治。

（三）痰饮内阻

（1）主症：呕吐清水痰涎，胸脘满闷，脘中水声辘辘，不欲纳食，头眩、心悸、舌苔白滑腻，脉沉弦滑。

（2）治法：温化痰饮，和胃降逆。

（3）首选方剂：小半夏汤合苓桂术甘汤。方解：小半夏汤。半夏燥湿化痰，降逆止呕；生姜散寒、温中、止呕、化饮。苓桂术甘汤：茯苓健脾利水，为君；桂枝温阳化气，为臣；佐以白术健脾燥湿；使以甘草调和脾胃。本方具有健脾燥湿，温化痰饮之效。两方合用，适宜于痰饮内阻，呕吐偏寒者。

（4）备用方剂：温胆汤。方解：二陈汤燥湿化痰，理气和中。竹茹清热利痰，降浊止呕；枳实破气消积，化痰除痞。本方具燥湿化痰、清胆和胃之功。采用于痰饮内阻，呕吐偏热者。

（四）肝气郁结

（1）主症：呕吐吞酸，干呕泛恶，嗳气太息，咽中如梗塞状。胸胁满闷，脘胁胀痛，精神抑郁，心烦易怒。妇女还可见乳房结块，少腹胀痛，月经不调等。每遇情志异常改变，则发作更著。舌边红赤、苔薄腻或微黄，脉弦。

（2）治法：理气降逆。如气郁化热，宜清肝和胃。

（3）首选方剂：半夏厚朴汤。方解：半夏散结除痰；厚朴降气除满，紫苏宽中散郁，茯苓渗湿消饮，生姜降逆散寒。合而用之，具有辛以散结，苦以降逆，宣气化痰之功。宜用于肝逆犯胃引起之呕吐（初起）。

（4）备用方剂：半夏泻心汤。方解：黄连、黄芩苦降以和阳；干姜、半夏辛开散痞以和阴；党参、甘草、大枣补脾和中。本方为寒热并用，以调和阴阳。苦辛并进，以顺其升降。对肝气犯胃引起之呕吐肠鸣，心下痞满，脾肾升降失调，上热下寒，寒热错杂者较为适宜。

（5）随症加减：若肝郁化热；心烦口渴者，酌加黄连、吴茱萸、竹茹、黄芩；口苦、嘈杂、大便干结者，加大黄、枳实；如郁而化火伤阴，症见口燥咽干，胃中灼热，舌红少苔者，去川厚朴、紫苏梗等香燥药，酌加沙参、麦冬、石斛；心下痞满者可加小陷胸汤。

（五）胃热（火）

（1）主症：呕吐时作，或食入即吐，善饥多食，面红燥热，口渴喜饮，恶热多汗，大便秽臭不爽或干结难出，小便黄少，舌红苔黄，脉数有力。

（2）治法：清热泻火，通腑和胃。

（3）首选方剂：大黄黄连泻心汤。方解：大黄、黄连均系苦寒之品，意在清胃热，通腑气。适用于胃热炽盛火冲上逆引起的呕吐。

（4）备用方剂：大黄甘草汤。方解：方中用大黄泄热通腑，甘草清热和中，并缓和大黄峻猛之性，以成缓降之势，共达泄热降逆止呕之功。此方系治胃热呕吐之轻剂。

（5）随症加减：上两方原服法为开水浸泡数分钟，绞去药渣，分次温服。不煎煮而取渍其意在取其气味轻扬清淡，以清泄阳明胃热，不在取其攻里泻实之力，使邪热得清，胃气得和，呕吐自止。胃热呕吐之轻证，或无大便干结难出之症者，可用开水浸泡取汁服用。上两方均可酌加竹茹、生姜，以增强其清热和胃，降逆止呕之功；若心下痞闷，按之痛甚者，可加瓜蒌、枳实；若热盛，面赤烦躁，恶热多汗，口渴喜饮者，加生石膏、知母；如火热伤津，口燥咽干，舌红苔少者，加石斛、天花粉、玄参、麦冬。

(六) 脾胃虚弱

(1) 主症：呕吐时作时止，饮食稍多即吐，面色㿠白，脘部痞闷，食欲不振，倦怠乏力，口干而不欲饮，四肢不温，大便溏薄，舌质淡，脉缓或濡弱。

(2) 治法：温中健脾，和胃降逆。

(3) 首选方剂：香砂六君子汤。加吴茱萸、生姜。方解：其中四君子汤益气健脾；二陈汤燥湿化痰，理气和中。加入木香理气散寒，砂仁开胃行气。加生姜、吴茱萸温中降逆止呕。本方适宜于脾胃虚弱引起之呕吐。

(4) 备用方剂：理中汤加砂仁、半夏。方解：干姜温中祛寒，白术健脾燥湿，人参补气益脾，甘草和中补土，加砂仁开胃消食，半夏燥湿降逆和胃。全方温中补脾，降逆和胃。

(5) 随症加减：吐甚者可用伏龙肝30克先煎，连汤煎药。若呕恶频作，嗳气脘痞，酌加代赭石、旋覆花、枳壳，如呕吐不止，再加吴茱萸以温中降逆止吐，如泛吐清水较多，脘冷四肢不温者，宜加附子、肉桂。

注意：

(1) 呕吐有虚有实，虚者主要为胃气虚，其呕吐特点为呕吐无常，时作时止。

(2) 胃本属土，非火不生，非暖不化，故虚寒者当用温热之药以暖胃，《备急千金要方·呕吐哕逆》云："凡呕者多食生姜，此是呕家圣药。"或补君相之火以生土。

(七) 胃阴不足

(1) 主症：反复呕吐，有时为干呕、恶心，或进食则呕，口燥咽干，饥而不欲食。低热、心烦。舌红津少，脉细数。

(2) 治法：滋养胃阴，降逆止呕。

(3) 首选方剂：麦门冬汤加减。方解：人参、麦冬、粳米、甘草益气生津养胃，半夏降逆止呕。此手太阴、足阳明之药。《金匮要略》曰："火逆上气，咽喉不利，止逆下气者，麦门冬汤主之。"本方适宜于肺胃阴伤所致之呕吐。

(4) 备用方剂：沙参麦冬汤去桑叶改枇杷叶。方解：沙参、麦冬清养肺胃；玉竹、天花粉生津解渴；生扁豆、生甘草益气培中；枇杷叶降气化痰，和胃。全方具有养胃阴，生津润燥之功。

(5) 随症加减：津伤甚者半夏宜少用，人参可改沙参，再加石斛、天花粉、竹茹、知母之类以生津养胃；若大便干结者加火麻仁、瓜蒌仁之类，润肠通便；呕吐较甚者，可加橘皮、竹茹、枇杷叶和降胃气；低热心烦者酌加紫苏叶、川黄连、炒栀子、淡豆豉。

(八) 胃寒

(1) 主症：平素饮食喜温热之品，而不耐寒凉生冷，多食即吐。口淡，泛吐清涎，四肢不温，腹痛时作，大便稀溏。舌质淡，舌体胖，脉沉迟。

(2) 治法：温中散寒，降逆止呕。

(3) 首选方剂：附子理中汤加半夏。方解：干姜温中祛寒；白术健脾燥湿；人参补中益气，甘草和中；半夏降逆止呕，燥湿化痰。本方对胃寒引起之呕吐有效。

(4) 备用方剂：大建中汤。方解：蜀椒温中下气，降逆止痛；干姜温中祛寒，和胃止呕；人参补益脾胃，扶持正气；重用饴糖建中缓急，并能调和椒姜之燥烈。全方温中散寒，降逆止痛。

(5) 随症加减：血气虚弱，腹中冷痛，里急者加当归、黄芪、大枣；肾气虚寒，脐中冷痛，连及小腹者加胡芦巴、毕澄茄；四肢不温者加桂枝；胸胁满者加香附。

注意：

(1) 呕吐一证，首当辨别外感与内伤：因外邪所致的，常突然发病，多伴寒热表证。内伤呕吐因于食滞的，多有饮食不节史，起病突然，吐物酸腐；由痰饮、肝郁所致的，常反复发作，每兼吐物多痰涎饮沫，头眩晕等症；属脾胃虚弱者，往往迁延日久不已；脾胃虚寒者，平时不耐寒凉生冷食品，口内多清涎，经常泛泛欲吐；胃阴虚者，多在温热病后出现，且兼有伤阴之候。

(2) 久吐不止：长期迁延不愈，形体消瘦，或表现进行性吞咽困难，呕吐清水及少量食物者，当注意排除恶性病变之可能。

(3) 呕吐在辨证施治当中，当注意其属虚属实：一般说来，实证呕吐多由外邪或饮食所伤而致病。病程短，来势急，呕吐量多，吐出物多有酸臭味，或伴寒热，脉实有力等症。虚证呕吐，多因脾胃不健所致，或因他病诱发，病程较长，或时作时止，吐出物不多，酸臭不甚，伴见精神疲倦，脉弱无力等症。

(4) 呕吐的病理主要是胃失和降：其治疗应在辨证论治的基础上，再选配一些和胃降逆的药物如生姜、半夏等以提高疗效。

三、病案选录

杨××，女，39 岁。

病史：顽固性呕吐一个多星期。患者素日性情孤僻。少言寡语，近日因工作关系，情志不舒，食欲日减，胸闷嗳气，恶心呕吐，食后即吐，吐后则适，吐物为清水或食物，有时喝水也吐，近日呕吐加重，并感胁肋不适，气不够用，头昏脑涨，睡眠不实。曾服各种西药健胃止呕剂、镇静剂等，仍不能控制。脉弦，苔薄腻，胸透及消化道造影（-）。

辨证施治：情志不舒，肝气郁滞，横逆犯胃，胃气上逆而致呕吐。治以疏肝和胃。降逆止呕之法。

处方：陈皮 9g，半夏 9g，旋覆花 9g，代赭石 24g，茯苓 15g，白术 9g，竹茹 9g，柴胡 6g，香附 9g，白蔻仁 6g，藿香 9g，夜交藤 15g。水煎服。

二诊：药后呕吐减轻，次数减少，能饮少量开水。仍不能进食。

上方加麦芽 30g 去竹茹。

三诊：服药二剂，呕吐明显减轻，睡眠好转，嗳气减少，胁肋胀满减轻。

仍宗原方去竹茹、藿香，代赭石改 18g，加麦芽 30g。薄荷 6g 共服十余剂，病愈。

（金学洙）

第二节 反胃

一、定义

反胃是以脘腹痞胀，宿食不化，朝食暮吐，暮食朝吐为主要临床表现的一种病。

二、历史沿革

反胃又称胃反。胃反之名，首见于汉代张仲景《金匮要略·呕吐哕下利病脉证治》篇。宋代《太平圣惠方·治反胃呕吐诸方》则称之为“反胃”。其后亦多以反胃名之。

《金匮要略·呕吐哕下利病脉证治》中说：“趺阳脉浮而涩，浮则为虚，涩则伤脾；伤脾则不磨，朝食暮吐，暮食朝吐，宿谷不化，名为胃反。”明确指出本病的病机主要是脾胃损伤，不能腐熟水谷。有关治疗方面，提出了使用大半夏汤和茯苓泽泻汤，至今仍为临床所常用。

隋代巢元方《诸病源候论·胃反候》对《金匮要略》之说有所发挥，将病因病机归纳为血气不足、胃寒停饮、气逆胃反，指出“荣卫俱虚，其血气不足，停水积饮，在胃脘则脏冷，脏冷则脾不磨，脾不磨则宿谷不化，其气逆而成胃反也”。

唐代王冰在《素问》注文中更将本病精辟总结为“食入反出，是无火也”。宋代《圣济总录·呕吐门》也说：“食久反出，是无火也。”

金元时期，朱丹溪《丹溪心法·翻胃》提出血虚、气虚、有热、有痰之说，治法方药则更趋丰富全面。

明代张景岳对于反胃的病因、病机、辨证、治法、方药等有了系统性的阐发，他在《景岳全书·反胃》一节中说：“或以酷饮无度，伤于酒湿，或以纵食生冷，败其真阳；或因七情忧郁，竭其中气；总之，无非内伤之甚，致损胃气而然。”又说：“反胃一证，本属火虚，盖食入于胃，使胃暖脾强，则食无不化，何至复出……然无火之由，则犹有上中下三焦之辨，又当察也。若寒在上焦，则多为恶心或泛泛欲吐者，此胃脘之阳虚也。若寒在中焦，则食入不化，每食至中脘，或少顷或半日复出者，此胃中之阳虚也。若寒在下焦，则朝食暮吐，暮食朝吐，乃以食入幽门，丙火不能传化，故久而复出，此命门之阳虚也”；“虚在上焦，微寒呕吐者，惟姜汤为最佳，或橘皮汤亦可，虚在中焦而食入反出者，宜五君子煎、理中汤……虚在下焦而朝食暮吐……其责在阴，非补命门以扶脾土之母，则火无以化，土无以生，亦犹釜底无薪，不能腐熟水谷，终无济也。宜六味回阳饮，或人参附子理阴煎，或右归饮之类主之。此屡用之妙法，不可忽也”；“反胃由于酒湿伤脾者，宜葛花解醒汤主之，若湿多成热，而见胃火上冲者，宜黄芩汤或半夏泻心汤之类主之。”其中补命门火之说是他对本病治疗上的一大创见。

明代李中梓根据临床实际，进一步丰富了反胃的辨证内容。他在《医宗必读·反胃噎嗝》中说：“反胃大都属寒，然不可拘也。脉大有力，当作热治，脉小无力，当作寒医。色之黄白而枯者为虚寒，色之红赤而泽者为实热，以脉合证，以色合脉，庶乎无误。”

清代李用粹《证治汇补·反胃》对七情致病认识较为深刻。他说：“病由悲愤气结，思虑伤脾……皆能酿成痰火，妨碍饷道而食反出。”对反胃的病因病机，作了新的补充。清代陈±铎《石室秘录·噎嗝反胃治法》说：“夫食入于胃而吐出，似乎病在胃也，谁知肾为胃之关门，肾病而胃始病。”这种看法，与张景岳补命门以扶脾土的观点基本相同。清代沈金鳌《杂病源流犀烛·噎塞反胃关格源流》言：“反胃原于真火衰微，胃寒脾弱，不能纳谷，故早食晚吐，日日如此，以饮食入胃，既抵胃之下脘，复返而出也。若脉数，为邪热不杀谷，乃火性上炎，多升少降也”。同时指出：“亦有瘀血阻滞者，亦有虫而反出者，亦有火衰不能生土，其脉沉迟者。”进一步丰富了对反胃病因病机的认识。

以上所引各家之说，从不同的方面对反胃作了阐述，使本病的辨证论治内容日趋完善。

三、范围

西医学的胃、十二指肠溃疡病，胃、十二指肠憩室，急慢性胃炎，胃黏膜脱垂症，十二指肠郁积症，胃部肿瘤，胃神经症等等，凡并发胃幽门部痉挛、水肿、狭窄，或胃动力紊乱引起胃排空障碍，而在临床上出现脘腹痞胀，宿食不化，朝食暮吐，暮食朝吐等症状者，均可参照本篇内容辨证论治。

四、病因病机

反胃多由饮食不节，酒色过度，或长期忧思郁怒，损伤脾胃之气，并产生气滞、血瘀、痰凝阻胃，使水谷不能腐熟，宿食不化，导致脘腹痞胀，胃气上逆，朝食暮吐，暮食朝吐。

1. 脾胃虚寒　饥饱失常，嗜食寒凉生冷，损及脾阳，以致脾胃虚寒，不能消化谷食，终至尽吐而出。思虑不解，或久病劳倦多可伤脾，房劳过度则伤肾，脾伤则运化无能不能腐熟水谷；肾伤则命火衰微，不能温煦脾土，则脾失健运，谷食难化而反。

2. 痰浊阻胃　酒食不节、七情所伤、房室、劳倦等病因，均可损伤脾胃，因之水谷不能化为精微而成湿浊，积湿生痰，痰阻于胃，遂使胃腑失其通降下行之功效，宿食不化而成反胃。

3. 瘀血积结　七情所伤，肝胃气滞，或遭受外伤，或手术创伤等原因可导致气滞血瘀。胃络受阻，气血不和，胃腑受纳、和降功能不及，饮食积结而成反胃。

4. 胃中积热　多由于长期大量饮酒，吸烟，嗜食甘脆肥浓、膏粱厚味，经常进食大量辣椒等辛烈之品，均可积热成毒，损伤胃气，而成反胃之证。抑或痰浊阻胃，瘀血积结，郁久化热。邪热在胃，火逆冲上，不能消化饮食，而见朝食暮吐，暮食朝吐。此即《素问·至真要大论篇》病机十九条中所说“诸逆冲上，皆属于火”、“诸呕吐酸……皆属于热”之意。

由此可见，本病病位在胃，脾胃虚寒、不能腐熟水谷是导致本病的最主要因素，但同时与肝、脾、肾等脏腑密切相关。除气滞、气逆外，还有痰浊、水饮、积热、瘀血等病理因素共同参与发病过程，而且各种病因病机之间往往相互转化。痰浊、水饮多为脾胃虚寒所致；痰浊、瘀血等可使气虚、气滞、食停，同时也可郁久化热；诸因均可久病入络，而成瘀血积结。

五、诊断与鉴别诊断

（一）诊断

1. 发病特点　反胃在临床上较为常见，患者以成年人居多，男女性别差异不大，对老年患者要特别提高警惕，注意是否有癌肿等病存在。

2. 临床表现　本病一般多为缓起，先有胃脘疼痛，吐酸，嘈杂，食欲不振，食后脘腹痞胀等症状，若迁延失治或治疗不当，病情则进一步加剧，逐渐出现脘腹痞胀加剧，进食后尤甚，饮食不能消化下行，停积于胃腑，终致上逆而呕吐。其呕吐的特点是朝食暮吐，暮食朝吐，呕出物多为未经消化的宿食，或伴有痰涎血缕；严重患者亦可呕血。患者每因呕吐而不愿进食，人体缺乏水谷精微之濡养，日见消瘦，面色萎黄，倦怠无力。由于饮食停滞于胃脘不能下行，按压脘部则感不适，有时并可触及包块；振摇腹部，可听到漉漉水声。脉象，舌质，舌苔，则每随其或寒或热，或虚或实而表现不同，可据此作为进一步的辨证依据。

（二）鉴别诊断

1. 呕吐　从广义言，呕吐可以包括反胃，而反胃也主要表现为呕吐。但一般呕吐多是食已即吐，或不食亦吐，呕吐物为食物、痰涎、酸水等，一般数量不多。反胃则主要是朝食暮吐，暮食朝吐，患者一般进食后不立即呕吐，但因进食后，食物停积于胃腑，不能下行，至一定时间，则尽吐而出，吐后始稍感舒畅。所吐出的多为未经消化的饮食，而且数量较多。

2. 噎膈　噎膈是指吞咽时哽噎不顺，饮食在胸膈部阻塞不下，和反胃不同。反胃一般多无吞咽哽噎，饮食不下是饮食不能下通幽门，在食管则无障碍。噎膈则主要表现为吞咽困难，饮食不能进入贲门。噎膈虽然也会出现呕吐，但都是食入即吐，呕吐物量不多，经常渗唾痰涎，据此亦不难作出鉴别。

六、辨证论治

（一）辨证

1. 辨证要点

（1）注意呕吐的性质和呕吐物的情况：反胃的主要特征是朝食暮吐，暮食朝吐，因此在辨证中必须掌握这一特点。要详细询问病史，例如呕吐的时间、呕吐的次数、呕吐物性状及多少等，这对于辨证很有价值。

（2）要细辨反胃的证候：反胃的辨证可概括为寒、热、痰、瘀 4 个主要证型。除从呕吐物的性质内容判断外，其他症状、脉象、舌质、舌苔、患者过去和现在的病史、身体素质等，均有助于辨证。

2. 证候

[脾胃虚寒]

1）症状：食后脘腹胀满，朝食暮吐，暮食朝吐，吐出宿食不化及清稀水液，吐尽始觉舒适，大便溏少，神疲乏力，面色青白，舌淡苔白，脉细弱。甚者面色苍白，手足不温，眩晕耳鸣，腰酸膝软，精神萎靡。舌淡白，苔白滑，脉沉细无力。

2）病机分析：此证之主要病机是脾胃虚寒，即胃中无火。因胃中无火，胃失腐熟通降之职，不能消化与排空，乃出现朝食暮吐，暮食朝吐，宿食不化之症状，一旦吐出，消除停积，故吐后即觉舒适。《素问·至真要大论篇》云：“诸病水液，澄澈清冷，皆属于寒。”患者吐出清稀水液，故云属寒，大便溏少，神疲乏力，面色青白，亦属脾胃虚寒；舌淡白，脉弱，均为阳气虚弱之症。其严重者面色苍白，手足不温，舌质淡白，脉沉细无力，为阳虚之甚；腰酸膝软，眩晕耳鸣属肾虚；精神萎靡属肾精不足神气衰弱之征。这些表现，是由肾阳衰弱，命火不足，火不生土，脾失温煦而致，此属脾肾两虚之证，较之前述之脾胃虚寒更为严重。

[胃中积热]

1）症状：食后脘腹胀满，朝食暮吐，暮食朝吐，吐出宿食不化及混浊酸臭之稠液，便秘，溺黄短，心烦口渴，面红。舌红干，舌苔黄厚腻，脉滑数，

2）病机分析：朝食暮吐，暮食朝吐，宿食不化，是属反胃之症。《素问·至真要大论篇》说："诸转反戾，水液浑浊，皆属于热。"今患者吐出混浊酸臭之液，故属于热证。内热消烁津液，故口渴便秘，小便短黄；内热熏蒸，故心烦，面红。舌红干，苔黄厚，脉滑数，皆为胃中积热之征。

［痰浊阻胃］

1）症状：经常脘腹胀满，食后尤甚，上腹或有积块，朝食暮吐，暮食朝吐，吐出宿食不化，并有或稠或稀之痰涎水饮，或吐白沫，眩晕，心下悸。舌苔白滑，脉弦滑，或舌红苔黄浊，脉滑数。

2）病机分析：有形痰浊，阻于中焦，故不论已食未食，经常都见脘腹胀满。呕吐白色痰涎水饮，或白沫，乃痰浊之征；痰浊积于中焦，故可见上腹部积块；眩晕乃因痰浊中阻，清阳不升所致；心下悸为痰饮阻于心下；舌苔白滑，脉弦滑，是痰证之特征；舌红，苔黄浊，脉滑数者，是属痰郁化热的表现。

［血瘀积结］

1）症状：经常脘腹胀满，食后尤甚，上腹或有积块，朝食暮吐，暮食朝吐，吐出宿食不化，或吐黄沫，或吐褐色浊液，或吐血便血，上腹胀满刺痛拒按，上腹部积块坚硬，推之不移。舌质暗红或兼有瘀点，脉弦涩。

2）病机分析：有形之瘀血，阻于胃关，影响胃气通降下行，故不论已食未食，经常都见腹部胀满；吐黄沫或褐液，解黑便，皆由瘀血阻络．血液外溢所致；腹胀刺痛属血瘀；上腹积块坚硬，推之不移，舌暗有瘀点，脉涩等皆为血瘀之征。

（二）治疗

1. 治疗原则

（1）降逆和胃：以降逆和胃为基本原则，阳气虚者，合以温中健脾，阴液亏者，合以消养胃阴，气滞则兼以理气，有瘀血或痰浊者，兼以活血祛痰。病去之后，当以养胃气、胃阴为主。如此，方能巩固疗效，促进健康。

（2）注意服药时机：掌握服药的时机，也是治疗反胃的一个关键。由于反胃患者，宿食停积胃腑，若在此时服药，往往不易吸收，影响药效。故反胃患者应在空腹时服药，或在宿食吐净后再服药，疗效较佳。

2. 治法方药

［脾胃虚寒］

1）治法：温中健脾，和胃降逆。

2）方药：常用丁蔻理中汤。方中以党参补气健脾，干姜温中散寒；寒多以干姜为君，虚多以党参为君；辅以白术健脾燥温；甘草补脾和中，加白豆蔻之芳香醒胃，丁香之理气降浊，共奏温阳降浊之功。吐甚者，加半夏、砂仁，以加强降逆和胃作用。病久脾肾阳虚者，可在上方基础上，加入温补命门之药，如附子、肉桂、补骨脂、吴茱萸之类；如寒热错杂者，可用乌梅丸。

除上述方药之外，尚可用丁香透膈散，或二陈汤加味。如《证治汇补·反胃》说："主以二陈汤，加藿香、蔻仁、砂仁、香附、苏梗；消食加神曲、麦芽；助脾加人参、白术；抑肝加沉香、白芍；温中加炮姜、益智仁；壮火加肉桂、丁香，甚者用附子理中汤，或八味丸。"又介绍用伏龙肝水煎药以补土，糯米汁以泽脾，代赭石以镇逆。《景岳全书·反胃》

用六味回阳饮，或人参附子理阴煎，或右归饮之类，皆经验心得之谈，可供临床参考。

［胃中积热］

1）治法：清胃泻热，和胃降浊。

2）方药：常用竹茹汤。方中竹茹、栀子清胃泄热，兼降胃气；半夏、陈皮、枇杷叶和胃降浊。热重可加黄芩、黄连；热积腑实，大便秘结，可加大黄、枳实、厚朴以降泄之。久吐伤津耗气，气阴两虚，表现反胃而唇干口燥，大便干结，舌红少苔，脉细数者，宜益气生津养阴，和胃降逆，可用大半夏汤加味。《景岳全书·反胃》谓："反胃出于酒湿伤脾者，宜葛花解酲汤主之；若湿多成热，而见胃火上冲者，宜黄芩汤，或半夏泻心汤主之。"亦可随宜选用。

［痰浊阻胃］

1）治法：涤痰化浊，和胃降逆。

2）方药：常用导痰汤。方中以半夏、南星燥湿化痰浊；陈皮、枳实以和胃降逆；茯苓、甘草以渗湿健脾和中。痰郁化热者，宜加黄芩、黄连、竹茹；若体尚壮实者可用礞石滚痰丸攻逐顽痰。痰湿兼寒者，可加干姜、细辛；吐白沫者，其寒尤甚，可加吴茱萸汤；脘腹痞满、吐而不净者可选《证治汇补》木香调气散（白豆蔻、丁香、木香、檀香、藿香、砂仁、甘草）行气醒脾、化浊除满。吐出痰涎如鸡蛋清者，可加人参、白术、益智仁，以健脾摄涎。如《杂病源流犀烛·噎嗝反胃关格源流》云："凡饮食入胃，便吐涎沫如鸡子白，脾主涎，脾虚不能约束淳液，故痰涎自出，非参、术、益智不能摄也。"

［瘀血积结］

1）治法：祛瘀活血，和胃降浊。

2）方药：常用膈下逐瘀汤。方中以香附、枳壳、乌药理气和胃，气为血帅，气行则血行；复以川芎、当归，赤芍以活血；桃仁、红花、延胡索、五灵脂以祛瘀；丹皮以清血分之伏热。可再加竹茹、半夏以加强降浊作用；吐黄沫，或吐血，便血者，可加降香、田七以活血止血；上腹剧痛者可加乳香、没药；上腹结块坚硬者，可加鳖甲、牡蛎、三棱、莪术。

3. 其他治法

（1）九伯饼（《证治汇补》）：天南星、人参、半夏、枯矾、枳实、厚朴、木香，甘草、豆豉为末，老米打糊为饼，瓦上焙干，露过，每服一饼，细嚼，以姜煎平胃散下，此方加阿魏甚效。

（2）壁虎（即守宫）1～2只（去腹内杂物捣烂），鸡蛋1个。用法：将鸡蛋一头打开，装入壁虎，仍封固蒸熟，每日服1个，连服数日。（《常见病验方研究参考资料》）

（3）雪梨1个、丁香50粒，梨去核，放入丁香，外用纸包好，蒸熟食用。（《常见病验方研究参考资料》）

七、转归及预后

反胃之证，可由胃痛、嘈杂、泛酸等证演变而来，一般起病缓慢，变化亦慢。临床所分4证，可以独见，亦可兼见。病初多表现为单纯的脾胃虚寒或胃中积热，其病变在无形之气，温之清之，适当调治，较易治疗。患病日久，反胃频繁，除影响进食外，还可损伤胃阴，常在脾胃虚寒的同时并见气血、阴液亏虚；同时多为本虚而标实，或见寒热错杂，或合并痰浊阻胃或瘀血积结，其病变在有形之积，耗伤气血更甚，较难治疗。此时治疗时应注重温清同进、补泻兼施，用药平稳，缓缓图之。

久治不效，应警惕癌变可能。年高体弱者，发病之时已是脾肾两亏，全身日见衰弱，4种证候可交错兼见，进而发展为真阴枯竭或真火衰微之危症，则预后多不良。

八、预防与护理

要注意调节饮食，戒烟酒刺激之品，保持心情舒畅，避免房事劳倦。出现胃痛、嘈杂、泛酸之证者，应及时诊治，尽量避免贪食竹笋和甜腻等食品，以免变生反胃。得病之后，饮食宜清淡流质，避免粗哽食物；患者呕吐之时，应扶助患者以利吐出。药汁宜浓缩，空腹服。中老年患者一旦出现反胃，应注意排除癌肿可能。

九、现代研究

幽门梗阻的中医药治疗

一般认为，幽门梗阻相当于中医学的“反胃”，原因多为阳虚寒湿内停，久吐则累及肾阳，以致脾肾阳虚。其幽门部的痉挛水肿，则符合气滞血瘀痰阻的病理改变。治疗原则以温肾健脾，和胃降逆为主，辅以活血祛痰。采用以党参、白术、生赭石、半夏、吴茱萸、旋覆花、赤芍、槟榔、肉桂、桃仁泥等药组成的方剂。阳虚较甚者加附子、干姜，湿郁化热者，加大黄、黄连。夏季发病酌加藿香、佩兰。对于久吐伤津，舌红，脉细，气阴两虚者，亦可以上方为基础，酌减温热之品，加入养阴生津，清胃降逆之品，如玉竹、麦门冬、沙参、石斛、竹茹、芦根等。一般意见认为中医治疗对幽门痉挛或水肿的效果较佳，对幽门瘢痕狭窄的效果较差。

在临床研究报道中多为病例数较少的临床治疗观察。除以温中健脾、和胃降逆法外，多以祛痰逐饮、活血通利、攻补兼施为主。如高氏等报道用增液承气汤治疗幽门梗阻。他们以破气消积、泻热通便为宗旨，用枳实、厚朴破气消积；大黄、芒硝泻热通便；生地、玄参、麦门冬养阴清热。诸药合用，使食积得消，胃气得降，脾胃运化功能恢复正常。吴氏等报道用自拟通幽灵方加减治疗幽门不全梗阻 37 例，疗效优于对照组。通幽灵方用丁香、枳壳开胃顺气以调其上，姜半夏、干姜、旋覆花和胃降逆以调其中，吴茱萸温中散寒，白术补脾扶土，厚朴、生大黄理气和胃通腑以调其下，上中下同治，攻补兼施，临床屡获显效。于氏等认为该病病机为肝失条达，脾胃升降失常，宿食水饮停聚中焦，进而导致土壅木郁，胃失和降。重点是中焦停饮，可兼见饮邪化热及肝郁化火证，水饮停聚、脾虚、肝郁三者互为因果。采用健脾和中，利湿逐饮之胃苓汤清泄肝火，和胃降逆之左金丸治疗可能取得良好疗效。黄氏认为胃肠功能失调、气机失疏，气滞血瘀，久病入络，络脉瘀阻，气血凝滞不通及血槁不荣是导致本病的重要因素。方用通幽汤加三七、丹参、赤芍等治疗幽门梗阻患者 30 例，表明活血祛瘀、舒通经脉、通调气机、解痉止痛、益血润肠，可使瘀血去而新血生，调整和恢复胃肠正常功能。

十、小结

反胃以上腹痞胀，朝食暮吐，暮食朝吐，宿食不化为主症。其病因在于酒食不节，情志失调，房事劳倦等，其主要病机有脾胃虚寒，胃中积热，痰浊阻胃，瘀血积结。

反胃的治疗，脾胃虚寒宜温中健脾，和胃降浊，病久脾胃阳虚者，宜温补脾肾。胃中积热者，宜清胃泄热，和胃降浊；痰浊阻胃，宜涤痰化浊，和胃降逆；瘀血积结，宜祛痰活血，和胃降逆。除药物治疗之外，还须重视预防与护理。反胃属中医内科重证之一，如能医护结合，及时治疗，一般多可获愈。病久正虚，痰瘀互结则预后不佳。

附方

（1）丁蔻理中汤（验方）：党参　白术　炙甘草　干姜　丁香　白蔻仁。

（2）丁香透膈散（《和剂局方》）：丁香　木香　香附　砂仁　白蔻仁　人参　白术　麦芽　神曲　炙甘草。

（3）二陈汤（《和剂局方》）：陈皮　半夏　茯苓　炙甘草。

（4）附子理中汤（《和剂局方》）：附子　干姜　人参　白术　炙甘草。

（5）八味丸（《金匮要略》）：熟地　山茱萸　山药　茯苓　泽泻　丹皮　附子　肉桂。

（6）六味回阳饮（《景岳全书》）：人参　附子　炮姜　炙甘草　熟地　当归身。

（7）右归饮（《景岳全书》）：熟地　山茱萸　山药　枸杞子　杜仲　炙草　附子　肉桂。

（8）竹茹汤（《本事方》）：半夏　陈皮　甘草　竹茹　栀子　枇杷叶　生姜　大枣。

（9）保和丸（《丹溪心法》）：神曲　山楂　莱菔子　陈皮　半夏连翘。

（10）大半夏汤（《金匮要略》）：半夏　人参　白蜜。

（11）葛花解酲汤（《兰室秘藏》）：葛花　砂仁　白蔻仁　木香　青皮　陈皮　人参　猪苓　茯苓　神曲　泽泻　干姜　白术。

（12）黄芩汤（《伤寒论》）：黄芩　白芍　炙甘草　大枣。

（13）半夏泻心汤（《伤寒论》）：半夏　黄芩　黄连　干姜　党参炙甘草　大枣。

（14）导痰汤（《济生方》）：半夏　陈皮　茯苓　甘草　枳实　胆南星。

（15）礞石滚痰丸（《丹溪心法》）：大黄　黄芩　沉香　礞石。

（16）吴茱萸汤（《伤寒论》）：吴茱萸　党参　生姜　大枣。

（17）膈下逐瘀汤（《医林改错》）：五灵脂　桃仁　红花　延胡索　川芎　当归　赤芍　丹皮　乌药　香附　枳壳　甘草。

（金学洙）

第三节　呃逆

一、定义

呃逆是指气逆上冲，出于喉间，呃呃连声，声短而频，不能自止的病证，俗称打嗝。呃逆可单独发生，亦可作为兼症见于其他疾病，呈连续或间歇性发作。其证有虚实之分，多因寒邪、胃火、气郁痰滞，或中焦及下元亏损，致使胃气上逆动膈，失于和降所致。

二、历史沿革

考《内经》指呃逆为“哕”，病机属胃失和降。《素问·宣明五气篇》云：“胃为气逆，为哕、为恐。”《灵枢·口问》云：“谷入于胃，胃气上注于肺，今有故寒气与新谷气俱还入于胃，新故相乱，真邪相攻，气并相逆，复出于胃，故为哕。”指出呃逆之起，乃中焦先有寒气，与新人之谷气相乱，凝聚不行，逆而上出所致。《内经》还记载了3种治疗呃逆的简易方法，《灵枢·杂病》云："哕，以草刺鼻，嚏，嚏而已；无息而疾迎引之，立已；大惊之，亦可已。"以草刺鼻，取嚏以调肺气，使肺胃之间逆乱的气机顺达而止呃逆；用突然惊恐的方法转移患者注意力也可达到止呃的效果，显然这些疗法只能对部分轻症呃逆有效。

汉代张仲景在《金匮要略·呕吐哕下利病脉证治》对呃逆的临床证治作了比较详细的论述。"干呕、哕，若手足厥者"属胃寒气闭，用橘皮汤通阳和胃；如呃逆属于胃虚有热者，用橘皮竹茹汤清热补虚，降逆和胃；对于"哕而腹满"之实证，则提出"视其前后，知何部不利，利之即愈"的大法。其治呃逆辨寒热虚实，对证用药，示后人以规矩。

隋代巢元方《诸病源候论·哕候》云："脾胃俱虚，受于风邪，故令新谷入胃，不能传化，故谷之气，与新谷相干，胃气则逆，胃逆则脾胀气逆，因遇冷折之，则哕也。"其论述尚未超越《内经》。

宋代陈无择《三因极一病证方论·哕逆论证》指出："大抵胃实即噫，胃虚即哕，此由胃中虚，膈上热，故哕。"提出呃逆的发生与膈病有关。

元代朱丹溪《丹溪心法·呃逆》认为："古谓之哕，近谓之呃，乃胃寒所生，寒气自逆而呃上。亦有热呃，亦有其他病发呃者，视其有余不足治之。"对仲景理论有一定发挥。

明代秦景明《症因脉治·呃逆论》将本证分为外感呃逆与内伤呃逆两类，其论呃逆，以症为主，分析病因，结合脉象，以定治法。

明代张景岳《景岳全书·呃逆》认为："呃逆之大要，亦为三者而已，一曰寒呃，二曰热呃，三曰虚脱之呃。寒呃可温可散，寒去则气自舒也；热呃可降可清，火静而气自平也；惟虚脱之呃，则诚危殆之证。"清代程国彭《医学心悟·呕吐哕》也认为："呃逆之症，气自脐下直冲上，多因痰饮所致，或气郁所发，扁鹊丁香散主之；若火气上冲，橘皮竹茹汤主之；至于大病中见呃逆者，是土败木贼为胃绝，多难治也。"两者都提到"虚脱之呃"或"大病"之呃为危重难治之证。

综上所述，本病《内经》称"哕"，朱丹溪称"呃"，明末以后统称呃逆。历代医家有关呃逆的证治，有寒热虚实、温清攻补之不同，内容逐渐丰富。

三、范围

呃逆可由功能性疾病和器质性疾病所致。前者多指健康人在饱餐、快速吞咽、冷刺激、过度烟酒、精神刺激等出现的呃逆。后者包括局部病理因素所致，如胃扩张等刺激横隔的腹部疾病，肺炎球菌性肺炎、食管扩张、急性心肌梗死、纵隔肿物等刺激胸膜或压迫膈神经的颈部及胸部疾病，脑梗死、脑出血、脑栓塞、颅内炎症、肿瘤、外伤、脑水肿、颅内高压等中枢疾病；也包括全身性疾病所致，如氮质血症、糖尿病酮症酸中毒、手术等。以上种种原因引起的呃逆，均可参考本篇内容辨证论治。

四、病因病机

本病主要由饮食不节导致胃中寒冷或实热蕴中，或情志失和、肝气犯胃，或脏腑亏虚、致使胃失和降。病因虽多，病机则一，总由胃气上逆动膈所致。

1. 饮食烟酒不当　冷食或进食太快太饱，烟酒无度，或因病而服寒凉药物过多，寒气蕴蓄中焦，损伤胃阳；或过食辛热炙煿，燥热内盛，阳明腑实，气不顺行，气逆动膈而发生呃逆。

2. 情志不和　恼怒伤肝，气机不利，以致肝气横逆犯胃，胃失和降；或因气郁化火，灼津成痰，使气滞与痰浊互结，升降失常为患。

3. 脾肾阳虚　多因大病久病之后，或素体不足，年高体弱，导致脾肾阳气虚弱，胃气衰败，清气不升，浊气不降，气逆动膈而发生呃逆。凡老人、虚人、妇人产后或大病之后而患呃逆，皆是病深之候。

4. 胃阴不足　热病耗伤胃阴，或汗吐下太过，损伤胃津，致使胃中阴液不足，失于濡润，则虚火上炎，和降失常而发生本病。

呃逆病机有寒热虚实之分，一般而言，凡饮食烟酒不当或情志不和所致呃逆大多属实，阴阳亏虚之呃逆多为胃气败绝、脏腑功能衰绝的征兆。

五、诊断与鉴别诊断

（一）诊断

本病以气逆上冲，喉间呃呃连声，令人不能自制为主要症状。其呃声或疏或密，间歇时间无定，有连续呃逆七八声而暂止者，有连续呃逆而竟难止者，亦有几分钟或半小时呃一声者。至于兼证与舌脉，则因病因不同而各异。

（二）鉴别诊断

1. 干呕　呃逆与干呕在病机上均属胃气上逆，但症状其实不同：干呕病位在胃，但闻呕声，不见呕物；呃逆病位在胃动膈，气逆上冲，喉间呃呃连声，声短而频，不能自制。

2. 嗳气　呃逆与嗳气在病机上也同属胃气上逆，并且两者通常都属不能自制之证，但嗳气是指胃中气体上逆，经口而出，可闻及酸腐气味，或一二声或数声；较之呃逆，声长而不频，连续性差；由于胃中内郁之气因嗳而伸，往往嗳气之后可得松快之感，而呃逆绝无快感。

六、辨证论治

（一）辨证

1. 辨证要点

（1）辨轻重：询问病史，了解病因，以辨别呃逆是否因饮食情志一时气逆而发，抑或因疾病脏腑功能失调而致。轻者一时发作，无有兼症，呃逆止后如常人，经治易愈，甚或可以不治自愈；对出现在急重病证后期或年老正虚患者，呃逆断续不继，呃声低微，饮食难进及脉沉细伏者，是元气衰败之危笃证候，务要细心注意病情变化。

（2）辨虚实寒热：大抵实证呃声响亮有力，连续发作；虚证呃声低长，时断时续，气虚无力；寒证呃声沉缓，兼见面青肢冷便溏；热证呃声高响而短，兼见面红肢热，烦渴便结。

2. 证候

（1）实证

［胃中寒冷］

1）症状：呃声沉缓有力，遇寒愈甚，得热则减，喜饮热汤，厌食冷物，饮食减少，常兼胸膈及胃脘不舒。舌苔白，脉迟缓。

2）病机分析：多由过食生冷，或胃本积寒，以致寒邪阻遏，胃气失于和降，故呃声沉缓有力；得热则减，遇寒更甚者，是因为寒气得热则易于流通而使呃逆减轻；因胃气不和，食不运化，故脘膈痞闷不舒；若内外之寒气相并，便益增其势。舌苔白，脉象迟缓者，均属胃中有寒之象。

［胃火上逆］

1）症状：呃声洪亮有力，冲逆而出，口臭烦渴，多喜冷饮，大便秘结，小便短赤。舌苔黄或黄糙，脉滑数。

2）病机分析：主要由阳明热盛，胃火上冲而成。病者每多嗜食辛辣炙煿及醇酒厚味之品，或过用温补药物，使胃肠蕴积实热，郁而化火，胃火上冲，故呃声洪亮；阳明热壅，灼伤胃津，故口臭烦渴，喜冷饮；热邪内郁，肠间燥结，故小便短赤，大便难。舌苔黄，脉滑数，是胃热内盛之象。

［气滞痰阻］

1）症状：呃逆常因情志不畅而诱发或加重，伴有脘闷，胁胀满，食少，嗳气，甚或呼吸不利，头目昏眩。舌苔薄腻，脉弦滑。

2）病机分析：多源于七情所伤，肝气郁结，失其条达，肝气逆乘脾胃，胃气上冲而生呃逆。胁为肝经之分野，肝郁气滞，故胸胁胀闷不舒；而气郁化火，又灼津成痰，或因饮食不当，损伤脾胃，聚湿生痰，痰浊中阻，清气不升，浊气不降，气痰互阻，故食少嗳气脘闷。舌苔薄腻，脉象弦滑，均是气滞痰阻之征。

（2）虚证

［脾肾阳虚］

1）症状：呃声低弱，气不接续，泛吐清水，脘腹喜热喜按，面白少华，气怯神疲困倦，或便溏久泻，腰膝无力，手足不温。舌质淡，苔薄白，脉细弱。

2）病机分析：阳气素虚，或劳倦伤中，或饮食失宜，使脾胃阳气受损，气虚而逆，故呃声低微，气不接续，口泛清水，便溏；若病深及肾，肾阳衰微，则腰膝无力，手足不温。舌质淡，苔白润，脉细弱，是阳虚之象。

［胃阴不足］

1）症状：呃声短促而不连续，唇燥舌干，烦躁不安，不思饮食，或大便干结。舌质红，苔少而干，脉细数。

2）病机分析：由于热病耗伤胃阴，或肝郁化火，或胃热不清，或过用辛温燥热药物耗劫胃中滓液，气机不得顺降，故呃声短促而不连续；口干舌燥，烦渴不安，为津伤及虚热内扰所致。舌质红，苔少而干，脉细数，是阴虚之象。

（二）治疗

1. 治疗原则

（1）审因从本：呃逆轻者可以不治而愈。唯呃逆屡犯，或病久不愈者，务要究其所因，正确施治。大抵寒呃可温可散，寒去气自舒也；热呃可清可降，火静气自平也；气滞痰阻之呃应化痰顺气；阳明腑实肠道不通者可下之；若声小息微，脉见微弱者，多宜补益，其中阳气虚弱宜温补脾肾，胃阴不足宜养胃生津。在重病中出现的呃逆，为元气衰败之证，应急扶持元气，以顾其本。

（2）止呃治标：由于呃逆的病机必由胃气上逆动膈而成，故无论何种证型，在审因求本的同时，均应不忘加入和胃止呃、平降气逆之品以治标。治疗标本兼顾，方为万全。

2. 治法方药

（1）实证

［胃中寒冷］

1）治法：温中祛寒，降逆止呃。

2）方药：丁香散为主方。丁香散由丁香、柿蒂、高良姜、炙甘草组成。丁香辛温、暖胃降逆；柿蒂苦温入胃，功擅温中下气而治呃逆。丁香与柿蒂合用，其祛寒降逆的效果更好，乃治呃逆的常用要药。高良姜温中祛寒，宣通胃阳；炙甘草和胃。尚可酌加刀豆子、厚朴、枳壳以增强降逆和胃的作用。

［胃火上逆］

1）治法：清火降逆，和胃止呃。

2）方药：竹叶石膏汤加柿蒂、竹茹。竹叶石膏汤有清热生津、益气降逆和胃作用。方中竹叶、石膏辛凉甘寒清泄胃火；麦门冬滋养津液；粳米、甘草益胃和中；半夏降逆和胃，配合柿蒂、竹茹增强其降逆止呃作用。若胃气不虚，可去人参改用沙参。

［气滞痰阻］

1）治法：理气化痰，降逆止呃。

2）方药：五磨饮子为主方。五磨饮子方中取木香、乌药解郁顺气，枳壳、沉香、槟榔宽中降气。可加丁香、代赭石降逆止呃。若痰郁化热，则合用黄连温胆汤。若积滞内停，脘腹胀满，大便秘结或里急后重，可用小承气汤通腑泄热，或用木香槟榔丸行气导滞，腑气通则胃气降，呃逆自已，属上病下取之意。

（2）虚证

［脾肾阳虚］

1）治法：温补脾肾，和胃降逆。

2）方药：丁香散合吴茱萸汤、附子理中汤。丁香散降逆止呃，重在治标；吴茱萸汤与附子理中汤温运中焦，补益脾胃，可使脾胃健运，升清降浊的功能恢复正常，重在治本。方中附子、吴茱萸、干姜（或高良姜）温脾肾之阳；党参、白术、炙甘草健脾益气，振奋脾胃功能；丁香、柿蒂降逆除呃，三方合用，适用于久病呃逆之属于脾肾虚寒者。

［胃阴不足］

1）治法：益气养阴，和胃止呃。

2）方药：橘皮竹茹汤合益胃汤为主。橘皮竹茹汤重在和胃降逆治标，益胃汤重在养阴治本。胃阴受损，当复其阴，胃阴复则气降呃平。益胃汤中沙参、麦门冬、玉竹、生地、冰糖甘润养阴益胃；橘皮竹茹汤中人参、陈皮、竹茹、甘草、生姜、大枣补中益气，和胃降逆，两方合用共奏益气养阴、顺气止呃之功。

3. 其他治法

（1）单方验方

1）黄连3克，紫苏叶2克，煎汤服。

2）顽固性呃逆，蒸何首乌30～45克，水250毫升，煎汤，去渣打入鸡蛋2个，分2次服。

3）诸气呃噫，橘皮60克，水1 000毫升，煎至300毫升，顿服，或加枳壳。

4）柿蒂9克，水煎服。或柿蒂7个，烧存性，研末，酒调服。亦可用柿霜，每服4.5克，开水调服。

5）枇杷叶30～90克，刷去毛，以水2碗，浓煎1碗服，渣再煎服。或枇杷叶100克，甘松50克。水煎服，每日1剂。

6）姜半夏9克，荔枝核24克，荷叶蒂21克，水煎服。

7）南瓜蒂4只，水煎服，连服3～4次。

8）沉香、砂仁各3克，白胡椒2克。水煎，每日1剂，分早晚2次服用。

9）冰片适量，含于口中，徐徐咽下。

10）丁香1克细嚼徐咽，渣吞下。30分钟不止者，可连续用2～3次。

11）体虚呃逆：公丁香37粒，白莲子去心27个，同煮烂去渣，加煨姜片，糯米250克，食粥。

12）病后呃逆：刀豆子烧存性，白汤调服6克；或老南瓜蒂4个煎服。

13）炒韭菜子30克，加水300毫升，煮至100毫升，口服。或韭菜子18克研为细末，分2次温开水送服。

14）鲜姜、蜂蜜各30克，鲜姜取汁去渣，与蜂蜜共调匀，一次服下。

15）丁香10克，生姜汁，蜂蜜各等量。将丁香研为细末，贮瓶密封备用。用时取药末适量，用生姜汁和蜂蜜调和如膏状，敷于患者脐孔内，盖以纱布，胶布固定。每日换药1次。本方适用于呃逆日久不愈。

（2）针灸疗法

1）体针：主穴内关、足三里、膈俞、中脘。根据证型选用三阴交、太冲、公孙、翳风等穴，实证用毫针泻法，虚证用毫针补法或用灸法。

2）耳针：王不留行籽贴压耳穴神门、皮质下、肝、耳中、胃、交感，每日3～5次，每次按压5～10分钟。

七、转归及预后

呃逆如系偶然一时发作，症状轻微，可以不治而愈，预后良好。若呃逆持续不断，证若属实，病位在胃，尚不难治疗；若病机由实变虚，胃气损耗，尤其当呃逆出现在一些严重疾病之晚期，乃是脏腑元气衰败，胃气将绝之征象，病位波及脾肾等其他脏腑，多属难治，预后不良。如《素问·宝命全形篇》云："病深者，其声哕。"《灵枢·热病》云："热病汗不出，大颧发赤，哕者死。"《景岳全书·呃逆》亦指出："惟屡呃为患，及呃之甚者，必其气有大逆，或脾肾之气大有亏竭而然，然实呃不难治，而为元气败竭者，乃最危之候也。"成无己《伤寒明理论》认为："不尿腹满加哕者，不治。"

八、预防与护理

注意寒温适宜，不要过食生冷及辛热煎炸之物，避免烟酒过度，保持情志舒畅。患病用药，寒凉温燥中病即止，不可过投。要积极治疗危笃重病，以防出现元气衰败之呃逆。

轻症呃逆无须特别的治疗和护理。若呃逆频频发作，则饮食要进易消化食物，粥面中可加姜汁少许，以温宣胃阳，降气止呃。虚弱患者因服食补气药过多而频频呃逆者，可用橘皮、竹茹煎水温服。

九、现代研究

（一）呃逆的病因学

呃逆可分为功能性（多为生理性）和器质性疾病（多为继发性）引起的呃逆。其病因主要为：

1. 局部因素　①腹部疾病：胃扩张、膈下脓肿、肿物、腹腔内出血等刺激横膈所致。②颈部及胸部疾病：肺炎球菌性肺炎、食管扩张、急性心肌梗死、纵隔肿物等胸膜被刺激或压迫膈神经。③中枢疾病：脑梗死、脑出血、脑栓塞、颅内炎症、肿瘤、外伤、脑水肿、颅内高压等。

2. 全身性疾病　氮质血症、糖尿病酮症酸中毒、手术、短时间作用的巴比妥类药物。冯氏等认为健康人在饱餐、饮酒、过度吸烟及精神刺激、快速吞咽、冷刺激等时也可出现一过性或顽固性呃逆。张氏等报道暂时性呃逆和顽固性呃逆患者均存在着胃一食管反流，食管内 pH 明显减低、胆酸浓度升高，食管黏膜组织及食管功能受到明显的损害。

（二）呃逆的中药治疗

赵氏等报道以血府逐瘀汤治疗顽固性呃逆患者 36 例，治愈 21 例，好转 14 例，总有效率达97.2%。作者根据顽固性呃逆病程较长、气病久而及血的理论，认为在排除虚寒或腑实证后，可辨为气血瘀滞证而用活血化瘀法治疗。申氏报道自拟活血通腑止呃汤（桃仁、枳壳、赤芍、生大黄、莪术、丹参、柿蒂、公丁香、旋覆花）治疗术后顽固性呃逆患者 7 例，服药后均在 3 日内呃逆消失。作者认为术后呃逆的直接病机虽是胃失和降，但术后胃肠脉络损伤，肠中瘀血未除，因此治疗宜化瘀为主，并辅降逆通腑。马氏等报道以柴胡三莪汤（小柴胡汤加三棱、莪术）治疗顽固性呃逆，总有效率为 92.3%，显著高于小柴胡汤对照组的 64.3%。作者认为顽固性呃逆属于气滞血瘀之证，小柴胡汤调理气机，再加三棱、莪术增强理气活血祛瘀的作用，恢复脾胃升清降浊之职，则呃逆自止。於氏报道以降气通腑汤（生大黄、枳实、厚朴、全瓜蒌、胆星、沉香、旋覆花、竹茹）治疗脑卒中伴顽固性呃逆，疗效明显优于多潘立酮联合氟桂利嗪对照组。作者据此认为脑卒中伴顽固性呃逆多发于中风病卒发 3～5 日，治疗首当荡涤胃肠积滞、清热通腑。

（三）呃逆的针灸及穴位注射治疗

有研究表明针刺天鼎穴治疗顽固性呃逆，显示对顽固性呃逆原发性实证的疗效优于继发性虚证。包氏等采用延长留针时间的方法治疗顽固性呃逆，治愈率明显高于正常留针组；实证治愈率明显高于虚证；同样对于虚证患者，留针时间长、病程短的治愈率明显高于常规留针时间短、病程长者。裴氏等应用穴位注射山莨菪碱、氯丙嗪治疗顽固性呃逆，疗效明显优于常规肌注对照组。周氏用膈俞穴注射氯丙嗪治疗脑血管病顽固性呃逆，有效率、显效率均高于传统针刺组。电针结合穴位注射治疗呃逆的研究表明：单纯电针组的疗效随着治疗次数的增加而显著提高；单纯穴位注射组的疗效则并不随着治疗次数的增加而显著提高；先电针后穴位注射可以取得显著疗效；先穴位注射后电针则不能提高疗效。李氏等针灸治疗组对术后呃逆症的有效平均时间、主要伴随症状分值与哌甲酯肌注组相比无明显差别，提示针灸疗法可作为一线镇吐药的替代治疗，尤其是当已知药物对患者有副作用或患者希望减少用药量时。

十、小结

本病因外感、内伤各种因素导致胃失和降、胃气上逆动膈而成。辨证以虚实为纲，治疗宜标本兼顾。治本者，无非实则夺之，虚则补之，具体有寒者温之、热者清之、痰者祛之、滞者通之，阳虚温阳、阴虚滋阴等原则；治标者，总归逆则降之，适当选用生姜、丁香、柿蒂、陈皮、竹茹、枇杷叶、旋覆花、代赭石等降气平呃的药物。

呃逆之证，病情轻重差别很大，轻者大多自发自止，预后良好；重者常缠绵难愈，当其并发在一些严重疾病中时，常为元气衰败，胃气将绝的征象，应予特别重视。

（金学洙）

第四节 胃痛

一、定义

胃痛又称胃脘痛，指胃脘部疼痛为主要症状的病证，常伴见胃脘部痞闷胀满、暖气、吞酸、嘈杂、恶心、呕吐、纳呆等脾胃症状。

二、历史沿革

本病的记载，始见于《内经》。如《素问·六元正纪大论篇》说："木郁之发，民病胃脘当心而痛，上支两胁，膈咽不通，食饮不下。"《素问·至真要大论篇》也说："厥阴司天，风淫所胜，民病胃脘当心而痛。"说明胃痛与肝木偏胜，肝胃失和有关。《素问·至真要大论篇》还指出："太阳之胜，凝溧且至……寒厥入胃，则内生心痛。"则表明太阳寒凝气滞，也可发为胃痛。《素问·举痛论篇》"寒气客于胃肠之间，膜原之下，血不得散，小络引急，故痛"、"寒气客于肠胃，厥逆上出，故痛而呕也"等论述，阐发了寒邪入侵，引起气血壅滞不通而作痛的机制。《素问·痹论篇》说"饮食自倍，肠胃乃伤"，亦为胃痛的常见原因之一。《内经》对胃痛病因病机的论述，为后世医家研究和治疗胃痛奠定了基础。

汉代张仲景《金匮要略·腹满寒疝宿食病脉证治》论及胃痛的辨治。其辨宿食之法，如"脉数而滑者实也，此有宿食，下之愈"、"下利不欲食者，有宿食也，当下之"、"脉紧如转索无常者，有宿食也"、"宿食在上脘，当吐之"等等；辨腹满虚实之法．如"按之不痛为虚，痛者为实"，其如大建中汤、附子粳米汤、芍药甘草汤、吴茱萸汤、小建中汤以及黄芪建中汤等方，皆为后世用以治疗胃痛的常用效方。

唐代孙思邈《备急千金要方·心腹痛》有九种心痛之说，即虫心痛、注心痛、风心痛、悸心痛、食心痛、饮心痛、冷心痛、热心痛、去来心痛。这里所说的心痛，实际上包括了胃痛，是对心胃痛按照病因和临床表现做出的归类。

宋代方书多宗《备急千金要方》这一论述。严用和《济生方》更进一步指出九种心痛，"名虽不同，而其所致皆因外感六淫，内沮七情，或饮啖生冷果实之类……遂成心痛"。《和剂局方》、《太平圣惠方》、《圣济总录》等书收集了大量治疗胃痛的医方，多用白蔻仁、砂仁、藿香、木香、檀香、丁香、良姜、干姜等辛燥理气之品。

金元时期，李杲《兰室秘藏》卷二立“胃脘痛”一门，拟草豆蔻丸、神圣复气汤、麻黄豆蔻丸三方。论其病机，则谓多系饮食劳倦而致脾胃之虚，又为寒邪所伤而致。其用药之法，益脾胃之气多用人参、黄芪、炙甘草；温中多用益智仁、吴茱萸、白豆蔻；理气多用木香、青皮、陈皮、柴胡、厚朴、荜澄茄；和胃多用麦芽曲、法半夏、陈皮；和血多用当归、桃仁、红花。用药规律不外益气、温中、理气、和胃。朱丹溪《丹溪心法》卷四明确指出，前人所谓“心痛”，实指胃脘痛，其病以中焦脾胃病变为主：“脾病者，食则呕吐，腹胀喜噫，胃脘痛，心下急”、“胃病者，腹膜胀，胃脘当心而痛，上支两胁，膈咽不通、食饮不下。”认为胃痛固有因劳役太甚，饮食失节，中气不足，寒邪入客之所致；亦有病久“郁而生热，或素有热，虚热相搏，结郁于胃脘而痛；或有食积痰饮；或气与食相郁不散，停结胃口而痛”（《证因脉治》）。在治疗上，丹溪比较细致地分作寒、热、气、湿、痰积、死血、虚、虫八类辨证论治，认为“诸痛不可补气”、“大凡心膈之痛，须分新久，若明知身受寒气，'口吃冷物而得病者，于初得之时，当与温散或温利之药；若病之稍久，则成郁，久郁则蒸热，热久必生火……若欲行温散温利，宁无助火添病耶？古方中多以山栀子为热药之向导，则邪易伏，病易退，正易复而病易安”。与李杲推崇温补不同，丹溪指出胃痛亦有属热，需用清法。

明代虞搏持丹溪同样观点，指出前人所谓心痛系指胃痛，如《医学正传·胃脘痛》说：“古方九种心痛……详其所由，皆在胃脘而实不在于心也。”对于病机亦有阐发：“未有不由痰涎食积郁于中，七情九气触于内之所至焉。”王肯堂《证治准绳·杂病》亦认为历代方论将心痛、胃痛混同一门，原因在于“胃脘痛处在心下，故有当心而痛之名”。李中梓《医宗必读》卷八指出：胃脘痛常兼有“或满，或胀，或呕吐，或不能食，或吞酸，或大便难，或泻利，面浮而黄，本病与客邪必参杂而见”。以此可与胸中心痛相鉴别。李氏还对“痛无补法”、“通则不痛”之说进行了纠正：“近世治痛，有以诸痛属实，痛无补法者；有以通则不痛，痛则不通者；有以痛随利减者，互相传授，以为不易之法。不知形实病实，便闭不通者乃为相宜；或形虚脉弱，食少便泄者，岂容混治；经日实实虚虚，损不足而益有余，如此死者，医杀之耳。”认为痛若属虚，可补而不可用通法。孙一奎《赤水玄珠》亦斥“痛无补法”为俗论。张景岳《景岳全书·心腹痛》论胃痛病因：“惟食滞、寒滞、气滞者最多，其有因虫、因火、因痰、因血者，皆能作痛，大多暴痛者多有前三证，渐痛者多由后四证。”而总其大要，“因寒者常居八九，因热者十惟一二……盖寒则凝滞，凝滞则气逆，气逆则痛胀由生”。他对丹溪“诸痛不可补气”之说提出了不同看法：“若腹无坚满，痛无结聚，则此说不可用也；其有因虚而作痛者，则此说更如冰炭。”

清代江涵暾《笔花医镜》卷二把胃痛分虚实寒热辨治，用药则补泻温凉，各有“主将”、“次将”。如其补胃猛将为白术、黄芪、大枣，次将为扁豆、山药、炙甘草、桂圆肉；温胃猛将为干姜、高良姜、益智仁、肉豆蔻、草果、丁香、木香、胡椒，次将为藿香、砂仁、白豆蔻、半夏、煨姜、厚朴、川椒。叶天士《临证指南医案·胃脘痛》对于本病的辨证、治疗都有许多独到之处：“夫痛则不通，通字须究气血阴阳，便是看诊要旨矣。”又说：“胃痛久而屡发，必有凝痰聚瘀。”特别是其“久痛入络”之说，别开生面，正如邵新甫按语所总结的：“初病在经，久痛入络，以经主气，络主血……辛香理气、辛柔和血之法，实为对待必然之理。”又指出：“如饱食痛甚，得食痛缓……有宜补不宜补之分焉；若素体之虚，时就烦劳，水谷之精微，不足以供其消磨，而营气日虚，脉络枯涩，求助于食者，甘温填补之法所宜频进也。若有形之滞，堵塞其中，容纳早已无权，得助而为实实，攻之逐之之剂，又不可缓也。寒温两法，从乎喜暖喜凉；滋燥之殊，询其便涩便滑。至于停饮必吞酸；食滞当嗳腐；厥气乃散漫无形；瘀伤则定而有象。蛔虫动扰，当频痛而吐沫；痰湿壅塞，必善吐而脉滑。营气两虚者，不离乎嘈杂动悸；肝阳冲克者，定然烦渴而呕逆。阴邪之势，其来必速；郁火之气，由渐而剧也。”对叶氏的经验总结得比较全面，足堪师法。顾靖远《顾氏医镜·胃脘痛》指出：“阳明中土，万物所归，故世人之患胃痛、腹痛者甚多。”在治疗上，他主张对肝脾不和者以芍药甘草汤为基本方，随证加减；气滞者用四磨汤；血瘀者以失笑散；食滞者用保和丸；热证用黄芩汤、竹叶石膏汤等等，亦颇能扼其要。王清任《医林改错》、唐容川《血证论》对瘀血滞于中焦，胀满刺痛者用血府逐瘀汤活血化瘀；高鼓峰《医宗已任篇》对胃脘痛属阴虚，燥热口渴者，用逍遥散加生地、丹皮、栀子或疏肝益肾汤（即六味地黄汤加柴胡、白芍）加当归，也都是很有见地的。

现代中医根据对胃痛的认识和经验，对治疗胃、十二指肠溃疡，慢性胃炎，胃神经症等多种疾病均取得了一定成绩，从而使胃痛的辨证论治内容得到了丰富和发展。

三、范围

胃痛是临床上常见的一种病证，西医学的急、慢性胃炎，胃、十二指肠溃疡病，十二指肠炎，胃黏膜脱垂，胃癌，胃神经症等病以上腹部疼痛为主症者，均可参考本篇进行辨证论治。

四、病因病机

胃痛的病位在胃，但与肝、脾的关系至为密切。胃与脾互为表里，胃主受纳，腐熟水谷，以和降为顺；脾主饮食精微的运化转输，以上升为常。二者同为后天之本，仓廪之官，在生理上相互配合，在病机上亦相互影响。如劳倦内伤，饥饱无常，每多脾胃同病。肝属木，为刚脏，喜条达，主疏泄。肝气横逆，木旺乘土，或中土壅滞，木郁不达；或肝火亢炽，迫灼胃阴；或肝血瘀阻，胃失滋荣，故胃病亦多关乎肝。根据以上认识，胃痛的病因病机大致可以归纳为以下几点。

1. 郁怒伤肝，肝气犯胃　忧思恼怒，情怀不畅，肝郁气滞，疏泄失职，横逆犯胃，气机阻滞，因而疼痛；气滞日久，可导致瘀血的产生，瘀阻络脉，不通则痛，甚至可见吐血、便血等血证；肝气久郁，化而为火，邪热犯胃，胃脘灼痛；郁热日久，迫灼肝胃之阴，导致胃阴亏虚，胃失濡养，其痛绵绵，经久难愈。

2. 饮食不节，损伤脾胃　暴饮暴食，饥饱无常，最易损伤脾胃之气。或过食生冷，寒积胃脘，气血凝滞不通，而致胃寒作痛；或恣食肥甘辛辣，过饮烈酒，以致湿热中阻，而致胃热作痛，亦皆临床之所常见。

3. 禀赋不足，脾胃虚弱　素体脾胃虚弱，或劳倦内伤，或久病不愈，或用药不当，皆可损伤脾胃。若脾胃虚寒，中阳不运，寒从内生者，则多为虚寒胃痛，常因触冒风寒，饮食不慎而发病；若阴虚火旺，或脾虚血少，木郁不达者，则多为阴虚郁火之胃痛，常因情志悖郁，或进食燥热食物而发病。

本病的发生主要有忧思恼怒导致肝气犯胃，甚则气机郁滞导致气滞血瘀；饮食不节导致食物停积不化；寒邪客胃或湿热中阻；脾胃虚弱导致脾胃虚寒或胃阴亏损。故胃痛有寒热虚实之不同，寒有寒邪客胃和脾胃虚寒，热有肝胃郁热或火郁热结，虚有阴虚阳虚，实有气滞血瘀食积。临床上更有本虚标实，寒热错杂的复杂病机存在。

五、诊断与鉴别诊断

（一）诊断

本病以胃脘疼痛为主要症状，其疼痛有胀痛、闷痛、绞痛、钝痛、灼痛、冷痛、饱痛、饥痛、刺痛、隐痛、剧痛，以及食前或食后疼痛、夜间疼痛等，疼痛的类型、程度、时间各有不同。在疼痛的同时，常伴见脘腹胀满，嗳气吞酸，嘈杂，恶心呕吐，不思食，大便或结或溏等脾胃症状，以及倦怠乏力，面黄，消瘦，失眠等全身症状。

（二）鉴别诊断

1. 心痛　古代文献常把胃痛与心痛混称，其实二者疼痛的部位、性质、程度、伴随症状以及疾病的预后均有很大不同。胃痛的病位在胃脘，即上腹部；而心痛的病位则在胸中。胃痛以钝痛、隐痛为常见，亦有疼痛剧烈如针刺者，但一般不如心痛之剧烈；心痛的疼痛表现为绞痛如割，痛彻胸背。胃痛常伴有脘腹胀满，嗳气吞酸，嘈杂，恶心呕吐，纳呆等脾胃病症状；心痛常伴有心悸，胸憋闷，气短，患者常有濒死的感觉。胃痛一般预后较好；心痛一般病情较重，特别是“真心痛”，其疼痛之持续不已者，每“夕发旦死，旦发夕死”，甚至危殆立至。

2. 腹痛　主要是部位之异。贲门部为上脘，幽门部为下脘，上脘下脘之间为中脘，三部统称胃脘，胃痛即指脘腹部的疼痛。腹痛则包括胁腹、大腹、少腹等部位的疼痛，是指胃脘以下，耻骨毛际以上部位的疼痛。

六、辨证论治

（一）辨证

1. 辨证要点

（1）辨缓急：凡胃痛暴作，起病急者，多因外受寒邪，或恣食生冷，或暴饮暴食，以致寒伤中阳；或积滞不化，胃失通降，不通则痛。凡胃痛渐发，起病缓者，多因肝郁气滞，木旺乘土，或脾胃虚弱，土壅木郁，而致肝胃不和，气滞血瘀。

（2）辨寒热：寒性凝滞收引，故寒邪犯胃之疼痛，多伴脘腹胀满拒按，纳呆，苔白，脉弦紧等症。脾胃阳虚之虚寒胃痛，多见隐隐作痛，喜暖喜按，遇冷加剧，四肢不温，舌淡苔薄，脉弱等症。热结火郁，胃失通降之胃痛，多伴烦渴思饮，恶热喜凉，溲赤，便结，苔黄少津，脉象弦数等症。

（3）辨虚实：胃痛而胀，大便闭结不通者多实；痛而不胀，大便不闭结者多虚；喜凉者多实，喜温者多虚；拒按者多实，喜按者多虚；食后痛甚者多实；饥则腹痛者多虚；脉实气逆者多实；脉虚气少者多虚；痛剧而坚，固定不移者多实；痛徐而缓，痛处不定者多虚；新病体壮者多实；久病体衰者多虚；用补法治疗不效者多实；用攻法治疗加重者多虚。

（4）辨气血：胃痛有在气在血之分。一般初病在气，久病在血。凡痛属气分者，多见既胀且痛，以胀为主，痛无定处，时作时止，聚散无形，此乃无形之气痛。凡痛属血分者，多见持续刺痛，痛有定处，舌质紫暗，此乃有形之血痛。其他如食积、痰阻，亦属有形疼痛之列。

2. 证候

［寒凝气滞］

1）症状：胃痛甚剧，每因受寒感凉或饮食生冷而得之或加重，性喜热食，畏寒喜暖，得热痛减。舌苔白，脉弦紧或弦迟。

2）病机分析：由于腹部受寒，或过食生冷，而致寒积于中。寒为阴邪，其性凝滞而致气血迟涩，其性收引而致脉细急，故发胃痛。喜温熨，思热饮，舌苔白，均属寒象；弦脉主痛，紧脉及迟脉主寒，寒凝胃痛，故见弦紧或弦迟脉。

［饮食积滞］

1）症状：胃脘胀满，疼痛拒按，嗳腐吞酸，呕吐，或从胃中反出不消化食物之酸腐臭，不思食，大便秘结或溏滞不爽，伴有大便不尽感。舌苔厚腻而浮，刮之可去，脉滑。

2）病机分析：食滞中焦，脾胃纳化失常，胃失和降，故胃脘胀痛拒按，呕恶不思食；食积胃脘，浊气上逆，故嗳腐吞酸，呕吐不消化食物；腑行不畅则大便难。苔厚腻，脉滑，均为食积内阻之象。

［肝郁气滞］

1）症状：胃脘攻撑胀痛，痛连两胁，胸闷嗳气，善太息，每因烦恼郁怒而痛作。苔多薄白，脉弦。

2）病机分析：恼怒忧思，肝郁气滞，不得疏泄，则横逆犯胃乘脾，肝胃不和故胃脘胀满而攻痛；气病多走窜，胁为肝之分野，故痛连胁肋；气郁不舒，胃失和降，则胸闷嗳气，善太息。苔薄白，脉弦，均是肝胃气痛的表现。

［肝胃郁热］

1）症状：胃脘灼痛，泛酸，嘈杂，口苦口干，烦躁易怒，口气热臭，或牙龈红肿、疼痛、出血。舌红苔黄，脉弦数。

2）病机分析：肝气郁结日久，气有余便是火，肝火邪热犯胃，故胃脘灼痛；肝胃郁热则泛酸嘈杂，肝胆互为表里，肝热挟胆火循经上乘，迫灼津液，故口苦口干。舌红苔黄，为里热之象，脉弦数是肝胃郁热之征。

［瘀血阻络］

1）症状：胃脘痛如针刺或刀割，痛处固定，拒按，或见吐血、黑便。舌质紫暗或有瘀斑，舌下静脉迂曲扩张，脉涩或细。

2）病机分析：胃痛反复发作，气滞血瘀，瘀血阻络，故胃痛如针刺或刀割，痛有定处而拒按；瘀痛日久，损伤络脉，血不循经，上溢则吐血，下溢则便血。舌紫暗，脉涩，均为血瘀之象。

［脾胃虚寒］

1）症状：胃脘隐隐作痛，绵绵不断，喜暖喜按，得食则减，时吐清水，纳少，乏力神疲，手足欠温，大便溏薄。舌质淡，脉细弱。

2）病机分析：胃痛日久不愈，脾胃阳虚，纳运不健，胃失温煦，中寒内生，故胃脘隐痛，喜暖喜按；时泛清水，食少，乏力，亦脾胃虚寒之象；脾主四肢，阳气虚衰，不能达于四肢，则手足欠温；脾运失司则便溏。舌淡、脉弱，均为中焦虚寒，阳气不足的表现。

［胃阴亏虚］

1）症状：胃脘隐痛，口燥咽干，食少，大便干结，舌红少苔，脉细数或细弦。

2）病机分析：胃痛日久，因寒邪化热，或气郁化火，或胃热素盛，或治疗上长期使用温燥之药，或肝阴虚，肝阳亢，迫灼胃阴，下汲肾水，而致胃液枯槁，郁火内盛，故证见胃脘灼痛，口燥咽干，烦渴思饮；阴伤肠燥则大便干。舌红少津，脉弦细数，亦是阴虚内热的征象。

（二）治疗

1. 治疗原则

（1）疏导气机，通则不痛：胃脘痛发病的基本病机亦是“不通则痛”，治疗上多用通法，使脾胃纳运升降复常，气血调畅，其痛自已。清代高士宗指出：“通之之法，各有不同，调气以和血，调血以和气，通也；上逆者使之下行，中结者使之旁达，亦通也；虚者助之使通，寒者温之使通……”如寒凝者当散寒行气；食积者当消积导滞；气滞者当疏肝理气；血瘀者当活血化瘀。尤其对于“久痛入络”者需用辛润通络之法。

（2）行气止痛，中病即止：胃痛多兼气滞，所以常用辛香理气药，一般应中病即止，不可过剂，更不宜长服，以免耗气伤阴。

（3）扶助脾胃，从本论治：胃痛日久，脾胃多虚，当细辨而分治。脾胃虚弱者当健脾益气；中阳不足者当温阳益气；阴津亏损者当养阴益胃。如果辨证准确，可收不止痛而痛自止的效果。相反，见痛止痛，往往事倍功半。

2. 治法方药

［寒凝气滞］

1）治法：温胃散寒，行气止痛。

2）方药：良附丸合吴茱萸汤加减。方用高良姜、吴茱萸温阳散寒止痛；香附行气止痛，人参、大枣补气助行，共奏散寒行气止痛之效。寒重者，加肉桂、荜茇、荜澄茄；气滞较甚，胀痛并见者，可选用青皮、陈皮、甘松、九香虫、佛手、枳壳、木香之类。如寒热身痛有表证或兼有腹泻者，可用藿香正气散以疏散风寒。如寒邪郁久化热，寒热夹杂，证见胸痞脘胀，不思食，恶心呕吐，胃脘疼痛，有灼热感，口苦口干，舌红，苔黄腻，脉濡数者，用半夏泻心汤辛开苦降，寒热并调。

［饮食积滞］

1）治法：消导行滞，和胃止痛。

2）方药：保和丸加减。方中山楂酸温，善消油腻肉滞；神曲辛温，能消酒食陈腐之积；莱菔子辛甘，能宽畅胸腹，消面食积滞，并有导滞通腑作用；陈皮、半夏、茯苓，理气和胃；食滞易生郁热，佐药连翘散结清热，并非等闲之品，以上共成消食和胃止痛之剂。本方莱菔子与茯苓的使用剂量需要根据大便情况定夺，如腹泻便溏次数多，应重用茯苓；如便秘或后滞不爽，需重用莱菔子。若胃痛连及腹痛，大便秘结或里急后重、黏滞不爽，此积滞在肠，宜配合使用木香槟榔丸或枳实导滞丸以荡涤通腑。

［肝郁气滞］

1）治法：疏肝理气，和胃止痛。

2）方药：逍遥散合柴胡疏肝散加减。柴胡疏肝解郁；白芍、甘草、当归、川芎养血活血，柔肝缓急止痛；香附、枳壳、陈皮理气止痛；木郁则土衰，故以白术、茯苓扶土抑木。痛甚者加金铃子散以增强理气解郁止痛之功，余如香橼、佛手、玫瑰花、绿萼梅等也可选用。若见目光忧郁，神情默默，悲伤欲哭，并用甘麦大枣汤。

［肝胃郁热］

1）治法：疏肝和胃，泻热止痛。

2）方药：丹栀逍遥散合清胃散加减。方用丹皮、栀子清肝泻火；柴胡、薄荷疏肝，黄连直泻胃腑之火；白芍、当归、生地养血滋阴；陈皮理气，茯苓、甘草和中。诸药共奏清泄肝胃郁热之效。如火热内盛，灼伤胃络而导致吐血，伴见面赤，便秘，心烦，可用《金匮要略》泻心汤苦寒清泄，直折其火。若伤阴明显，可并用一贯煎和沙参麦冬汤。若热中夹湿，伴舌苔黄腻，恶心，胸闷纳呆，渴不欲饮，肢体困重者，根据湿热偏颇，可选用藿朴夏苓汤、连朴饮、黄连温胆汤之类加减。

［瘀血阻络］

1）治法：活血化瘀，理气止痛。

2）方药：丹参饮合失笑散加味。丹参饮方中丹参和血，檀香调气，砂仁和中，药简意赅，其效甚佳；失笑散中蒲黄辛平行血消瘀，五灵脂甘温活血散瘀，尤以五灵脂止痛效果为佳。痛甚者还可加延胡索、乳香、没药。由于气为血帅，气行则血行，故于用活血化瘀药的同时，可酌加枳壳、青皮、佛手等以行气；气虚者可加党参、白术、黄芪以益气。党参与五灵脂古有相畏之说，其实不必顾忌，二药相伍，益气活血，相得益彰。血瘀气滞疼痛较剧者，可试用血府逐瘀汤或膈下逐瘀汤。若血瘀胃痛伴吐血便血，参照“血证”有关内容议治。

［脾胃虚寒］

1）治法：健脾益气，温中助阳。

2）方药：黄芪建中汤加减。方中黄芪补中益气；饴糖补虚健中，合桂枝补中阳而散寒；芍药、甘草和中缓急止痛；生姜、大枣健脾胃而和荣卫。若胃寒痛甚，方中桂枝改肉桂，并可加良附丸、吴茱萸汤以增强温中散寒行气止痛之效；如泛吐清水较多者可加艾叶、陈皮、半夏、茯苓以降逆和胃；若吐酸水者可去饴糖加左金丸、瓦楞子、海螵蛸。痛止之后，可服用六君子丸或香砂六君子丸以温健脾胃，巩固疗效。

［胃阴亏虚］

1）治法：养阴益胃，缓急止痛。

2）方药：芍药甘草汤合一贯煎加减。方中芍药、甘草酸甘化阴，缓急止痛；取生地、沙参、麦门冬、枸杞子滋阴益胃，当归、川楝子理气活血止痛。如兼津枯便秘，需加大生地、当归的用量；如反便溏，则需酌量减少甘润之品，并配伍茯苓、白术、山药；如阴虚兼有内热，烦闷口干，欲呕，可投竹叶石膏汤甘寒清胃泄热；如口渴明显，可再加芦根、石斛，天花粉等。

3. 其他治法

（1）中成药

1）仲景胃灵片（肉桂、高良姜、延胡索、小茴香、砂仁、白芍、牡蛎、炙甘草等），适用于寒凝气滞之胃痛，每次 2～4 片，每日 3 次。

2）安中片（桂枝、延胡索、砂仁、煅牡蛎、小茴香、高良姜、甘草等），适用于寒凝气滞之胃痛，每次 2～3 片，每日 3 次。

3）胃苏颗粒（紫苏梗、香附、陈皮、佛手等），适用于气滞型胃脘胀痛，每次 1 包，每日 3 次。

4）玄胡止痛颗粒（延胡索、白芷），适用于气滞血瘀的胃痛，每次1包，每日3次。

5）附子理中丸（附子、干姜、人参、白术、甘草）蜜丸，适用于脾胃虚寒之胃痛，每次1丸，每日2次。

（2）单方验方

1）吴茱萸沸水泡过14粒，白开水吞下。治寒凝气滞之胃痛。

2）良姜末3分，米汤调下。治寒凝气滞之胃痛。

3）二味散：小茴香30克，枳壳15克，炒，研末，盐酒调服，每次6克，治气滞胃痛。

4）延胡索炒研末，用3~5分，开水送下。治气滞血瘀之胃痛。

5）胃气痛方：五灵脂30克，半生半炒熟，为末，每服3克，用热酒调服，如不饮酒，以开水调下。治血瘀之胃痛。

6）莱菔子15克水煎，送服木香面4.5克。治食积胃痛。

7）鸡内金10克，香橼皮10克，共研细末，每服1~2克。治食积胃脘胀痛。

8）黄连18克，甘草3克，水煎温服。治肝胃郁热之胃痛。

9）砂仁30克，研为细末，以水调成糊状，涂于患者脐窝处，外以纱布覆盖，胶布固定，每日换药1次。治饮食停滞型胃痛。

10）郁金30克，研为极细粉末，用时取药末6克，以水调成糊状，涂于患者脐窝内，外以纱布覆盖，胶布固定，每日换药1次。本方适用于肝气犯胃型胃痛。

11）芒硝30克。将芒硝布包平摊，置于患者肚脐上，外用胶布固定，再用布带围裹，敷12小时取下，每晚1次。本方适用于胃部手术后引起的残胃炎。通常连用2~4次。

（3）针灸疗法：主穴：足三里、内关、中脘。寒邪犯胃者加公孙、脾俞、胃俞。饮食停滞者加梁门、下脘。脾胃虚寒者加脾俞、胃俞、章门。肝气犯胃者加太冲、期门、阳陵泉。实证用泻法，虚证用补法，寒证中脘、脾俞、胃俞加用灸法。

七、转归及预后

临床上，胃痛虽表现为不同证候，但各证候之间在病因病机上常可相互关联、相互影响，甚至互为因果。如寒凝胃中，气机为外邪壅滞，则可导致气滞，又易于招致食积胃脘；日久终致脾胃受损而虚弱。饮食停积影响脾胃运化，可变生湿热；影响气机升降，土壅木郁可加重气滞；并可或蕴热于内，或致虚于脾。肝郁气滞不除，初病在气，久病及络，导致血瘀；气郁久化火，可致肝胃郁热；郁热进一步灼伤胃津可致胃阴亏损。脾胃素虚、胃阳不振，既易感寒受冷，又易积食停滞。大抵，病之初起多见寒凝、食积、气滞、热郁、血瘀等实证，邪气久羁，消耗正气，病机由实转虚，气血不足，或为脾胃虚寒，或为胃阴亏虚。临床上更有气血同病、虚实互见、寒热夹杂等复杂证候出现。

胃痛虽然病位在胃，但胃与脾相表里，与肠相通，易受肝之疏泄功能的影响，故在临床上常出现与这些脏腑相关联的病证，如呕吐、反胃、吐酸、嘈杂、呃逆、噎膈、泄泻、便秘，以及吐血、呕血、便血等。

急性重症胰腺炎表现为上腹部疼痛剧烈拒按，大汗淋漓，四肢厥冷，脉微欲绝，为虚脱危证，如不急加救治，危殆立至。应与胃痛加以鉴别。胃痛的预后，一般实证易于治疗；虚实夹杂或正虚邪实者，治疗也并不十分困难。胃痛反复发作，每因疼痛持续、进食少而羸弱者，易于出现胃出血并发症，病机表现为脾胃虚寒、气不摄血或血热妄行、瘀久伤络，如仅系大便色黑隐血，根据辨证论治尚易于治疗；如吐血、泻血，来势急暴，出血量多而不止，则治疗相对棘手。胃痛突然引起满腹剧烈疼痛，病情较为严重，预后欠佳，应引起高度重视。

八、预防与护理

胃痛之起，多与情志不遂、饮食不节有关。因此，在预防上要重视精神与饮食的调摄。保持平和心态，饮食切忌暴饮暴食，或饥饱不匀。一般可少食多餐，以清淡易消化的食物为宜。舌苔黄腻、灰腻，久而不化者，应限制肥甘厚味，烈性酒尤当禁忌；舌质光红无苔或舌红苔少者，要忌食辛辣刺激性食物。胃痛持续不已者，必要时进流质或半流质饮食。

在护理方面，如胃痛持续不已，疼痛较剧烈者，应卧床休息，缓解后始可下床活动。出现大量黑便或吐血、便血或胃痛突然引起满腹剧烈疼痛，应及时住院治疗。内服汤药，对虚寒性胃痛，宜温服，并宜在疼痛发作前服药；对虚热性胃痛，则宜稍凉服。如患者呕吐，可在服药前用鲜生姜擦舌面，汤药改作多次分服。有些丸药质地较硬，则须用温开水化开服用。

九、现代研究

（一）几种主要的止痛治疗原则

1. 疏肝和胃，行气止痛　肝失疏泄则胃失和降，气郁致痛。洪氏用三香枳术饮治疗各种胃病属于气滞型的胃痛46例，治疗15日；叶氏用柴胡疏肝散加减治疗肝胃气滞型胃痛50例，治疗3星期，据报道总有效率均在90%以上。现代药理研究证实，疏肝理气、和胃降逆类药物对胃肠道有明显的双向调节作用，具有清除消化道局部炎症，促进胃排空，保护胃黏膜，抑制胆汁反流及清除幽门螺杆菌（HP）等作用。

2. 益气健脾，行气止痛　胃与脾相表里，故胃痛与脾虚关系密切。张氏报道用加味正元饮随症加减治疗各种胃病引起的胃痛65例，治疗1个月，有效率为90.8%。现代药理表明，党参、白术、黄芪、甘草具有调节胃液分泌的功能，可拮抗胃黏膜有害因子的刺激，保护胃肠黏膜，提高人体免疫能力，促进损伤组织的再生。

3. 活血化瘀，行气止痛　胃痛日久，气病及血，可致气滞血瘀。朱氏报道用四合汤随症加减治疗各种胃病引起的难愈性胃痛60例，总有效率达100%。研究表明，活血化瘀药能扩张血管、增加胃黏膜的血流量，改善微循环，促进胃黏膜上皮的再生和黏液的分泌，减少炎性渗出，并具有较强的镇痛作用。

4. 清热化湿，行气止痛　嗜食醇醴厚味，或肝胃郁热，湿热中阻，可致胃脘作痛。赵氏报道以柴平汤加减治疗慢性胃炎及胃溃疡引起的胃痛58例，治疗不超过3星期，总有效率为96.5%。吴氏等报道将患者随机分组，用黄连温胆汤加减治疗浅表性胃炎及萎缩性胃炎120例，对照组采用维酶素片治疗，总有效率分别为91.7%和60.0%。慢性胃炎与幽门螺杆菌感染密切相关，有研究表明，黄连、黄芩、栀子、蒲公英等清热药具有一定的抗HP作用。

5. 温中散寒，行气止痛　张景岳认为胃痛“因寒者常居其八九，因热者十惟一二。”寒性凝滞，收引作痛。凌氏报道以天台乌药散治疗胃炎及胃溃疡引起的寒凝气滞型胃痛84例，总有效率达91.7%。陈氏报道以三越六味木香胶囊治疗胃及十二指肠炎症、溃疡引起的胃痛 200 例，对照组口服山莨菪碱，总有效率分别为 92.0% 和 84.0%。研究表明温里药具有较强的镇痛抗炎作用。

6. 养阴柔肝，行气止痛　肝体阴而用阳，肝郁日久则易化火伤阴，致使肝胃之阴亏耗，胃痛隐隐。冯氏报道以养阴益胃芍归煎随症加减治疗胃及十二指肠球部溃疡引起的阴虚胃痛 64 例，总有效率达 97.8%。李氏等报道以保胃散治疗萎缩性胃炎引起的阴虚胃痛 100 例，4 星期的总有效率达 98.0%。魏氏报道酸甘化阴法对萎缩性胃炎、胃溃疡、慢性胃炎等胃酸缺乏久延不愈的阴虚胃痛具有较好的疗效。

7. 外治法止痛　刘氏等报道用自拟胃痛罩（将具有温中理气活血作用的中药装入布袋内），并合用热水袋外敷鸠尾、巨阙、中脘、上脘等穴位治疗消化性溃疡及各种胃炎引起的胃痛 104 例，其中脾胃虚寒型及寒邪直中型的治愈率分别为 60.2% 及 58.8%，而食滞胃脘型、肝气犯胃型、瘀血凝滞型的治愈率分别仅为 30.7%、28.5% 和 25.0%，充分体现出外用中药辨证论治的重要性。李氏等以胃痛宁外敷脐部、章氏以胃痛贴外敷中脘穴治疗胃痛，也均取得疗效。

（二）各种胃病的中医治疗

1. 消化性溃疡　关于消化性溃疡病的中医证型分型，李氏等分为胃气壅滞、胃中蕴热、肝胃郁热、瘀血阻滞、胃阴不足、肝胃气滞 6 型，其中肝胃气滞型最为多见；王氏分为中虚气滞、肝胃不和、气滞血瘀、胃阴不足 4 型；穆氏分为脾胃虚寒、肝胃不和、瘀血阻络、脾胃阴虚 4 型。

黄氏报道根据十二指肠溃疡之疼痛多以久痛，饥时痛，喜温喜按，得食少愈的特征，认为属于“虚痛”，采用归脾汤加味治疗 32 例，疗效显著高于雷尼替丁对照组。孙氏等报道自拟消溃灵治疗气滞血瘀偏郁热型 97 例，对照组采用胃三联疗法，结果中药组对 HP 转阴后复转阳性复发率和溃疡病灶的改善效果明显。

张氏等对 48 例十二指肠溃疡患者进行中医寒热辨证后，取胃窦部组织测定胃黏膜 IL－8、IL－6、TNF、MDA、MPO，结果显示热证组胃黏膜 IL－8、TNF、MPO 及 MDA 较寒证组增多，认为可能是中医寒热证型形成的物质基础之一。李氏等对 41 例消化性溃疡手术切除标本进行病理组织学研究，发现溃疡处的动脉狭窄明显，血管管腔内有明显的瘀血，并有毛细血管增生及瘀血，提示消化性溃疡存在血瘀证的病理组织学基础，而活血化瘀可逆转血液流变学及血流动力学的异常。有报道当归建中汤对大鼠溃疡有明显的抑制作用，对胃蛋白酶活性及排出量无影响。

2. 慢性胃炎　柯氏等对 542 例患者的四诊资料进行病因归类和辨证分型，饮食不当者占第一位（91.5%）；并认为中虚气滞是本病的主要病机和证型（44.7%）。曹氏根据胃镜征象把本病分为三型：脾胃虚弱型表现为黏膜变薄、苍白，黏膜下血管清晰可见，胃壁蠕动减弱；脾胃湿热型表现为黏膜红白相同，以红为主，局部黏膜充血、水肿、糜烂，分泌物有臭味；胃阴不足型表现为黏膜光滑，变薄变脆，颜色红为主，分泌物少。张氏等报道将 300 例患者分为脾胃虚弱型、肝郁气滞型、中焦湿热型、中焦虚寒型等四型，分别用香砂六君子汤加味、自拟方（疏肝理气）、黄连平胃散、黄芪建中汤加味治疗，结果痊愈 280 例，好转 20 例。陈氏报道将 96 例患者辨证分为脾胃虚弱型、肝胃不和型、脾胃湿热型三型，分别辨证用药治疗，结果总有效率显著高于胃康灵胶囊对照组。

肖氏报道采用清热、补脾二法组方治疗 56 例，其疗效也显著高于阿莫西林和多潘立酮对照组。李氏等报道根据五倍子有收涩敛疮止血之功，能使黏膜组织蛋白凝固而形成一层保护膜，同时压迫血管而止血，还能使腺细胞的蛋白质凝固而抑制其分泌，故重用五倍子组方胃炎1号方治疗慢性浅表性胃炎44例，总有效率90.9%。郑氏等筛选出三棱和莪术作为治疗慢性浅表性胃炎主要的药物，研究表明其能有效改善胃黏膜的血循环，使胃黏膜屏障作用得以增强。何氏报道以健脾益气，活血消痞为法，采用自拟参术平萎汤治疗慢性萎缩性胃炎64例，并与三九胃泰冲剂34例对照，总有效率（66.67%）显著高于对照组（37.5%）。朱氏等报道用蜥蜴散清热解毒，活血行气，祛瘀散结，抑制胃黏膜炎症，治疗慢性萎缩性胃炎34例，总有效率也显著高于摩罗丹对照组。有人就有关中医治疗慢性萎缩性胃炎的文献报道进行了粗略统计，组方中活血化瘀药使用率高达50%～60%。但也有研究认为浊毒是慢性萎缩性胃炎发生、发展及迁延难愈的关键因素，主张采取化浊利湿与清热解毒的治疗原则。

3. 胆汁反流性胃炎　胆汁反流性胃炎主要有胃脘灼痛、饱胀、嗳气、恶心或呕吐、烧心、食欲不振等临床表现。陈氏等认为该病病机以胆热、胃逆、脾胃升降失调为特点；将75例患者辨证分型为肝胃不和、胆胃不和、脾胃气虚、胃阴不足4型，分别予柴胡疏肝散、黄连温胆汤、六君子汤、益胃汤加减治疗，据报道总有效率达97%。除分型论治外，以专方（包括自拟方）治疗本病报道最多。如有蒿芩清胆汤加味，半夏泻心汤加减，有自拟健胃降逆汤，有自拟清胃汤，以上临床研究大多设有雷尼替丁、多潘立酮等西药对照组，中药治疗组的总有效率均显著高于西药对照组。有报道认为辨证论治外还应结合近代药理知识合理用药，如枳实能促进胃肠蠕动、增强胃排空能力；与芍药、甘草配合又可降低迷神经的兴奋性，提高幽门括约肌的张力，从而可控制胆汁反流；其他如枳实与柴胡，郁金与柴胡，大黄与枳实相伍，对控制胆汁逆流具有一定的疗效。

4. 胃黏膜脱垂症　胃黏膜脱垂症是指异常松弛的胃黏膜经幽门管滑入十二指肠球部，在临床上也有胃痛表现。西医学内科无特效治疗，重者可行外科手术，但疗效并不理想。中医辨证论治、基础方加减以及针推手法治疗有一定作用。李氏认为本病脾胃升降失常为本，气血瘀阻不畅为标，临床辨证可分为脾胃虚寒、胃阴不足、肝气犯胃、湿热蕴结、瘀阻胃络5型。张氏认为该病多由于饮食不节，情志失调，劳倦过度，致脾胃虚弱，胃失和降，久病入络，气滞血瘀，自拟固膜汤治疗32例，并与甲氰米胍和甲氧氯普胺作对照，疗效显著高于对照组。杨氏等报道采用加味乌贝散调肝和胃理脾治疗124例，总有效率为92.75%。亦有报道以点按内关、中脘、章门、天枢、关元、足三里等穴的按摩手法，和针刺艾灸中脘、足三里、内关、胃俞、天枢、关元、期门、大陵等穴治疗本病获满意疗效。

5. 胃神经症　胃神经症是胃功能障碍的一种疾病，中医药治疗主以疏肝理气、调畅气机为纲。崔氏等撰文指出本病发病常与情志、饮食、起居、寒温等诱因有关，其中情志因素作用最大，采用四磨汤加味治疗33例，总有效率94%。郭氏亦认为本病主因情绪波动大，致使肝失疏泄，气机郁滞不畅，横逆犯胃所致，报道采用中成药疏肝丸及维生素B_1、谷维素、甲氧氯普胺等联合疗80例，痊愈70例，好转6例，无效4例。方氏报道用小柴胡汤化裁配合心理治疗42例，总有效率93%，显著高于谷维素、维生素B_6、多潘立酮对照组的71%。

6. 应用胃镜研究胃痛的发病机制　胃镜作为中医望诊的一种延伸，可为中医辨证论治提供一些客观依据。涂氏等对1 049例慢性胃炎患者中医证型与胃黏膜病理进行logistic回归分析，结果显示浅表性胃炎者多为肝胃不和型和脾胃湿热型；肝胃不和型与肠上皮化生和活动性炎症呈负相关，而脾胃湿热型则与肠上皮化生呈负相关、与活动性炎症正相关；萎缩性胃炎者多为胃阴不足型和脾胃虚弱型，其中胃阴不足型与肠上皮化生呈正相关、与活动性炎症呈负相关。王氏等选择脾胃湿热和脾胃虚弱型慢性胃炎各526例，进行胃镜望诊，HP感染及舌苔细菌、炎细胞、上皮细胞观察，结果显示脾胃湿热型患者胃镜下黏膜糜烂、出血点、黏液混浊（97.3%）、HP阳性率（91.8%）明显高于脾胃虚弱型（8.9%、59.8%），且脾胃湿热型舌苔中的细菌、炎细胞、上皮细胞数量亦明显高于脾胃虚弱型患者，认为胃镜望诊所见黏膜糜烂、出血点、黏液混浊可作为胃热辨证的依据。

（三）胃痛中医用药规律分析

从1996—2006年有关中医药治疗胃痛的105篇文献中药物出现频率来看，用药还是存在一定共性与规律性。经统计，使用频率较高的药物依次为：甘草74次（70.5%），白芍53次（50.5%），白术51次（48.6%），延胡索39次（37.1%），茯苓33次（31.4%），党参33次（31.4%），黄连31次（29.5%），枳壳29次（27.6%），柴胡28次（26.7%），半夏28次（26.7%），白及25次（23.8%），丹参24次（22.9%），乌贼骨、蒲公英、黄芪、陈皮、砂仁、木香、厚朴各23次（21.9%）。这些常用中药中的白芍与甘草配伍而成具有缓急止痛作用的芍药甘草汤，现代药理研究也表明该方可缓解胃肠平滑肌痉挛；延胡索行血中气滞，气中血滞，专治一身上下诸痛，这三味药具有明显的镇痛作用。白术、茯苓、党参、陈皮健脾理气，枳壳、柴胡疏肝理气，体现了肝与脾胃同治，健脾疏肝、理气止痛的大法。黄连、蒲公英清热解毒，现代药理证实有抗菌消炎作用。白及、丹参活血化瘀，有助于改善胃黏膜微循环。上述药物具有病证兼顾、标本同治的作用。由此体现出现代中医治疗胃痛，以病统证，辨证与辨病相结合，参照现代药理的知识，以理气活血止痛治标，以疏肝健脾、调理脏腑治本，已渐有成为基本治疗模式的倾向。

十、小结

胃痛是临床上最常见的疾病之一。大致包括了西医学的胃和十二指肠溃疡病、慢性胃炎、胃神经症等疾病。

引起胃痛的原因，多为情志失和，饮食不节，寒邪客胃，脾胃虚弱。其病机发展大抵为气病及血，由实致虚。脾胃纳化功能受到损害，气血运行受阻，是各类胃痛的基本病机。

胃痛在临床上可以分为寒凝中焦、饮食积滞、肝郁气滞、肝胃郁热、瘀血阻络、脾胃虚寒、胃阴亏虚等不同证候。各类证候之间常相互关联和影响，甚至有虚实兼夹，寒热错杂等比较复杂的证候出现。因此应当注意观察分析，抓住重点，针对病机进行治疗，始能收到良效。不可简单地一概运用止痛药物进行治疗。

胃痛的发生，与精神、饮食相关，预防上应当特别重视这两个方面的调摄，防患于未然。既病之后，又应及早治疗，防止病情加剧或恶化。早、中期如能得到正确的治疗与护理，预后一般均较好。即使病至正虚邪恋阶段，也可以通过调理脾胃，减轻症状，恢复体力，逐渐地得以痊愈。

附方

（1）良附丸（《良方集腋》）：高良姜　香附。

（2）吴茱萸汤（《伤寒论》）：吴茱萸　人参　生姜　大枣。

（3）藿香正气散（《和剂局方》）：藿香　紫苏　白芷　桔梗　白术　厚朴　半夏曲　大腹皮　茯苓　陈皮　甘草　大枣。

（4）半夏泻心汤（《伤寒论》）：半夏　黄芩　黄连　干姜　人参甘草　大枣。

（5）保和丸（《丹溪心法》）：神曲　山楂　茯苓　半夏　陈皮　连翘　莱菔子。

（6）木香槟榔丸（《医方集解》）：木香　香附　青皮　陈皮　枳壳　牛蒡子　槟榔　黄连　黄柏　三棱　莪术　大黄　芒硝。

（7）枳实导滞汤（《内外伤辨惑论》）：大黄　枳实　黄芩　黄连神曲　白术　茯苓　泽泻。

（8）逍遥散（《和剂局方》）：当归　白芍　柴胡　茯苓　白术　甘草　薄荷　生姜。

（9）金铃子散（《素问病机气宜保命集》）：金铃子　延胡索。

（10）甘麦大枣汤（《金匮要略》）：甘草　小麦　大枣。

（11）丹栀逍遥散（《医统》）：当归　白芍　白术　柴胡　茯苓　甘草　煨姜　薄荷　丹皮　栀子。

（12）清胃散（《兰室秘藏》）：当归　生地　丹皮　升麻　黄连。

（13）沙参麦冬汤（《温病条辨》）：沙参　麦冬　玉竹　桑叶　甘草　天花粉　生扁豆。

（14）泻心汤（《金匮要略》）：大黄　黄芩　黄连。

（15）藿朴夏苓汤（《医原》）：藿香　半夏　赤芩　杏仁　生薏苡仁　白蔻仁　猪苓　淡豆豉　泽泻　厚朴。

（16）连朴饮（《霍乱论》）：厚朴　黄连　石菖蒲　半夏　豆豉　芦根　焦栀子。

（17）黄连温胆汤（《备急千金要方》）：半夏　陈皮　茯苓　甘草　枳实　竹茹　黄连　大枣。

（18）柴胡疏肝散（《景岳全书》）：柴胡　枳壳　芍药　甘草　川芎　香附。

（19）左金丸（《丹溪心法》）：黄连　吴茱萸。

（20）丹参饮（《医宗金鉴》）：丹参　檀香　砂仁。

（21）失笑散（《和剂局方》）：蒲黄　五灵脂。

（22）血府逐瘀汤（《医林改错》）：柴胡　枳实　芍药　甘草　生地　当归　川芎　桃仁　红花　牛膝　桔梗。

（23）膈下逐瘀汤（《医林改错》）：五灵脂　当归　川芎　桃仁　丹皮　赤芍　乌药　延胡索　甘草　香附　红花　枳壳。

（24）黄芪建中汤（《金匮要略》）：黄芪　桂枝　芍药　炙甘草　饴糖　大枣　生姜。

（25）香砂六君子汤（《中国医学大辞典》）：人参　白术　茯苓　甘草　半夏　陈皮　木香　砂仁　生姜。

（26）芍药甘草汤（《伤寒论》）：白芍　炙甘草。

（27）竹叶石膏汤（《伤寒论》）：竹叶　石膏　人参　麦门冬　半夏甘草　粳米。

（28）一贯煎（《柳州医话》）：北沙参　麦门冬　当归　生地　枸杞子　川楝子。

（金学洙）

第十四章

肝癌的中医治疗

原发性肝癌为原发于肝细胞或肝内胆管细胞的恶性肿瘤，是人类最常见的恶性肿瘤之一，发病率居全球第六位，全球每年新发病例数为50万～100万。

原发性肝细胞癌（HCC）在欧洲和美国的发病率正逐年上升。据估计，到2020年，HCC患者将增加81%，这主要是由于丙肝病毒（HCV）感染流行所致。尽管医疗技术有所进步，但在1981—1998年期间，HCC的5年生存率仅提高了3%，这可能是因为大多数HCC患者诊断时已属晚期，导致总体的1年生存率仅为25%。其死亡率在消化系统恶性肿瘤中列第三位，仅次于胃癌和食管癌。

原发性肝内胆管细胞癌（ICC），近30年来在全球范围内发病率和死亡率均有上升趋势，但是针对ICC的系统大宗病例研究较少见。

中国肝癌患者占全世界的一半以上，主要是以乙型肝炎发展而成的病例居多。HCC合并肝炎肝硬化占85%～90%，大多数由乙型肝炎所致，近年丙型肝炎肝硬化也有上升趋势。我国是乙型肝炎和HCC大国，约有1.2亿人感染乙型肝炎病毒（HBV），且乙型肝炎表面抗原（HBsAg）阳性，其中约3 000万人为慢性乙型肝炎患者。我国HCC患者占全球患者总人数的45%～55%，每年32.2万～34.7万人患病，严重威胁我国人民健康和生命。HCC以东南沿海一带为主要发病地区，其中以江苏启东县发病率最高。

但值得指出的是，临床上还有近一半的患者HBsAg阳性，但并没有肝硬化改变，甚至是完全正常的肝组织。说明从HBV感染演变为肝癌，不一定要经过肝硬化，可能还存在着“肝炎－肝癌”和“正常肝组织——肝癌”的模式。

一、发病因素

原发性肝癌的发病虽被认为是多因素作用所致，但在我国，慢性肝炎和黄曲霉素（AFB）及饮水污染是主要的危险因素。在亚洲（除日本以外）和非洲，慢性乙型肝炎病毒感染是导致HCC的首要危险因素。在西方国家和日本，慢性丙型肝炎病毒感染是首要的危险因素。

HCC患者中约1/3有慢性肝炎（乙型肝炎或丙型肝炎）病史，80%的HCC病例是在肝硬化基础上发生，使得这一癌前病变成为HCC的最强诱因，HCC在肝硬化患者中的年发病率为2%～6%。酗酒也是HCC的诱发因素。某些代谢紊乱（如糖尿病、肥胖、脂肪肝、甲状腺功能低下等）在肝癌发病中的作用也已经引起关注。其他影响因素还有很多，包括微量元素、性激素、环境因素、遗传因素、机体因素及社会心理因素等，不同国家、地区的肝癌病因各有其特殊性，但共性是多因素、多步骤、多基因、多突变。

二、中医源流

肝癌相当于中医学“肝积”“黄疸”“鼓胀”“积聚”“胁痛”“癥瘕”等病证范畴。中医文献中虽然没有肝癌之名，但对类似的症状和体征的描述却十分丰富。如《难经》曰：“肝之积，名日肥气，在右胁下，为覆杯，有头足。久不愈……”《灵枢·水胀》日：“腹胀身皆大，大与肤胀等也，色苍黄，腹筋起，此其候也。”《诸病源侯论》日：“诊得肝积，脉弦而细，两胁下痛，邪走心下。”《太平惠民和剂局方》日：“心腹积聚……大如水碗，黄疸……支满上气，时时腹胀，心下坚结。”《医门法律》日：“凡有癥瘕积块痞块，即是胀病之根，日积月累，腹大如箕瓮，是名单腹胀。"

三、病理

原发性肝癌统指起源于肝细胞和肝内胆管上皮细胞的恶性肿瘤，所以肝癌组织学分类主要分为肝细胞型、肝内胆管细胞型和混合型，肝细胞型约占 90%，肝内胆管细胞型约占 5%，混合型约占 5%。肝细胞癌以男性较为多见，胆管细胞癌男女发病比例相似。

1. 病理形态　主要有四种类型，即巨块型、结节型、弥漫型和小癌型，其中巨块型和结节型最为常见，约占 98.6%。

（1）结节型：多见，癌结节直径一般不超过 5cm，大小不等，分布可遍及全肝，多数患者伴有严重的肝硬化。此型恶性程度高，预后较差。

（2）巨块型：癌块直径往往超过 10cm，根据癌肿形态和数量，又分为单块状型、融合块状型和多块状型。

（3）弥漫型：此型较少见，癌结节较小，有许多小结节，弥漫分布于整个肝脏，与肝硬化不易区别，病情发展快，预后极差。

（4）小肝癌型：单个结节直径不超过 3cm，或相邻两个结节直径总和不超过 3cm。病理特点是包膜多完整，癌栓发生率低，癌细胞分化较好，合并肝硬化程度轻，故手术切除率高，预后好。

2. 镜下病变　参照 WHO 等提出的肝癌病理学专著，显微镜下描述的主要改变有。

（1）常见的肝细胞癌组织类型有细梁型、粗梁型、假腺管型和团片型等。

（2）肝细胞癌的细胞形态，包括透明细胞型、富脂型、梭形细胞型和未分化型等多种细胞变异型。

（3）肝细胞癌的分化程度，可用高、中、低分化和未分化四级法表述，也可用 Edmondsos - Steiner 四级法表述。

（4）肝内胆管细胞癌以腺癌最为常见，但也可出现其他组织学和细胞学类型。

（5）肝细胞癌 - 胆管细胞癌混合型，即在一个肿瘤结节内同时存在肝细胞癌和胆管细胞癌两种成分。

（6）肿瘤生长方式，包括肿瘤边界、包膜侵犯、子灶形成、肝内转移和微血管癌栓形成等状况。

（7）周围肝组织的病变，如病毒性肝炎等情况的评估。

此外，近年提出的肝癌亚型——纤维板层型，占 HCC 的 1% ~2%，特点是多发于青年人、肿瘤单发、生长较慢、很少伴有乙肝和肝硬化、AFP 升高的病例不到 10%、手术切除率高、预后好。

四、扩散与转移

1. 肝内转移　最为多见、发生最早。可侵犯门静脉并形成瘤栓，合并静脉瘤栓的发生率为 62.2% ~89%。瘤栓脱落则在肝内可引起多发性转移灶，门静脉主干瘤栓阻塞可引起门脉高压和顽固性腹水。

2. 淋巴转移　转移到肝门淋巴结最为常见，也可转移到主动脉旁、锁骨上、胰、脾等处淋巴结。

3. 血行转移　以肺转移较多见，几乎达到半数，其次为肾上腺、骨、肾、脑等。

此外，还有种植转移，如腹膜后转移形成血性腹水；如种植在盆腔，女性可见卵巢转移。

五、临床表现

由于肝癌起病较隐匿，早期乃至少数中晚期患者仍无明显临床症状，一旦出现症状则病情迅速进展。

1. 肝癌症状　最为常见的是肝区疼痛、腹部作胀、上腹包块、腹水、黄疸，其次为乏力、消瘦、发热、黑便等症。

（1）肝区疼痛：是肝癌患者最常见的症状，约占 60%，多为持续性隐痛、胀痛，部分患者有间歇性加剧。如肿瘤位于表面，生长迅速，则痛势较甚；肿瘤部位较深，生长较慢，则呈胀痛，痛势较缓；肿瘤位于膈面，疼痛可向肩部放射。

（2）消化道症状：腹部作胀、食欲减退、消化不良、恶心呕吐和腹泻等，但常因缺乏特异性而被忽视。

（3）发热：肝癌患者有 30% ~50% 的病例出现发热，多为低热，热型多不规则。

（4）肝癌旁症：少数患者可有红细胞增多症、类白血病反应、高钙血症、高胆固醇、类癌综合征等表现。

（5）其他：晚期肝癌患者或合并有严重肝硬化者，往往有出血倾向，如皮下紫癜、牙龈出血、鼻衄，以及出现消化道出血，如门静脉高压所致的食道－胃底静脉曲张破裂发生大出血，甚至出现 DIC。转移病灶有肺、骨、肾上腺、胃、腹膜、胸膜、脑等处，并出现相应症状。

2. 肝癌体征　多数肝癌患者，特别是晚期患者常常具有四大阳性体征。

（1）肝脏肿大：是肝癌最常见的重要体征，高达 91% ~98%。肝脏往往质地较硬，表面不平，呈结节状或巨块状，边缘不规则，常有不同程度压痛。

（2）腹水：是晚期肝癌的常见体征，多呈草黄色，少数为血性。产生腹水的原因有肝硬化、门脉高压、低蛋白血症、腹膜转移、门静脉主干瘤栓阻塞及肿瘤压迫门静脉等。腹水患者预后差，生存期很少超过 3 个月。

（3）黄疸：也是晚期患者常见的体征，弥漫性肝癌或胆管细胞癌患者较容易出现黄疸，可因肝细胞损害而引起，也可由于癌块压迫或侵犯附近胆管，或癌组织和血块脱落引起胆道梗阻所致。

（4）慢性肝病及转移灶体征：如患者有肝硬化，则具有全身虚弱、脾肿大、腹壁静脉怒张、肝掌、蜘蛛痣等体征。如肝癌发生淋巴结、肺、脑、骨、卵巢等处转移，则具有相应的体征。

六、治疗原则

肝癌治疗的难度很大，探讨的热点也很多，目前对肝癌的治疗已从手术切除为主的综合治疗演变为多学科、多技术、分阶段的综合治疗。肝癌的治疗方法很多，目前以外科手术切除、肝脏移植、动脉介入化疗栓塞、射频消融以及中医中药治疗为主要治疗手段，其他还有经皮无水酒精注射、化疗、分子靶向治疗、基因—病毒治疗等。

1. 手术及肝移植　外科手术是首选治疗方案，局部手术切除是非肝硬化 HCC 患者的首选治疗。目前在西方国家，这部分患者占所有患者的50%，而在亚洲则为 40%。在我国，约 90% HCC 患者确诊时就已失去手术机会，即使是手术可以切除的 HCC，2 年内复发率也高达 50%。如选择治疗病例仅为单个病灶且无门脉高压者，可使患者的生存率达到 70%。

肝脏移植也可以获得最佳治疗效果，5 年生存率为 60% ~70%，成为早期肝癌的首选治疗措施。

2. 肝动脉栓塞化疗（TACE）　临床常用的 TACE 的疗效最为明显，近期疗效可达 30% ~70%，1 年生存率为 44% ~66.9%，平均生存期为 8 ~12 个月，成为非手术治疗的首选方法。TACE 主要适用于不能手术切除的中晚期肝癌患者，特别是病灶以右叶为主、多发病灶、术后复发者。此外，还可行肝动脉灌注治疗。

3. 消融治疗　肝癌消融治疗经过 20 多年的发展，在 HCC 综合治疗中的地位明显提升，在相当程度上影响和改变了传统的 HCC 治疗理念。越来越多的资料显示，局部消融治疗已经成为继肝癌手术切除术和介入治疗后的第三大 HCC 局部治疗手段。特别是对小肝癌的治疗作用，射频消融治疗效果与手术切除相近，操作简便，安全性好，现在已得到广泛应用。

4. 放射治疗　放疗可使部分全身情况较好、肝功能基本正常的局限性肿瘤（主要位于右肝）患者获得根治，对肿瘤较大或发生转移者也有一定的姑息疗效。病情较重者可用放疗缓解症状（如肝门区肿瘤或胆管压迫所导致的阻塞性黄疸、骨转移引起的剧烈疼痛等）。

5. 全身化疗　对原发性肝癌的效果难以肯定。对无禁忌证的患者也是一种可供选择的治疗方法。但目前所用的常规化疗方案均有效率低、可重复性差、不良反应明显、生存时间无显著改善的缺点，所以迄今为止尚无标准的化疗方案。

6. 分子靶向治疗　成为晚期肝癌治疗的新标准。自 2007 年靶向药物索拉非尼成功上市以后，其他一些靶向药物也陆续进行了 HCC 治疗的临床前及临床试验。分子靶向治疗在肝癌治疗中的地位已经越来越重要。

7. 中医中药治疗　中医中药治疗是肝癌综合治疗的重要组成部分，特色显著，辨证论治配合化疗比单纯化疗效果好，具有稳定病情、延长生存期、改善临床症状、提高患者生活质量的作用。

七、辨证论治

中医认为肝癌的病机有“正虚”“邪实”两方面，《医宗必读·积聚》谓：“积之成也，正气不足，而后邪气踞之。”肝癌病机可归纳为以下三点：其一为肝失条达，疏泄失司，气滞血瘀。其二为痰饮内停，郁而化热，湿热蕴结。其三为肝肾阴亏，脾胃损伤，正气亏虚。故瘀毒交结，正不胜邪，发为癌肿，久留难去，而成危重之疾。

1. 病因病机

（1）饮食不节：尤其是长期酗酒，嗜食膏脂厚味，偏食腌腊、霉变食物，饮用污染之水等，以致湿热内盛，痰饮内生，成为致病的危险因素。

（2）情志内伤："肝者，将军之官"，"肝属木，主条达"，若情志抑郁郁怒，心理压力过重，可导致肝失疏泄，气血郁滞，日久变生硬化，形成癥积。

（3）病邪侵袭：感受湿、热、风、寒、暑等邪气，尤其是肝炎病毒侵袭，导致肝病慢疾，成为首要的致病因素。

（4）正气虚损：先天不足或有遗传因素，后天失养，或有慢性肝病失于调治，或伴肥胖症、糖尿病、脂肪肝等疾病，耗伤正气，肝肾脾胃等脏腑虚弱，渐成恶变。

2. 论治要点　辨证施治应分清正邪虚实，攻补得当。攻邪以清利湿热、理气化瘀为主，扶正以健脾益气、护肝养阴为主。早中期以攻邪为主，兼以扶正；中晚期以扶正为主，或兼以祛邪。

中医中药治疗是肝癌综合治疗的重要组成部分，具有延长生存期、改善临床症状的效果。通过综合治疗，肝癌已由不治之症变为部分可治之症，生存期及生活质量均可获得显著改善。

3. 分证论治

（1）肝郁脾虚证

症状：胸腹胀满，食后更甚，胁下胀痛，恶心纳差，体虚乏力，下肢浮肿。舌质淡，舌苔腻或淡黄而腻，脉濡缓或弦细。

治法：疏肝健脾。

方剂：柴胡疏肝散合实脾饮加减。

药物：醋柴胡 6g，陈皮 6g，青皮 6g，白芍 10g，枳实 6g，郁金 6g，川楝子 10g，丹参 10g，太子参 10g，黄芪 30g，白术 10g，木香 6g，大腹皮 10g，薏苡仁 30g，猪苓 10g，茯苓 10g，当归 10g。

（2）气滞血瘀证

症状：胁下积块，痞满胀痛，体倦乏力，面色黧黑，形体消瘦。舌质紫暗，舌背青筋显露，舌苔薄或腻，脉细涩或弦细。

治法：化瘀散结。

方剂：血府逐瘀汤合大黄䗪虫丸加减。

药物：桃仁 10g，红花 10g，当归 10g，川芎 10g，郁金 6g，丹参 10g，赤芍 10g，牛膝 10g，柴胡 6g，八月札 10g，鳖甲 10g，土鳖虫 10g，牡蛎 30g，莪术 10g，三棱 10g，石见穿 20g。

（3）肝胆湿热证

症状：目睛肌肤黄疸，右胁痛剧，身热不扬，腹胀矢气，口干口苦，恶心呕吐，大便干结或便溏不爽，小便黄赤。舌质红赤，舌苔黄腻，脉滑数或弦数。

治法：清热利湿。

方剂：茵陈蒿汤合龙胆泻肝汤加减。

药物：茵陈20g，栀子10g，大黄10g，龙胆草10g，黄连6g，薏苡仁30g，郁金6g，泽泻20g，佩兰10g，田基黄15g，山豆根5g，苦参15g，猪苓10g，茯苓10g。

（4）肝肾阴亏证

症状：五心烦热，口干少津，低热盗汗，消瘦纳差，神疲乏力，腰膝酸软，胸胁隐痛，腹胀有水，或有呕血便血。舌质红少苔，脉细数或无力。

治法：滋补肝肾。

方剂：一贯煎合六味地黄丸加减。

药物：生地10g，熟地10g，龟板15g，山药10g，茯苓10g，猪苓10g，泽泻20g，薏苡仁30g，南沙参10g，枸杞子10g，麦门冬10g，五味子10g，川楝子10g，玄参10g，知母10g，当归10g，鳖甲15g。

（5）脾肾阳虚证

症状：肝区隐痛，神倦怯寒，面色㿠白或萎黄，消瘦纳差，脘闷腹冷，下肢浮肿，小便短少或不利，腹胀有水如鼓。舌胖色淡，边有齿痕，脉沉细无力。

治法：温补脾肾。

方剂：真武汤合实脾饮加减。

药物：制附子8g，茯苓10g，猪苓10g，泽泻20g，薏苡仁30g，白芍10g，生姜6g，熟地10g，山药10g，砂仁3g，车前子10g，木瓜10g，木香6g，大腹皮10g，甘草6g，龙葵15g。

4. 临证加减　胁下疼痛者，加延胡索、金铃子、郁金、乳香、没药等；肝区肿块疼痛者，加王不留行、炮山甲、三棱、莪术等；大便干结者，加瓜蒌仁、郁李仁、当归、火麻仁等；腹水者，加泽泻、猪苓、车前子、龙葵、大腹皮等；呕血者，加降香、血余炭、蒲黄炭、阿胶、白及等；便血者，加白及、阿胶、槐花炭、侧柏炭、地榆炭等；贫血者，加当归、白芍、熟地黄、阿胶、桑椹子等；呕吐呃逆者，加姜半夏、姜竹茹、旋覆花、柿蒂、丁香等；自汗盗汗者，加五味子、糯稻根、碧桃干、牡蛎等。

5. 治疗肝癌常用中药　白花蛇舌草、半枝莲、半边莲、三棱、莪术、苦参、地鳖虫、鳖甲、五灵脂、凌霄花、蜂房、蜣螂虫、泽漆、铁树叶、鬼箭羽、墓头回、三白草、泽兰、功劳叶、水蛭、参三七、蚤休、冬凌草、鸡骨草、叶下珠、垂盆草、田基黄、茵陈、土茯苓、肿节风、野菊花等。

八、治疗经验

肝癌的发病有“正虚”和“邪实”两方面，“正虚”主要为肝、脾、肾不足，“邪实”主要为郁、热、湿、瘀过盛。故所拟治则亦为两方面：扶正以护肝、健脾、补肾为重，祛邪以疏肝、清热、利湿、化瘀为主。多数病变往往正邪交杂，相互为病，治疗必须辨清主次，兼顾施治。

1. “疏肝”治则，贯穿始终，成为治疗肝癌的前提　治疗肝癌不离“疏肝”治法，并贯穿治疗始终，“疏肝”有多层治疗意义。

（1）疏肝以护肝：疏肝即护肝保肝，“肝者，将军之官”，“肝属木，主条达”，肝与胆相表里，肝以疏为健，胆以利为顺，所以疏肝利胆常结合使用。我们认为，护肝、保肝治疗不能单纯的滋养，而是要在疏肝的前提下进行，如肝郁不畅，即使使用大剂补养亦无功效。若肝胆疏通，气血流畅，邪气祛除，肝脏功能便可恢复。

（2）疏肝以除邪：中医认为肝主藏血、调畅气机，若肝失疏泄，气机不畅，则病邪积聚，湿热内蕴，胆汁淤积等，可进一步损害肝脏，形成恶性循环，所以疏肝也是除邪。

（3）疏肝以解郁：肝病者以情志抑郁居多，若情志郁怒，肝失疏泄，则气血郁滞，从无形气滞之病，日久便发展成有形结块，再发展变成坚硬巨块。因此，疏肝解郁，调节情志，保持良好的精神状态，对治疗肝癌十分重要。

（4）疏肝以助脾：肝病往往表现为“肝常有余，脾常不足”，肝木克土，所以肝癌患者常见脾胃证候，出现肝郁脾虚、肝胃不和等证，表现出诸多症状如胸腹胀满、食后更甚、胁下胀痛、恶心纳差、体虚乏力、下肢浮肿、舌苔腻、舌质淡、脉濡缓或弦细等。肝木疏畅则脾胃功能健运，所以从肝调脾、疏肝和胃是常用治法。

常用主方首选柴胡疏肝散，其次为逍遥散、四逆散、香砂六君子汤等。常用药物有醋柴胡、陈皮、青皮、白芍、枳壳、香附、郁金、川楝子、川芎、当归、甘草、丹参、党参、黄芪、白术、厚朴、木香、砂仁、制半夏等。

2. 清热利湿是常用治法：肝癌的湿热之证比较多见，晚期患者出现黄疸时更盛，症状有目睛肌皆黄、右胁痛剧、身热不扬、腹胀矢气、口干口苦、恶心呕吐、大便干结或便溏不爽、小便黄赤、舌苔黄腻、舌质红赤，脉滑数或弦数。宜用清热利湿、利胆退黄治法。虽然此时退黄效果多不理想，但是通过综合治疗，给予最佳的扶正支持治疗，能明显延长生存期，多数可达3个月左右。

常用主方有茵陈蒿汤、龙胆泻肝汤等。常用药物为茵陈、栀子、大黄、龙胆草、黄连、柴胡、黄芩、薏苡仁、郁金、泽泻、佩兰、田基黄、山豆根、苦参、猪苓、茯苓等。

3. 活血化瘀是重要治法

（1）重要性：我国肝癌患者的发病多数经历了“慢性肝炎－肝硬化－肝癌”的发展模式，肝癌合并有肝炎肝硬化者占85%～90%，而且据临床观察，具有乙型肝炎肝硬化的患者预后差，所以结合针对肝硬化的治疗十分重要。气滞血瘀证多见于这类患者，使用化瘀散结的目的在于丰富肝脏供血，减轻肝纤维化，改善肝脏机能。但是，活血化瘀法要在疏肝护肝的前提下，联合健脾益气、软坚散结、补益肝肾等法运用。气滞血瘀证的患者往往有胁下积块，痞满胀痛，体倦乏力，面色黧黑，形体消瘦，舌质紫暗，舌苔薄或腻，舌背青筋显露，脉细涩或弦细等症。

常用主方为血府逐瘀汤、大黄䗪虫丸等。常用药物有桃仁、红花、参三七、莪术、当归、郁金、紫丹参、虎杖、赤芍、牛膝、柴胡、八月札、鳖甲、地鳖虫、牡蛎、三棱、石见穿、党参、茯苓、白术、鸡血藤等，其中以参三七、莪术、郁金、紫丹参、虎杖、赤芍使用较多。

（2）谨防出血：活血化瘀法虽然是肝癌的重要治法之一，但是，在应用时要考虑利与弊。运用活血化瘀药物，除要求患者具有“瘀”证的表现外，同时要考虑到肝硬化患者的出血几率也是很高的。肝硬化往往伴有脾亢、食管静脉怒张以及白细胞、血小板、凝血因子减少等情况，所以不能热衷于“见癌即化瘀”的套路，而是要依据病情而定。肝癌的肝内播散十分常见，远处转移病灶可见于肺、骨、肾上腺、胃、腹膜、胸膜、脑等处，活血化瘀可能会促进肿瘤扩散。晚期肝癌患者或合并严重肝硬化者，往往有出血倾向以及出现消化道出血，甚至可能出现 DIC 等变化，所以治疗时应谨防出血。

在实施肝动脉栓塞化疗（TACE）期间，不应使用活血化瘀药，更不宜使用虫类有毒药物，以免破坏栓塞效果和增加肝脏解毒负担。

4. 扶正以健脾益气、滋补肝肾为主　本病病位在肝，但其发病与肝、脾、肾不足有关。肝病之虚者常表现出脾胃气虚的证候。脾胃为后天之本，气血生化之源，所以补肝扶正时应补脾益胃，促使气血的生成，以濡养肝脏。常用四君子汤、香砂六君子汤、实脾饮等方剂。

肝病之虚者也常表现为肝肾同虚的证候。肾为先天之本，肝肾同源，同居下焦，所以补肝扶正应从肝肾同补着手，滋水涵木，肾气充足则肝得以补。例如肝癌晚期常有肝肾阴亏证候，患者可见五心烦热、口干少津、低热盗汗、消瘦纳差、神疲乏力、腰膝酸软，或腹胀有水、或呕血便血、舌质红少苔、脉细数或无力等，此时应予滋补肝肾之法。常用六味地黄丸、左归丸、大补阴丸或一贯煎等方剂。常用药物有生地、熟地、山药、茯苓、泽泻、枸杞子、沙参、麦冬、五味子、川楝子、玄参、知母、黄柏、龟板、鳖甲、冬虫夏草、山茱萸、桑寄生、何首乌、当归、女贞子、白芍等。其中以生地、熟地、山茱萸、枸杞子、玄参、知母、龟板、鳖甲使用较多。

多数患者虚实并存，正邪交杂，相互为病，不但有脾肾虚弱证候，甚至可见黄疸、腹水、出血等症状，治疗时应辨清主次缓急，兼顾施治。

5. 慎用虫类有毒药物　临床可见少数患者治病心切，或迷信单方、验方及传说，为增加疗效和实现“以毒攻毒”的想法，大量使用虫类及有毒药物如乌梢蛇、蜈蚣、马钱子、斑蝥、全蝎、壁虎、蟾蜍、地鳖虫、硫黄、藤黄、蜣螂、生半夏、生南星、马兜铃、龙胆草、关木通等，或自制成成品制剂，较长时期服用，结果造成肝损害并加速黄疸出现。所以我们主张谨慎使用虫类及有毒药物，在有经验的医师指导下合理、规范应用。

6. 紧跟医学进展，发挥中医治疗优势　肝癌的治疗主张个体化治疗和综合治疗相结合的原则。肝癌治疗的难度很大，但近年进展较多，探讨的热点也很多，目前以外科手术切除、肝脏移植、动脉介入治疗栓塞、射频消融以及中医中药治疗为主要的治疗手段，其他还有经皮无水酒精注射、化疗、分子靶向治疗、基因治疗、病毒治疗等。

肝动脉栓塞治疗中，我们也曾经使用过中药制剂如鸦胆子乳剂、康莱特、榄香烯等，具有良好效果，其疗效与临床文献及报道相似。

中医中药治疗对肝癌手术后、动脉介入治疗栓塞后、射频消融术后患者具有巩固疗效的作用，特别是对晚期已无合适的特殊治疗方法的患者，应用中医中药治疗，具有显著作用。

7. 有学者验方——疏肝消癌汤　有学者根据多年治疗肝癌的实践经验，在柴胡疏肝散的基础上，应用健脾、益气、清热、抗癌类的中药组成疏肝消癌汤，药物组成为醋柴胡 6g，黄芩 10g，白芍 10g，郁金 10g，太子参（或党参）10g，黄芪 30g，白术 10g，茯苓 10g，陈皮 6g，制半夏 10g，半边莲 30g，半枝莲 15g，白花蛇舌草 30g，薏苡仁 30g，参三七 6g，莪术 10g，苦参 10g，山茱萸 10g，枸杞子 10g，炒谷芽 10g，依据辨证酌情加减。主要适应证为肝癌手术后、动脉介入治疗栓塞后、射频消融术后，特别是晚期已无合适的特殊治疗方法，K 氏评分 60 分左右的患者，长期使用此方具有良好疗效，能显著延长生存期（1 年生存期为 38%，2 年生存期为 17%，3 年生存期为 6%），个别患者可达 5 年。肝脏肿块虽然仍然存在或缓慢增长，肿大淋巴结也依然存在，但能使患者保持良好的生活状态，多数时间内K氏评分保持在60～70分，生活起居能自理，与瘤共存。本方消补结合，无明显副反应，不伤胃气，可以长期使用。

8. 蜂毒疗法　蜂毒具有止痛和抗癌作用。我们曾进行蜂毒止痛临床研究，研究对象分为三组：蜂毒组、可待因组、消炎痛组。蜂毒（皮试后）每次肌肉注射0.5mg，每日2次，连用4天。结果：三组之间的疼痛情况在治疗前无差异，在治疗后T3、T5、T6时点三组疼痛分值经秩和检验，可待因组与消炎痛组、蜂毒组均差异显著（$P<0.01$），而蜂毒组与消炎痛组比较无差异（$P>0.05$）。除此之外，还有其他2项临床研究、3项实验实研究，综合各资料表明，蜂毒具有较好的止痛效果，其止痛效果与消炎痛无显著性差异。蜂毒也具有抗癌作用，使用方法为蜂毒（皮试后）每次肌肉注射0.5mg，每日1次，连用21天，休息1周，为1个周期，4个周期为1个疗程。常见的副反应为注射部位局部疼痛明显，报道有全身过敏反应，但我们未见此反应。

9. 外治验方

（1）用血竭、地龙、僵蚕、木鳖子、五灵脂、凌霄花、生半夏、生南星、石菖蒲、龙胆草、冰片等药物，共研细末，用香油熬制成膏剂，敷于患处，每5～7日换药1次。适用于肝癌疼痛。

（2）冰片30g，加入白酒或75%酒精500ml中密闭备用，用时将药液外涂肝区疼痛部位，每日10次。皮肤破溃处禁用。

（3）阿魏消痞膏由阿魏、马钱子、郁金、延胡索、川乌、樟脑、血竭等药组成，各药研成细末备用。用时将药末混匀撒在胶膏上，外敷于患处，同时局部用60℃热毛巾在药膏上外敷半小时，注意勿烫伤皮肤，每日2次，5～7天换药1次。适用于肝癌疼痛。

九、化学治疗

原发性肝癌全身化疗效果难以肯定，评价不高，这是因为肝癌患者的多药耐药基因（mdrl）呈高表达，P－糖蛋白（P－gp）水平很高，因此对化疗反应不敏感；而且多数患者合并有慢性肝病、肝功能异常，增加了化疗药物标准剂量的肝毒性和免疫抑制的不利因素。

常用药物主要有5－Fu、FUDR、ADM、E－ADM、DDP、L－OHP、Me－CCNU、MMC、CTX、VP－16、HCPT等。新药如GEM、DOC、CPT－11、Xeloda等，临床使用时间不长，有待进一步观察。近年来，用新药三氧化二砷（As2O3）治疗肝癌，有效率为10.7%，中位缓解时间为5个月。

单药化疗：在已有的Ⅱ、Ⅲ期临床实验中，大多数有效率不到20%，在Ⅲ期实验中没有一种化疗药物能肯定提高生存率。其中包括ADM、E－ADM、MIT、5－Fu、DDP、CBP、TAX、CPT－11、TPT、VP－16、GEM、TOM（雷替曲塞Raltitrexed）、诺拉曲塞（Nolatrexed）和克拉屈滨（Cladribine）等。

联合化疗：迄今为止，尚无标准方案。联合化疗效果略优于单药，有效率可达15%～35%，插管化疗优于全身化疗，栓塞化疗效果比较显著。联合化疗方案多数采用蒽环类药物+5－Fu，再加第三药物，如MMC、VM－26、CCNU等。PLAF方案为DNR＋5－Fu＋DDP＋IFN－α，与许多方案相比，使用该方案患者的生存期较长（7～10个月），但有效率并不高于蒽环类单药，而且此方案选药较偏，多药联合也增加毒副反应。

1. ADM 单药方案

阿霉素（ADM） 60mg/m^2 VD d1

每 3 周重复

单药之中 ADM 及其衍生物的疗效相对较好，有效率为 11% ~19%。

2. AF 方案

阿霉素（ADM） 40 ~60mg/m^2 VD d1

氟尿嘧啶（5 - Fu） 500 ~750mg/m^2 CIV d1 ~5

每 4 周重复

3. PF 方案（小剂量持续长程方案）

氟尿嘧啶（5 - Fu） 170mg/（m^2·d） CIV d1 ~7

顺铂（DDP） 3mg/（m^2·d） CIV d1 ~5

连用 4 周，休息 1 周

4. PF 方案

氟尿嘧啶（5 - Fu） 100 ~750mg/m^2 CIV d1 ~5

顺铂（DDP） 20mg/m^2 CIV d1 ~5

每 4 周重复

5. PF 方案（长程持续方案）

氟尿嘧啶（ - Fu） 375mg/m^2 CIV d1 ~14

顺铂（DDP） 20mg/m^2 VD d1 ~5

每 4 周重复

十、分子靶向治疗

肝癌的分子靶向治疗具有较好的分子选择性，能较高效地杀伤肿瘤细胞，而对正常组织的损害较少。现在靶向治疗的地位越来越重要，也是临床研究的热点。目前肝癌的分子靶向药物大体有以下几类：肝细胞生长因子受体抑制剂、多靶点激酶抑制剂、抗血管内皮生长因子（VEGF）药物、表皮生长因子受体（EGFR）抑制剂、DNA 甲基化抑制剂、环氧化酶 - 2 抑制剂、Nucler factor kappa B（NF - KB）路径靶向药物、细胞周期控制药物等。现在临床使用较多的药物是索拉菲尼（Sorafenib），经统计学证实可以显著提高肝癌患者总生存期，被推荐为晚期肝癌的一线药物。其他药物有吉非替尼（Gefitinib）、埃罗替尼（Erlotinib）、舒尼替尼（Sunitinib）、贝伐单抗（Bevaclzumab）、沙利度胺（Thalidomide）和塞来昔布（Celecoxib）等。

1. 索拉菲尼（Sorafenib）

索拉菲尼（Sorafenib） 400mg/m^2 PO 2/d

每 4 周为 1 个疗程，每 2 个疗程评价疗效。

用药剂量可酌情减少，或半量或隔日使用。长期服用，直至疾病进展或不能耐受而停药。

Sorafenib 是一种选择性地抑制肿瘤细胞增殖和阻止肿瘤血管生成的新型多靶点的分子靶向药物，具有抗血管生成、促进细胞凋亡及抑制 Raf 激酶等活性。目前，《NCCN 指南》《美国肝病研究协会（AASLD）指南》、中国《原发性肝癌规范化诊治专家共识》等多个国际、国内权威指南共识均推荐索拉菲尼作为晚期肝癌治疗的标准用药。

2. 舒尼替尼（Sunitinib）

舒尼替尼（Sunitinib）　37.5mg/d　PO　持续给药

舒尼替尼是一种多靶点的酪氨酸酶抑制剂。

3. 吉非替尼（Gefitinib）

吉非替尼（Gefitinib）　250mg/d　PO　1/28d

28 天为 1 个疗程

肿瘤的生长、增殖和分化，与肿瘤细胞信号转导分子关系密切。将肿瘤细胞信号转导分子如表皮生长因子（EGF）及其受体（EGFR）作为靶点来治疗肿瘤，是目前肿瘤分子靶向治疗的热点。以 EGFR 和 EGF 为靶点的药物主要是 EGFR 酪氨酸酶抑制剂，吉非替尼即属于此类。

4. 埃罗替尼（Erlotinib）

埃罗替尼（Erlotinib）　150mg/d　PO

研究认为，埃罗替尼抑制 EGFR，可以控制疾病进展。

5. 沙利度胺联合 Xeloda 方案

沙利度胺（Thalidomide）　200m/d　PO　2 周后增加剂量 100mg/d

再逐渐增加剂量至 400mg/d　1/日 ×4 周

Xeloda　1250mg/m^2　PO　2/d　d1 ~ 14

沙利度胺也称反应停，具有抗血管生成作用，可能的机制是抑制血管生成的促进因子 TNF - α、IL - 6、VEGF、BFGF 等。本方案可用于治疗不可切除、复发或转移性肝癌。

十一、肝动脉栓塞化疗（TACE）

正常肝脏的血流供应为 75% ~ 80% 来自门静脉，20% ~ 25% 来自肝动脉。HCC 为有丰富血供的肿瘤，其血供 95% 来自肝动脉。TACE 正是利用 HCC 的这一血供特点，对 HCC 的供血动脉进行栓塞化疗。注入栓塞剂和抗癌药物，既可阻断肿瘤的血供，使之发生缺血性坏死，同时栓塞剂中加入了化疗药物，又使局部区域保持了较高的药物浓度，诱导肿瘤细胞凋亡，而且全身的副反应较小。TACE 近期疗效可达 30% ~ 70%，1 年生存率为 44% ~ 66.9%，平均生存期为 8 ~ 12 个月，成为非手术治疗中的首选方法。

TACE 的最佳候选患者应为肝功能储备良好、无症状的多结节性肿瘤患者，并且无血管浸润或肝外扩散。伴有肝功能失代偿或肝衰竭（Child - Pugh BCC 级）的患者应排除在外，因为栓塞治疗所致的缺血性损伤可能进一步诱发严重不良事件。

TACE 常用药物和剂量为 DDP 50 ~ 100mg、ADM30 ~ 60mg、E - ADM 60 ~ 100mg、5 - Fu1 000 ~ 2 000mg、MMC 10 ~ 20mg、HCPT 24 ~ 36mg，一般采用 2 ~ 3 种药物联合使用，如 DDP + 5 - Fu、DDP + ADM、5 - Fu + MMC、ADM + 5 - Fu + MMC，以及中制剂鸦胆子乳剂、康莱特、榄香烯等。

根据病情的需要可进行 TACE 重复治疗，但目前尚没有足够证据确定最佳化疗药物和最佳再治疗方案，在显示阳性结果的随机对照试验中，均为每年进行 3 ~ 4 次治疗。一般做法是在 TACE 术后 5 ~ 7 周进行影像学、肿瘤相关标志物、肝肾功能和血常规复查。是否给予再次治疗依随访结果而定。原则是在控制肿瘤和使患者带瘤生存的情况下，尽可能减少介入治疗周期和延长两次介入治疗之间的间隔。

TACE 的禁忌证大体有以下几点：①肿瘤体积超过肝脏的 70%（若肝功能正常，有人采用分次少量栓塞）；②严重肝功能障碍和肝细胞性黄疸；③大量腹水伴少尿；④明显肾功能不全；⑤明显凝血机制障碍或有出血倾向；⑥重度高血压、冠心病和心功能不全；⑦广泛转移；⑧终末期患者；⑨对于癌栓完全阻塞门静脉主干者，应视肝门侧支循环、肿瘤大小及食管静脉曲张程度而酌情考虑。

在实施肝动脉栓塞化疗期间，不应使用活血化瘀药，更不宜使用虫类有毒药物，以免破坏栓塞效果和增加肝脏解毒负担。

十二、消融治疗

肝癌的局部消融治疗经过 20 多年的发展，已成为继肝切除术和介入治疗后的第三大 HCC 局部治疗手段。局部消融治疗直接作用于肿瘤，具有高效快速的优势；治疗范围局限于肿瘤及其周围组织，对机体影响小，可以反复应用。

消融治疗包括瘤内注射、射频消融、微波固化、激光热疗、高强度聚焦超声、氩氦刀冷冻治疗等多种方法。目前临床应用较多的是射频消融（RFA）和瘤内无水酒精注射（PEI）。

射频消融治疗（RFA）：对直径 <3cm 的小肝癌病灶可以达到根治的作用，效果不弱于手术切除；对 >3cm 且 <5cm 的中肝癌病灶，射频治疗效果也接近手术；对于大肝癌病灶（直径 5.1～10.0cm）甚至巨大肝癌病灶（≥10.1cm），如果适应证选择得当，也可能获得较满意的疗效。应用射频治疗转移性肝癌有可取之处，如治疗的禁忌证比手术少，允许基础条件不太好的患者接受治疗，允许反复介入，与多次肝切除相比，对医生的要求和对患者的限制也很少。

十三、预后

肝癌预后较差，病程短，进展迅速，如不进行积极治疗，晚期肝癌中位生存期仅为 3～6 个月。近 20 年由于诊断和治疗方法的进步，早期肝癌的根治切除率和手术后 5 年生存率明显提高，无症状患者、直径 <4.5cm 的小肝癌患者术后 5 年生存率可达 69.4%。一般认为与预后有关的因素包括：①瘤体小于 5cm，能早期手术者则预后好；②癌肿包膜完整，无癌栓形成者预后好；③合并肝硬化或肝外有转移者预后差，发生消化道出血、肝癌破裂者预后差；④ALT 显著升高者预后差；⑤机体免疫状态不良者预后差。

（金学洙）

第十五章

消化系统中医治疗

第一节　泄泻

一、概述

泄泻是一个病证，以排便次数增多，粪质稀溏，或泻物如水样为其主症。泄，有漏泄的含义，粪出稀溏，其势较缓。

泄泻一病证，有久暴之分。暴泻属实，多因外邪、饮食所伤；久泻多虚，或虚中挟实，多为久病体虚，或情志郁怒，脏腑功能失调而成。脾病湿盛是发病的关键，实证为寒湿、湿热、酒食中阻，脾不能运，肠胃不和，水谷清浊不分；虚证为脾虚生湿，或肝气乘脾，或命门火衰，腐熟无权，健运失司。总属脾胃运纳不健，小肠受损和大肠传导失常所致。治疗应以调理脾胃，去湿为主，但应随其所因而出入变化。

泄泻与西医所说腹泻含义相似，可见于多种疾病，凡因消化器官发生器质性或功能性病变而致的腹泻。有各种细菌性食物中毒，肉食中毒等，有急性肠道感染，如病毒性肠炎，急性细菌性痢疾、霍乱、副霍乱等。有其他原因的急性肠炎，如急性出血性坏死性肠炎等。还有肠结核、结肠炎、结肠过敏症等都包括在中医泄泻的范畴。

临证若见虚实相兼者，应补脾与祛邪并施，寒热错杂者，须温清同用。急性暴泻不可妄予补涩，慢性久泻不宜漫投分利。清热不可过于苦寒，太苦则伤脾。补虚不可纯用甘温，太甘则生湿，一般说来，急性泄泻，多易治疗，如迁延日久，则难期速效，且易反复发作。此外，本病在服药治疗的同时，还应做到饮食有节，忌生冷腥荤等食物，才能有助于提高疗效。

泄泻应与痢疾相鉴别，前者为大便稀溏或水样，色黄，泻下爽利，甚或滑脱不禁；后者为大便混杂红白脓血黏液，里急后重，利下不爽。

二、辨证治疗

（一）寒湿伤脾

主症：泄泻稀薄多水，腹部胀痛，肠鸣不已。饮食减少，甚则恶心欲吐。身体困倦，懒说懒动。或兼寒热，头痛如裹，肢体酸楚，口淡不渴，舌苔白，脉浮。

治法：温寒化湿，疏散表邪。

首选方剂：藿香正气散。方解：藿香温化中寒，芳香辟秽，理气和中，为主药；紫苏、白芷、桔梗辛温发散，解表邪而利气机；厚朴、大腹皮燥湿除满；半夏、陈皮理气化痰；茯苓、白术、甘草和中，健脾化湿。本方既能驱散表邪，又能燥湿除满，健脾宽中，调理肠胃，使湿浊得化，风寒外解，脾胃功能恢复而泻止。

备用方剂：甘草干姜茯苓白术汤。方解：干姜、甘草补中暖土，茯苓、白术健脾利湿。脾主运化，寒湿中阻，运化失常，发为泄泻，故使用暖土胜湿之法，使寒去湿化，则泄泻自止，凡寒湿伤脾，不兼表证者，宜此方。

随症加减：若表寒重者，可加荆芥、防风等增强疏散风寒之力。腹部胀痛、肠鸣，加砂仁、炮姜，以温寒行气。胸闷脘痞，肢体倦怠，舌苔垢腻者，加豆蔻仁、法半夏，以芳香化湿。尿少，加泽泻、车前子，以利小便而实大便。恶心欲吐，加生姜、砂仁，以和胃止呕。肢体怠倦，舌苔白腻，脉象濡缓者，加苍术、广木香，以助燥湿健脾之力。头痛如裹加藁本、羌活，以表散寒湿。

（二）湿热下注

主症：腹痛即泻，泻下急迫，势如水注，粪色黄褐而臭，肛门灼热，心烦口渴，小便短赤，舌苔黄而厚腻，脉濡滑而数。

本证应与寒湿伤脾相鉴别。二者皆为湿盛，但一寒一热，各不相同。《证治要诀》曰：“冷泻不言而喻，热亦能泻者，盖冷泻譬之盐，见火热则凝，冷则复消；热泻譬之水，寒则结冰，热则复化为水。”寒湿伤脾者，粪便不臭；肛门不热，湿热下注者粪便多臭，肛门灼热，寒者肢体倦怠，懒说懒动；热者心烦意燥，声音壮亮。寒者小便清白不涩，不渴；热者小便赤黄而涩，烦渴。寒者苔白脉沉细，热者苔黄脉濡数。至于泄泻时间的久暂，不足为凭。

治法：清热化湿，利尿厚肠。

首选方剂：葛根黄芩黄连汤。方解：方中重用葛根，解肌清热，升举内陷之热邪，黄芩、黄连苦寒，清热燥湿厚肠为辅，甘草甘缓和中，协和诸药。诸药使湿热分消，而泄泻自止。本方外解肌表，内清肠胃之热，湿热泄泻而兼有表邪者尤宜之。

备用方剂：二妙散。方解：黄柏苦寒清热，苍术芳香燥湿，两者相合，有清热燥湿之功。

随症加减：湿偏重者，舌苔黄厚而腻，腹胀不适，加厚朴、苍术，苦温燥湿，行气宽中。挟滞者，脘腹胀闷，恶心呕吐，加山楂、神曲，消食导滞，和胃安中。热偏重者，烦渴尿少，肛门灼热，加连翘、地锦，清泄热邪，以防暴注下迫。若发于炎暑盛夏之时，感冒暑气，暑伤其外，而湿伤其中，症见泄泻如水，烦渴尿赤，自汗面垢，舌苔薄黄，脉象濡数，加藿香、香薷、扁豆衣、荷叶等清暑化湿。小便短赤，舌苔厚腻，加木通、金银花，消热利尿，利小便即实大便，湿热从小便中去，泄泻亦能速止。

（三）酒食伤中

主症：腹部胀痛拒按，泻下粪便臭如败卵，泻后痛减，或泻而不畅，胸脘痞闷，嗳气不欲食，舌苔垢腻，脉滑而数，或见沉弦。

伤食和伤酒，临床症状，各有不同。食泻的特点为：有伤食史，腹痛，腹泻，泻后腹痛减轻，泻出物为消化不良，且嗳气反酸。如《医学入门》曰："食泻食积痛甚，泻后痛减，如抱坏鸡子，噫气作酸。"酒泻的特点是：有伤酒史，多晨起作泻，能食善饮，泻出物为水样便，带有酒臭味，午后反便结粪，或时有血。如《张氏医通》曰："有人患早起泄泻，或时有血，午后仍便结粪，能食善饮，此是酒积作泻。"二者大同小异。

治法：消食导滞，健脾和胃。

首选方剂：保和丸。方解：山楂酸温，消内食积；神曲辛燥，能醒酒洗胃，除陈腐之积；莱菔子善消面积，更兼豁痰下气，宽畅胸膈，配以半夏、陈皮、茯苓和胃利湿；连翘芳香，散结清热。诸药合用，以成和胃消食之功。饮食过度则脾运不及，势必停积而为食滞，食停上脘，有上逆之势，当以吐法引而越之。食停下脘，有坚结之形，又当以下法攻之。食停中脘，嗳腐不食，大便泄泻，既无上逆之势，又无坚结之形，如此则吐、下两法皆不相宜，惟以平和之品，消而化之，因此本方有"保和"之称，食滞一去，脾之运化复常，泻可自止。

备用方剂：枳实导滞丸。方解：枳实消痞导滞为君，大黄荡涤实积为臣，黄芩、黄连清热利湿为佐，茯苓、白术、泽泻、神曲渗湿和中为使，合用具有推荡积滞，清利湿热之功。对于湿热食滞互阻肠胃，痞闷不安，腹痛泄泻，甚为合适。因湿热积滞一日不去，则腹痛泄泻一日不出，只有湿热清，积滞去，泄泻才能自止。

随症加减：如腹痛胀甚，大便泻下不畅者，可加枳实、槟榔，通腑导滞。积滞化热，加连翘、黄连，清热厚肠。恶心呕吐，加半夏、豆蔻仁，和胃止呕。食欲不振，加藿香、佩兰，芳香醒胃。舌苔垢腻，加苍术、薏苡仁，芳香和淡渗同用，以增强去湿之功。

（四）寒热错杂

主症：心下痞满，按之柔软不痛，肠鸣不利，水谷不化，恶心呕吐，干噫食臭，心烦不安，苔多滑腻，或白或黄，脉象滑数。

治法：和中止泻，降逆消痞。

首选方剂：半夏泻心汤。方解：黄芩、黄连苦寒泻热，干姜、半夏辛温散寒，为辛开苦降，寒温并用，阴阳并调之法，从而达致恢复中焦升降，消除痞满、泄泻的目的。更佐以人参、甘草、大枣，补益脾胃，助其健运之力，使中焦得和，升降复常，泄泻自可痊愈。本方为和解剂，专为寒热错杂于中而设，治因寒热错杂，脾胃升降失常之泄泻有良效。

备用方剂：甘草泻心汤。方解：本方即半夏泻心汤加重甘草用量而成，重用甘草，取其调中补虚，余义相同，适用脾胃运化之力更显薄弱，下利频作，水谷不化者。

随症加减：若干噫食臭，腹中雷鸣，是寒热错杂于中，升降失常，气机痞塞之外，兼有饮食停滞和水气不化，用半夏泻心汤，减少干姜，另加生姜，名"生姜泻心汤"，以干姜配黄芩、黄连辛开苦降，调理脾胃，复其升降；生姜、半夏宣散水气，降逆止呕，更用人参、炙甘草、大枣补中益气，共为和胃消食，宣散水气之方。本方与主方、备用方，三方虽同名泻心，均治寒热错杂之痞满泄泻，而主治则同中有异。

（五）脾胃虚弱

主症：病程较长，反复发作，稍有饮食不慎，大便次数即显著增加，大便时溏时泻，内夹不消化食物，腹胀且鸣，或兼隐痛，纳谷不香，纳后脘痞不适，面色淡黄少华，精神倦怠，舌淡苔白，脉象缓弱。

泄泻一证，凡发病骤急，病程短，为实证；发病较缓，病程较长，多虚证。本证脾胃虚弱，故病程较长，反复发作。脾胃虚弱，则脾气不能升发，水谷不化，清阳易于下陷，故稍有饮食不慎，大便次数即显著增加，大便时溏时泻。脾虚气滞，水走肠间，故腹胀且鸣，或兼隐痛。脾胃不和，运化无权，故纳谷不香，纳后脘痞不适。久泻不已，脾胃愈弱，生化精微亦受影响，气血来源不足，是以面色淡黄少华，精神倦怠。舌淡苔白，脉象缓弱，均属脾胃虚弱之象。

治法：健胃补脾，温阳运中。

首选方剂：参苓白术散。方解：人参、白术、茯苓、甘草合为“四君子汤”，为治疗脾胃虚弱的基本方剂。现又加上补脾的山药、扁豆、莲肉，和胃气的砂仁，理脾渗湿的薏苡仁，载药上行的桔梗，从功效来说，较四君原方功宏，而且药性中和，无寒热偏胜之弊，对于脾胃虚弱，饮食不消，泄泻体虚者，补其虚，除其湿，行其滞，调其气，两和脾胃，本方最为妥当。

备用方剂：补中益气汤。方解：黄芪益气为君，人参、甘草补中为臣，此为方中主要部分，有益气升陷之妙。白术健脾，当归补血，陈皮理气，均为佐药；更用升举清阳的升麻、柴胡，以为引使。如此则升阳益气，补中固脱，气陷自举，泄泻可止。《八法效方举隅》曰：“形气衰少，阳气下陷阴中，阴虚而生内热，内不化则外不和，其表证颇同外感；惟东垣知其机窍在里，而不在表，为劳倦伤脾，而立补中益气一法。遭《内经》劳者温之，损者益之之义，选用甘温之品，实脾益胃，以升清阳。盖风寒外伤，其形为有余；脾胃内伤，其气为不足。脾土喜甘而恶苦，喜补而恶攻，喜温而恶寒，喜通而恶滞，喜升而恶降，喜燥而恶湿，此方正中奥窍。”

随症加减：脾阳不振，伴见形寒肢冷，脉沉迟，腹部冷痛绵绵者，加附子、肉桂、干姜，以温运脾阳。久利中气下陷，脱肛或肛门有下坠感者，可加黄芪、升麻、柴胡，以益气升陷。夹食滞，伴见嗳气呕恶者，加莱菔子、山楂、鸡内金，以消食导滞。若泄泻日久脾虚夹湿，肠鸣辘辘，舌苔厚腻，或食已即泻，当于健脾止泻药中加升阳化湿的药物，原方去白术，加苍术、厚朴、羌活、防风，以升阳燥湿。如脾虚而夹湿热，大便泻下黄褐者加黄连、厚朴、地锦草，以清化湿热。

（六）肝气乘脾

主症：泄泻发作常与情志因素有关，每因愤怒，情绪激动，即发生腹痛泄泻。胸胁痞满，嗳气食少，腹鸣攻痛，腹痛即泻，泻后痛减，矢气频作，舌苔白或两旁偏腻，脉细弦。

治法：顺肝之气，补脾之虚。

首选方剂：痛泻要方。方解：白芍泻肝抑木，白术健运补脾，陈皮理气醒中，防风散肝舒脾。四药相配，可以泻肝木而补脾土，调气机以止痛泻。本方长于治疗肝木乘脾，脾失克制，运化失常，而致泄泻者。

备用方剂：四逆散。方解：柴胡疏肝，白芍柔肝，共为抑肝之剂；枳实行气通滞，甘草益气建中，共为扶脾之补。抑肝扶脾，木土得和而气机流畅，腹痛泄泻可瘥。本方对于肝脾不调，气机阻塞，泄泻而兼四肢逆冷者，尤为相宜。

随症加减：若久泻不止，应加酸收之品，如乌梅、木瓜等，以涩肠止泻。脾虚，食少，神疲，加党参、山药，以补益脾气。如便秘和腹泻交替发作时，加槟榔、沉香，以疏导积滞。若两胁刺痛，加川楝子、青皮，以疏肝止痛。若腹胀腹痛，加枳实、厚朴，以行气消胀。若嗳气呕恶，加旋覆花、代赭石，以降逆止呕。若情怀郁结，不思饮食，加代代花、玫瑰花，以疏肝醒胃。

（七）命门火衰

主症：病程已久，黎明之前，脐下作痛，继则肠鸣而泻，完谷不化，泻后稍安，腹部发凉，喜暖畏寒，有时作胀，食欲不振，伴有腰膝酸软，形寒怕冷，舌淡苔白，脉象沉细。

本证辨证的重点，一是病程已久，因病延日久，穷必及肾，如《医宗必读》曰："五更溏泄，久而不愈。"《景岳全书》也曰："有经月连年弗止者，或暂愈而复作者。"二是泄泻多发生在天将明时，《景岳全书》认为"阳气未复，阴气极盛，命门火衰，胃关不固而生泄泻。"三是伴有一系列肾阳虚衰的症状，如腰膝酸软，形寒畏冷等，如《仁斋直指方》曰："诸泄泻……抑且腹痛走上走下，或脐间隐痛，腰膂疼酸，骨节软弱，面色黧悴，尺脉虚弱，病安在哉？曰：此肾泻也。"

治法：温肾运脾，涩肠止泻。

首选方剂：四神丸。方解：补骨脂补命门之火；吴茱萸温中祛寒；肉豆蔻行气消食，暖胃涩肠；五味子敛阴益气，固涩止泻；生姜可以暖胃，大枣可以补土，合为温肾暖脾，涩肠止泻之方，治疗五更泻甚效。《八法效方举隅》曰："查此方为温肾暖脾，兴奋中下机能之方。故纸、豆蔻为二神丸，加五味子、吴茱萸为四神丸。故纸温补肾气，豆蔻宣发脾气，中下焦火化不足，脾泻肾泻，不思食，不化食，宜此方两两兴奋之。盖故纸一名补骨脂，涩而能固，润而多脂，煞具异秉。其性温涩，其脂柔润，为刚中之柔。豆蔻则刺激胃肠黏膜，增加分泌，且芳香醒豁，为开胃健食之要药，二药合用，温而不烈，香而不破，不仅宣利中焦，而且固涩下焦。再加五味子，酸以益肝之体；加吴茱萸，辛以振肝之用。五味子收坎宫耗散之火，吴茱萸启东土颓废之阳，一阖一辟，鼓之舞之。二神治脾，而求之肾；四神治脾，而更求之肝；精义如神，故名二神、四神。"

备用方剂：豆附丸。方解：附子、肉桂、肉蔻，辛大热，温补命门之火；干姜、茯苓，一辛热，一甘淡，互伍为用，温脾运湿；木香、丁香，芳香醒胃，行气止痛，合为温肾运脾，醒胃止泻之方。凡五更泻，泄泻如注，腹痛肠鸣，不思食，不化谷，手足厥冷者尤宜之。

随症加减：若泄泻日久，滑脱不禁，加赤石脂、诃子肉、禹余粮、米壳，以涩肠止泻。若虽为五更泻，脾肾阳虚不显，反见心烦嘈杂，而有寒热错杂症状者，宜去补骨脂、吴茱萸，加黄连、干姜，寒温并用，温脾止泻。若年老力衰，气陷于下，久泻脱肛，宜加升麻、柴胡，以升提阳气而固下脱。

（八）痰湿（饮）留滞

主症：形体肥盛，便泻稀溏或如鱼胨状，时或不泻，泻下或多或少，臭气不甚，多食后作泻，泻而不爽，或脘痞腹胀，身重怠惰，舌淡，舌体胖大，苔白腻，脉濡滑或沉滑。

本证多见于形盛痰湿之体。长期过食肥甘油腻、酒醪荤腥之物，或多食而食后多卧少动，或未及细嚼即下咽，脾胃难以磨消，久则滋酿痰湿，痰浊内蕴，脾为痰浊所遏而不振，运化不健，饮食不能化作精微反化为痰浊，痰浊内盛，故渐致形体肥盛；痰浊内积，日久不化，留滞肠中，故便泻稀溏或如鱼胨状，且多食后作泻，泻下或多或少；痰湿内阻，气机不利，故泻下不爽，脘痞腹胀；痰为湿聚，湿性重着，故见身重怠惰；舌体胖大，苔白腻，脉濡滑或沉滑为痰湿内阻之征。

亦有偏于水饮之邪留滞肠中而作泄泻者，症见形体消瘦，便泻清水，如注水状，伴见肠鸣辘辘有声，腹胀，苔白滑等水饮内停之象。

痰湿与水饮致泻，临床症状有所区别。痰湿留滞之泻表现为形体肥盛，便泻稀溏或如鱼胨状，多食后作泻，泻下不爽，且苔腻，脉沉滑。水饮留滞之泻则多便泻清水，如水注下，苔多白滑。两者均为痰湿水饮为患，然同中有异。

治法：消痰理气，燥湿和中。

首选方剂：导痰汤。方解：方中陈皮理气消痰，半夏、天南星燥湿化痰，枳实行气除痰，茯苓健脾渗湿，甘草和中培土。合用而成消痰燥湿之功，发挥其化痰行气，燥湿和中之效。

备用方剂：二陈平胃散。本方是由二陈汤与平胃散合方而成。二陈汤中半夏辛温性燥，功能燥湿化痰；气行则痰易化，故用陈皮理气消痰；痰由湿生，湿去则痰易消，故以茯苓健脾利湿；甘草和中补土。平胃散中用苍术燥湿健脾，厚朴燥湿行气，与陈皮、甘草合用成为燥湿健脾主方。痰湿留滞肠中所致泄泻，系痰湿内蕴，脾失健运而成，故取两方辛温香燥，祛其痰湿阻滞，理其脾胃，使中运得复，则泄泻易止，对舌苔白腻而厚，腹胀食少，身重怠惰者，尤为适宜。

随症加减：若舌苔厚腻，泻下频作，水湿偏盛者，可合五苓散；若脘闷少食者，可加白蔻仁、砂仁化湿醒胃；怠惰嗜卧，身重困倦甚者，加羌活、防风、独活胜湿通络；痰湿兼寒见手足冷、口泛涎沫者，加干姜、吴茱萸；口流涎或吐痰涎如蛋清者，加党参、白术、益智仁。

三、病案选录

病案一：

贺某，女，30岁。1942年6月以久患泄泻腿肿，侯诊，六脉缓小，舌苔白，口不渴，腹中不舒，大便溏泻，四肢厥冷，虽盛暑亦必裹以厚棉，小便清长，经愆不至。是乃中焦湿郁较深，宿食停积日久之故。宜先禁绝一切复杂饮食，服药方可收效。方拟：藿香6克，陈皮6克，麦芽9克，莱菔子9克，苍术9克，厚朴6克，法半夏9克，茯苓皮9克，枳壳9克，神曲9克，薄荷5克，大腹皮9克，甘草3克。

服10余剂。诸症悉除。再服归脾汤8剂，月事遂调。

按语：泄泻日久，必伤阳耗阴。本案出现下肢浮肿，四肢厥冷，脉缓小，颇似阳虚，而实乃湿邪内郁，阳气不达所致。故用化湿燥湿、运脾健胃之药而效。

病案二：久泻案

尹某，女，一岁半。食后腹胀吐泻，泻后稍松，顷刻胀泻如故。日夜20余次，病历半月，面色淡白，肌肉瘦削，肢冷神疲。症见指纹青，沉而伏，泻便夹有黏液，里急后重。此乃过食生冷，泄泻日久，脾胃虚寒，湿热内蕴，证属虚实夹杂，寒热并见，治当温中扶脾，清利湿热，寒热同用，虚实兼顾。红参3克，附片6克，干姜3克，白术6克，诃子6克，黄连3克，3剂。

次诊：药后呕吐腹泻止，精神稍振，但腹胀未除，下肢水肿，再以扶脾健胃、利湿消肿为治。条参6克，白术6克，茯苓皮6克，大腹皮6克，陈皮6克，商陆6克，3剂。

三诊：诸症皆除。

按语：钱仲阳："小儿不能食乳，泻褐色，身冷无阳也"。本例泄泻日久，虽以虚寒为主，但虚中夹实，寒中有热，故用药宜寒热同用，虚实兼顾，方获效验。

病案三：暑泻案

李某，男，1岁。2天前发热，午后较剧，大便稀溏，带少量白色脓子；烦啼咳嗽，不食。1961年6月3日住院。检查：双眼轻度下凹，舌微红，扁桃体肿大。治疗月余，体温总在38℃以上，腹泻如故，至7月5日，要求中医诊治。指纹色紫，舌尖红，苔白，身热有汗，口干喜饮，脉证合参，乃暑邪为病。以甘寒清热生津为治。台党参3克，知母3克，石膏9克，竹叶3克，粳米一撮，甘草2克，2剂。

次诊：体温稍降，饮食渐进，大便日行3次。台党参3克，知母3克，黄芩5克，白术3克，甘草3克，半夏2克，五味子3克，茯苓5克，

三诊：服上方2剂，发热未退，不食，小便黄，大便稀，指纹紫，精神疲倦，此发热泄泻日久，阴液已伤，宜用和解之剂，兼养阴生津，健脾利湿。银柴胡3克，黄芩3克，半夏2克，麦冬3克，生地黄3克，木通3克，白术3克，白芍3克，车前子3克，石斛3克，当归3克，沙参3克，粉甘草3克。

四诊：发热腹泻等症完全消失，饮食正常。

按语：本例暑热腹泻，初用知母、石膏、竹叶清泻肺胃实热，台党参、甘草、粳米益气养胃；后用和解兼养阴生津，健脾利湿收功。暑泻要注意实热和津伤两方面的病机特点及转化，用药方能中的。

（杨　辉）

第二节　消化性溃疡

一、概述

消化性溃疡（peptic ulcer）或消化性溃疡病（peptic ulcer disease），指在各种致病因子的作用下，黏膜发生的炎症与坏死性病变，病变深达黏膜肌层，常发生于与胃酸分泌有关的消化道黏膜，其中以胃、十二指肠为最常见，即胃溃疡（gastric ulcer，GU）和十二指肠溃疡（duodenal ulcer，DU），因溃疡形成与胃酸/胃蛋白酶的消化作用有关而得名。

一般认为人群中约有10%在其一生中患过消化性溃疡病。但在不同国家、不同地区，其发病率有较大差异。消化性溃疡病在我国人群中的发病率尚无确切的流行病学调查资料，有资料报道占国内胃镜检查人群的10.3%~32.6%。本病可见于任何年龄，以20~50岁居多，男性多于女性［（2~5）：1］，临床上十二指肠溃疡多于胃溃疡，两者之比约为3：1。

幽门螺杆菌（Helicobacter pylori，Hp）感染和非甾体类抗炎（non-steroidal antiinflammatorydrugs，NSAIDs）摄入，特别是前者，是消化性溃疡最主要的病因。另外，糖皮质激素药物、抗肿瘤药物和抗凝药的使用也可诱发消化性溃疡病，同时也是上消化道出血不可忽视的原因之一。吸烟、饮食因素、遗传、胃十二指肠运动异常、应激与心理因素等在消化性溃疡病的发生中也起一定作用。其发病机制主要与胃十二指肠黏膜的侵袭因素（aggressive factors）和黏膜自身防御/修复因素（defensive/repairing factors）之间失平衡有关。GU和DU

在发病机制上有不同之处，前者主要是防御/修复因素减弱，后者主要是侵袭因素增强。

本病属中医学的胃脘痛范畴，有时表现为吞酸、嘈杂。

二、病因病理

脾胃素虚或长期饮食失调，或精神情绪因素的刺激，寒邪犯胃，病情延久以及药物刺激是本病发生的主要病因。

（一）脾胃素虚或长期饮食失调或寒邪犯胃

素禀脾胃薄弱，先天遗传，加之忧思劳倦伤脾，或因外寒侵袭，过食生冷，饥饱无常，导致脾胃气虚，甚则及阳，以致脾阳亏虚，寒从内生，出现脾胃虚寒之证。进而使胃失温煦，脉络拘急失养，发生溃疡胃痛。

（二）情志因素

如忧思恼怒，焦虑紧张，可使气郁伤肝，肝失疏泄，横逆犯胃，使胃失和降。或加本体脾虚，不能斡旋中气，以致气滞肝、胃、脾，不通则痛。若肝郁化火，郁火暗耗胃阴，可使胃痛变得顽固。

（三）久病入络

胃病日久，久痛入络，气滞导致血瘀，气血失调，胃络失养，使胃痛持续难解，进一步损伤脾胃之气，甚或内生郁火，血瘀损伤胃络，以及气虚失于统摄，均可导致便血，吐血或溃疡反复。

（四）药物刺激

如一些致溃疡药物辛可芬、组织胺、保泰松、利舍平、水杨酸盐、吲哚美辛及肾上腺皮质激素等，刺激损害胃体，影响胃气通降及胃之脉络，诱发胃病或溃疡、出血。

（五）饮食偏嗜或七情因素均可化热化火

或胆邪犯胃，或湿热中阻，或痰火内结，使邪热伤络，血败内腐，形成内痈。若加气虚血瘀，不能托毒生肌敛疮，则溃疡难愈，反复迁延。

上述共同的、也是基本的病机为气机不利、血脉瘀阻，气血不通，不通则痛。盖胃为多气多血之府也。但气血不通的原因很多，必先究其所因，伏其所主。此病病位虽在胃，但和肝（胆）、脾关系甚为密切。

三、诊断

（一）临床表现

1. 症状　慢性长期反复发生的周期性、节律性上腹部疼痛，应用碱性药物可缓解。腹痛发生与用餐时间的关系认为是鉴别胃与十二指肠溃疡病的临床依据。

胃溃疡疼痛多在餐后 1 小时内出现，持续约 1～2 小时自行缓解，直至下餐进食后再复现上述节律。十二指肠溃疡疼痛多在两餐之间发生，持续至下餐进食后缓解，有疼痛→进食→缓解的规律，有时疼痛常在夜间。胃十二指肠复合性溃疡或合并有慢性胃炎等其他胃部疾病时可使疼痛无明显规律。近年来，由于抗酸剂、抑酸剂等药物广泛使用，症状不典型的患者日益增多。由于 NSAIDs 有较强的镇痛作用，NSAIDs 溃疡临床上无症状者居多，部分以上消化道出血为首发症状，也有表现为恶心、厌食、纳差、腹胀等消化道非特异性症状。

2. 体征　消化性溃疡缺乏特异性体征。在溃疡活动期，多数患者有上腹部局限性轻压痛；十二指肠溃疡患者压痛点常在右上腹；对于反复慢性失血者可有贫血；部分胃溃疡患者体质较瘦弱，呈慢性病容。

3. 并发症　消化性溃疡病的主要并发症为上消化道出血、癌变、穿孔和幽门梗阻，目前后者已较少见，此可能与临床上广泛根除幽门螺杆菌和应用 PPI 治疗有关。慢性胃溃疡恶变的观点至今尚有争议。

（二）内镜检查及胃黏膜组织活检

1. 胃镜检查注意事项　检查过程中应注意溃疡的部位、形态、大小、深度、病期以及溃疡周围黏膜的情况。并常规行组织学活检，对不典型或难愈合溃疡，要分析其原因，必要时行超声内镜检查或黏膜大块活检，以明确诊断。

2. 胃镜检查优越性　胃镜检查是消化性溃疡检查的金标准，可发现 X 检查难以发现的表浅溃疡及愈合期溃疡，并可对溃疡进行分期（活动期，愈合期，瘢痕期），结合直视下黏膜活检，对判断溃疡的良、恶性有较大的价值。同时，内镜可以用于溃疡并发症的治疗，如溃疡大出血时的止血治疗。

3. 胃镜检查特征

（1）发生部位：GU 绝大多数发生于胃小弯，特别是胃角或胃角附近，位于胃大弯的溃疡常为恶性溃疡，但也有少数良性溃疡可发生在大弯侧。DU 多发生在球部，前壁比后壁多见，偶尔溃疡见于球部以下部位，称球后溃疡（postbulbar ulcer）。NSAIDs 溃疡以胃部多见，分布在近幽门、胃窦和胃底部，溃疡形态多样。

（2）溃疡形态：溃疡常呈圆形或卵圆形，其表面的炎性渗出物和坏死物形成胃镜可见的特征性白苔。

（3）溃疡大小：GU 的直径一般 $<2cm$，DU 的直径一般 $<1.5cm$，但巨大溃疡（GU $>3cm$，DU $>2cm$）亦非罕见，需与恶性溃疡鉴别。

（4）溃疡深度：有不同的深度，浅者仅超过黏膜肌层，深者则可贯穿肌层，甚至浆膜层。

（5）溃疡数量：胃溃疡多为单个，两个或者两个以上为多发性溃疡（muliple ulcers），胃溃疡合并十二指肠溃疡称复合性溃疡，占 2% ~3%。

（6）溃疡分期：溃疡活动期（A，active stage）。

A1 期：溃疡的苔厚而污秽，周围黏膜肿胀，无黏膜皱襞集中。

A2 期：溃疡苔厚而清洁，溃疡四周出现上皮再生所形成的红晕，周围黏膜肿胀面逐渐消失，开始出现向溃疡集中的黏膜皱襞。

溃疡愈合期（H，healing stage）：

H1 期：溃疡缩小，变浅，白苔边缘光滑，周边水肿消失，边缘再生上皮明显，呈红色栅状，皱襞集中，到达溃疡边缘。

H2 期：溃疡明显缩小，白苔变薄，再生上皮范围加宽。

溃疡瘢痕期（S，scarring stage）：

S1：溃疡苔消失，中央充血，瘢痕呈红色，又称红色瘢痕期。

S2：红色完全消失，又称白色瘢痕期。

4. X线钡餐检查　多采用钡剂和空气做双重对比造影技术检查胃和十二指肠。消化性溃疡的X线征象有直接和间接两种，前者是诊断本病的可靠依据，后者的特异性有限。

直接征象：龛影，由于溃疡周围组织的炎症和水肿，龛影周围可出现透明带；因溃疡部位纤维组织增生和收缩，出现黏膜皱襞向溃疡集中的现象。

间接征象：包括局部痉挛、激惹现象、十二指肠球部畸形和局部压痛等。

另外，75%的溃疡穿孔在腹部平片上可见腹腔游离气体。

（三）其他实验室检查

1. Hp检测　Hp感染的诊断已成为消化性溃疡的常规检测项目，其方法分为侵入性和非侵入性两大类。

侵入性检查：需做胃镜检查和胃黏膜活检，包括快速尿素酶试验（rapid urease test，RUT）、胃黏膜直接涂片染色镜检、胃黏膜组织切片染色镜检（如W－S银染、改良Giemsa染色、甲苯胺蓝染色、免疫组化染色）、细菌培养、基因检测方法（PCR、寡核苷酸探针杂交等）。

非侵入性检查：仅提供有无Hp感染的信息，包括^{13}C或^{14}C尿素呼气试验（urea breath-test，UBT）、粪便Hp抗原（H. pylori stool antigen，Hp SA）检测和血清及分泌物（唾液、尿液等）抗体检测以及基因芯片和蛋白芯片检测等。

2. 粪便隐血试验检查　活动性溃疡患者粪潜血试验可呈阳性，对于判断溃疡有无活动出血有一定意义。

3. 胃液分析　GU患者的胃酸分泌正常或低于正常，部分DU患者则增多，但与正常人均有很大重叠，故胃液分析对消化性溃疡的诊断和鉴别诊断价值不大。

四、鉴别诊断

（一）胃的良性溃疡与恶性溃疡的鉴别

胃癌发生的报警信号：①中老年人近期内出现上腹痛伴不明原因上消化道出血；②中老年人出现不明原因的纳差、贫血或消瘦；③胃溃疡患者疼痛加重，和（或）失去节律性，且抗溃疡治疗无效；④胃溃疡患者胃黏膜活检有重度萎缩/肠化/不典型增生；⑤胃溃疡患者出血与贫血不相符。具体鉴别（表15－1）。

表15－1　胃良性溃疡与恶性溃疡的鉴别

		良性溃疡	恶性溃疡
临床表现	年龄	青中年居多	多见于中年以上
	病史	周期性间歇发作	进行性持续发展
	病程	较长，多以年计	较短，多以月计
	全身表现	轻	多明显，消瘦显著
	制酸药	可缓解腹痛	效果不佳
胃镜检查	溃疡形状	圆形或椭圆形，规则	呈不规则形
	溃疡边缘	呈钻凿样，锐而光滑，充血	凹凸不平，肿瘤状凸起，较硬而脆，可有糜烂出血

续 表

		良性溃疡	恶性溃疡
	基底苔色	平滑，洁净，呈灰白或灰黄色苔	凹凸不平，污秽苔，出血，岛屿状残存
	周围黏膜	柔软，皱襞常向溃疡集中	呈癌性浸润，增厚，常见结节状隆起，皱襞中断
	胃壁蠕动	正常	减弱或消失
X 线检查	龛影直径	多 <2.5cm	多 >2.5cm
	龛影形状	常呈圆或椭圆形	常呈三角形或不规则形
	溃疡边缘	光滑	不整齐
	龛影位置	胃腔外	胃腔内
	周围黏膜	黏膜纹粗细一致，柔软，龛影四周有炎症性水肿引起的密度较低透明带，溃疡口部常显示 1～2mm 的透亮细影，即 Hampton 线	癌性浸润而隆起成结节状或息肉状，黏膜变厚而不规则，僵硬，皱襞中断，断端杵状、变尖，边缘毛糙，龛影无透亮区，也无 Hampton 线
	胃壁蠕动	正常	减弱或消失
其他	粪便隐血	活动期可呈阳性，治疗后转阴	多持续阳性
	胃液分析	胃酸正常或偏低	缺酸者较多

（二）溃疡病与胃泌素瘤的鉴别

本病又称 Zollinger－Ellison 综合征，有顽固性多发性溃疡，或有异位性溃疡，胃次全切除术后容易复发，多伴有腹泻和明显消瘦。患者胰腺有非 β 细胞瘤或胃窦 G 细胞增生，血清胃泌素水平增高，胃液和胃酸分泌显著增多。

（三）功能性消化不良

本病可有上腹部不适、恶心呕吐，或者酷似消化性溃疡，但常伴有明显的全身神经症症状，情绪波动与发病有密切关系。内镜检查与 X 线检查未发现明显异常。

（四）慢性胆囊炎和胆石症

多见于中年女性，常呈间歇性、发作性右上腹痛，常放射到右肩胛区，可有胆绞痛、发热、黄疸、Murphy 征。进食油腻食物常可诱发。B 超检查可以做出诊断。

（五）心绞痛、心肌梗死

本病可表现为上腹疼痛，但多为急性起病，伴有胸闷、心慌等症状，心肌酶谱、肌钙蛋白、ECG 等可鉴别。

（六）克罗恩病继发的上消化道溃疡

克罗恩病为一种慢性肉芽肿炎症，病变可累及胃肠道各部位，以末端回肠及其邻近结肠为主，呈穿壁性炎症，多为节段性、非对称性分布，临床主要表现为腹痛、腹泻、瘘管、肛门病变等。肠镜检查可以明确诊断。

（七）淋巴瘤继发的上消化道溃疡

非霍奇金淋巴瘤的结外侵犯倾向，累及胃肠道部位以小肠为多，其中半数以上为回肠，其次为胃，可表现为腹痛、腹泻和腹块，症状可类似于消化道溃疡。但本病多以无痛性颈和锁骨上淋巴结肿大为首发表现，可出现发热、盗汗、消瘦等全身症状，血常规检查、骨髓穿刺和淋巴结活检可明确诊断。

五、并发症

本病常见的并发症有上消化道出血、穿孔、幽门梗阻、癌变。

六、辨证施治

（一）脾胃虚寒

主症：空腹胃痛，得食则缓，胃部怕冷，喜温喜按。气候转冷易诱发胃痛，不敢进生冷。舌质多淡或淡黯，脉细或沉细。

治法：建中温阳止痛。

处方：黄芪建中汤合良附丸。

炙黄芪 15～30g，桂枝 10g，白芍 10～30g，炙甘草 6g，生姜 3 片，大枣 5 枚，高良姜 10g，香附 10g，乌贼骨 15～30g，饴糖 30g（冲入）。

此证临床最常见，除十二指肠溃疡外，还包括十二指肠炎、十二指肠过敏症、球变形等，几乎占 80% 以上。以上方药改善疼痛症效果明显，每在 2～7 天内获控制。但对胃脘冷感仅有好转，根除需长期坚持服药，但仍不免有反复，似较西医复发率低。高良姜为止痛要药。白芍根据具体情况增减剂量，如苔白润伴脘痞属寒湿者量宜少，6～10g 即可；如苔少或净，胃痛有拘紧感，可用至 15～30g。饴糖在便溏或湿重时不宜用。乌贼骨为必用之品，加强止酸，即使没有吞酸症。

如血虚面色无华，加当归 10g、党参 15g 或参须 6g，取归芍六君子汤意。便溏则不宜用当归。便溏者加煨肉蔻 10g、焦白术 10g、炮姜炭 10g。寒痛重者加荜茇 10g、丁香 3g、川椒 6g、吴茱萸 3g，甚者加附子 10～30g、细辛 6g，止痛效果好。个别也有药后疼痛者，可能与大辛大热刺激溃疡局部末梢神经有关。黑便者加伏龙肝 30g、熟附片 10g、炮姜炭 10g、生地榆 15g、侧柏炭 15g、阿胶 10g。脘腹作胀加木香 6g、甘松 10g、小茴香 6g。外寒诱发者加苏叶 10g、吴茱萸 3g。泛吐清水者加姜半夏 10g、吴茱萸 3g、苏叶 6g。阳虚饮停，辘辘有声，改用苓桂术甘汤加吴茱萸 3g、川椒 10g、姜半夏 10～20g，重用生姜 10～15g。脾胃气虚证明显，但阳虚不著时，可改用香砂六君子汤或归芍六君子汤。不能偏信朱丹溪“痛无补法”之说。“若属虚痛，必须补之”（程钟龄语）。生冷伤脾见脘胀腹痛，可用强中汤或扶阳助胃汤。

（二）脾虚肝郁（热）

主症：胃痛无规律，饭前饭后皆可疼痛，痛连胸胁背，伴脘腹胀、吞酸，脘宇怕冷，但口苦，偶或烧心，情绪变化易诱发胃脘痛胀。苔薄白或薄黄，脉弦。

治法：疏肝健脾，行气止痛。

处方：逍遥散、四逆散合柴胡疏肝散合方化裁。

（1）肝气为主：柴胡 10g，郁金 10g，白芍 10g，香附 10g，青陈皮各 10g，川芎 10g，瓦楞子 15～30g，川楝子 10g。

(2) 脾虚为主：上方酌减2～3味，加白术10g，茯苓10g，党参10g。

(3) 气郁化热：主方加丹皮10g，山栀10g，青木香10g，川连3g，吴茱萸2g。

此证多见于胃溃疡活动期，或伴胃炎、胃肠功能失调、慢性胆道疾患者，女性相对多见。用药要灵活，根据肝郁和脾虚或肝热（包括湿热）的主次调整药物，疗效差别较大，部分原因取决于患者的精神情绪状态。对气郁化火者要注意“火郁发之”原则的运用，取柴胡、川芎、香附、桑叶、丹皮、山栀、薄荷、吴茱萸等，火郁易耗阴，阴耗则肝气易急，故宜酌配白芍、木瓜、枸杞子、穞豆衣、沙参、麦冬、当归等以敛肝柔肝止痛，此时白芍量宜大。止酸用瓦楞子、乌贼骨。气郁日久，久痛入络则夹瘀，轻则脘胁刺痛或隐痛，每用疏肝调气而痛不止，重则舌黯有瘀斑点，宜加延胡索、炙五灵脂、三七粉，一般不用川楝子，因该品含苦楝素，有小毒，能直接刺激胃肠黏膜，导致炎症、水肿，加重溃疡，并可有引起呕吐、腹泻之虞。故有活动性溃疡、脾虚或胃肠功能薄弱者不宜用此药。瘀痛较重，加丹参饮，甚者加手拈散。肝胃火盛，见口臭龈痛便干，加黄芩、生石膏、酒军、蒲公英。若胆火上炎、胆汁逆胃，见呕苦、口苦、泛酸等，如《灵枢》所说“邪在胆，逆在胃”者，当清胆和胃，改用黄连温胆汤、小柴胡汤、旋覆代赭汤化裁以清降之。或选张锡纯的镇逆汤。常选川连、黄芩、柴胡、清半夏、茯苓、竹茹、生赭石、白芍、龙胆草等。兼呕恶，可改用连苏饮小量疏和，如川连1.5～2g、白蔻2～3g、竹茹3g、苏叶3g，有时可收功。在应用疏肝法治疗本证时，要注意“疏肝不忘和胃，理气还防伤阴”和“忌刚用柔”的使用原则，尤其伴有火郁和阴伤者。疏肝而不伤阴的药物有：佛手、香橼皮、白蒺藜、枳壳、郁金、木蝴蝶、绿萼梅、醋柴胡等，可供选择。

（三）胃阴不足

主症：胃脘隐痛或灼痛，嘈杂，烧心，便干少纳。口干咽燥，易生口疮，舌红或嫩红，或有裂纹，苔少或净，或苔剥，脉细。

治法：和阴止痛。

处方：芍药甘草汤合一贯煎、沙参麦冬汤加减。

白芍15～30g，生甘草6～10g，北沙参12g，麦冬10g，枸杞子12g，当归10g，丹参10～20g，石斛10～15g，玉竹10～15g，瓦楞子15～30g，青木香10g。

此证在溃疡病中较少见。阴虚证在使用上述方药后，部分患者舌转淡红、嫩红，部分舌质转淡，前者反映了阴虚好转与原有的气虚之本兼见，呈气阴两虚症，宜转手调补气阴，选用太子参、生白术、山药、扁豆、苡仁、石斛、玉竹、沙参、麦冬、莲肉等甘平之剂以调补巩固之；后者阴虚好转后呈现素有的气虚、阳虚之本象，在此转化之际，必须药随证变，或养阴与温阳药同用，或甘平剂缓图其功。

阴虚兼气滞，加佛手、香橼皮、白蒺藜、绿萼梅等理气而不燥之品；阴虚夹湿，见舌红苔腻，不可过用辛苦燥，宜芳化淡渗和养阴并用，选用藿香、佩兰、荷梗、冬瓜子、芦根、白芍等；兼呕恶，加赭石、牡蛎、竹茹、芦根以育阴平肝和胃；阴虚虚火内灼，加蒲公英、生地。

（四）气滞血瘀

主症：气滞为主：胃脘胀痛，胀甚于痛，或胀甚则痛，往往兼血瘀征象，如舌质黯滞等；血瘀为主：多呈刺痛，部位固定，舌黯有瘀斑点。

治法：气滞为主，宜行气和络止痛。血瘀为主，和营止痛或化瘀止痛。

处方：

（1）气滞为主：香苏饮合丹参饮加减。

香附10g，苏梗10g，陈皮6g，丹参10～15g，砂仁3g，白檀香6g，当归10g，延胡索10g，枳壳10g。

（2）血瘀为主

1）血瘀轻症：桃红四物饮加失笑散、丹参饮化裁。

当归10g，桃仁10g，红花6～10g，丹参10～20g，赤芍10g，川芎10g，延胡索10g，五灵脂10g，香附10g，瓦楞子15～30g，生蒲黄10g，檀香6g。

2）血瘀重症：猬皮香虫汤（董建华教授方）、活络效灵丹合五香丸、手拈散化裁。

炙刺猬皮6g，九香虫6g，延胡索10g，五灵脂10g，制乳没各6g，炮山甲10g，赤芍10g，当归10g，丹参15g，香附10g，三七粉3g（分冲）。

气滞与血瘀互相影响，每多兼见，要分清气滞与血瘀孰者为主，还要注意血瘀证之轻重。此证临床可单独出现，也可见于其他证型中，故可以与其他治疗法则配伍应用。溃疡病一般均或多或少存在血瘀证。气滞血瘀往往是导致胃脘痛的直接病机，不通则痛，故应重视。瘀血征除了通常人们所了解的之外，下列情况对血瘀证起提示作用：①性情善郁；②“宿有嗜饮，必有蓄瘀”（张石顽语）；③病程久或久治少效，对理气药反应差；④疼痛无规律，持续时间长；⑤痛而拒按，压痛部位固定而局限；⑥有反复胃出血史或新近便血后仍有胃痛；⑦舌底舌背青筋显露，舌质黯红瘀滞、映紫；⑧只痛不胀；⑨胼胝样溃疡或反复发作的慢性溃疡、复发性吻合口溃疡。

胀痛明显属实者，加三棱、莪术、八月札。脐腹作胀，适当重用枳实、槟榔、全瓜蒌、大腹皮，有较好的通便排气作用。气滞夹湿的加川朴6～10g、白蔻仁3～6g。

使用活血化瘀药应注意：①化瘀药不宜久用，一旦痛止，当以养血和血、益气健脾法巩固之，如当归、丹参、地黄、党参等；②适当配行气药以加强止痛效果；③化瘀药性多偏润，故有脾虚便溏者可暂缓或少用，或适当选用性温之活血药；④便黑有块夹瘀者，当以祛瘀止血、养血和血为主，具有祛瘀止血作用的药物如：制军、丹皮、花蕊石、蒲黄炭、三七粉、茜草、丹参等，可以选用。

（五）寒热错杂

主症：即脾胃虚弱或虚寒证兼见胃经郁火证。见烧心吞酸，但不敢进凉食，喜温喜按。舌多淡胖，苔薄黄或淡黄腻，脉细。本证与脾虚肝郁证有近似处，不同之处是脾虚肝郁证有肝郁征象和痛无规律。此二证在胃溃疡多见，尤其溃疡活动阶段。

治法：辛开苦降，寒热并用。

处方：诸泻心汤、左金丸、连理汤、黄连汤等化裁组方。

黄连3～6g，熟附片6～10g，吴茱萸1.5～3g，黄芩10g，党参10g，干姜6g，炙甘草6g。

此证患者多为素体脾胃虚寒，每因气郁、食积、胃酸增多、胆汁反流或伴发胃炎糜烂，或情志因素等诱发。治疗切不可见有烧心而过用寒凉，否则痛愈甚，烧心反不止，用温阳健脾和中药或酌配川连、左金丸等能较快消除烧心感，而于脾寒之本亦有裨益，可注意适当加用止酸剂。温阳药还可选加公丁香、肉桂，寒凉药仅作反佐，少许川连、淡芩即可。烧心重者可再加蒲公英，凉而不伤胃。

七、西医治疗

（一）治疗目的

缓解症状，促进溃疡愈合，预防并发症，预防复发。

（二）一般治疗

消化性溃疡病是自愈性疾病，在针对可能的病因治疗同时，要注意休息，减少不必要的活动，避免刺激性饮食，但无需少量多餐，每日正餐即可，避免辛辣、过咸食物及浓茶、咖啡等饮料。服用 NSAIDs 者，应尽可能停服，即使患者未服用此类药物，应告诫今后慎用。

（三）抑酸治疗

抑酸治疗是缓解消化性溃疡病证状、愈合溃疡的最主要措施。PPI 是首选药物。药如：奥美拉唑、雷贝拉唑、埃索美拉唑等。

溃疡的愈合特别是 DU 的愈合与抑酸强度和时间成正比。如果抑制胃酸分泌，使胃内 pH 升高≥3，每天维持 18～20 小时，则可使几乎所有十二指肠溃疡在 4 周内愈合。

PPI 制剂作用于壁细胞胃酸分泌终末步骤中的 H^+-K^+－ATP 酶，抑制胃酸作用强，且作用时间持久，消化性溃疡病治疗通常采用标准剂量的 PPI，每日 1 次，早餐前半小时服药。治疗十二指肠溃疡疗程为 4 周，胃溃疡为 6～8 周，通常内镜下溃疡愈合率均在 90% 以上。新一代的 PPI 抑酸作用更强，缓解腹痛等症状更为迅速。对于 Hp 阳性的消化性溃疡病，应常规行 Hp 根除治疗。在抗 Hp 治疗结束后，仍因继续应用 PPI 至疗程结束。

组胺的效应系统经 H_1 和 H_2 受体介导。H_1 受体位于支气管和小肠平滑肌内，与组胺的致支气管痉挛和小肠平滑肌收缩有关，H_2 受体位于壁细胞上和子宫内，与组胺的致胃酸分泌和子宫收缩作用有关，传统的抗组胺药如苯海拉明，能阻断 H_1 受体，而 H_2 受体只能被特异性 H_2 受体拮抗剂做阻断。H_2－RA 通常采用标准剂量，每日 2 次，疗程同 PPI，但溃疡愈合率低于 PPI，内镜下溃疡愈合率在 65%～85%。

对胃泌素瘤的治疗，通常服用标准剂量的 PPI，但需每日 2 次用药。若 BAO＞10mmol/h，则还需增加剂量，直到理想的抑酸效果为止。

（四）抗幽门螺杆菌治疗

国内已对 Hp 相关性溃疡的处理达成共识：即无论溃疡初发或复发，无论活动或静止，无论有无并发症，均应该行 Hp 根除治疗。

由于 PPI 能增强抗生素杀灭 Hp 的作用，目前推荐的各类根除 Hp 治疗方案中最常用的是以 PPI 为基础的三联治疗方案（PPI、阿莫西林、克拉霉素），三种药物均采用常规剂量，疗程 7～14 天。Hp 根除率在 70%～90%。为提高根除率，在治疗消化性溃疡病时建议采用 10 天疗法。

对于首次根除失败者，应采用二、三线方案进行治疗。常用四联疗法，可根据既往用药情况并联合药敏试验，采取补救治疗措施（PPI＋铋剂＋2 种抗生素）或选用喹诺酮类、呋喃唑酮、四环素等药物，疗程多采用 10 天或 14 天。

序贯疗法治疗幽门螺杆菌感染具有疗效高、耐受性和依从性好等优点。目前推荐的序贯疗法为 10 天：前 5 天，PPI＋阿莫西林，后 5 天，PPI＋克拉霉素＋替硝唑；或前 5 天，

PPI + 克拉霉素，后 5 天，PPI + 阿莫西林 + 呋喃唑酮。据报道序贯疗法有效率明显优于 7 天或者 10 天常规疗法，且不良反应无明显增加。但对序贯疗法国内仍需积累更多的临床经验。

抗 Hp 治疗后复查：抗 Hp 治疗后，确定 Hp 是否根除的试验应该治疗完成后≥4 周时进行。用基于尿素酶的试验（RUT、UBT）进行检测时，至少在复查前 1 周停用 PPI 或者H_2-RA，以免影响检测结果，见表 15-2。

表 15-2　常用抗酸分泌药物（单位：mg）

药物		每粒剂量	治疗溃疡标准剂量	根除 Hp 标准剂量
PPI	奥美拉唑	20	20qd	20bid
	兰索拉唑	30	30qd	30bid
	雷贝拉唑	10	10qd	10bid
	泮托拉唑	40	40qd	40bid
	埃索美拉唑	40	40qd	40bid
H_2-RA	西咪替丁	400 或 800	400bid 或 80qn	-
	雷尼替丁	150	150bid 或 300qn	-
	法莫替丁	20	20bid 或 40qn	-

（五）胃黏膜保护剂

对老年人消化性溃疡病、巨大溃疡、复发性溃疡，在抗酸、抗 Hp 治疗同时，建议应用胃黏膜保护剂，这些药物或可在黏膜表面形成保护层，或可中和胃酸吸附胆汁，或可增加黏液的分泌，或可改善黏膜血流促进细胞再生，从而提高消化性溃疡病的愈合质量，减少溃疡的复发率。药物主要有以下三种。

硫糖铝（sucralfate）：通过黏附覆盖在溃疡表面而阻止胃酸、胃蛋白酶侵袭溃疡面，同时可促进内源性前列腺素合成，主要用于 GU 的治疗。不良反应：便秘。常用剂量：1.0g，一日 3 次。

次枸橼酸铋（colloidal bismuth subcitrate，CBS）：本药除了具有硫糖铝的作用外，尚有较强的抗 Hp 作用，主要用于根除 Hp 联合治疗。不良反应：舌苔发黑以及黑便。常用剂量：110mg 一日 4 次。

米索前列醇（misprostol）：本药可能是通过干扰壁细胞内的环磷酸腺苷（cAMP）的生成起作用，主要用于 NSAIDs 相关性溃疡的预防。不良反应：腹泻，前列腺素可引起子宫收缩，故孕妇忌服。常用剂量：200μg，一日 4 次。

（六）NSAIDs 溃疡的治疗

非甾体类抗炎药可以消耗组织内贮存的前列腺素，抑制黏膜的碳酸盐分泌，干扰上消化道运动，从而使黏膜发生糜烂出血，甚至溃疡。

单纯的 NSAIDs 相关性溃疡停服 NSAIDs 后，可用常规抗溃疡方案进行治疗。如不能停服 NSAIDs 的患者，则应选用 PPI 进行治疗，而常规剂量的 H_2-RA 效果不佳。

PPI 是防治 NSAIDs 溃疡的首选药物。通过高效抑制胃酸分泌作用，显著改善患者的胃肠道症状、预防消化道出血、提高胃黏膜对 NSAIDs 的耐受性等作用，并能促进溃疡愈合。PPI 疗程与剂量同消化性溃疡病。H_2-RA 仅能预防 NSAIDs 十二指肠溃疡的发生，但不能预防 NSAIDs 胃溃疡的发生。

伴有 Hp 感染的 NSAIDs 相关溃疡，一般认为：长期服用 NSAIDs 前根除 Hp 可降低 NSAIDs 相关溃疡的发生率；已发生溃疡停用 NSAIDs 者应根除 Hp 治疗；已发生溃疡而仍需服用 NSAIDs 者，根除 Hp 不能加快 PPI 治疗溃疡的愈合。

胃黏膜保护剂（如米索前列醇）可增加前列腺素合成、清除并抑制自由基作用，对 NSAID 溃疡有一定的治疗作用。

（七）消化性溃疡病并发出血的治疗

消化性溃疡病合并活动性出血的首选治疗方法是内镜下止血，建议 24 ~ 48 小时急诊内镜，并应同时静脉使用 PPI。PPI 通过抑制胃酸分泌，提高胃内 pH，降低胃蛋白酶活性，减少对血凝块的消化作用，提高血小板的凝集率，从而有助于巩固内镜的止血效果。如大量出血，内科保守治疗无效者，应尽早行外科手术治疗。

（八）消化性溃疡病并发幽门梗阻的治疗

首先采取禁食、胃肠减压，经强有力的抑酸治疗大多能缓解。如长期的幽门梗阻系因反复的溃疡疤痕挛缩导致，为外科性梗阻，需手术治疗。部分患者胃窦部溃疡恶变也会导致幽门梗阻，胃镜下活检可帮助诊断，同时亦应采取外科手术治疗。

（九）消化性溃疡病并发穿孔的治疗

若 X 线腹部平片见到膈下游离气体时，可明确为并发溃疡穿孔，应及早行胃肠减压并请外科会诊，出现休克时应积极抗休克治疗，为手术争取条件。

（十）消化性溃疡病癌变的治疗

尽快手术根除治疗。

八、饮食调护

溃疡病急性发作期：严格限制对胃黏膜有机械性刺激的食物如生、硬食物和化学性刺激食物和药物，包括辛辣刺激性食物、烈酒、酸性饮食、浓茶、咖啡以及易致溃疡的化学药物，以保护胃黏膜。给予适量蛋白质和糖，脂肪量可稍高，尽可能补充各种维生素，但属虚寒者不宜吃梨、柿等凉性水果。采用对胃液分泌作用较弱的食品和不含植物纤维的食物，如牛奶、牛奶大米粥、鸡蛋羹、蛋花汤、藕粉、蜂蜜、杏仁霜、果汁等。限制肉汤、鸡汤、鱼汤，因含氮高能强烈刺激胃液分泌，增加胃的代谢负担。清淡饮食，易予消化，每日进餐 6 ~ 7 次。每隔 2 小时进餐一次。使食物常与胃酸结合，以缓解症状，促进溃疡愈合。

好转愈合期：逐渐过渡到锻炼性饮食，日餐 5 ~ 6 次。主食可用烤馒头片、面包干、大米粥、细面条、面片等，蛋白质、糖、脂肪量和盐可适当增加。

恢复期：日进餐 4 ~ 5 次。仍以清淡饮食和易消化饮食为主，忌煎炸厚味及辛辣刺激性食物，避免采用强烈促进胃液分泌的食物如酒、咖啡、汽水及芹菜、茴香、青葱，辣椒等，忌用能加重胃负担的含嘌呤较多的豆类、动物内脏和菠菜等。食疗方可采用：花生米 50g、鲜牛乳 200ml、蜂蜜 30ml。将花生米浸清水中 30 分钟，取出捣烂，将牛乳先煮开后倒入捣烂的花生米，再煮开，取出待凉，加入蜂蜜。每日睡前一次服用。

（杨　辉）

第三节 胃癌

一、概述

胃癌是发生在胃部的恶性肿瘤。是一种严重威胁健康的疾病。我国的胃癌发病率以西北最高，东北及内蒙古次之，华东及沿海又次之，中南及西南最低。胃癌可发生于任何年龄，但以40～60岁多见，男多于女，约为2 ：1。胃癌的病理类型主要是腺癌，其他类型的胃癌有鳞状细胞癌、腺鳞癌、类癌、小细胞癌等，后几种类型较少见。早期胃癌多无症状或仅有轻微症状。当临床症状明显时，病变已属晚期。因此，要十分警惕胃癌的早期症状，做到早发现、早诊断、早治疗。

胃癌由于生长部位及病程长短不一，临床上可出现相应的不同症状和体征；早期症状往往不明显或仅有轻度胃脘不适，进展期如生长在胃体部的肿瘤可出现胃脘疼痛、进食减少、消瘦等症。生长在贲门的肿瘤可出现进食发噎，饮食难下。生长在幽门区的肿瘤可出现幽门梗阻症状：朝食暮吐、暮食朝吐。胃癌晚期肿瘤增大，上腹部可能触及肿块。

胃癌分属于中医的“胃脘痛”、“反胃”、“噎膈”、“心下痞”、“伏梁”、“瘕积”等范围。

二、病因病理

胃癌的病因较为复杂，中医认为是饮食不洁、忧思伤脾，饮食不化精微而生浊痰，气滞痰凝则血行阻滞，形成瘀血。浊痰、瘀血互阻互结，加之内外之因侵袭，血分蕴毒，与痰瘀互结，痰火毒瘀不散，人体正虚之际壅积结聚而成肿瘤。肿瘤一旦形成，病邪随血流、经络播散，可侵害全身多个组织器官，进一步耗伤正气，邪愈盛，正愈耗，终至气血阴津匮乏，病邪难以遏制，毒瘀蕴结愈盛，以致危及生命。

三、诊断

胃癌早期诊断比较困难，其主要原因是患者在早期多无明显的异常感觉，如果患者能在最初有轻微症状时就引起重视并进行进一步检查和治疗，则基本上可达到满意效果。

（一）临床表现

（1）早期表现临床上常被忽视，有的在普查中发现早期胃癌可无任何症状和体征，早期胃癌主要症状为上腹胀痛，有少量出血，多数为大便潜血阳性，内科治疗不易转阴，或即使转阴，以后又呈阳性反应。

（2）中期表现：较为明显，上腹部疼痛，腹胀，时有呕吐，大便潜血持续阳性。

（3）晚期表现：病情严重时表现为上腹部疼痛，顽固持续，不易为制酸剂所缓解，并出现顽固的恶心呕吐和脱水征，乏力，贫血，恶病质等症状。如果出现肝、卵巢、腹腔转移，可产生相应的临床表现。

（二）实验室检查

半数以上大便潜血持续阳性，大便潜血检查对胃癌诊断有一定的帮助。血常规检查，胃癌发展期可产生贫血，多为低血色素性，不明原因贫血伴胃脘不适者应想到胃癌的可能。胃液分析，多数患者胃酸低下或缺乏，用五肽胃泌素刺激仍无胃酸分泌，考虑胃癌可能。胃液检查也可检测是否存在出血。

（三）X 线钡餐造影

X 线上消化道钡餐造影有较高的诊断价值，特别是气钡双重造影，可清楚显示胃轮廓、蠕动情况、黏膜形态、排空时间、有无充盈缺损龛影等，检查准确率近 80%。

（四）纤维内镜检查

纤维内镜检查是诊断胃癌最直接准确有效的诊断方法，可以直接观察病灶大小、部位、形态、范围，可取活组织进行病理诊断。

（五）组织细胞检查

组织细胞检查是胃癌确诊的最主要方法，除胃镜活检以外，还有胃脱落细胞检查，晚期胃癌出现锁骨上淋巴结肿大，可行淋巴结活检。如有腹膜转移及卵巢转移出现腹水，可抽腹水找癌细胞以明确诊断。

（六）早期胃癌诊断要点

用纤维胃镜可直接观察胃内形态变化，并能取病变组织行活检，是诊断早期胃癌的首选方法。胃镜检查加病变组织活检能使早期胃癌的诊断率达 90% 以上。提高早期胃癌检出率的关键在于，提高临床检查技能及医患双方对胃癌的警觉性。对 40 岁以上出现不明原因上腹部症状者，可常规行内镜检查，对慢性胃病患者应定期复查胃镜。胃镜下活检病理报告为中重度不典型增生的患者，应重复多次胃镜及活检，以免延误诊断。积极开展普查是发现早期胃癌的关键。

四、鉴别诊断

胃癌与胃部其他疾病相鉴别，如萎缩性胃炎、胃溃疡、胃息肉、胃部其他良恶性肿瘤、平滑肌瘤及平滑肌肉瘤、胃的恶性淋巴瘤等相鉴别。

胃癌肝转移应与原发性肝癌相鉴别，肝脏出现多发性转移应与肝囊肿相鉴别，与其他部位肿瘤肝转移相鉴别。

胃癌出现卵巢转移和腹膜转移出现腹水要与卵巢癌相鉴别。

胃癌腹膜转移出现癌性腹膜炎与感染性腹膜炎相鉴别。

五、并发症

（一）出血

消化道出血表现为呕血和（或）黑粪，偶为首发症状。约 5% 患者可发生大出血，表现为呕血和（或）黑便，偶为首发症状。可出现头晕、心悸、柏油样大便、呕吐咖啡色物。

（二）梗阻

决定于胃癌的部位。邻近幽门的肿瘤易致幽门梗阻。可出现呕吐，上腹部见扩张之胃型、闻及震水声。

(三) 胃穿孔

比良性溃疡少见，可见于溃疡型胃癌，多发生于幽门前区的溃疡型胃癌，穿孔无粘连覆盖时，可引起腹膜炎，出现腹肌板样僵硬、腹部压痛等腹膜刺激征。

(四) 继发性贫血

由于胃癌细胞可分泌一种贫血因子。部分患者虽然没有出血，但表现为贫血貌，

六、临证要点

胃癌的基本病机是正气虚损，邪气内实。正气虚是指脾胃虚弱，故扶正治疗的重点是健脾和胃。邪气实主要是指痰瘀内结和毒热蕴结，故祛痰化瘀，清热解毒亦是本病的重要治疗法则，常需要相互兼顾。

本病初期正虚而邪不盛，仅显示脾胃功能不足，治疗当以祛邪为主，适当扶助脾气。晚期则正不胜邪，邪毒内窜，病变可累及肺、肾、肝等诸脏器。而邪毒久羁又使机体阴阳气血进一步亏损，呈现出一派正虚邪实之象，临床上常用扶正为主兼以祛邪的治疗法则。在灵活运用温补脾肾、大补气血的基础上适当给予解毒散结、活血化瘀之品，力求恢复正气，稳中求效。

七、辨证施治

(一) 痰湿凝结

主症：胃脘闷胀，或隐隐作痛，呕吐痰涎，面黄虚胖，腹胀便溏，纳呆食少。舌淡，苔白腻、脉细濡或滑。

治法：燥湿化痰，健脾和胃。

处方：宽中消积汤。

柴胡 10g，香附 10g，枳壳 10g，法半夏 10g，陈皮 10g，党参 15g，白术 10g，砂仁 3g，瓜蒌 15g，白屈菜 15g，茯苓 10g，老刀豆 30g，八月札 15g，藤梨根 15g。

此证多见于生长在贲门胃底等部位的早期患者，由于脾胃虚弱，而致痰湿凝滞，阻碍气机。方中党参、白术、茯苓益气健脾；陈皮、半夏、柴胡、香附、枳壳等理气化痰散结；白屈菜、八月札缓急止痛，行气散结；老刀豆具有扩张食管贲门的作用。若呕吐较重可加旋覆花、代赭石以降逆止呕；胃脘疼痛较重者加杭芍、元胡以缓急止痛。若脾胃功能尚可，方中可辨证加 2～3 味抗癌的中草药。

(二) 气滞血瘀

主症：胃脘部刺痛或拒按，痛有定处，或可扪及肿块，腹胀满不欲食，呕吐宿食或如赤豆汁，或见柏油样大便。舌紫黯或有瘀斑、瘀点，脉涩细。

治法：行气活血，化瘀止痛。

处方：膈下逐瘀汤加减。

生蒲黄 10g，五灵脂 10g，三棱 10g，莪术 10g，桃仁 10g，红花 10g，白花蛇舌草 30g，半枝莲 30g，元胡 15g，大黄 10g，沙参 30g，玉竹 10g，赤茯苓 15g，龙葵 15g，黄精 10g。

此证表现血瘀毒热并存，多属于胃癌进展期，正气盛而邪气实，治疗以祛邪为主。方中半枝莲、白花蛇舌草、龙葵有清热解毒作用，又是用于胃癌的常用抗肿瘤药物，选用于本证

最为合适。桃仁、红花、三棱、莪术化瘀以止痛，其中三棱、莪术具有一定的抗肿瘤作用。本证病情进展迅速而多变，临床上应注意。由于肿瘤侵及大血管可引起大出血，出现休克，危及生命，此时应及时采取中西医措施给予止血，停用活血化瘀药物。

（三）脾胃虚寒

主症：面色㿠白，神倦无力，胃脘部隐痛，喜温喜按，呕吐清水，或朝食暮吐：暮食朝吐，四肢欠温，浮肿便溏。舌淡胖，有齿印，苔白润，脉沉缓或细弱。

治法：温中散寒，健脾和胃。

处方：附子理中汤加减。

党参15g，白术10g，茯苓10g，良姜10g，陈皮10g，附片10g，半夏10g，荜茇10g，紫蔻10g，娑罗子15g。

本证主要特征为脾胃虚寒，运化迟缓。多见于肿瘤晚期或久有脾胃虚寒者。以温中散寒，健脾温胃为主法。方中党参、白术、茯苓、陈皮、半夏健脾和胃；良姜、附片、紫蔻温中散寒。其中荜茇，具有温中同时又有抗肿瘤作用，用于此证最宜。其他用于抗肿瘤药物，一般性味偏凉，于此证应少用或不用，以免加重患者症状。

（四）胃热伤阴

主症：胃脘灼热，时有隐痛，口干欲饮，喜冷饮，或胃脘嘈杂，饥不欲食，纳差，五心烦热，大便干燥。舌质红或绛，或舌见裂纹，舌苔少或花剥，脉细数。

治法：养阴清热解毒。

处方：养胃汤加减。

沙参30g，玉竹15g，黄精10g，白术10g，白芍10g，茯苓10g，姜半夏10g，生地15g，玄参15g，陈皮10g，神曲15g，麦冬15g，藤梨根15g，肿节风15g。

本证为胃热伤阴，方中沙参、玉竹、黄精以养胃阴，白术、茯苓、陈皮、半夏和胃醒脾，生地、麦冬、玄参可增液润便，藤梨根、肿节风清热解毒，并有抗癌的作用，陈皮、神曲和胃助消化。

（五）气血双亏

主症：神疲乏力，面色无华，唇甲色淡，自汗盗汗，或见低热，纳呆食少，胃脘疼痛或有肿块，食后胃胀，形体消瘦。舌淡白，苔薄白，脉细弱无力。

治法：益气补血，健脾和胃。

处方：八珍汤加减。

潞党参15g，生黄芪30g，生白术15g，生薏米15g，仙鹤草30g，白英15g，白花蛇舌草30g，七叶一枝花15g，石见穿15g，陈皮10g，姜半夏9g，内金10g。

此证特征为正虚邪实，虚多实多，体弱难以攻邪，攻邪又虑伤正。治疗时应注意侧重于用扶正之品。方中党参、黄芪、薏米、白术益气健脾，如患者出现元气大伤之象，可重用黄芪30~60g，并以人参易党参；白花蛇舌草、七叶一枝花、石见穿、白英、仙鹤草均具有抗癌散结的作用。此类药物不宜多用重用，否则肿瘤未消，而正气徒伤，反而可促使肿瘤进一步恶化，以重补缓攻，缓缓图治为要。

八、西医治疗

（一）手术治疗

手术是目前治疗胃癌的主要方法，其中包括：

1. 胃癌根治术　胃癌根治术指除了切除肿瘤病灶，还要清扫淋巴结。

2. 姑息性手术　患者病期较晚，已无法清扫淋巴结，只能单纯切除肿瘤病灶。

3. 短路术　胃癌晚期，肿瘤巨大或出现转移，并有梗阻时所采取的一种手术方式，如幽门梗阻出现呕吐无法进食，病程很晚又不能切除病灶，也不能清扫淋巴结，只能行胃空肠吻合术，此种手术可以缓解患者症状，使消化道重新开通，暂时解决患者进食问题和改善患者营养状况，有利于争取下一步治疗机会。

（二）化学药物治疗

胃癌对化疗药物有一定的敏感性，近年来新的抗癌药物不断涌现，使得不少新的联合化疗方案在临床应用。单一化疗药物疗效低，临床上多采用联合化疗。胃癌化疗广泛运用于术后的辅助性治疗，术后复发转移及晚期不能切除病灶的病例的姑息性治疗，也有用于术前化疗，以提高手术切除肿瘤的成功率。

胃癌常用的化疗药物：多西他赛（TAT）、5－氟尿嘧啶（5－FU）、顺铂（PDD）、伊立替康（CPT－11）。胃癌有不少常用化疗方案，现提供以下方案，供参考。

1. DF 方案　多西他赛（docetaxel），175mg/m^2，静滴（3 小时），第 1 天。5－氟尿嘧啶（5－FU），750mg/m^2，静滴（24 小时连续输注），第 1～5 天。每 3 周重复。

2. ECF 方案　表柔比星（Epi－ADM），50mg/m^2，静滴（3 小时输注），第 1 天。卡铂（CBP），300mg/m^2，静滴，第 1 天。5－氟尿嘧啶（5－FU），200mg/m^2，静滴，第 1～5 天。每 21 天重复。

3. PF 方案　顺铂（PDD），30mg/m^2，静滴 3 小时，第 1 天。5－氟尿嘧啶（5－FU），500mg/m^2，静滴，第 1 天。本方案顺铂可以改用卡铂或奥沙利铂，5－氟尿嘧啶改用希罗达口服，不良反应相对减少，适用于身体弱和年纪较大的患者。4 周后重复。

4. ELF　依托泊苷（VP－16），20mg/m^2，静滴（50 分钟输注），第 1～3 天。四氢叶酸（CF），300mg/m^2，静滴（10 分钟输注），第 1～3 天。5－氟尿嘧啶（5－FU），500mg/m^2，静滴（10 分钟输注），第 1～3 天。每 3～4 周重复。

5. CP 方案　伊立替康（CPT－11），350mg/m^2，静滴，第 1 天。顺铂（PDD），30mg/m^2，静滴 3 小时，第 1 天。每 3 周重复。本方案为胃癌的二线治疗用药，对 5. 氟尿嘧啶耐药的胃癌患者有效。

（三）胃癌的其他治疗

1. 胃癌的放射治疗　胃癌对放疗不敏感，胃癌的术前放疗、术中放疗可降低局部肿瘤的复发率，提高生存期。

2. 胃癌的免疫治疗　目前尚未见成功的免疫制剂。临床上常用的免疫药物有香菇多糖、胸腺素、白细胞介素等。生物免疫治疗，有的单位已经开展。具体是把手术的癌细胞在体外培养与免疫细胞结合产生“抗体”。把这种抗体再注射到患者体内。确切疗效未见文献报道。

3. 晚期患者的支持治疗和对症治疗

（1）补液：胃癌患者出现高烧或进食困难，摄入量不足者，必须静脉补液及补充营养，其中包括输鲜血及血液制品、氨基酸、脂肪乳、葡萄糖、维生素、电解质等。出现梗阻或根本不能进食的患者可以考虑胃肠外营养治疗。

（2）止血：胃癌出血，可用氨甲苯酸、酚磺乙胺加入静脉滴入。局部止血可用冰水加入肾上腺素或孟氏液局部止血。亦可通过内镜下进行电凝止血。

（3）止痛：胃癌晚期出现脏器转移可出现疼痛，药物可选择阿托品、布桂嗪、曲马朵等，后期疼痛剧烈可考虑用吗啡类强止痛药物。

九、饮食调护

注意饮食卫生，少食烟熏、腌制、油炸食物，戒烟酒，宜多吃高营养食物，平时应以新鲜的瓜果蔬菜、粗粮为主食，肉类少吃，做到饮食搭配合理，防止体液偏酸，摄入的饮食应该做到“二酸八碱”，使体液达到弱碱性。食品中的许多食物对癌细胞都有抑制作用，如山药、扁豆、薏米、菱角、金针菜、香菇、蘑菇、葵花籽、猕猴桃、无花果、苹果等。胃癌患者有气虚者可喝参粥：党参30g、茯苓20g、生姜6g，水煎去渣留汁，加粳米120g煮粥，临熟时加鸡蛋1枚及少许盐，继续煮粥至熟而成。常吃此粥能健脾益气。脾虚有湿，可吃薏米粥：生薏米50g煮粥服。常服此粥健脾祛湿，生薏米还有抗病毒和抗癌的作用。血虚失眠者可用莲子汤：莲子309、大枣15枚，加水煮，可放少量糖。久食可健脾生血安神。化疗血象降低可用猪骨髓、牛骨髓、鹿胎盘、人胎盘等。

（杨　辉）

第四节　肠易激综合征

肠易激综合征（irritable bowel syndrome，IBS）是一种以腹痛或腹部不适伴排便习惯改变和（或）粪便形状改变的功能性肠病，常呈慢性间歇发作或在一定时间内持续发作，缺乏形态学和生化学改变，经检查排除器质性疾病。

本病特征是肠的易激性，症状出现或加重常与精神因素或应激状态有关，患者常伴有疲乏、头痛、心悸、尿频、呼吸不畅等胃肠外表现。肠易激综合征临床上相当常见，在西方国家初级医疗和消化专科门诊中，IBS患者分别占12%和28%。总体看来，IBS在人群的总体发病率多在5%~25%之间，发达国家的发病率要高于发展中国家。1996年北京的流行病学调查显示人群发病率按Manning标准和罗马标准分别为0.82%和7.26%，2001年广东的调查显示按罗马Ⅱ标准患病率为5.6%，就诊率22.4%。近年来的流行病学调查均显示年龄与发病无明显关系，具有IBS症状的患者中女性多于男性（男女比例为1：1.2~1：2）。

肠易激综合征归属于中医学的“肠郁”、“腹痛”、“便秘”、“泄泻”等范畴。

一、病因病理

本病主要表现为腹痛、便秘、腹泻、黏液性大便或腹泻与便秘交替出现等。本病的发生与情志失调，思虑劳倦最为密切，精神抑郁为重要诱因，饮食不调为发病的重要环节。

肝主疏泄，郁怒忧愁过度或精神高度紧张，可致肝失条达，气机不畅，甚则气滞血瘀，脉络不通而腹痛；肝气郁结，横逆乘脾犯胃，脾胃运化失常可见泄泻。

湿邪蕴结肠道，故见黏液便，湿邪为主可见白色黏液便，湿郁化热或湿热互结则见黄白色黏液便；气机阻滞，不能宣达，肠道通降失常，传导失职故见大便秘结。

脾主运化，思虑劳倦最易伤脾，脾胃受损，运化无力，水谷不能化为精微而反为“湿”与“滞”，于是清浊不分，混杂而下，泄泻乃作；又或脾虚血少，不能下润大肠而便秘；如嗜食肥腻辛辣之物，胃肠积热，伤津化燥，肠失濡润亦可出现便秘。肝脾不调，升降失常，大肠传导失司，故腹泻与便秘交替。

本病病初在脾与肝，病久则脾虚及肾，脾肾阳虚，导致脏腑失于温养，以致病情迁延，缠绵难愈。总之，本病病位在肝、脾、大肠，以肝郁脾虚，大肠传导失司为主要病机。

二、诊断

临床上迄今无统一的IBS诊断标准，临床诊断IBS应重视病史采集和体格检查，并有针对性地进行排除器质性疾病的辅助实验室检查。

本病起病缓慢，症状呈间歇性发作，有缓解期。症状出现与精神因素、心理应激有关。

（一）症状

1. 腹痛　为主要症状，多诉中腹或下腹疼痛，常伴排便异常、腹胀。腹痛易在进食后出现，热敷、排便、排气或灌肠后缓解，不会在睡眠中发作。疼痛的特点是在某一具体患者疼痛常是固定不变的，不会进行性加重。

2. 腹泻　粪量少，呈糊状，含较多黏液，可有经常或间歇性腹泻，可因进食而诱发，无夜间腹泻；可有腹泻和便秘交替现象。

3. 便秘　大便如羊粪，质地坚硬，可带较多黏液，排便费力，排便未尽感明显，可为间歇性或持续性便秘，或间中与短期腹泻交替。

除上述症状外，部分尚有上腹不适、嗳气、恶心等消化不良症状，有的则还有心悸、胸闷、多汗、面红、多尿、尿频、尿急、痛经、性功能障碍、焦虑、失眠、抑郁及皮肤表现如瘙痒、神经性皮炎等胃肠外表现。胃肠外表现较器质性肠病多见。

（二）体征

可触及乙状结肠并有压痛，或结肠广泛压痛，或肛门指诊感觉括约肌张力增高，痛感明显；某些患者可有心动过速、血压高、多汗等征象。

临床上常依据大便特点不同将本病分为三型：便秘为主型、腹泻为主型和腹泻便秘交替型三个亚型。

（三）常见并发症

本病并发症较少，腹泻甚者可出现水、电解质平衡紊乱，病程长者可引起焦虑症。

（四）实验室和其他辅助检查

1. 血液检查　血常规、血沉无异常。

2. 大便检查　粪便镜检大致正常，可含大量黏液或呈黏液管型；粪隐血、虫卵、细菌培养均呈阴性。

3. 胰腺功能检查　疑有胰腺疾病时应作淀粉酶检测，还要做粪便脂肪定量，排除慢性胰腺炎。

4. X 线检查　胃肠 X 线检查示胃肠运动加速，结肠袋减少，袋形加深，张力增强，结肠痉挛显著时，降结肠以下呈线样阴影。

5. 内镜检查　结肠镜下见结肠黏膜正常。镜检时易出现肠痉挛等激惹现象。疑有肠黏膜器质性病变时应作肠黏膜活检。本病患者肠黏膜活检无异常。

6. 结肠动力学检查　结肠腔内动力学及平滑肌电活动检查示结肠腔内压力波形及肠平滑肌电波异常。

（五）诊断

主要包括三方面内容：①IBS 临床综合征；②可追溯的心理精神因素；③实验室及辅助检查无器质性疾病的依据。目前国内外建议使用的常用诊断标准如下。

（1）全国慢性腹泻学术会议（1986 年）

1）有腹痛、腹胀、腹泻和便秘，伴全身神经症状。

2）一般情况良好，无消瘦或发热，可有腹部压痛。

3）粪常规培养多次（－），隐血（－）。

4）钡灌肠无阳性发现，或有结肠激惹征象。

5）肠镜下黏膜无明显异常，组织学基本正常。

6）血尿常规和血沉正常。

7）无痢疾、血吸虫病史，试验性治疗无效。

（2）Manning 标准（1978 年）

1）腹胀，排便后腹痛减轻。

2）黏液便。

3）便不畅感。

4）便次增多或伴腹痛。

5）便稀伴腹痛发作。

（3）罗马Ⅱ标准（1999 年）

1）过去 12 个月至少累计有 12 周（不必是连续的）腹部不适或腹痛，并伴有如下 3 项症状的 2 项：①腹部不适或腹痛在排便后缓解；②腹部不适或腹痛发生伴有排便次数的改变；③腹部不适或腹痛发生必有粪便性状的改变。

2）以下症状不是诊断所必备，但属 IBS 常见症状，这些症状越多越支持 IBS 的诊断：①排便频率异常（每天排便 >3 次，或每周排便 <3 次）；②粪便性状异常（块状/硬便或稀/水样便）；③粪便排出过程异常（费力、急迫感、排便不净感）；④黏液便；⑤胃肠胀气或腹部膨胀感。

3）缺乏可解释症状的形态学和生化学异常。

（4）罗马Ⅲ标准（2006 年）：反复发作的腹痛或不适，最近 3 个月内每个月至少有 3 天出现症状，合并以下 2 条或多条。

1）排便后症状改变。

2）发作时伴有排便频率改变。

3）发作时伴有大便形状（外观）改变。

注：①诊断前症状出现至少 6 个月，近 3 个月满足以上标准；②不适意味着感觉不舒服而非疼痛。在病理生理学研究和临床实验中，筛选可评估的患者时，疼痛和（或）不适出

现的频率至少为每周 2 天。

上述诊断标准中，罗马Ⅲ标准最新，推荐使用。诊断 IBS 时，应强调排除诊断，同时应进行随访观察，以防漏诊。特别对老年患者，或腹痛症状夜间加重，伴食欲减退，体重明显下降，或合并有便血、肠梗阻者，应考虑器质性疾病的可能。

（5）罗马ⅢIBS 的亚型分类：①IBS 便秘型（IBS－C）：块状/硬便≥25%，且稀/水样便＜25%；②IBS 腹泻型（IBS－D）：稀/水样便≥25%，且块状/硬便＜25%；③IBS 混合型（IBS－M）：稀便和硬便均＞25%；稀/水样便≥25%；④IBS 未定型（IBS－U）：排便性状改变未达到上述三型要求。

诊断标准体现的重要原则：①诊断应建立在排除器质性疾病的基础上；②IBS 属于肠道功能性疾病；③强调腹痛或腹部不适与排便的关系；④该诊断标准判断的时间为 6 个月，近 3 个月有症状，反映了本病慢性、反复发作的特点；⑤该诊断标准在必备条件中没有对排便频率和粪便性状作硬性规定，提高诊断的敏感性。

三、鉴别诊断

首先必须排除肠道器质性疾病，如细菌性痢疾、炎症性肠病、结肠癌、结肠息肉病、结肠憩室、小肠吸收不良综合征。其次必须排除全身性疾病所致的肠道表现，如胃及十二指肠溃疡、胆道及胰腺疾病、妇科病（尤其是盆腔炎）、血紫质病，以及慢性铅中毒等。

（一）慢性细菌性痢疾

二者均有不同程度的腹痛及黏液便等肠道症状。但慢性细菌性痢疾往往有急性细菌性痢疾病史，从粪便、指肠拭子或内镜检查时所取标本进行培养可分离出痢疾杆菌，必要时可进行诱发试验，即对有痢疾病史或类似症状者，口服泻剂导泻，然后检查大便常规及粪培养，阳性者为痢疾，肠易激综合征粪便常规检查及培养均正常。

（二）溃疡性结肠炎

二者均具反复发作的腹痛、腹泻、黏液便症状。肠易激综合征虽反复发作，但一般不会影响全身情况；而溃疡性结肠炎往往伴有不同程度的消瘦、贫血等全身症状。结肠内镜检查，溃疡性结肠炎镜下可见结肠黏膜粗糙，接触易出血，有黏液血性分泌物附着，多发性糜烂、溃疡，或弥漫性黏膜充血、水肿，甚至形成息肉病。组织活检以黏膜炎性反应为主，同时有糜烂、隐窝脓肿及腺体排列异常和上皮的变化。X 线钡剂灌肠显示有肠管变窄、缩短、黏膜粗乱、肠袋消失和假性息肉等改变。而肠易激综合征镜下仅有轻度水肿，但无出血糜烂及溃疡等改变，黏膜活检正常。X 线钡剂灌肠无阳性发现，或结肠有激惹征象。

（三）结肠癌

腹痛或腹泻是结肠癌的主要症状，直肠癌除腹痛、腹泻外，常伴有里急后重或排便不畅等症状，这些症状与肠易激综合征很相似。但结肠癌常伴有便血，后期恶性消耗症状明显。肛指检查及内镜检查有助诊断。

（四）慢性胆道疾患

慢性胆囊炎及胆石症可使胆道运动功能障碍，引起发作性、痉挛性右上腹痛，与肠易激综合征结肠痉挛疼痛相似，但慢性胆道疾患疼痛多发生在饱餐之后（尤其是脂肪餐后更明显）。B 型超声波、X 线胆道造影检查可明确诊断。

四、临证要点

本病病机主要在于肝脾不调，运化失常，大肠传导失司，日久及肾，形成肝、脾、肾、肠胃诸脏腑功能失常。

早期多属肝郁脾虚；若夹寒、夹热、夹痰可形成肝脾不调，寒热夹杂；后期累及肾脏，可表现为脾肾阳虚；波及血分则可致气滞血瘀等证候。

故临床辨证需辨明虚实、寒热、气滞、兼夹的主次及相互关系，治疗以调理肝脾气机为主，兼以健脾温肾。

五、辨证施治

（一）肝郁气滞

主症：大便秘结，欲便不能，腹胀或腹胀痛，苔薄白，脉弦。

治法：疏肝理气。

方药：六磨汤加味。

沉香9g（后下），木香12g（后下），槟榔12g，乌药12g，枳实20g，大黄6g，郁金12g，厚朴9g，茯苓12g。

此型为肝郁失疏，木不疏土，土壅失运，大肠气机不畅，传导功能失常。此型便秘者居多，因直肠空虚，故亦称为假性便秘。治疗上以疏肝理气为主。方用六磨汤加味，疏肝解郁，畅通气机，则肠道传送功能有序。方中乌药、郁金调肝顺气，木香、槟榔、枳实、厚朴等加强理气导滞。腹痛明显，可加延胡索12g、青皮9g、白芍15～30g行气止痛；肝郁化热，见口苦咽干，可加黄芩12g、菊花15g、栀子12g以清肝热。

（二）肝郁脾虚

主症：腹痛、腹泻常发生于抑郁、恼怒、情绪紧张之时，泻后痛减，痛区多在少腹部，胸胁痞闷，胁痛肠鸣，嗳气，矢气频作，善太息，易怒，纳食欠佳，苔薄白，脉弦。

治法：抑肝扶脾。

方药：痛泻要方加味。

白术15g，白芍15g，党参15g，佛手12g，防风12g，陈皮9g，郁金10g，甘草6g，柴胡12g，煨木香9g（后下），煨葛根18g，枳壳12g。

此型为肝疏泄太过，横逆乘脾，脾失健运所致，应用抑肝扶脾法，协调平衡。方中选用白芍甘酸敛肝抑木之强，防风泻肝舒脾，白术、党参健脾扶土之弱，陈皮、佛手、枳壳理气和中，郁金、木香行气止痛，甘草调和诸药。诸药相配，可泻肝木而补脾土，调气机以止痛泻。烦躁易怒者加龙胆草12g、栀子12g、牡丹皮15g清泄肝火；夜寐不安者加炒枣仁15g、夜交藤15g、磁石20g（先煎）安神定志。

（三）脾胃虚弱

主症：饮食稍有不慎（如进食生冷、粗糙、油腻或虾蟹等物）即易发生大便次数增多，便质溏薄甚或完谷不化，并常夹有白色黏液，脘闷不舒，或有腹部隐痛，面色萎黄，神疲倦怠，舌淡苔白，脉细弱。

治法：健脾养胃，化湿消滞。

方药：参苓白术散加减。

党参20g，黄芪15g，白术15g，茯苓15g，砂仁6g（后下），陈皮6g，扁豆20g，莲子肉15g，薏苡仁30g，甘草6g，藿香12g。

此型为脾胃虚弱，运化失职，分清泌浊失常所致。治以健脾养胃，化湿消滞为法，方选参苓白术散加减。方选党参、黄芪健脾益气，白术、茯苓、扁豆健脾化湿，砂仁、陈皮理气和中，薏苡仁、藿香加强化湿之功，莲子肉健脾涩肠，甘草调和诸药。诸药相配，共奏健脾养胃，化湿消滞之功。若腹痛明显者，可加乌药12g、白芍30g、延胡索12g理气止痛；泄泻而腹部畏寒者，加炮姜9g、煨木香9g（后下）、熟附块9g温补脾阳。

（四）大肠燥热

主症：腹部胀满疼痛，大便秘结，或者粪便如羊屎状，日数次却排出不畅，部分患者可在左下腹触及条索状包块，面红潮热，汗多，心烦，口干欲饮，舌红苔黄或黄燥，脉滑数。

治法：泄热清肠，行气通便。

方药：麻子仁丸加减。

大黄6～9g，虎杖20g，火麻仁30g（打），杏仁15g，白芍、枳实各20g，厚朴12g，白蜜30g，生地黄30g。

嗜食肥腻辛辣之物，胃肠积热，伤津化燥，肠失濡润亦可出现便秘。治以泄热清肠，行气通便为法。方选火麻仁、大黄、虎杖、杏仁、生地黄清热润肠通便，枳实、厚朴、广木香理气止痛，白芍缓急止痛。如燥热内结日久，耗伤阴液，表现为口干唇燥，舌红少苔者，可加玄参30g、麦冬15g养阴扶正祛邪；便秘腹泻交替者，宜加党参20g，茯苓15g，白术30g，郁金12g等健脾益气理气。

（五）脾肾阳虚

主症：晨起腹泻，完谷不化，腹部冷痛，形寒肢冷，腰膝酸软。舌淡胖苔白滑，脉沉细。

治法：温肾健脾，固涩止泻。

方药：四神丸合理中丸加减。

补骨脂15g，肉豆蔻10g，吴茱萸3g，五味子10g，熟附子10g（先煎），肉桂3g（焗服），干姜10g，党参15g，白术15g，炙甘草5g。

病久或失治误治日久则脾虚及肾，导致脾肾阳虚，不能温化水谷所致。治以温肾健脾，固涩止泻之法，方选四神丸合理中丸加减。方选补骨脂、熟附子、肉桂温补肾阳，肉豆蔻、吴茱萸、干姜暖脾逐寒，五味子收敛止泻。若泻下不禁加罂粟壳、石榴皮、诃子固肠止泻，中气下陷加黄芪、升麻益气升阳。

六、西医治疗

肠易激综合征属于一种心身疾病，目前的治疗方法的选择均为经验性的，治疗目的是消除患者顾虑，改善症状，提高生活质量。治疗原则是在建立良好医患关系的基础上，根据主要症状类型进行对症治疗和根据症状严重程度进行分级治疗。注意治疗措施的个体化和综合运用。

（一）建立良好的医患关系

对患者进行健康宣教、安慰和建立良好的医患关系是有效、经济的治疗方法，也是所有治疗方法得以有效实施的基础。

（二）饮食疗法

不良的饮食习惯和膳食结构可以加剧 IBS 的症状。因此，健康、平衡的饮食可有助于减轻患者的胃肠功能紊乱状态。IBS 患者宜避免：①过度饮食；②大量饮酒；③咖啡因；④高脂饮食；⑤某些具有“产气”作用的蔬菜、豆类；⑥精加工食粮和人工食品（便秘者），山梨醇及果糖（腹泻者）；⑦不耐受的食物（因不同个体而异）。增加膳食纤维化主要用于便秘为主的 IBS 患者，增加纤维摄入量的方法应个体化。

（三）药物治疗

对症状明显者，可酌情选用以下每类药物中的 1 ~2 种控制症状，常用药物有：

1. 解痉剂

（1）抗胆碱能药物，可酌情选用下列一种：①普鲁本辛，每次 15mg，每日 3 次。②阿托品，每次 0. 3mg，每日 3 次，或每次 0. 5mg，肌内注射，必要时使用。③奥替溴铵，每次 40mg，每日 3 次。

（2）选择性肠道平滑肌钙离子通道拮抗剂，可选用匹维溴铵每次 50mg，每日 3 次。离子通道调节剂马来曲美布汀，均有较好安全性。

2. 止泻药　可用于腹泻患者，可选用：①洛哌丁胺，每次 2mg，每日 2 ~3 次。②复方地芬诺酯，每次 1 ~2 片，每日 2 ~3 次。轻症腹泻患者可选吸附剂，如双八面体蒙脱石等，但需注意便秘、腹胀等不良反应。

3. 导泻药　便秘使用作用温和的轻泻，容积形成药物如欧车前制剂，甲基纤维素，渗透性轻泻剂如聚乙烯乙二醇、乳果糖或山梨醇。

4. 肠道动力感觉调节药　5 - HT_3 受体拮抗剂阿洛思琼可改善 IBS - D 患者的腹痛及减少大便次数，但可引起缺血性结肠炎等严重不良反应，临床使用应注意。

5. 益生菌　益生菌是一类具有调整宿主肠道微生物生态平衡而发挥生理作用的微生态制剂，对改善 IBS 多种症状具有一定疗效，如可选用双歧三联活菌，每次 0. 42g，每天 2 ~4 次。

6. 抗抑郁药物　对腹痛症状重而上述治疗无效，特别是伴有较明显精神症状者，可选用抗抑郁药如百忧解，有报道百忧解可显著改善难治性 IBS 患者的生活状况及临床症状，降低内脏的敏感性，每次 20mg，每天 1 次；或阿普唑仑，每次 0. 4mg，每天 3 次；黛力新，每次 2. 5mg，每天 1 ~2 次。

（四）心理行为治疗

症状严重而顽固，经一般治疗和药物治疗无效者应考虑予心理行为治疗。这些疗法包括心理治疗、认知疗法、催眠疗法、生物反馈等。

七、饮食调护

IBS 患者的饮食调理非常重要，根据其临床表现以便秘为主或以腹泻为主，而采用相应的饮食原则和食疗用方。

腹泻为主者，饮食宜清淡易消化之物，忌油腻、生冷之品。牛奶、核桃、芝麻或一些滋补药品极易滑肠，尽量少用，常用食疗方有：怀山药30g（鲜者加倍），莲肉15g。先将莲肉浸冷水中1小时，然后与怀山药共煮至稠食用。适用于脾虚泄泻者。

便秘为主者，宜多吃含纤维素丰富的食品，如各种新鲜蔬菜、水果、笋类等。平时应多喝开水，适当服用一些有润肠通便作用的食物，如蜂蜜、芝麻、核桃、奶油等，在煮菜时可多放一些食油。还可以适当吃一些富含B族维生素的食物，如豆类、粗粮、番薯、马铃薯等，避免吃烈酒、浓茶、咖啡、韭菜、辣椒等刺激性食物，少吃荤腥厚味的食物。常用食疗方有：核桃仁、芝麻、蜂蜜各50g，先将核桃仁打碎与芝麻一起炒熟，然后调入蜂蜜，拌匀后食用，每次2匙，每日2次。适用于气血不足引起的便秘。

（杨　辉）

第五节　大肠癌

一、概述

大肠癌为结肠癌和直肠癌的总称。大肠癌是指大肠黏膜上皮的恶性肿瘤，是常见的恶性肿瘤之一。结肠癌超过直肠癌，占大肠癌的59.39%，男性多于女性。发病年龄半数以上是高龄，中位年龄在45岁左右。而大于70岁的高龄大肠癌高达51.2%。大肠癌大多数为腺癌，少数为鳞癌，鳞癌一般在直肠。我国大肠癌的发病率上升迅猛，上海大肠癌的发病率正以每年4%的速度递增。统计显示，从1962年上海市大肠癌的发病率为8.7/10万，2005年已达43.5/10万。大肠癌因此由原先癌谱排位第七跃居成为上海市区发病率第二位的恶性肿瘤。大肠癌相当于中医文献中的“肠覃”、“积聚”、“脏毒”、“癥瘕”、“锁肛痣”、“肠风”、“肠澼”等。

二、病因病理

大肠癌的致病因素：一是饮食结构失当，恣啖甘肥油腻、醇酒厚味，湿浊偏盛而困阻脾胃，以致运化乏权，湿浊蕴热，日久化毒，湿毒下注大肠，使大肠传导失司，蕴毒结于脏腑，火热流注肛门，结为肿毒。肿块阻塞肠道，排便艰难或粪便变细变形；湿毒久蕴，化热灼伤血络，则见便血；热毒炽盛，肉腐络伤，则便下脓血。二是情志失调，忧思抑郁，气滞而致血瘀，血瘀与大肠内湿滞胶着而为肿瘤。三是久泻久痢，湿热余邪，留恋脏腑，久则脾虚受损，正气渐耗，正虚则邪胜，邪毒内结而成为肿瘤。癌瘤既成，则耗损脾胃肾气。故后期除了脏腑传导失常以外，还表现脾肾亏虚之象。

三、诊断

大肠癌的主要症状为血便、排便异常（便秘、腹泻）、腹痛。

（一）临床表现

1. 早期症状　结肠癌起病隐匿，早期仅见粪便隐血阳性，逐步为血便，最早期可有腹胀不适、消化不良样症状，而后出现排便习惯的改变，如便次增多、腹泻或便秘、便前腹痛，稍后即可有黏液便或黏液脓性血便。

2. 中期症状　肿瘤发生溃烂出血和毒素吸收，常可导致贫血、低热、乏力、消瘦、水肿等表现，其中尤以贫血、消瘦为著。

3. 肠梗阻表现　为不全性或完全性低位肠梗阻症状，如腹胀、腹痛（胀痛或绞痛）、便秘或便闭，体检可见腹部隆起肠型，局部有压痛。

4. 腹部包块　为瘤体或与网膜、周围组织浸润，粘连的肿块质硬、形体不规则，有的可随肠管有一定的活动度，晚期时肿瘤浸润较甚，肿块可固定。

5. 晚期表现　黄疸、腹水、水肿等肝转移征象，以及有恶病质、直肠前凹肿块、锁骨上淋巴结肿大等肿瘤远处扩散转移等表现。

（二）肛门指诊

我国下段的直肠癌远比国外多见，约70%，因此绝大部分直肠癌可在直肠指诊时触及。指诊要注意肿块的形态、大小、部位、质地以及肿瘤与肛门的距离。

（三）实验室检查

1. 纤维结肠镜检查　可清晰地观察全部结肠，并可在直视下钳取可疑病变进行病理学检查，有利于早期及微小结肠癌的发现与癌的确诊，进一步提高了本病的诊断正确率，是大肠癌最重要的检查手段。

2. X线检查　通过X线钡剂灌肠检查。普通钡灌肠X征象表现为钡剂充盈缺损、肠壁僵硬、肠管变窄、黏膜破坏等。对较小的大肠癌容易漏诊，最好采用气钡双重造影，可提高诊断的正确率，并显示癌肿的部位与范围。

3. 血清癌胚抗原（CEA）测定　在大肠癌患者血清中，可以检测到癌胚抗原（CEA），但并非大肠癌的特异相关抗原，故血清CEA测定对本病的诊断不具有特异性。因此不能作为大肠癌的诊断指标，但用放射免疫法检测CEA，作定量动态观察，对判断大肠癌治疗效果与监测术后复发有一定意义。

4. 其他检查　直肠内超声扫描可清晰显示直肠肿块范围、大小、深度及周围组织情况，并可分辨直肠壁各层的微细结构，检查方法简单，可迅速提供图像，对选择手术方式、术后随访有一定帮助。CT检查对了解肿瘤肠管外浸润程度以及有无淋巴结或肝脏转移有重要意义，对直肠癌复发的诊断较为准确。

四、鉴别诊断

（一）痔疮与直肠癌鉴别

直肠癌常被误为痔，一般内痔多为无痛性出血，色鲜不与大便相混，而肠癌患者的便血常伴有黏液和直肠刺激症状，直肠指检和乙状结肠镜检可资鉴别。

（二）结肠癌与慢性肠炎、阿米巴痢疾、溃疡性结肠炎相鉴别

鉴别要点是病期的长短、粪便检查寄生虫、钡灌肠检查所见病变形态和范围等，最可靠的鉴别是通过结肠镜取活组织检查。

（三）盲肠癌与阑尾炎和阑尾脓肿的鉴别

阑尾炎和阑尾脓肿血象中白细胞及中性粒细胞增高，无贫血、消瘦等恶病质，作钡灌肠检查或结肠镜可明确诊断。

五、并发症

（一）肠梗阻

肿瘤增大可致肠腔狭窄，肠内容物通过障碍，而导致机械性肠梗阻。但在临床上肿瘤性急性肠梗阻并非是因肿瘤增生完全阻塞肠腔所致，在很多情况下是在肿瘤造成严重狭窄的基础上，局部发生炎性水肿、食物堵塞或肠道准备给予甘露醇等诱发。主要表现为腹痛、腹胀、无排气排便、呕吐等。大肠癌性梗阻 70% 位于左半结肠，右半结肠梗阻仅占大肠癌性梗阻的 20% ~30% 。

（二）肠穿孔

有典型的急腹症表现，腹肌紧张、压痛、反跳痛，X 线平片见膈下新月状游离气体等。

（三）消化道出血

急性大出血是大肠癌较少见的并发症。临床短时间内一次或反复多次大量鲜或黯红色血便。大量出血，可导致心率增快、血压下降、肢冷、尿量减少甚至休克等一系列症状，常危及生命。

（四）腹水

由于肿瘤腹腔广泛转移，可引起癌性腹水，多为血性。大肠癌肝转移出现门脉癌栓，亦可出现腹水、尿量减少、腹胀。严重可引起肝肾综合征，造成死亡。

六、临证要点

湿毒久蕴化热，灼伤血络是大肠癌的基本病机，因湿毒蕴结，使肠腑传导失司，故清热化湿，行气化滞，避秽解毒是本病常用的治疗大法。但晚期亦可出现气血双亏，正气虚损，致正虚邪实，此时除驱邪以外尚需补虚扶正。

邪毒瘀滞肠道，日久积聚成块，肿块阻塞肠道，严重时出现肠道梗阻，造成腑气不通。因此泻下通腑也是本病的主要治疗手段，而腑气不通往往是在肿瘤晚期出现，由于肿瘤扩散转移，临床上可表现为多种证候，归结为邪实而正虚。邪实多表现为热毒、湿毒、血瘀。正虚表现为气虚、血虚、阴虚、津亏等。治疗时要求做到通腑驱邪而不伤正，补虚扶正而不恋邪。

七、辨证施治

（一）湿热蕴结

主症：腹部阵痛，大便脓血，里急后重，肛门灼热，或有发热。舌质红，苔黄腻，脉滑数。

治法：清热化湿，宽肠散结。

处方：白头翁汤加减。

白头翁 30g，黄柏 12g，黄连 5g，秦皮 15g，广木香 15g，厚朴 15g，苍术 15g，赤芍 12g，槐花 20g，甘草 5g，败酱草 30g，生薏苡仁 30g，白花蛇舌草 30g。

本证多为大肠癌的进展期，湿滞肠道，正气尚未衰败，故用清热化湿，宽肠散结法。药用白头翁、黄连、黄柏、半枝莲、苍术清导湿热毒邪；木香、厚朴等理气化湿。痛引两胁者，加柴胡、郁金；热结便秘者，加大黄；便血多者，加地榆炭、炒荆芥、田三七粉（冲服）。

（二）湿热瘀毒

主症：烦热口渴，腹痛腹胀，大便脓血，血色紫黯，里急后重。舌质紫黯或有瘀点，脉滞涩或细数。

治法：祛瘀解毒，化湿攻积。

处方：木香槟榔丸加减。

广木香 15g，厚朴 15g，败酱草 30g，红藤 30g，半枝莲 30g，藤梨根 15g，三棱 10g，莪术 10g，黄连 10g，黄柏 10g，大黄 10g，乳香 5g，没药 5g。

方中败酱草、黄连、黄柏、大黄、藤梨根、半枝莲清热解毒：三棱、莪术、红藤、败酱草、乳香、没药活血祛瘀散结。腹硬满痛甚者，加枳实、槟榔；排便困难者，加大黄、桃仁；发热偏甚者，加丹皮、生地、水牛角、青蒿、鳖甲等。

（三）脾胃虚寒

主症：腹胀隐痛，大便夹血，血色暗淡，久泻不止，面色萎黄，四肢不温。舌质淡，苔薄白，脉沉细无力。

治法：温阳健脾，止血散结。

处方：参苓白术散合四神丸加减。

党参 15g，白术 10g，吴萸 3g，肉蔻 10g，五味子 10g，干姜 10g，老鹳草 20g，黄芩 10g，阿胶 12g（烊化），陈皮 10g，甘草 5g，蚤休 20g，夏枯草 30g。

本证为肠癌的晚期，邪气盛而正气衰。特别是在最晚期可出现脾气虚弱，命门火衰，湿毒仍有内蕴。治疗需温肾健脾，在补先天和后天之本的同时兼祛湿解毒。但是因机体衰弱，总以补虚为主，驱邪为辅。若攻伐太过，伤人正气，会使体虚的患者更虚，使病情反而恶化。方中党参、黄芪、白术、茯苓益气健脾；吴茱萸、肉蔻、干姜温阳；阿胶养血止血。若伴血虚者加当归、白芍、鸡血藤、何首乌；气虚下陷、肛门下坠加柴胡、葛根、升麻；里急后重者，可加广木香、巴戟天；便血黯红，量多者，加炒艾叶、地榆炭；大便泻下无度者，加诃子、罂粟壳。

（四）气血双亏

主症：患者久泻久痢，面色苍白，肌肤甲错，头昏眼花，心悸气短，体瘦腹满，腹胀硬满拒按。舌淡红，苔薄白，脉细弱。

治法：益气健脾，养血补心。

处方：归脾汤加减。

黄芪 60g，党参 20g，白术 12g，茯苓 12g，广木香 15g，陈皮 10g，当归 10g，龙眼肉 10g，酸枣仁 12g，甘草 5g，枳实 10g，蚤休 20g。

本证为肠癌的后期，病情发展已经严重进入垂危。绝不能攻伐，所以治疗只能益气健脾，养血补心。方中重用黄芪、党参益气；白术、茯苓健脾；当归、龙眼肉、酸枣仁养血宁心；枳实、木香、蚤休行气消胀。气虚甚者，加红参；大便秘结者，加大黄、桃仁；便血不止者，加炮姜炭、伏龙肝；腹胀甚者，加厚朴、沉香粉。

八、西医治疗

（一）手术治疗

手术是治疗大肠癌的主要方法，其中包括：

1. 根治性手术　将肉眼所见及扪及的肿瘤，包括原发灶及引流区淋巴结全部清除者为根治性切除。

2. 姑息性手术　指手术时虽能切除病灶，但肉眼或扪及的肿瘤有残留者或种种原因不能清扫肠周淋巴结者，属于姑息性手术。已有远处转移如肝转移或其他内脏转移，而原发灶尚能切除者可根据病员具体情况考虑是否同时切除，当然此亦属于姑息性手术。

3. 造瘘术　指病灶广泛、粘连、固定，已无法切除，可以作捷径手术，或造瘘术以解除症状。

（二）化学药物治疗

大肠癌"化疗"经过近一个世纪的发展，围绕着"如何提高治疗效果"，即"延长患者生存期，提高患者生活质量"的目标，无论是化疗药物、化疗方案还是化疗方式均取得进展。一般用于术前化疗提高手术切除率和术后化疗以巩固疗效及不能手术的晚期患者。

常用的化疗药：5－氟尿嘧啶（5－FU）、甲酰四氢叶酸（folinic acid/leucovorin，LV）、羟喜树碱（hydroxycamptothecin，HCPT）、伊立替康（irinotecan）、奥沙利铂（oxaliplatin，OXA）、卡培他滨（capecitabine）。

常用的联合化疗方案：

1. Mayo 方案（Mayo Clinic Regimen）　Mayo 方案是普遍公认的一线方案。四氢叶酸（CF），200mg/m^2，静滴。5－氟尿嘧啶（5－FU），425mg/m^2，静滴，第 1～5 天。21 天为一周期。

2. FOLFOX4 方案　奥沙利铂（OXA），150mg/m^2，静滴，第 1 天。甲酰四氢叶酸（LV），200mg/m^2，静滴，第 1～5 天。5－氟尿嘧啶（5－FU），500mg/m^2，第 1～5 天。21 天为一周期。

关于动脉插管化疗：晚期直肠癌无法行根治术或在姑息性肿瘤切除后短期内出现复发转移，经动脉插管化疗可为其治疗提供一条较好的途径。同时，采用动脉插管化疗药物毒性反应轻，减少了全身毒性反应，缩短了治疗时间，如在术前应用还可提高手术切除率。

（三）放射治疗

大肠癌的放疗有根治性放疗和姑息性放疗。单纯根治性放疗主要适用于少数早期及细胞类型特别敏感的患者。姑息性放疗：对因全身情况差等原因而不能耐受手术治疗者，可应用放射治疗作为姑息性治疗的手段。

1. 直肠癌术前放疗　一般认为，术前放疗可使生存率提高 10%～15%，局部复发率降低 10%～15%。术前放疗可防止手术时癌细胞的播散，减少局部和盆腔种植，使肿瘤瘤体减小，扩大手术的适应证，松解癌性粘连，提高手术切除率。

2. 术中放射治疗　可进一步杀灭术后残存的肿瘤细胞，减少局部复发率，提高生存率和减少正常组织的放射性损伤。

3. 术后放疗　术后放疗是辅助性放疗，是对手术治疗很重要的一种补充治疗手段。

（四）大肠癌的其他治疗

1. 内分泌治疗　不少学者认为大肠癌也有部分患者属于激素依赖性肿瘤。亦可表现为雌激素受体和孕激素受体阳性。对于受体阳性的患者可以服用他莫昔芬。

2. 免疫治疗　临床上常用有胸腺喷丁、白细胞介素－2、香菇多糖、干扰素（IFN）、肿瘤坏死因子（TNF）等。从理论上讲癌细胞数在 10^6 以上免疫治疗无效。目前无特异性的免疫治疗。近几年来生物免疫方面开展的有肿瘤疫苗和 CKT，均在进一步研究之中。

九、饮食调护

大肠癌有很大一部分都是由于不当的饮食所引起的，患了大肠癌的患者饮食宜低脂肪、低蛋白，忌生冷霉变及辛辣刺激性食物，多用新鲜蔬菜及水果。

具体意见如下：大肠癌患者膳食中应注意多吃些膳食纤维丰富的蔬菜，如芹菜、韭菜、白菜、萝卜等蔬菜，膳食纤维丰富的蔬菜可刺激肠蠕动，增加排便次数，从粪便当中带走致癌及有毒物质。如果结肠癌向肠腔凸起，肠腔变窄时，就要控制膳食纤维的摄入，因为摄入过多的膳食纤维会造成肠梗阻。此时应给予易消化、细软的半流食品，如小米粥、浓藕粉汤、大米汤、粥、玉米面粥、蛋羹、豆腐脑等，这些食品能够减少对肠道的刺激，较顺利地通过肠腔，防止肠梗阻的发生。

要合理搭配糖、脂肪、蛋白质、矿物质、维生素等食物，每天都要有谷类、瘦肉、鱼、蛋、乳、各类蔬菜及豆制品，每一种的量不要过多。这样才能补充体内所需的各种营养。手术后初期不能正常进食时，应以静脉补液为主。手术后注意加强护理和饮食营养，促进患者身体恢复。

（杨　辉）

第六节　便秘

一、概述

便秘是指由于大肠传导失常，导致大便秘结，排便周期延长，或周期不长但粪质干结，排出艰难；或粪质不硬，虽有便意，但便而不畅的病证。

西医中功能性便秘（又称单纯性便秘），肠道激惹综合征、肠炎恢复期、直肠及肛门疾病所致便秘，药物性便秘，内分泌及代谢性疾病及肌力减退所致的排便困难，可参考本篇辨证论治。

相关检查：

（1）临床上对于便秘患者，大便常规、潜血试验和直肠指检应是常规检查的内容。

（2）直肠指检有助于发现直肠癌、痔、肛裂、炎症、狭窄及外来压迫、肛门括约肌痉挛等。

（3）腹部平片可有助于确定肠梗阻的部位，对假性肠梗阻的诊断尤有价值。

（4）钡剂灌肠适用于了解钡剂通过胃肠道的时间、小肠与结肠的功能状态，亦可明确器质性病变的性质、部位与范围。此外，可根据临床估计器质性病变部位的高低，选用直肠镜、乙状直肠镜或纤维结肠镜进行检查。

便秘应与肠结相鉴别。

两者皆为大便秘结不通。但肠结多为急病，因大肠通降受阻所致，表现为腹部疼痛拒按，大便完全不通，且无矢气和肠鸣音，严重者可吐出粪便。便秘多为慢性久病，因大肠传导失常所致，表现为腹部胀满，大便干结艰行，可有矢气和肠鸣音，或有恶心欲吐，食纳减少。

二、辨证治疗

便秘的辨证当分清虚实，实者包括热秘、气秘和冷秘，虚者当辨气虚、血虚、阴虚和阳虚的不同。

（一）治疗原则

便秘的治疗应以通下为主，但绝不可单纯用泻下药，应针对不同的病因采取相应的治法。

实秘为邪滞肠胃、壅塞不通所致，故以祛邪为主，给予泻热、温散、通导之法，使邪去便通；虚秘为肠失润养、推动无力而致，故以扶正为先，给予益气温阳、滋阴养血之法，使正盛便通。如《景岳全书·秘结》曰："阳结者邪有余，宜攻宜泻者也；阴结者正不足，宜补宜滋者也。知斯二者即知秘结之纲领矣。"

（二）分证论治

1. 实秘

（1）热秘

1）主症：大便干结，腹胀腹痛，口干口臭，面红心烦，或有身热，小便短赤，舌红，苔黄燥，脉滑数。

2）证机概要：肠腑燥热，津伤便结。

3）治法：泻热导滞，润肠通便。

4）方药：麻子仁丸加减。本方有润肠泄热，行气通便的作用，适用于肠胃燥热，津液不足之便秘。

5）常用药：大黄、枳实、厚朴通腑泄热；麻子仁、杏仁、白蜜润肠通便；芍药养阴和营。

若津液已伤，可加生地、玄参、麦冬以滋阴生津；若肺热气逆，咳喘便秘者，可加瓜蒌仁、苏子、黄芩清肺降气以通便；若兼郁怒伤肝，易怒目赤者，加服更衣丸以清肝通便；若燥热不甚，或药后大便不爽者，可用青麟丸以通腑缓下，以免再秘；若兼痔疮、便血，可加槐花、地榆以清肠止血；若热势较盛，痞满燥实坚者，可用大承气汤急下存阴。

（2）气秘

1）主症：大便干结，或不甚干结，欲便不得出，或便而不爽，肠鸣矢气，腹中胀痛，嗳气频作，纳食减少，胸胁痞满，舌苔薄腻，脉弦。

2）证机概要：肝脾气滞，腑气不通。

3）治法：顺气导滞。

4）方药：六磨汤加减。本方有调肝理脾，通便导滞的作用，适用于气机郁滞，大肠传导失职之便秘。

5）常用药：木香调气；乌药顺气；沉香降气；大黄、槟榔、枳实破气行滞。

若腹部胀痛甚，可加厚朴、柴胡、莱菔子以助理气；若便秘腹痛，舌红苔黄，气郁化火，可加黄芩、栀子、龙胆草清肝泻火；若气逆呕吐者，可加半夏、陈皮、代赭石；若七情郁结，忧郁寡言者，加白芍、柴胡、合欢皮疏肝解郁；若跌仆损伤，腹部术后，便秘不通，属气滞血瘀者，可加红花、赤芍、桃仁等药活血化瘀。

2. 冷秘

（1）主症：大便艰涩，腹痛拘急，胀满拒按，胁下偏痛，手足不温，呃逆呕吐，舌苔白腻，脉弦紧。

（2）证机概要：阴寒内盛，凝滞胃肠。

（3）治法：温里散寒，通便止痛。

（4）方药：温脾汤合半硫丸加减。前方温中散寒，导滞通便，用于冷积便秘，腹痛喜温喜按者；后者温肾、祛寒、散结，适用于老年虚冷便秘，怯寒，四肢不温者。

（5）常用药：附子温里散寒；大黄荡涤积滞；党参、干姜、甘草温中益气；当归、苁蓉养精血，润肠燥；乌药理气。

若便秘腹痛，可加枳实、厚朴、木香助泻下之力；若腹部冷痛，手足不温，加高良姜、小茴香增散寒之功。

3. 虚秘

（1）气虚秘

1）主症：大便并不干硬，虽有便意，但排便困难，用力努挣则汗出短气，便后乏力，面白神疲，肢倦懒言，舌淡苔白，脉弱。

证机概要：脾肺气虚，传送无力。

2）治法：益气润肠。

3）方药：黄芪汤加减。本方有补益脾肺，润肠通便的作用，适用于脾肺气虚，大肠传导无力，糟粕内停所致便秘。

4）常用药：黄芪补脾肺之气；麻仁、白蜜润肠通便；陈皮理气。

若乏力汗出者，可加白术、党参助补中益气；若排便困难，腹部坠胀者，可合用补中益气汤升提阳气；若气息低微，懒言少动者，可加用生脉散补肺益气；若肢倦腰酸者，可用大补元煎滋补肾气；若脘腹痞满，舌苔白腻者，可加白扁豆、生薏苡仁健脾祛湿；若脘胀纳少者，可加炒麦芽、砂仁以和胃消导。

（2）血虚秘

1）主症：大便干结，面色无华，头晕目眩，心悸气短，健忘，口唇色淡，舌淡苔白，脉细。

2）证机概要：血液亏虚，肠道失荣。

3）治法：养血润燥。

4）方药：润肠丸加减。本方有养血滋阴，润肠通便的作用，适用于阴血不足，大肠失于濡润之便秘。

5）常用药：当归、生地滋阴养血；麻仁、桃仁润肠通便；枳壳引气下行。

若面白，眩晕甚，加玄参、何首乌、枸杞子养血润肠；若手足心热，午后潮热者，可加知母、胡黄连等以清虚热；若阴血已复，便仍干燥，可用五仁丸润滑肠道。

（3）阴虚秘

1）主症：大便干结，如羊屎状，形体消瘦，头晕耳鸣，两颧红赤，心烦少眠，潮热盗汗，腰膝酸软，舌红少苔，脉细数。

2）证机概要：阴津不足，肠失濡润。

3）治法：滋阴通便。

4）方药：增液汤加减。本方有滋阴增液，润肠通便的作用，适用于阴津亏虚，肠道失濡之便秘。

5）常用药：玄参、麦冬、生地滋阴生津；油当归、石斛、沙参滋阴养血，润肠通便。

若口干面红，心烦盗汗者，可加芍药、玉竹助养阴之力；便秘干结如羊屎状，加火麻仁、柏子仁、瓜蒌仁增润肠之效；若胃阴不足，口干口渴者，可用益胃汤；若肾阴不足，腰膝酸软者，可用六味地黄丸；若阴亏燥结，热盛伤津者，可用增液承气汤增水行舟。

（4）阳虚秘

1）主症：大便干或不干，排出困难，小便清长，面色㿠白，四肢不温，腹中冷痛，或腰膝酸冷，舌淡苔白，脉沉迟。

2）证机概要：阳气虚衰，阴寒凝结。

3）治法：温阳通便。

4）方药：济川煎加减。本方有温补肾阳，润肠通便的作用，适用于阳气虚衰，阴寒内盛，积滞不行之便秘。

5）常用药：肉苁蓉、牛膝温补肾阳；附子、火麻仁润肠通便，温补脾阳；当归养血润肠；升麻、泽泻升清降浊；枳壳宽肠下气。

若寒凝气滞、腹痛较甚，加肉桂、木香温中行气止痛；胃气不和，恶心呕吐，可加半夏、砂仁和胃降逆。

三、其他疗法

1. 简验方

（1）生大黄6g，开水泡服。

（2）番泻叶3～6g，开水泡服，主治一般实证便秘。

（3）蜂蜜30g，凉开水冲服。

（4）生首乌30～60g，水煎服。

（5）草决明炒研粉，每次5～10g，开水冲服。

（6）生大黄、麻油各100g，同煎以浮起油面为度。去生地将油倾入大碗中，加白蜜两匙，调开水一碗，同油一起顿服。治老人津枯血燥之便秘，以及产后大便不通。

2. 针灸

（1）主穴。天枢、上巨虚、支沟、大肠俞。

（2）配穴。热结者配合谷、曲池；气滞者配中脘、行间；气血虚弱者配脾俞、胃俞；寒秘者灸神阙、气海。

四、预防与调摄

预防之法，首要在于消除病因。饮食上避免过度煎炒、酒类、辛辣，亦不可过食寒凉生冷，宜多食粗粮蔬菜，多饮水；生活起居避免久坐少动，宜多活动以流通气血；保持定时登厕；避免过度七情刺激，保持精神舒畅。便秘不可滥用泻药，因使用不当，反使便秘加重。

热病之后，由于进食甚少而不大便的，不必急以通便，只需扶养胃气，待饮食渐增，大便自能正常。

大便干硬，可用蜜煎导或甘油栓之类纳入肛中，使大便易于排出，以避免肛门损伤。身体极度虚弱，大便过于干硬，积于直肠，无力排出者，便前给服补气之药以防虚脱。对于便秘十数天，而且年老体弱者，尤其要注意细心护理，防止过度用力引起虚脱，并可指导患者做导引术。

五、病案选录

陈××，女，58岁，1974年11月19日初诊。

病史：大便秘结两个多月。患者精神欠佳，每十天至二周大便一次，粪便干结如丸，伴腹胀纳呆，曾服果导片，开始一片即效，以后逐渐加量，每次服五片方能通便，停药后便秘如故。脉沉而有力，苔薄白稍干。

辨证施治：阴虚液燥，肠道失于濡润，传化之职失常，而致肠燥便秘。治以滋阴养血，润肠通便之法。

处方：当归21g，白芍9g，生地12g，火麻仁15g，郁李仁15g，肉苁蓉15g，桃仁9g，麦冬12g，炒莱菔子12g。水煎服。

二诊：服药两剂，大便得下，但仍较坚鞭，腹胀减轻。续服两剂。

三诊：患者共服六剂，大便变软，一二天一行，精神好，食欲增，腹不胀，仍遵原方去桃仁服之。

（杨　辉）

第七节　溃疡性结肠炎

溃疡性结肠炎（ulcerative colitis）又称慢性非特异性溃疡性结肠炎或特发性溃疡性结肠炎，简称溃结（UC），是一种病因不明的慢性非特异性炎症性肠病，病变主要限于直肠、结肠黏膜及黏膜下层，呈连续性非节段性分布，且以溃疡为主，直肠和远端结肠受累多见，也可向近端扩展，甚至遍及整个结肠。临床主要表现为腹痛、腹泻、黏液脓血便、里急后重。部分患者有发热、贫血、体重减轻等全身表现。发病可缓渐或突然发生，多数患者反复发作，病程呈慢性经过，发作期与缓解期交替。本病病因与发病机制尚未完全明确，目前的研究认为是由环境、遗传和免疫等因素相互作用所致，精神、感染、过敏等因素可能是发病的诱因。本病可发生于任何年龄，男女发病率无明显差异。国内尚缺乏对本病流行病学方面的系统调查，一般认为发病率较国外低，总体上人群发病率（2～10）/10万。本病发病有种族差异，白人的发病率高于有色人种（约为4∶1），白人中的犹太人发病率较非犹太人高。据文献报道，发病年龄以15～25岁为多，也有认为55～65岁的发病率也高。

溃疡性结肠炎属于中医学“腹痛”、“泄泻”、“痢疾”、“肠风”、“脏毒”范畴。

一、病因病理

中医学认为，脾胃主管饮食的受纳、腐熟、消化与吸收；小肠则主管“分清别浊”，吸收精微物质；大肠功专“传导糟粕”，排出大便。溃结的病因为外感（风、湿、暑、热）之邪，或脾胃素虚，或饮食不节、饮食不洁，或思虑劳倦过度，或忧思恼怒，情志不遂，致湿邪蕴于大肠，气血与之相搏结，气机郁滞，肠道功能失职，脉络受损而发病。

（一）外邪侵袭

外邪主要有风、热、暑、湿，其中以湿最常见。感受湿邪，脾失健运，湿热或寒湿蕴于大肠，气血与之相搏结，肠道传导失司，脉络受损，气血凝滞，化腐成脓而痢下赤白；伤及气分，则为白痢；伤及血分，则为赤痢；气血俱伤，则为赤白痢。

（二）饮食不节

嗜食肥甘醇酒或辛辣之品，酿生湿热，湿热与气血相搏结，化为脓血；或素嗜生冷，中阳受损，湿从寒化，大肠气机受阻，气血与寒湿相搏，化为脓血，亦可致痢下赤白。

（三）七情内伤

情志不遂或忧思恼怒，肝失疏泄，气机郁结，横逆犯脾，大肠传导失司，气滞血瘀，化腐成脓，故腹痛，里急后重，便脓血；脾失健运，气机升降失常，大肠传导失司，故腹泻与便秘交替。

（四）脾肾素虚

先天禀赋不足或久病体虚，脾阳不足或肾阳亏虚不能温煦脾阳，以致脾肾阳虚，水谷清浊不分，下注大肠，故见大便溏薄甚至水样便，洞泄不止，缠绵难愈。

总之，溃结患者病位在脾胃与大小肠，与肾有关；脾虚湿胜是主要的病机；以脾虚、肾虚为本，湿、热、气滞、血瘀、寒等为标。发作期以标实为主或虚实相兼；缓解期则以本虚为主。溃结患者如以泄泻为主，久之则耗伤气阴，暴泻无度可成气阴两衰而最终成亡阴亡阳之变；如便脓血甚或利下鲜血，则可导致阴血亏虚，气随血脱成厥脱危候。

二、诊断

溃疡性结肠炎起病有缓有急，病情轻重不一，常表现为持续性或发作期与缓解期交替。

（一）临床表现

1. 症状

（1）消化道症状

1）腹泻：为本病主要症状。炎症刺激使肠蠕动增加，肠道对水钠吸收障碍，患者一般都有腹泻，腹泻次数取决于病变轻重和广泛程度。轻者每日 2 ~ 4 次，重者达每日 10 ~ 30 次，可致失水、电解质紊乱。粪质含黏液、脓血，也可只排黏液便和脓血而无粪质。大便带血多见，偶呈全血便。病变限于直肠时，表现为大便表面带血；病变广泛时，血混于粪便中。

2）腹痛：疼痛多位于左下腹或下腹，可涉及全腹，多为阵发性痉挛性绞痛，一般为轻至中度腹痛，轻型患者或缓解期可无腹痛或仅有腹部不适。重症患者并中毒性巨结肠或并发腹膜炎可有持续剧烈腹痛。腹痛呈疼痛－便意－缓解的规律。

3）里急后重：由于直肠炎症刺激所致，常有骶部不适。

4）其他：腹胀、食欲不振、恶心、呕吐等。

（2）全身症状：发热常提示溃疡性结肠炎急性发作或急性期，或伴有感染。多为低到中度发热。重症者可有高热、心率加速。病情进展、恶化者可出现衰弱、消瘦、贫血、水电解质紊乱、低蛋白血症、营养障碍。约 3% 患者表现为情绪不稳定，如抑郁、焦虑、失眠等。

（3）肠外表现：在本病较少见，约占 10%，可能与毒素、肠吸收障碍、衰弱、自身免疫有关。关节痛多见，多为一过性游走性关节痛，偶见强直性脊椎炎。另外可有结节性红斑、多形红斑、阿弗他口炎、皮下结节、坏疽性脓皮病、虹膜炎、眼色素层炎、脂肪肝、慢性活动性肝炎、坏死后性肝硬化、胆管周围炎、硬化性胆管炎、肾盂肾炎、尿石症、贫血等，儿童生长发育也可受影响。

2. 体征　左下腹或全腹压痛，伴肠鸣音亢进，可触及痉挛或增厚的降结肠或乙状结肠。重症或暴发型患者有发热、脉速、失水体征；结肠扩张者有明显腹胀，上腹明显膨隆，腹肌紧张，腹部压痛，反跳痛，肠鸣音减弱或消失。在轻型或缓解期患者可无阳性体征。直肠指检常有触痛，肛门括约肌常痉挛（但急性中毒症状较重者可松弛），可有指套染血。

（二）实验室检查

1. 血液检查

（1）血常规和血沉：由于失血、缺铁而贫血常见，多为小细胞低色素性贫血。急性期白细胞计数升高、血沉加速。血沉的加快常反映病变的活动性而不能反映病情的轻重。

（2）凝血功能：第Ⅴ、Ⅶ、Ⅷ因子活性增加，纤维蛋白增加，血小板计数升高。由于血液呈高凝状态，血栓性栓塞常见，如肺栓塞等。

（3）血清蛋白电泳：血清蛋白降低，α_1、α_2 球蛋白升高。缓解期者如有 α_2 球蛋白增加，提示病情复发可能。γ 球蛋白下降提示预后不良。

（4）电解质：钠、钾、氯降低，腹泻明显者低钾尤为突出。

（5）C 反应蛋白（CRP）：C 反应蛋白可鉴别功能性与炎症性肠病，损伤 16 小时可先于其他蛋白质升高。在克罗恩病患者，CRP 较溃结患者高，提示两者有着不同的急性反应相。

2. 粪便检查　外观有脓血、黏液，镜下见大量红、白细胞、脓细胞、巨噬细胞。溶组织阿米巴滋养体、包囊、血吸虫卵及大便孵化、细菌培养（沙门菌、痢疾杆菌、空肠弯曲杆菌、需氧及厌氧菌）及真菌培养阴性。

3. X 线检查　钡灌肠可见多发性溃疡，表现为肠管管壁边缘呈毛刺状或锯齿形，肠腔内有小龛影或条形存钡区，黏膜皱襞粗大紊乱，可见肠腔内炎性息肉引起的颗粒状充盈缺损。早期可见肠壁痉挛，结肠袋形加深，在后期患者由于肠壁纤维组织增生，肠壁变硬，肠管缩短，肠腔变窄，呈铅管状，结肠袋形消失。在中毒性巨结肠患者结肠扩张，结肠袋消失。在重症或暴发型患者一般不作钡灌肠检查，以免加重病情或诱发中毒性结肠扩张。低张气钡双重造影有利于显示微小病变。全消化道钡餐有利于了解整个胃肠道情况。

4. 肠系膜上或肠系膜下动脉选择性血管造影　血管造影可使病变部位的细小血管显影，对溃结的诊断提供有力的帮助。典型表现可见肠壁动脉影像有中断、狭窄及扩张，静脉影像早期则显示高度浓染，而毛细血管像显示中度浓染。

5. 内镜检查　对诊断本病有重要价值，并可确定病变范围，摘除较大的炎性息肉。镜检可见病变呈连续性由远端向近端发展，黏膜弥漫性充血、水肿、血管模糊，黏膜粗糙呈细颗粒状，脆性增加，触之易出血，肠黏膜有多发性浅溃疡、糜烂、覆黄白色或血性渗出物，后期见炎性息肉、肠腔狭窄、肠壁增厚、僵直、结肠袋消失、癌变，黏膜较苍白，有萎缩斑片。急性期溃疡及慢性期息肉可同时存在。对急性期重症患者检查应慎重，以防肠穿孔。炎性息肉可有蒂或无蒂，色鲜红，或粉红、苍白，可见桥状形态形成。

（三）病理学检查有活动期与缓解期的不同表现。

1. 活动期

（1）固有膜内有弥漫性、慢性炎性细胞及中性粒细胞、嗜酸性粒细胞浸润。

（2）隐窝有急性炎性细胞浸润，尤其上皮细胞间有中性粒细胞浸润和隐窝炎，甚至形成隐窝脓肿，可有脓肿溃入固有膜。

（3）隐窝上皮增生，杯状细胞减少。

（4）可见黏膜表层糜烂、溃疡形成和肉芽组织增生。

2. 缓解期

（1）中性粒细胞消失，慢性炎性细胞减少。

（2）隐窝大小、形态不规则，排列紊乱。

（3）腺上皮与黏膜肌层间隙增宽。

（4）潘氏细胞化生。

根据以上临床表现及辅助检查，诊断本病一般不难。但一个完整的诊断应包括疾病的临床类型、严重程度、病情分期、病变范围和并发症。

临床类型：可分为初发型、慢性持续型、慢性复发型和急性暴发型。①初发型：指无既往史而首次发作；②慢性持续型：病情持续，间断出现急性发作，症状加重；③慢性复发型：临床最多见，发作与缓解交替出现；④急性暴发型：症状严重伴全身中毒性症状，可伴中毒性巨结肠、肠穿孔、脓毒血症等并发症。除暴发型外，各型可相互转化。

严重程度：可分为轻度、中度和重度。①轻度：患者腹泻4次/日以下，便血轻或无，无发热、脉搏加快或贫血，血沉正常；②中度：介于轻度和重度之间；③重度：腹泻6次/日以上，明显黏液血便，体温在37.5℃以上，而脉搏在90次/分钟以上，至少3～4天；血红蛋白大于75g/L，血沉大于30mm/h，病变范围多为全结肠。

病情分期：可分为活动期和缓解期。

病变范围：分为直肠、直乙状结肠、左半结肠（脾曲以远）、广泛结肠（脾曲以近）、全结肠。

肠外表现及并发症：肠外可有关节、皮肤、眼部、肝胆等系统受累；并发症可有大出血、穿孔、中毒性巨结肠和癌变等。

2000年成都全国炎症性肠病学术研讨会规范了本病的诊断标准；2007年济南中华医学会第七次全国消化病学术会议对诊治规范作了修改，可资参考。

三、鉴别诊断

本病以腹痛、腹泻和黏液脓血便为主要表现，应该与慢性细菌性痢疾、阿米巴痢疾、慢性血吸虫病、肠结核等感染性肠炎和缺血性肠病、放射性肠炎等非感染性肠炎以及大肠癌、肠易激综合征等疾病相鉴别。

（一）克罗恩病

腹痛呈持续性，疼痛程度较溃结重，常位于右下腹或脐周，排便后缓解，发热较溃疡性结肠炎常见，大便一般无黏液及脓血，里急后重少见，腹块常见（而溃结一般无腹块）。常累及回肠末段和临近结肠，偶见累及食管及胃。病变不连续，呈节段性分布，肠腔狭窄和瘘管较多见，容易形成瘘管是本病的一个特点。内镜下黏膜呈卵石样，有较深的沟槽样溃疡，黏膜脆性不增加。病变累及肌层，呈全壁性，可见肉芽肿形成，肠腺隐窝脓肿少见。癌变较溃结少见。

（二）阿米巴病

阿米巴性肠病多累及右侧结肠，溃疡孤立而分散，较深，边缘潜行，溃疡间可见正常黏膜，粪便阿米巴滋养体或包囊阳性，抗阿米巴治疗有效。急性期者内镜表现酷似溃疡性结肠炎，易误诊。

（三）细菌性痢疾

多有急性菌痢史，大便痢疾杆菌培养阳性。抗菌治疗有效。

（四）血吸虫病

有疫水接触史。肝脾肿大，粪便虫卵阳性，孵化毛蚴阳性。内镜下直肠黏膜见黄褐色颗粒（急性期），黏膜活检可见虫卵。血嗜酸细胞增高，抗血吸虫治疗有效。

（五）肠易激综合征

轻症溃疡性结肠炎患者易被误诊为肠易激综合征。肠易激综合征患者粪便有黏液但无脓血，镜下仅有少量白细胞。内镜、X线仅见肠激惹征象，无炎症性改变。患者往往伴有神经症症状。

（六）结肠癌

发病年龄较溃疡性结肠炎者大，多在中年以后。X线可见病变部位黏膜破坏、充盈缺损、肠壁僵硬、肠腔变窄，直肠指检可触及肿块；内镜检查和病理活检有助于诊断。应警惕溃疡性结肠炎合并癌变者。

（七）缺血性结肠炎

一般发生在年龄较大者，发病急，病程短，一般不累及直肠（由于直肠侧支循环较多），钡灌肠可见指压痕征、假性肿瘤、肠壁锯齿状改变及肠管纺锤状狭窄。内镜下可见黏膜下出血造成的黯紫色隆起、黏膜的剥离出血及溃疡等，与正常黏膜有明显分界。

四、并发症

（一）中毒性巨结肠

本病严重并发症之一，发生率约2%，死亡率高达20%～30%，国内较少见。多发生在暴发型或重症患者。由于溃疡深而广泛，可累及全结肠，深达肌层，甚至结肠全受累，肠壁血管及肠肌神经丛受损害，结肠张力减弱或消失，肠内容物及积聚的气体使结肠急性扩张，扩张的压力使肠内容物、细菌经溃疡进入肠壁和血流，造成毒血症、脓毒血症，又使结肠进一步扩张。临床表现为肠管高度扩张，腹部明显胀气，以横结肠扩张最显著。患者病情急剧变化，毒血症状明显，有高热、脱水、脉速、电解质紊乱、腹部膨隆、压痛、肠鸣音消失，白细胞计数显著升高。在结肠扩张基础上容易发生肠穿孔、腹膜炎。

（二）直肠、结肠癌

国外报告本病有5%的癌变率，国内发病率较低。癌变趋势与病程长短、病情轻重、病变范围有关。主要发生在重症患者，病变累及全结肠或病程漫长者。故对病程长者要注意癌变可能。有人曾经统计，全结肠炎患者及病期超过10年者，发生结肠癌的危险性比普通人群高10～20倍。

（三）下消化道出血

发生率小于5%。在短时间内大量肠出血，并迅速出现脉搏加快、血压下降、贫血等。

（四）肠穿孔

多发生在中毒性巨结肠患者，也可见于重型患者。穿孔多位于左半结肠。

（五）结肠狭窄、肠梗阻

溃疡修复时形成大量瘢痕，致肠腔狭窄，炎性息肉也可阻塞肠腔致肠腔狭窄，严重时发生肠梗阻。多发生在病程长、病变广泛的患者，左半结肠、乙状结肠、直肠狭窄多见。

五、临证要点

中医认为本病病位在脾胃与大小肠，与肝、肾密切相关，治疗上多从调理脾胃、肝、肾、大小肠等方面着手，辨证施治。

本病临床以正虚邪恋、虚实夹杂证多见，治疗总体以扶正祛邪、标本兼顾为原则，同时应注意分清虚实、寒热、标本、缓急。一般初期或急性发作期，病以标实为主，多为湿热蕴结，气机阻滞，治宜重祛邪，以清热燥湿、行气调血为主；慢性期或恢复期，多为脾肾亏虚或肝脾不调，治宜补益脾肾、固肠止泻，或抑肝扶脾。

溃疡性结肠炎的治疗应当内外并重，内治应注重调气通滞，配伍风药，外治强调生肌敛疡，行局部治疗，使药物直达病所。

六、辨证施治

（一）湿热蕴结

主症：腹痛，泻下脓血黏液，里急后重，肛门灼热，口干，小便短赤或有发热，舌红，苔黄腻，脉滑数。

治法：清热燥湿，调气和血。

方药：芍药汤加减。

白芍24g，黄芩12g，黄连9g，当归9g，木香10g（后下），大黄9g，槟榔10g，苦参9g，白花蛇舌草30g。

此证型多见于本病的急性发作期（包括初发型、复发型和暴发型）。病机为湿热积滞，蕴结大肠，气血阻滞，传导失司。治疗以清热燥湿为主，兼调气和血行滞。方中选白芍调和气血为君，当归和白芍补血和血；白花蛇舌草、黄芩、黄连苦寒燥湿清热，厚肠胃而止泄泻；大黄助黄芩、黄连泻火燥湿，通因通用；木香、槟榔行气导滞，破坚消积调节其气；白花蛇舌草、苦参清热燥湿止痢。若大便脓血较多，加紫珠草 15g、地榆 15g 清热解毒化湿；大便白冻黏液较多加苍术 9g、薏苡仁 20g 化湿燥湿；腹痛较甚加延胡索 15g、乌药 12g、枳实 15g 理气止痛；身热加葛根 24g 解肌退热。

（二）肝脾不调

主症：腹痛肠鸣，泻后痛缓，大便夹黏液或脓血，嗳气纳少，胸胁胀闷，急躁易怒，病情每因情绪波动而变化，舌淡红，苔薄白，脉弦。

治法：抑肝扶脾。

方药：痛泻要方加减。

白芍 20g，白术 20g，陈皮 10g，防风 10g，郁金 12g，木香 9g（后下），甘草 10g。

本证多见于慢性轻症病者。系肝脾失调，气滞湿阻，肠失传化所致。治宜疏肝理脾，行气导滞。方中白术健脾燥湿，配白芍调肝缓急止痛；陈皮芳香化湿和中，助白术健脾燥湿；防风助白术、白芍散肝舒脾；木香、郁金调理肠道气机；甘草加白芍加强缓急止痛之效。七药相配，补中寓疏，泻肝补脾，调和气机。若排便不畅，矢气频繁者，加枳实 18g、槟榔 12g 理气导滞；腹痛隐隐，大便溏薄，倦怠乏力者，加党参 15g、茯苓 15g、炒扁豆 20g 健脾化湿；胸胁胀痛加柴胡 9g、香附 9g、素馨花 9g 疏肝理气；夹有黄白色黏液者，加黄连 9g、白花蛇舌草 24g 清肠解毒利湿。

（三）脾胃虚弱

主症：大便溏薄，夹有不消化食物，稍进油腻或劳累后加重，食后腹胀，不思饮食，神疲乏力，面色萎黄，消瘦，舌淡薄白，脉细弱。

治法：益气健脾化湿。

方药：参苓白术散加减。

党参 15g，黄芪 15g，炒白术 12g，茯苓 10g，炒扁豆 15g，莲子肉 10g，木香 10g（后下），薏苡仁 18g，葛根 18g，桔梗 12g，炙甘草 6g。

此证多见于慢性或缓解期病者。为脾气虚弱，运化失职，湿滞内恋，大肠传导失司。治宜益气健脾化湿。方中党参、黄芪、炒白术、炙甘草益气健脾；加扁豆、薏苡仁、莲子肉补脾渗湿止泻；砂仁行气化湿醒脾；茯苓健脾渗湿；木香理气行气，调整胃肠道功能；葛根升发脾胃清阳之气而止泻；桔梗开宣肺气，借肺之布津而养全身。全方补中有行，行中有止，清浊各行其道。若大便夹不消化食物者加神曲 15g、藿香 9g 化湿消滞；腹痛怕凉喜暖加炮姜 9g，寒甚加附子 12g 温补脾肾；久泻气虚下陷加黄芪 30g、升麻 6g、柴胡 12g 升阳举陷；久泻不止加赤石脂 15g、石榴皮 15g、乌梅 3 枚、诃子 9g、炒山楂 12g 涩肠止泻。

（四）脾肾阳虚

主症：大便清稀，完谷不化，甚则滑脱不禁，或五更肠鸣腹痛，泻后痛减，腹痛喜暖喜按，食少神疲，腰酸肢冷，舌淡，苔薄白，脉沉细。

治法：温补脾肾，固涩止泻。

方药：附子理中汤合四神丸加减。

制附子 10g，干姜 6g，党参 15g，补骨脂 15g，吴茱萸 5g，肉豆蔻 9g，五味子 10g，黄芪 15g，石榴皮 15g，炙甘草 6g，大枣 12g。

此证见于素体脾肾阳虚或久病迁延不愈者。此为脾肾阳虚，寒湿内生，甚或命门火衰，胃关不固。治宜温脾肾，祛寒湿，收敛肠气。方中干姜、附子温补脾肾；补骨脂善补命门之火；党参、黄芪、炙甘草益气健脾；吴茱萸温中散寒；肉豆蔻温脾暖胃，涩肠止泻；大枣补脾养胃；五味子、石榴皮酸敛固涩，使命门火旺，脾得健运，大肠得以固涩。若腹痛甚加白芍30g缓急止痛；小腹胀满加乌药15g、小茴香6g、枳实15g理气除满；大便滑脱不禁加赤石脂15g、诃子6g涩肠止泻。

（五）气滞血瘀

主症：肠鸣腹胀，腹痛拒按，痛有定处，泻下不爽，嗳气少食，面色晦黯，腹部或有痞块，肌肤甲错，舌质紫黯，或有瘀斑瘀点，脉涩或弦。

治法：行气活血，佐以健脾益气。

方药：膈下逐瘀汤加减。

当归15g，赤芍10g，红花6g，五灵脂6g，乌药10g，小茴香6g，郁金12g，黄芪15g，香附10g，枳壳15g，甘草6g。

此证多见于慢性病者。此为病邪阻滞气血，肠络失和，气血壅滞所致。治宜行气活血，佐以健脾益气。方中当归、赤芍、红花、五灵脂活血祛瘀生新；乌药、郁金、香附理气止痛；枳壳开胸行气，使气行则血行；黄芪健脾益气；小茴香暖肝；甘草调和诸药，共奏理气活血、健脾益气之功。若腹满痞胀甚者加枳实18g、厚朴9g以行气宽中；痞块坚硬加穿山甲15g（先煎）、三棱15g通瘀软坚；腹痛甚加三七末3g（冲）、白芍30g以理气活血缓急止痛；晨泻明显加肉桂1.5g（焗服）以温肾阳；伴有黏液，偏白为主加苍术9g健脾燥湿，偏黄为主加黄连9g、白花蛇舌草30g清肠解毒。

（六）阴血亏虚

主症：久泻不止，便下脓血，腹中隐痛，午后低热，头晕目眩，失眠盗汗，心烦易怒，消瘦乏力，舌红少苔，脉细数。

治法：滋阴养血，清热化湿。

方药：驻车丸加减。

阿胶15g（烊化），当归9g，黄连12g，炮姜6g，火炭母30g，木香12g（后下），怀山药15g，甘草6g。

此证见于慢性或久病患者。此为久泻脾虚，损伤脾胃阴血，湿滞胃肠气机。治宜滋阴养血，清热化湿。方中阿胶养阴补血，当归和血，用炮姜引之入阴，而复其阴血；黄连清热燥湿，制炮姜之温燥，且黄连之苦，得炮姜之辛，一升一降，邪自不留，阴自可复；山药养脾阴；火炭母则助黄连清热燥湿；木香调理气机；甘草调和诸药。若虚坐努责加诃子6g、石榴皮15g收涩固脱；五心烦热加银柴胡12g、鳖甲20g（先煎）、青蒿9g（后下）清虚热；便下赤白黏冻加白花蛇舌草30g、秦皮15g清化湿热。

七、西医治疗

溃疡性结肠炎是一种以大肠黏膜和黏膜下层炎症为特点的病因不明的慢性炎症性疾病。由于本病病因及发病机制尚未阐明，目前尚无根治疗法。内科治疗的目的是：活动期控制病情进展，缓解病情，防止并发症；缓解期主要是防止复发，监测癌变。本病无论其临床类型、严重程度、病变范围及病态分期如何，内科治疗总是首选的。

（一）基础疗法

1. 饮食与营养　目的是使患者肠道得以充分休息，同时避免发生营养不良。

轻中度患者应给以易消化、少纤维、富含营养的食物，鉴于国人乳糖酶缺乏者较多，应尽量避免进食牛奶及乳制品。

暴发型或重症患者应采取完全性肠道休息疗法或经口摄食完全性要素疗法。减少经口摄入可使腹泻和腹痛得以缓解、肠道内细菌数量下降、受损黏膜的修复功能增强。通常采用要素饮食、半要素饮食和限定化学成分的非要素配方饮食，乃至全胃肠道外营养疗法（TPN）。营养疗法对溃结的治疗作用机制尚不清楚，可能与①要素饮食对肠道刺激甚微，禁食则消除饮食刺激，使肠道得以休息；②营养的加强有利于溃疡的修复；③免疫作用的调节。

2. 心理治疗　与精神障碍相关的自主神经功能失调，可引发消化道运动功能亢进、平滑肌痉挛、血管收缩、组织缺血、毛细血管通透性增高等病理改变，最终导致肠壁炎症及溃疡形成。临床所见有些患者伴有焦虑、紧张、多疑及自主神经功能紊乱表现，而采用精神心理疗法可收到一定效果。精神过度紧张者可适当给予镇静剂。

3. 对症治疗

（1）腹痛或腹泻明显者，可给予少量阿托品、溴丙胺太林之类药物，要注意大剂量有引起中毒性结肠扩张的危险。十六角蒙脱石 1.5～3g，每日 2～3 次口服或采用针灸疗法可减轻腹泻。

（2）重症或久病患者常有贫血、失水、营养不良等，应酌情输血、补液及全身性支持治疗。口服铁剂难以吸收可行肌内注射。毒血症严重时尤应注意水电解质平衡，低钾血症并发率高要及时纠正。多种维生素补充有利于病变恢复，改善全身状况。应用蛋白合成激素能改善一般状况，提高食欲，促进溃疡愈合。

（3）长期服用氨基水杨酸类、抗生素及免疫抑制剂，易致菌群失调，甚至发生难辨梭状芽孢杆菌性肠炎（伪膜性肠炎）、真菌性肠炎，可选用生态制剂进行调整。

（4）恢复期和缓解期复发加重的诱因有精神应激、妊娠、过劳、上呼吸道感染及饮食刺激等，应使患者充分了解，并时刻预防。

（二）药物治疗

1. 活动期的治疗

（1）轻度溃疡性结肠炎的处理：可选用柳氮磺胺吡啶（SASP）制剂，每日 3～4g，分次口服；或用相当剂量 5－氨基水杨酸（5－ASA）制剂。SASP 1g 相当于美沙拉嗪 0.4g，巴沙拉嗪 1g 相当于美沙拉嗪 0.36g，奥沙拉嗪 1g 相当于美沙拉嗪 1g。病变分布于远段结肠者可酌用 SASP 或 5－ASA 栓剂 0.5～1g，每日 2 次；5－ASA 灌肠液 1～2g 或氢化可的松琥珀酸钠盐灌肠液 100～200mg，每晚 1 次保留灌肠；有条件者用布地奈德 2mg 保留灌肠，每晚 1 次；亦可用中药保留灌肠。

（2）中度溃疡性结肠炎的处理：可用上述剂量水杨酸类制剂治疗，反应不佳者适当加量或改口服皮质类固醇激素，常用泼尼松 30～40mg/d，分次口服。

（3）重度溃疡性结肠炎的处理：重度溃疡性结肠炎一般病变范围较广，病情发展变化较快，须及时处理，足量给药，治疗方法如下：①如患者未曾用过口服糖皮质激素，可口服泼尼松或泼尼松龙 40～60mg/d，观察 7～10 天，亦可直接静脉给药；已使用糖皮质激素者，应静脉滴注氢化可的松 300mg/d 或甲基泼尼松龙 48mg/d。②肠外应用广谱抗生素控制肠道继发感染，如硝基咪唑、喹诺酮类制剂、氨苄西林及头孢类抗生素等。③患者应卧床休息，适当输液，补充电解质，以防水盐平衡紊乱。④便血量大、Hb＜90g/L 和持续出血不止者应考虑输血。⑤营养不良、病情较重者可用要素饮食，病情严重者应予肠外营养。⑥静脉糖皮质激素使用 7～10 天后无效者可考虑环孢菌素静滴 2～4mg/（kg·d）；由于药物的免疫抑制作用、肾脏毒性作用及其他不良反应，应严格监测血药浓度。因此，基于对医院监测条件的综合考虑，主张该方法在少数医学中心使用；顽固性 UC 亦可考虑其他免疫抑制剂，如硫唑嘌呤（Aza）、6－巯基嘌呤（6－MP）等，剂量和用法参考药典和教科书。⑦上述治疗无效者在条件允许单位可采用白细胞洗脱疗法。⑧如上述药物疗效不佳，应及时内、外科会诊，确定结肠切除手术的时机与方式。⑨慎用解痉剂及止泻剂，以避免诱发中毒性巨结肠。⑩密切监测患者生命体征和腹部体征变化，尽早发现和处理并发症。

2. 缓解期的治疗　除初发病例、轻症远段结肠炎患者症状完全缓解后可停药观察外，所有患者完全缓解后均应继续维持治疗。维持治疗的时间尚无定论，诱导缓解后 6 个月内复发者应维持治疗。业已公认糖皮质激素者无维持治疗效果，在症状缓解后逐渐减量，过渡至用 5－ASA 维持治疗。SASP 的维持治疗剂量一般为控制发作之半，多用 2～3g/d，并同时口服叶酸。亦可用与诱导缓解相当剂量的 5－ASA 类药物。6－MP 或 Aza 等用于上述药物不能维持或对糖皮质激素依赖者。

3. 其他治疗　5－ASA 与免疫抑制剂均无效者，应考虑新型生物治疗剂，如抗肿瘤坏死因子－α（TNF－α）单克隆抗体（商品名：英夫利昔）。亦可用益生菌维持治疗。治疗中应注重对患者的教育，以提高治疗依从性、早期识别疾病发作与定期随访。

（三）外科手术治疗

1. 绝对指征　大出血、穿孔、明确的或高度怀疑癌肿以及组织学检查重度异型增生或肿块性损害中出现轻中度异型增生。

2. 相对指征　重度溃疡性结肠炎伴中毒性巨结肠、静脉用药无效者；内科治疗症状顽固、体能下降、对糖皮质激素抵抗或依赖的顽固性病例，替换治疗无效者；溃疡性结肠炎合并坏疽性脓皮病、溶血性贫血等肠外并发症者。

（四）癌变的监测

对病程 8～10 年以上的广泛性结肠炎、全结肠炎和病程 30～40 年以上的左半结肠炎、直乙结肠炎患者，UC 合并原发性硬化性胆管炎者，应行监测性结肠镜检查，至少 2 年 1 次，并作多部位活检。对组织学检查发现有异型增生者，更应密切随访，如为重度异型增生，一经确认即行手术治疗。

八、饮食调护

（一）膳食原则

（1）溃疡性结肠炎的治疗，根据虚实、寒热、久暂而定，饮食治疗亦应遵循这一原则。本病初起或反复发作较重之时，多属湿热俱重，呈实象，应以消导清热化湿为主，食性当偏凉；久病便次不甚多而呈虚寒象者，则以补益为主，食性宜偏温；便次较多时，亦可酌用酸涩收敛之食物以助止泻。

（2）本病无论虚实，脾胃均有损伤，食疗以扶正为主，参以祛邪，尤须注意进食不当或饮食不节更伤脾胃。

（3）饮食以柔软、易消化、营养丰富、有足够热量为原则，宜少食多餐，并补充足量维生素。生冷、肥厚、黏腻、刺激之品，损伤脾胃，均属不宜，牛奶过敏者慎食牛乳及乳类制品。在平时无高热、呕吐等情况时，宜多食以下食品：荞麦、芋艿、刀豆、荠菜、香椿、刺苋菜、马齿苋、萝卜、冬瓜、山楂、无花果、石榴、向日葵、藕菱、山药、鲫鱼、鸡蛋、龟肉、猪肝、莲子、绿茶等食品。

（二）常用食疗方法举例

（1）陈皮椒姜焖竹丝鸡：竹丝雄鸡一只去毛及内脏，陈皮3g，高良姜3g，胡椒6g，草果2个，全部用料用葱、醋、酱油和匀，放入锅内，加少量水，文火焖熟，调味。功效：补虚温中，健脾开胃，适于溃结属寒湿阻滞，出现脘腹胀满、腹泻、口干不欲饮者。

（2）黄精党参蒸鸡：嫩母鸡一只去毛及内脏，黄精30g，党参30g，怀山药30g，生姜、葱花各适量，将调好味之鸡块及上药放入锅内，隔水蒸熟，随量食用。功效：益气补虚，健脾开胃，适用于溃结属脾胃虚弱，症见体弱、纳呆、腹胀、腹泻患者。

（3）豆蔻蒸竹丝鸡：竹丝母鸡一只去毛及内脏，草豆蔻15g，草果6g，将草豆蔻、草果烧灰存性掺入鸡腹内，加盐涂匀，缝好鸡腹，隔水蒸熟，随量食用。功效：补虚益气，健脾止泻，适用于溃结属脾虚寒湿内阻，症见脘腹冷痛，大便滑泻或恶心呕吐者。

（4）莲子芡实粥：莲子30g，芡实30g，粳米60g，文火煮成粥，随量食用。功效：健脾止泻，适于溃结症见纳呆，大便溏烂或水泻者。

（5）山药鸡内金粥：怀山药30g，鸡内金10g，粟米120g，文火煮成粥。功效：补中益气，祛湿，适用于溃结属脾虚有湿，症见腹泻，脱肛或水肿者。

（6）芪枣黄鳝汤：黄芪50g，黄鳝500g，生姜5片，红枣5个，少量酒，武火煮沸后，文火煲一小时，调味供用。功效：补益气血，适用于溃结反复不愈，气血两虚见久泻，头晕，肢麻无力者。

（7）怀山芡实老鸽汤：老鸽2只，瘦猪肉500g，怀山药100g，芡实50g，桂圆肉25g，生姜4片加清水，武火煮沸后改文火煲3小时，调味食用。功效：补气健脾，适用于溃结属于脾胃气虚而症见纳呆、便溏、肢肿者。

（杨　辉）

第八节　食管癌

一、概述

食管癌是发生于食管上皮的恶性肿瘤，食管癌是常见的肿瘤之一，占消化道肿瘤的第二位，也是严重威胁人民健康与生命的疾病之一。我国每年约有20.9万人死于食管癌。我国食管癌的发病有明显的区域性，以河南林县以及河北山西交界地区发病率较高。其中鳞状细胞癌最多，腺癌次之，未分化癌少见。发病最多在40岁以上，60～70岁者最多，男性多于女性。本病早期无明显症状，少数患者只有胸骨后痛。进食偶有哽咽感，易被患者和医务人员疏忽。当有明显吞咽困难，呛吐黏液，进行性消瘦时已属于中晚期阶段，疗效与预后均很差。

食管癌与中医的“噎膈”病证状相似，故历来多按噎膈病辨证论治。

二、病因病理

食管癌的发生常因于情志变化，忧思伤脾。脾伤则津液不得输布，遂聚而为痰，肝郁气滞，气结生痰，气滞痰凝而成瘀血，以致痰、气、瘀互结食管。还有脾虚造成津液失充，而阴虚，气郁化火，痰阻郁热，阴虚火旺则内热日盛，津液日耗。食管无津液上乘濡养，此为膈证之内因。《黄帝内经》所说的“三阳结，谓之膈”即是此意。过于辛辣热饮或饮酒过度，痰热内生，损伤食管，壅塞气机。最终痰、气、瘀内阻积而成瘤。阻塞食管而成噎膈。现代研究认为亚硝胺类化合物是公认的强致癌物，从膳食中摄入亚硝胺的量与食管癌的发病率成正比。而酸菜、腌制和发霉食物均含有亚硝胺类化合物和真菌毒素，如喜欢吃酸菜、腌制食物的河北、河南、山西部分地区，食管癌尤其高发。由于长期嗜食过于辛辣、偏硬、过热和制作粗糙的食物，进食过快，饮烈酒，吃大量胡椒，咀嚼槟榔或烟丝，这些对食管黏膜的慢性刺激，在不断的损伤—修复过程中，也容易引起癌变。

三、诊断

对年龄40岁以上，有吞咽不适和（或）异物感，尤其是进行性吞咽困难者，应想到本病之可能性，必须作进一步的检查。

（一）临床表现

（1）食管癌的早期表现常被忽略。早期诊断具有意义的是：进食时胸骨后痛、心窝部烧灼或针刺状不适感。食管内异物感，进食时食管内停滞感，呃逆及吞咽疼痛等均应该考虑有食管癌的可能，应进一步检查。

（2）中期症状：其表现为持续性、进行性吞咽困难，开始吃干食受阻，以后出现半流食，或流食下咽困难。可伴体重下降、消瘦等。

（3）晚期表现：病情严重，患者进行性消瘦，呈恶病质，同时可有发热、胸痛、呕血或便血等表现，并可触及锁骨上肿大淋巴结。

（二）X线钡餐造影

目前仍为食管癌重要诊断方法之一。早期表现为食管黏膜的细微改变，小的溃疡龛影以及不太明显而恒定存在的充盈缺损。晚期病例X线所见明确，包括软组织影、黏膜破坏、溃疡、龛影、充盈缺损、食管通道扭曲狭窄、管壁僵硬、下段食管癌可侵及胃底大小弯。

（三）食管脱落细胞学检查

食管脱落细胞学检查方法简便，受检者痛苦小，假阳性率低，实践证明是在高发区进行大面积普查的最切实可行的方法，总的阳性检出率可达90%左右。脱落细胞学检查在晚期病例中阳性率反而有所下降。这是由于狭窄重，网套通不过肿瘤生长段而致。值得注意的是，脱落细胞学检查的禁忌证为高血压、食管静脉曲张、严重的心脏以及肺部疾病。

（四）纤维食管镜检

纤维食管镜检是食管癌诊断中最重要的手段之一，对于食管癌的定性定位，以及手术方案的选择有重要的作用。可以看到肿瘤的位置、大小、性状，可以取肿瘤组织进行病理分析。食管癌内镜下表现为局部黏膜增粗、增厚、表面糜烂，组织脆弱易出血，或有溃疡。

（五）胸部CT及PET－CT检查

胸部CT及PET－CT在诊治食管癌中对分期和预后的估计均有帮助，能判断食管周围淋巴结转移状况。

（六）内镜超声检查

近年来食管内镜超声检查（EUS）逐渐应用于临床。内镜超声其发生系统通过充水囊而工作，正常情况下第一层黏膜是回声发生的，第二层黏膜肌层是暗区，第三层黏膜下有回声。

四、鉴别诊断

（一）食管良性狭窄

可由误吞腐蚀剂、食管灼伤、异物损伤、慢性溃疡等引起的瘢痕所致。病程较长，咽下困难，发展至一定程度即不再加重。经详细询问病史和X线钡餐检查或胃镜检查可以鉴别。

（二）食管良性肿瘤

主要为少见的平滑肌瘤，病程较长，咽下困难多间歇性。X线钡餐检查可显示食管有圆形、卵圆形或分叶状的充盈缺损，边缘整齐，周围黏膜正常。

（三）癔症

多见于青年女性，时有咽部异物感，进食时消失，常由精神因素诱发。本症并无器质性的食管病变，不难与食管癌鉴别。

（四）缺铁性假膜性食管炎

多为女性，除咽下困难外，尚可有小细胞低色素性贫血、舌炎、胃酸缺乏和反甲等表现。

（五）食管周围器官病变

如纵隔的肿瘤、主动脉瘤、甲状腺肿大、心脏增大等。除纵隔肿瘤侵入食管外，X线钡餐检查可显示食管有外压迹，黏膜光滑正常。

（六）功能性吞咽困难

常有异物感、梗塞感和吞咽困难。但是通过X线钡透及食管镜检查，未发现器质性病灶。

五、并发症

食管癌的并发症多见于晚期患者。

（一）恶病质

在晚期病例，由于咽下困难与日俱增，造成长期饥饿导致负氮平衡和体重减轻，对食管癌切除术后的并发症的发生率和手术死亡率有直接影响。实际上每1例有梗阻症状的晚期食管癌患者因其经口进食发生困难，都有程度不同的脱水和体液总量减少。患者出现恶病质和明显失水，表现为高度消瘦、无力、皮肤松弛而干燥，呈衰竭状态。

（二）出血或呕血

一部分食管癌患者有呕吐，个别食管癌患者因肿瘤侵袭大血管有呕血，偶有大出血。据吴英恺和黄国俊（1974）报道，一组841例食管癌和贲门癌患者中，24例（2.8%）有呕血，血液来自食管癌的癌性溃疡、肿瘤侵蚀肺或胸内的大血管。呕血一般为晚期食管癌患者的临床症状。

（三）器官转移

若有肺、肝、脑等重要脏器转移，可能出现呼吸困难、黄疸、腹水、昏迷等相应脏器的特有症状。食管癌患者若发生食管气管瘘、锁骨上淋巴结转移及其他脏器的转移、喉返神经麻痹以及恶病质者，都属于晚期食管癌。

（四）交感神经节受压

癌肿压迫交感神经节，则产生交感神经麻痹症（Homer 综合征）。

（五）水、电解质紊乱

因下咽困难，这类患者有发生严重的低钾血症与肌无力的倾向。正常人每天分泌唾液约1～2L，其中的无机物包括钠、钾、钙及氯等。唾液中钾的浓度高于任何其他胃肠道分泌物中的钾浓度，一般为20mmol/L。因此，食管癌患者因下咽困难而不能吞咽唾液时，可以出现显著的低钾血症。有些鳞状细胞癌可以影响甲状旁腺激素而引起高血钙症，即使患者在无骨转移的情况下同样可以有高钙血症。术前无骨转移的食管癌患者有高血钙症，往往是提示预后不良的一种征象。

（六）吸入性肺炎

由于食管梗阻引起的吸入性肺炎，患者可有发热与全身性中毒症状。

（七）癌转移所引起的并发症

如癌细胞侵犯喉返神经造成声带麻痹和声音嘶哑；肿瘤压迫和侵犯气管、支气管引起的气急和刺激性干咳；侵犯膈神经，引起膈肌麻痹；侵犯迷走神经，使心率加快；侵犯臂丛神经，引起臂酸、疼痛、感觉异常；压迫上腔静脉，引起上腔静脉压迫综合征；肝、肺、脑等重要脏器癌转移，可引起黄疸、腹水、肝功能衰竭、呼吸困难、昏迷等并发症。

（八）食管穿孔

晚期食管癌，尤其是溃疡型食管癌，因肿瘤局部侵蚀和严重溃烂而引起穿孔。因穿孔部位和邻近器官不同而出现不同的症状；穿通气管引起食管气管瘘，出现饮食时呛咳，尤其在进流质饮食时症状明显；穿入纵隔可引起纵隔炎，发生胸闷、胸痛、咳嗽、发热、心率加快和白细胞升高等；穿入肺引起肺脓疡，出现高热、咳嗽、咯脓痰等；穿通主动脉，引起食管主动脉瘘，可引起大出血而导致死亡。

（九）其他

据文献报道，有的食管鳞状细胞癌患者有肥大性骨关节病，有的隐性食管癌患者合并有皮肌炎，还有个别食管腔有梗阻的患者发生“吞咽晕厥”（swallow syncope），可能是一种迷走神经介质反应。

六、临证要点

气机郁滞、痰湿内阻、瘀血停留是本病实证阶段的主要病机。三者交阻为患，故疏肝解郁、理气化痰、活血祛瘀为攻实邪的基本法则；而阴虚内耗、气血亏损则是虚证阶段的常见病机，故养阴生津、补益气血、扶助正气为治疗原则。大凡治法，体质较好，病程较短者，以攻邪为主，佐以扶正。病程已久，体质虚弱者，以扶正为主。兼顾攻邪；介乎两者之间，虚实之证并现者，原则上是攻补兼施，但所用药物如何调配组合及其主辅关系，应该视具体证情灵活掌握。

抑癌消瘤是治疗食管癌的最终目标，尽管难度很大，但须勇于探索，根据有关资料和笔者的临床体验，着眼局部，重视整体不失为具有可行性的基本路子。既要看到癌性病灶吞噬食管这一症结所在，又要注意气血津液、肝肾脾胃等在本病发生发展过程中所起的重要作用。因此治疗一定要着力寻觅抑制癌瘤生长、铲除病灶的有效方药。同时，也要采取积极有效的措施充分调动机体的抗病能力。笔者认为在辨证论治的原则指导下，注意养胃生津、调肝通络、化痰软坚等法的选择使用，是值得深入研究探讨的思路。

七、辨证施治

（一）痰气互阻

主症：时感咽部不适，嗳气不舒，食入不畅，吞咽不顺，胸胁苦闷，两肋窜痛，或胸骨后郁闷疼痛，头晕目眩。舌质淡红，苔薄白，脉弦细。

治法：开郁降气，化痰散结。

处方：用启膈散合旋覆代赭汤加减。

沙参30g，茯苓15g，代赭石30～60g，浙贝母10～15g，法半夏10g，青陈皮各6g，郁金10g，荷叶蒂6g，全瓜蒌30～50g，杵头糠30g，砂仁6g。

本证型由于痰气交结，阻于食管，使传递食物功能失常，据证而使用启膈散。方中以郁金、旋覆花、砂仁壳顺气降逆开郁；沙参滋养阴津，此药虽属阴药但不碍气机；瓜蒌、贝母、青陈皮化痰开膈。从辨证而论，川楝子、杏仁、白蔻仁、枳壳、苏梗、薏仁等皆可选用。以痰病而言，则白花蛇舌草、半枝莲、石见穿亦理当入方。

（二）痰瘀互结

主症：吞咽困难，水饮难下，食入易吐，黏涎甚多，胸背固定疼痛，或如锥刺感，可有吐下如赤豆汁。舌有瘀点瘀斑，舌苔厚腻或中黄，脉多滑数或细涩。

治法：化痰软坚，活血散瘀。

处方：血府逐瘀汤加减。

炒柴胡6g，桃仁10g，红花10g，当归尾10g，川芎10g，赤芍10g，枳壳10g，乳香、没药各10g，蜣螂虫30g，枳实10g，陈胆星10g，法半夏10g，海浮石15g，桔梗10g。

病情到此证已较重，为有形之痰与内停之瘀血混杂，阻于食管，不仅食管失去传送之权，而且已损伤胃腑之通降功能，故用血府逐瘀汤为主以活血行瘀。乳香、没药、蜣螂虫增其祛瘀通络之力。加胆星、半夏、海浮石是为祛痰软坚之需。失笑散也可配人其中，有人主张选服玉枢丹，或用烟斗盛药点燃吸入以开膈降逆，随后再服煎药，不妨一试。

（三）热毒伤阴，久则成瘀

主症：口干唇燥，咽痛烦躁，梗阻较甚，胸背灼痛，午后低热，或有盗汗，大便干结，或发音嘶哑。舌苔黄，质红少津，脉细弦数。

治法：滋阴解毒，涤痰化瘀。

处方：麦味地黄汤合血府逐瘀汤加减。

生地30g，麦冬15g，天花粉15g，知母15g，玄参20g，炒柴胡6g，桃仁10g，红花10g，当归尾10g，川芎10g，赤芍10g，枳壳10g，乳香10g，没药10g，蜣螂虫30g，桔梗10g，陈胆星10g，浮石15g。

此证病情较重，有阴虚血槁，痰瘀毒互结，阻于食管。阻于食管，不仅食管失传送之权，而且亦损及胃腑通降之功，故用血府逐瘀汤为主以活血行瘀，协乳香没药蜣螂虫增其祛瘀通络之力，加胆星、半夏、海浮石是为祛痰软坚之需。失笑散亦可配用其中，有人主张选服玉枢丹，或用烟斗盛药点燃吸入，以开膈降逆，随后再服煎药，不妨一试。

（四）气血两亏

主症：噎膈日重，食水难下，面色萎黄无华，消瘦无力，大骨枯槁，形寒肢冷，面浮足肿。舌质淡，苔薄，脉弦细或沉细。

治法：益气养血，佐以祛邪。

处方：生脉饮加参苓白术散。

人参5g，麦冬15g，五味子10g，生黄芪30g，白术10g，茯苓10g，山药15g，扁豆10g，砂仁3g，石斛15g，天花粉30g，陈皮10g，内金10g。

此证多见于食管癌晚期，特别是晚期食管癌加用化疗的患者，或放疗的患者。多属于气阴两伤，脾胃亏虚。由于晚期，攻瘤消癌已非中药所能。改善症状，减轻痛苦，延长生命，已尽医之职责。生脉饮养阴津，以救欲涸之液。参苓白术散健脾胃，有助纳运之功。加生黄芪则补气力专。谷麦芽、焦山楂、鸡内金等助运之品均可选用。饮食难入者可服五汁饮（芦根汁、生姜汁、韭菜汁、竹沥汁、沉香汁），不拘多少，频频呷服。呕吐痰者可加橘红、杏仁、法半夏等化痰药物。

八、西医治疗

（一）手术治疗

我国食管癌的手术治疗效果较好，手术切除率为56.3%～80%，5年生存率30%左右；早期食管癌切除率100%，5年生存率90%。病变越早，切除率越高；髓质型及蕈伞型切除率较缩窄型及溃疡型高；下段食管癌切除率高，中段次之，上段较低；病变周围，有软组织块影较无软组织块影切除率低；食管轴有改变者较无改变者低。这些因素综合分析，对术前肿瘤切除可能性判断有较大帮助。

食管癌手术分为开胸手术和非开胸手术。开胸手术主要有：①左胸后外侧切1∶3，适用于中、下段食管癌。②右胸前外侧切口，适用于中、上段食管癌，肿瘤切除后，经腹将胃经管裂孔提至右胸与食管吻合，食管切除长度至少应距肿瘤边缘5～7cm。③若病变部位偏高，食管足够切除长度，可行颈部切口，胃送至颈部与食管吻合，即右胸、上腹及颈部三切口，目前对中段以上的食管癌多主张采用三切口的方法。应同时行淋巴结清扫。

非开胸食管切除术包括：①食管内翻拔脱术，主要适用于下咽及颈段食管癌；②食管钝性分离切除术，可用于胸内各段食管癌，肿瘤无明显外侵的病例；食管缺损后应用内脏代食管的选择：经过20余年的临床经验，应用内脏代食道有3个选择：胃、结肠或空肠。

对于食管全部梗阻，滴水难入，可行胃造瘘术，现在已经开展很少。目前开展比较多的是行内镜下食管内支架植入，解决患者不能进食的问题，延长生命。

（二）放射治疗

食管癌放射治疗包括根治性和姑息性两大类。照射方法包括外放射和腔内放射、术前放射和术后放射。

治疗方案的选择，需根据病变部位、范围、食管梗阻程度和患者的全身状况而定。颈段和上胸段食管癌手术的创伤大，并发症发生率高，而放疗损伤小，疗效优于手术，应以放疗为首选。凡患者全身状况尚可、能进半流质或顺利进流质饮食、胸段食管癌而无锁骨上淋巴结转移及远处转移、无气管侵犯、无食管穿孔和出血征象、病灶长度<7~8cm而无内科禁忌证者，均可行根治性放疗。其他患者则可进行旨在缓解食管梗阻、改善进食困难、减轻疼痛、提高患者生存质量和延长患者生存期的姑息性放疗。近来研究的三维适形放疗已用于临床。

（三）化学药物治疗

化疗对食管癌疗效差，近20年无明显突破。常用药物有博莱霉素（BLMO）、平阳霉素（PYM）、顺铂（PDD）、草酸铂（L-OHP）、5-氟尿嘧啶（5-FU）、加氟（FT207）、优福啶（UFT）、多柔比星（ADM）、丝裂霉素（MMC）、长春地辛（VDS）、依托泊苷（VP-16），最高有效率不超过20%。临床上多采用联合化疗。下面介绍几种化疗方案供参考。

1. PF方案　PDD（顺铂）70mg/m^{2}第1、22天静滴，注意水化利尿。5-氟尿嘧啶（5-FU）400mg/m^{2}静滴第1~5天、22~26天。4周重复，总有效率64.4%。

2. PBV方案　PDD（顺铂）每次20mg，静脉冲入，每日1次，连用5天，3~4周重复。VCR（长春新碱）每次0.5mg，静脉冲入，每周3次，连用7周。PYM（平阳霉素）每次10mg，肌注，每周3次，连用7周。总有效率46.8%。

3. CFP方案　CTX（环磷酰胺）500mg/m^2，一次静脉冲入，每周2次。5-氟尿嘧啶（5-FU）300mg/m^2，静滴，每周2次。PYM（平阳霉素）6mg/m^2，肌注，每周2次。连用6周。

（四）晚期食管癌的支持治疗及对症处理

1. 补液　食管癌晚期，表现为滴水不入，患者摄入量严重不足，需要静脉补液及补充营养。其中包括血液制品、氨基酸、脂肪乳、葡萄糖、维生素、电解质等。对于滴水难入的患者每天补充3 000~4 000ml的液体量，才能满足患者的需要。对于根本不能进食、尚无重要脏器转移的患者可考虑胃肠外营养的补给。

2. 止痛　部分患者可有胸骨后痛、背痛，食管癌骨转移肝转移亦可产生剧烈疼痛，可用曲马朵、氨酚待因、布桂嗪、吗啡等药物。

3. 抗感染　食管癌由于肿瘤分泌物，以及食管堵塞致吞咽困难，患者可出现呛吐黏液，合并吸入性肺炎，引起发烧、咳嗽等症状，可适当选用抗生素治疗。

4. 免疫治疗　免疫治疗目前尚无确切的疗效，对于术后、放疗后，无明显肿瘤存在的情况下，可以适当用一些免疫制剂；如胸腺素、免疫核糖核酸等。最近临床上有用肿瘤疫苗，及生物免疫治疗，均在探讨之中。

九、饮食调护

重视饮食调护，治疗期间应给予清淡、营养丰富、易于消化的食物，并应注重食物的色、香、味、形，以增进食欲，保证营养；治疗间歇阶段则宜多给具有补血、养血、补气作用的食品，以提高机体的抗病能力。

1. 食管癌术后的饮食　术后1～5天，患者刚好处在手术的创伤期，吻合口尚未愈合，胃肠功能也未很好恢复，消化功能差。其间只能采取鼻饲。鼻饲阶段可喂患者混合奶、菜汁、果汁、米汤等，注入量可由第一天的500ml，分2～3次滴注，以后每天根据患者的耐量增加至1 500～2 000ml。滴入时的温度以与体温近似为宜。要求鼻饲营养液尽量达到蛋白质、脂肪、碳水化合物、维生素、盐和水的比例适当。

2. 放射治疗中及以后的饮食　放射治疗对食管黏膜会造成一定损伤，主要表现黏膜充血水肿，患者出现进食疼痛，这时可尽量扩大饮食范围，除油炸和甜食，和医师出院时特别强调不能食用的食物外都可进食，但要注意细嚼慢咽，并可指导患者做一些适当的体力活动，以利消化吸收。该期有少数患者可能会出现上腹饱胀、腹泻、吐酸水等症状，可服用多潘立酮20mg（2片），每天3次；复方苯乙哌啶2片，一天3次。如用药后症状仍不缓解，患者可到医院诊治。

注意饮食卫生，避免食用刺激性食物及调料，食物不宜过热、过硬等。少量多餐。

（杨　辉）

第十六章

消化系统常见疾病护理

第一节　急性胃炎

一、概述

急性胃炎指由各种原因引起的急性胃黏膜炎症，其病变可以仅局限于胃底、胃体、胃窦的任何一部分，病变深度大多局限于黏膜层，严重时则可累及黏膜下层、肌层，甚至达浆膜层。临床表现多种多样，可以有上腹痛、恶心、呕吐、上腹不适、呕血、黑粪，也可无症状，而仅有胃镜下表现。急性胃炎的病因虽然多样，但各种类型在临床表现、病变的发展规律和临床诊治等方面有一些共性。大多数患者，通过及时诊治能很快痊愈，但也有部分患者其病变可以长期存在并转化为慢性胃炎。

二、护理评估

（一）健康史

评估患者既往有无胃病史，有无服用对胃有刺激的药物，如阿司匹林、保泰松、洋地黄、铁剂等，评估患者的饮食情况及睡眠。

（二）临床症状评估与观察

1. 腹痛的评估　患者主要表现为上腹痛、饱胀不适。多数患者无症状，或症状被原发疾病所掩盖。

2. 恶心、呕吐的评估　患者可有恶心、呕吐、食欲不振等症状，注意观察患者呕吐的次数及呕吐物的性质、量的情况。

3. 腹泻的评估　食用沙门菌、嗜盐菌或葡萄球菌毒素污染食物引起的胃炎患者常伴有腹泻。评估患者的大便次数、颜色、性状及量的情况。

4. 呕血和（或）黑粪的评估　在所有上消化道出血的病例中，急性糜烂出血性胃炎所致的消化道出血占10%～30%，仅次于消化性溃疡。

（三）辅助检查的评估

1. 病理　主要表现为中性粒细胞浸润。

2. 胃镜检查　可见胃黏膜充血、水肿、糜烂、出血及炎性渗出。

3. 实验室检查　血常规检查：糜烂性胃炎可有红细胞、血红蛋白减少。大便常规检查：大便潜血阳性。血电解质检查：剧烈腹泻患者可有水、电解质紊乱。

（四）心理-社会因素评估

1. 生活方式　评估患者生活是否规律，包括学习或工作、活动、休息与睡眠的规律性，有无烟酒嗜好等。评估患者是否能得到亲人及朋友的关爱。

2. 饮食习惯　评估患者是否进食过冷、过热、过于粗糙的食物；是否食用刺激性食物，如辛辣、过酸或过甜的食物，以及浓茶、浓咖啡、烈酒等；是否注意饮食卫生。

3. 焦虑或恐惧　因出现呕血、黑粪或症状反复发作而产生紧张、焦虑、恐惧心理。

4. 认知程度　是否了解急性胃炎的病因及诱发因素，以及如何防护。

（五）腹部体征评估

上腹部压痛是常见体征，有时上腹胀气明显。

三、护理问题

1. 腹痛　由于胃黏膜的炎性病变所致。

2. 营养失调：低于机体需要量　由于胃黏膜的炎性病变所致的食物摄入、吸收障碍所致。

3. 焦虑　由于呕血、黑粪及病情反复所致。

四、护理目标

（1）患者腹痛症状减轻或消失。

（2）患者住院期间保证机体需热量，维持水电解质及酸碱平衡。

（3）患者焦虑程度减轻或消失。

五、护理措施

（一）一般护理

1. 休息　患者应注意休息，减少活动，对急性应激造成者应卧床休息，同时应做好患者的心理疏导。

2. 饮食　一般可给予无渣、半流质的温热饮食。如少量出血可给予牛奶、米汤等以中和胃酸，有利于黏膜的修复。剧烈呕吐、呕血的患者应禁食，可静脉补充营养。

3. 环境　为患者创造整洁、舒适、安静的环境，定时开窗通风，保证空气新鲜及温湿度适宜，使其心情舒畅。

（二）心理护理

1. 解释症状出现的原因　患者因出现呕血、黑粪或症状反复发作而产生紧张、焦虑、恐惧心理。护理人员应向其耐心说明出血原因，并给予解释和安慰。应告知患者，通过有效治疗，出血会很快停止；并通过自我护理和保健，可减少本病的复发次数。

2. 心理疏导　耐心解答患者及家属提出的问题，向患者解释精神紧张不利于呕吐的缓解，特别是有的呕吐与精神因素有关，紧张、焦虑还会影响食欲和消化能力，而树立信心及情绪稳定则有利于症状的缓解。

3. 应用放松技术　利用深呼吸、转移注意力等放松技术，减少呕吐的发生。

（三）治疗配合

1. 患者腹痛的时候　遵医嘱给予局部热敷、按摩、针灸，或给予止痛药物等缓解腹痛症状，同时应安慰、陪伴患者以使其精神放松，消除紧张恐惧心理，保持情绪稳定，从而增强患者对疼痛的耐受性；非药物止痛方法还可以用分散注意力法，如数数、谈话、深呼吸等；行为疗法，如放松技术、冥想、音乐疗法等。

2. 患者恶心、呕吐、上腹不适　评估症状是否与精神因素有关，关心和帮助患者消除紧张情绪。观察患者呕吐的次数及呕吐物的性质和量的情况。一般呕吐物为消化液和食物时有酸臭味。混有大量胆汁时呈绿色，混有血液呈鲜红色或棕色残渣。及时为患者清理呕吐物、更换衣物，协助患者采取舒适体位。

3. 患者呕血、黑粪　排除鼻腔出血及进食大量动物血、铁剂等所致呕吐物呈咖啡色或黑粪。观察患者呕血与黑粪的颜色性状和量的情况，必要时遵医嘱给予输血、补液、补充血容量治疗。

（四）用药护理

（1）向患者讲解药物的作用、不良反应、服用时的注意事项，如抑制胃酸的药物多于饭前服用；抗生素类多于饭后服用，并询问患者有无过敏史，严密观察用药后的反应；应用止泻药时应注意观察排便情况，观察大便的颜色、性状、次数及量，腹泻控制时应及时停药；保护胃黏膜的药物大多数是餐前服用，个别药例外；应用解痉止痛药如 654－2 或阿托品时，会出现口干等不良反应，并且青光眼及前列腺肥大者禁用。

（2）保证患者每日的液体入量，根据患者情况和药物性质调节滴注速度，合理安排所用药物的前后顺序。

（五）健康教育

（1）应向患者及家属讲明病因，如是药物引起，应告诫今后禁止用此药；如疾病需要必须用该药，必须遵医嘱配合服用制酸剂以及胃黏膜保护剂。

（2）嗜酒者应劝告戒酒。

（3）嘱患者进食要有规律，避免食生、冷、硬及刺激性食物和饮料。

（4）让患者及家属了解本病为急性病，应及时治疗及预防复发，防止发展为慢性胃炎。

（5）应遵医嘱按时用药，如有不适，及时来院就医。

（肖菊梅）

第二节　慢性胃炎

一、概述

慢性胃炎系指不同病因引起的慢性胃黏膜炎性病变，其发病率在各种胃病中居位首。随着年龄增长而逐渐增高，男性稍多于女性。

二、护理评估

（一）健康史

评估患者既往有无其他疾病，是否长期服用 NSAID 类消炎药如阿司匹林、吲哚美辛等，有无烟酒嗜好及饮食、睡眠情况。

（二）临床症状评估与观察

1. 腹痛的评估　评估腹痛发生的原因或诱因，疼痛的部位、性质和程度；与进食、活动、体位等因素的关系，有无伴随症状。慢性胃炎进展缓慢，多无明显症状。部分患者可有上腹部隐痛与饱胀的表现。腹痛无明显节律性，通常进食后较重，空腹时较轻。

2. 恶心、呕吐的评估　评估恶心、呕吐发生的时间、频率、原因或诱因，与进食的关系；呕吐的特点及呕吐物的性质、量；有无伴随症状，是否与精神因素有关。慢性胃炎的患者进食硬、冷、辛辣或其他刺激性食物时可引发恶心、反酸、嗳气、上腹不适、食欲不振等症状。

3. 贫血的评估　慢性胃炎合并胃黏膜糜烂者可出现少量或大量上消化道出血，表现以黑粪为主，持续 3～4d 停止。长期少量出血可引发缺铁性贫血，患者可出现头晕、乏力及消瘦等症状。

（三）辅助检查的评估

1. 胃镜及黏膜活组织检查　这是最可靠的诊断方法，可直接观察黏膜病损。慢性萎缩性胃炎可见黏膜呈颗粒状、黏膜血管显露、色泽灰暗、皱襞细小；慢性浅表性胃炎可见红斑、黏膜粗糙不平、出血点（斑）。两种胃炎皆可见伴有糜烂、胆汁反流。活组织检查可进行病理诊断，同时可检测幽门螺杆菌。

2. 胃酸的测定　慢性浅表性胃炎胃酸分泌可正常或轻度降低，而萎缩性胃炎胃酸明显降低，其分泌胃酸功能随胃腺体的萎缩、肠腺化生程度的加重而降低。

3. 血清学检查　慢性胃体炎患者血清抗壁细胞抗体和内因子抗体呈阳性，血清胃泌素明显升高；慢性胃窦炎患者血清抗壁细胞抗体多呈阴性，血清胃泌素下降或正常。

4. 幽门螺杆菌检测　通过侵入性和非侵入性方法检测幽门螺杆菌。慢性胃炎患者胃黏膜中幽门螺杆菌阳性率的高低与胃炎活动与否有关，且不同部位的胃黏膜其幽门螺杆菌的检测率亦不相同。幽门螺杆菌的检测对慢性胃炎患者的临床治疗有指导意义。

（四）心理－社会因素评估

1. 生活方式　评估患者生活是否有规律；生活或工作负担及承受能力；有无过度紧张、焦虑等负性情绪；睡眠的质量等。

2. 饮食习惯　评估患者平时饮食习惯及食欲，进食时间是否规律；有无特殊的食物喜好或禁忌，有无食物过敏，有无烟酒嗜好。

3. 心理－社会状况　评估患者的性格及精神状态；患病对患者日常生活、工作的影响。患者有无焦虑、抑郁、悲观等负性情绪及其程度。评估患者的家庭成员组成，家庭经济、文化、教育背景，对患者的关怀和支持程度；医疗费用来源或支付方式。

4. 认知程度　评估患者对慢性胃炎的病因、诱因及如何预防的了解程度。

（五）腹部体征的评估

慢性胃炎的体征多不明显，少数患者可出现上腹轻压痛。

三、护理问题

1. 疼痛　由于胃黏膜炎性病变所致。

2. 营养失调：低于机体需要量　由于厌食、消化吸收不良所致。

3. 焦虑　由于病情反复、病程迁延所致。

4. 活动无耐力　由于慢性胃炎引起贫血所致。

5. 知识缺乏　缺乏对慢性胃炎病因和预防知识的了解。

四、护理目标

（1）患者疼痛减轻或消失。

（2）患者住院期间能保证机体所需热量、水分、电解质的摄入。

（3）患者焦虑程度减轻或消失。

（4）患者活动耐力恢复或有所改善。

（5）患者能自述疾病的诱因及预防保健知识。

五、护理措施

（一）一般护理

1. 休息　指导患者急性发作时应卧床休息，并可用转移注意力、做深呼吸等方法来减轻。

2. 活动　病情缓解时，进行适当的锻炼，以增强机体抵抗力。嘱患者生活要有规律，避免过度劳累，注意劳逸结合。

3. 饮食　急性发作时可予少渣半流食，恢复期患者指导其食用富含营养、易消化的食物，避免食用辛辣、生冷等刺激性食物及浓茶、咖啡等饮料。嗜酒患者嘱其戒酒。指导患者加强饮食卫生并养成良好的饮食习惯，定时进餐、少量多餐、细嚼慢咽。如胃酸缺乏者可酌情食用酸性食物如山楂、食醋等。

4. 环境　为患者创造良好的休息环境，定时开窗通风，保证病室的温湿度适宜。

（二）心理护理

1. 减轻焦虑　提供安全舒适的环境，减少患者的不良刺激。避免患者与其他有焦虑情绪的患者或亲属接触。指导其散步、听音乐等转移注意力的方法。

2. 心理疏导　首先帮助患者分析这次产生焦虑的原因，了解患者内心的期待和要求；然后共同商讨这些要求是否能够实现，以及错误的应对机制所产生的后果。指导患者采取正确的应对机制。

3. 树立信心　向患者讲解疾病的病因及防治知识，指导患者如何保持合理的生活方式和去除对疾病的不利因素。并可以请有过类似疾病的患者讲解采取正确应对机制所取得的良好效果。

（三）治疗配合

1. 腹痛　评估患者疼痛的部位、性质及程度。嘱患者卧床休息，协助患者采取有利于减轻疼痛的体位。可利用局部热敷、针灸等方法来缓解疼痛。必要时遵医嘱给予药物止痛。

2. 活动无耐力 协助患者进行日常生活活动。指导患者体位改变时动作要慢，以免发生直立性低血压。根据患者病情与患者共同制定每日的活动计划，指导患者逐渐增加活动量。

3. 恶心、呕吐 协助患者采取正确体位，头偏向一侧，防止误吸。安慰患者，消除患者紧张、焦虑的情绪。呕吐后及时为患者清理，更换床单位并协助患者采取舒适体位。观察呕吐物的性质、量及呕吐次数。必要时遵医嘱给予止吐药物治疗。

附：呕吐物性质及特点分析

1. 呕吐不伴恶心 呕吐突然发生，无恶心、干呕的先兆，伴明显头痛，且呕吐于头痛剧烈时出现，常见于神经血管头痛、脑震荡、脑溢血、脑炎、脑膜炎及脑肿瘤等。

2. 呕吐伴恶心 多见于胃源性呕吐，例如胃炎、胃溃疡、胃穿孔、胃癌等，呕吐多与进食、饮酒、服用药物有关，吐后常感轻松。

3. 清晨呕吐 多见于妊娠呕吐和酒精性胃炎的呕吐。

4. 食后即恶心、呕吐 如果食物尚未到达胃内就发生呕吐，多为食管的疾病，如食管癌、食管贲门失弛缓症。食后即有恶心、呕吐伴腹痛、腹胀者常见于急性胃肠炎、阿米巴痢疾。

5. 呕吐发生于饭后2~3h 可见于胃炎、胃溃疡和胃癌。

6. 呕吐发生于饭后4~6h 可见于十二指肠溃疡。

7. 呕吐发生在夜间 呕吐发生在夜间，且量多有发酵味者，常见于幽门梗阻、胃及十二指肠溃疡、胃癌。

8. 大量呕吐 呕吐物如为大量，提示有幽门梗阻、胃潴留或十二指肠淤滞。

9. 少量呕吐 呕吐常不费力，每口吐出量不多，可有恶心，进食后可立即发生，吐完后可再进食，多见于神经官能性呕吐。

10. 呕吐物性质辨别

（1）呕吐物酸臭：呕吐物酸臭或呕吐隔日食物见于幽门梗阻、急性胃炎。

（2）呕吐物中有血：应考虑消化性溃疡、胃癌。

（3）呕吐黄绿苦水：应考虑十二指肠梗阻。

（4）呕吐物带粪便：见于肠梗阻晚期，带有粪臭味见于小肠梗阻。

（四）用药护理

（1）向患者讲解药物的作用、不良反应及用药的注意事项，观察患者用药后的反应。

（2）根据患者的情况进行指导，避免使用对胃黏膜有刺激的药物，必须使用时应同时服用抑酸剂或胃黏膜保护剂。

（3）有幽门螺杆菌感染的患者，应向其讲解清除幽门螺杆菌的重要性，嘱其连续服药两周，停药4周后再复查。

（4）静脉给药患者，应根据患者的病情、年龄等情况调节滴注速度，保证入量。

（五）健康教育

（1）向患者及家属介绍本病的有关病因，指导患者避免诱发因素。

（2）教育患者保持良好的心理状态，平时生活要有规律，合理安排工作和休息时间，注意劳逸结合，积极配合治疗。

（3）强调饮食调理对防止疾病复发的重要性，指导患者加强饮食卫生和饮食营养，养成有规律的饮食习惯。

(4) 避免刺激性食物及饮料，嗜酒患者应戒酒。

(5) 向患者介绍所用药物的名称、作用、不良反应，以及服用的方法剂量和疗程。

(6) 嘱患者定期按时服药，如有不适及时就诊。

(肖菊梅)

第三节 上消化道大出血

一、概述

上消化道出血（upper gastrointestinal hemorrhage）系指屈氏韧带（the ligament of Treitz）以上的消化道，包括食管、胃、十二指肠、胃空肠吻合术后的空肠病变，以及胰、胆病变的出血，是常见急症之一。

上消化道大量出血：指数小时内的失血量大于1 000ml，或大于循环血容量的20%，临床表现为呕血或黑粪，常伴有血容量减少而引起的急性周围循环衰竭，导致失血性休克而危及患者的生命。

二、护理评估

（一）临床表现

上消化道出血的临床表现一般取决于病变性质、部位和出血量与速度。

1. 呕血与黑粪　是上消化道出血的特征性表现。上消化道大量出血之后，均有黑粪。出血部位在幽门以上者常伴有呕血。若出血量较少、速度慢也可无呕血。反之，幽门以下出血如出血量大、速度快，可因血反流入胃腔引起恶心、呕吐而表现为呕血。

呕血多为棕褐色，呈咖啡渣样，这是血液经胃酸作用形成正铁血红素所致。如出血量大，未经胃酸充分混合即呕出，则为鲜红或有血块。黑粪呈柏油样，黏稠而发亮，系血红蛋白的铁经肠内硫化物作用形成硫化铁所致。出血量大时，血液在肠内推进快，粪便可呈暗红甚至鲜红色，酷似下消化道出血。呕吐物及黑粪潜血试验呈强阳性。

2. 失血性周围循环衰竭　急性大量失血由于循环血容量迅速减少而导致周围循环衰竭。一般表现为头晕、心慌、乏力，突然起立发生晕厥、口渴、出冷汗、心率加快、血压偏低等。严重者呈休克状态，表现为烦躁不安或神志不清、面色苍白、四肢湿冷、口唇发绀、呼吸急促、血压下降、脉压差缩小、心率加快，休克未改善时尿量减少。

3. 贫血和血象变化　慢性出血可表现为贫血。急性大量出血后均有急性失血后贫血，但在出血的早期，血红蛋白浓度、红细胞计数与血细胞比容可无明显变化。在出血后，一般须经3~4h以上才出现贫血，出血后24~72h红细胞稀释到最大限度。贫血程度除取决于失血量外，还和出血前有无贫血基础、出血后液体平衡状况等因素有关。

急性出血患者为正细胞正色素性贫血，在出血后骨髓有明显代偿性增生，可暂时出现大细胞性贫血，慢性失血则呈小细胞低色素性贫血。出血24h内网织红细胞即见增高，至出血后4~7d可高达5%~15%，以后逐渐降至正常。如出血未止，网织红细胞可持续升高。

上消化道大量出血2～5h，白细胞计数升达（10～20）×10^9/L，出血停止后2～3d才恢复正常。但在肝硬化患者，如同时有脾功能亢进，则白细胞计数可不增高。

4. 发热 上消化道大量出血后，多数患者在24h内出现低热，但一般不超过38.5℃，持续3～5d降至正常。

5. 氮质血症 在上消化道大量出血后，由于大量血液蛋白质的消化产物在肠道被吸收，血中尿素氮浓度可暂时增高，称为肠性氮质血症。一般于一次出血后数小时血尿素氮开始上升，约24～48h可达高峰，大多不超出14.3mmol/L（40mg/dl），3～4日后降至正常。

血容量减少及低血压，导致肾血流量减少、肾小球过滤率下降，亦可引起一过性氮质血症。对血尿素氮持续升高超过3～4d或明显升高超过17.9mmol/L（50mg/dl）者，若活动性出血已停止，且血容量已基本纠正而尿量仍少，则应考虑由于休克时间过长或原有肾脏病变基础而发生肾功能衰竭。

（二）辅助检查

1. 实验室检查 测定红细胞、白细胞和血小板计数，血红蛋白浓度、血细胞比容、肝功能、肾功能、粪潜血等，有助于估计失血量及动态观察有无活动性出血，判断治疗效果及协助病因诊断。

2. 胃镜检查 是目前诊断上消化道出血病因的首选检查方法。胃镜检查在直视下顺序观察食管、胃、十二指肠球部直至降段，从而判断出血病变的部位、病因及出血情况。多主张检查在出血后24～48h内进行，称急诊胃镜检查（emergency endoscopy）。一般认为这可大大提高出血病因诊断的准确性，因为有些病变如急性糜烂出血性胃炎可在短短几天内愈合而不留痕迹；有些病变如血管异常在活动性出血或近期出血期间才易于发现；对同时存在两个或多个病变者可确定其出血所在。急诊胃镜检查还可根据病变的特征判断是否继续出血或估计再出血的危险性，并同时进行内镜止血治疗。在急诊胃镜检查前需先纠正休克、补充血容量、改善贫血。如有大量活动性出血，可先插胃管抽吸胃内积血，并用生理盐水灌洗，以免积血影响观察。

3. X线钡餐检查 X线钡餐检查目前已多为胃镜检查所代替，故主要适用于有胃镜检查禁忌证或不愿进行胃镜检查者，但对经胃镜检查出血原因未明，疑病变在十二指肠降段以下小肠段，则有特殊诊断价值。检查一般在出血停止且病情基本稳定数日后进行。

4. 其他检查 选择性动脉造影、放射性核素^{99m}Tc标记红细胞扫描、吞棉线试验及小肠镜检查等主要适用于不明原因的小肠出血。由于胃镜检查已能彻底搜寻十二指肠降段以上消化道病变，故上述检查很少应用于上消化道出血的诊断。但在某些特殊情况，如患者处于上消化道持续严重大量出血紧急状态，以致胃镜检查无法安全进行或因积血影响视野而无法判断出血灶，而患者又有手术禁忌，此时行选择性肠系膜动脉造影可能发现出血部位，并同时进行介入治疗。

（三）治疗原则

上消化道大量出血病情急、变化快，严重者可危及生命，应采取积极措施进行抢救。抗休克、迅速补充血容量应放在一切医疗措施的首位。

1. 一般急救措施 患者应卧位休息，保持呼吸道通畅，避免呕血时血液吸入引起窒息，必要时吸氧，活动性出血期间禁食。

严密监测患者生命体征，如心率、血压、呼吸、尿量及神志变化。观察呕血与黑粪情况。定期复查血红蛋白浓度、红细胞计数、血细胞比容与血尿素氮。必要时行中心静脉压测定。对老年患者根据情况进行心电监护。

2. 积极补充血容量　立即查血型和配血，尽快建立有效的静脉输液通道，尽快补充血容量。在配血过程中，可先输平衡液或葡萄糖盐水。遇血源缺乏，可用右旋糖酐或其他血浆代用品暂时代替输血。改善急性失血性周围循环衰竭的关键是要输足全血。下列情况为紧急输血指征（图 16－1）。

输血量视患者周围循环动力学及贫血改善情况而定，尿量是有价值的参考指标。应注意避免因输液、输血过快、过多而引起肺水肿，原有心脏病或老年患者必要时可根据中心静脉压调节输入量。肝硬化患者宜用新鲜血。

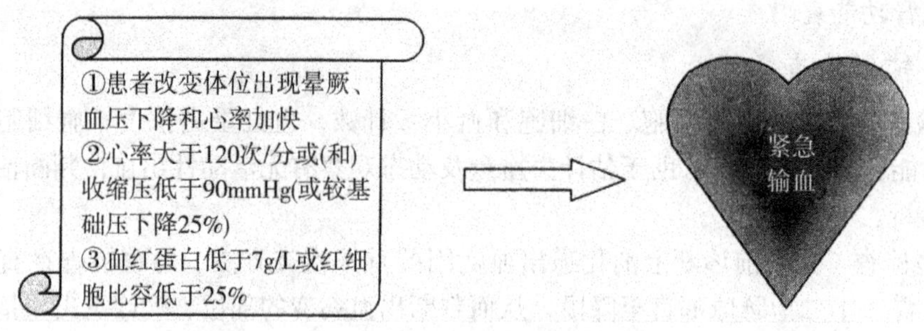

图 16－1　紧急输血指征

3. 止血措施（图 16－2）

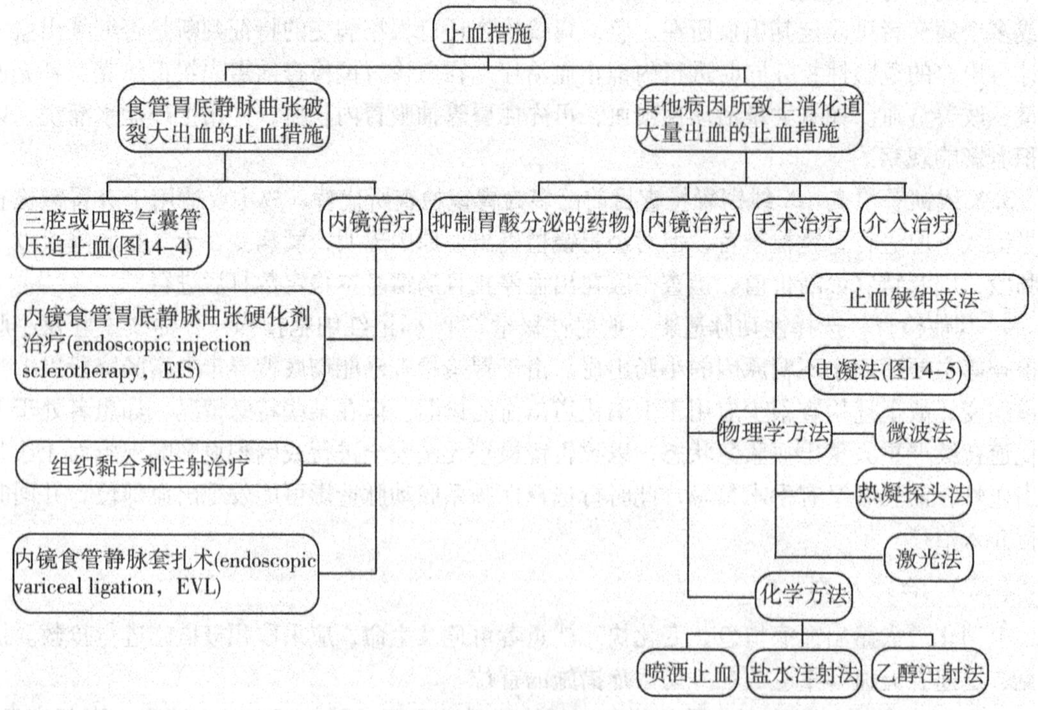

图 16－2　止血措施

（四）护理诊断（图 16－3）

1. 组织灌注量改变　与上消化道大量出血有关。

2. 体液不足　与出血有关。

3. 恐惧　与出血有关。

4. 活动无耐力　与血容量减少有关。

5. 有受伤的危险，如创伤、窒息、误吸　与食管胃底黏膜长时间受压、囊管阻塞气道、血液或分泌物反流入气管有关。

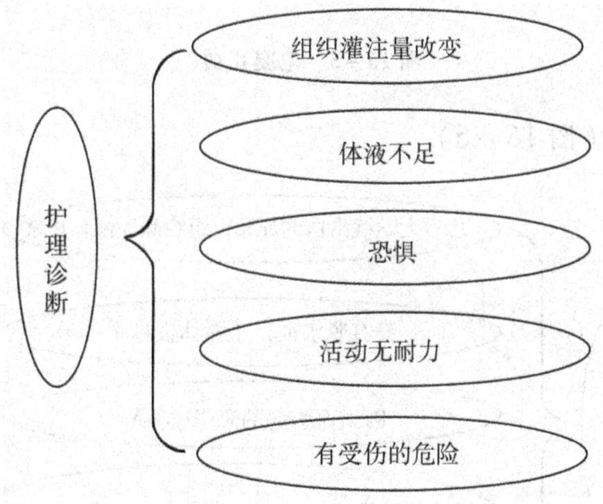

图 16－3　护理诊断

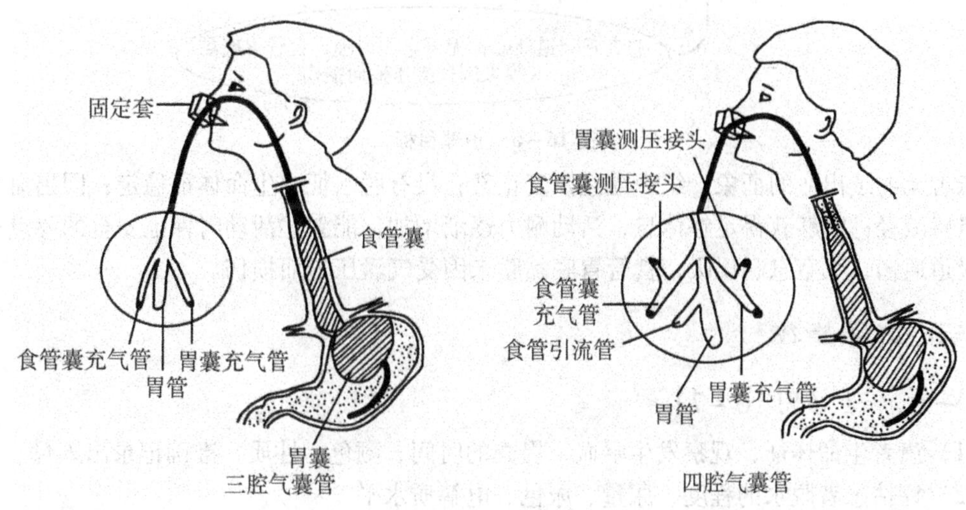

图 16－4　三（四）腔气囊管的使用

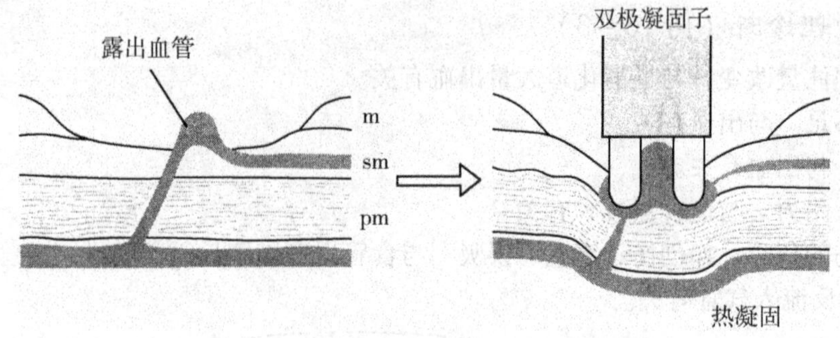

图 16－5　电凝止血

（五）护理目标（图 16－6）

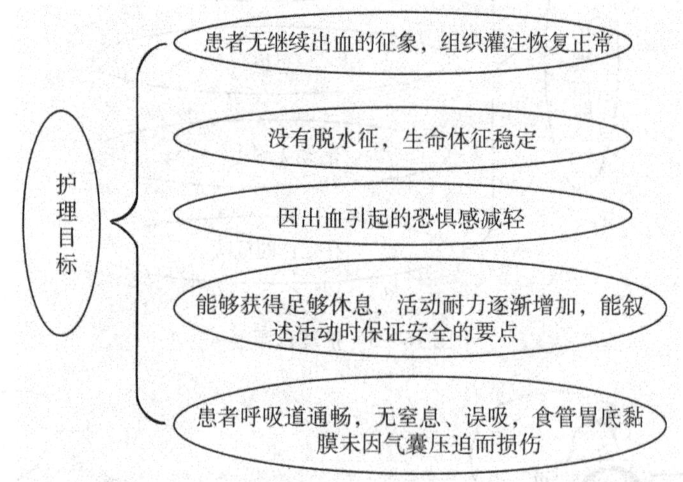

图 16－6　护理目标

患者无继续出血的征象，组织灌注恢复正常；没有脱水征，生命体征稳定；因出血引起的恐惧感减轻；能够获得足够休息，活动耐力逐渐增加，能叙述活动时保证安全的要点；患者呼吸道通畅，无窒息、误吸，食管胃底黏膜未因受气囊压迫而损伤。

三、护理措施

（一）评估（图 16－7）

（1）患者生命体征，观察发生呕血、黑粪的时间、颜色、性质，准确记录出入量。

（2）评估患者脱水的程度、尿量、尿色、电解质水平。

（3）评估患者的耐受力，观察患者有无出血性改变。

（4）评估患者的情绪状况。

（二）生活护理

1. 休息与体位　大出血时患者应绝对卧床休息，保持安静，及时帮助患者清理被污染的床单，取平卧位并将下肢略抬高，以保证脑部供血。呕吐时头偏向一侧，保证呼吸道通畅，防止窒息或误吸；必要时用负压吸引器清除气道内的分泌物、血液或呕吐物，保持呼吸道通畅。遵医嘱给予吸氧。

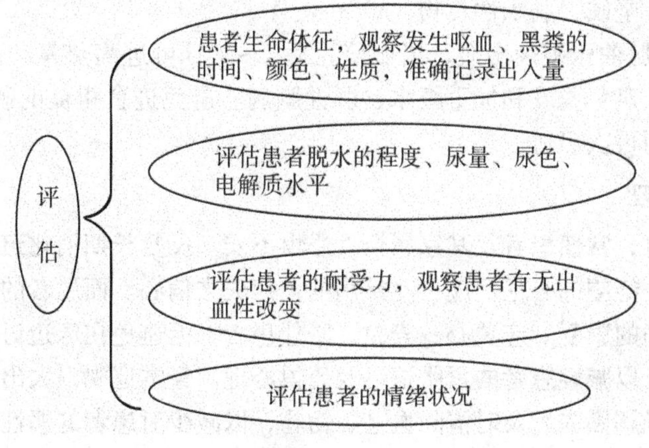

图 16－7　评估

2. 饮食护理（图 16－8）

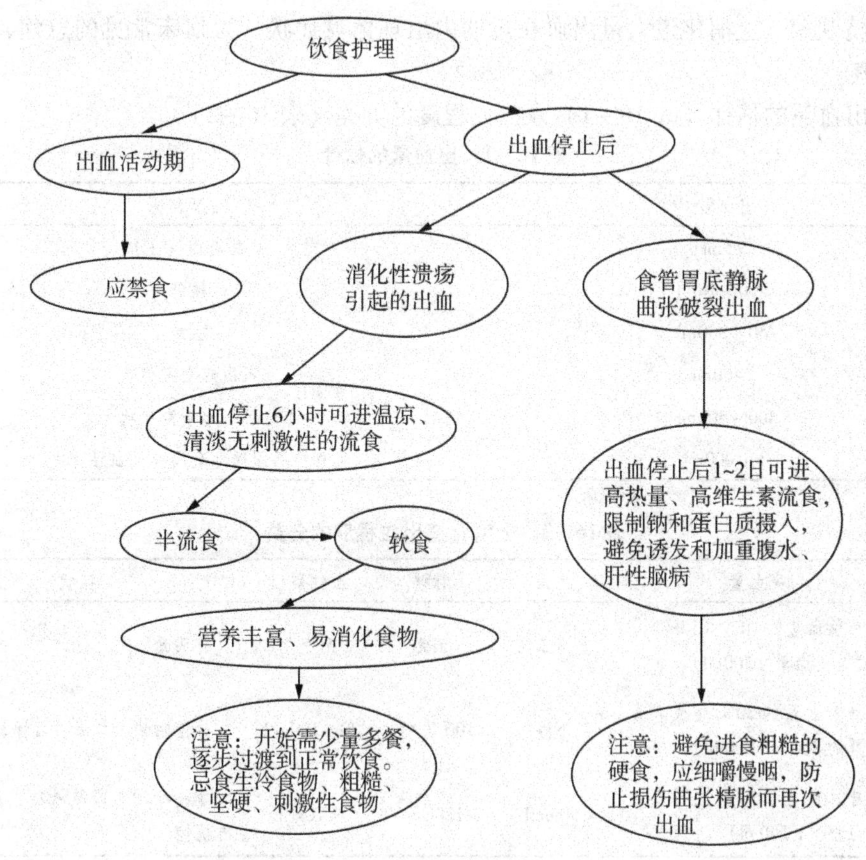

图 16－8　饮食护理

（1）出血活动期应禁食。

（2）出血停止后

1）消化性溃疡引起的出血，于出血停止 6h 可进温凉、清淡无刺激性的流食，以后可改为半流食、软食，或营养丰富、易消化食物。开始需少量多餐，逐步过渡到正常饮食。忌食生冷食物、粗糙、坚硬、刺激性食物。

2）食管胃底静脉曲张破裂出血，出血停止后1～2日可进高热量、高维生素流食，限制钠和蛋白质摄入，避免诱发和加重腹水、肝性脑病。避免进食粗糙的硬食，应细嚼慢咽，防止损伤曲张静脉而再次出血。

（三）心理护理

突然大量的呕血，常使患者及其家属极度恐惧不安。反复长期消化道出血，则容易使患者产生恐惧、悲观、绝望的心理反应，对疾病的治疗失去信心。而患者的消极情绪，又可加重病情，不利于疾病的康复。应关心、安慰、陪伴患者，但避免在床边讨论病情。抢救工作应迅速、忙而不乱，以减轻患者的紧张情绪及恐惧心理。经常巡视，大出血时陪伴患者，使其有安全感。呕血或解黑粪后及时清除血迹、污物，以减少对患者的恶性刺激。解释各项检查、治疗措施，听取并解答患者或家属的提问，以减轻他们的疑虑。

（四）治疗配合

1. 病情观察　上消化道大量出血在短期内出现休克症状，为临床常见的急症，应做好病情的观察。

（1）出血量的估计（表16－1）及出血程度的分类（表16－2）。

表16－1　出血量的估计

出血量	临床表现
>5ml	粪潜血（+）
>50～70ml	黑粪
250～300ml	呕血
<400ml	不引起全身症状
400～500ml	可引起全身症状
>1 000ml	急性周围循环衰竭或失血性休克

表16－2　上消化道出血程度的分类

分级	失血量	血压	脉搏	血红蛋白	症状
轻度	全身总血量的10%～15%（成人失血量<500ml）	基本正常	正常	无变化	可有头晕
中度	全身总血量的20%（成人失血量的800～1 000ml）	下降	100次/分	70～100g/L	一时性眩晕、口渴、心悸、少尿
重度	全身总血量30%以上（成人失血量>1 500ml）	<80mmHg	>120次/分	<70g/L	心悸、冷汗、四肢厥冷、尿少、神志恍惚

（2）继续或再次出血的判断：观察中出现图16－9中提及的迹象，提示有活动性出血或再次出血。

（3）出血性休克的观察：大出血时严密监测患者的心率、血压、呼吸和神志变化，必要时进行心电监护。准确记录出入量，疑有休克时留置导尿管，测每小时尿量，应保持尿量

30ml/h。注意症状、体征的观察，如患者烦躁不安、面色苍白、皮肤湿冷、四肢湿冷提示微循环血液灌注不足；而皮肤逐渐转暖、出汗停止则提示血液灌注好转。

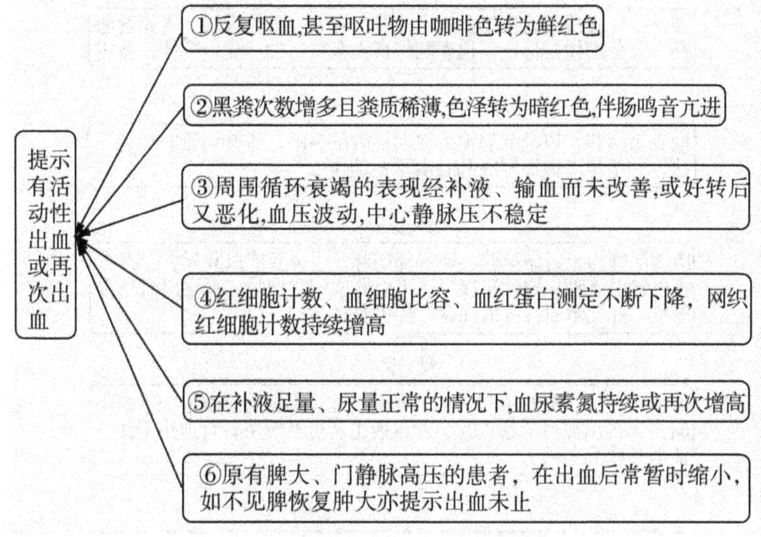

图 16－9　判断是否存在活动性出血

2. 用药护理　立即建立静脉通道。遵医嘱迅速、准确地实施输血、输液、各种止血药物治疗及用药等抢救措施，并观察治疗效果及不良反应。输液开始应快，必要时测定中心静脉压作为调整输液量和速度的依据。避免因输液、输血过多、过快而引起急性肺水肿，对老年患者和心肺功能不全者尤应注意。肝病患者忌用吗啡、巴比妥类药物；应输新鲜血，因库存血含氨量高，易诱发肝性脑病。血管加压素可引起腹痛、血压升高、心律失常、心肌缺血，甚至发生心肌梗死，故滴注速度应遵医嘱准确无误，并严密观察不良反应。患有冠心病的患者忌用血管加压素。

3. 三（四）腔气囊管的护理　熟练的操作和插管后的密切观察及细致护理是达到预期止血效果的关键。留置三（四）腔气囊管流程见图 16－10 。留置三（四）腔气囊管的注意事项见图 16－11。

（五）健康指导

1. 介绍病因　上消化道出血的临床过程及预后因引起出血的病因而异。

2. 介绍治疗　应帮助患者和家属掌握有关疾病的预防、治疗和护理知识，以减少再度出血的危险。

3. 饮食指导　注意饮食卫生和规律，进食营养丰富、易消化的食物，避免过饥或暴饮暴食，避免粗糙、刺激性食物，或过冷、过热、产气多的食物、饮料等，合理饮食是避免诱发上消化道出血的重要环节。

4. 生活指导　加强口腔护理，保持皮肤清洁，预防并发症。生活起居要有规律，劳逸结合，保持乐观情绪，保证睡眠，减少外部刺激，重者需卧床休息并注意保暖。应戒烟、戒酒，在医师指导下用药。

5. 特殊交代　指导患者及家属学会早期识别出血征象及应急措施，若出现呕血、黑粪或头晕、心悸等不适，立即卧床休息，保持安静，减少身体活动；呕吐时取侧卧位以免误吸；立即送医院治疗。

6. 复查指导　有呕血、黑粪、上腹不适应随时就诊。

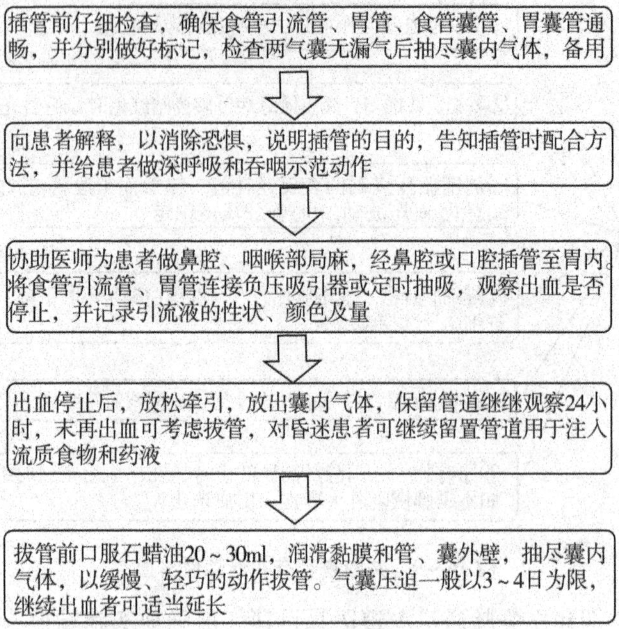

插管前仔细检查，确保食管引流管、胃管、食管囊管、胃囊管通畅，并分别做好标记，检查两气囊无漏气后抽尽囊内气体，备用
向患者解释，以消除恐惧，说明插管的目的，告知插管时配合方法，并给患者做深呼吸和吞咽示范动作
协助医师为患者做鼻腔、咽喉部局麻，经鼻腔或口腔插管至胃内。将食管引流管、胃管连接负压吸引器或定时抽吸，观察出血是否停止，并记录引流液的性状、颜色及量
出血停止后，放松牵引，放出囊内气体，保留管道继继观察24小时，末再出血可考虑拔管，对昏迷患者可继续留置管道用于注入流质食物和药液
拔管前口服石蜡油20～30ml，润滑黏膜和管、囊外壁，抽尽囊内气体，以缓慢、轻巧的动作拔管。气囊压迫一般以3～4日为限，继续出血者可适当延长

图 16－10　留置三（四）腔气囊管流程

定时测量气囊压力
注意保持三腔管的通畅，定时抽吸胃内容物
留置管道期间的注意事项
定时放气
注意口鼻的清洁、护理

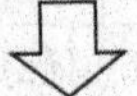

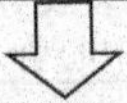

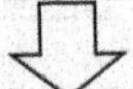

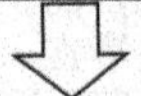

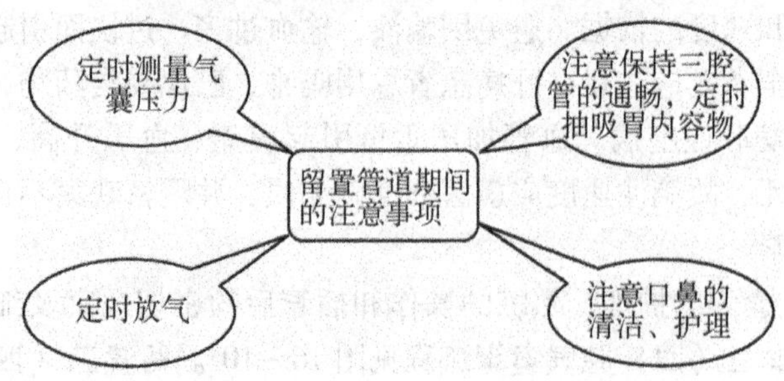

图 16－11　留置三（四）腔气囊管的注意事项

（六）护理评价

患者出血停止，组织灌注恢复正常；无脱水征，生命体征恢复正常；恐惧感减轻；休息和睡眠充足，活动耐力增加或恢复至出血前的水平；患者活动时无晕厥、跌倒等意外发生；无窒息或误吸，食管胃底黏膜无糜烂、坏死。

（肖菊梅）

第四节　假膜性肠炎

一、概述

假膜性肠炎（pseudomembranous colitis，PMC）是一种主要发生于结肠，也可累及小肠

的急性黏膜坏死、纤维素渗出性炎症，黏膜表面覆有黄白或黄绿色假膜，其多系在应用抗生素后导致正常肠道菌群失调，难辨梭状芽孢杆菌（clostridium difficile，CD）大量繁殖，产生毒素致病，因此，有人称其为 CD 相关性腹泻（clostridium difficile - assoclated diarrhea，CDAD）。Henoun 报道 CDAD 占医院感染性腹泻患者的 25%。该病多发生于老年人、重症患者、免疫功能低下和外科手术后等患者。年龄多在 50 ~ 59 岁，女性稍多于男性。

二、护理评估

（一）评估患者的健康史及家族史

询问患者既往身体状况，尤其是近期是否发生过比较严重的感染，以及近期使用抗生素的情况。

（二）临床症状评估与观察

1. 评估患者腹泻的症状　临床表现可轻如一般腹泻，重至严重血便。患者表现为水泻（90% ~95%），可达 10 次/日，较重病例水样便中可见漂浮的假膜，5% ~10% 的患者可有血便。顽固腹泻可长达 2 ~4 周。

2. 评估患者腹痛的情况　80% ~90% 的患者会出现腹痛。

3. 评估患者有无发热症状　近 80% 的患者有发热。

4. 评估患者营养状况　因患者腹泻、发热可致不同程度的营养不良。

5. 评估患者精神状态　有些患者可表现为精神萎靡、乏力和神志模糊，严重者可进入昏迷状态。

（三）辅助检查评估

1. 血液检查　白细胞增多，多在（10 ~20）$\times 10^9$/L 以上，甚至高达 40 $\times 10^9$/L 或更高，以中性粒细胞增多为主。有低白蛋白血症、电解质失常或酸碱平衡失调。

2. 粪便检查　大便涂片如发现大量革兰阳性球菌，提示葡萄球菌性肠炎。难辨梭状芽孢杆菌培养及毒素测定对诊断假膜性肠炎具有非常重要的意义。

3. 内镜检查是诊断假膜性肠炎快速而可靠的方法　轻者内镜下可无典型表现，肠黏膜可正常或仅有轻度充血水肿。严重者可见黏膜表面覆以黄白或黄绿色假膜。早期，假膜呈斑点状跳跃分布；进一步发展，病灶扩大，隆起，周围有红晕，红晕周边黏膜正常或水肿。假膜相互融合成各种形态，重者可形成假膜管型。假膜附着较紧，强行剥脱后可见其下黏膜凹陷、充血、出血。皱襞顶部最易受累，可因水肿而增粗增厚。

4. X 线检查　腹平片可见结肠扩张、结肠袋肥大、肠腔积液和指压痕。气钡灌肠双重造影显示结肠黏膜紊乱，边缘呈毛刷状，黏膜表面见许多圆形或不规则结节状阴影、指压痕及溃疡征。

5. B 超检查　可见肠腔扩张、积液。

6. CT 检查　提示肠壁增厚，皱襞增粗。

（四）心理 - 社会因素评估

（1）评估患者对假膜性肠炎的认识程度。

（2）评估患者心理承受能力、性格类型。

（3）评估患者是否缺少亲人及朋友的关爱。

（4）评估患者是否存在焦虑及恐惧心理。

（5）评估患者是否有经济负担。

（6）评估患者的生活方式及饮食习惯。

（五）腹部体征的评估

其中10%～20%的患者在查体时腹部会出现反跳痛。

三、护理问题

1. 腹泻　由于肠毒素与细胞毒素在致病过程中的协同作用，肠毒素通过黏膜上皮细胞的cAMP系统使水、盐分泌增加所致。

2. 腹痛　由于肠内容物通过充血、水肿的肠管而引起的刺激痛。

3. 体温过高　由于肠道炎症活动及继发感染所致。

4. 部分生活自理能力缺陷　与静脉输液有关。

5. 营养失调：低于机体需要量　由于腹泻、肠道吸收障碍所致。

6. 有体液不足的危险　与肠道炎症所致腹泻有关。

7. 有肛周皮肤完整性受损的危险　与腹泻有关。

8. 潜在的并发症：肠穿孔、中毒性巨结肠　与肠黏膜基底层受损，结肠扩张有关。

9. 潜在的并发症：水、电解质紊乱，低蛋白血症　与腹泻、肠黏膜上皮细胞脱落、基底膜受损、液体和纤维素有关。

10. 焦虑　由于腹痛腹泻所致。

四、护理目标

（1）患者主诉大便次数减少或恢复正常排便。

（2）患者主诉腹痛症状减轻或缓解。

（3）患者体温恢复正常。

（4）患者住院期间生活需要得到满足。

（5）患者住院期间体重增加，贫血症状得到改善。

（6）保持体液平衡，患者不感到口渴，皮肤弹性良好，血压和心率在正常范围。

（7）患者住院期间肛周皮肤完整无破损。

（8）患者住院期间，通过护士的密切观察，能够及早发现并发症，得到及时治疗。

（9）患者住院期间不出现水、电解质紊乱，或通过护士的密切观察，能够及早发现，得到及时纠正；血清总蛋白、白蛋白达到正常水平。

（10）患者住院期间保持良好的心理状态。

五、护理措施

（一）一般护理

（1）为患者提供舒适安静的环境，嘱患者卧床休息，避免劳累。

（2）室内定时通风，保持空气清新，调节合适的温度湿度。

（3）患者大便次数多，指导患者保护肛周皮肤，每次便后用柔软的卫生纸擦拭，并用温水清洗、软毛巾蘸干，避免用力搓擦，保持局部清洁干燥，如有发红，可局部涂抹鞣酸软膏或润肤油。

（4）将日常用品放置于患者随手可及的地方，定时巡视病房，满足患者各项生理需要。

（二）心理护理

（1）患者入院时主动接待，热情服务，向患者及家属介绍病房环境及规章制度，取得患者及家属的配合，消除恐惧心理。

（2）患者腹痛、腹泻时，应耐心倾听患者主诉，安慰患者，稳定患者情绪，帮助患者建立战胜疾病的信心。

（3）向患者讲解各项检查的目的、方法，术前准备及术后注意事项，消除患者的恐惧心理。

（三）治疗配合

（1）观察患者大便的次数、性状、量以及有无黏液脓血，及时通知医生给予药物治疗。

（2）观察患者腹痛的部位、性质、持续时间、缓解方式及腹部体征的变化，及时发现，避免肠穿孔及中毒性巨结肠的发生。

（3）观察患者生命体征变化，尤其是体温变化，注意观察热型，遵医嘱应用物理降温及药物降温。

（4）评估患者营养状况，监测血常规、电解质及血清白蛋白、总蛋白的变化，观察患者有无皮肤黏膜干燥、弹性差、尿少等脱水表现。

（5）指导患者合理选择饮食，一般给予高营养低渣饮食，适量补充维生素及微量元素。

（6）指导患者合理用药，观察药物效果及不良反应。

（四）用药护理

（1）抗菌治疗（表16－3）。

表16－3 假膜性肠炎患者的抗菌治疗

万古霉素、去甲万古霉素使用注意事项
·输入速度不可过快：否则可产生红斑样或荨麻疹样反应
·浓度不可过高：可致血栓性静脉炎，应适当控制药液浓度和滴注速度
·不可肌内注射
·副作用：可引起口麻、刺痛感、皮肤瘙痒、嗜酸粒细胞增多、药物热、感冒样反应以及血压剧降、过敏性休克反应等，与许多药物可产生沉淀反应
·含本品的输液中不得添加其他药物

（2）保证患者每日液体入量，根据药物的性质和患者自身情况合理调节滴注速度。

（五）健康教育

（1）向患者及家属介绍假膜性肠炎的病因、疾病过程以及预防方法。

（2）指导患者合理选择饮食，避免粗纤维和刺激性食物。

（3）讲解用药的注意事项、不良反应及服用方法，教会患者自我观察。

（4）嘱患者注意腹部保暖，避免受凉，如有不适随时就医。

（肖菊梅）

第五节 炎症性肠病

炎症性肠病（inflammatory bowel disease，IBD）一词专指病因未明的炎症性肠病（idio－pathic inflammatory bowel disease），包括溃疡性结肠炎（ulcerative colitis，UC）和克罗恩病（Crohn's disease，CD）。IBD 的流行病学有两个明显的特征。一是发病率有明显的地域差异及种族差异，以北美、北欧最高，亚洲较低；同一地域的白种人明显高于黑种人，犹太人明显高于非犹太人。二是近几十年来，IBD 在世界范围内发病率有持续增高趋势。我国尚无流行病学研究报道。总的来说，UC 在我国较欧美国家少见，且病情一般较轻，但近年患病率似有增加，重症也有报道；CD 少见，但非罕见。IBD 发病高峰年龄为 15～25 岁，亦可见于儿童或老年，男女发病率无明显差异。

IBD 的病因和发病机制尚未完全明确，已知肠道黏膜免疫系统异常反应所导致的炎症过程在 IBD 发病中起重要作用，目前认为这是由多因素相互作用所致，主要包括环境、遗传、感染和免疫因素。

一、溃疡性结肠炎

（一）概述

溃疡性结肠炎（ulceratlve colitis，UC）是一种病因不明的直肠和结肠慢性非特异性炎症性疾病。病变主要限于大肠黏膜与黏膜下层。病变分布呈连续性，由远端向近端发展。主要症状有腹泻、黏液脓血便、腹痛和里急后重。病程漫长，病情轻重不一，常反复发作。本病可发生在任何年龄，多见于 20～40 岁。男女发病率无明显差别。

（二）护理评估

1. 评估患者的健康史　询问患者既往病史、身体状况、家族史、饮食不洁史及最近情绪变化情况。UC 的病因不明，但其发病可能与免疫、遗传、感染（尤其是痢疾杆菌或溶血组织阿米巴感染）、精神神经因素有关。目前大多数专家认为，UC 的发病既有自身免疫机制参与，也有遗传因素为背景，感染和精神因素为诱发因素。

2. 临床症状评估与观察

（1）评估患者腹泻的症状：黏液脓血便是本病活动期的重要表现。轻者每日排便 2～4 次，便血轻或无；重者每日 10～30 次，脓血明显，甚至大量便血。粪质与病情轻重有关，多数为糊状，重者可至血水样。

（2）评估患者腹痛的症状：腹痛多为左下腹或下腹的阵发性痉挛性绞痛，可涉及全腹。有疼痛－便意－便后缓解的规律，常有里急后重。如并发中毒性巨结肠或炎症波及腹膜，有持续性剧烈腹痛。

（3）评估患者有无消化道其他症状：患者还可有腹胀、食欲不振、恶心、呕吐的症状。

（4）评估患者有无发热的症状：急性期多出现发热。

（5）评估患者营养状况，有无营养障碍及电解质失衡：慢性腹泻、便血、纳差可致不同程度的营养不良，重症者可有毒血症及水电解质平衡失调、低蛋白血症、贫血等。

（6）评估患者有无肠外表现：UC 可伴有多种肠外表现，以关节疼为多，还有虹膜炎、口腔溃疡、皮下结节及红斑等。

3. 辅助检查评估

（1）血液检查：血红蛋白下降，中性粒细胞增多，血小板增多。血沉加快和C反应蛋白增高是活动期的标志。电解质紊乱，血清蛋白下降。

（2）粪便检查：肉眼见血、脓和黏液。但需排除感染性结肠炎，故需反复多次（至少连续3次）进行便培养、便找阿米巴、粪便集卵的检查。

（3）内镜检查：是本病诊断与鉴别诊断的最重要手段之一。内镜下可见病变黏膜充血水肿，粗糙呈颗粒状，质脆易出血。黏膜上有多发浅溃疡，散在分布，亦可融合，表面附有脓性分泌物。假性息肉形成，结肠袋变钝或消失。

（4）自身抗体检测：血外周型抗中性粒细胞胞质抗体（P－ANCA）是UC的相对特异性抗体。

（5）X线钡剂灌肠检查：黏膜粗乱及颗粒样改变、多发性浅溃疡、结肠袋消失肠管呈铅管状。

4. 心理－社会因素的评估

（1）评估患者对溃疡性结肠炎的认识程度。

（2）评估患者的人格类型及与人交往、沟通能力。

（3）评估患者有无焦虑及恐惧心理及现在的心理状态。

（4）评估患者是否对医疗费用担心。

（5）评估患者的生活方式及饮食习惯。

5. 腹部体征的评估　左下腹或全腹部常有压痛，伴有肠鸣音亢进，常可触及硬管状的降结肠或乙状结肠，提示肠壁增厚。病变范围广泛的急性活动期患者，可有腹肌紧张。轻型病例或在缓解期可无阳性体征。直肠指诊常有触痛，指套染血。

（三）护理问题

1. 腹泻　由于炎症导致大肠黏膜对水钠吸收障碍以及结肠运动功能失常所致。

2. 疼痛：腹痛　由于炎症波及腹膜或腹腔内脓肿形成、急性穿孔、部分或完全肠梗阻所致。

3. 营养失调：低于机体需要量　由吸收障碍、腹泻、纳差、摄入量不足所致。

4. 肛周皮肤完整性受损　由腹泻后肛周皮肤护理不当、皮肤营养状况差所致。

5. 体温过高　由肠道炎症、继发感染所致。

6. 活动无耐力　由营养不良、贫血所致。

7. （部分）生活自理能力缺陷　与腹泻所致体质虚弱及大量输液有关。

8. 焦虑　由于治疗效果不理想、疾病反复发作所致。

9. 有体液不足的危险　与肠道炎症致长期腹泻有关。

10. 潜在并发症：中毒性巨结肠、直肠结肠癌变、肠梗阻　与重度溃疡性结肠炎有关。

（四）护理目标

（1）患者大便次数减少，恢复正常的排便形态。

（2）患者主诉腹痛减轻或缓解。

（3）患者体重增加；无贫血现象或贫血症状得到改善；水、电解质平衡，无脱水征。

（4）患者住院期间肛周皮肤完整无破损。

（5）患者体温恢复正常；患者发热时能够得到护士有效的降温措施，舒适感增加。

（6）患者主诉活动耐力逐渐增加，生活能够自理。

（7）患者在卧床期间生活需要得到满足。

（8）患者焦虑程度减轻，能积极主动配合治疗。

（9）患者住院期间保证24小时机体需要量。

（10）住院期间通过护士的密切观察，能够及早发现或避免并发症的发生。

（五）护理措施

1. 一般护理

（1）为患者提供舒适安静的环境，嘱患者多卧床休息，避免劳累。

（2）定时开窗通风，保持空气清新，控制人员探视，避免感染。

（3）正确指导患者食用质软、易消化、少纤维素又富含营养、有足够热量的饮食，避免食用冷饮、水果、多纤维的蔬菜及其他刺激性食物，忌食牛奶及乳制品。

2. 心理护理

（1）患者入院时热情主动接待，为患者及家属介绍病房环境、作息时间及规章制度。

（2）耐心倾听患者倾诉，安慰患者，稳定患者情绪，放松心态，帮助患者建立信心。

（3）为患者讲解所需各项检查的目的、术前准备及术后注意事项，减少患者对检查的恐惧。

3. 治疗配合

（1）观察患者的腹痛性质、部位、持续时间及大便的量、色、性质及次数。

（2）观察患者生命体征变化，尤其是体温的变化。

（3）评估患者营养状况及皮肤黏膜情况，观察电解质变化。

（4）急性期可予流食；待病情好转后改为高营养少渣低纤维饮食。病情严重者应禁食，并予全胃肠外营养（total parential nutritlon，TPN）治疗。

（5）准确记录24小时出入量：观察患者进食情况，定期测体重，监测血红蛋白、血电解质和血清蛋白的变化。根据患者的身体状况，保证24小时机体需要量。

（6）基础护理，保持患者清洁，生活不能自理伴高热的患者注意皮肤的护理，避免压疮的发生。协助患者生活护理。腹泻严重者注意肛周皮肤的护理，可于便后用温水洗净，软毛巾蘸干。肛周有发红者可用鞣酸软膏涂抹，烤灯局部照射15～20分钟，每天2～3次。

（7）给予患者灌肠时需注意低压灌肠，并动作轻柔，必要时可选用吸痰管灌肠，避免肠穿孔。

（8）如病情恶化、毒血症明显、高热伴腹胀、腹部压痛、肠鸣音减弱或消失，或出现腹膜刺激征，提示有并发症应立即与医师联系协助抢救。

4. 用药护理

（1）氨基水杨酸制剂

1）柳氮磺氨吡啶：对磺氨过敏者慎用，长期服药可发生恶心、呕吐、药疹、药物热、白细胞减少等不良反应。服药期间应检查血象。肝、肾病患者慎用。

2）美沙拉嗪：过敏者禁用，检测肝、肾功能。服药时要整粒囫囵吞服，绝不可嚼碎或压碎。

（2）糖皮质激素：注意激素不良反应，不可随意停药，防止反跳现象。检测血象，预防感染。嘱患者饭后半小时服药，勿空腹服药，以免诱发或加重消化性溃疡，必要时遵医嘱给予保护胃黏膜的药物。

（3）免疫抑制剂：应用硫唑嘌呤或巯嘌呤时可出现骨髓抑制的表现，注意监测白细胞计数。饭后半小时服用，减轻消化道反应。治疗中监测肝功能。

5. 健康教育

（1）向患者及家属介绍溃疡性结肠炎诱因及保健知识，帮助患者养成良好的生活习惯。

（2）指导患者合理选择饮食，避免粗纤维多渣及辛辣生冷刺激性饮食，少食或不食牛奶或乳制品，减少肠道刺激。

（3）讲解用药的注意事项及不良反应，教会患者自我观察。

（4）指导患者放松自己、分散注意力的一些技巧，如听音乐，看报纸、杂志，参加一些力所能及的娱乐活动等。

（5）遵医嘱按时服药，如有病情变化及不适，及时来院就医。

二、克罗恩病患者的护理

（一）概述

克罗恩病（crohn disease，CD）又称局限性回肠炎、局限性肠炎、节段性肠炎和肉芽肿性肠炎，是一种原因不明的胃肠道慢性炎性肉芽肿性疾病。本病在整个胃肠道任何部位均可发病，多见于末端回肠和邻近结肠。病变呈节段性或跳跃性分布。临床表现以腹痛、腹泻、腹块、瘘管形成和肠梗阻为特点，且有发热、营养障碍等肠外表现。发病年龄多在 15 ~ 30 岁，但首次发作可出现在任何年龄组，男女患病率近似。

（二）护理评估

1. 评估患者的健康史　询问患者的既往身体状况、家族史及饮食不洁史。该病病因尚不明，可能为多种致病因素的综合作用，与免疫异常、感染和遗传因素较有关。

2. 临床症状评估与观察

（1）评估患者腹痛的症状：为最常见症状，因肠壁炎症、痉挛、狭窄所致。随病情进展多呈部分性肠梗阻特征，阵发性绞痛，伴腹胀、腹鸣，进食加重，休息、饥饿或排便后减轻。

（2）评估患者腹泻的症状：大部分患者有腹泻症状。粪便多为糊状。一般无脓血及黏液。一般每日不超过 2 ~ 6 次，间断或持续发生。如下段结肠或直肠受累可有脓血及里急后重。

（3）评估患者有无腹部包块：约 10% ~ 20% 的患者可见包块。为肠粘连、肠壁增厚、肠系膜淋巴结肿大、内瘘或脓肿形成所致。以右下腹、脐周多见。

（4）评估患者有无瘘管形成：见于半数病例，因病变溃疡穿壁形成。

（5）评估患者有无肛门直肠周围病变：见于半数病例，局部形成脓肿、窦道及瘘管，个别以肛门瘘管为第一征象。

（6）评估患者有无发热症状：多为低热或中度热，如继发感染或肠道炎症活动可出现弛张热或间歇热。

（7）评估患者营养状况，有无营养障碍：因慢性腹泻、纳差，可致不同程度的营养不良。

（8）评估患者有无肠外表现：约见于20%病例，可有关节炎、结节性红斑、皮肤溃疡等表现。

3. 辅助检查的评估

（1）血液检查：贫血；活动期白细胞计数增高；血沉增快；血清蛋白下降；血抗酿酒酵母抗体（ASCA）是CD特异性抗体。

（2）粪便检查：可见红、白细胞；潜血阳性。

（3）X线及胃肠钡餐检查：X线表现为肠道炎症性病变；钡剂检查可有跳跃征或线样征。

（4）电子肠镜检查：内镜特征可包括：①右半结肠受累为主；②直肠通常正常；③节段性损害；④慢性穿壁性炎症。

4. 心理－社会因素的评估

（1）评估患者对克罗恩病的认识程度。

（2）评估患者的性格类型及与人交往、沟通能力。

（3）评估患者有无焦虑及恐惧心理。

（4）评估患者是否有医疗费用的担心。

（5）评估患者生活方式及饮食习惯。

5. 腹部体征的评估　腹痛多位于右下腹或脐周，间隙性发作。压痛明显。右下腹及脐周还可见腹部包块，固定的腹块提示内瘘形成。

（三）护理问题

1. 疼痛（腹痛）　由于肠内容物通过炎症、狭窄肠段而引起的局部肠痉挛所致。

2. 腹泻　由于病变肠段炎症渗出、蠕动增加及继发性吸收不良所致。

3. 营养失调：低于机体需要量　由于长期腹泻、吸收障碍所致。

4. 体温过高　由于肠道炎症活动及继发感染所致。

5. 焦虑　由于病情反复、迁延不愈所致。

6. 有体液不足的危险　与肠道炎症致长期腹泻有关。

7. 潜在并发症：肠梗阻　与溃疡局部充血、水肿有关。

（四）护理目标

（1）患者主诉疼痛减轻或缓解。

（2）患者主诉大便次数减少或恢复正常的排便。

（3）患者体重增加；无贫血现象或贫血症状得到改善；水、电解质平衡，无脱水征。

（4）患者体温恢复正常。

（5）患者焦虑程度减轻，能积极主动配合治疗。

（6）患者住院期间保证24小时机体需要量。

（7）住院期间通过护士的密切观察，能够及早发现及避免并发症的发生。

（五）护理措施

1. 一般护理

（1）为患者提供舒适安静的环境，嘱患者多休息，避免劳累。

（2）定时室内通风，保持空气清醒。

（3）腹泻次数多的患者，指导患者肛周皮肤的护理，清洁皮肤，保持干燥，便后可用柔软手纸擦拭；如有发红，可涂抹10%鞣酸软膏保护。

2. 心理护理

（1）患者入院时热情主动接待，为患者及家属介绍病房环境及制度。

（2）患者腹痛、腹泻时，应耐心倾听患者主诉，安慰患者，稳定患者情绪，帮助患者建立信心。

（3）向患者讲解所需各项检查的目的、术前准备及术后注意事项，减少患者对检查的恐惧。

3. 治疗配合

（1）观察腹痛的部位、性质、持续时间，腹部体征的变化，及时发现、避免肠梗阻等并发症的发生。协助患者采取舒适体位。

（2）观察患者生命体征变化，尤其是体温变化，遵医嘱应用物理降温及药物降温。

（3）观察患者大便的量、色、性状及有无肉眼脓血和黏液，是否有里急后重等症状，及时通知医生给予药物治疗。

（4）评估患者营养状况，监测血电解质及血清蛋白变化，观察患者有无皮肤黏膜干燥、弹性差、尿少等脱水表现。

（5）指导患者合理选择饮食。一般给予高营养低渣饮食，适当给予叶酸、维生素 B_{12} 等多种维生素及微量元素。TPN 仅用于严重营养不良、肠瘘及短肠综合征者，应用时间不宜过长。

（6）指导患者合理用药，观察用药后效果及不良反应。

4. 用药护理（表 16－4）

表 16－4　炎症性肠病用药护理

溃疡性结肠炎、克罗恩病常用药物护理
· 氨基水杨酸制剂
柳氮磺氨吡啶：对磺氨过敏者慎用，长期服药可发生恶心、呕吐、药疹、药物热、白细胞减少等不良反应。服药期间应检查血象，肝、肾病患者慎用
美沙拉嗪：过敏者禁用，检测肝、肾功能。服药时要整粒囫囵吞服，绝不可嚼碎或压碎
· 糖皮质激素
注意激素的不良反应，不可随意停药，防止反跳现象。检测血象，预防感染。嘱患者饭后半小时服药，勿空腹服药，以免诱发或加重消化性溃疡，必要时遵医嘱给予保护胃黏膜的药物
· 免疫抑制剂
应用硫唑嘌呤或巯嘌呤时可出现骨髓抑制的表现，注意监测白细胞计数。饭后半小时服用，减轻消化道反应。治疗中监测肝功能
· 抗菌药物
某些抗菌药物如甲硝唑、喹诺酮类药物应用于本病有一定疗效。多在饭后半小时服用，与调整肠道菌群的药物［如双歧三联活菌（培菲康）、整肠生等］分开2小时服用。注意恶心、呕吐等消化道不良反应
· 抗 TNF－α 单克隆抗体（英夫利昔单抗）
为促炎性细胞因子的拮抗剂，对传统治疗无效的活动性克罗恩病有效。用药期间注意监测肝功能和血象

5. 健康教育

（1）向患者及家属介绍克罗恩病的诱因及保健知识，帮助患者养成良好的生活习惯。

（2）指导患者合理选择饮食，避免粗纤维多渣及刺激性饮食。

（3）讲解用药的注意事项及不良反应，教会患者自我观察。

（4）嘱患者劳逸结合，放松心情，避免情绪激动。

（5）遵医嘱按时服药，如有病情变化及不适，及时来院就医。

（肖菊梅）

第六节　肠易激综合征

肠易激综合征（irritable bowel syndrome，IBS）是一种以腹痛或腹部不适伴排便习惯改变为特征的功能性肠病，经检查排除可引起这些症状的器质性疾病。本病是最常见的一种功能性肠道疾病，患者以中青年居多，50 岁以后首次发病少见。男女比例约 1 ∶ 2。

（一）常见病因

本病病因尚不清楚，与多种因素有关。目前认为，IBS 的病理生理学基础主要是胃肠动力学异常和内脏感觉异常，而造成这些变化的机制则尚未阐明。肠道感染后和精神心理障碍是 IBS 发病的重要因素。

（二）临床表现

起病隐匿，症状反复发作或慢性迁延，病程可长达数年至数十年，但全身健康状况却不受影响。精神、饮食等因素常诱使症状复发或加重。最主要的临床表现是腹痛与排便习惯和粪便性状的改变。

1. 症状

（1）腹痛：以下腹和左下腹多见，多于排便或排气后缓解，睡眠中痛醒者极少。

（2）腹泻：一般每日 3 ~5 次，少数严重发作期可达十数次。大便多呈稀糊状，也可为成形软便或稀水样，多带有黏液；部分患者粪质少而黏液量很多，但绝无脓血。排便不干扰睡眠。部分患者腹泻与便秘交替发生。

（3）便秘：排便困难，粪便干结、量少，呈羊粪状或细杆状，表面可附黏液。

（4）其他消化道症状：多伴腹胀感，可有排便不净感、排便窘迫感。部分患者同时有消化不良症状。

（5）全身症状：相当部分患者可有失眠、焦虑、抑郁、头晕、头痛等精神症状。

2. 体征　无明显体征，可在相应部位有轻压痛，部分患者可触及腊肠样肠管，直肠指检可感到肛门痉挛、张力较高，可有触痛。

（三）治疗原则

主要是积极寻找并去除促发因素和对症治疗，强调综合治疗和个体化的治疗原则。

1. 一般治疗　详细询问病史以求发现促发因素，并设法予以去除。告知患者 IBS 的诊断并详细解释疾病的性质，以解除患者顾虑和提高对治疗的信心，是治疗最重要的一步。教育患者建立良好的生活习惯。饮食上避免诱发症状的食物，一般而言宜避免产气的食物如乳制品、大豆等。高纤维食物有助改善便秘。对失眠、焦虑者可适当给予镇静药。

2. 针对主要症状的药物治疗

（1）胃肠解痉药抗胆碱药物可作为缓解腹痛的短期对症治疗。

（2）止泻药洛哌丁胺或地芬诺酯止泻效果好，适用于腹泻症状较重者，但不宜长期使用。

（3）对便秘型患者酌情使用泻药，宜使用作用温和的轻泻剂以减少不良反应和药物依赖性。

（4）抗抑郁药对腹痛症状重，上述治疗无效且精神症状明显者可适用。

（5）其他肠道菌群调节药如双歧杆菌、乳酸杆菌、酪酸菌等制剂，可纠正肠道菌群失调，据报道对腹泻、腹胀有一定疗效，但确切临床疗效尚待证实。

3. 心理和行为疗法　症状严重而顽固，经一般治疗和药物治疗无效者应考虑予以心理行为治疗，包括心理治疗、认知疗法、催眠疗法和生物反馈疗法等。

（四）护理

1. 评估

（1）一般情况：患者的年龄、性别、职业、婚姻状况、健康史、心理、既往史，饮食习惯等。

（2）身体状况：主要是评估腹部不适的部位、性状、时间等；了解腹泻的次数、性状、量、色、诱因及便秘的情况。

2. 护理要点及措施

（1）饮食的护理：IBS 不论哪种类型都或多或少与饮食有关，腹泻为主型 IBS 患者 80% 的症状发作与饮食有密切的相关性。因此，应避免食用诱发症状的食物，因个人而异，通常应避免产气的食物，如牛奶、大豆等。早期应尽量低纤维素饮食，但便秘型患者可进高纤维素饮食，以改善便秘症状。

（2）排便及肛周皮肤护理：可以通过人为干预，尽量改变排便习惯。对于腹泻型患者，观察粪便的量、性状、排便次数并记录。多卧床休息，少活动。避免受凉，注意腹部及下肢保暖。做好肛门及周围皮肤护理，便后及时用温水清洗，勤换内裤，保持局部清洁、干燥。如肛周皮肤有淹红、糜烂，可使用抗生素软膏涂擦，或行紫外线理疗。对于便秘型患者可遵医嘱给予开塞露等通便药物。

（3）心理护理：IBS 多发生于中青年，尤以女性居多。多数患者由于工作、家庭、生活等引起长期而过度的精神紧张，因此应该给予患者更多的关怀，自入院始尽可能给予他们方便，使他们对新的环境产生信任感和归属感。在明确诊断后更要耐心细致的给他们讲解病情，使他们对所患疾病有深刻的认识，避免对疾病产生恐惧，消除紧张情绪。耐心细致的讲解，也会使患者产生信任感和依赖感，有利于病情缓解。

3. 健康教育

（1）指导患者应保持良好的精神状态，注意休息，适当运动（如散步、慢跑等），以增强体质，保持心情舒畅。

（2）纠正不良的饮食及生活习惯，戒除烟酒，作息规律，保证足够的睡眠时间，睡前温水泡足，不饮咖啡、茶等兴奋性的饮料。

（3）如再次复发时应首先通过心理、饮食调整。效果不佳者应到医院就诊治疗。

（肖菊梅）

参考文献

[1] 胡大一，刘玉兰．消化内科．北京：北京科学技术出版社，2010.

[2] 李益农，陆星华．消化内镜学．北京：科学技术出版社，2004.

[3] 张澍田，于中麟．消化内科临床常见疑难问题及对策．北京：清华大学出版社，2008.

[4] 隋忠国．常见消化系统疾病用药指导．北京：人民卫生出版社，2009.

[5] 张军．消化疾病症状鉴别诊断学．北京：科学出版社，2009.

[6] 傅志君．消化系统症状鉴别诊断学．北京：人民卫生出版社，2009.

[7] 徐细则，周中银，杨继元．消化系统恶性肿瘤的诊断与治疗．北京：科学出版社，2009.

[8] 刘厚钰，姚礼庆．现代内镜学．上海：复旦大学出版社，2010.

[9] 张澍田．慢性胃炎的分类及内镜诊断标准．中华消化内镜杂志，2010，1（4）：15－19.

[10] 钟延美，王帮茂，章明放，等．胃肠道间质肿瘤和平滑肌瘤的临床内镜及病理学特点研究．中华消化内镜杂志，2009，22（6）：417－418.

[11] 许国铭，李兆申．上消化道内镜学．上海：上海科学技术出版社，2008.

[12] 马丽黎，陈世耀．内镜黏膜下剥离术治疗上消化道病变，胃肠病学．2008，13（8）：495－498.

[13] 周平红，姚礼庆．内镜黏膜切除及黏膜下剥离术操作方法和技巧．中华消化内镜杂志，2008，25（11）：564－567.

[14] 施新岗，李兆申，徐丹凤，等．内镜黏膜下剥离术治疗早期胃癌．中华消化内镜杂志，2008，25（11）：574－577.

[15] 周平红，姚礼庆，徐美东，等．消化道黏膜下肿瘤的内镜黏膜下挖除术治疗．中国医疗器械信息，2008，14（10）：6－9.

[16] 令狐恩强．癌前病变与早癌内镜下切除术的演变与发展．中华消化内镜杂志，2008，25（11）：562－564.

[17] 马丽黎，陈世耀，周平红，等．内镜黏膜下剥离术治疗上消化道病灶的初步评价．中华消化内镜杂志，2008，25：529－534.

[18] 周滔，申青艳，牛柯敏．危北海——中西医结合消化病学的开拓者．中国中西医结合杂志，2016，36（2）：146－148.

[19] 唐丕斌．实用消化疾病诊疗学．北京：中国医药科技出版社，2008.

[20] 王云．一位晚期胰腺癌患者的全程身心护理．癌症康复，2016，0（2）：20－24.

[21] 严耀东．消化科用药．北京：中国医药科技出版社，2010.

[22] 邹声泉．胆管病学．北京：人民卫生出版社，2010.
[23] 林三仁．消化内科高级教程．北京：人民军医出版社，2009.
[24] 邓长生．消化疾病急症学．北京：人民卫生出版社，2009.
[25] 钱家鸣，王莉瑛．消化疾病．北京：科学出版社，2010.